CLINICAL THINKING IN
DIAGNOSIS AND
TREATMENT OF
BACTERIAL AND FUNGAL INFECTIONS
A Case Study Approach

细菌和真菌感染
诊治能力训练

病例剖析与临床思维

（第2辑）

主　编

胡必杰　潘　珏　马玉燕　金文婷

副主编

高晓东　胡莉娟　陈璋璋　周春妹

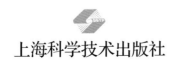

上海科学技术出版社

图书在版编目（ＣＩＰ）数据

细菌和真菌感染诊治能力训练 ： 病例剖析与临床思
维. 第2辑 / 胡必杰等主编. -- 上海 ： 上海科学技术出
版社，2024. 7. -- ISBN 978-7-5478-6668-9

Ⅰ．R51

中国国家版本馆CIP数据核字第202416TM35号

细菌和真菌感染诊治能力训练：病例剖析与临床思维（第2辑）

主 编　胡必杰　潘　珏　马玉燕　金文婷

副主编　高晓东　胡莉娟　陈璋璋　周春妹

上海世纪出版（集团）有限公司 出版、发行
上 海 科 学 技 术 出 版 社

（上海市闵行区号景路159弄A座9F-10F）
邮政编码201101　　www.sstp.cn

山东韵杰文化科技有限公司印刷
开本 889×1094　1/16　印张 29
字数 1200千字
2024年7月第1版　2024年7月第1次印刷
ISBN 978-7-5478-6668-9/R·3035
定价：248.00元

本书如有缺页、错装或坏损等严重质量问题，请向印刷厂联系调换

内 容 提 要

感染性疾病已经成为世界各国健康与公共卫生的焦点之一，是全球公共卫生的严峻挑战，也是临床工作的重点、难点之一。努力提升对细菌、真菌感染的诊治水平，既是目前感染病学发展的方向，也是对从事感染性疾病相关工作的医务工作者的要求。

《细菌和真菌感染诊治能力训练：病例剖析与临床思维》由复旦大学附属中山医院感染病科胡必杰教授率团队编写，旨在帮助临床工作者强化感染性疾病临床诊疗思维模式训练，不断提升对疾病的诊疗能力。第2辑纳入了全新的135例临床疑难、复杂病例，不仅涵盖细菌/真菌感染，更纳入了一些其他病原体如病毒、寄生虫，以及临床表现酷似感染的非感染性疾病等，以训练临床医生的鉴别诊断能力。通过对病例诊治过程的梳理，本书展现了以细菌/真菌为主要病原体的感染性疾病的演变过程及对应的临床诊疗思路。本书以临床诊疗过程为主线，以病原微生物判断为诊治核心，融合国内外最新指南、前沿技术，体现了感染性疾病专业领域的前沿发展。编者对病例的梳理和分析，以及对疑难复杂细菌、真菌和耐药菌感染诊治及抗菌药物应用的经验总结，既展现了高水平的临床思维过程，更突出了感染性疾病诊治方面的最新理念——"感染性疾病–感染控制–微生物–抗菌药物"四位一体、多学科团队参与感染性疾病诊治。

本书读者对象为感染科医生，内科、外科、妇产科、急诊科、肿瘤科等感染性疾病相关临床科室医生，以及其他从事感染性疾病诊治相关工作的人员。

编 者 名 单

主 编
胡必杰　潘　珏　马玉燕　金文婷

副主编
高晓东　胡莉娟　陈璋璋　周春妹

学术秘书
钱奕亦　朱贝迪　陈　翔　鲍　容

编 者
（按姓氏汉语拼音排序）

鲍　容·复旦大学附属中山医院检验科微生物实验室

蔡思诗·复旦大学附属中山医院感染病科

陈　翔·复旦大学附属中山医院感染管理科

陈璋璋·复旦大学附属中山医院药剂科

崔一忻·复旦大学附属中山医院感染管理科

单玉璋·复旦大学附属中山医院检验科微生物实验室

方婷婷·复旦大学附属中山医院感染病科

高晓东·复旦大学附属中山医院感染管理科

韩梦鸽·复旦大学附属中山医院感染管理科

胡　涛·扬州大学附属医院感染性疾病科

胡必杰·复旦大学附属中山医院感染病科

胡莉娟·复旦大学附属中山医院感染病科

黄声雷·复旦大学附属中山医院检验科微生物实验室

黄小强·中山市小榄人民医院（中山市第五人民医院）感染管理科

黄英男·复旦大学附属中山医院感染病科

贾漫琳·复旦大学附属中山医院检验科微生物实验室

金文婷·复旦大学附属中山医院感染病科

李　冰·复旦大学附属中山医院感染病科

李　娜·复旦大学附属中山医院感染病科

林佳冰·复旦大学附属中山医院感染管理科

林蕾蕾·复旦大学附属中山医院护理部

刘海霞·复旦大学附属中山医院感染病科

骆　煜·复旦大学附属中山医院感染病科

马　艳·复旦大学附属中山医院检验科微生物实验室

马玉燕·复旦大学附属中山医院感染病科

米宏霏·复旦大学附属中山医院厦门医院院感管理部

缪　青·复旦大学附属中山医院感染病科

潘　珏·复旦大学附属中山医院感染病科

钱奕亦·复旦大学附属中山医院感染病科

沈佳瑾·复旦大学附属中山医院检验科微生物实验室

沈　燕·复旦大学附属中山医院感染管理科

史庆丰·复旦大学附属中山医院感染管理科

苏　逸·复旦大学附属中山医院感染病科

孙　伟·复旦大学附属中山医院感染管理科

孙悦姣·嘉兴市第一医院呼吸与危重症医学科

田　甜·江苏省如东县人民医院感染性疾病科

汪邦芳·上海市老年医学中心医务科

汪小欢·复旦大学附属中山医院检验科微生物实验室

王美霞·复旦大学附属中山医院厦门医院院感管理部

王萌冉·复旦大学附属中山医院感染病科

王青青·复旦大学附属中山医院感染病科

王苏珍·复旦大学附属中山医院检验科微生物实验室

吴秋萍·海南医科大学第二附属医院感染病与热带病科

武　渊·复旦大学附属中山医院感染病科

徐化洁·复旦大学附属中山医院感染病科

杨婉琴·复旦大学附属中山医院厦门医院感染病科

姚雨濛·复旦大学附属中山医院感染病科

袁　征·复旦大学附属中山医院护理部

苑菲菲·复旦大学附属中山医院感染病科

岳洪娟·河北医科大学第一医院感染性疾病科

张　尧·复旦大学附属中山医院感染病科

张顺鹏·复旦大学附属中山医院厦门医院感染病科

张羽仪·复旦大学附属中山医院检验科微生物实验室

赵立维·复旦大学附属中山医院厦门医院感染病科

周春妹·复旦大学附属中山医院检验科微生物实验室

周昭彦·复旦大学附属中山医院检验科微生物实验室

朱贝迪·复旦大学附属中山医院感染病科

前　言

　　2020年新型冠状病毒感染全球大暴发，再度令人类感受到感染性疾病的巨大威力。虽然新型冠状病毒感染现已淡出人们的视线，但感染性疾病中的"灰犀牛"——耐药菌感染、真菌感染、免疫抑制宿主感染和医院感染，依旧是临床面临的重大挑战。抗菌药物曾被誉为20世纪的重大发现，然而随着各种耐药菌的不断涌现，抗菌药物正在失去其"药到病除"的昔日风采。人口老龄化的加剧、癌症患者生存期的延长、糖尿病和器官移植患者的增多、糖皮质激素和免疫抑制剂的广泛应用，使得免疫低下人群大量积累，再加上有创操作和手术的频繁进行，条件致病菌甚至非致病菌引起感染的比例显著增加。此外，旅行便捷性的增加让人类有更多机会接触野生动物和原始生态环境，从而获得动物源性或罕见病原体感染的机会也明显增加。而要明确此类感染的病原体，更是困难重重。

　　2022年世界卫生组织（WHO）首次发布了"重点真菌病原体"清单。此份清单纳入了3类共19种真菌，包括关键优先级4种（新生隐球菌、耳念珠菌、烟曲霉、白念珠菌）、高度优先级7种（光滑念珠菌、组织胞浆菌、真菌性足菌肿相关物种、毛霉、镰刀菌、热带念珠菌、近平滑念珠菌）和中度优先级8种（赛多孢菌、多育孢子虫、球孢子菌、克柔念珠菌、格特隐球菌、马尔尼菲篮状菌、耶氏肺孢子菌、副球孢子菌）。2024年，WHO更新了"细菌类重点病原体目录"，该份目录包括关键优先级4种［碳青霉烯类耐药鲍曼不动杆菌（CRAB）、三代头孢菌素耐药肠杆菌目细菌、碳青霉烯类耐药肠杆菌目细菌（CRE）和利福平耐药结核分枝杆菌］及高度优先级7种［耐甲氧西林金黄色葡萄球菌（MRSA）、碳青霉烯类耐药铜绿假单胞菌（CRPA）、耐万古霉素肠球菌等］细菌类病原体。由这些或熟悉或陌生的真菌和常见耐药细菌所引起的感染，在临床上要么病原学诊断艰难，要么抗感染治疗棘手，不仅显著增加医疗费用，更是对患者的健康和生命构成严重威胁。

　　毋庸讳言，我国在感染性疾病的诊治上，尤其是多部位感染、免疫抑制宿主感染、少见病原体感染、耐药菌感染等方面，普遍存在诊治能力不强和抗感染药物应用经验欠缺的问题。在此背景下，我们编写的第1辑《细菌和真菌感染诊治能力训练：病例剖析与临床思维》于2021年出版。通过对113个疑难、复杂病例的深度剖析，我们向广大医务人员分享了在感染性疾病诊治中获得的经验和思考。该书自出版发行后，得到了广泛的关注和好评，激发了一线医务人员学习细菌和真菌感染的知识、训练感染性疾病诊疗思维的热情，该书也多次重印。时隔三年，我们怀着感恩和使命感，精选了近几年收治的135例疑难、复杂且具有临床启发性的病例，编写了续集——《细菌和真菌感染诊治能力训练：病例剖析与临床思维（第2辑）》。

精准诊断、精准治疗和精准预防已成为感染性疾病防治领域的关键词。早期、快速、准确的病原学诊断，是提升抗感染治疗针对性、改善感染性疾病预后和降低病死率的关键。然而，越来越复杂的感染宿主、不断扩大的病原谱、持续加剧的微生物耐药问题，以及快速发展的非培养微生物检测技术，让很多临床医生甚至微生物专家，在病原学诊断方面（包括微生物标本的采集、检测方法的选择、检验结果的解读）受到从未有过的巨大挑战和压力。病原学分子诊断技术的广泛应用，如多重PCR和宏基因二代测序（mNGS）技术，使得感染性疾病的诊断更加快速、准确，为临床提供了重要支持。由于mNGS的广泛应用，以往被认为少见、罕见的细菌和真菌感染（如尖端赛多孢子菌感染），以及常规检验不能发现的病原体（如鹦鹉热衣原体），已在临床标本中常有检出。随之而来的是，分子检验结果的正确解读和是否需要抗感染治疗等问题，成为新的临床困惑。

复旦大学附属中山医院感染病科依托先进的微生物学检验、影像、分子诊断和组织病理等技术，以及医院强大的综合实力，收治了大量复杂、重症、难治的感染性疾病病例。在面对这些病例时，团队尽可能让每一位感染患者得到快速、精准的病原学诊断和早期目标性治疗，以充分发挥"感染性疾病-感染控制-微生物-抗菌药物"四位一体的感染最新理念的作用。在此过程中，全体团队成员都积累了丰富的实战经验。我们将这些宝贵的经验编入本书，对每个病例进行了全面、深入的剖析。我们从影像学表现、病原学诊断、精准治疗等多个层面入手，力求还原真实的临床诊治过程，以使本书成为感染性疾病诊治方面的经典之作。国际上非常重视通过病例学习来提升临床诊疗能力，我们期待本书所提供的每一个真实病例，能带给读者感悟、启发，帮助读者更新知识、提升能力。希望本书能延续第1辑的成功，继续得到广大读者的喜爱和认可，为提升我国临床工作者的细菌和真菌感染诊治能力、面对微生物检验结果时的思辨能力、抗感染药物的合理应用能力、感染性疾病的精准防控能力，作出贡献。

全体编者

2024年6月17日

常用术语缩写词
英汉对照

缩写词	英文全称	中文全称
^{18}F-FDG	^{18}F-fluorodeoxyglucose	^{18}F-氟代脱氧葡萄糖
3CL	3C-like protease	3C 样蛋白酶
γ-GT	γ-glutamyl transferase	γ-谷氨酰转肽酶

A

A	anterior	前叶
AAA	aortic artery aneurysm	主动脉瘤
ABCD	amphotericin B colloidal dispersion	两性霉素 B 胆固醇硫酸酯复合物
ABI	ankle-brachial pressure index	踝肱血压指数
ABLC	amphotericin B lipid complex	两性霉素 B 脂质复合物
ABPA	allergic bronchopulmonary aspergillosis	变应性支气管肺曲霉病
ABRS	acute bacterial rhinosinusitis	急性细菌性鼻窦炎
ACE	angiotensin converting enzyme	血管紧张素转化酶
ACEI	angiotensin-converting enzyme inhibitor	血管紧张素转换酶抑制剂
ACR	American College of Rheumatology	美国风湿病学会
ACT	artemisinin-combination therapy	联合药物治疗
ACTH	adrenocorticotropic hormone	促肾上腺皮质激素
ADA	adenosine deaminase	腺苷脱氨酶
ADM	adriamycin	多柔比星（阿霉素）
AFP	α-fetoprotein	甲胎蛋白
AIDS	acquired immunodeficiency syndrome	获得性免疫缺陷综合征
Alb	albumin	血浆白蛋白
ALP	alkaline phosphatase	碱性磷酸酶
ALT	alanine aminotransferase	丙氨酸氨基转移酶
AM	ante meridiem	早上
AmB	amphotericin B	两性霉素 B
AMY	amylase	淀粉酶
ANA	antinuclear antibody	抗核抗体
ANCA	antineutrophil cytoplasmic antibody	抗中性粒细胞胞质抗体
APTT	activated partial thromboplastin time	活化部分凝血活酶时间
ARMS	amplification refractory mutation system	突变扩增系统
ARS	acute rhinosinusitis	急性鼻窦炎
ASD	adult Still's disease	成人斯蒂尔病

ASO	anti-streptolysin O	抗链球菌溶血素 O
AST	aspartate aminotransferase	天门冬氨酸氨基转移酶
ATS	American Thoracic Society	美国胸科学会
AUC	area under the curve	曲线下面积
AVD	adriamycin+vincristine+dabacazine	多柔比星 + 长春新碱 + 达卡巴嗪
AVRS	acute virus rhinosinusitis	病毒性鼻窦炎

B

BALF	bronchoalveolar lavage fluid	支气管肺泡灌洗液
baPWV	brachial ankle pulse wave velocity	臂踝脉搏波速度
B-CLPD	B-cell chronic lymphoproliferative disorder	慢性 B 细胞淋巴细胞增殖性疾病
BCYE	buffered charcoal yeast extract agar base	缓冲炭酵母提取物琼脂培养基
BE	base excess	碱剩余
BiPAP	bilevel positive airways pressure	双水平式呼吸道正压
BKV	BK virus	BK 病毒
BM	bone marrow	骨髓
BMI	body mass index	体质指数
BP	blood pressure	血压
BUN	blood urea nitrogen	血尿素氮

C

C	cervical	颈椎
C3	complement 3	补体成分 3
C4	complement 4	补体成分 4
Ca	calcium	钙
CA12-5	cancer antigen 12-5	癌抗原 12-5
CA15-3	cancer antigen 15-3	癌抗原 15-3
CA19-9	carbohydrate antigen 19-9	糖类抗原 19-9
CA50	carbohydrate antigen 50	糖类抗原 50
CA72-4	carbohydrate antigen 72-4	糖类抗原 72-4
CA-MRSA	community acquired methicillin-resistant *Staphylococcus aureus*	社区获得性耐甲氧西林金黄色葡萄球菌
cANCA	cytoplasmic antineutrophil cytoplasmic antibody	抗中性粒细胞胞浆抗体（胞质型）
CAP	community acquired pneumonia	社区获得性肺炎
CCP	cyclic citrullinated peptide	环瓜氨酸
CD	Crohn's disease	克罗恩病
CD	Castleman disease	卡斯尔曼病
CD	cluster of differentiation	分化簇
CDC	Center for Disease Control and Prevention	疾病预防控制中心
CDFI	color Doppler flow imaging	彩色多普勒血流成像 / 显像
CEA	carcinoembryonic antigen	癌胚抗原
CHD	congenital heart disease	先天性心脏病
cHL	classic Hodgkin lymphoma	经典型霍奇金淋巴瘤
CIP	immune checkpoint inhibitor-related pneumonitis	免疫检查点抑制剂相关肺炎
CK	creatine kinase	肌酸激酶
CKD	chronic kidney disease	慢性肾脏病
CK-MB	creatine kinase isoenzyme MB	肌酸激酶同工酶 MB
CK-MM	creatine kinase isoenzyme MM	肌酸激酶同工酶 MM
Cl	chlorine	氯
CLSI	Clinical and Laboratory Standards Institute	美国临床实验室标准化协会
CMV	cytomegalovirus	人类疱疹病毒 5 型 / 巨细胞病毒

CNL	chronic neutrophilic leukemia	慢性中性粒细胞白血病
CNS	central nervous system	中枢神经系统
COI	cut off index	临界值
COVID-19	corona virus disease 2019	新型冠状病毒肺炎
Cr	creatinine	肌酐
CRE	carbapenem-resistant Enterobacteriaceae	碳青霉烯类耐药肠杆菌科细菌
CRKP	carbapenem-resistant *Klebsiella pneumoniae*	碳青霉烯类耐药肺炎克雷伯菌
CRP	C-reactive protein	C反应蛋白
CSF	cerebrospinal fluid	脑脊液
CSF3R	colony stimulating factor 3 receptor	巨噬细胞集落刺激因子3受体
Ct	cycle threshold	循环阈值
CT	computed tomography	计算机体层扫描
CTA	computed tomography angiography	计算机体层血管成像
c-TNT	cardiac troponin T	肌钙蛋白T
CVT	cerebral venous thrombosis	脑静脉血栓形成
CVVH	continous veno-venous hemofiltration	连续性血液滤过
CYFRA21-1	cyto-keratin 19 fragment antigen 21-1	细胞角质蛋白19片段抗原21-1

D

D	day	天
DAD	diffuse alveolar damage	弥漫性肺泡损伤
DBiL	direct bilirubin	直接胆红素
D-D	D-Dimer	D-二聚体
DIC	disseminated intravascular coagulation	弥散性血管内凝血
DL	dermatopathic lymphadenitis	皮病性淋巴结炎
DLBCL	diffuse large B-cell lymphoma	弥漫性大B细胞淋巴瘤
DNA	deoxyribonucleic acid	脱氧核糖核酸
dsDNA	double-stranded DNA	双链脱氧核糖核酸
DTIC	dacarbazine	达卡巴嗪
DWI	diffusion weighted imaging	弥散加权成像

E

EAA	extrinsic allergic alveolitis	外源性过敏性肺泡炎
EBER	EBV-encoded RNA	EB病毒编码小核糖核酸早期区域/EB病毒原位杂交
EBUS	endobronchial ultrasonography	经支气管镜腔内超声
EBV	Epstein-Barr virus	EB病毒
ECD	Erdheim-Chester disease	埃德海姆-切斯特病
EF	ejection fraction	射血分数
eGFR	estimated glomerular filtration rate	肾小球滤过率估计值
EGPA	eosinophilic granulomatosis with polyangiitis	嗜酸性肉芽肿性多血管炎
EHE	epithelioid hemangioendothelioma	上皮样血管内皮瘤
ELISA	enzyme linked immunosorbent assay	酶联免疫吸附测定
ENA	extractable nuclear antigen	抗可溶性抗原
ENKTL	extranodal NK/T-cell lymphoma	结外自然杀伤/T细胞淋巴瘤
ENKTL-NT	extranodal NK/T cell lymphoma, nasal type	结外自然杀伤/T细胞淋巴瘤（鼻型）
ENT	ear, nose and throat	耳鼻喉
EOS	eosinophilic granulocyte	嗜酸性粒细胞
EP	extramedullary plasmacytoma	髓外浆细胞瘤
EPO	erythropoietin	促红细胞生产素
ERS	European Respiratory Society	欧洲呼吸病学会

ESBL	extended spectrum β-lactamase	超广谱 β-内酰胺酶
ESR	erythrocyte sedimentation rate	红细胞沉降率
EULAR	European Alliance of Association for Rheumatology	欧洲风湿病协会联盟
EUS	endoscopic ultrasonography	超声内镜

F

Fbg	fibrinogen	纤维蛋白原
FiO$_2$	fractional concentration of inspired oxygen	吸入气中的氧浓度
FISH	fluorescence in situ hybridization	荧光原位杂交
FLAIR	fluid attenuated inversion recovery	液体衰减反转恢复
Flu A/B	influenza A/B	甲型/乙型流感病毒
fPSA	free prostate specific antigen	游离前列腺特异性抗原
FT$_3$	free triiodothyronine	游离三碘甲腺原氨酸
FT$_4$	free thyroxine	游离甲状腺素
FUO	fever of unknown origin	不明原因发热

G

GAS	group A streptococcus	A 组链球菌
GCA	giant cell arteritis	巨细胞动脉炎
GCB	germinal center B-cell-like lymphoma	生发中心来源 B 细胞淋巴瘤
GCS	group C streptococcus	C 组链球菌
GGO	ground-glass opacity	磨玻璃影
GGS	group G streptococcus	G 组链球菌
Glb	globulin	球蛋白
Glu	glucose	血糖
GM-CSF	granulocyte macrophage-colony stimulating factor	粒-巨噬细胞集落刺激因子
GM 试验	galactomannan antigen test	半乳甘露聚糖抗原试验
GPA	granulomatosis with polyangiitis	肉芽肿性多血管炎
G 试验	1,3-β-D-glucan test	1,3-β-D-葡聚糖试验

H

H1N1	hemagglutinin 1 neuraminidase1 influenza	甲型流感 H1N1
H3N2	hemagglutinin 3 neuraminidase2 influenza	甲型流感 H3N2
HAdv	human adenovirus	人腺病毒
Hb	hemoglobin	血红蛋白
HbA$_1$C	glycosylated hemoglobin	糖化血红蛋白
HBcAb	hepatitis B core-related antibody	乙型肝炎核心抗体
HBeAb	hepatitis B e antibody	乙型肝炎 e 抗体
HBeAg	hepatitis B e antigen	乙型肝炎 e 抗原
HBsAb	hepatitis B surface antibody	乙型肝炎表面抗体
HBsAg	hepatitis B surface antigen	乙型肝炎表面抗原
HBV	hepatitis B virus	乙型肝炎病毒
HCC	hepatocellular carcinoma	肝细胞癌
HCPS	Hantaan virus cardiopulmonary syndrome	汉坦病毒心肺综合征
HCT	hematopoietic stem cell transplant	造血干细胞移植
HCT	hematocrit	红细胞压积
HCV	hepatitis C virus	丙型肝炎病毒
HE	hematoxylin and eosin	苏木精和伊红
HFNC	high-flow nasal cannula oxygentherapy	经鼻高流量氧疗
HFRS	hemorrhagic fever with renal syndrome	肾病综合征出血热
HHV	human herpes virus	人类疱疹病毒

HIV	human immunodeficiency virus	人类免疫缺陷病毒
HL	Hodgkin lymphoma	霍奇金淋巴瘤
HLA-B27	human leukocyte antigen complex-B27	人类组织相容性抗原B27
HLA-DR	human leukocyte antigen DR	人类组织相容性抗原DR
hMPV	human metapneumovirus	人类偏肺病毒
HP	high power objective	高倍视野
HP	hypersensitivity pneumonitis	过敏性肺炎
HR	heart rate	心率
HRCT	high resolution CT	高分辨率计算机体层扫描
hsCRP	high-sensitivity C-reactive protein	超敏C反应蛋白
hs-TNI	high-sensitivity troponin I	高敏肌钙蛋白I
HSV	herpes simplex virus	单纯疱疹病毒
HTNV	Hantaan virus	汉坦病毒
hvKP	hypervirulent *Klebsiella pneumoniae*	高毒力肺炎克雷伯菌

I

I	intermediate	中介
IBD	inflammatory bowel disease	炎症性肠病
ICI/ICPI	immune checkpoint inhibitor	免疫检查点抑制剂
IDSA	Infectious Diseases Society of America	美国感染病学会
IE	infectious edocarditis	感染性心内膜炎
IFN-γ	interferon-gamma	γ-干扰素
Ig	immunoglobulin	免疫球蛋白
IgA	immunoglobulin A	免疫球蛋白A
IgE	immunoglobulin E	免疫球蛋白E
IgG	immunoglobulin G	免疫球蛋白G
IgG4	immunoglobulin G4	免疫球蛋白G4
IgG4-RD	immunoglobulin G4-related disease	免疫球蛋白G4相关疾病
IgM	immunoglobulin M	免疫球蛋白M
IGRA	interferon-gamma release assay	γ-干扰素释放试验
IHC	infectious hepatic cyst	肝囊肿合并感染
IL-10	interleukin-10	白细胞介素-10
IL-1β	interleukin-1β	白细胞介素-1β
IL-2	interleukin-2	白细胞介素-2
IL-2R	interleukin-2 receptor	白细胞介素-2受体
IL-6	interleukin-6	白细胞介素-6
IL-8	interleukin-8	白细胞介素-8
IM	infectious mononucleosis	传染性单核细胞增多症
iMCD-NOS	idiopathic multicentric Castleman disease-not otherwise specified	非特指型特发性多中心型卡斯尔曼病
IMT	intima-media thickness	内中膜厚度
INR	international normalized ratio	国际标准化比值
IPI	inventory performance index	国际预后指数
irAE	immune related adverse event	免疫相关不良反应
ISS	International Staging System	国际分期体系
IVBAT	intravascular bronchioloalveolar tumor	血管内细支气管肺泡瘤
IVLBCL	intravascular large B cell lymphoma	血管内大B细胞淋巴瘤

K

| K | potassium | 钾 |
| KD | Kimura disease | 木村病 |

| KP | *Klebsiella pneumoniae* | 肺炎克雷伯菌 |
| KPC | *Klebsiella pneumoniae* carbapenemase | 肺炎克雷伯菌碳青霉烯酶 |

L

L	lymphocyte	淋巴细胞
L	lmbar	腰椎
L	left	左侧
LAD	left anterior descending branch	左前降支
L-AmB	liposomal amphotericin B	两性霉素 B 脂质体
LANA-1	latency-associated nuclear antigen 1	潜伏相关核抗原-1
LCH	Langerhans' cell histiocytosis	朗格汉斯细胞组织细胞增生症
LDH	lactate dehydrogenase	乳酸脱氢酶
LEL	lymphoepitheloid lymphoma	淋巴上皮样细胞淋巴瘤
LPL/WM	lymphoplasmacytic lymphoma/ Waldenström macroglobulinemia	淋巴浆细胞淋巴瘤/ 华氏巨球蛋白血症
LTBI	latent tuberculosis infection	潜伏结核感染
LVX	levofloxacin	左氧氟沙星

M

M	monocyte	单核细胞
M	monoclonal	单克隆
MAC	*Mycobacterium avium-intracellular* complex	鸟-胞内分枝杆菌复合群
MALDI-TOF MS	matrix-assisted laser desorption ionization-time of flight mass spectrometer	基质辅助激光解吸飞行时间质谱仪
MALT1	mucosa-associated lymphoid tissue lymphoma translocation protein 1	黏膜相关淋巴组织蛋白1
MCD	multicentric CD	多中心型卡斯尔曼病
MCH	mean corpuscular hemoglobin	平均红细胞血红蛋白含量
MCHC	mean corpuscular hemoglobin concerntration	平均红细胞血红蛋白浓度
MCV	mean corpuscular volume	平均红细胞体积
MDR-TB	multidrug resistant tuberculosis	耐多药结核病
MDT	multiple-disciplinary treatment	多学科协作诊疗
MG	microglobulin	微球蛋白
MIC	minimum inhibitory concentration	最低抑菌浓度
MICM	morphology, immunolog, cytogenetics, molecular biology	细胞形态学、免疫学、细胞遗传学 和分子生物学
MIF	microimmunofluorescence	微量免疫荧光法
MIPI	international prognostic index for mantle cell lymphoma	套细胞淋巴瘤国际预后评分系统
MM	multiple myeloma	多发性骨髓瘤
mNGS	metagenomic next-generation sequencing	宏基因二代测序
MOG	myelin oligodendroglia glycoprotein	髓鞘寡突胶质糖蛋白
MPA	microscopic polyangitis	显微镜下多血管炎
MPO	myeloperoxidase	髓过氧化物酶
MPP	mycoplasma pneumoniae pneumonia	肺炎支原体肺炎
MRA	magnetic resonance angiography	磁共振血管成像
MRCP	magnetic resonance cholangiopancreatography	磁共振胰胆管成像
MRI	magnetic resonance imaging	磁共振成像
MRSA	methicillin-resistant *Staphylococcus aureus*	耐甲氧西林金黄色葡萄球菌
MRSP	methicillin-resistant *Staphylococcus pseudintermedius*	耐甲氧西林假中间葡萄球菌
MRU	magnetic resonance urography	磁共振尿路成像
MRV	magnetic resonance venography	磁共振静脉成像

MSSA	methicillin-susceptible *Staphylococcus aureus*	甲氧西林敏感金黄色葡萄球菌
MT	malignant tumor	恶性肿瘤
MTB	*Mycobacterium tuberculosis*	结核分枝杆菌
MUMPP	macrolide unresponsive MPP	大环内酯类药物无反应性肺炎支原体肺炎
MYD88	myeloid differentiation protein-88	髓样分化因子88

N

N	nucleocapsid protein	核衣壳蛋白
N	neutrophil	中性粒细胞
N	negative	阴性
Na	sodium	钠
NHL	non-Hodgkin lymphoma	非霍奇金淋巴瘤
NK	natural killer cell	自然杀伤细胞
NMOSD	neuromyelitis optica spectrum disorder	视神经脊髓炎谱系疾病
NOVC	non-O1, non-O139 *Vibrio cholerae*	非O1/非O139霍乱弧菌
NPI	nonpharmaceutical intervention	非药物干预
NSAID	non-steroidal arotiinflammatory drug	非甾体抗炎药
NSCHL	nodular sclerosis classic Hodgkin lymphoma	结节硬化型霍奇金淋巴瘤
NSE	neuron specific enolase	神经元特异性烯醇化酶
NSTI	necrotizing soft tissue infection	坏死性软组织感染
NTM	non-tuberculosis mycobacteria	非结核分枝杆菌
NTM-PD	nontuberculous mycobacterial pulmonary disease	非结核分枝杆菌肺病
NT-proBNP	N-terminal pro brain natriuretic peptide	氨基末端脑钠肽前体

O

OD	optical density	光密度
OPSI	overwhelming post-splenectomy infection	脾切除后凶险感染
ORF1ab	open reading frame 1-ab	*ORF1ab*基因/O基因/开放读码框基因

P

P	posterior	后叶
P	pulse	脉搏
P	phosphorus	磷
$PaCO_2$	partial pressure of carbon dioxide in arterial blood	动脉血二氧化碳分压
$PaCO_2$	partial pressure of carbon dioxide	血二氧化碳分压
pANCA	perinuclear antineutrophil cytoplasmic antibody	抗中性粒细胞胞浆抗体（核周型）
PaO_2	arterial partial pressure of oxygen	动脉血氧分压
PAP	pulmonary alveolar proteinosis	肺泡蛋白沉积症
PAS	periodic acid-Schiff stain	过碘酸希夫染色
PCNSL	primary central nervous system lymphoma	原发性中枢神经系统淋巴瘤
PCR	polymerase chain reaction	聚合酶链反应
PCT	procalcitonin	降钙素原
PD	pharmacodynamics	药物效应动力学
PD-1	programmed cell death-1	细胞程序性死亡受体-1
PDA	potato dextrose agar	马铃薯葡萄糖琼脂
PD-L1	programmed cell death-ligand 1	细胞程序性死亡受体配体-1
PEEP	positive end expiratory pressure	呼气末正压
PEH	pulmonary epithelioid hemangioendothelioma	肺上皮样血管内皮瘤
PET/CT	positron emission tomography and computed tomography	正电子发射计算机体层显像
PG	pyoderma gangrenosum	坏疽性脓皮病

pH	pondus hydrogenii	酸碱值
PJ	*Pneumocystis jirovecii*	耶氏肺孢子菌
PJP	*Pneumocystis jirovecii* pneumonia	耶氏肺孢子菌肺炎
PK	pharmacokinetics	药物代谢动力学
PLCH	pulmonary Langerhans cell histiocytosis	肺朗格汉斯细胞组织细胞增生症
PLT	platelet	血小板
PMR	polymyalgia rheumatica	风湿性多肌痛
POEMS	polyneuropathy, organomegaly, endocrinopathy, monoclonal proteinemia, and skin changes syndrome	POEMS综合征
PPD	purified protein derivative	纯蛋白衍生物
PPPD	persistent postural-perceptual dizziness	持续性姿势-知觉性头晕综合征
PR3	proteinase 3	蛋白酶3
Pro/PRO	protein	蛋白质
proGRP	progastrin-releasing peptide	胃泌素释放肽前体
PSA	prostate specific antigen	前列腺特异性抗原
PT	prothrombin time	凝血酶原时间
PTCL-NOS	peripheral T-cell lymphoma, not otherwise specified	非特指型外周T淋巴细胞淋巴瘤
PTNB	CT-guided percutaneous transthoracic needle biopsy	CT引导下经皮肺穿刺活检
PVE	prosthetic valve endocarditis	人工瓣膜心内膜炎

R

R	respiration	呼吸
R	right	右侧
R	resistant	耐药
RADT	rapid antigen direct test	快速抗原直接检测
RBC	red blood cell	红细胞
RCA	right coronary artery	右冠状动脉
RCT	randomized controlled trial	随机对照试验
RDD	Rosai-Dorfman disease	罗萨伊-多尔夫曼病
Ret	reticulocyte	网织红细胞
RF	rheumatoid factor	类风湿因子
RGM	rapidly growing mycobacteria	快速生长型分枝杆菌
R-ISS	Revision-International Staging System	修订的国际分期系统
RNA	ribonucleic acid	核糖核酸
RNP	ribonucleoprotein	核糖核蛋白
ROSE	rapid on site evaluation	现场快速评价技术
RP	replasing polychondritis	复发性多软骨炎
RPR	rapid plasma regain	快速血浆反应素
RSV	respiratory syncytial virus	呼吸道合胞病毒
RT-PCR	reverse transcription-PCR	逆转录聚合酶链式反应

S

S	sacral	骶椎
S	sensitive	敏感
SAA	serum amyloid A	血清淀粉样蛋白A
SAT	serum agglutination test	血清凝集试验
SB	standard bicarbonate	标准碳酸氢盐
SC	sarcomatoid carcinoma	肉瘤样癌
SCC	squamous cancinoma-associated antigen	鳞状细胞癌相关抗原
SDA	Sabouraud's dextrose agar	沙氏葡萄糖琼脂
SDD	susceptible-dose dependent	剂量依赖性敏感

SDSE	*Streptococcus dysgalactiae* subspequisimilis	停乳链球菌似马亚种
SEOV	Seoul virus	首尔病毒
SF	serum ferritin	血清铁蛋白
SLE	systemic lupus erythematosus	系统性红斑狼疮
SMRN	stringently mapped reads numberat species level	种严格比对序列数
SOP	standard operating procedure	标准操作规程
SpO_2	percutaneous arterial oxygen saturation	经皮动脉血氧饱和度
SSA	Sjögren's syndrome type A	抗Ro/干燥综合征抗原A
SSTI	skin and soft tissue infection	皮肤软组织感染
STAT-1	signal transducer and activator of transcription 1	信号转导及转录活化因子1
SUV	standard uptake value	标准摄取值
SUV_{max}	maximum standard uptake value	最大标准摄取值

T

T	temperature	温度
T	thoracic vertebra	胸椎
T_1WI	T_1 weighted image	T_1加权成像
T_2WI	T_2 weighted image	T_1加权成像
T_3	3,5,3′triiodothyronine	三碘甲腺原氨酸
T_4	thyroxine	甲状腺素
TACE	transcatheter arterial chemoembolization	经导管动脉化疗栓塞
TB	tuberculosis	结核分枝杆菌
TBiL	total bilirubin	总胆红素
TBLB	transbronchial lung biopsy	经支气管镜肺活检术
TBNA	transbronchial needle aspiration	经支气管针吸活检术
TCBS	thiosulfate citrate bile salts sucrose agar culture medium	硫代硫酸盐柠檬酸盐胆盐蔗糖琼脂培养基
TCR	T-cell receptor	T细胞受体
TDM	therapeutic drug monitoring	治疗药物监测
TEE	transesophageal echocardiography	经食管超声心动图
TG	thyroglobulin	甲状腺球蛋白
TGAb	thyroglobulin antibody	甲状腺球蛋白抗体
Th	helper T cell	辅助T细胞
TI-RADS	thyroid imaging reporting and data system	甲状腺影像报告与数据系统
TM	*Talaromyces marneffei*	马尔尼菲篮状菌
T_{max}	maximum temperature	最高温度
TMP-SMX	trimethoprim-sulfamethoxazole	复方磺胺甲噁唑
TNF	tumor necrosis factor	肿瘤坏死因子
tNGS	targeted next-generation sequencing	靶向高通量测序技术
TORCH	toxoplasma, others, rubella virus, cytomegalo virus, herpes simplex virus	弓形虫、风疹病毒、巨细胞病毒、单纯疱疹病毒及其他
TP	topoisomerase inhibitor+platinum drug	紫杉醇+铂类
TPOAb	thyroid peroxidase antibody	甲状腺过氧化物酶抗体
TPPA	treponema pallidum particle assay	梅毒螺旋体颗粒凝集试验
TRAb	thyroid stimulating hormone receptor antibody	促甲状腺激素受体抗体
TSH	thyroid stimulating hormone	促甲状腺素
T-SPOT.TB	T-cell spot of tuberculosis	结核分枝杆菌特异性T细胞斑点试验
TT	thrombin time	凝血酶时间
TTE	transthoracic echocardiography	经胸超声心动图

U

U	unit	单位
UA	uric acid	尿酸
UCD	unicentric CD	单中心型卡斯尔曼病

V

VDCLP	vincristine+daunorubicin+c yclophosphamide+	长春新碱＋柔红霉素＋环磷酰胺＋
	L-asparaginase+prednisone	L-门冬酰胺酶＋泼尼松
VDS	vincristine	长春新碱
VSD	vacuum sealing drainage	封闭式负压引流术
VZV	varicella-zoster virus	水痘-带状疱疹病毒

W

| WBC | white blood cell | 白细胞 |
| WHO | World Health Organization | 世界卫生组织 |

X

XDR-TB	extensively drug-resistant TB	广泛耐药结核
XPERT Xpress Flu/RSV Assay	XPERT Xpress Flu/RSV Assay	甲型／乙型流感及呼吸道合胞病毒核酸联合检测试剂盒
XPERT.TB	Xpert MTB/RIF	利福平耐药实时荧光定量核酸扩增技术

目　录

第四章 · **发热伴其他表现**

第五章 · 咳嗽与咳痰 260

第六章 · **脓肿或皮疹** ————————————————— 311

第七章 · **影像学异常与其他表现** ————————————————— 375

第一节 · **影像学异常** 375

第一章

发　热

病例 1　反复发热 5 个月：看医生如何"拆弹"

作者·金文婷　马玉燕　汪邦芳
审阅·胡必杰　潘　珏

● 病史简介 ●

男性，64岁，上海人，2020-12-17收入复旦大学附属中山医院感染病科。

■ 主诉

反复发热5个月。

■ 现病史

1. 2020-07无明显诱因下出现畏寒、寒战，T_{max} 40 ℃。2020-07-07外院就诊，查胸部CT示左肺上叶小斑片影。2020-07-09血常规：WBC $5.48×10^9$/L，N% 79.6%，Hb 117 g/L，PLT $185×10^9$/L；CRP 139.81 mg/L，PCT 3.54 ng/mL，SAA 234.4 mg/L；G试验、呼吸道病原体九联检测、肥达试验、ANCA等自身抗体均阴性；血培养未做。予头孢米诺+依替米星抗感染，后体温降至正常。2020-07-13复查血常规示WBC $5.69×10^9$/L，N% 71%；CRP 105.21 mg/L，PCT 1.03 ng/mL。2020-07-15改用左氧氟沙星口服抗感染，后未再随诊。停药后，患者反复发热，夜间为主，不伴畏寒、寒战、咳嗽、咳痰、胸闷、胸痛等，未就诊，通常持续1～2周后症状可自行缓解。

2. 2020-11-26因腹胀于复旦大学附属中山医院门诊行腹部CT增强（图1-1）：右髂总动脉瘤（直径29 mm），肝囊肿，左肾囊肿，前列腺钙化灶，肠系膜脂膜炎。胸部CT（图1-2）：左上肺磨玻璃影（ground-glass opacity，GGO）。血管外科门诊就诊，考虑动脉瘤无急诊手术指征，建议发热好转后择期手术。

3. 2020-12患者发热持续，T_{max} 40.9℃，自服布洛芬及使用物理降温后晨起体温在37～38℃，但夜间再次体温升高，并出现下肢水肿，以右下肢为著。为明确发热原因，2020-12-17收入复旦大学附属中山医院感染病科。

■ 既往史及个人史

2020-07查空腹血糖升高，考虑空腹血糖受损；现饮食

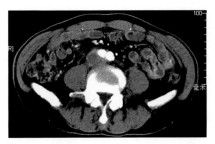

图1-1　2020-11-26腹部CT增强：右髂动脉瘤（右侧髂总动脉扩张，直径29 mm；左侧正常）

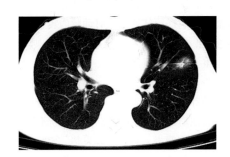

图1-2　2020-11-26胸部CT：左肺上叶磨玻璃影

控制，空腹血糖6～7 mmol/L。

● 入院检查 ●

■ 体格检查

1. T 37.6℃，P 108次/分，R 20次/分，BP 98/64 mmHg，SpO_2 98%（未吸氧）。

2. 神志清，呼吸平稳，双肺呼吸音清，未闻及干湿啰音；腹平软，无压痛及反跳痛，肝脾肋下未触及；双下肢水肿，右下肢为著。

■ 实验室检查

1. 血常规：WBC 5.46×10^9/L，N% 72.1%，L% 18.7%，Hb 113 g/L，PLT 159×10^9/L。

2. 炎症标志物：hsCRP 89 mg/L，ESR 35 mm/h，PCT 0.75 ng/mL。

3. 生化：ALT/AST 27/26 U/L，Alb 38 g/L，Na^+ 138 mmol/L，K^+ 4.1 mmol/L。

4. T-SPOT.TB A/B 4/7。

5. 细胞免疫：CD4 320/μL，CD8 597/μL，CD4/CD8 0.5。

6. 自身抗体、肿瘤标志物阴性，甲状腺功能正常。

■ 辅助检查

1. 心电图：正常。

2. 超声心动图：未见赘生物。

· 临床分析 ·

■ 病史特点

患者为老年男性，反复发热5个月，T_{max} 40.9℃。外院查CRP、ESR、PCT明显升高，胸部CT示左肺上叶GGO。使用头孢米诺+依替米星、左氧氟沙星治疗后体温正常，炎症标志物下降，抗感染有效。停抗菌药物后发热反复，腹部增强CT示髂总动脉瘤。

■ 诊断分析

1. 感染性动脉瘤：患者有反复发热，T_{max} 40.9℃，炎症标志物尤其是PCT明显升高，曾予头孢米诺+依替米星、左氧氟沙星，治疗后体温正常、炎症标志物下降，停抗感染治疗后反复发热，影像学检查提示髂总动脉瘤，需考虑感染性动脉瘤可能。该病病原体通常以对动脉内膜亲和力高的非伤寒沙门菌多见，血培养如为非伤寒沙门菌，则其特异性高，对本病具有重要诊断价值。

2. 动脉炎：患者有反复发热，影像学考虑髂总动脉处扩张，需考虑动脉炎。但患者为老年男性，自身抗体阴性，除腹主动脉外其他动脉无受累征象，与本诊断不符。

3. 感染性心内膜炎：患者反复发热，炎症标志物明显升高，抗感染后可好转，停药后反复，需考虑感染性心内膜炎可能。但患者心脏听诊未闻及病理性杂音，超声心动图未见瓣膜赘生物，暂时诊断依据不足。

4. 肺部感染：患者发热，炎症标志物明显升高，外院CT示左肺上叶GGO，头孢米诺+依替米星、左氧氟沙星治疗后症状可缓解，需考虑肺部感染。但肺内病灶无法解释其高热，故暂不考虑本病。

— 进一步检查、诊治过程和治疗反应 ·

1. 2020-12-17 T_{max} 38.5℃，考虑感染性动脉瘤可能，完善血培养后，予头孢曲松（2 g，静脉滴注，qd）+左氧氟沙星（0.6 g，静脉滴注，qd）抗感染治疗。

2. 2020-12-18 PET/CT（图1-3）：① 左肺上叶舌段周围型恶性肿瘤可能；② 右侧髂总动脉起始部动脉瘤伴炎症、周围淋巴结炎。左上肺舌段为周围型腺癌的可能性大，考虑左肺病灶并非引起发热的原因，嘱发热好转后至胸外科门诊就诊。

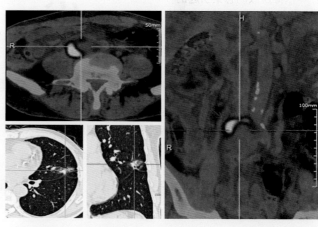

图1-3 2020-12-28 PET/CT：① 左肺上叶舌段周围型恶性肿瘤可能；② 右侧髂总动脉起始部瘤样扩张伴糖代谢异常升高，较大截面约为39.3 mm×28.3 mm，SUV_{max} 9.0；病灶周围见多枚淋巴结，较大者约为11.8 mm×9.1 mm，SUV_{max} 5.1

3. 2020-12-18 21:20血培养回报阳性，同时2瓶11 h报阳，革兰阴性杆菌。

4. 2020-12-19血培养菌种鉴定：都柏林沙门菌。患者体温高峰下降，下肢水肿较前缓解，药敏结果提示第三代头孢菌素、喹诺酮类均敏感，考虑抗感染有效，继续原方案治疗。

5. 2020-12-21下肢深静脉B超：血流通畅。右下肢肿胀考虑不除外髂总动脉瘤局部压迫而影响静脉回流。

6. 2020-12-25复查血培养阴性。

7. 2020-12-28体温正常，复查炎症标志物下降：CRP 16.2 mg/L，PCT 0.27 ng/mL，ESR 16 mm/h。继续头孢曲松+左氧氟沙星抗感染。

· 最后诊断与诊断依据 ·

■ 最后诊断

1. 感染性右髂总动脉瘤：都柏林沙门菌感染。

2. 左肺磨玻璃影（恶性肿瘤可能）。

■ 诊断依据

患者为老年男性，反复发热5个月，实验室检查示炎症标志物明显升高，腹部增强CT示右侧髂总动脉瘤，PET/CT示右侧髂总动脉起始部瘤样扩张伴糖代谢异常升高，病灶周围见多枚淋巴结伴糖代谢升高，血培养示都柏林沙门菌。予头孢曲松+左氧氟沙星抗感染后体温下降，炎症标志物下降，复查血培养转阴，故该诊断明确。患者左肺磨玻璃影伴胸膜牵拉，根据影像学形态，考虑周围型恶性肿瘤可能性大。

经验与体会

1. 动脉瘤是指动脉局部异常扩张，其出现后可发生继发性感染。但动脉壁的动脉瘤样变性也可能是由菌血症或脓毒性栓塞等所致的感染引起的，如感染性动脉瘤。感染性动脉瘤是十分严重的疾病，其并发症发生率及死亡率都很高。病原学方面，具有动脉壁亲和力的非伤寒沙门菌最常见，还可见葡萄球菌、布鲁菌、链球菌、大肠埃希菌、流感嗜血杆菌等毒力较强的细菌，更为少见的病原体包括梅毒螺旋体、分枝杆菌、贝纳柯克斯体及真菌。

2. 感染性动脉瘤的典型表现为疼痛、搏动且不断增大的肿块并伴发热等全身症状。较深部位的动脉瘤可能无法被触及，只能在影像学检查时发现。主动脉或髂动脉的感染性动脉瘤通常伴腹痛或背痛，有些感染性动脉瘤也可能仅表现为不明原因的发热。该患者起病时仅表现为发热，外院炎症标志物（CRP、ESR、PCT）均明显升高，当时未做血培养，未能得到病原学依据，头孢米诺+依替米星、左氧氟沙星治疗有效。直至意外发现髂总动脉瘤，临床医生仍未将发热与动脉瘤相联系。结合近5个月内患者反复发热病史、复旦大学附属中山医院CT增强示髂总动脉瘤，故入院后即考虑其为感染性动脉瘤（非伤寒沙门菌引起的可能性大），抽取血培养后即使用第三代头孢菌素+喹诺酮的治疗方案，并通过血培养证实诊断。在美国，1996—2006年导致半数以上非伤寒沙门菌感染的五种血清型是：鼠伤寒沙门菌、肠炎伤寒沙门菌、新港沙门菌、海德堡沙门菌和爪哇沙门菌。笔者收集近十年来复旦大学附属中山医院非伤寒沙门菌感染性动脉瘤病例共16例，都柏林沙门菌占首位，其余依次为猪霍乱沙门菌、鸡沙门菌、肠炎沙门菌、新港沙门菌和鸡白痢沙门菌。

3. 目前CTA更多用于动脉瘤的诊断，但其对感染性动脉瘤的鉴别能力尚有局限性。PET/CT能够通过SUV$_{max}$来测量和量化局部病灶的代谢活性，在感染性动脉瘤中的鉴别价值优于其他影像学检查。该患者PET/CT示髂总动脉起始部瘤样扩张伴糖代谢异常升高，为感染性动脉瘤的诊断增加了依据。

4. 目前没有可以指导感染性动脉瘤治疗的随机对照临床试验，其治疗策略主要基于病例系列研究的临床经验。大部分感染性动脉瘤的标准治疗为抗菌药物联合外科清创术并按需行血运重建。是否需要血运重建取决于受累的血管床及远端灌注情况。患者拒绝手术或因严重内科共存疾病而不宜手术时，可仅应用抗菌药物治疗。术前抗感染治疗时长仍不确切，除需要急诊手术的患者外，建议给予充分的抗感染治疗，以降低术中感染风险和减少术后感染复发。大部分研究建议术后6周静脉抗感染，后续6周口服抗感染治疗。我国沙门菌属对第三代头孢菌素和氟喹诺酮类抗菌药物仍保持较高的敏感率，它们也是我国目前治疗非伤寒沙门菌感染性动脉瘤的主要用药。

参考文献

[1] 黄英男，潘珏，胡必杰.16例非伤寒沙门菌感染性主动脉瘤患者的临床分析［J］.中华医院感染学杂志，2017，27（12）：4.
[2] 卡斯珀，福西.哈里森感染病学［M］.胡必杰，潘珏，高晓东，主译.上海：上海科学技术出版社，2019.
[3] Husmann L, Huellner MW, Ledergerber B, et al. Diagnostic accuracy of PET/CT and contrast enhanced CT in patients with suspected infected aortic aneurysms[J]. Eur J Vasc Endovasc Surg, 2020, 59(6): 972–981.

病例 2 穿刺都明确不了的发热待查，原因究竟是什么

作者·苏 逸 金文婷 马玉燕
审阅·胡必杰 潘 珏

病史简介

男性，63岁，江苏人，2021-01-06收入复旦大学附属中山医院感染病科。

■ 主诉

发热伴全身淋巴结肿大3个月。

■ 现病史

1. 2020-10受凉后出现发热，T$_{max}$ 39℃，伴全身肌肉酸痛，无畏寒、寒战、咳嗽、咳痰、腹痛、腹泻、尿频、尿急等不适。自服感冒药后无明显缓解。2020-10-03至太仓市A医院行腹部CT：肝脏占位。予以抗感染、补液、营养支持等治疗，仍反复发热，发热多出现于下午及夜间，T$_{max}$ 41℃。

2. 2020-10-29就诊于苏州三甲医院C，行肝脏超声造影示肝右叶近第二肝门处低回声；考虑炎性假瘤可能，予头孢类+莫西沙星抗感染，体温转平，出院后继续口服莫西沙星治疗。

3. 2020-11-23因再次发热就诊于太仓市B医院，行胸腹盆CT：两肺多发小结节灶，纵隔及肺门见肿大淋巴结，肝右叶占位，恶性肿瘤（malignant tumor，MT）可能性大；腹膜后肿大淋巴结，脾肿大。

4. 2020-12-01仍至苏州三甲医院C，行PET/CT（图2-1）：双侧颈部、纵隔、两肺门、后腹膜淋巴结，肝右叶稍低密度灶，均伴葡萄糖代谢升高；脾大，伴不均匀性葡萄糖代谢升高；右侧额叶高密度灶，双侧额部及面部皮下高密度

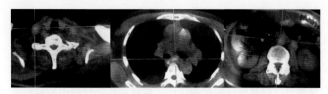

图 2-1　2020-12-01 外院 PET/CT：双侧颈部、纵隔、两肺门、后腹膜淋巴结，肝右叶稍低密度灶，均伴葡萄糖代谢升高；脾大，伴不均匀性葡萄糖代谢升高

灶，两肺多发小结节影。2020-12-11 B 超引导下行右侧颈部Ⅳ区淋巴结穿刺活检，病理回报：纤维组织增生、胶原化，组织细胞增生，另见灶性坏死。抗感染治疗后体温正常，予出院。

5. 2020-12-20 出院后 1 周间断有发热；至太仓市 B 医院就诊，查 CRP 52 mg/L；先后予头孢唑林、头孢米诺抗感染，仍有发热，T_max 38℃。因反复发热原因不明，2020-01-06 收入复旦大学附属中山医院感染病科。

6. 患病以来，患者食欲、精神尚可，大小便如常，体重下降不明显。

■ 既往史及个人史

发现空腹血糖升高 1 年余。40 年前因鸟枪失火致右眼失明，行右眼球假体植入术。

入院检查

■ 体格检查

1. T 36.3℃，P 100 次/分，R 20 次/分，BP 122/78 mmHg。

2. 神志清，精神可，全身浅表淋巴结未扪及肿大，全身皮肤未见皮疹、脱屑，心肺听诊无异常，腹软，肝脾肋下未触及，肝区叩痛阴性。

■ 实验室检查

1. 血常规：WBC 2.91×10^9/L，N% 63.9%，L% 18.2%，Hb 124 g/L，PLT 154×10^9/L。

2. 炎症标志物：CRP 72.3 mg/L，ESR 43 mm/h，PCT 0.07 ng/mL，铁蛋白 1 497 ng/mL。

3. 血气分析（未吸氧）：pH 7.42，$PaCO_2$ 39 mmHg，PaO_2 91 mmHg。

4. 生化：ALT/AST 32/33 U/L，Cr 51 μmol/L，LDH 249 U/L，Alb 44 g/L。

5. 尿常规、粪常规：阴性。

6. T-SPOT.TB A/B 12/25，血隐球菌荚膜抗原、CMV-DNA、EBV-DNA 阴性。

7. 肿瘤标志物、免疫固定电泳、自身抗体均阴性。

8. 细胞免疫：B 细胞 20/μL，CD4 229/μL，CD8 184/μL，CD4/CD8 1.2。

9. 血培养：2 套（需氧菌、厌氧菌、真菌）均阴性。

■ 辅助检查

1. 心电图：正常。

2. 超声心动图：未见赘生物，左心室射血分数 62%。

临床分析

■ 病史特点

患者为老年男性，慢性病程，反复发热 3 个月；炎症标志物升高，影像学示肺部、纵隔、后腹膜肿大淋巴结，肝占位，伴有脾大；常规抗感染治疗效果不佳，仍反复发热。发热、淋巴结肿大病因的鉴别诊断如下。

■ 诊断分析

1. 结核或非结核分枝杆菌感染：淋巴结结核或非结核分枝杆菌感染可表现为慢性发热、全身多部位淋巴结肿大、炎症标志物升高，常规抗感染治疗效果不佳。患者 T-SPOT.TB 轻度升高，需要考虑结核分枝杆菌引起的感染所致的发热，确诊需要依靠淋巴结活检。

2. 结节病：患者肺部结节，CT 增强示纵隔、肝脏多发结节，伴有脾大，可以为结节病的肺外表现；部分结节病患者伴有发热，需要考虑。确诊依靠病理活检，并排除分枝杆菌或真菌感染引起的肉芽肿性改变。

3. 淋巴瘤：霍奇金或非霍奇金淋巴瘤均可出现无痛性外周淋巴结肿大。部分霍奇金淋巴瘤患者有发热、盗汗或体重减轻；侵袭性或高度侵袭性淋巴瘤常常亚急性或急性起病，表现为迅速生长的肿块、全身症状（发热、盗汗、体重减轻）和/或肿瘤溶解综合征；惰性淋巴瘤常为隐匿性起病，表现为数月或数年内缓慢生长或时重时轻的淋巴结肿大，以及肝肿大、脾肿大和/或血细胞减少。该患者发热，伴有多部位淋巴结肿大，淋巴瘤不能除外，需完善穿刺活检。

4. 其他疾病：系统性红斑狼疮、IgG4 相关疾病等亦会引起多发淋巴结肿大及发热，确诊依靠病理学检查。

进一步检查、诊治过程和治疗反应

1. 2021-01-07 予头孢曲松（2 g，静脉滴注，qd）经验性抗感染。

2. 2021-01-07 浅表淋巴结及腹部 B 超：肝右叶低回声区，大小约 25 mm×15 mm，良性病变可能；双侧锁骨上淋巴结肿大，左侧最大 11 mm×6 mm，右侧最大 15 mm×9 mm；腋下、腘窝、腹股沟无肿大淋巴结。颞动脉 B 超：阴性。

3. 2021-01-07 胸腹盆 CT 增强（图 2-2）：双肺小结节，双侧锁骨区及纵隔淋巴结肿大；肝、脾多发病变，脾大，腹腔及腹膜后多发淋巴结稍肿大。因患者有义眼，无法行 MRI 进一步明确肝、脾病变性质。介入科会诊：肝脏病灶位置较深，穿刺活检的出血风险较大。故未行该检查。整形外科会诊：考虑淋巴结较小，难以行活检。于 B 超引导下行左侧锁骨上淋巴结穿刺活检。

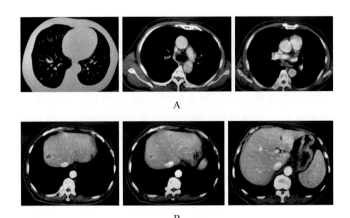

图 2-2　2021-01-07 胸部 CT 增强及腹盆 CT 增强
A. 胸部 CT 增强：双肺小结节，双侧锁骨及纵隔肿大淋巴结；B. 腹盆 CT 增强：肝、脾多发病变，建议 MRI 检查；脾大，腹腔及腹膜后多发稍肿大淋巴结

4. 2021-01-08 淋巴结初步病理报告：大部分为胶原纤维及脂肪组织，小灶淋巴样细胞。行骨髓穿刺＋活检。骨髓涂片：骨髓增生活跃，片中能见 2% 幼稚淋巴细胞；另外，吞噬性组织细胞略易见。外周血单核细胞比例明显升高，占 20%，粒系可见轻度分叶不能的现象。

5. 2021-01-09 血 mNGS：检出 EB 病毒序列数 147。

6. 2021-01-10 淋巴结组织细菌、真菌涂片及培养均阴性；mNGS（2021-01-07 送检）：检出 EB 病毒序列数 112。

7. 2021-01-10 支气管镜：各级支气管管腔通畅；腔内超声下行 7 组纵隔淋巴结活检；涂片示未见恶性肿瘤细胞。

8. 2021-01-12 因 T-SPOT.TB 升高，且患者仍有低热，调整治疗方案为异烟肼（0.3 g，口服，qd）＋左氧氟沙星（0.6 g，静脉滴注，qd）＋乙胺丁醇（0.75 g，口服，qd）＋阿米卡星（0.6 g，静脉滴注，qd）试验性抗结核治疗（因患者服用利福喷丁后胃肠不适明显而停药）。

9. 2021-01-13 纵隔淋巴结 mNGS：检出 EB 病毒序列数 5。

10. 2021-01-14 7 组淋巴结病理报告：凝血块内可见较多组织细胞及炭末沉积，少量淋巴细胞，特殊染色未查见阳性菌。

11. 2021-01-14 淋巴结穿刺活检病理报告（2021-01-07 送检）：组织细胞性坏死，淋巴结炎不除外。

12. 2021-01-17 骨髓活检病理回报：未见特殊。

13. 2021-01-20 因纵隔及左锁骨上淋巴结活检未明确病因，骨髓穿刺＋活检无阳性发现，肝脏病灶难以活检，无法行 MRI 等进一步明确其性质，患者发热、淋巴结肿大、肝脾病变仍原因不明，多学科协作诊疗（multi-disciplinary treatment，MDT）讨论认为：患者发热原因不明，反复检出 EB 病毒序列，虽目前无阳性依据，仍需警惕淋巴瘤，建议与整形外科再沟通，完整切取淋巴结活检以明确诊断，病理学方面行 EB 病毒原位杂交（EBV-encoded RNA，EBER）、程序性死亡受体 1（programmed death 1，PD-1）、PD-1 配体（programmed cell death-ligand 1，PD-L1）相关检测。

14. 2021-01-25 请整形外科会诊，行左颈部淋巴结完整切取活检。

15. 2021-01-28 左颈部淋巴结 mNGS：检出 EB 病毒序列数 73。

16. 2021-01-29 外院淋巴结穿刺白片请复旦大学附属中山医院会诊（2021-01-14 送检）：恶性肿瘤病变不能完全除外。

17. 2021-01-29 左颈部淋巴结活检病理回报（2021-01-25 送检）：霍奇金淋巴瘤，混合细胞型，EBER 阳性。

18. 2021-02-01 诊断明确，转血液科行第一周期 PD1-AVD 方案化疗，即 PD-1（200 mg，静脉滴注，d1、d15）＋多柔比星（adriamycin，ADM）（40 mg，静脉滴注，d1、d15）＋长春新碱（vincristine，VDS）（4 mg，静脉滴注，d1、d15）＋达卡巴嗪（dacarbazine，DTIC）（631 mg 静脉滴注，d1、d15），同时予以镇吐、适当水化等处理。

19. 患者化疗后仍有发热，考虑化疗药物所致，感染性发热不除外，予莫西沙星抗感染，并予激素抗炎治疗。

20. 2021-02-02 复查血常规示 WBC 3.16×10^9/L，N% 82.9%；CRP 67.6 mg/L，PCT 0.08 ng/mL。

21. 2021-02-03 血液科予出院；出院时予异烟肼（0.3 g，口服，qd）＋乙胺丁醇（0.75 g，口服，qd）预防性抗结核。

22. 2021-02-08 电话随访：出院 2 天后体温正常，一般情况可，定期门诊随访。

最后诊断与诊断依据

最后诊断
霍奇金淋巴瘤。

诊断依据
患者为老年男性，慢性病程，以发热起病。炎症标志物升高；影像学示肺部、纵隔、后腹膜肿大淋巴结，肝脏占位，伴脾大；常规抗感染及抗结核治疗效果均不佳。多次淋巴结穿刺病理学检查考虑坏死性淋巴结炎可能，但多次 mNGS 均检出 EB 病毒核酸序列。最终行淋巴结完整切取活检，确诊为霍奇金淋巴瘤，混合细胞型。故诊断成立。

经验与体会

1. 霍奇金淋巴瘤为血液系统肿瘤，一般进展缓慢，但具体进展速度不一。患者通常在就诊前数周到数月出现淋巴结肿大、全身症状、乏力、瘙痒等。大多数患者因无痛性淋巴结肿大或胸片发现肿块而就诊。约 40% 的患者有全身症状，也称"B"症状，即发热、盗汗和非自愿性体重减轻。超过 2/3 的霍奇金淋巴瘤患者在就诊时可见淋巴结肿大，受累淋巴结通常无压痛、质地坚韧。颈部是最常见的受累部位，60%～80% 的患者有颈部和/或锁骨上淋巴结肿大；50%～60% 的患者有纵隔淋巴结肿大，30% 的患者有腹膜后淋巴结肿大，但体格检查无法检出。周期性发热［又称佩尔-埃布斯坦热（Pel-Ebstein fever）]虽不常见，但为霍奇金淋巴瘤的特征性表现，患者的体温呈周期性升高然后降低，发热周期为 1 ～ 2 周。本例患者病程数月，体温反复，结合全身多发淋巴结肿大，临床医生在诊断时不能遗漏淋巴瘤。

2. 霍奇金淋巴瘤常见的实验室指标异常包括多由 1, 25-二羟基维生素 D_3 生成增加而引起或偶由骨直接受累而引起的高钙血症，骨髓被淋巴瘤细胞广泛浸润、脾功能亢进、慢性炎症而引起的血红蛋白下降，由产生的趋化因子（如白细胞介素-5 和嗜酸性粒细胞活化趋化因子）募集嗜酸性粒细胞和/或刺激嗜酸性粒细胞生成而导致的嗜酸性粒细胞增多。其他实验室指标异常可能有白细胞增多、血小板增多、淋巴细胞减少和低白蛋白血症等，其中一些异常与不良预后有关。该患者病程 3 个月余，血液学检查中有显著的淋巴细胞减少，无明显的高钙血症、贫血、嗜酸性粒细胞升高等，使得疾病表现更加隐匿。

3. 该患者淋巴结穿刺、经支气管镜腔内超声及骨髓活检均为阴性，最终依靠淋巴结活检明确诊断。由于细针穿刺索取的组织量少且较细碎，不一定能完全取到病变部位，可能导致假阴性结果，从而误导临床医生的决策。因此，当面对细针穿刺结果与临床诊治反应不匹配的时候，临床医生要敢于质疑，同时需要积极进行病变组织的活检，以提高诊断的阳性率和准确性。

4. 霍奇金淋巴瘤的诊断可依靠超声、CT 或 PET/CT 来确定可疑病变部位并指导组织活检。PET 可以非常敏感地检出霍奇金淋巴瘤，但由于脑组织对氟代脱氧葡萄糖（fluorodeoxyglucose, FDG）的亲和力高，所以 PET 不能用于评估脑部；PET/CT 有时可表现为模棱两可的情况，此时，CT 增强或 MRI 增强可以更好地界定解剖情况。PET/CT 是进行霍奇金淋巴瘤分期的主要影像学检查。一篇纳入 20 项研究的荟萃分析证实，PET/CT 对经典型霍奇金淋巴瘤分期具有较高的敏感性和特异性。如果无法实施 PET/CT 检查，可采用胸部、腹部和盆腔的静脉造影增强 CT 进行分期。

参考文献

[1] Ansell SM. Hodgkin lymphoma: a 2020 update on diagnosis, risk-stratification, and management[J]. Am J Hematol, 2020, 95(8): 978-989.
[2] Cheson BD. PET/CT in lymphoma: current overview and future directions[J]. Semin Nucl Med, 2018, 48(1): 76-81.

病例 3 花季少女发热 3 周，查找原因，依旧是它

作者·骆 煜 杨婉琴 金文婷 马玉燕
审阅·胡必杰 潘 珏

· 病史简介 ·

女性，18 岁，山东人，2021-01-20 收入复旦大学附属中山医院感染病科。

■ 主诉

反复发热 22 天。

■ 现病史

1. 2020-12-30 患者出现发热，T_{max} 37.7℃，伴轻度头痛、乏力，偶有干咳，无腹痛、腹泻；当地予静脉输液治疗 2 天（具体不详），仍有发热。

2. 2021-01-01 至当地三甲医院，查胸部 CT 未见明显异常；予抗感染 4 天（具体不详），症状加重，T_{max} 38.4℃，头痛、乏力、咳嗽均逐渐加重；予"退热药+小柴胡"口服，体温可下降，停药后再次发热。

3. 2021-01-13 予头孢曲松（2 g，静脉滴注，qd）5 天，体温高峰进一步升高至 39.9℃，头痛、乏力、咳嗽较前加重，伴少许白痰、双膝关节疼痛，无关节红、肿，无皮疹。2021-01-18 住院，查 ESR 126 mm/h，CRP 313.54 mg/L，PCT 1.34 ng/mL；Alb 28.5 g/L，TBiL/DBiL 49.7/44.3 μmol/L，ALT/AST、CK/CK-MB 均正常；ANA 弱阳性，ANCA 阴性；肺炎支原体 IgM 阳性。考虑不明原因发热、非感染性炎症可能性大，予氢化可的松（200 mg，静脉滴注，qd）抗炎 2 天；体温仍有反复，建议尽早至上级医院明确发热原因。

4. 2021-01-19 就诊于复旦大学附属中山医院感染病科门诊；查 WBC 15.21×10⁹/L，N% 77.9%，Hb 91 g/L，PLT 808×10⁹/L；CRP 429.9 mg/L，PCT 1.44 ng/ml；Fbg > 1 400 mg/dL；胸部 CT 示右肺微小结节。试用多西环素（0.1 g，口服，q12 h）口服 1 天后，仍有高热。为明确发热原因，收入复旦大学附属中山医院感染病科病房。

5. 病程中，精神、睡眠、胃纳可，大小便无殊，体重无明显变化。

■ 既往史及个人史

3 年前曾有过类似发热 1 个月余，病因不明。否认肝炎、结核等。否认手术及外伤史。青霉素皮试阳性。

· 入院检查 ·

■ 体格检查

1. T 39.3℃，P 106 次/分，R 20 次/分，BP 104/74 mmHg。

2. 查体：神志清，精神尚可，浅表淋巴结未扪及肿大。呼吸平稳，双肺呼吸音清，未闻及明显啰音。心率 106 次/

分，律齐，未闻及杂音。腹平软，无压痛或反跳痛，肝、脾肋下未触及。双下肢无水肿。

■ 实验室检查

1. 血常规：WBC 11.97×10^9/L，N% 68%，L% 20%，Hb 83 g/L，PLT 788×10^9/L。

2. 炎症标志物：hsCRP 348.5 mg/L，ESR 30 mm/h，PCT 1.16 ng/mL，铁蛋白 763 ng/mL。

3. 生化：ALT/AST 25/27 U/L，Alb 29 g/L，TBiL/DBiL 39.2/30 μmol/L，Cr 57μmol/L，Na^+/K^+ 135/3.6 mmol/L，LDH 132 U/L。

4. 尿常规、粪常规+隐血：阴性。

5. T-SPOT.TB A/B 0/0；G试验、血隐球菌荚膜抗原、CMV-DNA、EBV-DNA 均阴性。

6. 免疫球蛋白：IgG 14.52 g/L，IgM 1.76 g/L，IgE 41 IU/mL。

7. 自身抗体：ANA颗粒1：100，其余均阴性；总补体及C3、C4正常。

8. 肿瘤标志物、心肌损伤标志物、免疫固定电泳均阴性，甲状腺功能正常。

9. 细胞因子：IL-2R 3 535 U/mL，IL-6 734 pg/mL。

10. 细胞免疫：CD4/CD8 1.6，CD4 1 068/μL，CD8 684/μL。

■ 辅助检查

1. 心电图：窦性心动过速，逆钟向转位。

2. 超声心动图：未见异常。

临床分析

■ 病史特点

患者为年轻女性，发热3周余，T_{max} 39.9℃，伴头痛、咳嗽、乏力，偶有咳痰，双膝关节疼痛。血WBC、CRP及PCT明显升高；肿瘤标志物、甲状腺功能、尿常规阴性；T-SPOT.TB示A/B 0/0。胸部CT示右肺微小结节。

■ 诊断分析

1. 感染性疾病：患者发热3周余，出现头痛、咳嗽；胸部CT示右肺微小结节；超声心动图未见异常；WBC、CRP及PCT明显升高，需考虑中枢神经系统感染可能。可进一步行头颅MRI、腰椎穿刺、腹盆CT增强等，必要时行PET/CT寻找感染靶点。

2. 风湿免疫性疾病：患者为青年女性，诉有头痛、乏力，伴双膝关节疼痛，无皮疹、光敏感、口腔溃疡；查自身抗体示ANA颗粒1：100，其余均阴性，补体正常，尿蛋白及红细胞阴性；仍需考虑风湿免疫性疾病可能，如血管炎、成人斯蒂尔病等。

3. 肿瘤性疾病：青年女性，发热起病，无明显盗汗、体重减轻；血常规示贫血，LDH正常，铁蛋白升高，需考虑该类疾病（如淋巴瘤）可能，可进一步行PET/CT、骨髓穿刺活检等以明确。

4. 其他：如药物热、坏死性淋巴结炎、结节病等，表现为发热、淋巴结肿大，可伴有关节炎，必要时进一步行淋巴结活检。

进一步检查、诊治过程和治疗反应

1. 2021-01-20行血培养及血mNGS，予美罗培南（1 g，静脉滴注，q8 h）+多西环素（0.1 g，口服，q12 h）治疗。

2. 2021-01-21行PET/CT（图3-1）：双侧颈部、锁骨区、腋窝和腹股沟淋巴结炎；骨髓反应性增生，脾脏增大伴糖代谢升高，考虑与发热相关。

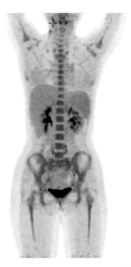
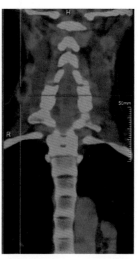

图3-1　2021-01-21 PET/CT：双侧颈部、锁骨区、腋窝和腹股沟淋巴结炎；骨髓反应性增生，脾脏增大伴糖代谢增高，考虑与发热相关

3. 2021-01-22患者仍有发热，行骨髓穿刺+活检，病理报告（2021-01-27回报）考虑反应性增生，未见肿瘤依据。复查hsCRP 306 mg/L，ESR 31 mm/h，PCT 1.12 ng/mL，较前无明显下降，考虑抗感染治疗无效；PET/CT无明确代谢升高靶点，考虑发热由非感染性炎症引起的可能性大，予甲泼尼龙（20 mg，静脉滴注，qd）抗炎，辅以抑酸、补钙等支持治疗。

4. 2021-01-23血mNGS回报：阴性。

5. 2021-01-25仍每日高热，反复诉头痛。头颅MRI增强：垂体较饱满，其余脑内未见明显异常。行腰椎穿刺检查：脑脊液压力135 mmH₂O；脑脊液常规示红细胞1×10^6/L，白细胞1×10^6/L；脑脊液生化示蛋白质0.21 g/L，葡萄糖3.2 mmol/L；ADA 1 U/L；脑脊液细菌、真菌涂片及培养阴性，脑脊液涂片找抗酸杆菌阴性。

6. 2021-01-25甲泼尼龙加量（40 mg，静脉滴注，qd）。

7. 2021-01-28仍反复高热，PET/CT、骨髓穿刺、淋巴结活检未明确发热靶点及原因，抗感染、激素治疗效果均不佳。多学科协作诊疗（multi-disciplinary treatment，MDT）意见：目前无明确感染性疾病及恶性肿瘤性疾病依据，不典型成人斯蒂尔病可能性大；建议淋巴结活检进一步排查肿瘤等发热原因；治疗上，增加糖皮质激素剂量或加用IL-6受体拮抗剂（托珠单抗）治疗，如无禁忌，可酌情加用环孢素（50 mg，口服，bid）。

8. 2021-01-28停用抗菌药物，甲泼尼龙加量（40 mg，静脉滴注，q12 h）。

9. 2021-01-29请整形外科协助行右侧颈淋巴结活检。淋巴组织细菌、真菌涂片及培养阴性，涂片找抗酸杆菌阴性；颈淋巴结病理报告（2021-02-04回报）示反应性增生。

10. 2021-01-29仍有发热，予托珠单抗（400 mg，静脉

滴注，qd）治疗，过程顺利。

11. 2021-01-30体温降至正常。2021-02-01甲泼尼龙减量（40 mg，静脉滴注，qd）。

12. 2021-02-02复查WBC 14.11×10⁹/L；CRP 17 mg/L，PCT 0.08 ng/mL，铁蛋白348 ng/mL，较前明显下降；改甲泼尼龙+环孢素口服并出院。

13. 图3-2为治疗过程中患者体温变化及用药情况。

14. 图3-3为治疗过程中患者炎症标志物变化情况。

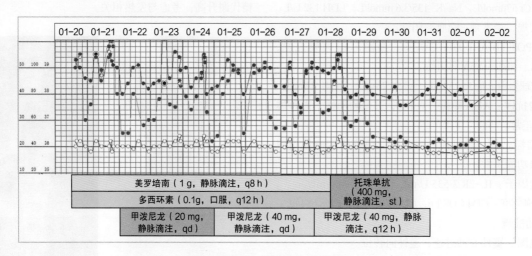

图3-2 患者住院期间体温及用药情况

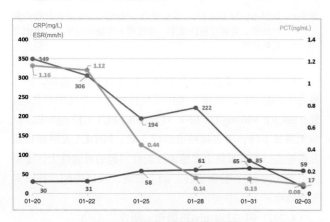

图3-3 患者炎症标志物变化情况

最后诊断与诊断依据

■ 最终诊断

成人斯蒂尔病。

■ 诊断依据

患者为年轻女性，以发热3周余起病，诉有头痛、咳嗽、乏力，伴双膝关节疼痛。查WBC、CRP、铁蛋白升高，合并贫血、反应性血小板增多，ANA 1∶100，RF、ANCA阴性，IL-6明显升高；PET/CT见多发淋巴结增大和脾稍大。予多种抗菌药物治疗无效，行骨髓穿刺+活检及淋巴结活检，未见肿瘤性疾病证据；使用大剂量激素及IL-6受体拮

抗剂治疗后体温转平，故考虑该诊断。

经验与体会

1. 虽然现代诊断技术和治疗水平在不断提高，但不明原因发热仍然是内科医生的巨大挑战。经典型不明原因发热的原因有近200种，主要分为以下四类：感染性疾病、非感染性炎症性疾病、肿瘤性疾病、其他（如药物热、亚急性甲状腺炎、坏死性淋巴结炎等）。不明原因发热涉及的疾病谱广，故需相关科室协助诊治。该例患者经过多学科（血液科、风湿科、影像科、病理科）的会诊及讨论，才得以尽早诊断及治疗。

2. 成人斯蒂尔病（adult Still's disease，ASD）是一种排除性诊断。其诊断依据是存在特征性临床表现和实验室检查结果，如每日发热、关节炎、一过性皮疹、以中性粒细胞为主的白细胞增多和血清铁蛋白明显升高；并且排除可能与ASD混淆的感染性、恶性、自身免疫性和其他疾病。该患者不具有一过性、随发热出现的皮疹，经过PET/CT、骨髓穿刺、腰椎穿刺、淋巴结活检，排除感染性和肿瘤性疾病，故予诊断。

3. 托珠单抗是一种人源抗IL-6受体抗体，可用于糖皮质激素效果欠佳的难治性活动性ASD患者，有助于较快达到病情缓解和后续激素减量的目的。该患者甲泼尼龙剂量增加（40 mg，静脉滴注，q12 h）后仍每日高热，体温控制不佳，

结合患者IL-6水平明显升高，予加用托珠单抗；治疗后第二天体温即降至正常，未再发热，炎症标志物和铁蛋白也下降明显。

4. ASD是一种少见的全身炎症性疾病，其非特异性表现常导致诊断延迟和并发症发生。对于发热待查的疾病诊断，临床需拓宽思路，考虑少见疾病的可能性。早期排除其他病因，明确诊断后，一线治疗失败时，及时联合生物制剂治疗可取得满意效果。

参考文献

[1] Kaneko Y, Kameda H, Ikeda K, et al. Tocilizumab in patients with adult-onset still's disease refractory to glucocorticoid treatment: a randomised, double-blind, placebo-controlled phase Ⅲ trial[J]. Ann Rheum Dis, 2018, 77(12): 1720−1729.

[2] Laskari K, Tektonidou MG, Katsiari C, et al. Outcome of refractory to conventional and/or biologic treatment adult Still's disease following canakinumab treatment: countrywide data in 50 patients[J]. Semin Arthritis Rheum, 2021, 51(1): 137−143.

[3] Mimura T, Kondo Y, Ohta A, et al. Evidence-based clinical practice guideline for adult Still's disease[J]. Mod Rheumatol, 2018, 28(5): 736−757.

病例 4 意料之外、情理之中的炎症

作者·苏 逸 金文婷 马玉燕
审阅·胡必杰 潘 珏

· 病史简介 ·

女性，51岁，安徽人，2021-06-23收入复旦大学附属中山医院感染病科。

■ 主诉
反复发热1个月余。

■ 现病史

1. 2021-05中旬起无明显诱因出现发热，T 39～40℃，伴咳嗽，咳嗽夜间较重；使用强力枇杷露2～3天后发热好转，但仍咳嗽。

2. 2021-06-05再次发热，T 39～40℃。查WBC 10.4×10⁹/L，N% 81.3%，L% 11.1%；hsCRP 56.16 mg/L；胸部CT示右肺下叶及左肺多发炎症。予头孢呋辛（1.5 g，口服，bid）+左氧氟沙星（0.5 g，口服，qd）治疗。

3. 2021-06-07收入当地医院。查hsCRP 114.32 mg/L，ESR 68 mm/h；超声心动图示左心室偏大，左心室舒张功能减退；腹部超声示左肾积水，左侧输尿管上段扩张。予哌拉西林/他唑巴坦（4.5 g，静脉滴注，q8 h）+左氧氟沙星（0.6 g，静脉滴注，qd），用药4天后体温高峰无下降。

4. 2021-06-12至上级医院。查WBC 11.85×10⁹/L，N% 80.3%，L% 17.4%；hsCRP 194.4 mg/L，SAA＞220 mg/L；ANA阳性。胸腹部CT（图4-1）：双肺感染，右侧胸腔少量积液，纵隔多发淋巴结，左肾积水；左侧输尿管盆段结石，左侧肾盂、输尿管扩张积水。2021-06-17行支气管镜，镜下未见明显异常，未行活检；肺泡灌洗液（bronchoalveolar lavage fluid, BALF）细菌、真菌和结核分枝杆菌检测未见阳性结果；肺泡灌洗液mNGS未检出明确病原体。予阿莫西林/克拉维酸钾（1.2 g，静脉滴注，q8 h）+左氧氟沙星（0.5 g，静脉滴注，qd），仍有发热，T 38～39℃。病程中无皮疹、关节痛、腹痛、腹泻、尿频、尿急、尿痛等不适。

5. 2021-06-22至复旦大学附属中山医院就诊。自发病以

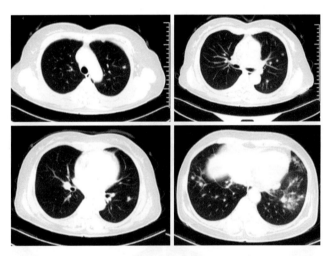

图4-1　2021-06-12外院胸部CT：双肺炎症

来，患者神志清，精神、胃纳可，大小便可，近3个月体重减轻6 kg。

■ 既往史及个人史
无特殊。

· 入院检查 ·

■ 体格检查
1. T 38℃，P 100次/分，R 22次/分，BP 132/92 mmHg。
2. 神志清，全身皮肤无皮疹，未扪及肿大淋巴结。双肺未闻及明显干湿啰音；心律齐，未闻及瓣膜杂音；腹软，肝脾肋下未及。

■ 实验室检查
1. 血常规：WBC 10.75×10⁹/L，N% 81.5%，Hb 110 g/L，PLT 418×10⁹/L。
2. 尿常规：蛋白质（1+），隐血阴性，RBC 6/μL，WBC 8/μL。

3. 炎症标志物：CRP 115.8 mg/L，ESR 107 mm/h，PCT 0.06 ng/mL。

4. 肝肾功能均正常。

5. T-SPOT.TB A/B 36/10；血隐球菌荚膜抗原、EBV-DNA、CMV-DNA 均阴性。

6. 自身抗体：ANA 均质 1∶320，余阴性。

7. 肿瘤标志物：CA12-5 75.6 ng/mL，余均阴性。

8. 细胞免疫：B 细胞 182/μL，CD4 673/μL，CD8 276/μL，CD4/CD8 1.2。

9. 血气分析（未吸氧）：pH 7.51，$PaCO_2$ 33 mmHg，PaO_2 88 mmHg，SpO_2 98%。

■ 辅助检查

1. 心电图：正常。

2. 超声心动图：未见异常。

3. 2021-06-23 胸部 CT（图 4-2）：两肺斑片结节灶伴部分空洞形成，炎性可能。

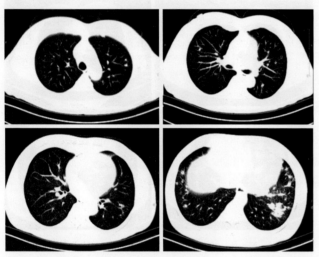

图 4-2　2021-06-23 胸部 CT 平扫：两肺斑片结节灶伴部分空洞形成，炎性可能

临床分析

■ 病史特点

患者为亚急性病程，主要表现为发热，炎症标志物升高，影像学表现为斑点、部分伴小空洞的结节及斑片病灶，常规抗感染治疗效果不佳，需要考虑以下疾病。

■ 诊断分析

1. 社区获得性肺炎：革兰阴性杆菌（如肺炎克雷伯菌）或者革兰阳性球菌（如金黄色葡萄球菌）肺炎可表现为双肺多发空洞、斑点样病灶。非典型病原体感染亦有可能。但本例病程较长，间隔 11 天胸部 CT 示两肺病灶变化不大，且空洞很小，常规抗感染治疗无效。因此，上述病原体引起的社区获得性肺炎可能性不大。

2. 真菌感染：肺真菌病（隐球菌病、曲霉感染）可以表现为双肺多发斑片、结节病灶。本例发热伴有炎症标志物升

高，治疗过程中未使用过抗真菌药物，肺部真菌感染不能除外。虽然支气管镜肺泡灌洗液未查到真菌感染依据，必要时仍可重新行肺活检并进行病原学和病理学检查。

3. 分枝杆菌感染：胸部 CT 示两肺多发斑点、结节、空洞和斑片病灶，需要考虑结核和非结核分枝杆菌感染。该患者 T-SPOT.TB 升高，虽然病灶不位于结核好发部位，但结核分枝杆菌感染亦不能除外，可行有创检查进行分枝杆菌培养和相应的分子基因检测。

4. 风湿性疾病：风湿性疾病肺累及可以表现为如上病灶。该患者发热、咳嗽，炎症标志物以 CRP、ESR 升高为主，支气管镜肺泡灌洗液未查到感染病原体。虽然患者风湿抗体及 ANCA 均为阴性，但仍需考虑自身抗体阴性的风湿性疾病，如血管炎肺累及。可进一步完善肺穿刺等，以明确诊断。

进一步检查、诊治过程和治疗反应

1. 2021-06-24 CT 引导下行左下肺病灶穿刺活检。

2. 2021-06-25 泌尿外科会诊：针对左侧输尿管盆段结石和左侧肾盂与输尿管扩张、积水，建议待体温控制后行输尿管镜下碎石术。

3. 2021-06-26 肺组织细菌、真菌涂片+培养均阴性，涂片找抗酸杆菌阴性，XPERT.TB 阴性。

4. 2021-06-26 肺组织病理初步报告：考虑炎症性病变，行免疫组织化学及特殊染色以进一步协助诊断。

5. 2021-06-27 肺组织 mNGS 回报（2021-06-24 送检）：鲍曼不动杆菌（种序列数 100）；考虑定植/污染，未予针对性治疗。

6. 2021-06-28 因 T-SPOT.TB 升高，病理初步报告示炎症性病变，予以异烟肼（0.3 g，口服，qd）+利福平（0.45 g，空腹口服，qd）+左氧氟沙星（0.6 g，静脉滴注，qd）+阿米卡星（0.6 g，静脉滴注，qd）抗感染；因患者持续高热，在联合抗感染基础上临时使用甲泼尼龙（40 mg，静脉滴注，st）控制炎症反应。

7. 2021-06-30 肺组织病理回报：小动脉血管壁破坏，动脉壁间见较多炎症细胞浸润及类上皮细胞反应，考虑血管炎。

8. 2021-07-01 风湿科会诊：考虑血管炎可能，感染性疾病待排除，建议复查胸部 CT 以评估病情。

9. 2021-07-02 为进一步了解病情进展情况，复查胸部 CT（图 4-3）：两肺斑片结节灶伴部分空洞形成，炎性病变可能性大，较前稍进展。

10. 2021-07-05 转至风湿科，完善鼻咽 CT 平扫，示未见异常，考虑肉芽肿性多血管炎诊断明确。评估疾病活动性后，2021-07-10 起予泼尼松（50 mg，口服，qd），2021-07-13 加用环磷酰胺（0.8 g，静脉滴注，st）治疗，辅以护胃、预防骨质疏松等治疗。2021-07-13 查 WBC 5.22×10^9/L，N% 48.1%；CRP 4.6 mg/L，ESR 80 mm/h。

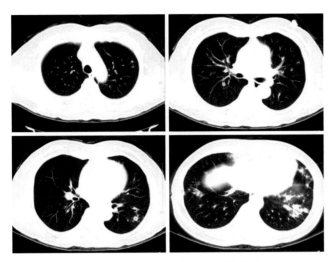

图4-3　2021-07-02胸部CT示较前进展

11. 2021-07-13出院，继续醋酸泼尼松片（50 mg，口服，qd）治疗，同时予异烟肼＋利福平抗结核。

12. 2021-07-29随访胸部CT（图4-4）：病灶较前缩小。

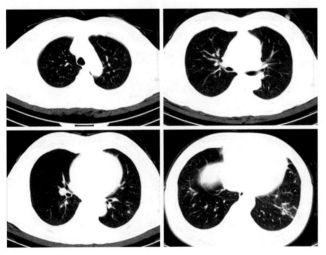

图4-4　2021-07-29胸部CT示病灶较前缩小

13. 2021-08-11查WBC 4.23×10⁹/L，N% 39.9%；CRP 1.2 mg/L，ESR 26 mm/h；继续糖皮质激素和抗结核药物治疗，感染病科及风湿科继续随访。

最后诊断与诊断依据

■ 最后诊断

1. 肉芽肿性多血管炎累及肺。
2. 肾积水伴输尿管结石。
3. 结核感染（潜伏性结核？泌尿道结核？）。

■ 诊断依据

患者急性起病，临床表现为发热，CRP、ESR升高，PCT正常，胸部CT表现为多发斑点、部分伴小空洞的结节及斑片病灶，常规抗感染治疗效果不佳，行经皮肺穿刺后病

理检查见小动脉血管壁破坏，动脉壁间见较多炎症细胞浸润及类上皮细胞反应，考虑血管炎。予糖皮质激素＋环磷酰胺治疗后体温正常，炎症标志物降低，两肺病灶短期内较快速吸收、缩小，故诊断成立。

经验与体会

1. 血管炎分类主要基于受累血管的大小：大血管血管炎主要累及大动脉，中等大小血管血管炎主要累及中等大小动脉，小血管血管炎主要累及小动脉和毛细血管。肉芽肿性多血管炎（granulomatosis with polyangiitis，GPA）属于小血管血管炎下的ANCA相关血管炎。GPA又称韦格纳肉芽肿，常见症状和体征不具敏感性和特异性，包括乏力、发热、体重减轻、关节痛、鼻-鼻窦炎、咳嗽、呼吸困难、尿检异常（尿沉渣镜提示活动性病变）伴或不伴肾功能不全、紫癜及神经功能障碍；可在数月间出现并缓慢进展，也可在数日内暴发。

2. GPA肺累及可表现为气道或肺实质受累，即声音嘶哑、咳嗽、呼吸困难、喘鸣（吸气相为主）、哮鸣音（呼气相为主）、咯血或胸膜炎性胸痛；可伴有气管或声门下狭窄、肺实变和/或胸腔积液的征象。患者可发生肺纤维化和肺动脉高压。其影像学表现多样，常见结节、斑片状或弥漫性阴影的肺部浸润及肺门淋巴结肿大，有时会被误诊为结节病或肺结核。本例患者影像学表现较为典型，在传统技术及基因检测技术反复查找病原体均呈阴性的情况下，临床医生需要考虑非感染性疾病。最终，患者通过肺组织活检得以明确诊断。

3. GPA的常规实验室检查一般都无特异性，目的是排除其他疾病或明确病变范围。常见的异常包括白细胞增多、血小板增多（＞400×10⁹/L）、红细胞沉降率和C反应蛋白水平显著升高，以及正细胞正色素性贫血。GPA患者中，有82%～94%为ANCA阳性，具体视疾病的严重程度而定。GPA主要与蛋白酶3的抗中性粒细胞胞浆抗体相关，20%的GPA患者为其他ANCA阳性，至少10%的患者为ANCA阴性。因此，ANCA阴性不能除外ANCA相关血管炎的诊断。本例患者即为ANCA阴性的ANCA相关血管炎。

4. GPA的治疗目标是获得快速而持久的缓解。治疗包括初始诱导期和后续维持期，前者是为了使疾病活动的患者进入缓解状态，后者则是为了延长缓解并预防复发。对于病情危及器官或生命的GPA或显微镜下多血管炎（microscopic polyangiitis，MPA）患者，推荐诱导方案采用糖皮质激素联合利妥昔单抗或环磷酰胺；对于大多数在免疫抑制诱导治疗后获得缓解的患者，建议应用利妥昔单抗作为维持治疗，也可以选择硫唑嘌呤、甲氨蝶呤和吗替麦考酚酯。对于病情不危及器官和生命的GPA患者，如果肾脏没有受累，建议初始治疗采用糖皮质激素联合甲氨蝶呤（每周20～25 mg，口服）。

5. 该患者T-SPOT.TB升高，入院以来虽未查到活动性结核的依据，但因患者需要长期服用免疫抑制药物，具有结核活动的风险，故予异烟肼联合利福平抗结核治疗。患者需要定期随访胸腹部影像学以评估是否存在结核活动。

参考文献

[1] Comarmond C, Cacoub P. Autoimmun granulomatosis with polyangiitis (Wegener): clinical aspects and treatment[J]. Rev, 2014, 13(11): 1121-1125.
[2] Puéchal X. Granulomatosis with polyangiitis (Wegener's)[J]. Joint Bone Spine, 2020, 87(6): 572-578.

病例 5 背部长"瘤"：真的是瘤吗

作者·金文婷 马玉燕
审阅·胡必杰 潘珏

· 病史简介 ·

男性，69岁，上海人，2021-11-04收入复旦大学附属中山医院感染病科。

■ 主诉

间断发热8个月余，发现右背部肿物2周。

■ 现病史

1. 2021-02起无诱因出现发热，T_{max} 38.0℃，无咳嗽、咳痰、腹痛、腹泻等伴随症状，自服小柴胡冲剂后好转。此后间断类似发热4～5次。

2. 2021-10-18受凉后再次发热，伴头晕，自服中成药后发热、头晕有好转。2021-10-21自觉右背部肿物，约5 cm×5 cm，质软，无皮肤红肿、疼痛、皮温升高等，未予重视。之后逐渐出现胸闷、活动后气促，爬4层楼需要休息；乏力明显，伴纳差、轻度腰痛。10天内右背肿物进行性增大，逐渐出现胀痛，且胸闷、气促进行性加重，步行20米即需休息。

3. 2021-11-01至上海某医院，查血常规示WBC 51.31×10^9/L，N% 93.3%，Hb 48 g/L；CRP 19 mg/L；NT-proBNP 122.6 pg/mL；肿瘤标志物阴性。腹部CT：左肾结石、肝脏低密度灶、脾脏增大，附见右侧胸腔积液。诊断为"极重度贫血、细菌性感染、胸腔积液、肾结石、脾大"，家属要求转院。

4. 2021-11-01至复旦大学附属中山医院急诊，查体见右背部肿物约10 cm×15 cm，质软，皮温不升高。背部肿物B超：右背部皮下实质占位，考虑恶性肿瘤（malignant tumor，MT）可能，血肿不完全除外。胸部CT平扫（图5-1）：右侧背部及胸壁混杂密度灶，右侧胸腔积液，右肺部分不张。予美罗培南抗感染。

5. 2021-11-04收入复旦大学附属中山医院感染病科。近1个月患者体重下降5 kg。

■ 既往史及个人史

2021-03外院诊断腰部、上肢、胸部接触性皮炎，予外涂药物对症治疗后好转。否认高血压、糖尿病等慢性病史。

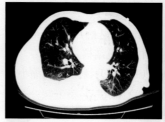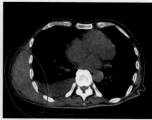

图5-1 2021-11-01胸部CT：右侧背部及胸壁混杂密度灶，右侧胸腔积液，右肺部分不张

· 入院检查 ·

■ 体格检查

1. T 36.9℃，P 90次/分，R 18次/分，BP 117/75 mmHg。

2. 神志清，精神尚可，贫血貌，皮肤、巩膜无黄染。全身浅表淋巴结未扪及肿大，右背部见一不规则肿块，约20 cm×10 cm，质软，有波动感，无皮温升高、皮肤破溃，背部可见多处皮肤色素沉着（图5-2）。左肺呼吸音清，右下肺呼吸音降低。心率90次/分，律齐。腹平软，肝、脾肋下未触及，肝、肾区无叩击痛，双下肢无水肿，颈软，脑膜刺激征阴性，病理征阴性，四肢肌力Ⅴ级，四肢针刺觉对称。

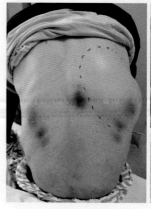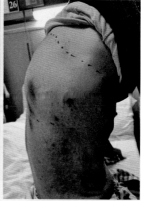

图5-2 2021-11-04患者入院时背部肿物

■ 实验室检查

1. 血常规：WBC 49.07×10^9/L，N% 92.5%，L% 4.7%，Hb 57 g/L，HCT 18.3%，MCH 33.5 pg，MCHC 311 g/L，PLT 176×10^9/L。

2. 外周血涂片：N% 97%，L% 2%，未见异常细胞，红细胞呈缗钱状排列。

3. 网织红细胞百分比：8.8%。

4. 炎症标志物：hsCRP 6.9 mg/L，ESR 6 mm/h，PCT 0.09 ng/mL，铁蛋白 452 ng/mL。

5. 生化：可疑M蛋白，ALT/AST 8/23 U/L，LDH 242 U/L，Alb 28 g/L，Glb 72 g/L，Cr 75 μmol/L，UA 699 μmol/L，Ca^{2+} 2.22 mmol/L。

6. 免疫球蛋白+补体全套：IgG 3.1 g/L，IgA 56.78 g/L，IgM 0.39 g/L，IgE 11 IU/mL，补体C3 0.28 g/L，补体C4 0.3 g/L，总补体 46 g/L，血 $β_2$ 微球蛋白 22.39 mg/L。

7. 细胞免疫：淋巴细胞 2 171/μL，CD4 679/μL。

8. EBV-DNA、CMV-DNA、HIV抗体均阴性，肿瘤标志物、自身抗体阴性，甲状腺功能正常。

■ 辅助检查

2021-11-05超声心动图：二尖瓣前叶稍增厚伴轻度二尖瓣反流，极少量心包积液。

临床分析

■ 病史特点

患者为老年男性，间断发热8个月，低热为主；近期出现右背部肿块，进行性增大，并出现胸闷、活动后气促、乏力、纳差、腰痛。白细胞异常升高，以中性粒细胞升高为主，炎症标志物（包括CRP、ESR、PCT）升高不明显，同时存在重度贫血、低白蛋白血症、右侧胸腔积液。考虑诊断与鉴别诊断如下。

■ 诊断分析

1. 血液系统肿瘤：患者为慢性病程，近期背部病灶进行性增大，伴白细胞异常升高，炎症标志物升高不明显，同时存在重度贫血，从一元论出发应首先考虑血液系统疾病，如慢性白血病、多发性骨髓瘤、淋巴瘤等。可进一步行PET/CT、骨髓涂片+活检、局部病灶穿刺活检，以明确诊断。也不除外血液系统疾病基础上合并局部软组织感染的可能。

2. 慢性低毒力病原体感染：患者间断低热，右背部肿块近期增大，有波动感，但无红肿、压痛，CRP、ESR、PCT升高不明显，需考虑慢性低毒力病原体感染，如分枝杆菌、诺卡菌、放线菌等；但似乎无法解释患者白细胞异常升高、重度贫血。可进一步行病灶穿刺活检以明确。

3. 慢性人类免疫缺陷病毒感染：可出现乏力、盗汗或体重减轻、低热等慢性、非特异性症状。该患者近期出现背部肿块。慢性人类免疫缺陷病毒（human immunodeficiency virus，HIV）感染患者可出现卡波西肉瘤，在结节期，交叉

排列、只有轻度异型性的梭形细胞束形成界限清楚的结节；CD34呈阳性。本例入院时查HIV抗体阴性，CD4淋巴细胞不低，无典型卡波西肉瘤的皮肤表现，故暂时没有依据。

进一步检查、诊治过程和治疗反应

1. 2021-11-05超声引导下行右背部肿块穿刺活检；组织匀浆涂片找细菌、真菌、抗酸杆菌阴性，组织匀浆 XPERT.TB 阴性。

2. 2021-11-05 PET/CT（图5-3）：颅骨、双侧锁骨、肩胛骨、双侧肱骨、胸骨、双侧肋骨、脊柱多处、骨盆骨多处及双侧股骨髓腔内密度升高伴糖代谢弥漫性升高，SUV_{max} 6.6；右侧胸壁及背部皮下见低密度肿块伴糖代谢异常升高，范围约为 86.9 mm × 54.0 mm，SUV_{max} 3.7；左肺上叶、下叶见斑片模糊灶伴糖代谢升高，SUV_{max} 约为1.2；右肺下叶见条片灶；脾脏增大。

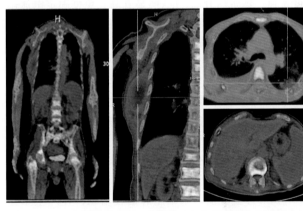

图5-3　2021-11-05 PET/CT：考虑淋巴血液系统恶性病变累及全身骨髓、右侧胸壁和背部皮下及脾脏可能，感染性病变待排除

3. 2021-11-06右背部肿块病理回报：镜下活检肌肉组织间及肌肉周围见少量炎症细胞及增生短梭形细胞。

4. 2021-11-07背部肿块mNGS：阴性。免疫固定电泳：阳性，IgA-λ M带；M蛋白浓度53.4 g/L，M蛋白百分比54.5%，κ/λ 0.08，游离轻链 κ 6.5 mg/L，游离轻链 λ 83.9 mg/L。

5. 2021-11-09行骨髓穿刺+活检。骨髓涂片：片中浆细胞比例升高，占25.5%，部分体积偏大、胞浆偏多，偶见双核及多核浆细胞。考虑多发性骨髓瘤（multiple myeloma，MM）可能。流式细胞检查：λ型轻链异常升高。骨髓活检初步病理回报：骨小梁间造血组织未见，仅可见大片浆细胞，浆细胞瘤可能性大。

6. 2021-11-10骨髓活检最终病理回报：符合浆细胞骨髓瘤；右背部穿刺组织细菌、真菌培养阴性。

7. 2021-11-11右背部肿块病理回报：少量肌纤维母细胞增生伴淋巴细胞浸润，未见明确肿瘤证据。

8. 2021-11-11血液科会诊，考虑多发性骨髓瘤〔IgA-λ型、国际分期体系（International Staging System，ISS）III期、修订后ISS（Revised ISS，R-ISS）III期〕诊断明确，转

血液科。予多柔比星脂质体+VRD方案化疗，具体方案：多柔比星脂质体（20 mg，d1）+硼替佐米（1.9 mg，d1、d8、d15）+来那度胺（25 mg，d1～14）+地塞米松（40 mg，d1、d8、d15）。患者外周血白细胞持续升高，以中性粒细胞为主，骨髓增生极度活跃，外周血可见杜勒小体，考虑不除外类白血病反应或慢性中性粒细胞白血病（chronic neutrophilic leukemia，CNL），建议完善巨噬细胞集落刺激因子3受体（colony stimulating factor 3 receptor，CSF3R）检测，患者因个人原因拒绝。2021-11-12出院。

最后诊断与诊断依据

■ 最后诊断

多发性骨髓瘤（IgA-λ型，ISS Ⅲ期，R-ISS Ⅲ期）。

■ 诊断依据

患者为老年男性，间断发热8个月，发现右背肿物2周；重度贫血，球蛋白升高，IgA明显升高；免疫固定电泳阳性，IgA-λ型；血清游离轻链λ异常升高。PET/CT提示全身多发骨、右侧胸壁、背部皮下代谢升高，脾脏增大。骨髓涂片浆细胞比例＞10%；骨髓活检考虑MM。因此，MM诊断明确（IgA-λ型，ISS Ⅲ期，R-ISS Ⅲ期）。该患者外周血白细胞持续升高，以中性粒细胞为主，骨髓增生极度活跃，外周血可见杜勒小体，考虑不除外类白血病反应或CNL。

经验与体会

1. MM典型特征为浆细胞肿瘤性增殖，并产生单克隆（monoclonal，M）免疫球蛋白，其在所有癌症中占比为

1%～2%，在血液系统恶性肿瘤中占比略高于17%。该患者有发热、贫血、高球蛋白血症，虽无骨痛、高钙、肾功能不全，仍需考虑多发性骨髓瘤可能。该患者PET/CT提示多发骨代谢升高，最终骨髓涂片+活检均证实为本病。约7%的MM患者诊断时可见髓外浆细胞瘤（extramedullary plasmacytoma，EP），PET/CT检出EP的能力最佳，诊断时存在EP者生存情况较差；另有6%的患者会在后续病程中发生EP。EP可表现为大的略带紫色的皮下肿块。本例背部病灶无明确肿瘤细胞证据，可能与病灶近期迅速增大、坏死，穿刺组织未能获得肿瘤细胞而以炎症反应为主有关，仍需考虑EP。

2. 本例患者间断发热8个月，未及时就诊，首诊时已发现重度贫血、右背部肿块进行性增大，且炎症标志物不高，无明显皮肤发红和疼痛等感染征象，白细胞异常升高，鉴别诊断需考虑慢性白血病。该患者外周血象以中性分叶核粒细胞为主，伴毒性颗粒，NAP积分显著升高，同时有脾脏增大，需除外慢性中性粒细胞白血病可能。罕见病例会有MM和慢性中性粒细胞白血病合并的情况，但粒细胞内有杜勒小体时，需除外骨髓瘤细胞分泌刺激因子样物质而导致的粒系增殖的类白血病反应，故也需除外MM继发的类白血病反应。

（感谢复旦大学附属中山医院血液科王伟光教授及检验科陈朴教授对本病例的指导和帮助）

参考文献

[1]《中华传染病杂志》编辑委员会.发热待查诊治专家共识［J］.中华传染病杂志，2017，35（11）：641-655.

[2] Siegel RL, Miller KD, Fuchs HE, et al. Cancer statistics, 2021[J]. CA Cancer J Clin, 2021, 71(1): 7-33.

[3] Shi XC, Lin XQ, Zhou BT, et al. Major causes of fever of unknown origin at Peking Union Medical College Hospital in the past 26 years[J]. Chin Med J(Engl), 2013, 126(5): 808-812.

病例 6 发热、淋巴结肿大，这个病因您认识吗

作者·马玉燕 金文婷 黄小强
审阅·胡必杰 潘珏

病史简介

患者，男性，39岁，河南人，2021-07-06收入复旦大学附属中山医院感染病科。

■ 主诉

反复发热1年余，加重2个月。

■ 现病史

1. 2020-04无诱因出现发热，T_{max} 38℃，伴头晕，无其他不适。当地镇医院查胸片未见异常。予头孢类抗菌药物及安乃近2天后热退。此后反复发热，平均每月1次，每次持续2～3天；当地多次查胸部CT示肺内未见活动病灶，左颈部淋巴结稍大；予布洛芬对症退热。

2. 2021-05起发热频次增加至2～3次/月，T_{max} 40℃，伴左侧髂骨疼痛、头晕、头痛，为全颅胀痛，程度不重。2021-05-09胸部CT：左肺上叶局部支气管稍扩张，右肺上叶尖胸膜下肺大疱，右肺中叶少许条索；肺功能、支气管镜检查、腹部CT、头颅MRI均未见异常。建议转诊上级医院。

3. 2021-06-01就诊于当地某三甲医院。查WBC 9.85×10^9/L，N% 46.8%；CRP 33 mg/L，ESR 65 mm/h，PCT 0.12 ng/mL；T-SPOT.TB A/B 33/16；ANA 1:100，ENA、抗CCP抗体、RF、HLA-B27阴性。2021-06-03 PET/CT（图6-1）：左颈部Ⅲ～Ⅳ区肿大淋巴结，代谢较活跃，

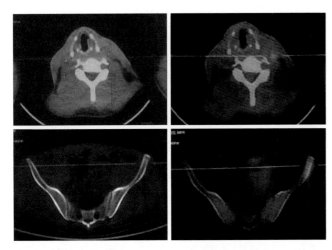

图6-1 2021-06-03外院PET/CT：左颈部Ⅲ～Ⅳ区肿大淋巴结，代谢较活跃，SUV_{max} 4.3，大者约1.2 cm×0.7 cm；左侧髂骨及左侧髋臼代谢较活跃，SUV_{max} 8.1；考虑淋巴瘤或感染性病变

SUV_{max} 4.3，大者约1.2 cm×0.7 cm；左侧髂骨及左侧髋臼代谢较活跃，SUV_{max} 8.1，骨髓弥漫性代谢稍活跃，疑似反应性改变，考虑淋巴瘤或感染性病变。予莫西沙星+血必净治疗。2021-06-08左颈Ⅳ区淋巴结细针穿刺，病理回报：见少量淋巴细胞及组织细胞。结核分枝杆菌（tuberculosis，TB）DNA阴性。2021-06-10因T-SPOT.TB升高，考虑"淋巴结核? 骨结核?"，加用异烟肼+利福平抗结核。2021-06-17 CT引导下行左髂骨穿刺，病理回报：骨组织间见挤压变形的细胞。骨髓涂片：增生性改变，未见肿瘤依据。患者仍有反复发热和左髂骨疼痛，间断予地塞米松（5 mg，静脉注射，st）退热。

4. 2021-06-29就诊于复旦大学附属中山医院门诊。查WBC 8.95×10⁹/L，N% 48.6%；T-SPOT.TB A/B 2/6；ANA 1：100，其余自身抗体阴性。为明确发热原因，2021-07-06收入复旦大学附属中山医院感染病科。

5. 发病以来，患者精神、食眠可，大小便无殊，1年来体重下降5 kg。

■ 既往史及个人史
体健，无慢性基础病。

入院检查

■ 体格检查
1. T 36.5℃，P 101次/分，R 20次/分，BP 127/98 mmHg。
2. 神志清，精神可；左侧颈部可扪及一大小约2 cm×1.5 cm淋巴结，质韧，活动度尚可，表面无红肿、破溃等；双肺呼吸音清，心瓣膜区未闻及杂音，全腹软，无压痛，双下肢不肿，脑膜刺激征阴性。

■ 实验室检查
1. 血常规：WBC 8.10×10⁹/L，N% 57.8%，Hb 125 g/L，PLT 431×10⁹/L。

2. 炎症标志物：hsCRP 45.3 mg/L，ESR 85 mm/h，PCT 0.06 ng/mL。
3. G试验、血隐球菌荚膜抗原、EBV-DNA、CMV-DNA均阴性。
4. 生化：ALT/AST 33/21 U/L，Alb 40 g/L，Cr 66 μmol/L。
5. 免疫球蛋白 IgG/IgA/IgM/IgG4定量：22.59/4.74/0.99/0.76 g/L。
6. 免疫固定电泳、肿瘤标志物阴性；甲状腺功能正常。
7. 细胞免疫：B细胞 219/μL，CD4/CD8 3.3，CD4 1 304/μL，CD8 392/μL，NK细胞 141/μL。
8. 细胞因子：TNF 99.7 pg/mL，IL-6 17.5 pg/mL，IL-1β < 5.0 pg/mL，IL-2R 637 U/mL，IL-8 56 pg/mL，IL-10 < 5.0 pg/mL。

■ 辅助检查
1. 心电图：窦性心动过速。
2. 浅表淋巴结B超：双侧颌下、双侧颈部、双侧腋窝、腹股沟区见淋巴结［双侧颌下、双侧颈血管旁见数枚低回声区，右侧最大17 mm×6 mm，左侧最大27 mm×7 mm，彩色多普勒血流显像（color Doppler flow imaging，CDFI）未见彩色血流。双侧腋窝见数枚低回声区，右侧最大15 mm×6 mm，左侧最大26 mm×8 mm，CDFI未见彩色血流。双侧腹股沟区见数枚低回声区，右侧最大20 mm×4 mm，左侧最大18 mm×4 mm，CDFI未见彩色血流］。
3. 超声心动图：未见赘生物。

临床分析

■ 病史特点
患者为青年男性，反复发热1年余，伴左颈部淋巴结肿大，近2个月发热频繁，新发左髂骨疼痛，伴体重下降。多次查WBC、PCT不高，CRP、ESR升高，T-SPOT.TB弱阳性；PET/CT示左颈部淋巴结及左髂部位病灶代谢升高，SUV_{max} 8.1。抗细菌、抗结核效果不佳。综合考虑发热、左颈部淋巴结肿大、左髂骨病变的诊断与鉴别诊断如下。

■ 诊断分析
1. 感染性疾病。
• 结核分枝杆菌感染：患者发热、左颈淋巴结肿大、体重下降、T-SPOT.TB弱阳性、红细胞沉降率升高，考虑结核分枝杆菌感染不除外。但外院颈部淋巴结穿刺未见肉芽肿或凝固性坏死，TB-DNA阴性，肺内无活动性病灶，莫西沙星及抗结核效果不佳，不支持活动性结核。可予左颈淋巴结完整活检行病理检查、XPERT.TB、mNGS等以明确或排除诊断。
• 非结核分枝杆菌（non-tuberculous mycobacteria，NTM）等其他病原体感染：患者慢性病程，伴体重下降，累及淋巴结和髂骨，每次发热持续2～3天可自行缓解，普通抗细菌及抗结核效果不佳，需考虑慢性低毒力病原体如NTM、马尔尼菲篮状菌、诺卡菌感染可能。但患者无免疫低下因素，外院淋巴结及髂骨活检病理报告均未见肉芽肿或坏死，支持依据不多。可再次行淋巴结及左髂骨活检并行病理检查、微生物涂片及培养、分枝杆菌多重PCR、mNGS等寻找依据。

2. 非感染性疾病。

• 坏死性淋巴结炎：患者青年男性，反复发热伴颈部淋巴结肿大，抗感染效果不佳，需鉴别坏死性淋巴结炎。但患者外院淋巴结活检病理检查未见细胞碎屑等特征性表现，依据不足；必要时可行左颈部淋巴结完整活检。

• 淋巴瘤：患者反复发热1年，伴体重下降，累及左颈部淋巴结及左髂骨，抗感染无效，需警惕淋巴造血系统增殖性疾病（尤其是淋巴瘤）可能。但外院活检未见肿瘤依据，可重复左髂骨活检、完整淋巴结活检以进一步排除。

• 风湿性疾病：患者反复发热，伴髂骨病灶、淋巴结肿大，ANA 1 : 100，抗感染效果不佳，需考虑IgG4相关疾病、骶髂关节炎等。但患者为男性，血IgG4不高，抗CCP抗体、RF、HLA-B27等均阴性，依据不足；入院后可行淋巴结活检、骶髂MRI以进一步排除。

进一步检查、诊治过程和治疗反应

■ 诊治过程

1. 2021-07-07发热，T_{max} 39.3℃，无寒战。完善血培养及血mNGS，CT引导下行左髂骨病变穿刺。

2. 2021-07-09体温正常。左髂骨穿刺初步病理回报：骨小梁间骨髓造血组织明显增生，待组织化学结果。联系整形外科行左颈淋巴结完整切取活检。

3. 2021-07-13血培养、血mNGS回报阴性；骨组织细菌+真菌涂片及培养、涂片找抗酸杆菌、mNGS阴性。患者体温正常，左颈部切口愈合可。复查WBC 6.07×10⁹/L，N% 42.5%；hsCRP 17.9 mg/L，ESR 65 mm/h，PCT 0.06 ng/mL。

4. 2021-07-14患者要求出院，门诊等待报告结果及随访。

■ 出院后随访

1. 2021-07-14左颈部淋巴结活检病理回报：大部分区域胶原纤维组织明显增生，间质小血管增生；考虑淋巴结慢性炎症，建议密切随诊。淋巴结组织涂片找细菌+真菌及细菌培养阴性，涂片找抗酸杆菌阴性，XPERT.TB阴性，mNGS阴性。

2. 2021-07-19左髂骨活检补充病理报告：Ki-67增殖指数约为30%，病变组织中可见较多浆细胞，增生浆细胞未见轻链限制性表达，大部分浆细胞IgG呈阳性反应，仅个别浆细胞IgG4呈阳性反应，非霍奇金淋巴瘤和浆细胞肿瘤证据不足，可排除IgG4相关硬化性疾病。

3. 2021-09-02 病理科复习左颈淋巴结切片，科内讨论并与血液科沟通后考虑（图6-2、图6-3）：卡斯尔曼病，多中心型（透明血管/浆细胞混合型）；左侧髂骨骨组织病灶病

理形态与颈部深部淋巴结病理形态类似，符合淋巴结多中心型卡斯尔曼病累及左侧髂骨组织。

骨髓：灰黄、灰褐条索样组织1条，长2.5 cm，直径为0.2 cm，已脱钙。

（左侧髂骨病灶）骨小梁间骨髓造血组织明显增生，正在行免疫组织化学及特殊染色检查以协助诊断。

补充报告（2021-08-02）：

（左侧髂骨病灶）送检骨髓穿刺组织，镜下骨组织轻度增生，骨小梁数目增多、增粗，排列未见明显异常。骨小梁间纤维组织增生，其间可见到较多T、B淋巴细胞和浆细胞，未见到肉芽肿结节；免疫组织化学结果示T、B淋巴细胞均可见到，B淋巴细胞比例稍增多，未见到淋巴滤泡结构，Ki-67增殖指数约为30%。病变组织中可见较多浆细胞，增生浆细胞未见到轻链限制性表达，大部分浆细胞IgG呈阳性反应，仅个别浆细胞IgG4呈阳性反应，非霍奇金淋巴瘤和浆细胞肿瘤证据不足，可排除IgG4相关硬化性疾病。

复习其活检颈部深部淋巴结切片（21S49724），镜下淋巴结大部分区域结构消失，仅见残留少量淋巴窦，可见到淋巴滤泡，滤泡间小血管和纤维组织增生，并见较多增生浆细胞，少数淋巴滤泡生发中心内可见小血管伸入，淋巴滤泡套区结构稍明显，淋巴滤泡生发中心萎缩。免疫组织化学结果示滤泡树突网增生，结构存在，T、B淋巴细胞均可见到，增生浆细胞未见到轻链限制性表达，大部分浆细胞IgG呈阳性反应，仅个别浆细胞IgG4呈阳性反应。综合上述所见，淋巴结为淋巴组织增生性病变伴较多浆细胞增生，可排除IgG4相关硬化性疾病和浆细胞/淋巴细胞肿瘤性病变，考虑卡斯尔曼病，多中心型（透明血管/浆细胞混合型）。

左侧髂骨骨组织病灶内见增生纤维组织，其间T、B淋巴细胞增生，浆细胞呈多克隆性明显增生，其病理形态与颈部深部淋巴结病理形态类似，考虑淋巴结多中心型卡斯尔曼病累及左侧髂骨组织，请结合临床。

免疫组化（2021-N21283）21S49085-001：CK{pan}（−）、CD235a（少数+）、CD68{KP1}（组织细胞+）、CD61（少数+）、MPO（少数+）、CD15（少量+）、GranB（−）、CD138（部分+）、CD163（+）、CD4（部分+）、CD8（部分+）、Bobl（部分+）、Perforin（−）、Bcl2（少数+）、Bcl6（少数+）、CD10（−）、Ki-67（密集处30%阳性）、κ（部分+）、λ（部分+）、CD30（个别+）、PAX-5（灶性+）、CD20（部分+）、CD79（部分+）、MUM-1（部分+）、CD56（少数+）。

其他 21S49085-001：（原位杂交）EBER（−）。

特殊染色 21S49085-001：网状纤维染色（网状纤维重度增生），铁染色（−），刚果红（−），Masson（少数）。

同一病例加做免疫组织化学（2021-N21283）

21S49724-002：CD138（部分+），IgG（+），IgG4（少数+），κ（部分+），λ（部分+），CD23（滤泡树突状细胞+），CD21（滤泡树突状细胞+）。

21S49724-001+002+003：CD21（滤泡树突状细胞+），CD35（滤泡树突状细胞+）。

图6-2 2021-08-02左髂骨活检病理回报：考虑淋巴结多中心型卡斯尔曼病累及左侧髂骨组织

4. 2021-09-02患者自2个月前（2021-07-09）淋巴结挖除后体温正常，未再发热，仍有左髂疼痛，收入复旦大学附属中山医院血液科。查WBC 7.55×10⁹/L，N% 53%；hsCRP 12.5 mg/L，ESR 53 mm/h；完善病理潜伏相关核抗原-1（latency-associated nuclear antigen 1, LANA-1）免疫组织化

（颈部深部淋巴结）镜下可见部分淋巴结结构，淋巴结内大部分区域胶原纤维组织明显增生，间质小血管增生，正在行免疫组织化学及基因检查以协助诊断。

补充报告（2021-07-14）

（颈部深部淋巴结）镜下可见部分淋巴结结构，淋巴结内大部分区域胶原纤维组织明显增生，间质小血管增生，结合免疫组织化学结果，考虑淋巴结慢性炎症，伴淋巴组织增生。建议密切随诊。

其他　21S49724-002：（原位杂交）EBER（−）。

免疫组织化学（2021-N21631）　21S49724-002：CD20（部分＋），CD79a（部分＋），CD3（部分＋），CD5（部分＋），CD10（部分＋），Bcl2（部分＋），CD21（滤泡树突＋），CD23（滤泡树突＋），CD68{KP1}（少量＋），SMA（部分＋），CD34（血管＋），Bcl6（生发中心＋），CD15（少量＋），CD30（少量＋），MUM-1（部分＋），Cyclin-D1（少量＋），Ki-67（20%阳性），HHV8（＋/−）；LAMAH（＋/−）。

2021-7-15补充报告

双色荧光原位杂交（FISH2021-4994）　　　　　　　　　　　　　　　　　　　　　　　　　　　检测蜡块：21S49724-002

指　标	计数（肿瘤细胞数）	阳性细胞数	基因状态	比　值	FISH 检测结果
BCL-2	100个	0	未见分离	/	阴性
BCL-6	100个	0	未见分离	/	阴性
C-MYC	100个	0	未见分离	/	阴性

21S49724-002行基因检测

标本评估：淋巴细胞丰富　　　　　　　　　　　　　　　　　　　　　　　　　　　　　　　　检测编号：2021-2052

检测结果：B-raf基因第15外显子未检测到突变。

2021-07-16补充报告

基因检测

检测结果：MYD88基因第5号外显子未检测到突变。

2021-07-19补充报告

T/B基因PCR结果：

检测项目	基因扩增类型	扩增产物有效范围	检测结果
B淋巴细胞基因	IGH Tube A	FR1-JH 310～360	—
	IGH Tube B	FR2-JH 250～295	—
	IGH Tube C	FR3-JH 100～170	—
	IGK Tube A	Vk-Jk 120～160，190～210，260～300	—
	IGK Tube B	Vk-Kde+intron-Kde 210～250，270～300，350～390	—
T淋巴细胞基因	TCRB Tube A	Vβ-Jβ 240～285	—
	TCRB Tube B	Vβ-Jβ 240～285	—
	TCRB Tube C	Dβ-Jβ 170～210，285～325	—
	TCRG Tube A	Vγ1-8、Vγ10～Jγ 145～255	—
	TCRG Tube B	Vγ9、Vγ11～Jγ 80～220	—

基于本次实验数据，检测结果发现该患者淋巴细胞基因未出现克隆性重排峰。

图6-3　2021-09-02左颈淋巴结活检病理回报：诊断困难，多次加做基因检测均为阴性，无淋巴瘤依据，考虑可符合卡斯尔曼病

学染色［人类疱疹病毒8型（human herpes virus 8，HHV-8）］阴性。结合患者病理表现，反复发热、左颈淋巴结肿大伴代谢升高、左髂骨病灶病史，hsCRP ＞ 10 mg/L，LANA-1阴性，考虑特发性多中心型卡斯尔曼病（混合型）［非特指型（idiopathic multicentric Castleman disease-not otherwise specified，iMCD-NOS），非重型，iMCD-IPI（inventory performance index，IPI）0分］诊断明确。与患者沟通病情、预后、治疗选择及经济因素后，予TCP方案治疗［沙利度胺（100 mg，口服，qn，维持2年），环磷酰胺（300 mg/m²，静脉滴注，qw，维持1年），泼尼松（1 mg/kg，口服，biw，维持1年）］。

5. 2021-11-25患者体温正常，左髂疼痛缓解。复查WBC 5.48×10⁹/L，N% 53%；hsCRP 0.9 mg/L，ESR 2 mm/h；IgG

10.55 g/L；ANA阴性；颈胸腹盆CT增强未见明显增大淋巴结。继续上述方案治疗。

6. 2022-01-17电话回访：患者体温正常，稍有乏力，体重较前增加8 kg，血液科长期治疗与随访。

7. 图6-4为治疗过程中患者体温变化情况。

8. 图6-5为治疗过程中患者炎症标志物变化情况。

最后诊断与诊断依据

▣ 最后诊断
特发性多中心型卡斯尔曼病（混合型）。

▣ 诊断依据
患者为青年男性，反复发热伴左颈部淋巴结肿大1年余，近2个月发热频繁伴左髂骨疼痛，并有体重下降；CRP、ESR明显升高，IgG升高；PET/CT见左颈部淋巴结、左髂骨病灶代谢升高；左颈淋巴结完整活检及左髂骨活检病理结果一致，见小血管增生、深入及浆细胞增多，HHV-8检测阴性；外院抗感染效果不佳，淋巴结挖除后未再发热，化疗后左髂骨疼痛好转，炎症标志物降至正常，体重增加；考虑特发性多中心型卡斯尔曼病（混合型）[非特指型（iMCD-NOS），非重型，iMCD-IPI 0分]诊断明确。

经验与体会

1. 卡斯尔曼病（Castleman disease, CD），也称为血管滤泡性淋巴结增生，1954年由卡斯尔曼等正式报道，属原因未明的反应性淋巴细胞增生性疾病，异质性强，具有淋巴滤泡及毛细血管明显增生的共同组织病理学特征。淋巴结肿大常十分明显，直径甚至可达10 cm以上，故又称巨大淋巴结增

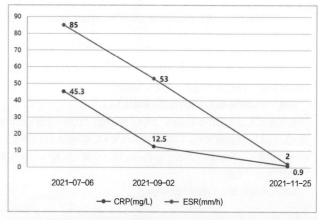

图6-5 患者炎症标志物变化情况（2021-07-07行左颈淋巴结完整挖除；2021-09-02开始TCP方案化学治疗）

生（giant lymphnode hyperplasia）。

2. 根据具有典型组织病理学特征的肿大淋巴结区域数目，CD可分为单中心型CD（unicentric CD, UCD）和多中心型CD（multicentric CD, MCD）。病理上分透明血管型、浆细胞型及混合型。其中MCD根据是否存在HHV-8感染又分为HHV-8相关MCD和HHV-8阴性/特发性MCD（idiopathic MCD, iMCD）。对于所有CD病例，诊断时必须区分UCD、HHV-8相关MCD或iMCD，因为这3种亚型的临床特征、治疗和结局不同。该患者累及左颈部、左髂骨，HHV-8阴性，病理检查见小血管及浆细胞增生，因此诊断为iMCD（混合型）。

3. CD罕见，2018年被收入我国《第一批罕见病目录》（国家卫生健康委员会、科学技术部等5部门联合制定），临床医生普遍认识不足。MCD临床表现多样且无特异性，常累及多个系统，容易误诊、漏诊。临床医生对反复发热、体

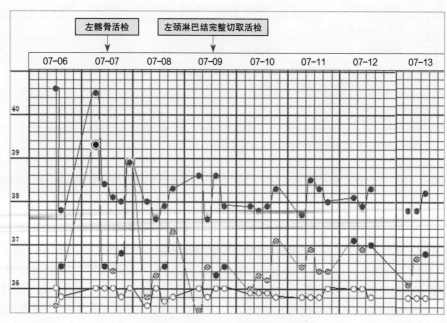

图6-4 治疗过程中患者体温变化情况

重下降、多发淋巴结肿大（尤其是≥3 cm的巨大淋巴结）进行鉴别诊断时，应考虑该病可能。迄今为止，复旦大学附属中山医院收治了20余例CD患者，因"发热+淋巴结肿大待查"收入感染病科的患者中，有2例明确诊断为MCD。对于长期发热、淋巴结肿大的患者，除了需排除结核分枝杆菌、NTM、诺卡菌、马尔尼菲篮状菌等慢性病原体感染外，还应将其他非感染性疾病纳入鉴别诊断，避免抗菌药物的滥用及过度使用。

4. 淋巴结病理检查是CD诊断的金标准；其诊断和分型非常依赖经验丰富的病理科医生，确诊相当困难。该患者外院淋巴结及髂骨活检病理均未考虑该病，复旦大学附属中山医院淋巴结活检初步报告亦难以明确诊断。幸而，左髂骨活检病理经复旦大学附属中山医院病理科经验丰富的谭云山教授阅片后，识别出该病浆细胞增多的蛛丝马迹，再次复习其淋巴结病理切片，见小血管深入，两处病灶活检病理形态一致；历经1个月余，加做多项免疫组织化学及基因检测彻底排除淋巴瘤、IgG4相关疾病后，结合患者临床表现，最终明确卡斯尔曼病的诊断。患者挖除淋巴结+化疗后发热、髂骨疼痛缓解，体重增加，CRP、ESR、IgG快速降至正常，治疗效果好，进一步证实了该诊断。

5. 该病虽被认为是良性淋巴细胞增殖性疾病，但预后差异较大。UCD的预后良好，5年生存率超过90%，几乎不影响远期生存。iMCD预后较差，文献报道的5年生存率仅51%～77%。尤其是危险度分层为重型者，预后很差。确定分型后，需根据分型及危险度分层制订不同的治疗方案。该患者切除淋巴结后未再发热，但仍有左髂骨疼痛，炎症标志物仍持续升高，与患者积极沟通后加用TCP方案化疗，髂骨疼痛缓解、体重增加，CRP、ESR、IgG降至正常，病情明显好转。

（感谢复旦大学附属中山医院病理科谭云山教授及血液科顾史洋老师对本病例的指导和帮助）

参考文献

［1］中华医学会血液学分会淋巴细胞疾病学组，中国抗癌协会血液肿瘤专业委员会，中国Castleman病协作组.中国Castleman病诊断与治疗专家共识（2021年版）［J］.中华血液学杂志，2021，42（7）：529-534.

［2］Fajgenbaum DC, Uldrick TS, Bagg A, et al. International evidence-based consensus diagnostic criteria for HHV-8-negative/idiopathic multicentric Castleman disease[J]. Blood, 2017, 129(12): 1646-1657.

［3］Fajgenbaum DC, van Rhee F, Nabel CS, et al. HHV-8-negative idizhopathic multicentric Castleman disease: novel insights into biology, pathogenesis, and therapy [J]. Blood, 2014, 123(19): 2924-2933.

［4］Masaki Y, Kawabata H, Fujimoto S, et al.Epidemiological analysis of multicentric and unicentric Castleman disease and TAFRO syndrome in Japan[J]. J Clin Exp Hematop, 2019, 59(4): 175-178.

病例 7 一滴致病，你的"脑洞"够大吗

作者·缪 青 金文婷 马玉燕 袁 征
审阅·胡必杰 潘 珏

病史简介

男性，71岁，上海人，2022-06-01就诊复旦大学附属中山医院感染病科专家门诊。

■ 主诉
反复发热5个月余。

■ 现病史

（一）第一次发热

1. 患者1994年确诊乙型肝炎。2012年、2017年因"肝癌"两次行肝段切除术。2018年因"肝癌复发"，行同种异体原位肝移植术。2021-10因"右肺鳞癌"行胸腔镜右下肺叶切除+纵隔淋巴结清扫术。

2. 2022-01-21患者出现发热，T_{max} 39.6 ℃，伴畏寒，无寒战，咳嗽、咳痰不明显。查WBC 4.29×10⁹/L，N% 50.8%，PLT 268×10⁹/L，Hb 98 g/L；CRP 92.9 mg/L，PCT 0.31 ng/mL；D-二聚体2.33 mg/L；甲型流感病毒、乙型流感病毒抗原均阴性。胸部CT（图7-1A）：右侧少量胸腔积液（部分包裹）；新增两肺炎症改变，考虑肺部感染。予厄

他培南（1 g，静脉滴注，qd）和莫西沙星（0.4 g，静脉滴注，qd）抗感染治疗3天，仍有发热。

3. 2022-01-24收入肝肿瘤外科住院治疗。查G试验108.4 pg/mL，血隐球菌荚膜抗原、GM试验、CMV-DNA均阴性；T-SPOT.TB A/B 0/6；痰细菌、真菌涂片及培养阴性，涂片找抗酸杆菌阴性，痰mNGS检出EB病毒、白念珠菌。予美罗培南（1 g，静脉滴注，q8 h）和莫西沙星（0.4 g，静脉滴注，qd）抗感染，患者体温逐渐下降。2022-02-02复查WBC 12.09×10⁹/L，N% 65.2%；CRP 18.8 mg/L；复查胸部CT（图7-1B）示双肺炎症较前稍有吸收。当日予莫西沙星带药出院。

4. 2022-02-09停抗感染治疗。2022-03-07随访胸部CT（图7-1C）：双肺炎症，较2022-02-02部分又有所吸收。

（二）第二次发热

1. 2022-04-26患者无诱因再次出现发热，伴畏寒，T_{max} 38.2 ℃。2022-04-28再次收入肝肿瘤外科。

2. 2022-04-28胸部CT（图7-2A）：考虑机会病原体或耐药菌不除外。予美罗培南（1 g，静脉滴注，q8 h）+莫西沙星（0.4 g，静脉滴注，qd）+卡泊芬净（50 mg，静脉滴

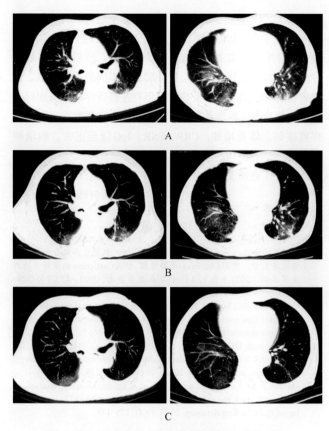

图 7-1　患者第一次发热时的胸部 CT 结果

A. 2022-01-22 胸部 CT：右肺术区软组织增厚；新增两肺炎症，较 1 个月前为新增，心包积液量较前增多；B. 2022-02-02 胸部 CT：术区软组织增厚，双肺渗出病灶及心包积液，较 2022-01-22 稍有吸收；C. 2022-03-07 胸部 CT：术区软组织增厚，双肺渗出病灶较 2022-02-02 部分吸收

注，qd）抗感染。

3. 2022-05-05 患者体温正常，停用莫西沙星及卡泊芬净，美罗培南单药治疗。

（三）第三次发热

1. 2022-05-11 住院期间患者体温波动，T_{max} 38.1℃。复查胸部 CT（图 7-2B）：双肺病灶较前吸收，右侧胸腔积液及心包积液较前进展。抗感染方案调整为美罗培南（1 g，静脉滴注，q12 h）+ 莫西沙星（0.4 g，静脉滴注，qd）。2022-05-17 体温正常，随访炎症标志物、肾功能基本正常，抗感染方案调整为莫西沙星单药治疗。

3. 2022-05-20 仍间断发热，调整抗感染方案为利奈唑胺 + 氟康唑 + 复方磺胺甲噁唑。

4. 2022-06-01 再次出现肌酐、炎症标志物升高（CRP 44.6 mg/L，ESR 11 mm/h）；考虑肾功能不全，改用美罗培南 + 伏立康唑抗感染。

5. 2022-06-01 因反复发热、肺部阴影 5 个月余，治疗效果不佳，患者至复旦大学附属中山医院感染病科胡必杰教授专家门诊就诊。

■ 既往史及个人史

1999 年发现左拇指恶性黑色素瘤，综合治疗后已治愈。

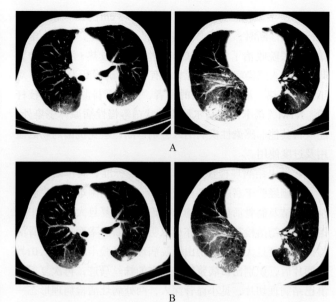

图 7-2　患者第二、第三次发热时的胸部 CT 结果

A. 2022-04-28 胸部 CT：两肺炎症较 2022-03-07 进展；B. 2022-05-11 胸部 CT：两肺炎症较 2022-04-28 有吸收

2019 年因"间质性肾炎"曾予泼尼松治疗。吸烟史 30 年，日均 2 包，饮酒史 30 年，已戒烟、戒酒 4 年。青霉素过敏。

临床分析

■ 病史特点

患者为老年男性，肝移植后状态，有多次肿瘤及手术病史，符合免疫抑制宿主。其主要表现为反复肺炎伴发热，咳嗽不明显；辅助检查提示外周血炎症标志物明显升高，G 试验、GM 试验、T-SPOT.TB、痰 mNGS 均为阴性；影像学检查提示双肺反复炎症渗出，短期内可吸收；抗细菌、抗真菌治疗效果不佳，病情反复，病灶吸收后再现。

■ 诊断分析

1. 感染性病变：患者反复发热伴肺部炎症，辅助检查提示血炎症标志物升高，抗菌治疗后病灶可部分吸收，首先考虑感染性病变。患者为老年男性，又是免疫抑制患者，起病初期痰 mNGS 见大量念珠菌、EB 病毒，其他机会病原体如分枝杆菌、肺孢子菌、曲霉、罕见真菌、CMV、HSV 等也需考虑。但患者 T-SPOT.TB、GM 试验等均阴性，肺内病灶特点不十分支持 mNGS 检出的病原体，且短期内病灶有吸收，因此需行支气管镜留取原位组织及肺泡灌洗液（bronchoalveolar lavage fluid，BALF）做进一步的病原体鉴定。

2. 吸入性肺炎：患者胸部 CT 示双肺散在模糊渗出影，呈对称性，坠积部位较明显，且病程中病灶有吸收，易复发，吸入性肺炎不除外。该患者虽无长期卧床史，但仍需仔细询问特殊病史，如饮食呛咳史、晕厥史、滴鼻剂使用史等。

3. 肿瘤性病变：患者既往有多种肿瘤病史，需警惕肿瘤易感和本次系肿瘤性病变引起的可能性。例如，淋巴瘤、肺黏液腺癌可表现为类肺炎样病灶。必要时可行病变肺组织活检病理检查，以明确或排除诊断。

进一步检查、诊治过程和治疗反应

▣ 诊治过程

1. 2022-06-01 胡必杰教授建议：完善经支气管镜肺活检术（transbronchial lung biopsy，TBLB），BALF 送检微生物涂片+培养及 mNGS，并行肺组织活检。

2. 2022-06-04 行支气管镜。BALF 细菌、真菌涂片及培养阴性，mNGS 阴性；TBLB 病理示（左下后）肺泡腔内见较多脂质空泡，吸入性肺炎可能性大，未见肿瘤性病变，PAS、六胺银、抗酸染色阴性。

3. 2022-06-06 再次至胡必杰教授专家门诊就诊：考虑吸入性肺炎，脂质性肺炎可能性大。仔细反复询问病史，患者否认脂质吸入史。建议复查胸部 CT，如无特殊，可停用伏立康唑。

4. 2022-06-07 患者体温恢复正常，无不适主诉。查 WBC 10.18×10^9/L；CRP 29.4 mg/L，ESR 22 mm/h；Cr 88 μmol/L。复查胸部 CT：双肺病灶较前吸收。予停用伏立康唑，美罗培南单药治疗 2 天后停药出院。

▣ 出院后随访

1. 2022-07-06 复查胸部 CT：双肺炎症病灶较前相仿（图7-3）。炎症标志物趋于正常（图7-4）。

2. 2022-07-13 胡必杰教授专家门诊复诊，经患者反复回忆及家人提醒，诉肺恶性肿瘤术后偶有呛咳，2022-01 开始因鼻出血自行间断使用润滑液（图7-5）滴鼻，多在睡前平卧于床上时使用；2022-03 中上旬使用较频繁，10 mL 滴鼻液可用 4～5 次，每次 2～3 mL。综合分析，诊断其为"脂质性肺炎"。嘱停止使用"医用润滑液"滴鼻，门诊随访。

最后诊断与诊断依据

▣ 最后诊断

1. 两肺炎症：脂质性肺炎，合并感染可能。
2. 慢性乙型肝炎，肝恶性肿瘤，肝移植术后状态。
3. 右下肺鳞癌切除术后。
4. 间质性肾炎。
5. 左拇指恶性黑色素瘤综合治疗后。

▣ 诊断依据

患者为老年男性，免疫抑制宿主，反复发热伴双肺病灶，病灶位置较为固定（后坠部位为主），短期内可部分吸收；外周血炎症标志物明显升高，多次病原学检查均为阴性；抗细菌、抗真菌治疗后效果不佳，病情反复；肺组织病

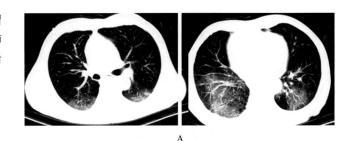

A

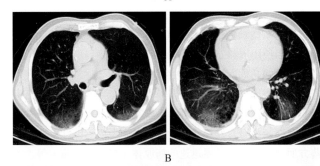

B

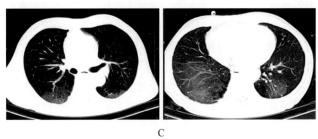

C

图7-3 治疗后患者胸部CT的复查情况

A. 2022-05-23 胸部 CT：两肺炎症较前稍有吸收；B. 2022-06-07 胸部 CT：两肺炎症较 2022-05-23 有所吸收；C. 2022-07-06 胸部 CT：两肺炎症，总体较 2022-06-07 片相仿

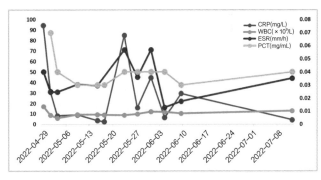

图7-4 患者炎症标志物变化情况

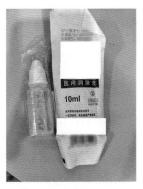

图7-5 患者使用的滴鼻剂

理检查见肺泡腔内脂质空泡。反复追问病史，2021-12肺内无病灶，2022-01开始滴鼻后出现双肺后坠部位为主的病灶，两肺炎症明确系使用"润滑液"滴鼻后才开始出现；停用抗菌药物及滴鼻液后，患者病情稳定、无复发，故脂质性肺炎诊断成立。

经验与体会

1. 脂质性肺炎是吸入性肺炎的一种类型。外源性脂质性肺炎常因使用液状石蜡作为缓泻剂或滴鼻剂而引起，高龄患者是发病的高危人群。常见症状为咳嗽、气促、胸痛、发热等。组织病理可见肺间隔增厚和水肿，含淋巴细胞和充满脂质的巨噬细胞。本例患者由于既往病情复杂，肝移植术后为免疫抑制状态，发热伴肺炎时会优先考虑感染性疾病，用药方面则积极覆盖进展迅速的病原体（如肺孢子菌）等，容易忽略其他原因导致的肺炎。该患者依靠病理结果得到重要提示，顺藤摸瓜，经引导其仔细回忆发病前后的诱因，最终查因成功，对合理使用抗菌药物及避免肺炎复发起到关键作用。

2. 该患者病程半年，病情反复。首次入院期间经验性抗感染后病灶吸收；第二次入院后予更广谱的抗菌药物，覆盖革兰阳性菌、革兰阴性菌、不典型病原体、真菌等，但患者仍有反复发热，双肺炎性渗出吸收不明显，并且出现肾功能不全等副作用。在此情形下，需要果断进行有创操作活检，原位组织送病原学检测，为临床诊疗提供更直接的依据。因此，在疑难复杂肺炎病例的诊治中，需要强调获取病原学、组织病理学证据的重要性；特别是涉及有创操作时，建议积极评估患者条件，权衡风险与获益，努力推动精准诊疗及基于证据的靶向治疗模式。

3. 该患者病程中共送检痰mNGS 1次及肺泡灌洗液mNGS 1次。前者检出大量白念珠菌、EB病毒，对后期治疗带来干扰；而后者的阴性结果又为医生停用不必要的抗菌药物提供了信心和依据。结果差异较大而引起临床决策变化是目前mNGS临床应用现状的典型例子，笔者团队近期参与推出的呼吸道mNGS共识指出，肺泡灌洗液和痰液在不同病原体诊断中的优劣性有差异。综合来说，肺泡灌洗液对于避免口咽菌群的干扰及增加责任病原体的阳性率方面相对理想。目前，随着mNGS技术的广泛应用，临床解读的规范性要求愈发突出，需要各科医生结合自身病例及队列，进行总结与分析，从而持续改进此技术的临床应用。

4. 复旦大学附属中山医院感染病科自2015年开设病房以来，共遇到脂质性肺炎8例，甚至遇到过外源性脂质性肺炎合并脓肿分枝杆菌感染的罕见病例；另外，肝移植相关发热伴肺部感染的患者也有数例，病原体以分枝杆菌、肺孢子菌及病毒等较为常见。团队对此类病情复杂、合并疑难肺病的病例积累了诊治经验，感触颇多；我们认为，多学科讨论、多技术并举，是优化此类患者临床诊疗的关键措施。

参考文献

[1] 中华医学会细菌感染与耐药防治分会.呼吸系统感染中宏基因组测序技术临床应用与结果解读专家共识[J].中华临床感染病杂志，2022, 15（2）：90-102.
[2] Jeelani HM, Sheikh MM, Sheikh B,et al. Exogenous lipoid pneumonia complicated by mineral oil aspiration in a patient with chronic constipation: a case report and review[J]. Cureus, 2020, 12(7): e9294.

病例 8 隐藏在发热背后的"夺命恶魔"

作者·张 尧 金文婷 马玉燕
审阅·胡必杰 潘 珏 陈璋璋

病史简介

男性，60岁，安徽人，2022-07-11收入复旦大学附属中山医院感染病科。

主诉
发热3周余。

现病史

1. 2022-06-17出现发热，T_{max} 38℃，无寒战、咳嗽、咳痰、尿频、尿痛等。当地予退热治疗，患者无好转。

2. 2022-06-24当地县人民医院查血常规示WBC 7.93×10⁹/L，N% 62.2%，PLT 51×10⁹/L；CRP 119.91 mg/L，ESR 37 mm/h；尿常规示WBC 104/μL，RBC 255/μL，尿细菌3 924/μL，隐血（2+）。腹部B超：脾大。予抗感染治疗（具体不详），患者体温高峰较前上升，T_{max} 39℃，伴肉眼血尿。

3. 2022-06-27转至上级医院。查WBC 8.35×10⁹/L，N% 67.5%，PLT 74×10⁹/L；CRP 102.85 mg/L，ESR 49 mm/h；Alb 25.8 g/L；尿隐血（3+）。血培养、尿培养阴性。泌尿系B超：右肾结石，前列腺增大伴多发结石。先后予比阿培南、多西环素、利奈唑胺、莫西沙星抗感染，患者仍反复发热，T_{max} 40.1℃，并出现寒战、乏力、纳差。

4. 2022-07-06外院行PET/CT：①胸腹壁、背部皮下脂肪间隙密度升高，葡萄糖代谢升高；②两肺组织均匀性代谢轻度增高，两侧胸腔少量积液；③轴心骨、骨盆组成骨代谢升高。骨髓涂片：粒细胞增多。骨髓细菌培养阴性。为明确发热原因，2022-07-11收入复旦大学附属中山医院感染病科。

5. 病程中，患者精神稍萎靡，纳差，近3个月体重下降10 kg。

既往史及个人史

高血压史10年，近1个月血压偏低，已停用降压药物。冠状动脉粥样硬化性心脏病史10年，不规则服用阿司匹林。确诊2型糖尿病3年，不规则服用阿卡波糖、瑞格列奈治疗，未监测血糖。否认肝炎、结核及接触史。

入院检查

体格检查

1. T 38.2℃，P 110次/分，R 20次/分，BP 86/64 mmHg。

2. 精神稍萎，浅表淋巴结未扪及肿大，双肺未闻及明显干湿啰音，心律齐，心瓣膜区未闻及杂音，腹平软，肝脾肋下未触及。全身皮肤表面完整，无破溃、焦痂、结节等。

实验室检查

1. 血常规：WBC 8.69×10^9/L，N% 67.6%，Hb 118 g/L，PLT 58×10^9/L。

2. 尿常规：WBC 13/μL，RBC 476/μL，隐血（2+），亚硝酸盐阴性，细菌计数阴性，蛋白质阴性。

3. 炎症标志物：hsCRP 113.4 mg/L，ESR 50 mm/h，PCT 0.23 ng/mL，铁蛋白1 642 ng/mL。

4. 生化：ALT/AST 70/72 U/L，LDH 659 U/L，Alb 28 g/L，Cr 81 μmol/L；甘油三酯3.59 mmol/L，总胆固醇3.12 mmol/L。

5. 免疫球蛋白：IgG 6.39 g/L，IgA 2.83 g/L，IgM 0.49 g/L，IgE 22 IU/mL。

6. HbA_1C：9.1%。

7. T-SPOT.TB A/B 0/0。G试验、血隐球菌荚膜抗原、CMV-DNA、EBV-DNA阴性。

8. 自身抗体、肿瘤标志物、免疫固定电泳阴性。

辅助检查

1. 心电图：正常心电图。

2. 超声心动图：主动脉窦部增宽，未见明显瓣膜赘生物。

临床分析

病史特点

患者为老年男性，急性起病，发热3周且热峰进行性升高，伴有纳差、乏力、体重下降。辅助检查提示PLT减少，血WBC基本正常，CRP、铁蛋白明显升高，PCT正常，肝功能示转氨酶、LDH升高，病原学T-SPOT.TB、血隐球菌荚膜抗原、CMV、EBV均阴性。外院PET/CT提示胸腹壁、背部皮下多发病灶伴糖代谢升高，轴心骨、骨盆组成骨糖代谢升高。骨髓涂片未见肿瘤性病变。抗感染治疗无效。病因考虑如下。

诊断分析

1. 感染性疾病：立克次体、新型布尼亚病毒、汉坦病毒等感染可引起急性发热伴血小板减少。该患者外院血培养、骨髓培养均阴性，无疫区旅居史，无动物及蜱虫叮咬史，查体未见皮肤焦痂，考虑感染性疾病可能性不大。入院后复查血培养，完善新型布尼亚病毒核酸和抗体、血mNGS以排查可能的病原体。

2. 肿瘤性疾病：患者LDH、铁蛋白明显升高，PET/CT提示骨代谢升高，需警惕血液系统肿瘤及噬血细胞综合征。虽外院已行骨髓涂片且结果未见肿瘤性病变依据，但仍需完善骨髓活检及其他高代谢病灶的活检以进一步明确病情。

3. 脂膜炎：患者PET/CT提示皮下多发糖代谢升高灶，需考虑自身免疫性疾病（如脂膜炎）可能。但脂膜炎往往有明显的皮下结节，伴有疼痛，不伴有血小板下降，该患者与之不符。可进一步行皮下病灶活检以明确诊断。

4. 其他少见疾病：如肉芽肿性疾病、栓塞性静脉炎、隐匿性血肿、药物热等，与患者表现不符，可排除。

进一步检查、诊治过程和治疗反应

1. 2022-07-11入院后完善血培养、血mNGS、尿培养。予左氧氟沙星（0.5 g，静脉滴注，qd）抗感染，并予保肝、补充白蛋白等对症支持治疗。外院PET/CT所示皮下病灶模糊，仔细查体未发现患者皮肤及皮下有异常病灶，无法行皮肤软组织穿刺活检。

2. 2022-07-14血mNGS（2022-07-11送检）：阴性。尿培养：阴性。患者仍持续发热。外院PET/CT示多发骨代谢升高，血小板进行性下降，考虑血液系统疾病可能性大，外院骨髓穿刺未行活检，故再次完善骨髓穿刺+活检。

3. 2022-07-15复查血常规：WBC 5.68×10^9/L，Hb 92 g/L，PLT 52×10^9/L。骨髓涂片：骨髓增生明显活跃，片中吞噬性组织细胞多见，占3%，易见吞噬血细胞现象；外周血单核细胞比例明显升高，偶见体积较大的异型淋巴细胞样细胞。考虑噬血细胞综合征，加用甲泼尼龙（40 mg，静脉滴注，qd）。

4. 2022-07-17血培养回报（2022-07-11送检）：阴性。因无感染性疾病依据，停用左氧氟沙星。

5. 2022-07-19患者发热无好转，随访血常规示PLT无上升。根据血液科会诊意见，调整为地塞米松（15 mg，静脉注射，qd）抗噬血治疗；综合考虑淋巴造血系统恶性肿瘤可能性大，建议复查PET/CT。

6. 2022-07-21再次行PET/CT（图8-1）：参考2022-07-06外院PET/CT图像，考虑为炎性病变累及两肺及全身皮下软组织，伴骨髓及脾脏反应性增生可能，淋巴瘤累及不除外。

7. 2022-07-22再次仔细查体，寻找PET/CT所示的皮下

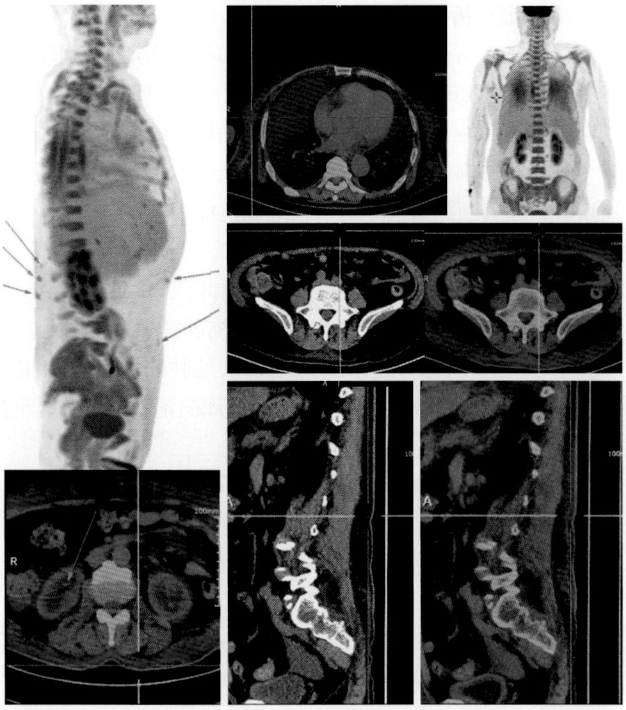

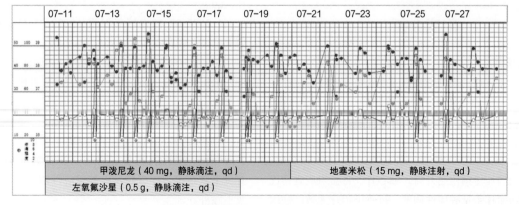

图 8-1　2022-07-21 PET/CT：双侧胸壁、背部皮下脂肪间隙见片絮状模糊密度升高影，伴糖代谢略升高，以右侧第 5 前肋旁为著，SUV_{max} 约为 1.3；双侧腹壁与腰部皮肤和皮下软组织片絮状及结节状增厚，部分伴糖代谢异常升高，较显著的 3 处分别位于左腰部及右前腹壁皮肤，直径均小于 6.0 mm，SUV_{max} 分别约为 2.7、2.5 和 2.4；双侧臀部皮下脂肪间隙见片絮状模糊影，右侧为著，SUV_{max} 约为 1.3

糖代谢升高的软组织病灶，腰部似扪及一约 1 cm 的硬结，无压痛，局部无红肿、破溃。B 超引导下行腰部硬结穿刺活检。

8. 2022-07-25 腰部硬结穿刺病理回报（图 8-2）：脂肪组织间脉管内见核深染异型细胞，结合免疫组织化学结果，考虑恶性淋巴瘤，血管内大 B 细胞淋巴瘤可能。

9. 2022-07-28 患者家属要求出院，至当地医院血液科进一步治疗。

10. 2022-10-31 电话随访，患者至当地医院行第一周期化疗，后因病情进展而遗憾过世。

11. 图 8-3 为治疗过程中患者体温变化情况。

巨检	背部脂肪组织：灰白条索样组织 2 条，长 1 cm、0.8 cm，直径均为 0.1 cm。
病理诊断	（超声引导下背部脂肪组织活检）脂肪组织间脉管内见核深染异型细胞，考虑肿瘤性病变，正在行免疫组织化学检查以协助诊断。 补充报告　诊断结果：2022-07-25（超声引导下背部脂肪组织活检）脂肪组织间脉管内见核深染异型细胞，结合免疫组织化学结果，考虑恶性淋巴瘤，血管内大 B 细胞淋巴瘤可能。免疫组织化学（N22-017067）22S038337-001：Bcl-2（－）；Bcl-6（部分+）；CD10（－）；CD19（少量+）；CD20（部分+）；CD3（小淋巴细胞+）；CD30（－）；CD79a（部分+）；CK{pan}（－）；c-myc（散在+）；EMA（－）；HHV-8（+）；MUM-1（部分+）。原位杂交　22S038337-001：EBER（－）。

图 8-2　腰部硬结穿刺病理报告

最后诊断与诊断依据

■ 最后诊断

1. 血管内大 B 细胞淋巴瘤。

2. 继发噬血细胞综合征。

3. 2 型糖尿病，高血压，冠状动脉粥样硬化性心脏病，肾结石。

■ 诊断依据

患者为老年男性，急性起病，发热，T > 38.5℃。PET/CT 提示全身多处皮下软组织糖代谢升高，对病灶进行活检，病理示恶性淋巴瘤、血管内大 B 细胞淋巴瘤可能。故血管内大 B 细胞淋巴瘤诊断成立。辅助检查提示红细胞和血小板减少，肝功能异常，LDH、铁蛋白明显升高，甘油三酯升高，脾肿大；骨髓涂片见噬血现象；考虑继发噬血细胞综合征。患者肉眼血尿考虑与肾结石有关。

经验与体会

1. 发热伴血小板减少的病因可能是感染性疾病也可能是非感染性疾病。但随着病程时间的延长，感染性疾病的概率

图 8-3　患者住院期间体温变化及用药情况

明显下降，肿瘤及风湿/非感染性炎症性疾病的可能性大大升高。此时应积极寻找可疑病灶，必要时需多次重复有创检查如骨髓穿刺、病灶活检等。本例患者第二次骨髓穿刺发现噬血细胞现象，诊断为噬血细胞综合征，积极抗噬血治疗为后续的诊断争取了时间。

2. PET/CT是淋巴瘤诊断和疗效评估的重要工具，但研究发现，部分淋巴瘤中病灶的糖摄取正常或者仅为轻至中度升高。本病例中，患者的多处皮下软组织病灶均较小且糖代谢仅轻度升高，穿刺活检后才得以明确诊断。因此，对于PET/CT的结果，应结合临床来综合判断，不能轻易放过不典型的可疑病灶。

3. 血管内大B细胞淋巴瘤（intravascular large B cell lymphoma，IVLBCL）是一种侵袭性的结外非霍奇金淋巴瘤，其特征是肿瘤淋巴细胞在中小型血管腔内增殖，外周血或淋巴结很少或没有受累。根据临床表现不同，IVLBCL分为"经典型"（以往称"西方型"）和"噬血细胞综合征相关型"（以往称"亚洲型"），主要症状都是不明原因的发热，在没有明显淋巴结肿大及感染证据的情况下，临床症状

迅速恶化，可出现中枢神经系统表现、皮肤受累、脾脏和肝脏受累。根据本例患者的临床表现，为噬血细胞综合征相关型。该类型往往预后不良，中位生存时间为2～8个月。由于临床表现缺乏特异性，IVLBCL的诊断困难，确诊需要深部皮肤活检。本例患者高度怀疑淋巴瘤，但无法取得病理证据，短期内再次复查PET/CT，根据影像学提示找到皮下可疑硬结，最终穿刺活检明确诊断，实属不易。但因病情进展迅速，预后不佳。

参考文献

[1] Breakell T, Waibel H, Schliep S, et al. Intravascular large B-cell lymphoma: a review with a focus on the prognostic value of skin involvement[J]. Curr Oncol, 2022, 29(5): 2909-2919.

[2] Lim CH, Yoon SE, Kim WS, et al. Imaging features and prognostic value of FDG PET/CT in patients with intravascular large B-cell lymphoma[J]. Cancer Manag Res, 2021, 13: 7289-7297.

[3] Oppegard L, O'Donnell M, Piro K, et al. Going skin deep: excavating a diagnosis of intravascular large B cell lymphoma[J]. J Gen Intern Med, 2020, 35(11): 3368-3371.

[4] Ponzoni M, Campo E, Nakamura S, et al. Intravascular large B-cell lymphoma: a chameleon with multiple faces and many masks[J]. Blood, 2018, 132(15): 1561-1567.

病例 9　发热隐匿，"元凶"再次来袭

作者 · 刘海霞　金文婷　马玉燕　崔一忻
审阅 · 胡必杰　潘　珏

● 病史简介 ●

男性，38岁，上海人。2022-11-01收入复旦大学附属中山医院感染病科。

■ 主诉

反复发热1个月余。

■ 现病史

1. 2022-09无诱因出现发热伴乏力、心悸，T_{max} 38.1℃，无咳嗽、咳痰、头痛、咽痛、腹痛、腹泻、尿频、尿急、尿痛。自服连花清瘟胶囊、双黄连颗粒，仍有发热。

2. 2022-10-02至当地医院，查WBC 5.23×10^9/L，N% 71.1%；CRP 45.9 mg/L。予左氧氟沙星抗感染1周。2022-10-08复查WBC 7.61×10^9/L，N% 86.1%；CRP 23 mg/L，PCT 0.16 ng/mL；hsc-TNI 0.021 ng/mL。胸部CT：未见明显异常。患者仍发热，T_{max} 38℃，仍心悸，自诉心率最高130次/分，无胸闷、胸痛、双下肢水肿等，间断服用退热药物。

3. 2022-10-21外院随访WBC 9.45×10^9/L，N% 82.0%；TB IGRA阴性；尿常规阴性。予美托洛尔控制心率，莫西沙星抗感染后体温恢复正常。

4. 2022-10-29再次出现发热伴心悸，T_{max} 39℃。至复旦大学附属中山医院发热门诊，查WBC 12.98×10^9/L，N% 90.5%；CRP 27.2 mg/L；甲型流感/乙型流感/呼吸道合胞病毒RNA阴性。心电图：窦性心动过速。予非甾体抗炎药（nonsteroidal anti-inflammatory drug，NSAID）退热。为明确反复发热原因，2022-11-01收入复旦大学附属中山医院感染病科。

5. 自患病以来，精神、胃纳可，夜眠可，大小便无殊，体重无明显下降。

■ 既往史及个人史

体健，无慢性基础病。

● 入院检查 ●

■ 体格检查

1. T 37℃，P 80次/分，R 20次/分，BP 110/80 mmHg。

2. 神志清，全身皮肤无黄染，浅表淋巴结无肿大。颈软，甲状腺未扪及肿大。双肺呼吸音稍粗。心前区无隆起，心界不大，心率88次/分，律齐，二尖瓣听诊区闻及收缩期杂音（Ⅲ级）。腹平软，肝脾肋下未触及，肝、肾区无叩击痛，肠鸣音4次/分。四肢、脊柱无畸形。神经系统检查阴性。

■ **实验室检查**

1. 血常规：WBC 9.07×10^9/L，N% 83.7%，Hb 148 g/L，PLT 286×10^9/L。

2. 炎症标志物：hsCRP 36.4 mg/L，ESR 53 mm/h，PCT 0.11 ng/mL。

3. 生化：ALT/AST 17/22 U/L，LDH 242 U/L，Alb 45 g/L，Cr 82 μmol/L。

4. 心肌标志物：c-TnT 0.004 ng/mL，NT-proBNP 180 pg/mL。

5. 尿常规阴性。

6. T-SPOT.TB A/B 0/0（阴性/阳性对照 0/25）。血隐球菌荚膜抗原、G试验、GM试验、EBV-DNA、CMV-DNA均阴性。

7. 细胞免疫：CD4 450/μL，CD4/CD8 1.5。

8. 甲状腺功能正常；肿瘤标志物、自身抗体均阴性。

■ **辅助检查**

心电图：正常心电图。

· 临床分析 ·

■ **病史特点**

患者为青年男性，反复发热1个月，伴心悸，既往体健，无基础疾病，查体可闻及瓣膜杂音；查ESR、CRP升高，PCT正常，外院胸部CT未见明确感染病灶；常规抗感染有效，停抗感染药物后发热反复。无特殊接触史。发热原因考虑如下。

■ **诊断分析**

1. 感染性疾病。

• 感染性心内膜炎：亚急性起病，常发生于器质性心脏病患者中。常见病原菌包括链球菌、葡萄球菌、肠球菌。本病临床表现复杂多样，发热是其重要的临床表现，也可能以并发症为首发表现，如重要脏器的血管栓塞、中枢感染、心功能不全等。该患者反复发热，短期抗感染治疗有一定效果，入院查体心脏杂音明显，考虑感染性心内膜炎（infective endocarditis, IE）可能性大，可进一步行超声心动图、血培养等协助诊断。

• 其他隐匿部位感染：患者长期发热伴炎症标志物升高，需仔细筛查有无隐匿的感染病灶，排除深部脓肿（如肝脓肿、肾周脓肿）等隐匿部位感染，可进行腹盆CT或MRI或PET/CT，排查有无上述感染靶点。

2. 非感染性疾病。

• 血液系统疾病或实体肿瘤：患者反复发热，目前尚无明确感染靶点，不除外血液系统疾病或实体肿瘤所致。必要时可行骨髓穿刺、PET/CT等予以明确。

• 风湿免疫性疾病：患者入院后查自身抗体均阴性，无皮疹、关节疼痛等症状，风湿免疫性疾病可能性不大，但不能除外大动脉炎、自身抗体阴性血管炎，可考虑通过PET/CT寻找是否存在糖代谢升高的病灶，以明确或排除诊断。

—— 进一步检查、诊治过程和治疗反应 ——

■ **诊治过程**

1. 2022-11-01 送检血mNGS。

2. 2022-11-02 出现发热，T 38℃。完善血培养。超声心动图：静息状态下未见异常。PET/CT（图9-1）：① 右侧顶叶可疑小高密度结节伴周围密度减低，建议增强MRI；② 胸骨柄良性病变。

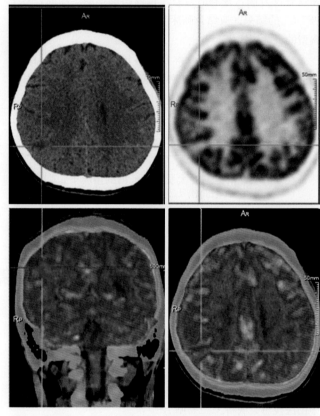

图9-1 2022-11-02 PET/CT：右侧顶叶可疑小高密度结节伴周围密度减低

3. 2022-11-03 血mNGS回报（2022-11-01送检）：检出血链球菌（核酸序列数41）。

4. 2022-11-03 微生物室危急值报告：血培养，1瓶，18 h报阳，为革兰阳性球菌。

5. 2022-11-03 高度怀疑患者为IE，但入院常规超声心动图未见瓣膜疾病及IE征象；请心超室孔德红主任复查超声心动图，提示二尖瓣前叶脱垂伴轻中度反流，病变区赘生物形成，最长约1 cm。

6. 2022-11-03 起予万古霉素（100万U，静脉滴注，q12 h）抗感染。头颅MRI增强（图9-2）：右顶叶海绵状血管瘤可能，灶周少许出血及水肿。心外科会诊：同意目前抗感染治疗，建议择期行二尖瓣成形备机械瓣置换术。神经内科会诊：考虑顶叶可疑小结节，栓塞病灶不除外，建议随访，必要时腰椎穿刺检查。充分告知腰椎穿刺利弊后，患者及家属拒绝。

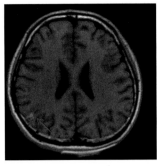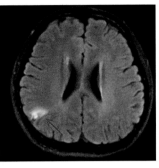

图9-2 2022-11-03头颅MRI增强：顶叶侧脑室后角外后方异常信号影，灶周少许出血及水肿（左图为T_1 FLAIR；右图T_2 FLAIR）

7. 2022-11-04患者体温热峰较前下降，T_{max} 37.5℃，偶有头晕，无明显其他不适。

8. 2022-11-04血培养最终鉴定：血链球菌。

9. 2022-11-05药敏结果（图9-3）：对青霉素、头孢曲松、左氧氟沙星、万古霉素均敏感。

10. 2022-11-06再次详细追问病史，患者无明确头孢过敏史；故调整为头孢曲松（2 g，静脉滴注，qd）+左氧氟沙星（0.5 g，静脉滴注，qd）抗感染。

11. 2022-11-07神经外科会诊：头颅影像学见右顶叶异常信号，病灶主要位于脑沟，海绵状血管瘤可能性较小；结合感染性心内膜炎病史，需考虑局部炎性改变，并需鉴别血管畸形可能。综合考虑，右顶部异常信号需考虑细菌菌栓累及颅内可能，调整为头孢曲松（2 g，静脉滴注，q12 h）+左氧氟沙星（0.5 g，静脉滴注，qd）抗感染。

12. 2022-11-07患者体温正常，乏力、心悸减轻。复查血WBC 6.32×10^9/L；ESR 44 mm/h，hsCRP 19.4 mg/L。

13. 2022-11-10复查超声心动图：前叶A3区左心室面增厚、毛糙伴团絮状赘生物附着摆动，最长约0.8 cm，二尖瓣前叶脱垂伴轻中度反流。

14. 2022-11-21复查WBC 4.43×10^9/L，N% 73.1%；ESR 12 mm/h，hsCRP 3.7 mg/L，基本正常。予出院，至当地医院继续静脉抗感染。

15. 图9-4为治疗过程中患者体温变化用药情况。

16. 图9-5为治疗过程中患者炎症标志物变化情况。

■ 出院后随访

2022-11-30电话随访，患者出院后未再发热，无明显不

编号	细菌名称	结果/浓度	参考值	菌落计数
STRSAN	血链球菌	阳性		
编号	药敏名称	直径	结果	MIC/RAD
1	氯霉素	22	S 敏感	
2	青霉素		S 敏感	0.03
3	克林霉素	22	S 敏感	
4	利奈唑胺	26	S 敏感	
5	头孢吡肟	25	S 敏感	
6	头孢曲松	27	S 敏感	
7	左氧氟沙星	18	S 敏感	
8	万古霉素	20	S 敏感	
9	红霉素	25	S 敏感	

图9-3 2022-11-05血培养菌种鉴定及药敏报告

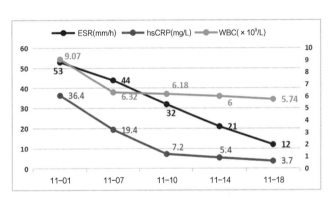

图9-5 患者炎症标志物变化情况

适，继续头孢曲松（2 g，静脉滴注，q12 h）+左氧氟沙星（0.5 g，静脉滴注，qd）抗感染，心内科、心外科门诊随访。

最后诊断与诊断依据

■ 最后诊断

1. 感染性心内膜炎：血链球菌。

2. 颅顶部结节灶（感染？血管畸形？）。

■ 诊断依据

患者为青年男性，反复发热伴心悸1个月，多次查炎症

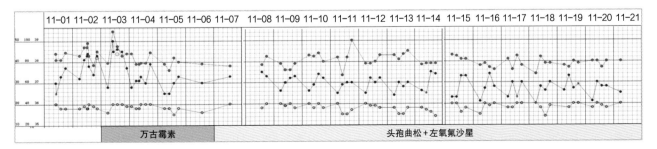

图9-4 治疗过程中患者体温变化及用药情况

标志物升高，抗感染有效，停药后反复；入院查体可闻及心脏杂音；血培养及血mNGS检出血链球菌；超声心动图示二尖瓣前叶脱垂伴轻中度反流，病变区赘生物形成；抗感染治疗后体温转正常，故感染性心内膜炎诊断明确。PET/CT及头颅影像学提示右顶部异常信号病灶，菌栓累及不除外。

经验与体会

1. 感染性心内膜炎（IE）的临床症状复杂多样，发热是其重要的表现。对于长期发热、常规抗感染有效而停药后反复的患者，需警惕IE的发生。对于怀疑IE的患者，需及时完善血培养和超声心动图检查。本例患者入院后外周血培养及血mNGS检出病原体为血链球菌，为IE的常见致病菌，高度提示IE，因而极早就确定了IE的诊断并明确了病原体，对于改善患者的预后具有重要意义。

2. 超声心动图是诊断IE并评估预后的重要检查，分为经胸超声心动图（transthoracic echocardiography, TTE）和经食管超声心动图（transesophageal echocardiography, TEE）两种。该患者入院后曾行普通TTE，未见明显赘生物。这可能与检查医生经验不足有关。此外，病程长短、赘生物大小也可影响操作的敏感性。这提醒我们，对于高度怀疑IE或反复发热病因不明者，推荐由有经验的医生操作以提高敏感性，TTE阴性时不要轻易排除IE，需根据病情重复体检并及时复查超声心动图，必要时行TEE进一步仔细排查。

3. 栓塞可作为IE的首发症状出现，可以发生在机体的任何部位，脑、心脏、脾、肾、肠系膜和四肢为临床所见的体

循环栓塞部位，其中脑栓塞的发生率为15%～20%。该患者入院后行PET/CT，提示右侧顶叶可疑小高密度结节伴周围密度减低；进一步完善头颅MRI增强，提示颅内病灶栓塞不除外。这提示头颅MRI对准确、全面评估颅内栓塞事件存在优势。

4. IE的手术指征包括：① 充血性心力衰竭；② 感染不能控制；③ 预防血栓事件，包括主动脉瓣或二尖瓣赘生物≥10 mm并经适当抗菌药物治疗仍发生1次或多次栓塞事件，或者主动脉瓣或二尖瓣赘生物>10 mm并有其他证据提示会出现并发症（心力衰竭、持续感染、脓肿）及孤立的极大赘生物（≥15 mm）。本例患者二尖瓣赘生物较小（<10 mm），抗感染治疗有效，确诊后暂与内科抗感染治疗；但治疗过程中需密切随访，由感染病科、心外科、心内科多科协同诊疗，根据抗感染效果、赘生物及心功能、栓塞并发症等情况进行综合评估，个体化决定手术时机。

（特别感谢复旦大学附属中山医院心超室孔德红教授，以其专业技能为本病例的早期明确诊断提供重要帮助）

参考文献

[1] Baddour LM, Wilson WR, Bayer AS, et al. Infective endocarditis in adults: diagnosis, antimicrobial therapy, and management of complications: a scientific statement for healthcare professionals from the American Heart Association[J]. Circulation, 2015, 132(15): 1435-1486.
[2] Cahill TJ, Prendergast BD. Infective endocarditis[J]. Lancet, 2016, 387(10021): 882-893.
[3] Habib G, Lancellotti P, Antunes MJ, et al. 2015 ESC guidelines for the management of infective endocarditis: the task force for the management of infective endocarditis of the European Society of Cardiology (ESC). Endorsed by: European Association for Cardio-Thoracic Surgery (EACTS), the European Association of Nuclear Medicine (EANM)[J]. Eur Heart J, 2016, 17(4): 277-319.

病例 10 大好青年被夺走光明，谁是罪魁祸首

作者·蔡思诗 金文婷 马玉燕 林蕾蕾
审阅·胡必杰 潘珏

病史简介

患者男性，20岁，江西人，2022-06-29收入复旦大学附属中山医院感染病科。

■ 主诉

发热、盗汗4个月，左眼视力丧失、腹痛3个月。

■ 现病史

1. 2022-02起无诱因出现发热，T_{max} 38℃，伴夜间盗汗，无咳嗽、咳痰、咯血、气促等，未诊治。

2. 2022-03月初自觉左眼球突出伴疼痛，左眼视力进行性下降，至3月下旬左眼彻底失明；右眼正常。就诊于南昌某眼科医院，检查示左眼全周睫状体脱离。眼部MRI：左眼

脉络膜黑色素瘤可能。转诊至南昌某三甲医院，头颅MRI增强：左侧眼底占位，考虑肿瘤性病变，原发性黑色素瘤可能性大。全身骨显像：$T_{12}\sim L_2$、右侧第7后肋、左侧第5肋椎关节代谢异常活跃。胸腹CT增强：两肺散在结节，两侧胸膜增厚并多发结节、团块影，考虑转移瘤，纵隔及右侧腋窝淋巴结增大、转移瘤可能，腹膜增厚，腹盆腔、腹膜后多发结节，提示肿瘤转移。

3. 2022-03-30 CT引导下行胸膜结节穿刺活检，病理回报：（胸膜肿块）肉芽肿性炎，坏死组织中见个别可疑阳性杆菌，特殊染色示PAS阴性、抗酸染色弱阳性。2022-04-03查T-SPOT.TB示A/B 43/50以上（阴性/阳性对照：0/100以上）。考虑结核感染可能、左眼原发性黑色素瘤不除外。

2022-04-05复查头颅MRI增强：左侧眼底占位，考虑肿瘤性病变，原发性黑色素瘤可能性大，双侧大脑半球脑白质内少许缺血样病灶。

4. 2022-04-07转诊至江西省胸科医院，予异烟肼、利福平、乙胺丁醇、吡嗪酰胺标准四联抗结核；因恶心、呕吐等胃肠道反应较大，停乙胺丁醇及吡嗪酰胺。2022-04-11出现腹胀、腹痛，伴排气、排便停止，考虑肠梗阻，予禁食、停用所有口服药物，异烟肼、利福平、左氧氟沙星、阿米卡星抗结核，腹痛逐渐好转，排便、排气恢复正常。2022-04-24行支气管镜，刷检未见肿瘤细胞。支气管肺泡灌洗液XPERT.TB：检出结核分枝杆菌复合群，极低浓度；利福平耐药基因未检出。予异烟肼、利福平、吡嗪酰胺、左氧氟沙星口服出院。

2022-05-30再次出现腹胀、腹痛，排气、排便尚可，左眼疼痛加重伴溢脓，再次就诊于江西省胸科医院。查Cr明显升高（327.6 μmol/L）。抗结核方案调整为异烟肼、利福喷丁、吡嗪酰胺，腹痛无好转。2022-06-12转入江西省人民医院住院，予禁食、胃肠减压、补液等治疗后，腹痛、腹胀好转，抗结核方案调整为异烟肼、利福平、左氧氟沙星。2022-06-19复查Cr下降至168 μmol/L；予半流质饮食，患者进食后仍腹胀，无腹痛，排气、排便通畅。为进一步明确眼部病灶、腹痛原因，来上海就诊。2022-06-29收入复旦大学附属中山医院感染病科。

患病以来，精神、夜眠可，胃纳差，小便无殊，偶有排气、排便停止，体重近5个月下降9 kg。

既往史及个人史

否认高血压、糖尿病等慢性病史。

入院检查

体格检查

1. T 36.5℃，P 100次/分，R 20次/分，BP 108/75 mmHg。

2. 神志清，精神萎，消瘦体型［身高170 cm，体重40 kg，体质指数（body mass index，BMI）13.8 kg/m²］，全身皮肤无黄染，浅表淋巴结无肿大。左眼充血、失明，无明显溢脓，瞳孔对光反射消失。颈软。双肺呼吸音清。心瓣膜区未闻及杂音。腹稍膨隆，质韧，无压痛，无反跳痛及肌卫，肝脾肋下未触及，肝、肾区无叩击痛，肠鸣音4次/分。四肢、脊柱无畸形，双下肢不肿，脑膜刺激征阴性。

实验室检查

1. 血常规：WBC 8.31×10^9/L，N% 77.4%，Hb 90 g/L，PLT 213×10^9/L。

2. 炎症标志物：hsCRP 41.8 mg/L，ESR 26 mm/h，PCT 0.32 ng/mL。

3. 生化：ALT/AST 10/17 U/L，LDH 203 U/L，Alb 46 g/L，BUN 8.2 mmol/L，Cr 206 μmol/L，Glu（空腹）4.3 mmol/L。

4. 粪常规阴性。

5. 尿常规：蛋白质（2+），葡萄糖（3+），白细胞酯酶阴性。

6. T-SPOT.TB A/B 40/72（阴性/阳性对照0/180）。血隐球菌荚膜抗原、G试验、GM试验、EBV-DNA、CMV-DNA均阴性。

7. 细胞免疫：CD4/CD8 1.9，CD4 382/μL。

8. 肿瘤标志物：胃泌素释放肽前体169 pg/mL，SCC 7.2 ng/mL，其余阴性。

9. 自身抗体：ANA颗粒1：100，其余阴性。

10. 甲状腺功能：正常。

辅助检查

1. 2022-06-29心电图：窦性心动过速。

2. 2022-06-29超声心动图：静息状态下超声心动图未见异常。

临床分析

病史特点

患者为20岁男性，发热、盗汗5个月，左眼失明、间歇性腹胀和腹痛3个月，入院查hsCRP、ESR升高。综合目前资料，诊断和鉴别诊断考虑如下。

诊断分析

1. 播散性结核感染累及左眼、肺、胸膜、腹腔、骨、淋巴结：患者为青年男性，低热、盗汗、消瘦、腹胀、腹痛、左眼失明；T-SPOT.TB A/B 40/72；外院CT提示双肺、胸膜多发结节团块影，腹膜增厚，纵隔、腋窝淋巴结增大；骨显像提示胸、腰椎及肋骨代谢异常活跃；支气管肺泡灌洗液XPERT.TB示检出结核分枝杆菌复合群；胸膜活检病理为肉芽肿性炎，抗酸染色弱阳性。如从一元论角度出发，首先考虑结核感染累及左眼、肺、胸膜、腹腔、骨、淋巴结。外院抗结核治疗2个月余，效果欠佳，可能与患者辗转多家医院、频繁更换抗结核方案、治疗欠规范、缺乏强效抗结核治疗有关，也可能和患者结核感染严重、就诊不及时、发现晚及治疗非常困难相关。后续应予强效、规范抗结核治疗，可考虑完善PET/CT以评估结核病灶全身累及范围，并注意肠梗阻等并发情况的处理。

2. 结核感染累及肺、胸膜、腹腔、骨、淋巴结，合并左眼肿瘤：外院多次MRI均提示左眼黑色素瘤，从一元论考虑，黑色素瘤的可能性小，但不能完全排除结核感染合并左眼肿瘤的可能。入院后可完善PET/CT以资鉴别，必要时完善眼部活检以明确诊断。

进一步检查、诊治过程和治疗反应

诊治过程

1. 2022-06-30予异烟肼（0.3 g，口服，qd）＋利福平（0.45 g，空腹口服，qd）＋利奈唑胺（0.6 g，口服，qd）＋莫西沙星（0.4 g，静脉滴注，qd）抗结核，并予肠内营养粉口服加强营养。泌尿系B超：双肾皮质回声增强。

2. 2022-06-30 眼科会诊：左眼结膜睫状充血，角膜透明，前房丁达尔效应（3+），瞳孔后粘连，晶状体混浊，眼底窥不清；考虑左眼视网膜脱落、脉络膜脱落可能性大、葡萄膜炎、白内障，不考虑左眼肿瘤。左眼预后差，有眼球萎缩风险，予妥布霉素地塞米松滴眼。

3. 2022-07-01 血mNGS回报（2022-06-29 采样）（图10-1）：检出结核分枝杆菌复合群（核酸序列数9）。因患者无咳嗽、咳痰，未送检痰病原学检查。

> 本次检出序列
> √ 结核分枝杆菌复合群9条
> 具体请结合临床。

图10-1　2022-07-01复旦大学附属中山医院血mNGS示检出结核分枝杆菌复合群9条

4. 2022-07-01 完善PET/CT（图10-2）：结合病史，考虑为肉芽肿性病变广泛累及左侧眼球、胸内及右侧腋窝淋巴结、两肺、双侧胸膜及腹盆腔腹膜可能，请结合临床；双侧胸腔及腹盆腔少量积液。考虑全身播散性结核感染。

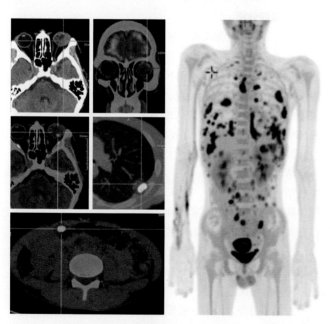

图10-2　2022-07-01复旦大学附属中山医院PET/CT：考虑为肉芽肿性病变广泛累及左侧眼球、胸内及右侧腋窝淋巴结、两肺、双侧胸膜及腹盆腔腹膜可能；双侧胸腔及腹盆腔少量积液

5. 2022-07-01 外院胸膜活检病理切片请复旦大学附属中山医院病理科会诊·（胸膜肿块）经油镜仔细查找，查见约4条抗酸染色阳性菌，符合肉芽肿性炎；特殊染色示抗酸（1+）。

6. 2022-07-06 患者仍有进食后腹胀，普外科会诊考虑不完全性肠梗阻，建议继续抗结核，随访腹盆CT，如梗阻症状加重，予禁食、胃肠减压、补液等治疗。

7. 2022-07-06 完善头颅MRI增强（图10-3）：脑实质未见异常，左眼玻璃体内异常信号，延髓强化灶。神经内科会

诊考虑延髓病变待查，予加用维生素B$_1$（0.1 g，肌内注射，qd）和B$_{12}$（0.5 mg，肌内注射，qd），必要时完善腰椎穿刺。

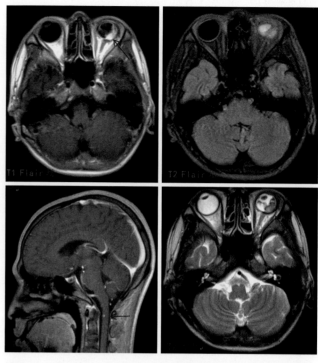

图10-3　2022-07-06头颅MRI增强：脑实质MRI平扫未见异常，左眼玻璃体内异常信号，延髓强化灶

8. 2022-07-07 随访腹盆CT（图10-4）：腹膜多发增厚，腹腔及腹膜后多发稍肿大淋巴结，腹腔少量积液；盆腔腹膜局部增厚，盆腔积液。

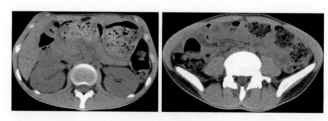

图10-4　2022-07-07腹盆CT：腹膜多发增厚，腹腔及腹膜后多发稍肿大淋巴结，腹腔少量积液；盆腔腹膜局部增厚，盆腔积液。

9. 2022-07-07 粪mNGS回报（2022-07-02采样）：未检出结核分枝杆菌复合群核酸序列。

10. 2022-07-12 患者腹胀好转，无腹痛，无发热。复查血常规示WBC 6.28×10⁹/L，N% 75%；ESR 14 mm/h，hsCRP 0.1 mg/L，PCT 0.22 ng/mL；血液指标基本正常，肾功能较前好转（Cr 181 μmol/L）。予出院，继续异烟肼（0.3 g，口服，qd）+利福平（0.45 g，空腹口服，qd）+利奈唑胺（0.6 g，口服，qd）+莫西沙星（0.4 g，口服，qd）抗结核，门诊随访。

■ **出院后随访**

1. 出院后继续上述方案口服抗结核。

2. 2022-08-10复查胸部CT（图10-5A）：两肺感染，考虑肉芽肿性病变累及胸膜；纵隔肿大淋巴结，两侧少量胸腔积液。腹盆CT（图10-6 A）：腹膜多发增厚，腹腔及腹膜后多发稍肿大淋巴结，腹腔、盆腔少量积液，盆腔囊性灶，较2022-07-07大致相仿。

3. 2022-11-17随访胸部CT（图10-5 B）：两肺感染，考虑肉芽肿性病变累及胸膜，较2022-08-10整体好转，个别新增或扩大。腹盆CT（图10-6 B）：腹膜多发增厚，腹腔及腹膜后多发稍肿大淋巴结，盆腔囊性灶较2022-08-10缩小，盆腔少量积液。患者左眼仍为失明状态，无疼痛、溢脓，眼科门诊随访建议结核感染控制后择期行整形手术。

4. 2023-01-09复查胸部CT（图10-5 C）：两肺感染，考虑肉芽肿性病变累及胸膜，纵隔肿大淋巴结，两侧少量胸腔积液，较2022-11-17总体好转。腹盆CT（图10-6 C）：腹膜多发增厚，腹腔及腹膜后多发稍肿大淋巴结，较前（2022-11-17）好转。

5. 2023-03-08患者腹胀、腹痛明显好转，逐步恢复正常饮食，未再发肠梗阻，无发热、盗汗，体重较出院前增加12 kg（身高170 cm，体重52 kg，BMI 17.9 kg/m²）。随访WBC 7.26×10⁹/L，N% 55.9%；ESR 5 mm/h，hsCRP 10.8 mg/L；肾功能恢复正常，Cr 86 μmol/L。胸部CT（图10-5 D）：两肺感染，考虑肉芽肿性病变累及胸膜，纵隔肿大淋巴结，两侧少量胸腔积液，较2023-01-09稍有吸收。腹盆CT（图10-6 D）：腹膜多发增厚，腹腔及腹膜后多发稍肿大淋巴结，部分病灶较2023-01-09稍好转。

最后诊断与诊断依据

■ 最后诊断

播散性结核感染累及左眼、肺、胸膜、腹腔、骨、淋巴结。

■ 诊断依据

患者为20岁男性，慢性起病的低热、盗汗、消瘦、腹胀、腹痛，左眼失明。T-SPOT.TB A/B 40/72。支气管肺泡灌洗液XPERT.TB检出结核分枝杆菌复合群。胸膜活检病理：查见约4条抗酸染色阳性菌，符合肉芽肿性炎，抗酸染色（1+）。血mNGS检出结核分枝杆菌复合群核酸序列数9。PET/CT提示为肉芽肿性病变广泛累及左侧眼球、胸内及右侧腋窝淋巴结、两肺、双侧胸膜及腹盆腔腹膜可能。经异烟肼、利福平、利奈唑胺、莫西沙星强效抗结核后，腹胀、腹痛好转，从半流质饮食恢复为正常饮食，左眼疼痛好转、未再溢脓，无发热、盗汗，体重增加、营养状态明显好转、贫血纠正，炎症标志物较前下降，随访胸腹盆CT见双肺及胸膜病灶逐步好转，腹膜增厚及腹腔、盆腔肿大淋巴结也逐步好转。综上所述，考虑播散性结核感染累及左眼、肺、胸膜、腹腔、骨、淋巴结诊断成立。

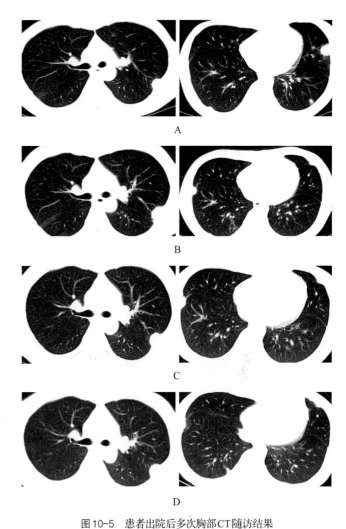

图10-5 患者出院后多次胸部CT随访结果

A. 2022-08-10胸部CT；B. 2022-11-17胸部CT；C. 2023-01-09胸部CT；D. 2023-03-09胸部CT

经验与体会

1. 结核分枝杆菌（*Mycobacterium tuberculosis*，MTB）是一种古老而常见的病原体，最常见的感染部位是肺。在肺外结核中，眼结核相对较少见。不同国家和地区的流行病学数据稍有差异：印度一项纳入了1 005例患者的研究显示，1.39%的患者眼部受累；美国一项纳入了10 524例患者的研究显示，1.4%患者眼部受累；而在中国，眼结核在所有结核感染患者中的占比可达4%。2005年，中国一项纳入了1 752例葡萄膜炎患者的研究显示，0.7%的葡萄膜炎是由结核感染所致。本病例患者以低热、盗汗为首发症状，但未予重视，错过了早诊断、早治疗的好时机，等到发现时已是全身播散性结核，最终其左眼失明，成了难以挽回的损失。这对患者今后的生活质量、身心健康影响很大，非常可惜。这也提示临床医生需要有全局观，对于局灶病损，要考虑是否为全身系统性疾病累及，并及时、全面地进行排查。

2. 腹腔结核可累及腹腔各脏器、腹腔淋巴结、腹膜，可表现为腹胀、腹痛、腹部包块、恶心、呕吐、停止排气和/

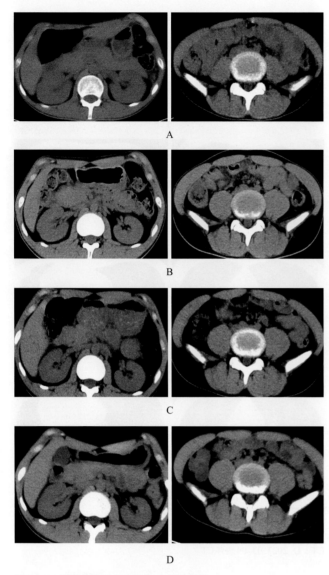

A

B

C

D

图10-6　患者出院后多次腹盆CT随访结果

A. 2022-08-10 腹盆CT；B. 2022-11-17 腹盆CT；C. 2023-01-09 腹盆CT；D. 2023-03-09 腹盆CT

或排便，伴发热、盗汗、消瘦等全身消耗症状。腹腔结核易形成腹腔内器官广泛粘连，常引起不同程度的肠梗阻，在规范、强效抗结核的同时，还应予充分的营养支持（必要时行肠外营养），积极纠正低蛋白血症、贫血，维持水、电解质平衡。对内科保守治疗无效或内科治疗后梗阻反复发作者，应行外科手术。本例患者被收入复旦大学附属中山医院感染病科后，予异烟肼、利福平、利奈唑胺、莫西沙星强效抗结核，同时予肠内营养粉剂，患者的全身情况显著好转，腹胀、腹痛也逐步减轻，从半流质过渡到正常饮食，内科保守治疗获得了比较令人满意的效果。

3. 利奈唑胺属噁唑烷酮类抗菌药物，具有强大的抗分枝杆菌作用，其抗结核分枝杆菌的最低抑菌浓度（minimal inhibit concentration, MIC）为0.125～1 mg/L。荟萃分析结果显示，在广泛耐药结核病（extensively drug-resistant TB, XDR-TB）患者中，利奈唑胺治疗组的痰培养转阴率和治疗成功率分别达到93.2%和67.4%。我国的一项回顾分析显示，使用含利奈唑胺的方案可以使XDR-TB患者获得良好治疗结果的可能性提高近27倍。本例患者在江西当地辗转于四家医院，先后使用利福平、利福喷丁、异烟肼、乙胺丁醇、吡嗪酰胺、左氧氟沙星、阿米卡星等多种抗结核药物，疗效不是非常令人满意，故考虑耐药结核病的可能，给予异烟肼、利福平、利奈唑胺、莫西沙星方案，取得了较好的临床疗效，同时患者也未发生骨髓抑制、神经毒性等药物不良反应，再次验证了利奈唑胺在难治性结核病诊疗中的重要价值与地位。

参考文献

[1] 中华医学会结核病学分会.利奈唑胺抗结核治疗专家共识（2022年版）[J].中华结核和呼吸杂志，2022，45（10）：988-995.

[2] Abdisamadov A, Tursunov O. Ocular tuberculosis epidemiology clinic features and diagnosis: a brief review[J]. Tuberculosis (Edinb), 2020, 124: 1-6.

[3] Betzler BK, Gupta V, Agrawal R, et al. Clinics of ocular tuberculosis: a review[J]. Clin Exp Ophthalmol, 2021, 49(2): 146-160.

[4] Eraksoy H. Gastrointestinal and abdominal tuberculosis[J]. Gastroenterol Clin North Am, 2021, 50(2): 341-360.

病例 11　山重水复，发热查因无果；柳暗花明，元凶早现端倪

作者：王萌冉　金文婷　马玉燕
审阅：胡必杰　潘　珏

病史简介

男性，48岁，江西人，2023-03-28收入复旦大学附属中山医院感染病科。

主诉

口腔溃疡反复发作1年余，发热10个月，左舌体肿大1个月余。

现病史

1. 2022-01无诱因开始出现反复口腔溃疡，溃疡直径约0.5 cm，上覆脓苔，伴明显疼痛，偶有口唇疱疹及鼻翼红肿，自觉发作时可扪及颈部肿大淋巴结。当地A医院行颈部淋巴结穿刺活检未见异常，未予特殊治疗。

2. 2022-03再次出现左侧鼻翼红肿。查ESR 17 mm/h，CRP 8.9 mg/L；自身抗体阴性。至当地B医院行左侧鼻翼皮

肤活检；病理示角化过度，表皮呈疣状增生，可见可疑空泡化细胞，真皮内致密的淋巴细胞、中性粒细胞、浆细胞浸润，免疫组织化学未做。

3. 2022-06患者开始发热，T_{max} 39.8℃，伴乏力及活动后气促。至当地C医院就诊，查T-SPOT.TB A/B 43/40。胸部HRCT：两肺多发磨玻璃结节及微小结节，双侧少量胸腔积液。超声心动图：心包中至大量积液。行心包积液穿刺引流，引流液常规生化考虑渗出液，XPERT.TB阴性。考虑结核性心包积液可能，予异烟肼+利福喷丁+左氧氟沙星抗结核，甲泼尼龙（30 mg，静脉滴注，qd）抗炎，体温好转后出院。

4. 2022-08口服激素减量后再次发热。至当地D医院，查WBC 5.44×10^9/L；ESR 12 mm/h，CRP 4.7 mg/L。骨髓涂片：骨髓增生活跃，考虑反应性增生可能。行腰椎穿刺，脑脊液检查结果未见明显异常。胃肠镜示非萎缩性胃炎伴隆起、糜烂；病理示低级别上皮内瘤变。PET/CT：未见明确肿瘤性疾病依据。仍考虑结核感染可能性大，予调整方案为异烟肼+利福喷丁+吡嗪酰胺+左氧氟沙星，调整甲泼尼龙剂量（20 mg，静脉滴注，bid），患者仍反复发热。

5. 2022-10至当地E医院风湿科就诊，考虑结缔组织疾病不除外，调整甲泼尼龙剂量（上午40 mg，下午20 mg，静脉滴注），并加用秋水仙碱治疗，患者体温波动于37～38℃；继续调整甲泼尼龙剂量（20 mg，静脉滴注，q8 h），继续抗结核治疗后，患者体温正常出院。出院后激素减量过程中仍有发热及口腔溃疡反复发作。

6. 2023-02患者发热，T_{max} 39.8℃，自觉左侧舌体进行性肿大，舌面多发溃疡形成，并逐渐出现言语含糊，遂至上海某三甲医院就诊。查血常规示WBC 6.60×10^9/L，N% 85.2%；炎症标志物示ESR 4 mm/h，CRP 13.2 mg/L，PCT 0.26 ng/mL；T-SPOT.TB A/B 16/14；自身抗体阴性。超声心动图：中到大量心包积液。胸部CT：双肺少许间质性炎症，心包积液（图11-1）。腹盆CT：右肾结节样灶，脾脏小片梗死灶可能（图11-2）。全身浅表淋巴结B超：左侧腋下淋巴结反应性增生可能。换用地塞米松（5 mg，静脉注射，q12 h）抗炎，并加用乙胺丁醇抗结核；患者仍发热，2023-03-25为明确发热原因，收入复旦大学附属中山医院感染病科。

7. 患病以来，精神、胃纳、夜眠可，大小便无殊，体重无明显下降。

既往史
否认既往高血压、糖尿病等慢性病史。

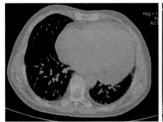
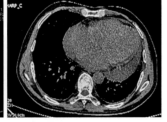

图11-1　2023-03-11胸部CT：双肺少许间质性炎症，心包积液

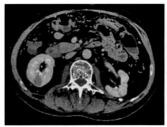
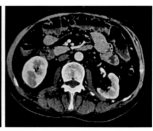

图11-2　2023-03-11腹盆CT：右肾结节样灶，脾脏小片梗死灶可能

入院检查

体格检查
1. T 36.6℃，P 80次/分，R 20次/分，BP 105/60 mmHg。
2. 神志清，皮肤、巩膜无黄染，左侧舌体明显肿胀，舌面散在溃疡，上覆白苔（图11-3），扁桃体不大；左侧腋窝可扪及稍大淋巴结，边界清，质中，活动可；双肺未闻及干湿啰音；心率80次/分，各瓣膜区未闻及明显杂音；腹软，无压痛、反跳痛，肝、肾区无叩击痛，肠鸣音4次/分。双下肢不肿。

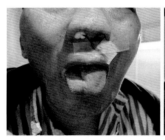
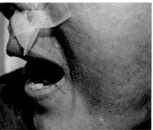

图11-3　2023-03-28查体见患者左侧舌体肿胀明显，舌面散在溃疡，上覆脓苔，伴明显疼痛

实验室检查
1. 血常规：WBC 2.19×10^9/L，N% 78.1%，Hb 90 g/L，PLT 61×10^9/L。
2. 炎症标志物：hsCRP 32.0 mg/L，ESR 2 mm/h，PCT 0.15 ng/mL，SAA 7.6 mg/L，铁蛋白 > 2 000 ng/mL。
3. 生化：ALT/AST 95/32 U/L，LDH 258 U/L，Cr 49 μmol/L，Alb 30 g/L。
4. 心肌标志物：c-TNT 0.079 ng/mL，CK-MB 7.7 ng/mL，NT-proBNP 3 007 pg/mL。
5. 肿瘤标志物：CA12-5 59.0 U/mL，其余正常。
6. 自身抗体：ANA、ENA、ANCA均阴性。
7. 细胞因子：IL-2R 6 213 U/mL，IL-6 2.8 pg/mL，IL-10 766 pg/mL。
8. 凝血功能：APTT 33.3s，Fbg 152 mg/dL，D-二聚体1.28 mg/L。
9. 病毒抗体：EBV壳抗体IgA阳性，EBV壳抗体IgM阴性，CMV-IgG 29.3 IU/mL，CMV-IgM阴性。
10. 病毒核酸：血浆EBV-DNA < 5.0×10^3/mL，单个核

细胞EBV-DNA 5.78×10^5/mL，CMV-DNA阴性。

11. T-SPOT.TB A/B 9/6（阴性/阳性对照 0/105）。G试验、GM试验、血隐球菌荚膜抗原均阴性。

■ 辅助检查

1. 2023-03-28心电图：心房颤动。

2. 2023-03-28超声心动图：射血分数63%，少量心包积液（左心室后方11 mm）。

· 临床分析 ·

■ 病史特点

患者为中年男性，口腔溃疡反复发作1年余，发热10个月，左舌体肿大1个月；炎症标志物不高，T-SPOT.TB升高，超声心动图提示中大量心包积液，骨髓涂片、腰椎穿刺脑脊液检查及PET/CT检查均未见明显异常；抗结核治疗9个月仍有反复发热，热峰未见下降，心包积液好转不明显；激素治疗后体温好转，减量后发热反复。入院后查血常规示全血细胞减少，铁蛋白 > 2 000 ng/mL，血浆EBV-DNA阳性；超声心动图示少量心包积液。

■ 诊断分析

1. 淋巴造血系统肿瘤：患者反复发热近1年，T_{max} > 39℃，多次查炎症标志物均不高。虽然T-SPOT.TB升高，但抗结核治疗9个月体温未见明显好转，且激素治疗有效，激素减量后发热反复。虽既往外院骨髓涂片及PET/CT无肿瘤依据，但患者入院后血常规见全血细胞减少，铁蛋白 > 2 000 ng/mL，血浆EBV-DNA阳性；高度怀疑淋巴瘤可能，故可进一步完善骨髓穿刺检查及复查PET/CT，以明确诊断。

2. 结缔组织病：患者以反复口腔溃疡起病，病程中有发热，既往曾出现左侧鼻翼红肿，局部活检病理见真皮内淋巴细胞、中性粒细胞浸润；超声心动图见心包积液，外院胸部CT见双侧少量胸腔积液，虽多次查全套自身抗体结果均阴性，但仍需考虑结缔组织病（如白塞病、系统性血管炎）可能。可进一步完善颞动脉超声、PET/CT检查等，以明确诊断。

3. 结核感染：患者呈慢性病程，反复发热近10个月余，外院查T-SPOT.TB明显升高，外院心包积液穿刺引流考虑渗出液；治疗后入院查T-SPOT.TB示结果较前下降，故需考虑结核感染所致心包积液的可能。但该患者接受抗结核治疗近9个月后发热及心包积液均未见明显改善，联合激素治疗后症状好转，考虑存在其他基础疾病导致的发热，合并潜伏结核不除外。

进一步检查、诊治过程和治疗反应

1. 2023-03-28患者入院后先后出现双侧鼻腔出血，予局部冰敷、填塞止血，效果不佳，联系五官科行肾上腺素海绵填塞止血。

2. 2023-03-29自外院带入激素，维持剂量为泼尼松（27.5 mg，口服，bid），予尝试激素减量至甲泼尼龙（20 mg，静脉滴注，q12 h），当日夜间患者再次出现发热，T_{max} 38.5℃。

3. 2023-03-29 PET/CT（图11-4）：淋巴造血系统疾病累及全身多处骨骼可能，炎性病变不除外；心脏增大，心包膜增厚，心包积液较前增多；两肺小结节，部分为磨玻璃结节，双侧胸腔少量积液；左侧腋窝淋巴结炎可能；右肾占位，脾脏增大伴良性病变。

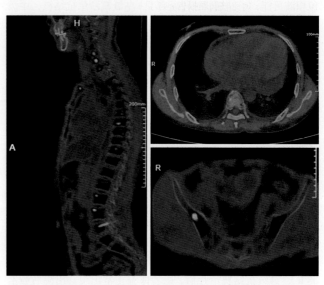

图11-4　2023-03-29 PET/CT：淋巴造血系统疾病累及全身多处骨骼可能，炎性病变不除外

4. 2023-03-30行经CT引导下L_1椎体病灶穿刺活检，组织送病理及微生物学检查。

5. 2023-03-31 L_1椎体初步病理回报：造血组织中见散在核大细胞。

6. 2023-04-01 椎体组织mNGS回报（2023-03-30送检）：检出大量EBV核酸序列（种严格序列数7 479）。

7. 2023-04-03患者仍有发热，双侧鼻腔仍有活动性出血，五官科会诊后继续予膨胀海绵填塞+呋麻滴鼻液局部治疗。患者手背静脉补液处可见大片瘀斑。随访血常规示全血细胞进行性下降，PLT 16×10^9/L。考虑淋巴造血系统肿瘤继发噬血细胞综合征可能，予调整甲泼尼龙剂量（40 mg，静脉滴注，q12 h），并予免疫球蛋白（10 g，静脉滴注，qd）、输注血小板。

8. 2023-04-06 椎体活检免疫组织化学回报：T淋巴细胞数目明显增多，且表达CD56、CD3、EB病毒原位杂交（EBV-encoded RNA，EBER），为T淋巴细胞肿瘤性病变，倾向自然杀伤/T细胞淋巴瘤（图11-3）。患者及家属要求返回当地医院血液科进一步治疗。

· 最后诊断与诊断依据 ·

■ 最后诊断

1. 结外自然杀伤/T细胞淋巴瘤（extranodal NK/T cell

2023-04-06（骨穿刺）免疫组织化学结果显示T淋巴细胞数目明显增多，且表达CD56、CD3、EBER，为T淋巴细胞肿瘤性病变，倾向自然杀伤/T细胞淋巴瘤。建议临床进一步完善相关检查。

免疫组织化学（N23-011265）23S023841-001：Bcl-2（个别+）；Bcl-6（+）；CD10（−）；CD138（少数+）；CD20（个别+）；CD3（部分+）；CD34（−）；CD41（+）；CD5（部分+）；CD56（+）；CD71（+）；CD79a（少数+）；Cyclin-D1（个别+）；MPO（+）；MUM-1（个别+）；κ（个别+）；λ（个别+）；EBER（+）。

图11-5 L₁椎体完整病理报告：考虑T淋巴细胞肿瘤性病变，倾向自然杀伤/T细胞淋巴瘤

lymphoma，ENKTL）。

2. 潜伏性结核。

■ 诊断依据

1. 患者为中年男性，慢性病程，反复口腔溃疡1年余，发热10个月，左侧舌体肿胀1个月。近1个月内血常规示全血细胞进行性下降，炎症标志物不高；自身抗体全套阴性；铁蛋白明显升高；血浆EBV-DNA阳性。PET/CT见全身多处骨骼糖代谢明显升高。L₁椎体穿刺活检病理提示T淋巴细胞肿瘤性病变，倾向自然杀伤/T细胞淋巴瘤；免疫组织化学示EBER阳性。骨组织mNGS检出大量EBV。故可明确诊断。

2. 患者外院两次查T-SPOT.TB明显升高，心包积液XPERT.TB结果阴性，PET/CT示全身未见明确活动性结核靶点；抗结核治疗9个月后发热及心包积液未见明显好转，但T-SPOT.TB数值较前下降；故倾向ENKTL合并潜伏性结核的可能性大。

· 经验与体会 ·

1. ENKTL是非霍奇金淋巴瘤的一种类型，男性多见，发病中位年龄52岁。超过80%的ENKTL发生在鼻、鼻咽、口咽位置，也可发生在其他结外部位，如皮肤、睾丸、胃肠道、肌肉等。约有10%的患者可存在骨髓受累。常见临床表现包括鼻塞、鼻出血、发热、面部水肿和颈部肿块等，起病比较隐匿，许多患者早期可能仅表现为发热、鼻塞等症状，因此容易漏诊。本例患者起病初期即存在反复发作的口腔溃疡、左侧鼻翼红肿及颈部淋巴结肿大，辗转6家医院，历时1年多，完善各项检查后均未明确诊断。收入复旦大学附属

中山医院感染病科后发现患者全血细胞明显下降、左侧舌体明显肿胀，高度怀疑血液系统肿瘤性疾病。复查PET/CT后发现骨代谢升高，进而通过椎体活检明确诊断。近年来，复旦大学附属中山医院感染病科收治的不明原因发热患者中已诊断淋巴瘤近百例，其中5%～10%最终明确为结外NK/T细胞淋巴瘤，因此临床医生要提高对本病的认识。

2. ENKTL的诊断依赖于组织病理学检查，如形态学、免疫组织化学、流式细胞检查和T细胞受体（T-cell receptor，TCR）重排研究。目前还不太明确ENKTL的发病机制，但与肿瘤细胞感染EB病毒有一定关联。几乎所有病例都可以检测到游离的单克隆EBV-DNA，且可检测到EB病毒编码的小核核糖核酸（EBV encoded small nuclear RNA，EBER）。大约3%的ENKTL伴有噬血细胞综合征，可能表现为高热、皮疹、肝脾肿大、淋巴结肿大、全血细胞进行性减少、凝血功能障碍等，预后不佳。本例患者入院后查血浆EBV-DNA阳性，PET/CT提示存在脾肿大，椎体活检病理中EBER阳性，故明确诊断为ENKTL。后期患者出现血小板进行性下降，血清铁蛋白明显升高，考虑合并出现噬血细胞综合征可能性大。

3. ENKTL的预后主要与疾病部位和分期有关，局限性累及的结局优于晚期，鼻型ENKTL的预后通常优于非鼻型ENKTL。血浆或骨髓中的EB病毒水平与患者结局有关，并可作为肿瘤负荷的间接指标；血清可溶性IL-2R水平升高是预后不良的强预测因素。该患者检出血浆游离EBV-DNA，虽拷贝数不高，但穿刺骨组织mNGS检出大量EB病毒，提示患者肿瘤负荷较高，且PET/CT见全身多处骨骼糖代谢明显升高，骨组织EBER阳性，提示病灶部位累及骨髓可能。另外，患者入院时查IL-2R水平明显升高，可能也是预后不良的提示。

参考文献

[1] Han L, Li L, Wu J, et al. Clinical features and treatment of natural killer/T cell lymphoma associated with hemophagocytic syndrome: comparison with other T cell lymphoma associated with hemophagocytic syndrome[J]. Leuk Lymphoma, 2014, 55(9): 2048-2055.

[2] Swerdlow SH, Campo E, Pileri SA, et al. The 2016 revision of the World Health Organization classification of lymphoid neoplasms[J]. Blood, 2016, 127(20): 2375-2390.

[3] Yamaguchi M, Suzuki R, Oguchi M, et al. Treatments and outcomes of patients with extranodal natural killer/T-cell lymphoma diagnosed between 2000 and 2013: a cooperative study in Japan[J]. J Clin Oncol, 2017, 35(1): 32-35.

作者·朱贝迪 金文婷 马玉燕
审阅·胡必杰 潘珏 高晓东

病例 12 当肾脏被"吹成气球"后

病史简介

女性，23岁，江苏人，居住于上海，科研工作者。2023-02-21收入复旦大学附属中山医院感染病科。

■ 主诉

反复发热2个月，胸闷、气促半个月。

■ 现病史

1. 2022-12月底出现发热，T_{max} 39.2℃，伴畏寒、寒战、咳嗽、咳痰，无尿频、尿痛、腰痛、腹痛、腹泻等；自测新型冠状病毒抗原阳性，1周后抗原转阴，仍有反复低热。

2. 2023-01-06于某区中心医院查胸部CT：双肺未见异常，右肾低密度影伴钙化灶。CRP升高。予头孢克洛口服3天，体温降至正常，仍有咳嗽、咳痰，先后予阿奇霉素静脉滴注、左氧氟沙星口服，症状改善不佳。2023-01-28复查胸部CT：右肺下叶少许炎症，右侧少量胸腔积液，附见右肾增大伴低密度影，右肾钙化灶。

3. 2023-01-31于三甲医院A行肾脏B超：右肾下极囊性占位（大小为92 mm×84 mm），右肾钙化灶。2023-02-04上尿路CT增强（图12-1A）：右肾囊实性占位并压迫右肾盂、肾盏，右肾上部钙化灶，右侧附件区含脂病灶，畸胎瘤可能。

4. 2023-02-15出现胸闷、气促，活动时或平卧位明显，伴有低热。某区中心医院查血常规示WBC 7.5×10⁹/L，N% 76.9%；CRP 41.7 mg/L，PCT 0.09 ng/mL；Cr 56 μmol/L，肝功能、心肌标志物正常。复查胸部CT（图12-1B）：右侧胸腔积液伴右肺中叶及下叶部分实变，右肺上叶前段及左肺上叶舌段、下叶基底段纤维增殖灶。全泌尿系CT：右肾低密度影，右侧膈肌、腰大肌肿胀，伴膈下及肾旁片状影，脓肿？

5. 2023-02-18就诊于三甲医院B，行PET/CT（图12-2）：右肾囊实性团块（大小为105 mm×72 mm）伴囊壁及实性部分糖代谢升高，SUV 5.1～26.7，建议穿刺病理，除外恶性肿瘤；后腹膜多发稍大淋巴结；左肺、右肺中叶散在条索状炎性渗出；右侧大量胸腔积液伴肺不张；双侧腋下多发小淋巴结炎性增生；右侧附件区畸胎瘤可能（大小为24 mm×19 mm）；全身多处骨骼反应性增生可能，骶尾骨左旁炎症；双侧腰腹部、腰背部皮下少许水肿。

■ 既往史及个人史

体健，未婚、未育。

入院检查

■ 体格检查

1. T 37.4℃，P 75次/分，R 16次/分，BP 112/83 mmHg。

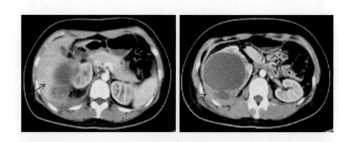
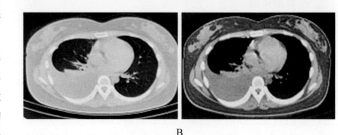

图12-1 2023-02-04上尿路CT增强及2023-02-15胸部CT

A. 2023-02-04上尿路CT增强：右肾囊实性占位并压迫右肾盂、肾盏；B. 2023-02-15胸部CT：右侧胸腔积液伴右肺中下叶部分实变

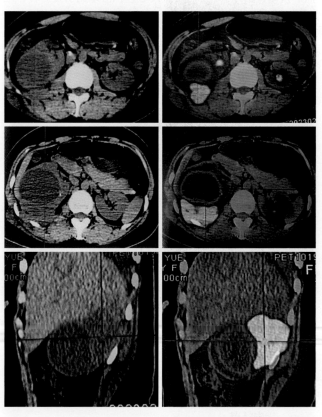

图12-2 2023-02-18全身PET/CT：右肾囊实性团块伴囊壁及实性部分糖代谢升高

2. 神志清，右肺呼吸音低，叩诊浊音，未闻及干湿啰音，腹部平软，无压痛、反跳痛，未触及包块，肝脾肋下未触及，肝、肾区无叩击痛，移动性浊音阴性，肋脊角无压痛。

■ 实验室检查

1. 血常规：WBC 7.26×10^9/L，N% 67.8%，PLT 369×10^9/L，Hb 108 g/L。粪常规、尿常规正常。

2. 炎症标志物：hsCRP 39.3 mg/L，PCT 0.03 ng/mL，ESR 106 mm/h。

3. 生化：ALT/AST 9/12 U/L，Alb 40 g/L，Cr 65 μmol/L，UA 317 μmol/L。

4. HbA_1C 5.3%；心肌标志物、甲状腺功能均正常。

5. 凝血功能：PT 12.7s，INR 1.07，Fib 654 mg/dL，D-二聚体 2.4 mg/L。

6. 肿瘤标志物：CA12-5 143 U/mL，CA15-3 29.9 U/mL，其余正常。

7. T-SPOT.TB A/B 0/0。G试验、GM试验、血隐球菌荚膜抗原、EBV-DNA、CMV-DNA、ANA、ANCA均阴性。

■ 辅助检查

1. 心电图：正常。

2. 超声心动图：未见赘生物。

3. 上腹部MRI平扫+增强（图12-3）：右肾囊性占位，局部窦道形成可能，后方感染性病变可能；腹壁软组织肿胀。

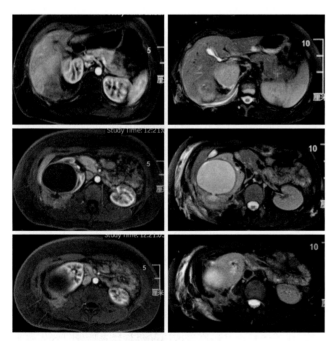

图12-3　2023-02-20上腹部MRI平扫+增强：右肾囊性占位，局部窦道形成可能，后方感染性病变可能

· 临床分析 ·

■ 病史特点

患者为青年女性，亚急性病程，表现为"反复低热伴进行性加重的胸闷、气促"，影像学提示右侧肾脏囊实性占位，直径10 cm左右，伴肾后方病灶、同侧大量胸腔积液，考虑以下鉴别诊断。

■ 诊断分析

1. 肾脏和肾周脓肿：肾脏及肾周脓肿主要表现为隐匿起病的发热和腰、腹部疼痛，影像学可见肾脏包裹性囊腔，增强扫描可见边缘强化。本例以呼吸道和胸部症状为主要表现，炎症标志物升高，无明显尿路刺激症状。影像学首先提示右侧大量胸腔积液，后期腹部CT可见同侧肾脏囊实性圆形病灶，边界清楚并伴钙化，肾后混杂密度病灶，其间似有瘘道形成，符合典型的肾脏及肾周脓肿影像学特点。

2. 结核性肾脓肿：肾结核经血流感染，多为单侧，常可累及同侧肾盂、输尿管，引起尿路刺激症状。表现为巨大囊性占位的肾结核较为少见。本例为青年女性，反复发热，CT存在肾钙化灶、囊壁钙化，虽然缺乏泌尿系统症状，T-SPOT.TB阴性，仍需排查结核感染可能。

3. 肾脏肿瘤：如肾细胞癌、肾脏转移性肿瘤等。本例PET/CT可见右肾囊实性病灶的代谢升高，伴有后腹膜淋巴结肿大，同时患者为育龄期女性，影像学提示右侧附件3 cm左右含脂混杂密度结节（畸胎瘤可能），CA12-5较高，需警惕原发肾脏肿瘤或生殖系统肿瘤转移的可能。可行胸腔积液及囊液脱落细胞、肾周病灶穿刺病理以协助诊断。

── 进一步检查、诊治过程和治疗反应 ──

1. 2023-02-21予以哌拉西林/他唑巴坦（4.5 g，静脉滴注，q8 h）经验性抗感染。

2. 2023-02-22分别行以下检查。

（1）超声引导下右侧胸腔积液穿刺+置管引流：引流出黄色微浑浊积液。胸腔积液常规：WBC $2\,852 \times 10^6$/L，多个核细胞百分比19%，单个核细胞百分比81%。胸腔积液生化：蛋白质50.56 g/L，LDH 117 U/L，ADA 16 U/L，CA12-5 1 464 IU/mL。胸腔积液涂片找细菌、真菌、抗酸杆菌阴性，XPERT.TB阴性。

（2）超声引导下右肾囊性病灶穿刺+置管引流：引流出黄色脓液，后转为脓血性（图12-4）。肾引流脓液涂片找细菌、真菌、抗酸杆菌阴性，XPERT.TB阴性。

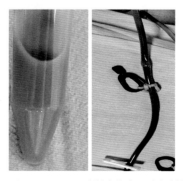

图12-4　2023-02-22右肾囊性病灶引流液性状

（3）超声引导下行右肾后病灶穿刺活检：呈灰白色碎组织。组织涂片找细菌、真菌、抗酸杆菌阴性，XPERT.TB阴性。

3. 2023-02-23右肾引流脓液脱落细胞涂片见大量坏死、中性粒细胞及组织细胞，未见明确肿瘤细胞。胸腔积液脱落细胞未见明确恶性肿瘤细胞。右肾引流脓液细菌培养：大肠埃希菌阳性。

4. 2023-02-24根据肾脓液培养药敏试验结果，考虑为产超广谱β-内酰胺酶（extended-spectrum β-lactamases，ESBL）大肠埃希菌，继续哌拉西林/他唑巴坦抗感染。

5. 2023-02-24右肾引流脓液mNGS检出大量大肠埃希菌序列（种严格序列数1 325）。2023-02-25肾后病灶穿刺组织mNGS检出大肠埃希菌序列（种严格序列数56）。

6. 2023-02-26血培养回报阴性。右肾后病灶穿刺组织病理：见增生的组织细胞样细胞伴淋巴细胞、浆细胞及少量中性粒细胞浸润，特殊染色阴性，结合免疫组织化学，考虑炎症性病变。

7. 2023-02-27患者体温正常，咳嗽、咳痰较前好转。复查WBC 4.62×10⁹/L，N% 59.6%；hsCRP 3.3 mg/L，ESR 39 mm/h。

8. 2023-03-01胸腹盆MRI平扫+增强（图12-5A）：右侧肾周脓腔缩小，肾后感染性病变可能；右侧胸腔积液基本吸收。胸腔积液及肾后病灶穿刺组织细菌、真菌培养回报阴性，予拔除胸腔置管，右肾脓液继续引流。

9. 2023-03-02予带右肾引流管出院，于家附近区中心医院继续哌拉西林/他唑巴坦抗感染。

10. 2023-03-16随访血常规：WBC 2.36×10⁹/L，N% 14.4%。停哌拉西林/他唑巴坦，改用厄他培南（1 g，静脉滴注，qd），并予升白细胞治疗。

11. 2023-03-20复查上腹部MRI平扫+增强（图12-5B）：右肾引流术后改变，后方感染性病变较前片（2023-02-20）有吸收；腹腔少量积液；腹壁软组织肿胀。超声下未见右胸及肾周明显液性暗区，每日右肾引流管仍有少量澄清至微浑浊液体，最多达40 mL，暂不予拔管。

12. 2023-04-06胸腔积液、肾引流脓液、肾后病灶穿刺组织分枝杆菌培养回报均阴性。

13. 2023-04-11复查上腹部MRI平扫+增强（图12-5C）：右肾后方感染性病变，较前片（2023-03-20）有吸收。右肾引流管无液体流出。2023-04-13复查WBC 5.26×10⁹/L，N% 57.8%；hsCRP 0.7 mg/L，ESR 12 mm/h。2023-04-14超声引导下拔管。经抗感染治疗8周后，2023-04-17调整为磷霉素氨丁三醇散（3 g，口服，qod）+多西环素（0.1 g，口服，q12 h）抗感染。

最后诊断与诊断依据

■ 最后诊断

1. 右肾和肾周脓肿。

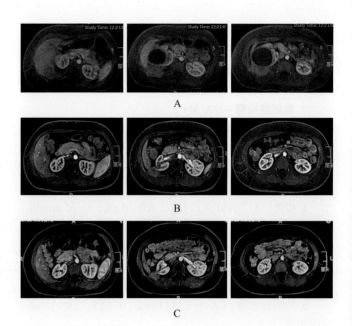

图12-5　随访上腹部MRI平扫+增强示右肾后方感染性病变逐渐吸收
A. 2023-02-20上腹部MRI平扫+增强；B. 2023-03-20上腹部MRI平扫+增强；C. 2023-04-11上腹部MRI平扫+增强

2. 大肠埃希菌感染（产ESBL）。

3. 右侧胸腔积液。

■ 诊断依据

患者为青年女性，因"反复发热2个月，胸闷、气促半个月"入院，炎症标志物升高；影像学表现为右肾约10 cm的囊实性占位伴囊壁部分钙化，肾脏后方混杂密度灶，邻近膈肌及腰大肌水肿；肾穿刺引流脓液和肾后组织mNGS及培养提示产ESBL大肠埃希菌感染，脱落细胞及病理无肿瘤依据；引流及抗感染后好转。结合影像学、病原学及治疗效果，右肾及肾周脓肿诊断成立。右侧胸腔积液为炎症渗出液，以单个核细胞为主，病原学检验阴性，考虑为反应性胸腔积液可能性大。

● 经验与体会 ●

1. 肾脏和肾周脓肿主要并发于泌尿系统感染（革兰阴性杆菌多见）或继发于血行播散（金黄色葡萄球菌多见），以肾脏"叶性坏死"和肾周脂肪组织坏死起病。临床表现为隐匿起病的发热和模糊的腰、腹部疼痛，可伴乏力、贫血貌、体重下降等全身症状；累及邻近结构如肝脏、膈肌、胸腔时，可出现右上腹痛、胸闷、胸痛等表现。影像学检查首选CT，典型表现为肾脏高密度边缘包裹性囊性灶、肾周蜂窝状病灶，可有周围积液或积气，腹壁、膈肌或邻近腰大肌炎性水肿，甚至累及肝脏、椎体/椎旁组织、胸腔纵隔。

2. 本例患者首发表现为新型冠状病毒感染后的上呼吸道症状，之后胸闷、气促加重，发现大量增多的单侧胸腔积液，最终影像学发现肾脏病灶时距起病已近1个月。一方面，新型冠状病毒感染相关的呼吸道症状和其对人体免疫的打击为肾脓肿进展带来可乘之机，使之悄无声息地形成了10 cm气球般的脓肿，甚至出现窦道；另一方面，患者缺乏典型的尿路刺激症状和腰、腹痛表现，泌尿系查体、尿常规、血肌酐正常，病程隐匿，经验性抗感染治疗效果不佳。这也提示我们，对于反复发热、炎症标志物波动的病例，需放眼多部位隐匿性感染的可能，尿常规、腹部和盆腔CT平扫不失为方便、快捷的门急诊检查。

3. 临床诊断肾脏及肾周脓肿后，需重视危险因素的评估。研究表明，其易感因素包括糖尿病、生殖和泌尿道异常、解剖异常，如肾结石、膀胱输尿管反流、神经源性膀胱、阻塞性肿瘤及肾囊肿。本例患者肾脓肿进展迅速，结合其早期CT提示肾钙化灶及肾低密度影，需高度怀疑是否有合并孤立性肾囊肿或既往感染的可能；同时对于本例育龄期女性，合并同侧畸胎瘤，需注意后续的妇科随访。

4. 无论是出于微生物诊断还是治疗目的，直径≥5 cm的肾脓肿和任何肾周脓肿均应尽早选择经皮穿刺引流，否则会造成肾皮质瘢痕、肾乳头坏死、感染播散及不可逆的肾功能损伤。本例经积极引流后，脓肿吸收效果立竿见影，同时帮助排查了结核、肿瘤，再次体现了穿刺引流对于感染性疾病诊治的助力。

参考文献

[1] Liu XQ, Wang CC, Liu YB, et al. Renal and perinephric abscesses in West China Hospital: 10-year retrospective-descriptive study[J]. World J Nephrol, 2016,5(1): 108–114.

[2] Lin HS, Ye JJ, Huang TY, et al. Characteristics and factors influencing treatment outcome of renal and perinephric abscess-a 5-year experience at a tertiary teaching hospital in Taiwan region[J]. J Microbiol Immunol Infect, 2008, 41(4):342–350.

[3] Rubilotta E, Balzarro M, Lacola V, et al. Current clinical management of renal and perinephric abscesses: a literature review[J]. Urologia, 2014, 81(3): 144–147.

病例 13 纵有千变万化，难逃火眼金睛

作者 · 武 渊 金文婷 马玉燕 鲍 容
审阅 · 胡必杰 潘 珏

病史简介

男性，85岁，江苏启东人，2023-04-10收入复旦大学附属中山医院感染病科。

■ 主诉
反复发热1个月余。

■ 现病史

1. 2023-03无明显诱因出现发热，T_{max} 39.5℃，伴寒战，否认咳嗽、咳痰、腹痛、腹泻、尿频、尿急等，自服奥司他韦抗病毒，无好转。

2. 2023-03-19当地查WBC 6.14×10⁹/L，N% 71.9%，Hb 84 g/L；CRP 70.58 mg/L，PCT 1.18 ng/mL；Alb 29.4 g/L，Cr 185 μmol/L；甲型/乙型流感病毒抗原阴性，新型冠状病毒核酸阴性，血培养阴性，结核IGRA（QFT）278.56 pg/mL（阳性）。胸部CT：右肺上叶条片、小斑片影，左肺多发小结节，两肺小钙化灶，双侧轻度胸膜肥厚。予抗感染治疗（具体方案不详）。

3. 2023-04-05再次发热，T_{max} 39℃。2023-04-06外院查PET/CT（图13-1）：双肺散在多发斑片结节影，右侧胸膜局部病灶，右侧锁骨区、纵隔、双肺门、腹膜后多发淋巴结影，肝脏多发稍低密度灶、左侧中腹部腹膜局部病灶，伴氟代脱氧葡萄糖（fluorodeoxyglucose，FDG）代谢不同程度升高，考虑感染可能。为明确发热原因，患者就诊于复旦大学附属中山医院感染病科门诊，2023-04-10收入复旦大学附属中山医院感染病科病房。

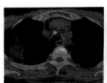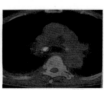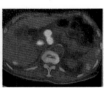

图13-1 2023-04-06外院PET/CT：纵隔、腹膜后淋巴结肿大伴FDG代谢升高

4. 患病以来，患者精神可，胃纳、夜眠可，大小便无殊，体重无明显下降。

■ 既往史及个人史

1. 糖尿病10余年，目前门冬胰岛素三餐前4U-4U-4U+甘精胰岛素睡前6U降糖，空腹血糖波动在10 mmol/L左右。否认高血压、冠状动脉粥样硬化性心脏病、恶性肿瘤等病史。

2. 45年前因"髋关节结核"行髋关节置换术（具体不详，未抗结核治疗）。否认药物过敏、吸烟等。

入院检查

■ 体格检查

1. T 38.1℃，P 78次/分，R 12次/分，BP 130/78 mmHg。

2. 神志清，精神可，全身皮肤、黏膜无黄染、皮疹，两肺呼吸音清，未闻及干湿啰音，心率78次/分，律齐，未闻及心脏杂音，腹软，无压痛、反跳痛，双下肢无水肿。

■ 实验室检查

1. 血常规：WBC 13.82×10⁹/L，N% 76.8%，Hb 93 g/L，

PLT 288×10⁹/L。

2. 尿常规：正常。粪隐血：阳性。

3. 动脉血气分析（未吸氧）：pH 7.43，PaCO₂ 35 mmHg，PaO₂ 72 mmHg。

4. 炎症标志物：CRP 108.4 mg/L，ESR 96 mm/h，PCT 1.03 ng/mL。

5. 生化：ALT/AST 11/13 U/L，Alb 35 g/L，LDH 158 U/L，Cr 168 μmol/L。

6. D-二聚体：1.95 mg/L。

7. 心肌标志物：c-TnT 0.038 ng/mL，NT-proBNP 1 305 pg/mL。

8. T-SPOT.TB A/B 21/8（阴性/阳性对照 0/225）。

9. 血隐球菌荚膜抗原、G试验、GM试验、EBV-DNA、CMV-DNA均阴性。

10. 肿瘤标志物：CA72-4 10.9 U/mL，PSA 7.03 ng/mL，fPSA 0.580 ng/mL，fPSA/PSA 8%，其余均阴性。

11. 甲状腺功能、自身抗体均阴性。

12. 细胞免疫：B细胞32/μL，CD4 936/μL。

■ **辅助检查**

1. 2023-04-11心电图：① 窦性心律；② Ⅰ度房室传导阻滞。

2. 2023-04-11超声心动图：左心房增大（42 mm），射血分数66%，未见瓣膜及心腔内赘生物。

3. 2023-04-11头颅MRI增强：脑内多发腔隙性缺血灶（Fazekas 2级），部分腔隙灶，右侧基底节区软化灶，老年脑。

· 临床分析 ·

■ **病史特点**

患者为老年男性，慢性病程，以反复发热为主要表现，血白细胞、炎症标志物升高，结核QFT及T-SPOT.TB阳性，胸部CT示两肺多发结节、斑片灶，PET/CT示全身多处淋巴结影伴FDG升高，外院抗感染治疗后仍有发热，既往有髋关节结核手术史。

■ **诊断分析**

1. 感染性疾病。

·结核分枝杆菌感染：患者发热伴多发淋巴结肿大，结核QFT、T-SPOT.TB阳性，既往有髋关节结核手术史，应考虑活动性结核感染的可能。患者胸部CT影像表现符合肺结核；PET/CT肺内病灶FDG无明显升高，倾向于陈旧性病灶；可完善痰抗酸涂片、分枝杆菌培养及XPERT.TB协助诊断。PET/CT提示多发淋巴结影伴FDG升高，应高度怀疑淋巴结结核可能，可进一步行淋巴结活检并完善分枝杆菌病原学检查及组织病理检查。

·感染性心内膜炎：患者反复发热1个月余，伴寒战，ESR、CRP、PCT升高，病程较长，应考虑感染性心内膜炎可能。但其经胸超声心动图未见赘生物，可进一步完善血培养、血mNGS、经食管超声心动图以协助诊断。

2. 非感染性疾病。

·淋巴瘤：患者为老年男性，反复发热，多发淋巴结肿大伴FDG升高，抗感染治疗效果不佳，不除外淋巴瘤可能。可进一步完善淋巴结组织病理检查、骨髓穿刺活检。

进一步检查、诊治过程和治疗反应

1. 2023-04-10完善血培养、血mNGS。予美罗培南（0.5 g，静脉滴注，q8 h）抗感染，辅以护胃、改善贫血、补充白蛋白、调节肠道菌群等对症支持治疗。2023-04-11起患者未再发热。

2. 2023-04-13血mNGS回报阴性（2023-04-10送检）。2023-04-15血培养回报阴性（2023-04-10送检）。

3. 2023-04-16患者再次发热，T_max 37.8 ℃。2023-04-17行胸部CT（图13-2B）：两上肺尖后段、左下肺背段多发结片灶。追问病史，患者2021-11-30体检时胸部CT示右上肺、左下肺散在斑点、结节灶，未诊治。考虑2023-04-17胸部CT与2021-11-30（图13-2A）相仿，结核机会大。

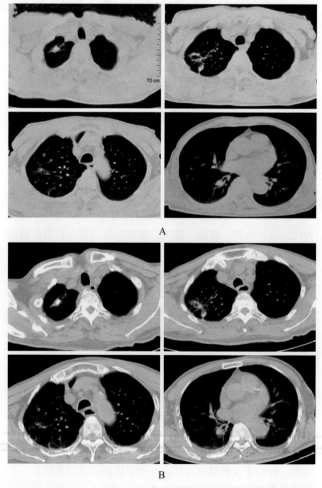

图13-2　2021-11-30及2023-04-17胸部CT平扫

A. 2021-11-30外院胸部CT平扫：右上肺、左下肺散在斑点、结节灶；

B. 2023-04-17复旦大学附属中山医院胸部CT平扫：结核感染机会大，较前（2021-11-30）相仿

4. 2023-04-20体温高峰较前上升，T_{max} 38.7℃→39.9℃。复查WBC 18.25 × 10⁹/L，N% 90%；ESR 83 mm/h，CRP 98.1 mg/L，PCT 1.05 mg/L；外送血布鲁菌抗体+核酸检测阴性；复查血培养（2023-04-26回报）阴性、血mNGS（2023-04-23回报）阴性，痰涂片找细菌、真菌、抗酸杆菌阴性，痰XPERT.TB阴性。

5. 2023-04-21起予异烟肼（0.3 g，口服，qd）+利福平（0.45 g，空腹口服，qd）+左氧氟沙星（0.5 g，静脉滴注，qod）诊断性抗结核。2023-04-21起患者体温正常。2023-04-22痰细菌、真菌培养回报阴性（2023-04-20送检），分枝杆菌培养结果未回。

6. 2023-04-24完善胃镜（图13-3）：胃体巨大隆起性病变（考虑外压可能），慢性非活动性胃炎。因患者无法完成肠道准备而未行肠镜检查。

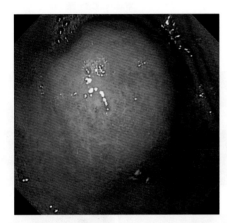

图13-3 胃镜：胃体巨大隆起性病变（考虑外压可能）

7. 2023-04-25行超声胃镜（图13-4）：探及肝门部多发相邻肿大淋巴结（较大截面2.0 cm × 1.7 cm），内部回声欠均匀，边界清晰，形态尚规则，于肿大淋巴结行细针穿刺。

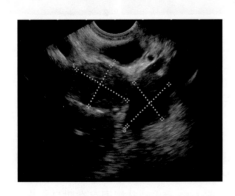

图13-4 超声胃镜：肝门多发肿大淋巴结

8. 2023-04-25淋巴结组织涂片找细菌、真菌、抗酸杆菌阴性；XPERT.TB阳性（极低浓度），利福平耐药基因 *rpoB* 阴性。

9. 2023-04-26淋巴结组织病理：肉芽肿性病变伴片状坏死。

10. 2023-04-27淋巴结组织细菌培养：屎肠球菌、粪肠球菌阳性，考虑污染；真菌、分枝杆菌培养结果未回。

11. 2023-04-27淋巴结组织mNGS：主要检出结核分枝杆菌复合群1条；少量检出粪肠球菌、屎肠球菌和幽门螺杆菌，种严格序列数分别为18条、3条和4条。

12. 2023-04-28调整抗结核方案为异烟肼（0.3 g，口服，qd）+利福平（0.45 g，空腹口服，qd）+莫西沙星（0.4 g，口服，qd）+利奈唑胺（0.6 g，口服，qd）。

13. 2023-04-29淋巴结组织特殊染色：抗酸染色阳性。

14. 2023-05-02患者未再发热，无不适主诉。复查WBC 4.77 × 10⁹/L，N% 33.6%，Hb 89 g/L，PLT 217 × 10⁹/L；CRP 7.0 mg/L，ESR 73 mm/h，PCT 0.07 ng/mL。患者较入院时明显好转，予出院，继续异烟肼（0.3 g，口服，qd）+利福平（0.45 g，空腹口服，qd）+莫西沙星（0.4 g，口服，qd）+利奈唑胺（0.6 g，口服，qd）抗结核，门诊随访。

● 最后诊断与诊断依据 ●

■ 最后诊断
1. 淋巴结结核：累及腹腔、纵隔淋巴结。
2. 肺结核：活动性不明。
3. 髋关节结核，髋关节置换术后。
4. 2型糖尿病。
5. 肾功能不全。

■ 诊断依据
患者为老年男性，反复发热1个月余；T-SPOT.TB升高，PET/CT示多发淋巴结肿大伴FDG升高，肝门淋巴结穿刺组织XPERT.TB阳性，mNGS检出结核分枝杆菌复合群1条，组织病理示肉芽肿性病变伴坏死、抗酸染色阳性，故淋巴结结核诊断明确。胸部CT示两上肺尖后段、左下肺背段多发结片灶，部分钙化，影像表现符合肺结核。

● 经验与体会 ●

1. 淋巴结结核通常累及单个部位，其中以颈淋巴结受累最常见。本例患者多发淋巴结肿大，主要位于肝门区、腹膜后、纵隔及肺门，T-SPOT.TB阳性，肺内病灶部位、形态符合肺结核影像表现，同时有髋关节结核手术史，应高度怀疑淋巴结结核可能。另外，患者高龄，反复发热原因不明，抗感染效果不佳，需警惕淋巴瘤或实体肿瘤淋巴结转移的可能。

2. 腹腔淋巴结结核最常累及门静脉周围淋巴结，临床相对少见，临床医生和影像医生可能缺乏对疾病的认识，且因受累淋巴结位置深，穿刺活检入路受限，故诊断困难，往往容易漏诊。明确诊断有赖于淋巴结病原学及组织病理学检查，因此选择合适的活检部位和活检方式尤为重要，往往需要多学科密切协作。本例患者纵隔、肺门淋巴结轻度增大，阳性率可能较低，且患者高龄、肾功能不全，经支气管镜纵隔淋巴结活检的风险高，因而未行纵隔淋巴结活检。患者肝门多个淋巴结肿大、融合，SUV最高，但经体表穿刺难度、风险大，而其胃镜见外压性病变，考虑病灶与胃毗邻紧密，故选择超声胃镜下经胃壁穿刺活检，最终明确淋巴结结核的诊断。

3. 淋巴结肿大的病因诊断依赖于淋巴结活检病原学及病理检查。临床医生往往更重视病理检查，而忽视了病原学检查。然而，在诊断与鉴别诊断过程中，往往需要更全面的检

查结果来辅助诊断。尤其对于获取困难或需要通过有创操作获得的标本，更需要考虑送检的全面性。本例患者淋巴结病理符合结核表现，抗酸染色阳性，未见肿瘤依据，病原学结核分枝杆菌基因检测阳性，诊断明确。

参考文献

[1] Deutsch-Feldman M, Pratt RH, Price SF, et al. Tuberculosis-United States, 2020[J]. MMWR Morb Mortal Wkly Rep, 2021, 70(12): 409-414.
[2] Mathiasen VD, Eiset AH, Andersen PH, et al. Epidemiology of tuberculous lymphadenitis in Denmark: a nationwide register-based study[J]. PLoS One, 2019, 14(8): e0221232.

病例 14 一场持续4年的"捉迷藏"

作者·钱奕亦 张顺鹏 金文婷 马玉燕
审阅·胡必杰 潘珏

· 病史简介 ·

男性，37岁，上海人，2023-03-30收入复旦大学附属中山医院感染病科。

■ 主诉
腹主动脉夹层支架术后反复发热伴腰、腹痛4年。

■ 现病史
1. 2019-01无诱因下出现发热，T_{max} 39℃，伴双侧腹部酸痛。当地医院予抗感染治疗（不详），患者体温反复。

2. 2019-02-20患者突发下腹部及双侧腰部疼痛，行走时加重，伴发热，T_{max} 39℃。至上海某三甲医院，查CRP 11.19 mg/L；腹主动脉CTA（图14-1A）示腹主动脉夹层，延续至左侧髂总动脉，伴周围多发渗出，腹腔干近端局部夹层样改变，肝总动脉周围渗出？肝右动脉起自肠系膜上动脉，肝内胆管多发扩张较前明显，胆总管部分管壁异常增厚强化，肿瘤性病变不能除外。2019-03-06行腹主动脉腔内修复术，于腹主动脉及双侧髂总动脉内置入支架。术后予抗血小板等治疗，复查CTA示支架内血流通畅，予出院。

3. 2019-03-14术后第8天患者突发高热，伴腰背部疼痛加重。查WBC 12.57×10^9；ESR 65 mm/h，CRP 44.93 mg/L，PCT 0.05 ng/mL；血培养阴性。腹主动脉CTA（图14-2B）：血流通畅，较前相仿。考虑支架相关感染，先后予莫西沙星、亚胺培南/西司他丁、万古霉素等抗感染，地塞米松抗炎，体温和炎症标志物略有好转。PET/CT：腹主动脉腔内修复术后改变，支架周围动脉管壁及双侧腹股沟皮下FDG代谢升高，考虑术后炎症可能性大；腹腔肠系膜间隙内多发小淋巴结炎性增生可能；肝内胆管多发扩张；脾脏术后缺如。查IgG4 2.23 g/L，淀粉酶134 U/L，自身抗体阴性。风湿科会诊考虑慢性自身免疫性胰腺炎，予泼尼松（30 mg，

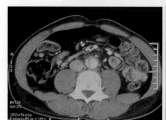
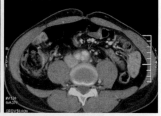

A

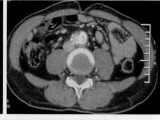

B

图14-1 患者2019-03-01及2019-03-14腹主动脉CTA
A. 2019-03-01腹主动脉CTA：腹主动脉夹层，延续至左侧髂总动脉伴周围多发渗出；B. 2019-03-14腹主动脉CTA：腹主动脉及双侧髂总动脉内支架植入术后

口服，qd）及双联抗血小板治疗，予出院。

4. 出院后长期于风湿科随访。考虑患者存在1处及以上器官局限性增大，行激素治疗前IgG4多次大于135 mg/dL，术前腹主动脉CTA示主动脉周围存在明显炎症渗出，淀粉酶升高，影像学示肝内胆管扩张，倾向于自身免疫性胰腺炎（IgG4相关疾病不除外），继续予免疫抑制治疗。但患者仍有反复低热，炎症标志物偏高，多次调整方案未见好转。2020-12-07考虑IgG4相关疾病依据不足，仍予调整激素剂量抗炎、控制体温。患者体温正常，但随访炎症标志物持续偏高。随访腹部CTA较前相仿。

5. 2021-10至上海某三甲医院感染病科，行PET/CT（图14-2）：① 主动脉夹层、腹腔干夹层术后；术区（L$_1$～L$_4$椎体水平）动脉壁氟代脱氧葡萄糖（fluorodeoxyglucose，FDG）代谢弥漫性升高，结合病史，考虑术后炎性病变可能性大；心膈角淋巴结炎；② 肝脏外形不规则，肝两叶肝内胆管扩张伴FDG代谢不均匀，肝门区及腹膜后淋巴结影FDG代谢轻度升高。血mNGS：检出贝纳柯克斯体（核酸序列数4）。考虑慢性Q热，建议多西环素（100 mg，口服，bid）+羟氯喹（100 mg，口服，bid）治疗18个月。治疗3个月后患者因恶心、视物模糊自行停药，仍继续激素治疗，诉酸痛感反复；随访ESR 70～90 mm/h。

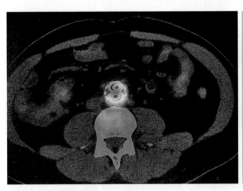
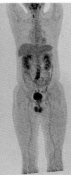

图14-2　患者2021-10-09 PET-CT：主动脉夹层、腹腔干夹层术后；术区（L$_1$～L$_4$椎体水平）动脉壁FDG代谢弥漫性升高

6. 2022-05-28再次发热，T$_{max}$ 39℃。2022-06-25收入复旦大学附属中山医院风湿科。查CRP 4.3 mg/L，ESR 78 mm/h；IgG4 1.86 g/L；血mNGS检出贝纳柯克斯体（核酸序列数3）。感染病科、血管外科多学科协作诊疗会诊，结合患者既往不明原因肝脾肿大、腹主动脉夹层史，长期免疫抑制治疗效果不佳，考虑慢性贝纳柯克斯体感染可能性大，IgG4相关疾病依据不足，予调整泼尼松剂量（5 mg，口服，qd），建议羟氯喹（0.3 g，口服，bid）+多西环素（0.1 g，口服，q12 h）治疗。患者担忧药物不良反应而拒绝，继续激素治疗。后于复旦大学附属中山医院规律随访腹部CT或CTA。2022-11-27腹部CT增强（图14-3）：较前新发髂腰肌囊性灶。

7. 2023-03-30再次出现发热伴腰、腹痛加重，为明确发热原因并规范治疗，收入复旦大学附属中山医院感染病科。

▣ 既往史及个人史

5岁时因发热而发现脾肿大，未明确病因；19岁时因呕血于某医院行脾切除术（具体不详）。高血压病史5年，比索洛尔（10 mg，口服，qd）降压治疗。否认糖尿病等慢性病史。13岁前于农村居住，有动物（狗、猫、羊等）接触史。

· 入院检查 ·

▣ 体格检查

1. T 36.5℃，P 80次/分，R 16次/分，BP 104/75 mmHg。

2. 皮肤、巩膜无黄染，双肺未闻及干湿啰音，心律齐，心前区未闻及杂音，腹软，无压痛，双下肢不肿。

▣ 实验室检查

1. 血常规：WBC 11.3×10^9/L，N% 69.9%。

2. 炎症标志物：CRP 108.6 mg/L，ESR 79 mm/h，PCT 0.15 ng/mL。

3. 生化：ALT/AST 19/24 U/L，Alb 37 g/L，Cr 88 μmol/L。

4. T-SPOT.TB A/B 1/0（阴性/阳性对照 0/192）。血隐球菌荚膜抗原、G试验、GM试验均阴性。

5. 自身抗体：抗RNP抗体弱阳性，其余阴性。

6. 肿瘤标志物均阴性。

7. IgG4 1.86 g/L。AMY 109 U/L。

▣ 辅助检查

1. 腹主动脉CTA：腹主动脉夹层术后改变，支架下段腔外少许显影，腹腔干局限性夹层伴血栓形成，较前相仿；腹主动脉下段周围多发淋巴结，左侧髂腰肌囊性灶。

2. 超声心动图：未见赘生物。

· 临床分析 ·

▣ 病史特点

患者为年轻男性，腹主动脉夹层支架术后反复发热伴腰、腹痛4年。查炎症标志物升高，影像学见主动脉支架周围渗出，病灶蔓延，逐渐累及周围软组织、腰大肌及椎体。予激素等免疫抑制治疗效果欠佳；外院血mNGS检出贝纳柯克斯体，予治疗3个月后因无法耐受而自行停药，目前病情仍反复。综合目前资料，考虑诊断如下。

▣ 诊断分析

1. 普通细菌性腹主动脉感染：患者主诉腹主动脉支架术后反复腰痛及发热，需考虑主动脉支架相关感染和感染性主动脉瘤等。常见病原体包括金黄色葡萄球菌、沙门菌等。但患者病程迁延；在未使用强力静脉抗感染治疗的情况下，未出现明显毒血症症状；外院行血培养阴性。故该诊断可能性较小，需进一步完善血培养等病原学检查，可先予经验性抗感染治疗。

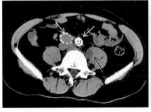
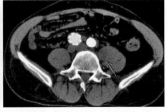

图14-3　患者2022-11-27及2023-03-30腹部增强CT
A. 2022-11-27腹部增强CT；B. 2023-03-30腹部增强CT：新发髂腰肌脓肿灶

2. 慢性贝纳柯克斯体感染：可见于少数暴露于贝纳柯克斯体的患者中，主要表现为感染性心内膜炎、动脉瘤、血管假体感染及毗邻器官或组织的感染等。该患者有动脉瘤及疑似血管假体感染的可能，伴邻近椎体和软组织感染，外院外周血mNGS检出贝纳柯克斯体序列，可用慢性贝纳柯克斯体感染解释。但其经过3个月针对性抗感染治疗效果欠佳，需进一步完善血清学及局部组织检查，以获取更多诊断依据。

3. IgG4相关疾病：是一种免疫介导的慢性炎症伴纤维化疾病，组织病理表现为以IgG4浆细胞为主的淋巴细胞浸润，可累及各处，以肿块样病灶和升高的血清IgG4水平为最常见表现。常见病变器官包括胰腺、唾液腺、胆管、腹膜后、主动脉等。该患者数次查血清IgG4水平和淀粉酶略高，有主动脉及胆管受累依据，故风湿科考虑该诊断的可能，但予免疫抑制治疗后效果欠佳。可完善目标病灶组织病理检查，明确或排除该诊断。

进一步检查、诊治过程和治疗反应

■ 诊治过程

1. 2023-03-30入院后予万古霉素（100万U，静脉滴注，q12h）+左氧氟沙星（0.5g，静脉滴注，qd）经验性抗感染，继续甲泼尼龙（12mg，口服，qd）抗炎。

2. 2023-04-03血mNGS：检出贝纳柯克斯体（核酸序列数6）。

3. 2023-04-03调整抗感染方案为万古霉素（100万U，静脉滴注，q12h）+多西环素（0.1g，口服，q12h）。考虑左侧髂腰肌脓肿，毗邻病变腹主动脉，较前为新增病灶，CT引导下行病灶穿刺活检。组织匀浆涂片找细菌、真菌阴性，XPERT.TB阴性。病理回报：少许胶原纤维横纹肌组织，另见游离纤维母细胞增生，伴较多淋巴细胞、浆细胞浸润，未见肉芽肿及肿瘤，考虑炎症性病变，特殊染色未查见阳性菌。

4. 2023-04-04血培养（2023-03-31采样）：阴性。外送贝纳柯克斯体IgG（2023-03-31采样）：阴性。

5. 2023-04-09髂腰肌组织mNGS（2023-04-03送检）：检出贝纳柯克斯体（核酸序列数156）。调整治疗方案为多西环素（0.1g，口服，q12h）+莫西沙星（0.4g，口服，qd）抗感染，羟氯喹（200mg，口服，tid）调节免疫，激素逐步减量。

6. 治疗后患者仍有反复发热，热峰升高；监测血炎症标志物反复。

7. 2023-04-18复查血培养及血mNGS：阴性。腹部CT增强（图14-4）：左侧髂腰肌囊性灶较前进展。

8. 2023-04-24行PET/CT（图14-5）：① 考虑为腹主动脉支架周围感染累及毗邻 $L_2 \sim L_5$ 椎体及左侧腰大肌。

9. 2023-04-26考虑治疗效果欠佳、多部位累及，经多

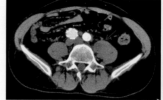
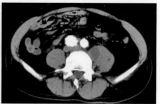

图14-4 2023-03-30及2023-04-18腹部CT增强
A. 2023-03-30腹部CT增强；B. 2023-04-18腹部CT增强：左侧髂腰肌囊性灶，较前进展

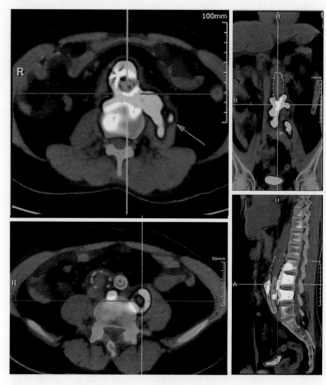

图14-5 2023-04-24 PET/CT：腹主动脉支架周围感染累及毗邻 $L_2 \sim L_5$ 椎体及左侧腰大肌

学科协作诊疗（multidisciplinary treatment，MDT）讨论，考虑：慢性贝纳柯克斯体感染诊断明确，继续当前抗感染治疗；风湿结缔组织病依据不足，可予髂腰肌组织加做IgG4染色协助诊断，激素可减量或停药；主动脉支架周围感染目前无急诊手术指征，手术风险大，且需多科联合手术，建议先予内科保守治疗；椎体病灶未见累及脊髓、神经等，暂无手术指征，建议制动。

10. 髂腰肌组织加做IgG4染色：间质内见少量IgG4阳性浆细胞（密集区 < 10/HP），IgG4/IgG < 40%。

11. 2023-04-28予出院，继续多西环素（0.1g，口服，q12h）+莫西沙星（0.4g，口服，qd）+羟氯喹（200mg，口服，bid）（因耐受性差减量）治疗。

■ 出院后随访

患者诉体温高峰略有下降，随访血CRP、PCT、ESR有波动，继续抗感染治疗。

最后诊断与诊断依据

最后诊断

1. 慢性贝纳柯克斯体感染：累及腹主动脉及周围软组织、左侧腰大肌、$L_2 \sim L_5$，累及胆管不除外。

2. 腹主动脉夹层：支架植入术后。

3. 脾切除术后。

诊断依据

1. 患者为年轻男性，腹主动脉夹层支架术后反复发热伴腰、腹痛3年余。炎症标志物升高，影像学见主动脉支架周围渗出，病灶不断进展，逐渐累及周围软组织、腰大肌及 $L_2 \sim L_5$ 椎体。血培养及腰大肌组织培养阴性，多次血mNGS及腰大肌病灶组织mNGS见贝纳柯克斯体序列。病程中临床一度考虑IgG4相关疾病，但因依据不足且激素等免疫抑制治疗无临床反应，而不考虑该诊断。患者临床表现及病原学依据支持慢性贝纳柯克斯体感染诊断。

2. 患者既往腹主动脉夹层（支架植入术后）、脾切除术病史明确，诊断明确。

经验与体会

1. 这是一例由贝纳柯克斯体引起的腹主动脉感染，相对少见。血管感染是慢性贝纳柯克斯体感染的典型表现之一。据报道，慢性感染只发生于不到5%的感染人群，其中60% ～ 70%出现心内膜炎。而血管感染，包括主动脉瘤（aortic artery aneurysm，AAA）和血管假体感染，占8% ～ 10%；前者多发生在肾下腹主动脉，既往有动脉粥样硬化的血管易感；后者则见于既往有血管假体植入的患者。23.3%的主动脉感染患者发生直接播散，引起毗邻的椎体和软组织的脓肿，甚至形成消化道瘘和消化道出血。本例患者感染累及腹主动脉和周围组织，包括腰椎和腰大肌，符合慢性贝纳柯克斯体感染的特点。究竟是感染引起了动脉瘤，还是主动脉支架致血管假体感染，鉴别困难；但根据患者血管

瘤起病前有发热等前驱症状，前者可能性更大。

2. 本例患者辗转多年未明确诊断，因柯克斯体严格苛养、胞内寄生的特点，常规培养无法分离，增加了诊断的难度。血清学是诊断的重要手段。人体针对柯克斯体会产生2种抗体。本例外送柯克斯体IgG抗体阴性，是因为检测的是第2阶段IgG，它见于急性感染，而非慢性感染会出现的第1阶段IgG。本例中外周血及腰肌组织mNGS是确诊的关键，这体现了在罕见、复杂发热性疾病中，"无偏倚式"病原体分子诊断技术的重要性。

3. 有AAA或血管假体累及的慢性贝纳柯克斯体感染的死亡率可达18% ～ 26%。治疗需内外科联合（一般认为，手术治疗可提高存活率）。对血管瘤患者应行血管瘤切除术；血管假体感染患者应予去除感染的血管假体、重新更换植入物。应采用多西环素＋羟氯喹，也可选择联合氟喹诺酮类或利福平等敏感药物；疗程至少18个月，最好能达24 ～ 36个月（有报道称，18个月疗程的治愈率仅23%）。伴植入物感染者甚至需要长期维持多西环素抑菌治疗。可通过监测第1阶段IgG滴度来评估病情（持续高滴度和高复发率有关），根据抗体水平调整疗程。本例患者短期抗感染治疗后体温及炎症标志物仍未完全正常，体现了治疗的难度，需继续长期密切随访。

参考文献

[1] Annie Lo HY, Cheng M, Chun L, et al. Open repair of a Coxiella burnetii-associated abdominal aortic endovascular stent graft infection with a cryopreserved allograft using visceral artery pump perfusion[J]. J Vasc Surg Cases Innov Tech, 2022, 5, 8(1): 89–92.

[2] Eldin C, Mélenotte C, Mediannikov O, et al. From Q fever to Coxiella burnetii infection: a paradigm change[J]. Clin Microbiol Rev, 2017, 30(1): 115–190.

[3] Kampschreur LM, Wegdam-Blans MC, Wever PC, et al. Chronic Q fever diagnosis—consensus guideline versus expert opinion[J]. Emerg Infect Dis, 2015, 21(7): 1183–1188.

[4] Virk A, Mahmood M, Kalra M, et al. Coxiella burnetii multilevel disk space infection, epidural abscess, and vertebral osteomyelitis secondary to contiguous spread from infected abdominal aortic aneurysm or graft: report of 4 cases acquired in the US and review of the literature[J]. Open Forum Infect Dis, 2017, 4(4): ofx192.

病例 15 发热、咳嗽急查因，线索竟在这里

作者·蔡思诗 金文婷 马玉燕
审阅·胡必杰 潘珏 陈璋璋

病史简介

男性，53岁，江苏人，2023-05-17收入复旦大学附属中山医院感染病科。

主诉

反复发热近1个月。

现病史

1. 2023-04-22熬夜后出现发热，T_{max} 38.5℃，伴咳嗽、咳白黏痰，痰少不易咳出，伴肌肉酸痛、头痛、咽痛，至社区医院就诊，予头孢类药物静脉滴注2天后体温正常。

2. 2023-04-25患者再次发热，T 38.5℃，就诊于江苏省某三甲医院。查血常规示WBC 15.61×10^9/L，N%

12.29×10⁹/L，N% 72.7%；CRP 55.5 mg/L，ESR 66 mm/h，PCT 0.07 ng/mL；D-二聚体 0.47 mg/L；新型冠状病毒核酸阴性；痰涂片找抗酸杆菌阴性；肿瘤标志物阴性；甲状腺功能正常。2023-05-08行胸部CT增强（图15-1）：两肺散在慢性炎症，气管及主支气管壁弥漫性增厚，炎性可能，两肺小结节，纵隔多发淋巴结增大。腹盆CT平扫：前列腺增大，盆腔少量积液。超声心动图：二尖瓣、三尖瓣轻度反流。B超：甲状腺双侧叶结节［甲状腺影像报告与数据系统（thyroid imaging reporting and data system，TI-RADS）3类］，左侧颈部淋巴结肿大。予阿莫西林/克拉维酸+奈诺沙星抗感染，仍反复发热、咳嗽，调整方案为亚胺培南/西司他丁+阿昔洛韦，患者无明显改善。2023-05-11完善支气管镜（图15-2）：气管腔及主支气管腔内较多白色分泌物，分泌物清除后见黏膜高度充血、肿胀，未见新生物；左右肺诸段支气管开口狭窄，黏膜高度充血、肿胀、肥厚，可见较多白色脓性分泌物持续溢出。考虑诊断为支气管炎症、肺部感染；于右肺下叶行肺泡灌洗。灌洗液mNGS：副流感嗜血杆菌（种序列数2 676）、肺炎链球菌（种序列数985）、流感嗜血杆菌（种序列数60）、人疱疹病毒7型（种序列数27）。

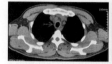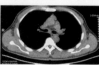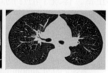

图15-1 2023-05-08外院胸部CT增强：两肺散在慢性炎症，气管及主支气管壁弥漫性增厚，炎性可能，两肺小结节，纵隔多发淋巴结增大

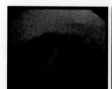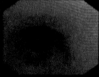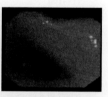

| 气管隆突 | 左肺上、下叶 | 左肺下叶 |

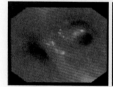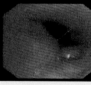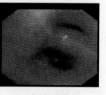

| 右肺上叶 | 右肺中叶 | 右肺下叶 |

图15-2 2023-05-11外院支气管镜：气管腔及主支气管腔内较多白色痰性分泌物，分泌物清除后见黏膜高度充血、肿胀，未见新生物；左、右肺诸段支气管开口狭窄，黏膜高度充血、肿胀、肥厚，可见较多白色脓性分泌物持续溢出

3. 2023-05-11起予激素治疗（剂量不详）。2023-05-14患者体温恢复正常，仍有咳嗽、咳痰。2023-05-16当地予停激素并出院后，继续阿昔洛韦及止咳对症治疗，患者仍发热。为明确发热原因，收入复旦大学附属中山医院感染病科。

4. 自患病以来，患者精神、胃纳、睡眠可，大小便正常，体重无明显变化。

■ 既往史及个人史

否认高血压、糖尿病等慢性病史。

入院检查

■ 体格检查

1. T 37℃，P 76次/分，R 20次/分，BP 111/92 mmHg。

2. 神志清，精神可，全身皮肤无黄染，浅表淋巴结无肿大。颈软，双肺未闻及干湿啰音。心瓣膜区未闻及杂音。腹平软，肝、脾肋下未触及，肝、肾区无叩击痛，肠鸣音3次/分。四肢脊柱无畸形，双下肢不肿。

■ 实验室检查

1. 血气分析：PaCO₂ 43 mmHg，PaO₂ 77 mmHg。

2. 血常规：WBC 23.5×10⁹/L，N% 76%，Hb 147 g/L，PLT 433×10⁹/L。

3. 炎症标志物：hsCRP 22.2 mg/L，ESR 80 mm/h，PCT 0.05 ng/mL。

4. 生化：ALT/AST 170/39 U/L，LDH 205 U/L，Alb 40 g/L，Cr 68 μmol/L。

5. 粪常规及尿常规阴性。

6. T-SPOT.TB A/B 0/0（阴性/阳性对照 0/102）。新型冠状病毒核酸、血隐球菌荚膜抗原、G试验、GM试验、EBV-DNA、CMV-DNA均阴性。

7. 细胞免疫：CD4 1 459/μL，CD4/CD8 1.4。

8. 肿瘤标志物、自身抗体阴性；甲状腺功能正常。

■ 辅助检查

1. 2023-05-17心电图：窦性心动过速。

2. 2023-05-17超声心动图：左心房增大，心包腔内极少量积液。

临床分析

■ 病史特点

患者为53岁男性，发热、咳嗽、咳痰近1个月；WBC、CRP、ESR升高；胸部CT见气管及主支气管壁弥漫性增厚；支气管镜下见左、右肺诸段支气管开口狭窄，黏膜高度充血、肿胀、肥厚，伴白色脓性分泌物。综合目前资料，诊断和鉴别诊断考虑如下。

■ 诊断分析

1. 淀粉样变性：主要表现为气管/支气管壁环形增厚，可伴有管壁钙化及管腔狭窄，常继发阻塞性肺炎、肺不张。本例患者需积极排查淀粉样变性，必要时复查支气管镜+活检以明确诊断。

2. 结节病：该病气管/支气管壁环形增厚、结节形成、管腔肿块样狭窄，多伴有肺门淋巴结肿大及淋巴管周围结节。应进一步查支气管镜以鉴别。

3. 复发性多软骨炎：亚急性起病、发热、咳嗽、咳痰，炎症标志物升高，支气管黏膜弥漫性增厚，需鉴别复发性多软骨炎。必要时可完善PET/CT，也可复查支气管镜并完善活检，借助病原学、病理学检查进一步明确。

4. 支气管内膜结核：本例患者还需排查支气管内膜结核。但其入院血T-SPOT.TB阴性，痰抗酸涂片及XPERT.TB阴性，外院支气管镜肺泡灌洗液mNGS也未检出结核分枝杆菌，且支气管内膜结核往往累及单侧支气管，以年轻女性多见，与该患者似不符合。必要时可复查支气管镜行病原学、病理学检查。

进一步检查、诊治过程和治疗反应

■ 诊治过程

1. 2023-05-18行PET/CT（图15-3）：气管及左、右侧支气管管壁广泛增厚伴弥漫性糖代谢异常升高，SUV$_{max}$ 7.1，考虑为炎症累及。

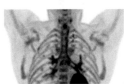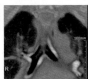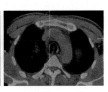

图15-3 2023-05-18 PET/CT：气管及左、右侧支气管管壁广泛增厚伴弥漫性糖代谢异常升高

2. 2023-05-19考虑复发性多软骨炎可能。患者否认鼻部、耳廓疼痛。肺功能：中、重度阻塞性通气功能障碍。电子鼻咽镜：左侧鼻中隔见血迹，鼻腔通畅，未见明显分泌物，双侧中鼻道通畅，未见脓性分泌物及新生物，鼻咽部光滑，双侧咽隐窝对称。电子耳镜：双侧外耳道通畅，鼓膜完整。电子喉镜（图15-4）：会厌、双侧披裂光滑、不肿，双侧声带运动好、边缘光滑，双侧梨状窝光滑，未见明显新生

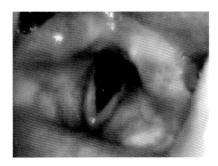

图15-4 2023-05-19电子喉镜：未见异常

物及积液。眼科检查无特殊。尿蛋白阴性。目前无眼、耳、鼻、喉及肾脏等器官累及。

3. 2023-05-19起予甲泼尼龙（40 mg，静脉滴注，qd）抗炎，辅以补钙、护胃、保肝等治疗，患者体温逐步转平，咳嗽、咳痰较前好转。

4. 2023-05-20痰涂片找真菌、抗酸杆菌阴性，痰XPERT.TB阴性，细菌、真菌培养阴性。

5. 2023-05-22风湿科会诊，建议复查支气管镜。与家属沟通后，考虑近期已于外院行支气管镜，且检查过程中患者出现憋喘，再次检查的风险较大，故暂不进行该检查。

6. 2023-05-22随访血常规示WBC 18.26×10^9/L，N% 79.5%；ESR 51 mm/h，hsCRP 39.7 mg/L，PCT 0.08 ng/mL；ALT/AST 74/24 U/L。患者整体较入院时好转，体温平稳，咳嗽、咳痰明显好转。

7. 2023-05-25予出院，改甲泼尼龙（32 mg，口服，qd），2～3周后门诊随访，2个月后复查肺功能，必要时再次行支气管镜检查。

8. 图15-5为治疗过程中患者体温变化情况和用药情况。

■ 出院后随访

2023-06-05电话随访：出院后继续遵医嘱服用甲泼尼龙（32 mg，口服，qd）至今，无发热，无明显咳嗽、咳痰，门诊长期随访。

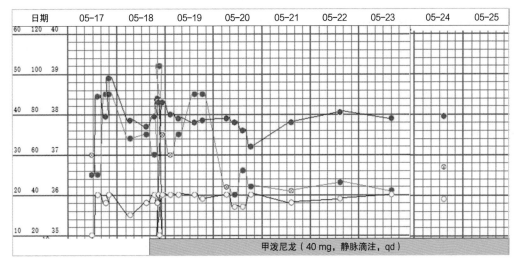

图15-5 患者体温变化和用药情况

最后诊断与诊断依据

■ 最后诊断

气管及双侧支气管管壁弥漫性炎症，复发性多软骨炎可能性大。

■ 诊断依据

患者为中年男性，亚急性起病，发热、咳嗽、咳痰；血常规示 WBC、ESR、CRP 升高；胸部 CT 提示气管、支气管壁弥漫性增厚；支气管镜下见支气管开口狭窄，黏膜充血水肿、肥厚；PET/CT 见气管、双侧支气管壁弥漫性糖代谢升高；予糖皮质激素治疗后发热及咳嗽、咳痰明显好转，炎症标志物也有所改善，考虑复发性多软骨炎。

经验与体会

1. 复发性多软骨炎（relapsing polychondritis, RP）是一种罕见的自身免疫性疾病，发病机制不明，发病率约为 0.71/100 万，可表现为全身任意软骨及富含黏多糖组织的反复炎症，临床表现多样且不典型，易漏诊、误诊。RP 可有发热、乏力等全身非特异性表现，可累及耳软骨、鼻软骨、关节、喉或气管/支气管软骨、眼、心血管、皮肤、肾脏等多系统、多脏器，引发耳软骨炎（耳部红肿热痛、外耳道萎缩、听力下降）、鼻软骨炎（鼻部肿痛、鼻梁塌陷、"鞍鼻"）、多关节炎、喉炎、气管/支气管软骨炎等；约半数患者累及气道，早期可有咳嗽、咳痰，晚期出现喉及气管狭窄、塌陷、通气障碍，常反复并发呼吸道感染。本例患者以发热、咳嗽、咳痰起病，在当地被疑诊为支气管炎症、肺部感染，先后使用喹诺酮类、亚胺培南/西司他丁等抗菌治疗及阿昔洛韦抗病毒，效果不佳，肺泡灌洗液检出病原体也以口腔/呼吸道定植菌为主。收入复旦大学附属中山医院后，

结合病史及 PET/CT 表现考虑诊断为 RP 并予糖皮质激素治疗，发热、咳嗽、咳痰明显改善。

2. RP 的诊断较为困难。常用的辅助检查如胸部 CT 可有气管/支气管弥漫性增厚及钙化，管腔狭窄；支气管镜下可见气管/支气管黏膜弥漫性充血、水肿，软骨环肿胀、变软甚至消失，气道塌陷；肺功能检查通常表现为阻塞性通气功能障碍。但由于 RP 临床表现不典型，故需结合病史、辅助检查、活检病理综合判断，必要时行诊断性治疗以鉴别。有研究显示，我国 RP 患者误诊率高达 47%，平均诊断时间延迟 14.4 个月。近年来，PET/CT 越来越多地应用于 RP 的早期诊断及病情活动性监测。本例患者入院后 PET/CT 提示气管、双侧支气管弥漫性糖代谢升高，极大地帮助了 RP 的早期诊断和及时治疗。

3. 糖皮质激素为 RP 治疗的主要药物，非甾体抗炎药用于仅累及鼻、外耳或关节的轻症患者。当发生严重靶器官损害，如全身性血管炎、心脏瓣膜受累、气道损伤等，需大剂量激素冲击治疗，之后逐渐减量至维持剂量。激素治疗无效或治疗后复发的 RP 患者可考虑联合使用免疫抑制剂（如甲氨蝶呤、环磷酰胺等）及生物制剂。对于晚期有并发症的患者，如气道、心脏瓣膜等结构被破坏者，常需要借助外科及介入治疗。本例患者早诊断、早治疗，单用糖皮质激素就取得了不错的疗效。

参考文献

[1] 陈楠，王振刚. 复发性多软骨炎病理及发病机制的研究进展 [J]. 中华风湿病学杂志，2019，23（3）：207-211.

[2] Haslag-Minoff J, Regunath H. Relapsing polychondritis[J]. N Engl J Med, 2018, 378(18): 1715.

[3] LIN DF, YANG WQ, ZHANG PP, et al. Clinical and prognostic characteristics of 158 cases of relapsing polychondritis in China and review of the literature[J]. Rheumatol Int, 2016, 36(7): 1003-1009.

[4] Sangle SR, Hughes CD. Relapsing polychondritis-a single centre study in the United Kingdom[J]. Autoimmun Rev, 2023, 22(8): 103352.

病例 16 淋巴瘤患者肺炎"隐身"的元凶

作者·刘海霞 马玉燕 金文婷
审阅·胡必杰 潘珏 高晓东

病史简介

患者，女性，60 岁，江苏人，2023-05-29 收入复旦大学附属中山医院感染病科。

■ 主诉

反复发热 2 个月余。

■ 现病史

1. 2023-04 初无明显诱因出现发热，T_{max} 38℃，伴咳嗽、咳黄痰。2023-04-04 太仓市某医院查胸部 CT（图 16-1A）：两肺新发胸膜下磨玻璃影。予抗感染治疗，无好转（具体方案不详）。

2. 2023-04-12 就诊上海某三甲医院呼吸科。查 WBC 4.36×10^9/L，L 1.0×10^9/L；ESR 56 mm/h，hsCRP 4.8 mg/L；新型冠状病毒核酸阴性；痰细菌、真菌涂片及培养均阴性。太仓市某医院予头孢唑肟+左氧氟沙星抗感染 3 周，仍反复发热，其间多次查新型冠状病毒核酸阴性。2023-05-05 起先后予头孢哌酮/舒巴坦、拉氧头孢、左氧氟沙星治疗，2023-05-24 加用阿昔洛韦、卡泊芬净，发热无好转。

3. 2023-05-23 外院复查胸部 CT（图 16-1B）：两肺病灶部分纤维化。为明确发热及肺部病灶原因，2023-05-29 收入

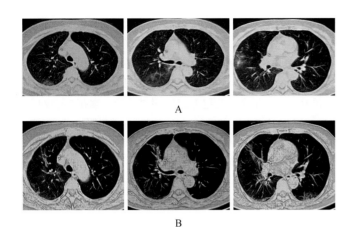

图16-1　2023-04-04及2023-05-23胸部CT平扫

A. 2023-04-04外院胸部CT平扫：两肺散在斑片渗出影，右肺为著；
B. 2023-05-23外院胸部CT平扫：两肺渗出病灶，部分纤维化，部分新增

复旦大学附属中山医院感染病科。

■ 既往史及个人史

2021-07确诊滤泡性淋巴瘤，外院行BR方案（苯达莫司汀＋利妥昔单抗）治疗6个疗程，末次化学治疗时间为2022-12-13，目前利妥昔单抗维持治疗。2022-12-16首次感染新型冠状病毒，抗原阳性，伴发热、流涕、咽痛等，2022-12-25测新型冠状病毒抗原阴性，症状好转。

· 入院检查 ·

■ 体格检查

1. T 37.4℃，P 79次/分，R 17次/分，BP 106/66 mmHg；指尖氧饱和度93%～94%（未吸氧）。

2. 神志清，全身皮肤无黄染，全身浅表淋巴结无明显肿大；双肺未闻及明显干湿啰音；心脏听诊心律齐，未闻及明显杂音和异常心音；腹软，无压痛、反跳痛，肝、肾区无叩击痛。双下肢不肿。

■ 实验室检查

1. 血气分析（鼻导管吸氧3 L/min）：pH 7.47，PaO₂ 149 mmHg，PaCO₂ 28 mmHg，PaO₂/FiO₂ 451 mmHg。

2. 新型冠状病毒核酸：阴性。

3. 血常规：WBC $2.46×10^9$/L，N% 65.8%，L $0.39×10^9$/L，Hb 90 g/L，PLT $233×10^9$/L。

4. 炎症标志物：hsCRP 64.8 mg/L，ESR ＞120 mm/h，PCT 0.08 ng/mL。

5. 尿常规：蛋白质可疑阳性，隐血（2+）。

6. 生化：ALT/AST 23/84 U/L，LDH 187 U/L，Alb 37 g/L。

7. 出凝血功能：Fbg 855 mg/dL，D-二聚体0.35 mg/L。

8. 心肌标志物：CK 39 U/L，CK-MB 7 U/L，CK-MM 32 U/L，c-TnT 0.006 ng/mL，NT-proBNP 374.5 pg/mL。

9. T-SPOT.TB A/B 0/0（阴性/阳性对照 0/260）。G试验、GM试验、血隐球菌荚膜抗原、EBV-DNA、CMV-DNA均阴性。

10. 免疫球蛋白：IgG 4.5 g/L，IgA 0.51 g/L，IgM 0.21 g/L，IgE 27 IU/mL。

11. 细胞免疫：B细胞0，CD4 105/μL。

12. 细胞因子：TNF 11.2 pg/mL，IL-2R 999 U/mL，IL-6 22.5 pg/mL，IL-10 5 pg/mL。

13. 自身抗体：ANA、ENA、ANCA（胞质型）均阴性。

14. 甲状腺功能：FT₃ 2.9 pmol/L，sTSH 2.54 μIU/mL。

■ 辅助检查

1. 心电图、超声心动图均正常。

2. 胸部CT平扫（图16-2）：两肺炎症，左下肺节段性不张，两侧极少量胸腔积液。

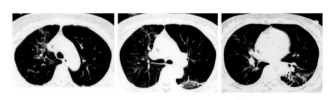

图16-2　2023-05-30胸部CT平扫：两肺炎症较1周前（2023-05-23）稍增加

· 临床分析 ·

■ 病史特点

患者为老年女性，有淋巴瘤病史，为免疫抑制宿主；反复发热伴咳嗽、咳痰，亚急性病程；外院予联合抗细菌和抗真菌治疗，效果不佳，仍发热；胸部CT示两肺病变无明显好转；查ESR和CRP等炎症标志物升高，LDH不高，IgG及CD4 T淋巴细胞较低。本次入院复查胸部CT示两肺散在斑片密度增高影较前进展，原因考虑如下。

■ 诊断分析

1. 感染性疾病。

· 急性呼吸道病毒感染：患者为免疫抑制宿主，出现反复发热伴咳嗽、咳痰，初期影像学提示两肺散在斑片渗出，常规抗细菌和抗真菌效果不佳，需警惕新型冠状病毒、流感病毒、腺病毒等急性呼吸道病毒感染的可能。但本例患者亚急性病程，外院及复旦大学附属中山医院新型冠状病毒核酸阴性、甲型流感病毒和乙型流感病毒抗原阴性，支持证据不多，可采集痰或肺泡灌洗液等标本，进行mNGS进一步寻找有无急性呼吸道病毒感染的证据。

· 肺孢子菌感染：肺孢子菌感染的肺部影像表现多以两肺弥漫性渗出或弥漫性磨玻璃影为主，该患者影像表现不符合典型的肺孢子菌感染特征。但临床上，少数肺孢子菌感染影像学也可表现为局部病灶为主的特征。考虑该患者有免疫抑制基础，且常规抗细菌、抗真菌效果欠佳，可通过采集痰或肺泡灌洗液、血液等标本，进行mNGS以明确病原体。

· 非典型病原体感染：CT示两肺炎症，有发热伴咳嗽症

状，炎症指标升高，常规抗感染效果欠佳，需考虑支原体、衣原体、军团菌等非典型病原体感染的可能。但患者诊疗过程中曾使用氟喹诺酮，效果欠佳，故可能性相对较小，可完善肺炎支原体抗体、呼吸道病原体六联检测或呼吸道标本宏基因二代测序以明确或排除这类病原体引起的感染。

2. 非感染性疾病。

• 风湿免疫性疾病：患者病程初期肺部病灶以斑片渗出影为主，反复发热伴炎症指标升高，白细胞不高，病程较长，常规抗感染效果欠佳，需考虑血管炎、皮肌炎等风湿免疫性疾病可能。但患者无肌肉酸痛、关节痛等其他部位受累的临床表现，且自身抗体均阴性，血管炎、皮肌炎依据不足，必要时完善肺活检予以明确。

• 淋巴瘤复发：患者有淋巴瘤基础，多种抗菌药物治疗未见明显好转，不除外淋巴瘤复发累及肺部的可能。但患者本身属惰性淋巴瘤，进展缓慢，与短期肺部病灶进展情况不符，目前淋巴瘤复发累及肺部的依据不足，必要时可完善骨髓活检或肺活检明确。

进一步检查、诊治过程和治疗反应

■ 诊治过程

1. 2023-05-30行血培养、血mNGS。予甲泼尼龙（30 mg，静脉滴注，qd）抗炎，复方磺胺甲噁唑（0.96 g，口服，bid）抗感染。

2. 2023-05-31新型冠状病毒核酸（鼻拭子）：阴性。

3. 2023-06-01支气管镜：于左下叶背段行经支气管镜肺组织活检术、刷检及灌洗。

4. 2023-06-01血mNGS回报（2023-05-30采样）：阴性。

5. 2023-06-01教授查房，根据CT影像、病程及淋巴瘤病史，高度怀疑新型冠状病毒肺炎；联系检验科，支气管肺泡灌洗液（bronchoalveolar lavage fluid，BALF）送检新型冠状病毒核酸检测，结果为阳性（Ct值示O基因26.57，N基因25.76）。

6. 2023-06-01加用奈玛特韦/利托那韦（300 mg/100 mg，口服，q12 h）抗病毒。

7. 2023-06-02病理回报：（左肺下叶背段）镜下肺泡间隔轻度增宽，胶原纤维组织增生，间质少量炎症细胞浸润，肺泡腔内较多巨噬细胞浸润，符合慢性炎症改变。

8. 2023-06-02患者体温正常。2023-06-03起甲泼尼龙减量（20 mg，静脉滴注，qd）。

9. 2023-06-04 BALF行mNGS回报（DNA+RNA，2023-06-01采样）：检出新型冠状病毒核酸序列（种严格序列数779）。

10. 2023-06-04血培养（2023-05-30送检）：阴性。患者未再发热，咳嗽、乏力、头晕好转。停用复方磺胺甲噁唑。

11. 2023-06-06复查胸部CT：两肺炎症较前（2023-05-30）吸收好转（图16-3A）。随访WBC 5.36×10⁹/L，

N% 82.3%，L 1.0×10⁹/L；炎症标志物示ESR 95 mm/h，hsCRP 0.9 mg/L；新型冠状病毒抗体阴性；指尖氧饱和度95%～97%（不吸氧），较前好转。

12. 2023-06-07予出院，加用氢溴酸氘瑞米德韦片抗病毒治疗5天；继续甲泼尼龙口服序贯治疗，嘱每5天减1片（4 mg）（2023-06-8至2023-06-12为20 mg，口服，qd。2023-06-13至2023-06-17为16 mg，口服，qd。2023-06-18至2023-06-22为12 mg，口服，qd）。

■ 出院后随访

1. 2023-06-19患者出院后第12天，甲泼尼龙减量至12 mg，qd维持治疗的第2天，体温正常，无咳嗽、咳痰，指尖氧饱和度98%～100%（不吸氧）。复查WBC 5.85×10⁹/L，N% 69.6%，L 1.2×10⁹/L；ESR 23 mm/h，hsCRP 0.4 mg/L。胸部CT（图16-3B）：两肺炎症较前（2023-06-06）进一步吸收好转。嘱继续甲泼尼龙（12 mg，口服，qd）治疗3天，每3天减量半片（2 mg），2023-07-04予停用激素。

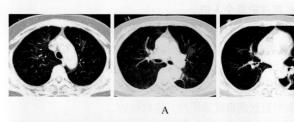

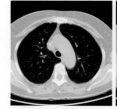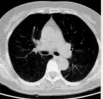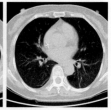

图16-3　2023-06-06及2023-06-19胸部CT平扫

A. 2023-06-06胸部CT平扫：病灶较前吸收好转；B. 2023-06-19胸部CT平扫：病灶较前进一步吸收好转

2. 图16-4为治疗过程中患者体温变化及用药情况。

3. 图16-5为治疗过程中炎症标志物变化情况。

4. 表16-1为患者新型冠状病毒核酸检测结果汇总。

最后诊断与诊断依据

■ 最后诊断

1. 新型冠状病毒肺炎（普通型）。

2. 边缘区B细胞淋巴瘤。

■ 诊断依据

患者为老年女性，淋巴瘤化学治疗+靶向药物治疗后，主要表现为发热和咳嗽2个月余，抗细菌、真菌效果不佳；胸部CT示短期进展的两肺斑片渗出影，下肺胸膜下为主；炎症标志物升高；BALF新型冠状病毒核酸阳性，BALF-mNGS检出新型冠状病毒核酸序列，支气管镜下肺活检无特

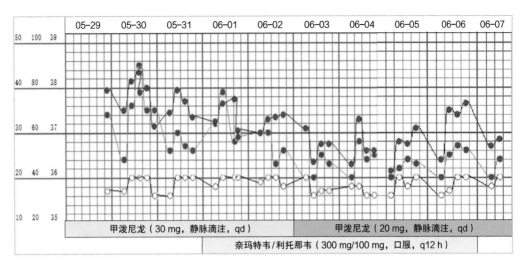

图 16-4　患者体温变化及用药情况

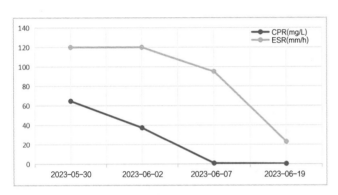

图 16-5　患者炎症标志物变化情况

表 16-1　患者新型冠状病毒核酸检测结果

内容	检测时间						
	2023-04-12	2023-05-05	2023-05-30	2023-05-31	2023-06-01	2023-06-04	2023-07-31
样本类型	口咽拭子	口咽拭子	鼻咽拭子	鼻咽拭子	BALF	BALF	口咽拭子
检测方法	PCR	PCR	PCR	PCR	PCR	mNGS（RNA）	PCR
结果	阴性	阴性	阴性	阴性	阳性	阳性	阴性

殊发现；奈玛特玮/利托那韦抗病毒、甲泼尼龙抗炎治疗后发热、咳嗽症状缓解，实验室指标逐步恢复正常，随访CT示病灶逐渐吸收，故新型冠状病毒肺炎诊断明确。患者既往淋巴瘤病理诊断明确，故合并边缘区B细胞淋巴瘤诊断明确。

经验与体会

1. 免疫抑制宿主合并新型冠状病毒感染时，通常感染持续时间较长、症状重、检测难度大。以本例的淋巴瘤患者为代表，对于由利妥昔单抗、造血干细胞移植（hematopoietic cell transplantation，HCT）等肿瘤治疗导致的B细胞大量消耗患者，病毒逆转录PCR检测通常会在较长时间内（数周至数月）显示新型冠状病毒阳性，且由于病毒进化加速和发生逃逸突变，持续感染往往难以治疗。因此，对于疑似新型冠状病毒感染的免疫抑制人群，需积极进行相关病原学检测及抗病毒治疗。

2. 在临床实践中，诊断困难的新型冠状病毒感染疑似病例行新型冠状病毒核酸检测时，下呼吸道样本优于上呼吸道样本。近期复旦大学附属中山医院感染病科已收治多例上呼吸道新型冠状病毒核酸检测阴性而痰检或灌洗液新型冠状病毒核酸检测阳性的疑难病例，最终通过抗病毒治疗后患者得到改善。此类病例提醒医生，在临床诊疗中需注意不同类型标本的检测差异及检测结果的假阴性问题。美国感染病学会（Infectious Diseases Society of American，IDSA）和世界卫生组织（World Health Organization，WHO）也推荐，对首次上呼吸道标本检测呈阴性但仍怀疑有下呼吸道新型冠状病毒感染的住院患者，使用下呼吸道标本进行新型冠状病毒核酸检测。下呼吸道标本应为排痰性咳嗽患者咳出的痰液，或插管患者的气管吸出物或支气管肺泡灌洗液。因此，对相关疑似病例需重视下呼吸道标本的送检。

3. 本病例确诊后的治疗过程相对较为简单，在针对性抗病毒治疗及激素抗炎治疗后，患者临床症状及影像学迅速改善，预后较好。但临床也面临免疫抑制宿主持续性新型冠状病毒感染、反复抗病毒治疗效果欠佳的问题；对于此类患者，可考虑3CL蛋白酶抑制剂（如奈玛特韦/利托那韦或先诺特韦/利托那韦）与RNA依赖的RNA聚合酶抑制剂（如莫诺拉韦或氢溴酸氘瑞米德韦）联合用药，并根据病情适当延长抗病毒疗程。

参考文献

[1] Hayden, MK, Hanson, KE, Englund, JA, et al. The Infectious Diseases Society of America guidelines on the diagnosis of COVID-19: antigen testing[J]. Clin Infect Dis, 2023: ciad032.

［2］Hensley MK, Bain WG, Jacobs J, et al. Intractable coronavirus disease 2019 (COVID-19) and prolonged severe acute respiratory syndrome coronavirus 2 (SARS-CoV-2) replication in a chimeric antigen receptor-modified T-cell therapy recipient: a case study[J]. Clin Infect Dis, 2021,

73(3): e815–e821.

［3］Scherer EM, Babiker A, Adelman MW, et al. SARS-CoV-2 evolution and immune escape in immunocompromised patients[J].N Engl J Med, 2022, 386(25): 2436–2438.

病例 17 花季少年发热、咽痛、扁桃体大，抗菌治疗竟无效

作者·缪 青 金文婷 马玉燕 黄小强
审阅·胡必杰 潘 珏

· 病史简介 ·

男性，17岁，江苏人，2020-10-19收入复旦大学附属中山医院感染病科。

■ 主诉

发热2周余。

■ 现病史

1. 2020-10-02患者受凉后出现乏力、腰部肌肉酸痛等不适症状，自觉发热（未测体温），偶有咳嗽，痰不易咳出，否认寒战、恶心、呕吐、腹痛等症状。自行口服中成药。

2. 2020-10-06因发热持续不缓解，至当地某医院就诊。查血常规示 WBC 7.98×10^9/L，N% 16.7%，L% 78.2%；CRP 14.46 mg/L，PCT 0.17 ng/mL；尿常规示蛋白质（1+）；D-二聚体10.07 mg/L；EBV-IgM阳性；血培养阴性；超声心动图未见瓣膜赘生物。外院予头孢尼西（1 g，静脉滴注，qd）和阿昔洛韦（250 mL，静脉滴注，q8 h）共治疗8天，效果不佳，发热无明显改善，T_{max} 39℃。2020-10-15辗转至盐城某医院，患者开始感觉咽部疼痛明显，当地查体见扁桃体肿大伴脓点，拟抗感染治疗后行手术。为明确诊断和进一步治疗，2020-10-19收入复旦大学附属中山医院感染病科。

■ 既往史及个人史

否认结核病史。

· 入院检查 ·

■ 体格检查

1. T 38.8℃，P 120次/分，R 24次/分，BP 130/83 mmHg。

2. 神志清，气平；心肺听诊无特殊，腹软，无压痛。扁桃体Ⅱ度肿大，有脓点，全身未扪及明显淋巴结。

■ 实验室检查

1. 血 常 规：WBC 9.06×10^9/L，N% 27%，L% 33%，EOS% 0，Hb 131 g/L，PLT 205×10^9/L，异型淋巴细胞百分比35%。

2. 炎症标志物：hsCRP 42.9 mg/L，ESR 12 mm/h，PCT 0.08 ng/mL。

3. 尿常规：蛋白质（1+），酮体（1+），尿胆原（1+），

WBC及隐血阴性。粪常规及隐血：阴性。

4. 生化：ALT/AST 86/48 U/L，其余无特殊。

5. 免疫球蛋白全套、补体：IgM 4.09 g/L，IgE 715 IU/mL，其余阴性。

6. 细胞免疫：B细胞百分比1.2%，T细胞百分比95.1%，CD4% 9.6%，CD8% 78.9%，CD4/CD8 0.1。

7. 心肌损伤标志物：阴性。

8. 自身抗体：ANA、ANCA、抗GBM、抗CCP抗体均阴性。

9. ASO 131 U/mL。

10. T-SPOT.TB A/B 0/0。血培养：阴性。

· 临床分析 ·

■ 病史特点

患者为男性青少年，急性起病，表现为发热伴咽痛，体检发现扁桃体Ⅱ度肿大，有脓点；血常规见白细胞正常范围，中性粒细胞降低，并见35%异型淋巴细胞；CRP稍增高，肝酶偏高，B超示淋巴结肿大及脾肿大；常规抗感染治疗后体温无明显下降。考虑不明原因发热。

■ 诊断分析

1. 急性化脓性扁桃体炎：该患者发热伴咽痛，扁桃体表面可见脓点，链球菌引起的急性化脓性扁桃体炎不除外，且不排除原位病灶太大导致常规抗感染效果不佳。但此病通常血白细胞及炎症标志物明显升高，很少伴有异型淋巴细胞及脾肿大，因此该诊断不完全成立。

2. 传染性单核细胞增多症：该患者为青少年，急性起病，表现为发热、咽痛、淋巴结及脾肿大，扁桃体可及脓点，实验室检查见异型淋巴细胞比例超过20%、肝酶增高、EBV IgM阳性。上述疾病表现需考虑传染性单核细胞增多症（infections mononucleosis，IM），但不除外其他病毒感染引起的类似综合征，需根据EB病毒核酸及抗体检测结果进一步明确。

3. 巨细胞病毒感染：巨细胞感染可导致类似EB病毒所致传染性单核细胞增多症的表现，但症状多数较轻，咽炎不突出。需要进一步完善巨细胞病毒核酸及抗体检测以鉴别。

4. 淋巴瘤：该患者发热伴淋巴结和脾大，淋巴瘤不除外。需要持续监测体温、指标变化及治疗反应情况，必要时完善PET/CT及骨髓穿刺等明确诊断。

进一步检查、诊治过程和治疗反应

■ 诊治过程

1. 2020-10-20 EBV-DNA及EBV-IgA/IgM阳性（图17-1）。考虑传染性单核细胞增多症，予伐昔洛韦（0.9 g，口服，tid）抗病毒治疗，辅以保肝、漱口、抗氧化等对症支持治疗，嘱多饮水，避免剧烈活动。

项 目	结 果	参 考 值
EB病毒壳抗体IgA	（+）阳性	
EB病毒壳抗体IgM	（+）阳性	
血浆EB病毒DNA	< 5.0 × 10³	5×10³拷贝/mL最低检出限：定量检测，采用实时荧光
单个核细胞EB病毒DNA	2.23 × 10⁵	5×10³拷贝/mL最低检出限：定量检测，采用实时荧光

图17-1 2020-10-20 EB病毒抗体及核酸结果

2. 2020-10-23血mNGS：检出EB病毒（核酸序列数22）（图17-2）。

种 名	覆盖度（%）	种相对丰度（%）	种序列数	种严格序列数
未确定型别的人类γ疱疹病毒4型（EBV）	4.04	98.04	142	22

图17-2 2020-10-23血mNGS示检出EB病毒核酸序列数22

3. 2020-10-23腹部及全身淋巴结B超：脾肿大；左肾结石；双侧腹股沟区见数枚低回声区，右侧最大17 mm × 6 mm，左侧最大21 mm × 4 mm。

4. 2020-10-26随访WBC 4.51 × 10⁹/L，N% 25%，L% 57%，异型淋巴细胞比例8%；CRP 6.8 mg/L，ESR 12 mm/h，PCT 0.06 ng/mL；ALT/AST 84/57 U/L；较入院时明显好转。患者体温正常，咽痛较前好转，无不适，予以出院。嘱出院后继续口服抗病毒治疗2周左右。

5. 图17-3为治疗过程中患者体温变化及用药情况。

6. 图17-4为治疗过程中患者炎症标志物变化情况。

■ 出院后随访

2020-11-16外院复查WBC 3.91 × 10⁹/L，N% 43%，L% 46.5%，未见异型淋巴细胞；CRP 1.11 mg/L；ALT/AST 21/26 U/L；未复查EBV-DNA及抗体。B超：颈部及腹股沟正常淋巴结，最大12 mm × 4 mm，肝脾无肿大。2020-11-16复查后停药，目前生活、学习如常。

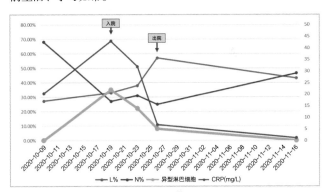

图17-4 患者炎症标志物变化情况

最后诊断与诊断依据

■ 最后诊断

传染性单核细胞增多症。

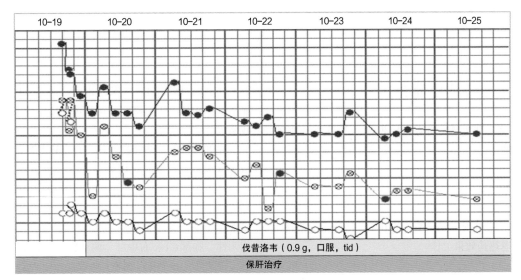

图17-3 治疗过程中患者体温变化及用药情况

■ 诊断依据

患者为青少年男性，急性起病，发热伴咽痛；体检发现扁桃体Ⅱ度肿大，有脓点，抗菌治疗无效。外周血异型淋巴细胞比例35%，肝酶异常，B超示全身多发（双侧腹股沟区）淋巴结及脾肿大，外周血EB病毒抗体及核酸均阳性。予以伐昔洛韦及支持治疗后，发热好转，扁桃体较前好转，异型淋巴细胞、肝酶降至正常，脾肿大恢复，故诊断明确。

经验与体会

1. 本例非常典型的传染性单核细胞增多症（IM）在成人不明原因发热的诊治中经常被漏诊。本例发热合并扁桃体肿大伴化脓，在外院被诊断为细菌性扁桃体炎，予抗菌药物并拟手术治疗。所谓化脓性扁桃体炎的患者中，有部分为IM，需要临床医生注意鉴别，特别是有些医院无法常规检测异型淋巴细胞比例及EB病毒，给诊断带来难度，需要根据ASO、WBC、抗感染治疗后患者的反应等综合判断，谨慎诊断能够有效避免抗菌药物的乱用及滥用，甚至避免不必要的手术。

2. IM发病高峰年龄在15～24岁，典型特征包括发热、咽炎、乏力及淋巴结肿大。其他发现包括脾肿大、腭部瘀斑。常见的实验室检查包括绝对或相对淋巴细胞增多，异型淋巴细胞比例升高及转氨酶水平升高。治疗主要以支持治疗为主，推荐使用对乙酰氨基酚或非甾体抗炎药缓解症状，同时补液及营养支持并充分休息。核苷酸类似物作为急性EB病毒感染的特异性治疗，能短期抑制口腔排出病毒，但尚无显著临床获益。绝大多数患者能顺利恢复，并产生持久免疫力。该患者临床特征符合典型的IM，在支持治疗的同时，

予以伐昔洛韦缩短口腔排毒，具有感控意义。

3. 该患者起病时有脾肿大。脾肿大见于50%～60%的IM患者，需嘱其避免剧烈运动，防止外伤或撞击引起脾破裂。自发或外伤性脾破裂是一种罕见但可能危及生命的并发症，发生率0.1%～0.2%。临床医生需牢记，脾破裂最有可能发生在症状出现后2～21天，首选为支持治疗，部分患者需要行脾切除；通常脾脏在第3周开始回缩，4周后脾破裂发生较为罕见，可恢复运动。

4. 该患者病程中出现扁桃体Ⅱ度肿大伴脓点形成，需密切监测扁桃体变化情况，及时处理。扁桃体周围脓肿或继发于软腭及扁桃体水肿的气道阻塞是IM的罕见并发症。对于即将发生气道梗阻的患者，需要予糖皮质激素治疗并且请耳鼻喉科会诊，临床症状缓解后激素应及时减量。

5. 该患者细胞免疫检查示CD4/CD8明显降低，符合此病的宿主免疫特点。症状发作后1～3周内，外周血中出现的异型淋巴细胞，主要是活化的CD8阳性T细胞，疾病的严重程度与CD8阳性淋巴细胞增多的数量及血液中EB病毒载量有关。尽管有这些控制初始感染的免疫应答，EB病毒感染仍有部分成为终身感染，出现潜伏期伴口腔排出EB病毒且周期性再激活，另外，细胞免疫应答不足可能导致EB病毒感染控制不佳或产生EB病毒诱导的恶性肿瘤。

参考文献

[1] Bartlett A, Williams R, Hilton M, et al. Splenic rupture in infectious mononucleosis: a systematic review of published case reports[J]. Injury, 2016, 47(3): 531–538.

[2] Balfour HH Jr, Odumade OA, Schmeling DO, et al. Behavioral, virologic, and immunologic factors associated with acquisition and severity of primary Epstein-Barr virus infection in university students[J]. J Infect Dis, 2013, 207(1): 80–88.

病例18 隐匿的发热元凶，幸好没放过

作者·李 娜 马玉燕 金文婷
审阅·胡必杰 潘 珏

· 病史简介 ·

男性，58岁，江苏人，2023-11-20收入复旦大学附属中山医院感染病科。

■ 主诉

反复发热1个月余。

■ 现病史

1. 2023-10-12出现发热，T_{max} 39.0℃，伴咽痛、咳嗽、咳白痰，口服退热药效果欠佳。

2. 2023-10-15至南通某三甲医院，查新型冠状病毒核酸阳性；WBC $2.62×10^9$/L，Hb 86 g/L，PLT $65×10^9$/L；CRP

21.94 mg/L，PCT、D-二聚体正常。胸部CT：两肺未见明显活动性病灶。予莫诺拉韦抗病毒，复查新型冠状病毒核酸转阴。

3. 2023-10-24再次发热，T_{max} 39.5℃，伴畏寒、寒战、咳嗽、咳黄痰。至南通另一家三甲医院就诊，查WBC $1.7×10^9$/L，N% 72.4%，Hb 78 g/L，PLT $87×10^9$/L；ESR 140 mm/h，PCT正常；G试验340 pg/mL，肺炎支原体抗体、EB病毒抗体、甲型流感病毒及新型冠状病毒核酸、自身抗体均阴性。胸部CT：右中肺、两下肺炎症。予哌拉西林/他唑巴坦抗感染，并予升白细胞、胸腺法新调节免疫，仍有高热。

4. 2023-10-27至上海某三甲医院，查WBC $2.75×10^9$/L，

N% 61.1%，L% 26.5%，Hb 97 g/L，PLT 106×10⁹/L；CRP 62 mg/L，ESR 111 mm/h，PCT 0.12 ng/mL；T-SPOT.TB A/B 0/0，G试验、GM试验、呼吸道病原体六联检测阴性。2023-10-30胸部CT（图18-1A）：两肺下叶炎症、渗出、双侧胸腔积液。腹部CT：肝硬化，脾肿大，腹腔中等量积液。予莫西沙星抗感染及升白细胞、利尿、免疫球蛋白调节免疫等治疗。2023-11-10随访胸部CT示两肺炎症较前吸收，予出院后继续口服莫西沙星。

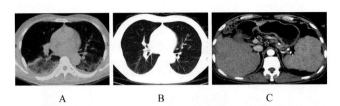

图18-1 2023-10-30外院及2023-11-21复旦大学附属中山医院CT

A. 2023-10-30外院胸部CT：两肺肺炎症、渗出；B. 2023-11-21胸部CT：右下肺后基底段结片灶；C.2023-11-21腹盆CT增强：慢性肝病，脾肿大伴多发钙化，门静脉高压，盆腔少量积液

5. 2023-11-16再次发热，T$_{max}$ 39.0℃。为明确反复发热原因，收入复旦大学附属中山医院感染病科。

■ 既往史及个人史

乙型病毒性肝炎30年。2002年确诊"肝细胞癌"并行"肝肿瘤及胆囊切除术"。2019年起因肝肿瘤复发伴肝硬化、食管-胃底静脉曲张，行伽马刀、脾栓塞、经导管动脉化疗栓塞和恩替卡韦抗病毒治疗。2023-03开始口服仑伐替尼靶向治疗至今。2023-08起信迪利单抗免疫治疗3次，末次治疗时间为2023-10-09。

· 入院检查 ·

■ 体格检查

1. T 36.4℃，P 107次/分，R 18次/分，BP 98/73 mmHg。

2. 神志清，精神可；全身皮肤无皮疹、出血点、瘀点、瘀斑等；未扪及浅表淋巴结肿大。双肺呼吸音清，未闻及干湿啰音；心律齐，各瓣膜区未闻及病理性杂音；腹软，无压痛、反跳痛，肝肋下未触及，脾肋下三横指，肝、肾区无明显叩痛，移动性浊音阴性；双下肢无水肿。

■ 实验室检查

1. 血常规：WBC 3.09×10⁹/L，N% 64.7%，L% 18.7%，Hb 89 g/L，PLT 60×10⁹/L。

2. 炎症标志物：CRP 27.5 mg/L，ESR > 120 mm/h，PCT 0.13 ng/mL。

3. 尿常规无特殊；粪隐血弱阳性。

4. 生化：TBiL/DBiL 35.6/15.3 μmol/L，ALT/AST 14/24 U/L，Alb 39 g/L；Cr 94 μmol/L。

5. 甲状腺功能：FT₄ 11.5 pmol/L，sTSH 6.08 μIU/mL。

6. T-SPOT.TB A/B 0/0（阴性/阳性对照 0/360）。G试验、

GM试验、EBV-DNA、CMV-DNA均阴性。呼吸道病原体六联（甲型/乙型流感病毒、呼吸道合胞病毒、人腺病毒、鼻病毒、肺炎支原体）核酸阴性；新型冠状病毒核酸阴性。

7. 细胞免疫：淋巴细胞数 549/μL，CD4 207/μL。

8. 细胞因子：TNF 46 pg/mL，IL-1β 7.2 U/mL，IL-2R 5 023 U/mL，IL-6 57.7 pg/mL，IL-10 77.9 pg/mL。

9. 免疫固定电泳：阳性（IgM-κM带）。肿瘤标志物阴性。

10. 自身抗体：ANA 1 : 100，其余均阴性；HLA-B27阴性。

■ 辅助检查

1. 心电图：正常。

2. 超声心动图：各瓣膜区未见赘生物。

3. 胸部CT（图18-1B）：右下肺后基底段结片灶，两肺少量稍偏慢性炎症，双侧胸腔少量积液。

4. 腹盆CT增强（图18-1C）：慢性肝病，脾肿大伴多发钙化，门静脉高压，肝左内叶体积缩小伴肝内胆管轻度扩张，盆腔少量积液。

· 临床分析 ·

■ 病史特点

患者为中年男性，有肝恶性肿瘤（malignant tumor，MT）综合治疗、乙型病毒性肝炎肝硬化基础，亚急性病程，主要表现为反复高热，病初伴咳嗽、咳痰；外周血全血细胞减少，炎症标志物ESR、CRP升高，新型冠状病毒核酸阳性；CT示两肺炎症、慢性肝病、脾肿大、中等量腹腔积液；抗新型冠状病毒治疗及莫西沙星抗感染治疗后新型冠状病毒转阴、两肺炎症吸收，但仍反复高热，随访外周血全血细胞持续减少，免疫固定电泳阳性（IgM-κM带）。起病前3天有肿瘤免疫治疗史。符合不明原因发热诊断，病因考虑如下。

■ 诊断分析

1. 感染性发热：患者属免疫抑制人群，易发生感染且迁延不愈。本次病程中曾有新型冠状病毒感染，但目前新型冠状病毒及甲型/乙型流感病毒核酸阴性，暂不考虑新型冠状病毒复阳或甲型/乙型流行性感冒。随访CT示两肺病灶基本吸收，亦除外肺部感染的病因。患者本身有慢性肝病基础、脾肿大、全血细胞减少、腹腔积液可能为脾功能亢进所致；继发感染（如自发性细菌性腹膜炎）可有发热，但患者无腹痛、腹膜刺激征，CT示仅少量盆腔积液，无法获取腹腔积液标本送检，可考虑行血培养、血mNGS检查。此外，尚需考虑全身性感染病原体如布鲁菌、新型布尼亚病毒、立克次体等，但该患者无相关流行病学史，无皮疹、焦痂等表现，必要时可送检相关病原体核酸或抗原抗体检查以排除诊断。

2. 肿瘤性发热：患者为中年男性，病程1个月余，主要表现为反复发热伴全血细胞减少；病程中有新型冠状病毒感染、两肺炎症，经抗新型冠状病毒及抗细菌治疗后新型冠状病毒核酸转阴、两肺炎症吸收后，仍反复发热，需考虑肿瘤

性病因可能。患者本身有肝恶性肿瘤综合治疗、肝硬化门静脉高压基础，肝肿瘤复发进展也可导致长期发热，慢性肝病致脾功能亢进可解释脾肿大、全血细胞减少、腹腔积液。此外，免疫固定电泳阳性且为IgM单克隆条带，也需高度怀疑血液系统恶性肿瘤。必要时行骨髓穿刺活检、PET/CT等检查以明确诊断。

3. 非感染性炎性：如药物热等。3% ~ 5%的药物不良反应可表现为发热，该患者长期服仑伐替尼靶向治疗，起病前2个月开始信迪利单抗免疫治疗（末次治疗时间为起病前3天）。信迪利单抗为肝细胞癌一线免疫检查点抑制剂，研究表明其可能引起发热、贫血、血细胞减少、肝功能异常、呼吸道感染等免疫相关不良反应（immune related adverse event, irAE），但该诊断为排他性的。该患者自身抗体无明显异常，HLA-B27阴性，需考虑成人斯蒂尔病可能，但其无皮疹等表现，可能性相对较小。

进一步检查、诊治过程和治疗反应

▣ 诊治过程

1. 2023-11-20发热，T_{max} 39.0℃，伴头痛。查血培养、血mNGS。予退热、升白细胞、利尿等支持治疗。

2. 2023-11-21体温降至正常，痰涂片找细菌、真菌、抗酸杆菌阴性，XPERT.TB阴性。

3. 2023-11-22加用厄他培南（1g，静脉滴注，qd）抗感染。

4. 2023-11-23痰细菌、真菌培养（2023-11-20采样）阴性。头颅MRI增强：阴性。

5. 2023-11-24抗感染治疗第3天，患者再次发热，T_{max} 37.7℃。随访WBC 2.3×10^9/L，N% 40.4%，L% 34.8%，Hb 70 g/L，PLT 76×10^9/L；CRP 20.2 mg/L，ESR 11 mm/h，PCT 0.04 ng/mL；Alb 28 g/L。予补充白蛋白。

6. 2023-11-25血培养及血mNGS（2023-11-20采样）：阴性。

7. 2023-11-27患者反复发热，原因不明，抗感染无效，停用厄他培南；结合全血细胞进行性下降，免疫固定电泳阳性，考虑血液系统疾病不除外，行骨髓穿刺活检。

8. 2023-11-28骨髓活检初步病理：（骨髓）送检骨髓组织镜下造血组织与脂肪组织比约占80%，造血组织增生，三系细胞均可见到，造血组织内可见到较多异常细胞，考虑肿瘤性病变，待免疫组织化学。

9. 2023-11-28骨髓细胞学：骨髓增生活跃，粒、红、巨核三系增生均活跃，红系伴脱核迟缓现象，粒、巨核二系尚可；淋巴细胞比例升高，约占30.5%，以中等偏小的成熟样淋巴细胞为主，部分可见浆样分化，且偶见幼稚淋巴细胞；组织嗜碱细胞略易见。结合临床，考虑淋巴细胞增殖性肿瘤可能，淋巴浆细胞淋巴瘤/华氏巨球蛋白血症（lymphoplasmacytic lymphoma/Waldenström macroglobulinemia, LPL/WM）待排除。骨髓流式细胞检查提示B细胞限制性表达。

10. 2023-11-28 PET/CT（图18-2）：① 考虑为淋巴造血系统肿瘤累及骨髓；② 肝脏恶性肿瘤综合治疗后改变，肝内未见明显糖代谢异常升高灶；③ 脾脏增大伴钙化；③ 两肺慢性炎症。

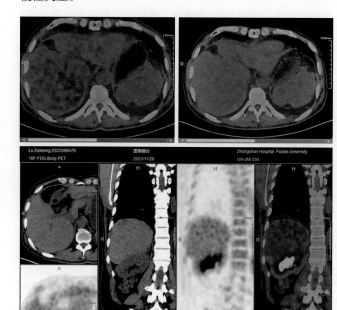

图18-2　2023-11-28 PET/CT：骨髓腔内弥漫性密度增高伴糖代谢升高，糖代谢较高处位于腰椎，SUV_{max}约为4.1，考虑淋巴造血系统肿瘤累及骨髓

11. 2023-11-28血液科会诊：患者检查示中度贫血，免疫固定电泳阳性，为IgM单克隆条带；骨髓细胞学提示LPL/WM可能，流式细胞检查提示B细胞限制性表达；考虑慢性B细胞淋巴细胞增殖性疾病（B-cell chronic lymphoproliferative disorder, B-CLPD）（LPL/WM可能）可解释患者的反复发热、全血细胞减少。

12. 2023-11-30骨髓活检病理（2023-11-27送检）：考虑浆细胞来源于增生B淋巴细胞浆细胞转化可能，B淋巴细胞肿瘤性增生，B细胞淋巴瘤累及骨髓。*MYD88 L265P/rs387907272*基因检测结果：未检测到突变。随访WBC 2.01×10^9/L，N% 51.4%，L% 29.2%，Hb 69 g/L，PLT 112×10^9/L；CRP 20.2 mg/L，ESR > 120 mm/h，PCT < 0.02 ng/mL；Alb 32 g/L。

13. 2023-12-01血液科随诊，与患者家属充分沟通后续治疗方案，并告知肝脏肿瘤靶向药物可能与淋巴瘤治疗药物相互作用等。患者及家属表示知晓，由于个人原因，要求出院后择期再至血液科进行后续治疗。

14. 2023-12-04出院，建议限期至血液科治疗。

▣ 出院后随访

出院后未患者再发热，血液科治疗与随访中。

最后诊断与诊断依据

▣ 最后诊断

1. 慢性B淋巴细胞增殖性疾病（B-CLPD），倾向淋巴浆细胞淋巴瘤/华氏巨球蛋白血症（LPL/WM）。

2. 肝恶性肿瘤综合治疗。

3. 肝硬化（Child-Pugh B级）。

■ 诊断依据

患者为中年男性，有肝恶性肿瘤复发综合治疗、肝硬化（Child-Pugh B级）基础，亚急性病程，起病前3天有肝肿瘤免疫治疗史。主要表现为反复高热，病初伴咳嗽、咳痰；外周血全血细胞减少，炎症标志物ESR、CRP升高。病程中有新型冠状病毒感染、肺部感染，但经抗新型冠状病毒和抗细菌治疗症状好转、肺部炎症基本吸收后，仍反复高热。随访外周全血细胞进行性降低，免疫固定电泳阳性（为IgM单克隆条带），血培养及血mNGS阴性；CT示慢性肝病及脾肿大，PET/CT考虑为淋巴造血系统肿瘤累及骨髓；骨髓流式细胞检查提示B细胞限制性表达；骨髓穿刺细胞学及病理诊断证实为B细胞淋巴瘤累及骨髓；经血液科会诊，结合骨髓MICM分型，考虑诊断为慢性B淋巴细胞增殖性疾病（B-CLPD），倾向淋巴浆细胞淋巴瘤/华氏巨球蛋白血症（LPL/WM）。

· 经验与体会 ·

1. 该患者反复高热病程1个月余，结合病史，符合不明原因发热（fever of unknown origin，FUO）诊断。典型的FUO病因大多分为3类：感染、结缔组织病、恶性肿瘤。感染性病因中最常见的是结核（34%），其他包括布鲁菌病（10%）、心内膜炎（8%）和脓肿（7%）。风湿性疾病病因中，中、青年人的成人斯蒂尔病和老年人的巨细胞动脉炎最常见。而恶性肿瘤病因中最常见为血液系统肿瘤（淋巴瘤、白血病），其次为肾细胞癌、肝细胞癌或其他转移至肝脏的肿瘤。

2. 本例患者入院前曾有新型冠状病毒感染，后出现肺炎，经抗病毒、抗细菌治疗后好转。入院后虽短暂发热，但常规检查未发现明确感染靶点，包括肺炎也已吸收，经抗感染及对症支持治疗后体温正常，炎症及生化指标好转。似乎

诊疗可以告一段落，但仔细辨别，会发现患者的发热并无规律，入院后检查未找到确切感染依据，据复旦大学附属中山医院感染病科近年来FUO诊治经验，需高度怀疑肿瘤性病因。患者本身有肝恶性肿瘤复发综合治疗、肝硬化基础，可以解释发热、全血细胞减少、脾肿大，但免疫固定电泳阳性且为IgM单克隆条带，需高度怀疑血液系统肿瘤，后经骨髓活检，病理证实为B细胞淋巴瘤累及骨髓。此外，PET/CT是血液系统肿瘤诊断和疗效评估的重要工具，对于疑难FUO病例，可以极大提高诊断效率。

3. B细胞淋巴瘤分型众多，预后和治疗取决于淋巴瘤的具体类型及分期、分级。本例患者经PET/CT检查未发现其他明显糖代谢异常灶，故暂未能行组织穿刺活检明确B细胞淋巴瘤的具体分型。结合患者骨髓MICM分型，血液科会诊考虑为慢性B淋巴细胞增殖性疾病（B-CLPD），倾向淋巴浆细胞淋巴瘤/华氏巨球蛋白血症（LPL/WM）。LPL/WM属于惰性B细胞淋巴瘤，发展相对缓慢，中位发病年龄为60岁，常累及骨髓、淋巴结和脾，表现为全血细胞减少，淋巴结和脾肿大，大多数患者伴有单克隆免疫球蛋白增多，绝大多数为IgM型。该患者有贫血、血小板减少、发热等表现，有治疗指征。但患者同时患有两种恶性肿瘤，现服用的肝肿瘤靶向药物仑伐替尼可能与淋巴瘤治疗药物（伊布替尼）存在相互作用，需血液科及肝肿瘤科综合评估以尽快制订后续治疗方案。

参考文献

[1] 中华医学会血液学分会白血病淋巴瘤学组，中国抗癌协会血液肿瘤专业委员会，中国慢性淋巴细胞白血病工作组. B细胞慢性淋巴增殖性疾病诊断与鉴别诊断中国专家共识（2018年版）[J]. 中华血液学杂志，2018, 39（5）：359-365.

[2] Liu B, Ma R, Shum E, et al. FDG-PET/CT for investigation of pyrexia of unknown origin: a cost of illness analysis[J]. Eur J Nucl Med Mol Imaging, 2024,5 1(5): 1287-1296.

[3] Wright WF, Betz JF, Auwaerter PG. Prospective studies comparing structured vs nonstructured diagnostic protocol evaluations among patients with fever of unknown origin: a systematic review and meta-analysis[J]. JAMA Netw Open, 2022, 5(6): e2215000.

第二章
发热伴咳嗽、咳痰

作者·张 尧 金文婷 马玉燕 陈 翔
审阅·胡必杰 潘 珏

病例19 冬季再遇重症肺炎，病原体你考虑到了吗?

· 病史简介 ·

男性，65岁，上海崇明人，2020-12-28收入复旦大学附属中山医院感染病科。

■ 主诉

发热、咳嗽6天，气急2天。

■ 现病史

1. 2020-12-22患者劳累后出现发热，T_{max} 39.6℃，无寒战，伴有干咳、头晕、恶心，呕吐胃内容物2次，无胸闷、胸痛、腹痛、腹泻等。2020-12-23至外院，查血WBC 9.9×10^9/L，N% 81.8%，Hb 108 g/L，PLT 197×10^9/L；PCT 2.78 ng/mL，ESR 105 mm/h，CRP 185.6 mg/L；ALT/AST 6/12 U/L，Alb 28 g/L，Cr 309 μmol/L；CEA 9.17 ng/mL，CA19-9阴性；HbA₁C 11.2%。头颅MRI平扫：两侧放射冠区缺血灶，老年脑改变。双侧颈椎动脉B超：两侧颈动脉内壁粥样硬化斑块形成。腹部B超：肝、胆、胰、脾、肾未见明显异常。

2. 2020-12-24胸部CT平扫：左下肺炎症，左侧极少量胸腔积液，纵隔多发稍大淋巴结（图19-1）。考虑"社区获得性肺炎、腔隙性脑梗、急性胃肠炎、慢性肾功能不全、2型糖尿病、高血压"，先后予头孢他啶、哌拉西林/他唑巴坦、美罗培南抗感染，并予抗血小板、降血糖、抑酸等治疗；患者仍反复发热，T_{max} 波动在 $38.0 \sim 39.3$℃，并出现气急。

3. 2020-12-26转至复旦大学附属中山医院急诊。查WBC 13.96×10^9/L，N% 91.2%，Hb 103 g/L，PLT 133×10^9/L；CRP > 90 mg/L；ALT/AST 27/50 U/L，Alb 33 g/L，Cr 371 μmol/L；D-二聚体3.16 mg/L；血气分析（鼻导管吸氧3 L/min）示 PaO_2 67.7 mmHg，$PaCO_2$ 20.4 mmHg。予美罗培南、莫西沙星抗感染，患者无黏液脓血便、腹痛，仍有发

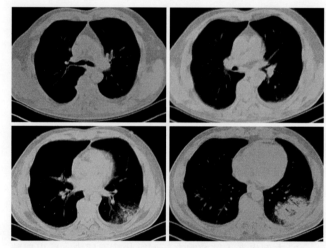

图19-1 2020-12-24胸部CT平扫：左肺下叶团片样模糊实变影，内见支气管充气征

热，T_{max} 39.3℃。

4. 2020-12-28患者低氧血症明显，伴D-二聚体升高。行肺动脉CTA：左下肺前基底段动脉分支少许栓塞，左上肺后段动脉分支可疑栓子；左下肺炎症，两侧胸腔积液（图19-2）。随访血WBC 10.42×10^9/L，N% 86.4%，Hb 88 g/L，PLT 17×10^9/L；Cr 342 μmol/L。为进一步治疗，收入复旦大学附属中山医院感染病科。

5. 病程中，患者精神、睡眠、胃纳差，有腹泻，小便正常，体重无明显变化。

■ 既往史及个人史

1. 糖尿病病史20余年，目前精蛋白锌重组人胰岛素注射液（30R）（优泌林70/30）早22U晚18U治疗，血糖控制欠佳，空腹血糖15 mmol/L。高血压病史10余年，口服氨氯地平片治疗，血压控制在 $150 \sim 160/90$ mmHg；口服阿司匹林抗血小板。否认冠状动脉粥样硬化性心脏病等。

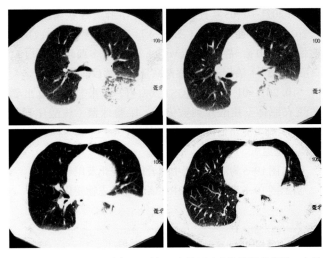

图19-2 2020-12-28胸部CT平扫：左肺下叶大片模糊实变影，内见支气管充气征，较前明显增多

2. 患者为菜场羊肉摊老板，家中饲养4只鸡，隔壁邻居饲养鸽子。吸烟30余年，每天20支。否认长期大量饮酒史。

入院检查

体格检查

1. T 37.8℃，P 88次/分，R 28次/分，BP 140/65 mmHg。
2. 精神萎，急性面容，呼吸急促，左下肺可闻及湿啰音，心律齐，心瓣膜区未闻及杂音，腹部平软，无压痛，双下肢不肿。

实验室检查

1. 血气分析（面罩吸氧5 L/min）：PaO_2 69.0 mmHg，$PaCO_2$ 20.0 mmHg。
2. 血常规：WBC $8.42×10^9$/L，N% 89.0%，Hb 83 g/L，PLT $17×10^9$/L。
3. 炎症标志物：hsCRP 329.3 mg/L，ESR 71 mm/h，PCT 4.08 ng/mL，铁蛋白＞2 000 ng/mL。
4. 生化：TBiL/DBiL 3.3/1.9 μmol/L，ALT/AST 102/368 U/L，Alb 22 g/L，Cr 335 μmol/L，$Na^+/K^+/Cl^-$ 129/4.3/102 mmol/L，CK 37 U/L，CK-MM 260 U/L，CK-MB 77 U/L。
5. HbA_1C 11.4%；随机血糖17.0 mmol/L。
6. 凝血功能：PT 12.3s，INR 1.09，APTT 31.3s，D-二聚体10.12 mg/L。
7. TSPOT.TB A/B 0/0；G试验、血隐球菌荚膜抗原阴性。
8. 肿瘤标志物：CEA 12.9 ng/mL，AFP、CA19-9、NSE、SCC、CYFRA21-1均阴性。
9. 免疫球蛋白：IgE 428 IU/mL，IgA、IgG、IgM正常。免疫固定电泳、自身抗体均阴性。
10. 细胞免疫：CD4/CD8 2.2，CD4 177/μL，CD8 79/μL。
11. 细胞因子：TNF 32.9 pg/mL，IL-1β 5.7 pg/mL，IL-2R 2 128 U/mL，IL-6 60.8 pg/mL，IL-8 57 pg/mL，IL-10 8.3 pg/mL。

临床分析

病史特点

患者为老年男性，急性病程，主要表现为高热、咳嗽、气促、腹泻。血WBC、ESR、CRP、PCT等炎症标志物明显升高，肝酶升高，肾功能不全。患者有低氧血症，胸部CT见左下肺渗出及大片实变，先后予头孢他啶、哌拉西林/他唑巴坦、美罗培南抗感染，效果不佳，病情进行性加重，仅隔4天复查CT见肺内病灶明显进展；同时伴血小板进行性减少，肿瘤标志物CEA升高，有禽鸟类接触史。诊断及鉴别诊断考虑如下。

诊断分析

1. 社区获得性肺炎：患者为老年男性，有高热、咳嗽、低氧血症，血炎症标志物明显升高，影像学提示左下肺病灶进展较快，以渗出和实变为主，符合社区获得性肺炎的诊断。病原学考虑如下。

• 细菌性肺炎：常见病原体包括肺炎链球菌、流感嗜血杆菌、卡他莫拉菌等。但患者无黄痰，先后予头孢他啶、哌拉西林/他唑巴坦、美罗培南抗感染，不但无效，反而病情持续进展，不符合上述细菌感染特点。入院可完善痰培养、痰mNGS等寻找病原学依据。

• 非典型病原体肺炎：患者急性肺炎，高热、气促，低氧血症明显，有头晕、腹泻等肺外非特异性症状，肝酶、肌酶升高，炎症标志物明显升高；β-内酰胺类治疗无效，影像学显示左下肺病灶明显进展，需考虑支原体、衣原体、军团菌等非典型病原体所致的肺炎可能。患者冬季发病，非军团菌好发季节；结合患者有鸽子接触史，且病情较重，需要怀疑鹦鹉热衣原体肺炎的可能。可采集痰液或支气管镜采集下呼吸道标本和血标本行mNGS检测，以明确病原体。

• 病毒性肺炎：冬季出现急性肺炎，肝酶、肌酶升高，有禽鸟类接触史，抗细菌治疗4天无效，症状进行性加重，胸部CT示左下肺病灶短期（4天）内快速进展，需考虑病毒性肺炎如新型冠状病毒感染、腺病毒感染、禽流感等可能。患者PCT明显升高，胸部CT不符合典型病毒性肺炎影像学表现，故目前病毒性肺炎依据不足，可完善甲型流感病毒/乙型流感病毒抗原、呼吸道标本行病毒核酸PCR检测和mNGS检查进一步明确或排除。

• 真菌感染：患者有鸽子和鸡接触史，抗细菌治疗4天仍有高热，需要考虑真菌感染（尤其是肺隐球菌感染）可能。但患者毒性症状明显，病程进展较快，血隐球菌荚膜抗原阴性，不支持肺隐球菌感染。

2. 肺肿瘤合并感染：患者肿瘤标志物CEA明显升高，需警惕肺或胃肠道恶性肿瘤合并感染可能，可进一步完善支气管镜、胃肠镜以明确或排除诊断。

3. 肺原发性淋巴瘤：患者高热、气促，短期内出现肝功能不全、血小板减少、贫血加重，CEA升高，肺部病灶进展迅速，需警惕肺原发性淋巴瘤可能。可进一步完善支气管镜或经皮肺穿刺、骨髓穿刺、PET/CT 等明确或排除诊断。

进一步检查、诊治过程和治疗反应

1. 2020-12-28 行血培养和血 mNGS 后立即予多西环素（0.1 g，口服，q12 h）+ 美罗培南（0.5 g，静脉滴注，q8 h）抗感染；辅以吸氧、补充白蛋白、止咳、化痰、保肝、护肾、抑酸、升血小板、止泻、调节肠道菌群、降血糖、降压等对症支持治疗。

2. 2020-12-29 复查血 WBC 8.77×10^9/L，N% 85.6%，Hb 90 g/L，PLT 10×10^9/L。血小板进行性下降，考虑重症感染炎症风暴所致，停阿司匹林口服，未予低分子肝素抗凝；加用甲泼尼龙（40 mg，静脉滴注，qd）抗炎，免疫球蛋白（20 g，静脉滴注，qd）× 3 天，胸腺法新（1.6 mg，皮下注射，biw）调节免疫治疗，并完善骨髓穿刺活检进一步排查血液系统疾病。

3. 2020-12-30 患者发热、咳嗽、气急症状明显好转，仍有腹泻，每日解水样便 5 ~ 6 次，考虑艰难梭菌感染不能除外，加用万古霉素（0.125 g，口服，qid）治疗。

4. 2020-12-31 复查血 WBC 12.94×10^9/L，N% 93.6%，Hb 82 g/L，PLT 22×10^9/L，hsCRP 72.9 mg/L，ESR 71 mm/h，PCT 0.86 ng/mL；ALT/AST 30/22 U/L，Cr 233 μmol/L；D-二聚体 3.59 mg/L；均较前好转。

5. 2020-12-31 骨髓涂片：骨髓增生尚活跃，巨核系增生明显活跃，片中吞噬性组织细胞略易见，偶见吞噬血细胞现象。骨髓活检病理：未见明确的恶性肿瘤征象。请血液科会诊，考虑为重症感染后合并炎症风暴，经治疗后患者血小板较前已回升，提示治疗有效。

6. 2020-12-31 血 mNGS：检出鹦鹉热衣原体核酸序列数 21（图 19-3）。

7. 2021-01-02 粪培养阴性；患者腹泻好转，停万古霉素。

8. 2021-01-04 复查 PaO_2 86.0 mmHg（面罩吸氧 5 L/min）；WBC 8.28×10^9/L，N% 80.1%，Hb 86 g/L；CRP 8.2 mg/L，ESR 47 mm/h，PCT 0.15 ng/mL；CEA 12.6 ng/mL。

9. 2021-01-05 复查胸部 CT：左下肺大片状高密度影，较 2020-12-28 明显缩小（图 19-4）。停用美罗培南，改用头孢他啶（2.0 g，静脉滴注，q12 h），继续多西环素（0.1 g，口服，q12 h）治疗，激素逐渐减量，继续目前其他治疗。

10. 2021-01-06 痰 mNGS（2021-12-28 采样）：检出鹦鹉热衣原体（核酸序列数 951）、屎肠球菌（核酸序列数 5 672）、肺炎克雷伯菌（核酸序列数 1 703）（因为科研项目，故检测延迟）。

11. 图 19-5 为治疗过程中患者体温变化及用药情况。

12. 图 19-6 为治疗过程中患者炎症标志物变化情况。

属名	属相对丰度（%）	属严格序列数	种名	种相对丰度（%）	种序列数	种严格序列数
衣原体属	1.12	36	鹦鹉热衣原体	0.123 4	38	21

图 19-3　2020-12-31 血 mNGS（2020-12-28 采样）：鹦鹉热衣原体，种严格序列数 21

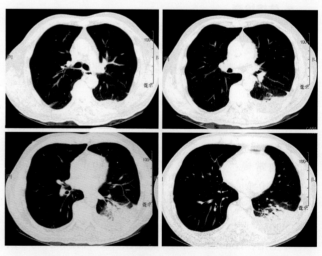

图 19-4　2021-01-05 胸部 CT 平扫：左下肺病灶明显吸收

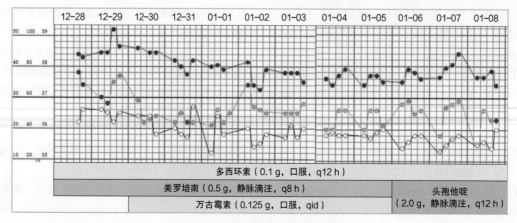

图 19-5　患者治疗前后体温变化情况

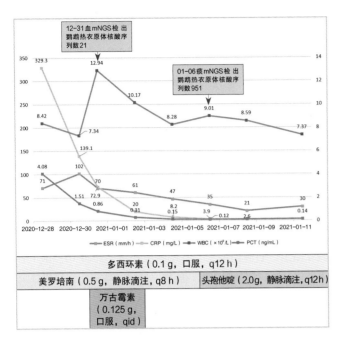

图19-6 患者治疗前后炎症标志物变化情况

最后诊断与诊断依据

■ 最后诊断

1. 社区获得性肺炎：鹦鹉热衣原体引起，合并细菌感染可能性大。
2. 慢性肾功能不全急性加重。
3. 2型糖尿病。
4. 高血压。

■ 诊断依据

患者为老年男性，急性病程，临床表现为高热、咳嗽、气促、腹泻；多次查炎症标志物明显升高，血气分析示明显低氧血症，胸部CT示左下肺大片渗出和实变病灶；β-内酰胺类抗细菌药物效果不佳，病灶进展，并出现血小板下降；予多西环素联合美罗培南抗感染后体温很快降至正常，炎症标志物明显下降；复查CT病灶明显吸收，查痰及血mNGS均检出鹦鹉热衣原体核酸序列；患者有禽鸟类接触史，故鹦鹉热衣原体引起的社区获得性肺炎诊断成立。病程中血WBC、PCT明显升高，痰mNGS同时检出屎肠球菌和肺炎克雷伯菌，考虑合并细菌感染可能性大。患者起病初期血肌酐即明显升高，抗感染治疗病情好转后血肌酐有所下降，但仍高于正常值，考虑患者既往有糖尿病病史，长期血糖控制不佳，不排除既往有慢性糖尿病肾病而此次感染后急性加重的可能。

经验与体会

1. 人吸入含鹦鹉热衣原体的气溶胶或粉尘后可导致鹦鹉热衣原体感染，常表现为突然发热、明显头痛和干咳，也可出现咽炎、肌肉酸痛、腹泻和精神改变，称为鹦鹉热；通常，带菌或发病的鸟类或家禽、含菌的分泌物或排泄物所污

染的环境、羽毛及尘埃等均可成为传染源。文献及笔者的经验均表明，鹦鹉热衣原体引起的肺炎可能相当严重而出现重症化，可导致多脏器功能不全，包括呼吸衰竭、血尿、蛋白尿、急性肾功能不全、血小板减少性紫癜、继发于噬血细胞综合征的全血细胞减少、精神症状等，尤其是老年患者。因此，对于β-内酰胺类治疗无效的，尤其是有重症倾向的社区获得性肺炎，鉴别诊断时应该考虑到该病可能，经验性覆盖鹦鹉热衣原体并及早治疗干预，以防止重症化。本例患者为老年男性，急性高热、干咳起病，有头晕、腹泻等非特异性症状，β-内酰胺类无效，病灶持续进展，且出现肝肾功能不全、血小板减少，有禽鸟类接触史，需考虑到该病可能，故入院时立即加用了对鹦鹉热衣原体有效的多西环素口服，从而使患者得到及时治疗。

2. 鹦鹉热衣原体肺炎临床表现缺乏特异性，与其他病原体引起的社区获得性肺炎相似；影像学亦缺乏特异性；以往缺少有效、特异的诊断技术，确诊较为困难，易漏诊或误诊。近年来，复旦大学附属中山医院感染病科共收治了6例鹦鹉热衣原体肺炎，mNGS均快速、精准地检出了鹦鹉热衣原体核酸序列，显示出很高的敏感性及特异性，使鹦鹉热衣原体肺炎的诊断得以快速证实。同时，该检查可明确合并的病原体，给治疗添了信心，并指导抗菌药物的合理应用，尤其是对于病情较重或进展较快的患者。本例患者痰及血标本一致检出鹦鹉热衣原体，四环素类治疗后体温快速下降、炎症标志物下降，最终得以确诊。

3. 该患者有长期吸烟史，口腔卫生较差，且病灶为左下肺后坠部位，WBC、PCT明显升高，短期内病情加重，收入复旦大学附属中山医院感染病科时已出现明显低氧血症，医生亦担心合并其他病原体感染或细菌耐药可能，故入院后继续美罗培南抗感染方案；血和痰mNGS除检出鹦鹉热衣原体核酸序列外，还检测到屎肠球菌、肺炎克雷伯菌核酸序列；后续患者体温很快降至正常，复查炎症标志物明显下降，胸部CT示左下肺病灶有吸收，予降阶梯为头孢他啶。

4. 本病治疗首选四环素类，包括多西环素、米诺环素，次选大环内酯类；氟喹诺酮类对鹦鹉热衣原体有效，但疗效可能远不如四环素和大环内酯类。临床医生需认识到该点，尤其是使用氟喹诺酮经验性诊治社区获得性肺炎疗效不佳时，需考虑到鹦鹉热衣原体感染可能，应积极完善病原学检查并及时调整抗感染方案。本例患者病初的治疗方案并未覆盖不典型病原体，病情持续进展，入院后经验性加用多西环素覆盖非典型病原体，4天后病情明显好转。鹦鹉热衣原体肺炎肺部病灶吸收较慢，平均为6周，长的可达20周；文献表明，鹦鹉热治疗后的复发率可高达21%，疗程应不少于10～14天，根据笔者的经验，推荐疗程为2～3周，以确保治疗有效和预防复发。

参考文献

[1] Balsamo G, Maxted AM, Midla JW, et al. Compendium of measures to

control chlamydia psittaci infection among humans (psittacosis) and pet birds (avian chlamydiosis), 2017[J]. J Avian Med Surg, 2017, 31(3): 262–282.

[2] Balsamo G, Maxted AM,Hogerwerf L, et al. Chlamydia psittaci (psittacosis) as a cause of community-acquired pneumonia: a systematic

review and meta-analysis[J]. Epidemiol Infect, 2017, 145(15): 3096–3105.

[3] Stewardson AJ, Grayson ML. Psittacosis[J]. Infect Dis Clin North Am, 2010, 24(1): 7–25.

病例20 "血"上加霜，愈演愈烈的肺炎，一镜钳出"元凶"

作者·李 娜 马玉燕 金文婷 张羽仪
审阅·胡必杰 潘 珏

病史简介

女性，59 岁，浙江人，2021-01-25 收入复旦大学附属中山医院感染病科。

■ 主诉

反复发热、咳嗽、咳痰 1 年。

■ 现病史

1. 2019-10 患者无诱因出现头晕、乏力，偶有干咳。当地查胸部 CT：两肺炎症性病变，右肺上叶小结节。对症治疗后无好转。

2. 2020-01-08 于江苏某三甲医院诊断"急性 B 淋巴细胞白血病"。2020-01-13 至 2020-02-11 行长春新碱 + 柔红霉素 + 环磷酰胺 +L- 门冬酰胺酶 + 泼尼松（vncristine+daunorubicin+cyclophosphamide+L-asparaginase+prednisone，VDCLP）方案第一周期化疗。2020-01-21 化疗期间出现发热，T_{max} 42℃，考虑粒细胞缺乏伴感染，予比阿培南 + 万古霉素 + 伏立康唑抗感染，患者仍反复高热。2020-02-04 调整为替加环素 + 万古霉素 + 伏立康唑，1 周后体温降至正常，但咳嗽加重，并出现痰中带血，伴有后背疼痛，程度不重。2020-02-11 胸部 CT：右肺感染伴右侧胸腔积液。因患者出现肝损害而停伏立康唑，改卡泊芬净抗真菌。

3. 2020-02-21 复查胸部 CT：两肺感染，右肺上叶大片实变、磨玻璃影，右肺门影增大。2020-02-24 停卡泊芬净，再次改为伏立康唑抗真菌。2020-03-02 胸部 CT：两肺感染，右肺上叶大片实变、磨玻璃影，右肺门影增大，右侧胸腔积液。调整为莫西沙星 + 伏立康唑继续抗感染，患者咳嗽、咳痰无改善，偶咳少许暗红色痰。

4. 2020-03-09 再次出现发热，T_{max} 40℃。2020-03-11 胸部 CT：右肺上叶脓肿形成。2020-03-19 行支气管镜检查，肺泡灌洗液 mNGS 检出少量口腔定植菌群及 EB 病毒核酸序列，调整抗感染方案为比阿培南 + 阿昔洛韦，咳嗽、咳痰稍好转，体温逐渐降至正常。2020-04-18、2020-05-02 分别随访胸部 CT 均示右上肺脓肿病灶较前逐步吸收。

5. 2020-07-27 仍偶有咳嗽、咳痰，伴右背痛。当地复查胸部 CT：右肺上叶大片状实变并厚壁空洞，邻近胸椎及肋骨骨质破坏，胸椎旁软组织肿胀，考虑肉芽肿性炎（结核或

曲霉感染可能），两肺多发斑片密度增高影及结节影，纵隔多发结节，右肺门增大，右侧胸腔积液。2020-07-30CT 引导下行右肺病灶穿刺活检，病理：纤维结缔组织伴急慢性炎症，大量中性粒细胞浸润，脓肿形成，灶性坏死。予莫西沙星抗感染，效果欠佳，改为法罗培南 + 奥硝唑口服（具体疗程不详）。

6. 2020-11-05 于苏州某三甲医院行支气管镜检查（图 20-1）：右上叶坏死物完全堵塞管腔。2020-11-09 病理结果：慢性炎性坏死，并见粗大菌丝，六胺银染色阳性，PAS、抗酸染色阴性，考虑真菌感染。2020-11-09 胸部 CT（图 20-2）：右上肺肿块伴上叶支气管闭塞，右肺上叶不张。2020-11-07 起予两性霉素 B 脂质体抗真菌近 2 个月（2020-11-07 至 2020-12-31），其间患者咳嗽、咳痰好转，无发热。

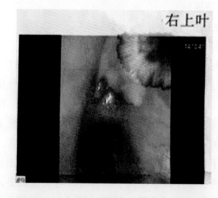

图 20-1　2020-11-05 外院支气管镜：右上叶坏死物完全堵塞管腔

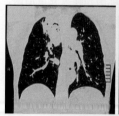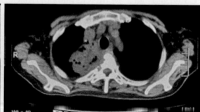

图 20-2　2020-11-09 外院胸部 CT：右上肺肿块伴上叶支气管闭塞，右肺上叶不张

7. 2020-12-10 随访支气管镜：右上叶坏死物堵塞管腔，蔓延至右主支气管。2020-12-14 坏死物活检病理：坏死组织中见少许芽孢样结构，六胺银（少许 +），PAS（少许 +），考

虑真菌感染。2020-12-22随访胸部CT（图20-3A）：右肺门肿块伴肺上叶支气管闭塞，右肺上叶不张。

8. 2021-01-08咳嗽、咳痰加重，伴胸闷、右侧胸背痛明显，予泊沙康唑口服抗真菌。2021-01-08胸部CT（图20-3B）、2021-01-17胸部CT（图20-3C）：右肺上叶肿块影较前增大，与纵隔分界不清，邻近胸椎及肋骨骨质破坏，考虑恶性肿瘤（malignant tumor，MT）可能。为明确右肺病灶性质并治疗，2021-01-25收入复旦大学附属中山医院感染病科。

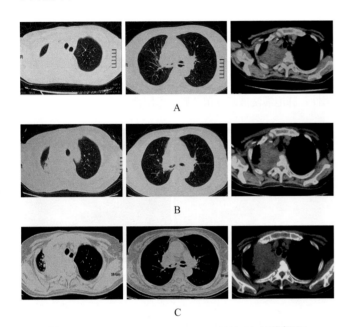

图20-3　2020-12-22、2021-01-08、2021-01-17胸部CT

A. 2020-12-22外院胸部CT：右肺门肿块伴右肺上叶支气管闭塞，右肺上叶不张；B. 2021-01-08外院胸部CT：右肺门肿块伴右肺上叶支气管闭塞，右肺上叶不张，较前片无改善；C. 2021-01-17外院胸部CT：右肺上叶肿块影，与纵隔分界不清，邻近胸椎及肋骨骨质破坏，考虑MT可能

9. 病程中，患者精神、胃纳、睡眠尚可，大小便无殊，体重无明显变化。

■ **既往史及个人史**

确诊"急性B淋巴细胞白血病"1年，VDCLP方案化疗一个周期，此后当地评估病情"稳定，未复发"。高血压10余年，服用苯磺酸氨氯地平，血压控制可。2018-07外院诊断"左眼带状疱疹、左眼病毒性角膜炎"，间断抗病毒治疗，2019-12行"羊膜覆盖术"。2002年行"子宫切除术"。

入院检查

■ **体格检查**

1. T 37.4℃，P 76次/分，R 18次/分，BP 146/89 mmHg。
2. 神志清，精神可；呼吸平稳，右上肺呼吸音低，未闻及干湿啰音；心律齐，未闻及病理性杂音；腹平软，无压痛或反跳痛；双下肢无水肿；四肢、脊柱无明显畸形，活动度可。

■ **实验室检查**

1. 血常规：WBC 5.3×10^9/L，N% 55.3%，Hb 86 g/L，PLT 315×10^9/L。
2. 炎症标志物：hsCRP 21.2 mg/L，ESR 54 mm/h，PCT 0.13 ng/mL；铁蛋白 > 2 000 ng/mL。
3. 血气分析（未吸氧）：PaO_2 67 mmHg，$PaCO_2$ 39 mmHg。
4. 肝肾功能：ALT/AST 59/35 U/L，Alb 35 g/L，Cr 96 μmol/L。
5. 心肌标志物：c-TnT 0.038 ng/mL，NT-proBNP 429 pg/mL。
6. T-SPOT.TB A/B 19/4。单个核细胞 EBV-DNA 1.1×10^4/mL；CMV-DNA、血隐球菌荚膜抗原、G试验均阴性。
7. 细胞免疫功能正常：CD4 450/μL。

■ **辅助检查**

1. 心电图：正常。
2. 胸部CT（图20-4）：右肺上叶肿块（最大截面10.4 cm×6.6 cm）侵犯右主支气管，右肺上叶支气管闭塞伴右肺上叶阻塞性不张，邻近胸椎骨质破坏。

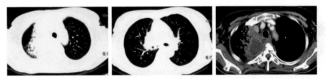

图20-4　2021-01-26胸部CT：右肺上叶肿块（最大截面10.4 cm×6.6 cm）侵犯右主支气管，右肺上叶支气管闭塞伴右肺上叶阻塞性不张，邻近胸椎骨质破坏（箭头）

临床分析

■ **病史特点**

患者为中老年女性，有急性淋巴细胞白血病病史，第一周期化学治疗骨髓抑制期间起病，病程1年，表现为反复发热、咳嗽、咳痰、痰中带血、胸闷；CRP及ESR轻度升高，PCT正常；外院多次胸部CT示右上肺肿块并右上叶支气管闭塞，曾有脓肿形成；先后予抗细菌、真菌（伏立康唑、卡泊芬净）、病毒（阿昔洛韦）治疗，效果欠佳，病灶进展，已有邻近胸椎及肋骨骨质破坏；外院3次支气管镜检查见右上叶坏死物堵塞管腔，2次活检病理见真菌菌丝；予两性霉素B治疗期间症状稍改善，停药后再次进展。疾病诊断和鉴别诊断考虑如下。

■ **诊断分析**

1. 感染性疾病。

· 肺真菌感染：毛霉、曲霉等真菌可引起慢性进展的包块、实变病灶，通常为吸入大量霉菌孢子所致。该患者有急性白血病史，第一周期化疗骨髓抑制期间出现粒细胞缺乏伴发热、咳嗽、咳痰，CT示右上肺感染病灶，抗细菌及抗真菌（伏立康唑、卡泊芬净）治疗效果欠佳，外院2次支气管镜管腔坏死物活检病理均见真菌菌丝，两性霉素B抗感染治疗期间症状好转，病灶有吸收，但停药后病灶反复，需考虑毛霉感染可能。鉴于外院并未鉴定到菌种，而不同的真菌治疗方案不同，有条件时应再获取病灶部位的标本（肺及支气管组织、管腔坏死物等）送检病理、真菌涂片、微生物培养、mNGS检查，以明确是否为真菌感染，并鉴定到种。

· 肺诺卡菌感染：通常亚急性起病，多见于免疫功能受损者和糖尿病患者，可表现为高热、炎症标志物明显升高，常合并皮肤、软组织、中枢神经系统等部位感染，CT表现为肺部坏死或空洞性炎症，病理表现为化脓性或肉芽肿性病灶。本例患者病程中出现右上肺脓肿，病理见纤维组织急慢性炎症、脓肿形成、灶性坏死。可行痰或肺活检组织标本微生物涂片及培养、mNGS等检查，以明确或排除诊断。

· 肺结核：好发于上叶尖后段与下叶背段，具有多形病灶（结节、空洞、渗出、支气管扩张或较长范围的狭窄）、卫星灶、树芽征等经典影像表现。本例患者的病灶在右上肺，抗普通细菌治疗无效，且T-SPOT.TB A/B 19/4，需要考虑肺结核的可能。但外院3次肺穿刺涂片找抗酸杆菌均阴性，目前证据不足，可行痰或肺穿刺活检送微生物和病理检查以明确或排除诊断。

2. 非感染性疾病。

· 肺瘤：血液系统恶性肿瘤患者，胸部CT见右上肺团块状病灶，侵犯右支气管，右肺门影增大；抗细菌、真菌、病毒治疗后，病程仍反复，且病灶进行性增大、增多，需考虑原发性肺部肿瘤合并继发阻塞性肺炎可能。但外院CT引导下肺穿刺、2次支气管镜活检病理均无肿瘤依据。有条件时应再行病灶部位穿刺送检病理以明确或排除诊断，必要时可完善PET/CT检查。

进一步检查、诊治过程和治疗反应

■ 诊治过程

1. 2021-01-27支气管镜：右主支气管可见坏死物充满管腔（图20-5），活检钳反复钳夹及圈套器套取出一大小约7 cm×3 cm棕褐色坏死物（图20-6）；后患者自行咳出大量棕褐色分泌物，支气管镜再次探查可见右上叶支气管黏膜糜烂、坏死，管腔明显扩张、变形，上叶各段开口狭窄、变形，可见黄脓液溢出。

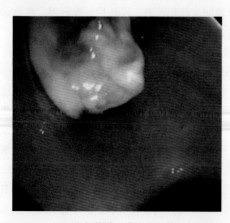

图20-5　2021-01-27支气管镜：右主支气管见坏死物充满管腔

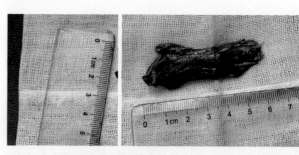

图20-6　2021-01-27支气管镜钳出右主支气管腔内棕褐色坏死物（大小约7 cm×3 cm）

2. 2021-01-27管腔坏死物氢氧化钾湿片法找真菌示找见真菌菌丝；涂片找抗酸杆菌阴性。右主支气管组织氢氧化钾湿片法找真菌示找见真菌菌丝（图20-7）；涂片找抗酸杆菌阴性。肺泡灌洗液隐球菌荚膜抗原阴性。

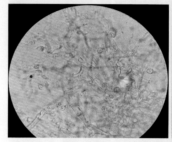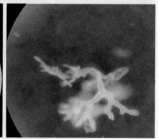

图20-7　2021-01-27右主支气管组织氢氧化钾湿片法及荧光染色见大量孢子菌丝

3. 2021-01-28管腔坏死物初步病理报告：嗜伊红坏死物间见大量菌丝样结构。右主支气管组织初步病理报告：大片嗜伊红坏死物组织间见菌丝样结构，考虑真菌菌丝。

4. 2021-01-28起予两性霉素B治疗，辅以保肝等对症支持治疗。

5. 2021-01-29微生物实验室报告：右主支气管组织、肺泡灌洗液、痰液细菌及真菌培养结果均阴性。

6. 2021-01-29管腔坏死物mNGS（2021-01-27采样）：检出微小根毛霉（核酸序列数176）；右主支气管组织mNGS（2021-01-27采样）：检出微小根毛霉（核酸序列数4 149）。

7. 2021-01-31复查血WBC 7.63×10^9/L，N% 77%，Hb 96 g/L；hsCRP 2.5 mg/L，ESR 40 mm/h，PCT 0.08 ng/mL；ALT/AST 120/80 U/L，Cr 107 μmol/L。予加强保肝治疗。

8. 2021-02-01随访Cr 126 μmol/L。予两性霉素B减量（15 mg，静脉滴注，qd）。

9. 2021-02-02血液科会诊意见：急性白血病评估状态不明确，告知患者其随时可能复发，建议复查骨髓穿刺及活检进行评估。患者及家属拒绝。

10. 2021-02-02复查ALT/AST 222/139 U/L，Cr 136 μmol/L，K$^+$ 5.1 mmol/L。停两性霉素B（2021-01-28剂量为5 mg，2021-01-29剂量为15 mg，2021-01-30至2021-01-31剂量为25 mg，2021-02-01至2021-02-02剂量为15 mg，累积剂量为100 mg），改泊沙康唑（5 mL，口服，qid）抗真菌。

11. 2021-02-02管腔坏死物病理：大片嗜伊红坏死组织间见大量粗大菌丝样结构，六胺银（少量＋），PAS（少量＋），符合霉菌感染，倾向毛霉。右主支气管组织病理：大片嗜伊红坏死组织间见少量粗大菌丝样结构，六胺银（少量＋），PAS（少量＋），符合霉菌感染，倾向毛霉。

12. 2021-02-03肺泡灌洗液（2021-01-27采样）真菌及曲霉培养结果回报为阴性。随访支气管镜（图20-8）：右上叶支气管黏膜糜烂、坏死，管腔明显扩张、变形，上叶各段开口狭窄、变形，表面见较多棕褐色坏死物。

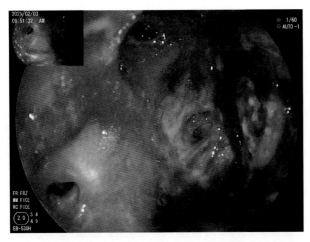

图20-8　2021-02-03支气管镜：右上叶支气管黏膜糜烂、坏死，管腔明显扩张、变形，上叶各段开口狭窄、变形，表面见较多棕褐色坏死物

13. 2021-02-04复查WBC 5.61×10⁹/L，N% 52.1%，Hb 95 g/L；hsCRP 1.7 mg/L，ESR 40 mm/h，PCT 0.08 ng/mL；ALT/AST 169/47 U/L，Cr 103 μmol/L。

14. 2021-02-06患者咳嗽、咳痰、右背痛稍好转，予出院；继续泊沙康唑（5 mL，口服，qid）抗毛霉治疗。

■ **出院后随访**

1. 2021-02-10微生物实验室报告：管腔坏死物及右主气管组织（均为2021-01-27采样）、肺泡灌洗液（2021-02-03采样）真菌培养均阴性。

2. 患者出院后继续泊沙康唑（5 mL，口服，qid）抗真菌，未再发热，咳嗽、咳痰、右背痛明显好转。2021-03-18外院胸部CT（图20-9）：右上肺病灶较前吸收，右上肺复张。复查WBC 5.24×10⁹/L，N% 57.4%，Hb 116 g/L；hsCRP 10.1 mg/L，PCT 0.1 ng/mL；ALT/AST 38/31 U/L，Cr 109 μmol/L。

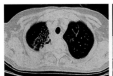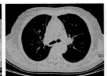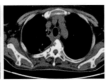

图20-9　2021-03-18外院胸部CT：右肺病灶较前吸收，右上肺复张

最后诊断与诊断依据

■ **最终诊断**

1. 肺毛霉病（微小根毛霉）。
2. 急性淋巴细胞白血病。

■ **诊断依据**

患者为中老年女性，有急性淋巴细胞白血病病史，化学治疗骨髓抑制期起病，主要表现为发热、咳嗽、咳痰、痰血、胸痛；血白细胞和中性粒细胞正常，CRP和ESR轻度升高，多次胸部CT示右上肺肿块，右肺上叶支气管闭塞伴右肺上叶阻塞性不张；常规抗细菌及抗真菌（伏立康唑、卡泊芬净）治疗无效。入院后支气管镜钳出管腔坏死物，管腔坏死物及支气管组织涂片见真菌菌丝；病理见坏死组织间粗大真菌菌丝，六胺银、PAS染色阳性；mNGS检出较多微小根毛霉核酸序列，符合毛霉感染；予两性霉素B、泊沙康唑治疗后咳嗽、痰血、背痛明显好转，肺内病灶缩小；考虑该诊断成立。

经验与体会

1. 微小根毛霉属于毛霉目根毛霉属，广泛存在于空气、土壤、水体、腐烂植被和有机物中。我国于1986年首次在一例肺结核合并糖尿病患者的肺组织中分离出微小根毛霉，其在马铃薯葡萄糖琼脂（potato dextrose agar，PDA）培养基上生长较快，菌丝初为白色，后变为土灰色，反面无色。微小根毛霉的细胞壁结构复杂，菌丝无隔、分枝，耐热，50℃生长良好。

2. 毛霉目的菌属中最常见导致人类感染的包括根霉属（Rhizopus）、毛霉属（Mucor）、根毛霉属（Rhizomucor），这些真菌生长迅速，释放大量可随空气播散的孢子。目前已报道的相关感染包括肺部（最常见）、鼻-眶-脑、单纯中枢神经系统、腹腔内、皮肤软组织、肾脏和播散性感染，播散性毛霉病患者的死亡率可高达90%。毛霉致病的最常见危险因素包括：糖尿病（23%～36%）、血液系统恶性肿瘤（17%～50%）和实体器官或造血干细胞移植（0～12%）。血液系统恶性肿瘤患者较实体肿瘤患者更常发生毛霉病，目前认为，预防性使用伏立康唑是毛霉病的一个独立危险因素。本例患者确诊急性淋巴细胞白血病，第一周期化学治疗骨髓抑制期出现粒细胞缺乏伴发热，立即预防性使用了伏立康唑、卡泊芬净，但效果欠佳，应考虑到毛霉感染的可能。

3. 肺毛霉病通常进展迅速，发生于细支气管及肺泡吸入孢子后，可导致肺炎伴梗死和坏死，感染可蔓延至相邻结构或血行播散至其他器官。多数患者存在发热伴咯血，有时可为大咯血；其他临床症状无特异性，包括咳嗽、咳痰、胸痛等。本病胸部影像学表现复杂多样，常存在气道侵犯与血管浸润，多形态、多肺段、多变化，包括局灶性实变、包块、胸腔积液、多发结节、晕轮征或反晕征；实验室检查通常白细胞不高，CRP轻度升高，ESR升高为主。

4. 肺毛霉病的诊断极具挑战。目前毛霉病的诊断金标准是病理检查发现特征性菌丝，并经培养确诊。毛霉目的菌丝很独特，宽大（直径为5～15 μm），分枝不规则，有极少的分隔，与子囊菌门的霉菌的菌丝不同，这可能导致其菌丝性质易碎及在临床标本中毛霉目的致病株难以生长。本例患者虽然氢氧化钾湿片法观察到大量真菌菌丝，病理也倾向毛霉感染，但遗憾的是没能培养出并进行菌种鉴定，最终依赖mNGS技术锁定菌种为微小根毛霉，为后续治疗提供了强有力的支撑。因此，当培养可能含霉菌的组织标本时，首选精细地切碎组织，因为研磨可能导致菌丝过度破坏。此外，毛霉目的致病菌不存在1，3-β-D-葡聚糖和曲霉半乳甘露聚糖成分，故G试验和GM试验均为阴性。临床医生应认识并考虑到该疾病，及时进行侵入性检查，以便尽早做出诊断。

5. 毛霉病的治疗包括受累组织的手术清创联合抗真菌治疗。有报道称，早期肺部感染患者通过肺叶切除术而被治愈；然而，很多患者存在多肺叶受累，导致无法进行手术切除。早期开始抗真菌治疗可改善毛霉病的结局。首选治疗为静脉给予两性霉素B（脂质制剂），起始剂量通常为5 mg/（kg·d），也可增加至10 mg/（kg·d）。泊沙康唑或艾沙康唑在体外具有抗毛霉病致病菌的活性，可用作对两性霉素B有反应患者的降阶梯治疗，以及对两性霉素B无反应或不能耐受

患者的补救性治疗。泊沙康唑的血清谷浓度建议＞1 μg/mL，使用期间应密切检测血清肌酐值。疗程通常持续数月，应持续治疗直至感染的临床症状和体征消退且活动性病灶的影像学征象也消失；如果患者免疫抑制不能得到纠正，可能需终身治疗。棘白菌素类药物（如卡泊芬净）在体外对毛霉病的致病菌无抗菌活性；其他抗真菌药（包括伏立康唑、氟康唑及氟胞嘧啶）对毛霉无效。目前尚无令人信服的证据支持任何形式的抗真菌联合治疗，主要的指南也都不推荐联合治疗。本例患者外院也曾使用过两性霉素B长达2个月，但效果欠佳，可能与病灶较大、管腔坏死物堵塞有关。入院后，结合病史，临床考虑毛霉感染，予经验性使用了两性霉素B，第三天支气管镜检查钳出巨大（7 cm×3 cm）管腔坏死物，后续因患者肾功能受损改为泊沙康唑抗感染，患者恢复良好，病灶吸收明显。

参考文献

[1] Roden MM, Zaoutis TE, Buchanan WL, et al. Epidemiology and outcome of zygomycosis: a review of 929 reported cases[J]. Clin Infect Dis, 2005, 41(5): 634-653.

[2] Ruiz Camps I, Salavert Lletí M. The treatment of mucormycosis (zygomycosis) in the 21st century[J]. Rev Iberoam Micol, 2018, 35(4): 217-221.

[3] Skiada A, Lass-Floerl C, Klimko N, et al. Challenges in the diagnosis and treatment of mucormycosis[J]. Med Mycol, 2018, 56(supp_1): 93-101.

[4] Salmanton-García J, Seidel D, Koehler P, et al. Matched-paired analysis of patients treated for invasive mucormycosis: standard treatment versus posaconazole new formulations (MoveOn)[J]. J Antimicrob Chemother, 2019, 74(11): 3315-3327.

病例 21 七旬老伯重症肺炎险丧命，二代测序助力医生揪元凶

作者·刘海霞 金文婷 马玉燕 陈翔
审阅·胡必杰 潘珏

· 病史简介 ·

男性，75岁，江苏人，2021-03-27收入复旦大学附属中山医院感染病科。

■ 主诉

发热、咳嗽5天。

■ 现病史

1. 2021-03-22患者无诱因出现发热，T_{max} 41℃，伴咳嗽、咳少量白痰、活动后气促，无畏寒、寒战、咯血、胸痛、腹痛、腹泻等。

2. 2021-03-24当地医院查WBC 7.22×10⁹/L，N% 95%，Hb 126 g/L，PLT 123×10⁹/L；CRP 200 mg/L，ESR 60 mm/h，PCT 2.8 ng/mL；肝肾功能示TBiL/DBiL 18.6/6.4 μmol/L，ALT/AST 14/15 U/L。胸部CT（图21-1A）：右肺下叶炎症，左肺

上叶局部肺气肿伴左肺下叶肺大泡，左肺少许慢性炎症。予莫西沙星＋头孢呋辛静脉滴注2天，患者仍有高热。2021-03-26改亚胺培南/西司他丁（0.5 g，静脉滴注，q8 h）抗感染，同时予甲泼尼龙（40 mg，静脉滴注，qd）抗炎，患者仍有发热，T_{max} 39℃。陪护家属诉患者近两日睡眠差，偶有胡言乱语。为明确发热及肺内病灶原因，收入复旦大学附属中山医院感染病科。

3. 发病以来，患者饮食可，睡眠差，大小便无殊，体重无明显变化。

■ 既往史及个人史

心房颤动病史10年，8年前于复旦大学附属中山医院行心脏瓣膜置换术，术后予华法林（2.5 mg，口服，qd）治疗至今。否认高血压、糖尿病等。患者育有2女，小女儿家有鸽子场，饲养鸽子200余只，无病鸽，患者常不佩戴口罩帮

其打扫鸽舍卫生。

入院检查

体格检查

1. T 36℃，P 80次/分，R 20次/分，BP 127/79 mmHg。

2. 精神可，呼吸平稳，右下肺呼吸音低，可闻及少许湿啰音，心律不齐，未及心包摩擦音，心瓣膜区未闻及杂音，腹部平软，无压痛，双下肢不肿。

实验室检查

1. 血气分析（鼻导管吸氧 3 L/min）：pH 7.40，PaO_2 77 mmHg，$PaCO_2$ 33 mmHg，SaO_2 96%。

2. 血常规：WBC 8.41×10^9/L，N% 95.7%，Hb 135 g/L，PLT 215×10^9/L。

3. 炎症标志物：hsCRP 428 mg/L，ESR 61 mm/h，PCT 7.69 ng/mL，铁蛋白 1 585 ng/mL。

4. 生化：TBiL/DBiL 23.1/17.2 μmol/L，ALT/AST 44/67 U/L，LDH 359 U/L，Alb 29 g/L，Cr 93 μmol/L，$Na^+/K^+/Cl^-$ 138/4.7/99 mmol/L，CK 157 U/L，CK-MM 143 U/L，CK-MB 14 U/L。

5. 尿常规：蛋白质（1+），RBC 32/μL，WBC 3/μL。

6. 凝血功能：PT 87.7s，INR 8.25，APTT 80.2s，D-二聚体 0.97 mg/L。

7. 心肌标志物：c-TnT 0.024 ng/mL，NT-proBNP 593.1 pg/mL。

8. 细胞免疫：CD4/CD8 3.4，CD4 35/μL，CD8 10/μL。

9. T-SPOT.TB A/B 0/0，G试验 595 pg/mL，血隐球菌荚膜抗原阴性。

10. 肿瘤标志物、自身抗体均阴性。

辅助检查

1. 心电图：心房颤动，左心室高电压（$RV_5 > 31$ mm），提示左心室肥大。

2. 胸部CT平扫（2021-03-27）（图21-1B）：右肺大片斑片模糊影及实变，较外院（2021-03-24）明显进展。

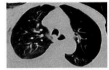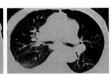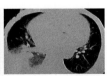

A

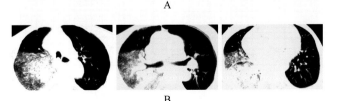

B

图21-1　2021-03-24及2021-03-27胸部CT平扫

A. 2021-03-24外院胸部CT平扫：右肺下叶炎症；左肺上叶局部肺气肿伴左肺下叶肺大泡，左肺少许慢性炎症；B. 2021-03-27复旦大学附属中山医院胸部CT平扫：右肺大片斑片模糊影及实变，较外院（2021-03-24）明显进展

临床分析

病史特点

患者为老年男性，急性病程，主要表现为高热、咳嗽、气促、伴有明显的低氧血症，右下肺呼吸音低且可闻及湿性啰音；血中性粒细胞计数、ESR、CRP、PCT等炎症标志物明显升高、肝酶轻度升高；胸部CT见右肺大片渗出及实变；先后予莫西沙星、头孢呋辛、亚胺培南/西司他丁抗感染，以及糖皮质激素治疗，效果不佳，病情进行性加重，短期内复查CT肺内病灶明显进展。患者有禽鸟类接触史。综合症状、体征、化验及CT表现，符合社区获得性肺炎的诊断。鉴别诊断考虑如下。

诊断分析

1. 非典型病原体感染：社区获得性肺炎中30%～40%为非典型病原体所致，如支原体、衣原体、军团菌等。该患者急性病程，高热、低氧血症明显，炎症标志物明显升高，影像学显示右肺病灶进展迅速，临床需要首先考虑非典型病原体感染。但患者使用氟喹诺酮类药物，应用后效果不佳；鉴于患者与鸽子密切接触，是否存在喹诺酮类效果不佳的鹦鹉热衣原体感染的可能，需要考虑。可考虑采集痰、支气管镜下呼吸道标本或血标本行mNGS检测，以明确病原体。

2. 病毒性肺炎：本例表现急性病程，有多脏器功能受损（如肝酶升高），抗菌治疗效果不佳，需要考虑病毒性肺炎。但该患者影像学表现以右下肺实变为主，不符合常见病毒性肺炎（如流感病毒、禽流感病毒、腺病毒引起的肺炎）表现的两肺多发性斑片影，可完善甲型/乙型流感病毒抗原、呼吸道标本病毒核酸检测等，以明确或排除病毒性肺炎诊断。

3. 肺炎型隐球菌感染：患者有鸽子接触史，抗细菌治疗效果不佳，需考虑肺隐球菌感染可能。肺炎型隐球菌感染影像学可表现为多发斑片状浸润或实变影，急重症者可表现出高热、低氧血症等，因此本例应注意与之鉴别。但该患者降钙素原明显升高，血隐球菌荚膜抗原阴性，不支持肺隐球菌感染，可通过支气管镜检查完善下呼吸道病原学检测予以排除。

4. 细菌性肺炎：常见病原体包括肺炎链球菌、流感嗜血杆菌、卡他莫拉菌等。可表现为咳嗽、发热等症状，炎症指标可明显升高。患者已使用常规抗感染治疗，效果不佳，普通细菌引起肺炎的可能性小。

进一步检查、诊治过程和治疗反应

诊治过程

1. 2021-03-27患者肺部病灶进展迅速、凝血功能异常，结合其基础疾病较多，且伴精神症状，予告病危。考虑病情较重，留取痰涂片及培养、痰mNGS后，立即予美罗培南（1 g，静脉滴注，q8 h）+多西环素（0.1 g，口服，q12 h）+

阿奇霉素（0.25 g，静脉滴注，qd）抗感染，辅以抑酸、保肝、利尿、补充白蛋白、营养支持等治疗。患者PT明显延长，停华法林，予维生素K_1（20 mg，静脉滴注，st）拮抗，纠正凝血功能异常。

2. 2021-03-27入院当天下午出现发热，T 38.4℃，完善血培养、血mNGS；患者出现胡言乱语、吵闹，有攻击行为；予安慰，考虑谵妄不除外，加用奥氮平（2.5 mg，口服，qn）。

3. 2021-03-28 1:00AM患者急性左心衰竭发作，予呋塞米、去乙酰毛花甘、硝酸甘油及无创通气处理后好转。

4. 2021-03-29仍每日高热，T_{max} 39.6℃，加用甲泼尼龙（20 mg，静脉滴注，qd）2天抗炎。完善超声心动图：射血分数（ejection fraction，EF）60%；主动脉瓣换瓣、二尖瓣及三尖瓣成形术后，人工机械主动脉瓣未见明显异常，轻中度二尖瓣反流，轻度三尖瓣反流。下肢静脉B超：双侧小腿肌间静脉血栓形成。复查INR 1.22，加用低分子肝素抗凝。

5. 2021-03-30痰（2021-03-28采样）mNGS回报：检出鹦鹉热衣原体（核酸序列数246）。痰涂片找细菌、真菌、抗酸杆菌阴性。

6. 2021-03-30患者胡言乱语、吵闹好转；心理科会诊考虑抑郁状态；继续奥氮平（2.5 mg，口服，qn），仍夜间烦躁，睡眠欠佳，加用思诺思（10 mg，口服，qn）。

7. 2021-03-31血mNGS回报：检出鹦鹉热衣原体（核酸序列数246）。

8. 2021-03-31患者体温平稳，气促稍好转；考虑鹦鹉热衣原体感染，合并细菌感染不除外，治疗方案调整为哌拉西林钠/他唑巴坦（4.5 g，静脉滴注，q8 h）+多西环素（0.1 g，口服，q12 h）+阿奇霉素（0.25 g，静脉滴注，qd）。

9. 2021-04-02血培养（2021-03-27留取）回报：阴性。

10. 2021-04-02起体温正常，咳嗽、气急症状逐渐好转。2021-04-03复查WBC 6.69×10⁹/L，N% 86.3%；hsCRP 78.3 mg/L，ESR 40 mm/h，PCT 0.45 ng/mL；ALT/AST 48/47 U/L。2021-04-06复查WBC 6.17×10⁹/L，N% 79.8%；

hsCRP 26.5 mg/L，ESR 20 mm/h，PCT 0.29 ng/mL；ALT/AST 58/79 U/L。

11. 2021-04-12体温平，无咳嗽、咳痰，无明显气急，精神可，夜间睡眠可。复查PaO_2（鼻导管吸氧3 L/min）102 mmHg；WBC 4.16×10⁹/L，N% 62.3%；hsCRP 21.8 mg/L，ESR 14 mm/h，PCT 0.18 ng/ml；ALT/AST 33/23 U/L；较前明显好转。胸部CT平扫（图21-2A）：右肺病灶范围较前缩小，病灶变淡。予停哌拉西林钠/他唑巴坦，继续多西环素（0.1 g，口服，q12 h）+阿奇霉素（0.25 g，口服，qd），并予出院。

■ 出院后随访

1. 患者出院后继续多西环素+阿奇霉素口服，未再发热，无咳嗽、咳痰。

2. 2021-04-29门诊复查WBC 4.83×10⁹/L，N% 61.1%；ESR 9 mm/h，hsCRP 0.9 mg/L，PCT 0.08 ng/mL；ALT/AST 13/19 U/L。胸部CT（图21-2B）：右肺炎症较2021-04-12进一步吸收好转。予停用抗感染药物。

3. 图21-3为治疗过程中患者体温变化及用药情况。

4. 图21-4为治疗过程中患者炎症标志物变化情况。

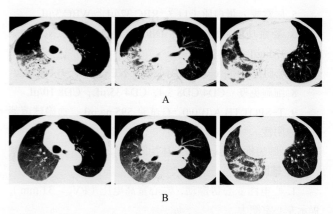

图21-2 2021-04-12及2021-04-29胸部CT平扫

A. 2021-04-12外院胸部CT平扫：右肺病灶范围较前缩小，病灶变淡；B. 2021-04-29复旦大学附属中山医院胸部CT平扫：右肺病灶进一步吸收好转

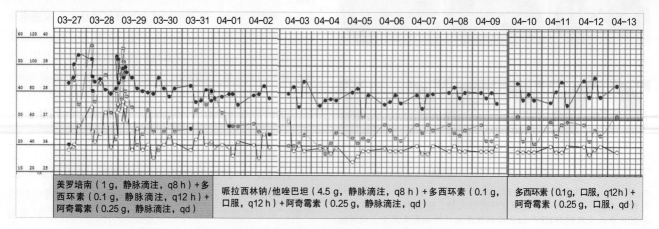

图21-3 治疗过程中患者体温变化及用药情况

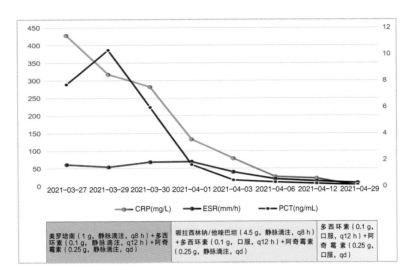

图 21-4 患者炎症标志物变化情况

最后诊断与诊断依据

■ 最后诊断

1. 社区获得性肺炎（鹦鹉热衣原体，重症肺炎）。

2. 心房颤动。

3. 心脏瓣膜病，主动脉瓣置换术后。

4. 下肢静脉血栓形成（小腿肌间静脉）。

■ 诊断依据

患者为老年男性，急性病程，表现为高热、咳嗽、气促，伴有明显的低氧血症；血炎症标志物明显升高、肝酶轻度升高；胸部CT见右肺大片渗出及实变；常规抗感染效果不佳，病情重、进展快，有禽鸟类接触史。予多西环素、阿奇霉素联合美罗培南抗感染后体温很快降至正常，炎症标志物明显下降，复查CT病灶明显吸收；痰及血mNGS均检出鹦鹉热衣原体核酸序列，故鹦鹉热衣原体引起的社区获得性肺炎诊断成立。患者入院期间监测呼吸频率 > 30次/分，氧合指数220 mmHg（ < 250 mmHg），影像学表现为多肺叶累及，故重症肺炎诊断成立。

经验与体会

1. 鹦鹉热衣原体的主要宿主为鹦鹉、鸽子等鸟类，哺乳动物及家禽也是潜在感染宿主，人吸入含菌的气溶胶或粉尘后可感染。鹦鹉热衣原体感染常表现为呼吸道症状，最常见的表现为非典型肺炎；也可导致其他器官受累，出现肝炎、心内膜炎、心肌炎、关节炎、角膜结膜炎、脑炎等。影像学多表现为单侧下肺叶节段实变，部分患者可出现双侧实变、多发结节性浸润或粟粒性播散。该病临床表现及影像学缺乏特异性，但近来相关文献报道及笔者的诊治经验表明，鹦鹉热衣原体引起的肺炎多呈重症化，进展较快。对于社区获得性肺炎经验性抗感染治疗效果差，特别是已应用氟喹诺酮类覆盖常见非典型病原体仍无治疗效果的患者，临床需保持警

惕性，询问鸟类接触史等，勿遗漏该病原体的鉴别，以期及早靶向治疗干预，阻止病程重症化。

2. 传统病原学培养检测鹦鹉热衣原体的假阴性率高，且有较高的生物安全要求；血清学检测的敏感度及特异度均不高；PCR方法虽比培养和血清学检测更敏感、快速，但对病原体的诊断比较单一。病原体的宏基因二代测序在非典型病原体的诊断中显示出良好的敏感性及特异性，为危重症及非典型病原体感染患者提供了极具潜力的病原学检测方法。近3年，复旦大学附属中山医院感染病科已应用mNGS技术确诊8例鹦鹉热衣原体患者，相比传统方法，有效降低漏诊率和误诊率。本病例为老年患者，基础疾病较多，起病急、病情重，经验性抗感染治疗效果不佳，提示可能为少见病原体感染，应用mNGS快速筛查病原体，使患者得到了积极、有效的治疗。

3. 鹦鹉热衣原体感染治疗的一线用药为四环素类药物，包括多西环素、米诺环素，若存在四环素类禁忌（如儿童、孕妇或对药物过敏），可选择大环内酯类作为替代治疗。相关文献及笔者的经验表明，喹诺酮类疗效远不如四环素类和大环内酯类，因此临床上对于使用氟喹诺酮治疗社区获得性肺炎而疗效不佳时，需考虑该病原体。鹦鹉热衣原体感染的肺部病灶吸收较慢，文献报道疗程应不少于10～14天，平均6周，长的可达20周。40%的鹦鹉热患者同时伴有其他细菌感染，本例患者初期病情严重，PCT明显升高，考虑合并细菌感染不除外，予哌拉西林钠/他唑巴坦联合治疗。

参考文献

[1] 骆煜，金文婷，马玉燕，等.5例鹦鹉热衣原体肺炎的诊断及临床特点[J].中华医院感染学杂志，2020，30（22）：3394-3398.

[2] Hogerwerf L, de Gier B, Baan B, et al. Chlamydia psittaci (psittacosis) as a cause of community-acquired pneumonia: a systematic review and meta-analysis[J]. Epidemiol Infect. 2017,145(15): 3096-3105.

[3] Panzetta ME, Valdivia, RH, Saka, HA. Chlamydia persistence: a survival strategy to evade antimicrobial effects in-vitro and in-vivo[J]. Front Microbiol, 2018,9: 3101.

病例 22 小小肺炎伴胸痛，先进技术来解惑

作者·金文婷 马玉燕 崔一忻
审阅·胡必杰 潘珏

· 病史简介 ·

男性，41 岁，上海人，2021-07-30 收入复旦大学附属中山医院感染病科。

■ 主诉

发热伴咳嗽、咳痰 3 个月，胸痛 6 天。

■ 现病史

1. 2021-04 起无诱因下反复出现发热，偶伴寒战，T_{max} 39.2℃，伴咳嗽、咳黄痰，喹诺酮类抗感染 2～3 天后体温可降至正常，约 1 周后再次发热。2021-06-01 外院胸部 CT：双肺多发小结节灶，最大的位于右下肺（6 mm×5.5 mm；胶片未见）。

2. 2021-06-17 患者因反复发热就诊复旦大学附属中山医院。查 WBC $5.59×10^9$/L，N% 58.9%；CRP 28.7 mg/L，ESR 42 mm/h；T-SPOT.TB A/B 49/75（阴性/阳性对照 0/307）；肿瘤标志物、自身抗体均阴性。予头孢克肟抗感染，体温下降不明显。2021-06-22 加用克拉霉素后仍有发热。

3. 2021-07-24 出现胸骨处疼痛，不剧烈，卧位及深呼吸时明显。当地查心肌标志物正常，D-二聚体 0.69 mg/L。予抗感染（具体不详）后胸痛无好转，自服解热镇痛类药物止痛，至今无发热，咳嗽较前好转。为明确肺部病灶性质，收入复旦大学附属中山医院感染病科。

· 入院检查 ·

■ 体格检查

1. T 36.8℃，P 92 次/分，R 20 次/分，BP 112/88 mmHg。

2. 神志清，皮肤、巩膜无黄染，全身浅表淋巴结无肿大。双肺呼吸音清。心率 92 次/分，律齐，腹软，无压痛，肝、脾肋下未触及。双下肢不肿。

■ 实验室检查

1. 血常规：WBC $7.22×10^9$/L，N% 69.1%，Hb 124 g/L，PLT $243×10^9$/L。

2. 炎症标志物：hsCRP 32.7 mg/L，ESR 53 mm/h，PCT 0.03 ng/mL。

3. 尿常规：阴性。

4. 血生化：ALT/AST 27/23 U/L，Cr 60 μmol/L。

5. 血气分析（未吸氧）：pH 7.45，PaO_2 82 mmHg，$PaCO_2$ 40 mmHg。

6. G 试验、GM 试验、血隐球菌荚膜抗原、EBV-DNA、CMV-DNA 均阴性。

7. 心肌标志物、D-二聚体、免疫球蛋白、自身抗体、肿瘤标志物均阴性；甲状腺功能正常。

8. 细胞免疫：淋巴细胞 1 108/μL，CD4 480/μL。

■ 辅助检查

1. 2021-07-30 心电图：窦性心动过速，T 波改变（以 R 波为主的导联 T 波低平）。

2. 2021-07-31 胸部 CT（图 22-1）：右肺中叶小空洞灶。

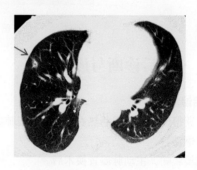

图 22-1 2021-08-02 胸部 CT：右肺中叶小空洞灶

· 临床分析 ·

■ 病史特点

患者为中年男性，慢性病程，表现为发热伴咳嗽、咳痰 3 个月，WBC 不高，CRP、ESR 轻度升高，T-SPOT.TB 升高，胸部 CT 见右肺中叶结节伴小空洞病灶。综合目前资料，肺部结节伴空洞的鉴别诊断考虑如下。

■ 诊断分析

1. 肺结核：患者慢性病程，发热伴咳嗽、咳痰，T-SPOT.TB 升高。虽病灶位于右肺中叶，非结核好发部位，仍需考虑结核感染的可能。可进一步行肺内病灶穿刺明确。

2. 肺真菌感染：如隐球菌、曲霉感染等，可表现为结节伴空洞。但肺隐球菌病常全身炎症反应不明显，本例有发热且隐球菌荚膜抗原阴性，故相对可能性小。患者无明确免疫抑制，GM 试验阴性，故曲霉感染暂时证据不足。可进一步肺内病灶穿刺明确。

3. 其他特殊病原体：如非结核分枝杆菌（non-tuberculous mycobacteria，NTM）、诺卡菌。NTM 多数毒力较低，可导致肺部慢性感染，表现为多发斑片/结节影；有些快生长型分枝杆菌可进展较快，出现结节团块、实变、空洞，炎症标志物可升高不明显。诺卡菌感染多见于免疫抑制患者，最常累及肺、皮肤、软组织、中枢等，肺部病灶可表现为结节、空洞病灶，可伴有全身毒性症状、炎症标志物升高。可行肺穿刺活检送肺组织微生物检测及病理以明确诊断。

4. 肺恶性肿瘤：患者为中年男性，有慢性肺空洞病灶，虽无吸烟史，病程中肿瘤标志物均正常，仍不能完全除外本病，可行活检以明确。

值得指出，患者近期出现胸痛症状，似无法用肺内病灶来解释，是否肺恶性肿瘤骨转移？或需两元论病因考虑，即心脏疾病引起胸痛可疑。

进一步检查、诊治过程和治疗反应

1. 患者入院时体温正常，间断诉胸痛，性质较前相同，查心肌标志物正常、心电图无动态改变，D-二聚体阴性，予以止痛对症处理。

2. 2021-07-31 腹部CT：肝左叶钙化。

3. 2021-08-01 晚患者出现发热，T 38.9℃。查 WBC 6.15×10^9/L，N% 69.1%；hsCRP 67.4 mg/L，ESR 56 mm/h，PCT 0.2 ng/mL；完善血培养。

4. 2021-08-02 予以异烟肼（0.3 g，口服，qd）+利福平（0.45 g，空腹口服，qd）+乙胺丁醇（0.75 g，口服，qd）+左氧氟沙星（0.6 g，静脉滴注，qd）+阿米卡星（0.6 g，静脉滴注，qd）经验性抗结核。

5. 2021-08-02 超声心动图：室间隔缺损（干下型，左向右分流），肺动脉瓣赘生物。追问病史，患者诉20余年前外院诊断"房间隔缺损"，未治疗、随访。

6. 2021-08-03 血培养（2021-08-01 晚上采血）报阳：双侧5瓶（15 h），革兰阳性球菌。考虑目前抗结核方案的药物可以兼顾心内膜炎的常见病原体，暂不调整抗感染药物。

7. 2021-08-04 血培养菌种鉴定：口腔链球菌。抗感染后患者体温正常，胸痛症状缓解。

8. 2021-08-05 口腔链球菌药敏：均敏感。抗感染方案调整为青霉素（640万U，静脉滴注，q8 h）+阿米卡星（0.6 g，静脉滴注，qd）。综合分析，右肺中叶伴小空洞的结节，系赘生物脱落引起的可能性大，故暂停抗结核治疗。

9. 2021-08-05 心外科会诊：体温控制后继续抗感染2周左右，可考虑行室间隔缺损修补、肺动脉瓣赘生物清除术。

10. 2021-08-06 行PET/CT：两肺炎性病变及胸骨角炎症可能（图22-2）。

11. 2021-08-10 患者体温正常1周，再无胸痛，咳嗽、咳痰好转。复查 hsCRP 33.6 mg/L，ESR 49 mm/H，较前下降。转心外科治疗。

12. 2021-08-12 行室间隔缺损修补术+肺动脉瓣成形术。术后继续抗感染治疗，胸部CT示病灶有吸收（图22-3），患者恢复良好。

最后诊断与诊断依据

■ 最后诊断

1. 肺动脉瓣心内膜炎伴肺内播散（口腔链球菌感染所致）。

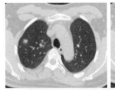
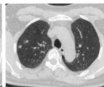
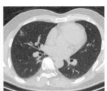
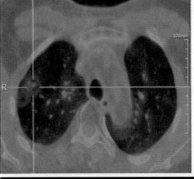
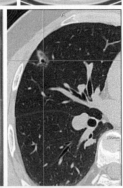
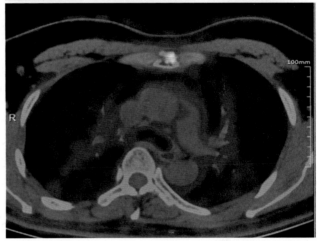

图22-2　2021-08-06 PET/CT：双肺炎性病变及胸骨角炎症可能

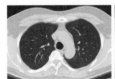
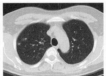
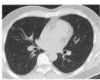

图22-3　2021-08-12胸部CT：右肺上叶及中叶病灶均较2022-08-06 PET/CT有所吸收

2. 先天性心脏病：室间隔缺损。

3. 室间隔缺损修补术+肺动脉瓣成形术后。

4. 潜伏性结核感染。

■ 诊断依据

患者为中年男性，慢性病程，表现为发热伴咳嗽、咳痰3个月，炎症标志物升高，伴肺内新发结节病灶。超声心动图：室间隔缺损，肺动脉瓣赘生物。血培养：口腔链球菌，药敏均敏感。抗感染治疗后患者体温正常，后转至心外科行室间隔缺损修补术+肺动脉瓣成形术。故考虑肺动脉瓣心内膜炎诊断明确。肺内结节病灶抗感染治疗后随访CT示病灶短期内吸收，考虑肺动脉瓣赘生物脱落播散所致，而非结核病灶。

· 经验与体会 ·

1. 心内膜炎（infectious endocarditis, IE）在不明原因发热中占有重要地位，尤其是有心脏结构异常的患者。血培养及超声心动图应作为不明原因发热患者的常规检查项目。本例患者既往有室间隔缺损基础，入院后超声心动图提示肺动脉瓣赘生物，故肺动脉瓣心内膜炎诊断明确，且实属罕见。肺动脉瓣心内膜炎赘生物可脱落至肺循环，引起肺内小的梗死感染病灶，胸部CT可表现为多发结节。患者3个月前开始出现发热，因伴有咳嗽症状，故将关注点放在肺部病灶而未行超声心动图检查，且患者未规律就诊及用药，非常遗憾未能早期诊断。

2. 孤立性肺动脉瓣心内膜炎非常罕见，仅占IE的1.5%～2%，原因主要是与左心相比，右心心瓣膜的压力差较低，静脉含氧量低及涉及右心的畸形发生率较低，故该病基本很难见于心脏结构正常患者。引起肺动脉瓣心内膜炎的危险因素包括肺动脉瓣病变、先天性心脏病、静脉吸毒者、败血症、中心静脉导管或起搏器植入相关感染，大多数报告的肺动脉瓣心内膜炎发生在儿童先天性心脏病或静脉吸毒者。

3. 心内膜炎出现胸痛者少见。因患者T-SPOT.TB阳性，不除外合并其他隐匿部位感染，故行PET/CT并发现右上肺新发结节病灶伴代谢升高，考虑肺动脉瓣赘生物脱落播散所致，肺内梗死病灶可能引起胸痛症状。同时，意外发现胸骨炎症伴代谢升高，可解释患者胸痛症状。对比2021-07-31胸部CT增强，未见明显骨质及周围软组织病灶，从一元论考虑为肺动脉瓣心内膜炎菌栓播撒至胸骨引起炎症。由此可见PET/CT对于发现隐匿、早期病灶有明显优势，并最终破解本病例中另一引起胸痛的原因。之后根据血培养及药敏结果调整抗感染方案，患者胸痛症状缓解，肺内病灶吸收。故该患者虽T-SPOT.TB阳性，但全身活动性结核证据不足，考虑潜伏结核感染。

4. 患者有室间隔缺损基础，本次为肺动脉瓣心内膜炎，在有效抗感染后，转外科行室间隔缺损修补术＋肺动脉瓣成形术，术后恢复良好，继续抗感染治疗，体温正常，胸痛好转，炎症标志物下降。

参考文献

[1] Kumar B, Singh A, Akram M, et al. Nature's balancing act: infective endocarditis of pulmonary valve with ventricular septal defect in fifth decade; a rare and unusual presentation[J]. Journal of Cardiology Cases, 2017: S187.

[2] Zhang MX, Zhang WM, Yu C, et al. Isolated pulmonary valve endocarditis with rapid progression: a case report and literature review[J]. Journal of Cardiothoracic Surgery, 2021, 16(1): 16.

病例 23 反复高热，会是肿瘤复发吗

作者·姚雨濛 金文婷 马玉燕
审阅·胡必杰 潘珏 陈璋璋

· 病史简介 ·

男性，64岁，上海人，2021-06-10收入复旦大学附属中山医院感染病科。

■ 主诉
确诊胰腺癌17年，发热2周伴咳嗽1天。

■ 现病史
1. 2004年患者因胰腺壶腹部腺癌于外院行胰腺部分及十二指肠切除术（具体不详）。2016-05行胰体尾部胰腺导管腺癌切除术。2016-12起行自体免疫细胞回输，每1～3个月治疗1次至今，每次治疗后均出现发热，T_{max} 38～39℃，持续半日后可自行好转。

2. 2021-05-27患者因胰腺导管腺癌行第21次自体免疫细胞回输治疗，回输自然杀伤T细胞、树突状细胞、$CD8^+T$细胞，输注后出现发热，T_{max} 39.6℃，伴乏力、肌肉酸痛。服用退热药后体温降至正常，予出院。

3. 2021-06-04患者再次发热，T_{max} 38.5℃。至外院就诊，予头孢他啶、左氧氟沙星（具体不详），治疗无效。

2021-06-07至复旦大学附属中山医院急诊，查血常规示WBC 11.96×10⁹/L，N 8.6×10⁹/L，M 1.21×10⁹/L；CRP 39.5 mg/L。胸部CT平扫：两肺小结节，右肺门、纵隔淋巴结肿大。腹盆CT平扫：胰十二指肠术后改变。予厄他培南（1 g，静脉滴注，qd）＋左氧氟沙星（0.6 g，静脉滴注，qd）抗感染3日，患者仍有高热，T_{max} 39.9℃，并出现咳嗽、咳少量白痰。

4. 2021-06-10为进一步诊治，收入复旦大学附属中山医院感染病科。

5. 病程中，患者精神、睡眠可，大小便如常，体重无明显减轻。

■ 既往史及个人史
2015年行结直肠多发息肉切除术；有糖尿病，现胰岛素治疗中，血糖控制可。

· 入院检查 ·

■ 体格检查
1. T 36.3℃，P 86次/分，R 20次/分，BP 108/76 mmHg。

2. 精神可，双肺未闻及明显干湿啰音，心律齐，心瓣膜区未闻及杂音，腹平软、无压痛，双下肢不肿，四肢、脊柱无畸形，神经系统检查阴性。

实验室检查

1. 血常规：WBC 9.32×10^9/L，N% 67.8%，M% 12.3%，Hb 100 g/L，PLT 235×10^9/L。

2. 炎症标志物：hsCRP 67.5 mg/L，ESR 57 mm/h，PCT 0.16 ng/mL。

3. 生化：ALT/AST 23/67 U/L，Alb 36 g/L，Cr 74 μmol/L。

4. 凝血功能、D-二聚体：正常。

5. T-SPOT.TB A/B 57/65（阴性/阳性对照 0/208），G试验、血隐球菌荚膜抗原均阴性。

6. 甲状腺功能正常。肿瘤标志物、自身抗体均阴性。

辅助检查

1. 心电图：正常心电图。

2. 超声心动图：轻度二尖瓣反流。

3. 腹盆CT增强：胰十二指肠术后改变，肝门区肿大淋巴结；前列腺钙化灶；腹盆腔少量积液。

临床分析

病史特点

患者为老年男性，急性病程，主要表现为发热、肌肉酸痛、咳嗽。胸部CT提示右肺门、纵隔淋巴结肿大。查血WBC、PCT正常范围，ESR、CRP升高，T-SPOT.TB阳性，自身抗体、肿瘤标志物、G试验、血隐球菌荚膜抗原等均阴性。发热的诊断与鉴别诊断如下。

诊断分析

1. 抗肿瘤免疫治疗副反应：患者自2016年底至入院前因胰腺癌规律行自体免疫细胞回输治疗，回输自然杀伤T细胞、树突状细胞、CD8细胞，每次治疗后均出现发热，此次发病不除外免疫治疗相关的流感样症状。但患者既往每次发热为自限性，持续不超过1天，而本次发热已2周，伴有肌肉酸痛、咳嗽，与通常表现不同。

2. 胰腺恶性肿瘤复发：患者胰腺恶性肿瘤综合治疗后持续发热2周，CT提示右肺门、纵隔和肝门区肿大淋巴结，需考虑恶性肿瘤复发所致肿瘤热。可行PET/CT和病灶活检以明确或排除诊断。

3. 感染性疾病：包括急性细菌感染、慢性特殊病原体感染（如真菌感染和结核）等。胸部CT示右肺门、纵隔淋巴结肿大，ESR、CRP升高，T-SPOT.TB强阳性（A/B 57/65），而WBC、PCT在正常范围，要考虑慢性感染尤其是结核所致的发热。可行经支气管镜腔内超声（endobronchial ultrasonography，EBUS）检查，对肿大淋巴结行支气管超声引导下的经支气管镜针吸活检（transbronchial needle aspiration，TBNA）送细胞学、抗酸染色和PAS染色、分枝杆菌和真菌培养、微生物分子基因检测等，以明确诊断。

进一步检查、诊治过程和治疗反应

诊治过程

1. 2021-06-10胸部CT增强（图23-1）：右肺门、纵隔淋巴结肿大。腹盆CT增强：胰十二指肠术后改变，肝门区肿大淋巴结；前列腺钙化灶；腹盆腔少量积液。

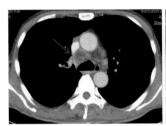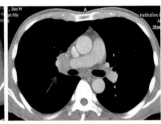

图23-1　2021-06-10胸部CT增强：右肺门、纵隔淋巴结肿大

2. 2021-06-10夜间患者发热，T 38℃时留取血培养，予物理降温。

3. 2021-06-11起多西环素（首剂0.2 g，口服，st；后续0.1 g，口服，q12 h）经验性抗感染。

4. 2021-06-13患者仍发热，试用甲泼尼龙（40 mg，静脉滴注，qd）抗炎。

5. 2021-06-15患者出现高热，T_{max} 39.7℃，加用美罗培南（1 g，静脉滴注，q8 h）联合抗感染。

6. 2021-06-16血培养（2021-06-10采血）回报需氧菌、厌氧菌培养均阴性，真菌培养暂未见生长。患者仍发热，T_{max} 39.7℃；复查血培养，抽血送mNGS。

7. 2021-06-16 PET/CT（图23-2）：壶腹部及胰腺恶性肿瘤（malignant tumor，MT）综合治疗后，与2020-08-31 PET/CT图像比较，纵隔、右肺门及右侧锁骨区淋巴结炎可能，转移不除外，SUV_{max} 7.9；新增双侧胸腔少量积液；腹部、盆腔腹膜及肠系膜增厚，腹腔淋巴结部分较前增大，请随诊除外转移；新增腹部、盆腔少量积液。

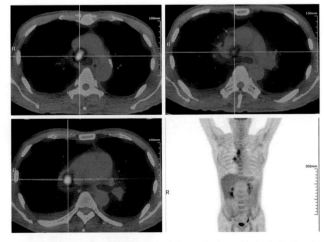

图23-2　2021-6-16 PET/CT：壶腹部及胰腺MT综合治疗后，与2020-08-31 PET/CT图像比较，纵隔、右肺门及右侧锁骨区淋巴结炎可能，转移不除外；新增双侧胸腔少量积液

8. 2021-06-18行EBUS检查：B超探及4R组淋巴结直径约16.6 mm，B超引导下行TBNA共3次；中央超声探及7组淋巴结直径约13.5 mm；标本分别送液基细胞学、组织病理学、微生物学检查。于右中叶外侧段灌入生理盐水40 mL，回收液14 mL送细菌、真菌及结核涂片和培养。

9. 2021-06-18外周血mNGS（2021-06-16采血）回报：检出结核分枝杆菌复合群1条。纵隔淋巴结涂片找抗酸杆菌（1+），纵隔淋巴结及肺泡灌洗液涂片找细菌、真菌均阴性。现场快速评价技术（rapid on-site evaluation, ROSE）：涂片见大量坏死，目前未见明确恶性证据。

10. 2021-06-18考虑肺门及纵隔淋巴结结核，予抗结核治疗：异烟肼（0.3 g，口服，qd）+利福平（0.45 g，空腹口服，qd）+左氧氟沙星（0.6 g，静脉滴注，qd）+阿米卡星（0.4 g，静脉滴注，qd）。停用美罗培南、多西环素和糖皮质激素（甲泼尼龙）。

11. 2021-06-21纵隔淋巴结（2021-06-18采样）穿刺涂片报告：4R组淋巴结涂片见大量坏死、部分炎症细胞；7组淋巴结涂片见部分淋巴细胞。

12. 2021-06-22纵隔淋巴结组织mNGS（2021-06-18采样）：大量检出结核分枝杆菌复合群（属严格序列数10 942）。当日患者再次发热，考虑病因明确，加用双氯芬酸钠口服退热。

13. 2021-06-25予出院，门诊继续抗结核治疗，方案调整为异烟肼+利福平+吡嗪酰胺+左氧氟沙星口服。

14. 图23-3为治疗过程中患者体温变化及用药情况。

■ 出院后随访

1. 2021-06-28纵隔淋巴结病理补充报告：抗酸染色（1+），考虑结核。

2. 2021-07-05出院后约1周停用双氯芬酸钠，体温降至正常，咳嗽好转，否认其他不适。

3. 2021-07-27门诊复查ESR 30 mm/h，CRP 4.6 mg/L，较入院时好转。

4. 2021-07-30纵隔淋巴结分枝杆菌培养（2021-06-18送检）回报：结核分枝杆菌生长。

5. 2021-08-04随访胸部CT（图23-4）：右肺门、纵隔原肿大淋巴结较前明显缩小。继续抗结核治疗，门诊随访中。

6. 图23-5为治疗过程中患者炎症标志物变化情况。

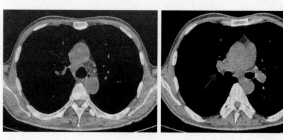

图23-4　2021-08-04胸部CT平扫：右肺门、纵隔原肿大淋巴结较前明显缩小

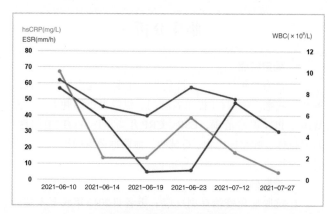

图23-5　患者炎症标志物变化

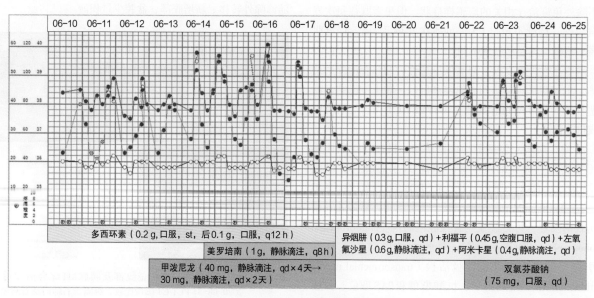

图23-3　治疗过程中患者体温变化及用药情况

最后诊断与诊断依据

最后诊断

1. 右肺门、纵隔淋巴结结核。
2. 胰腺癌综合治疗后。
3. 2型糖尿病。

诊断依据

患者为老年男性，胰腺导管腺癌术后17年，近5年行自体免疫细胞回输治疗21次，入院前2周出现持续发热，胸部CT示右肺门、纵隔淋巴结肿大，PET/CT示肿大淋巴结伴有糖代谢升高。超声支气管镜下行纵隔淋巴结穿刺，涂片找抗酸杆菌阳性，mNGS检出大量结核分枝杆菌复合群核酸序列，组织培养为结核分枝杆菌生长。经抗结核治疗后，患者体温正常，炎症标志物逐渐降至正常，右肺门、纵隔肿大淋巴结明显缩小，淋巴结结核诊断明确。

经验与体会

1. 经典的不明原因发热（fever of unknown origin，FUO）定义为多次出现高于38.3℃的发热，持续至少3周，经过合理检查后诊断仍不明确者。FUO的病因复杂、鉴别诊断广泛，包括感染性疾病、肿瘤性疾病和非感染性炎症等数百种疾病，缺乏特征性的临床表现和实验室检查，并且有一部分病例始终无法明确病因。因此FUO是困扰临床医生的"噩梦"。本例发热2周入院，尚不符合严格意义上的不明原因发热，但患者也因持续高热而相当痛苦，并且对于是否存在肿瘤复发非常担忧。

2. 经过积极完善检查，由PET/CT确定了糖代谢异常病灶部位，临床最终通过超声支气管镜取得病变组织，抗酸涂片、分枝杆菌培养、mNGS均阳性，明确了淋巴结结核诊

断，进行目标性治疗后取得很好的疗效。同时通过病理检查排除了恶性肿瘤，避免了让自体免疫细胞回输治疗"负责"。这提示，对于肿瘤患者，淋巴结肿大不一定代表肿瘤转移，进行全面的病原学评估十分重要。

3. 根据相关研究，包括我国在内的非经济发达国家中，感染性疾病仍是FUO的主要原因，其中结核病占很大比例。对于FUO，尤其是T-SPOT.TB升高者，一定要考虑结核。而在各种病因中，结核病和淋巴瘤相对较难诊断。对于许多患者，常规的实验室检查和影像学手段无法对根本病因做出提示，而全身PET/CT十分敏感，可以提示FUO的主要原因，或对病灶进行准确定位，以行进一步检查。

4. 值得指出的是，本例患者是胰腺癌综合治疗后病例，自2004年最初行胰十二指肠手术已过去17年，近5年来接受自体免疫细胞回输治疗，既往未行皮肤结核菌素试验或结核感染T细胞检测，因此无法区分本次活动性结核病为新发感染还是由潜伏结核感染（latent tuberculosis infection，LTBI）基础发展而来。随着社会步入老龄化，肿瘤性疾病将越来越成为人们的"慢性病"，抗肿瘤治疗的方式也越来越丰富。对于肿瘤患者，定期筛查是否存在潜伏结核感染、对危险人群进行预防性抗结核治疗是减少结核发病、改善患者生存质量的方法。

参考文献

[1] Fusco FM, Pisapia R, Nardiello S, et al. Fever of unknown origin (FUO): which are the factors influencing the final diagnosis? A 2005-2015 systematic review[J]. Bmc Infect Dis, 2019, 19(1): 653.
[2] Georga S, Exadaktylou P, Petrou I, et al. Diagnostic value of 18F-FDG-PET/CT in patients with FUO[J]. J Clin Med, 2020, 9(7): 2112.
[3] Sterling TR, Njie G, Zenner D, et al. Guidelines for the treatment of latent tuberculosis infection: recommendations from the National Tuberculosis Controllers Association and CDC, 2020[J]. MMWR Recomm Rep, 2020, 69(1): 1-11.
[4] Zhou G, Zhou Y, Zhong C, et al. Retrospective analysis of 1,641 cases of classic fever of unknown origin[J]. Annals of Translational Medicine, 2020, 8(11): 690.

病例24 疾病来势汹汹，招架不住？其实很简单

作者：缪 青 金文婷 马玉燕 史庆丰
审阅：胡必杰 潘 珏

病史简介

女性，14岁，安徽人，2021-11-08收入复旦大学附属中山医院感染病科。

主诉

发热伴咳嗽、咳痰8天。

现病史

1. 2021-11-01无明显诱因出现发热，T_{max} 40.7℃，伴咳嗽、咳少许黄痰。同时诉头痛、咽痛、乏力、纳差，以及恶

心、反酸。外院查血常规示WBC 10.05×10^9/L，N% 70.9%，L% 18%；CRP 13.2 mg/L，PCT 0.289 ng/mL。胸部CT（图24-1）：双肺上叶炎症。予头孢孟多及阿奇霉素抗感染治疗4天。

2. 2021-11-04症状较前加重，转上级医院。2021-11-05复查血WBC 6.31×10^9/L，N% 71.9%，L% 21.7%；CRP 43 mg/L，PCT 0.23 ng/mL；呼吸道病原体九联检测、血隐球菌荚膜抗原阴性，痰涂片示革兰阳性球菌（2+）、革兰阴性杆菌（2+）。复查胸部CT示病灶较前进展。2021-11-05至

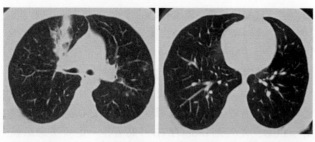

图24-1 2021-11-01外院胸部CT：双肺上叶炎症，以右肺上叶为主

2021-11-08先后予哌拉西林/他唑巴坦、头孢哌酮/舒巴坦及阿奇霉素抗感染，体温较前稍下降，波动于37～38℃，仍有咳嗽、咳黄痰。

3. 2021-11-08因病情较重，病因不明，为明确诊断和进一步治疗，患者来沪就诊，收入复旦大学附属中山医院感染病科。

■ 既往史及个人史

否认结核、乙型病毒性肝炎等；否认风湿热等慢性病。

· 入院检查 ·

■ 体格检查

1. T 37.2℃，P 80次/分，R 20次/分，BP 86/65 mmHg。

2. 神志清，全身皮肤无皮疹；浅表淋巴结未扪及肿大；双肺呼吸音粗，未闻及干湿啰音；腹平软，无压痛及反跳痛。

■ 实验室检查

1. 血常规：WBC 8.24×10^9/L，N% 68.7%，Hb 113 g/L，PLT 323×10^9/L，红细胞存在轻度冷凝集现象。

2. 尿常规：酮体（1+）。粪隐血（1+）。

3. 炎症标志物：ESR 37 mm/h，hsCRP 19.3 mg/L，PCT 3.41 ng/mL，铁蛋白204 ng/mL，SAA < 8 mg/L。

4. 血气分析（未吸氧）：PaO_2 61 mmHg。

5. 血生化：TBiL/DBiL 6.7/2.3 μmol/L，ALT/AST 13/24 U/L，Alb 40 g/L，Cr 68 μmol/L，CK 441 U/L，LDH 260 U/L，IgE 310 U/mL。

6. 病原学检查：T-SPOT.TB A/B 1/0，EBV-DNA 5×10^3/mL；血培养、G试验、GM试验、血隐球菌荚膜抗原、CMV-DNA均阴性；痰细菌培养阴性。

7. 自身抗体：ANA颗粒1：100，其余自身抗体均阴性。

8. D-二聚体：1.04 mg/L。心肌标志物、肿瘤标志物均阴性，甲状腺功能正常。

9. 细胞因子：TNF 9.8 pg/mL，IL-1β 19.1 pg/mL，IL-2R 1 057 U/mL，IL-6 10.3 pg/mL。

10. 细胞免疫：B细胞242/μL，CD4/CD8 1.4，CD4 902/μL。

■ 辅助检查

1. 2021-11-09超声心动图：未见异常。

2. 2021-11-09胸腹盆CT（图24-2）：双肺炎症，肝实质

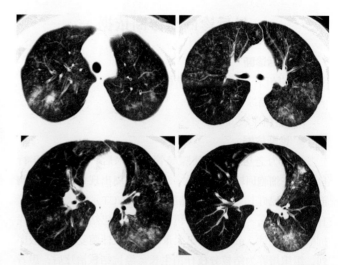

图24-2 2021-11-09胸部CT：右肺上叶前段病灶较前吸收，新增双肺多发斑点、斑片灶，部分有树芽征

动脉期强化不均；双侧附件区囊性灶。

· 临床分析 ·

■ 病史特点

患者为青少年女性，无基础疾病史，急性起病，主要表现为高热伴呼吸道症状，炎症标志物升高，起初胸部CT示双肺散在炎症，但短期随访示病灶快速进展，常规抗感染效果不佳，鉴别诊断考虑如下。

■ 临床分析

1. 肺部感染性疾病。

• 社区获得性肺炎：患者急性起病，短期内肺部病灶快速进展，以两肺广泛斑点、斑片影为主要特征，血WBC不高，除了肺炎链球菌以外，尚需要考虑引起社区获得性肺炎的常见非典型病原体，如支原体、衣原体、军团菌等。但患者血PCT明显升高，达3.41 ng/mL，抗感染治疗中曾联合使用阿奇霉素多天而效果不佳，似为不支持点，需进一步完善病原学检查。

• 真菌感染：两肺多发性病灶，进展较快，抗细菌治疗效果不佳，需要考虑曲霉等真菌引起的肺部感染，可行支气管肺泡灌洗和肺活检送微生物培养和组织病理学检查等以明确或排除真菌感染诊断。

• 分枝杆菌感染：肺部广泛多发病灶，以树芽征为特点，常规抗感染治疗效果不佳，需要考虑结核和非结核分枝杆菌感染。但本例起病急、发展快，PCT明显升高，不符合分枝杆菌通常低毒力的表现，可完善痰抗酸涂片检查、XPERT.TB等检查。

2. 非感染性疾病：如淋巴瘤。该患者为青少年女性，高热起病，肺内表现为广泛渗出病灶，抗感染效果不佳，同时EB病毒滴度阳性，需考虑淋巴瘤等血液系统疾病累及肺部。可行肺活检以进一步明确诊断。

进一步检查、诊治过程和治疗反应

1. 2021-11-09考虑肺内病灶进展较快，经验性予哌拉西林/他唑巴坦（4.5 g，静脉滴注，q8 h）+多西环素（0.1 g，口服，q12 h）+伏立康唑（0.2 g，静脉滴注，q12 h）抗感染。当日下午行支气管镜检查：气管下段黏膜颗粒样粗糙，各支气管管腔通畅，于左舌段灌洗，送细菌、真菌涂片+培养及mNGS等检测，右上叶尖段行经支气管镜肺活检术（transbronchial lung biopsy, TBLB）。肺泡灌洗液（bronchoalveolar lavage fluid, BALF）涂片找细菌、真菌及抗酸杆菌均阴性；BALF及肺组织XPERT.TB阴性。

2. 2021-11-11发热较前好转，复查炎症标志物较前下降。曲霉三联检测回报：GM试验0.27 ng/mL，烟曲霉IgG抗体68.48 U/mL，烟曲霉IgM抗体296.31 U/mL。痰mNGS回报：肺炎支原体（属严格序列数7 513）（图24-3）。考虑肺炎支原体感染可能性大，真菌感染依据不足，予以停用伏立康唑。

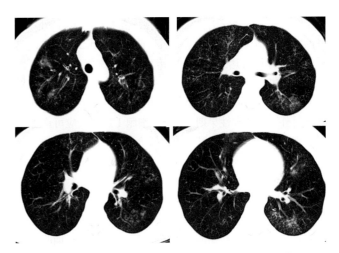

图24-4 2021-11-15胸部CT：双肺炎症较前明显吸收

属			种			
属名	属相对丰度（%）	属严格序列数	种名	种相对丰度（%）	种序列数	种严格序列数
支原体属	6.59	7 513	肺炎支原体	6.23	7 374	7 244

图24-3 2021-11-11痰mNGS：中量肺炎支原体（2021-11-08留取）

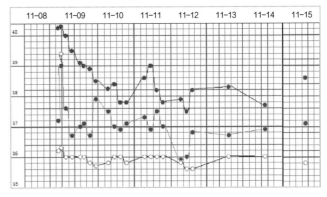

图24-5 患者体温变化情况

3. 2021-11-12体温基本降至正常范围。BALF mNGS回报：肺炎支原体，属严格序列数7 815。咽拭子PCR回报：肺炎支原体核酸阳性。

4. 2021-11-13肺组织mNGS回报：肺炎支原体，属严格序列数2 669。考虑肺炎支原体引起的社区获得性肺炎诊断明确，予以停用哌拉西林/他唑巴坦，多西环素单药治疗。

5. 2021-11-15血清肺炎支原体抗体回报：IgM≥1：320，IgG≥1：320。肺组织病理回报：炎症性病变。复查胸部CT（图24-4）：两肺病灶较前明显吸收。复查血气分析及炎症标志物均在正常范围。

6. 2021-11-16予以出院，口服多西环素，门诊随访。

7. 图24-5为治疗过程中患者体温变化情况。

最后诊断与诊断依据

■ 最后诊断
社区获得性肺炎（肺炎支原体引起）。

■ 诊断依据
患者为青少年女性，急性起病，主要表现为发热伴呼吸道症状，炎症标志物升高；病初胸部CT示双肺散在炎性渗出病灶，但之后快速进展成为两肺广泛斑点、斑片病灶并有

树芽征表现；动脉血气示PaO₂降至61 mmHg；咽拭子PCR示肺炎支原体，痰、BALF及肺组织mNGS均检出大量肺炎支原体，肺组织病理显示炎症性病变。予以多西环素抗感染治疗后，症状及影像学好转，故肺炎支原体引起的社区获得性肺炎诊断明确。

经验与体会

1. 肺炎支原体感染全年均可发生，高发时间为夏季和早秋；在儿童社区获得性肺炎中约占8%，中位发病年龄7岁，其中10～17岁儿童约占23%。由于可靠的微生物检验技术普及不足，临床上能真正明确肺炎支原体病原学诊断的病例并不多见。肺炎支原体感染主要分为肺内及肺外表现，以肺部受累为主，症状无明显特异性，发热、咳嗽、乏力、气促多见。肺部影像学表现多变，包括实变（59%）、单肺叶浸润（32%）、多肺叶浸润（33%）、胸腔积液（26%）、纵隔淋巴结肿大（10%）。病情通常较轻，可自限，但偶尔也可引起重症肺炎。本例患者为14岁女性，秋季发病，高热起病，肺内起初表现为右上叶实变影，后期表现为多肺叶浸润影，PCT明显升高，并伴有严重低氧血症。多西环素目标治疗后病情快速好转，符合肺炎支原体的临床特征。

2. 肺炎支原体的实验室诊断包括核酸检测及血清学检测。核酸检测包括传统的PCR扩增及目前广泛使用的mNGS，敏感性和特异性可达到90%。血清学抗体检测作为辅助手段，包括IgM和IgG检测。IgM 7～9天升高，持续数月；IgG 2周后升高，持续数年。抗体动态随访升高4倍以上具有诊断意义。另外，非特异性早期IgM与红细胞 I 抗原反应可产生冷凝集现象，但是冷凝集试验的诊断价值尚不明确。本例患者的血常规发现红细胞冷凝集现象，且咽拭子多重PCR肺炎支原体阳性，痰液、BALF及肺组织mNGS均检出大量核酸序列，IgM和IgG起病初期阴性，1周后均 > 1 ：320，总体说来，是非常典型的肺炎支原体感染的实验室检测特点。

3. 该患者起病初期使用阿奇霉素效果不佳，后期改用多西环素后病情好转，可能和起病初期病情快速进展有关，也可能与大环内酯类耐药有关。亚洲数据表明，对于肺炎支原体的治疗，大环内酯类对于清除病原体及改善临床症状的效果均不理想，而四环素类的效果相对较好。笔者的既往经验也发现，四环素类对于不典型病原体感染的患者具有比较好的疗效，特别是在喹诺酮类使用有禁忌的情况下，四环素类药物是较合理的选择。

参考文献

Kawai Y, Miyashita N, Yamaguchi T,et al. Clinical efficacy of macrolide antibiotics against genetically determined macrolide-resistant Mycoplasma pneumoniae pneumonia in paediatric patients[J]. Respirology, 2012, 17(2): 354–362.

病例25 鸡鸭惹肺炎，不是禽流感，还会是什么

作者·苏 逸 金文婷 马玉燕 陈 翔
审阅·胡必杰 潘 珏

· 病史简介 ·

女性，65岁，江西人，2021-11-30收入复旦大学附属中山医院感染病科。

■ **主诉**

发热1周。

■ **现病史**

1. 2021-11-23发热，T_{max} 41℃，伴咳嗽、咳痰，痰不易咳出，伴乏力，无鼻塞、流涕、咽痛、头痛，不伴胸闷、气急。当地查WBC 6.75×10⁹/L，N% 58%；CRP 103.7 mg/L。先后予哌拉西林/他唑巴坦、头孢呋辛酯抗感染，体温及咳嗽、咳痰无好转。

2. 2021-11-29当地医院复查WBC 11.79×10⁹/L，N% 80%；CRP 200.56 mg/L。胸部CT：右肺下叶炎症（图25-1）。当日，患者至复旦大学附属中山医院，查PCT 1.23 ng/mL；ALT/AST 67/52 U/L，BUN 4.2 mmol/L，Cr 65 μmol/L。为进一步诊疗，收入感染病科。

3. 自患病以来，患者精神可，胃纳可，夜眠可，大小便无殊，体重近期无明显下降。

■ **既往史及个人史**

否认既往慢性病史，家中饲养成群的鸡鸭。

· 入院检查 ·

■ **体格检查**

1. T 37.8℃，P 96次/分，R 20次/分，BP 98/68 mmHg。

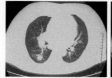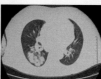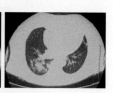

图25-1　2021-11-29胸部CT：右肺下叶炎症

2. 神志清，全身皮肤无皮疹，未扪及肿大淋巴结。右下肺呼吸音低，可闻及啰音；心律齐，未闻及瓣膜杂音；腹软，肝脾肋下未触及。

■ **实验室检查**

1. 血常规：WBC 6.26×10⁹/L，N% 76.4%，Hb 112 g/L，PLT 293×10⁹/L。

2. 尿常规：蛋白质阴性，隐血（2+），RBC 8/μL，WBC 9/μL，其余正常。

3. 炎症标志物：CRP 332.2 mg/L，ESR 105 mm/h，PCT 1.06 ng/mL。

4. 生化：ALT/AST 107/210 U/L，LDH 420 U/L。

5. T-SPOT.TB A/B 1/0。血隐球菌荚膜抗原、EBV-DNA、CMV-DNA、痰细菌、真菌涂片+培养均阴性。

6. 自身抗体阴性。

7. 细胞免疫：B细胞 235/μL，CD4 573/μL，CD8 265/μL，CD4/CD8 2.2。

■ **辅助检查**

1. 心电图：窦性心律，频发室性早搏。

2. 超声心动图：中重度二尖瓣狭窄及轻度反流,心包极少量积液。

临床分析

病史特点

患者为老年女性，急性起病，表现为发热伴咳嗽、咳痰，实验室检查示炎症标志物升高，常规抗感染治疗效果欠佳，需考虑以下几种原因。

诊断分析

1. 社区获得性肺炎。

• 典型细菌性感染：肺炎链球菌是社区获得性肺炎最常见的病原体，其他常见的病原体还有流感嗜血杆菌、卡他莫拉菌，上述病原体对β-内酰胺类抗菌药物常常敏感。该患者虽然临床表现发热及咳嗽、咳痰，但在外院使用1周的β-内酰胺类抗菌药物，效果不佳，细菌性感染的可能性较小。

• 非典型病原体感染：支原体、衣原体、军团菌是最常见的非典型病原体，其他非典型病原体还包括鹦鹉热衣原体、贝纳柯克斯体等。患者病程中未使用过覆盖非典型病原体的药物，病情未有好转，非典型病原体感染不能除外。可在治疗过程中加用抗非典型病原体的药物，同时进一步完善病原学检测。

• 呼吸道病毒感染：常见的呼吸道病毒为甲型流感病毒、乙型流感病毒、鼻病毒、副流感病毒、腺病毒、呼吸道合胞病毒等；结合患者有鸡群、鸭群接触史，禽流感亦需要考虑。病毒性肺炎临床可表现为发热、咳嗽、咳痰，伴有炎症标志物升高，肺部影像学表现双侧多见，可出现磨玻璃样或间质样改变。患者病程1周，表现为单侧肺局部的实变影，与常见的病毒性肺炎改变有所不同。确诊需进一步依靠病原学检测。

2. 非感染性疾病：风湿性疾病累及肺部也可以出现类似肺部感染的表现。此病例常规抗感染治疗效果不佳，尿常规中尿隐血（2+），虽然风湿抗体及ANCA均为阴性，但风湿性疾病累及肺部的可能性亦不能除外。若治疗效果不佳，必要时可行支气管镜或肺穿刺检查明确诊断。

进一步检查、诊治过程和治疗反应

1. 2021-11-30考虑细菌性感染，非典型病原体感染不除外，予美罗培南（1g，静脉滴注，q8h）+多西环素（首剂0.2g，后续0.1g，口服，q12h）经验性抗感染，以及保肝等对症治疗。

2. 2021-12-03痰及血mNGS（2021-12-01留取）回报均阴性。

3. 2021-12-03胸部CT平扫：右肺下叶炎症（图25-2A）。CT引导下行经皮右下肺穿刺活检。

4. 2021-12-06血培养（2021-12-01留取）回报：阴性。

5. 2021-12-06肺组织mNGS（2021-12-03送检）：少量鹦鹉热衣原体（种严格序列数10）。

6. 2021-12-06停用美罗培南，继续多西环素（0.1g，口服，q12h）治疗。

7. 2021-12-07查血WBC 6.41×10⁹/L；ESR 59 mm/h，PCT 0.07 ng/mL，CRP 4.7 mg/L。胸部CT：右下肺病灶较前明显吸收（图25-2B）。

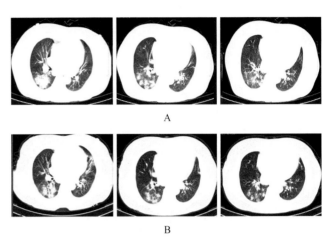

图25-2　2021-12-03及2021-12-07胸部CT平扫

A. 2021-12-03胸部CT平扫：右肺下叶炎症；B. 2021-12-07胸部CT平扫：右肺下叶炎症，较前吸收

8. 2021-12-07予出院，出院后嘱继续多西环素（0.1g，口服，q12h）治疗。

9. 2021-12-08病理回报（2021-12-03送检）：穿刺肺泡组织，肺泡上皮轻度增生，肺泡腔内可见中性粒细胞、淋巴细胞及肺泡巨噬细胞；免疫组织化学Ki67 40%阳性，CD68{KP1}组织细胞（+）；原位杂交示EBER阴性，CMV阴性。

10. 图25-3为治疗过程中患者体温变化情况。

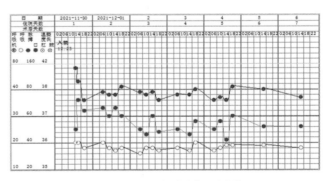

图25-3　治疗过程中患者体温变化情况

最后诊断与诊断依据

最后诊断

社区获得性肺炎：鹦鹉热衣原体感染。

诊断依据

患者为老年女性，急性起病，表现为发热伴咳嗽、咳痰，实验室检查示炎症标志物升高，胸部CT示右下肺多发团块、实变，常规抗感染治疗效果欠佳。入院后行肺穿刺活

检，肺组织mNGS示鹦鹉热衣原体，使用多西环素治疗后临床症状好转，炎症标志物下降，随访影像学示肺部病灶吸收，故诊断成立。

经验与体会

1. 鹦鹉热衣原体感染主要通过鸟类传播给人类。感染范围涉及全世界，包括美国、英国、欧洲、地中海东部与南部、澳大利亚等。鸟类是鹦鹉热衣原体主要的宿主，但也有其他动物传播的报道。人类通常通过吸入干燥粪便中的病原体而感染，鸟类咬伤、嘴部接触、短暂接触（如参观鸟类公园）也与感染传播有关。潜伏期通常为5～14天。对于有鸟类或禽类接触的患者，临床医生需要警惕不典型病原体的可能。

2. 鹦鹉热衣原体缺乏常规检测方法，传统的检测技术对鹦鹉热衣原体的分离和培养效率低，而PCR检测在国内大多数医院都无法常规开展。该患者传统微生物学检验结果均为阴性，而使用新型mNGS检测技术快速检测出鹦鹉热衣原体，辅助临床医生快速识别该疾病，并及时调整后续治疗方案，极好地改善了该病的预后。

3. 目前尚无mNGS用于诊断鹦鹉热衣原体感染的大规模研究，因此对mNGS结果的解读尚没有统一的判断标准。有文献报告，通过检测不同的呼吸道标本，发现肺泡灌洗液是一种较好的呼吸道标本类型。由于既往研究未发现呼吸道标本中鹦鹉热衣原体的污染或作为背景菌出现，所以一旦检出鹦鹉热衣原体序列，就需要高度考虑该疾病；后续结合接触史、临床表现及影像学检查可明确诊断。

4. 鹦鹉热衣原体肺炎影像学表现最常累及肺下叶，以单侧单叶多见，约80%为大叶性实变影。1/4患者有多叶性改变，胸腔积液很少见。本例患者影像学表现较为典型。实验室检查往往表现为WBC计数正常，ESR和CRP升高，可伴有肝酶异常、低钠血症、Cr和BUN轻度升高等表现。该例患者免疫状况良好，无基础疾病，在疾病早期经验性治疗期间使用了可覆盖鹦鹉热衣原体的多西环素，使疾病及时得到控制，阻止了肺部感染的重症化，最终预后良好。

参考文献

[1] Hogerwerf L, De Gier B, Baan B,et al. Chlamydia psittaci (psittacosis) as a cause of community-acquired pneumonia: a systematic review and mela-analysis[J]. Epidemiol Infect, 2017, 145(15): 3096-3105.

[2] Rybarczyk J,Verstele C,Lernout T,et al. Human psitacosis: a review with emphasis on surveilance in Belgium[J]. Acta Clin Belg, 2020,75(1): 42-48.

病例 26 来势凶猛、损肺伤肾的病原体是什么

作者·武 渊 金文婷 马玉燕 林佳冰
审阅·胡必杰 潘 珏

病史简介

男性，51岁，浙江嘉兴人，2022-08-23收入复旦大学附属中山医院感染病科。

■ 主诉

发热、咳嗽、咳痰10天，痰中带血2天。

■ 现病史

1. 2022-08-14患者无诱因出现发热，T_{max} 39℃，伴咳嗽、咳痰、心悸、乏力、肌肉酸痛，无腹痛、腹泻等，自服非甾体抗炎药退热。

2. 2022-08-17仍有发热伴活动后气促。外院查WBC 10.24×10⁹/L，N% 93%；CRP 221.4 mg/L，PCT 1.58 ng/mL；Cr 172.7 μmol/L，Na^+ 133 mmol/L；尿常规示隐血（2+），蛋白质（2+）；动脉血气示pH 7.458，$PaCO_2$ 25.8 mmHg，PaO_2 51.8 mmHg；痰涂片找细菌示革兰阴性杆菌（1+），痰涂片找真菌、抗酸杆菌阴性。胸部CT：两下肺炎症（图26-1），考虑社区获得性肺炎。2022-08-17起予氨苄西林（2 g，静脉滴注，q8 h）抗感染。2022-08-18患者仍有高

热，因Ⅰ型呼吸衰竭伴急性肾功能衰竭，病情重，加用甲泼尼龙（20 mg，静脉滴注，qd）（2022-08-18至2022-08-20）抗炎。2022-08-19痰细菌培养回报阴性，停用氨苄西林，改头孢哌酮/舒巴坦（2 g，静脉滴注，q8 h）+多西环素（0.1 g，口服，q12 h）抗感染。2022-08-21甲泼尼龙加量（20 mg，静脉滴注，q12 h）后患者热退，乏力、肌肉酸痛等症状好转。

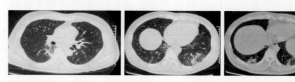

图26-1 2022-08-17外院胸部CT：两下肺野斑片状渗出性炎症病灶

3. 2022-08-21复查WBC 8.37×10⁹/L；CRP 109.8 mg/L，PCT 0.98 ng/mL；ALT/AST 67/53 U/L，Cr 102 μmol/L。患者出现痰中带血丝，当地建议入重症监护室治疗，患者及家属拒绝。为进一步诊治，2022-08-23收入复旦大学附属中山医院感染病科。

既往史及个人史

1. 有高血压病史。否认糖尿病、慢性肾脏病等；否认结核、肝炎。

2. 吸烟史：烟龄20年，每天吸烟20支。

入院检查

体格检查

1. T 36.3℃，P 88次/分，R 20次/分，BP 123/91 mmHg。

2. 神志清，全身皮肤无皮疹；浅表淋巴结未扪及肿大；双肺呼吸音低，未闻及明显干湿啰音；腹平软，无压痛及反跳痛，双下肢无水肿。

实验室检查

1. 血常规：WBC 7.85×10^9/L，N% 73%，Hb 146 g/L，PLT 316×10^9/L。

2. 炎症标志物：CRP 44.1 mg/L，ESR 51 mm/h，PCT 0.27 ng/mL。

3. 血气分析（未吸氧）：PaO_2 66 mmHg，SaO_2 94.2%。

4. 生化：ALT/AST 71/65 U/L，Alb 32 g/L，Cr 100 μmol/L，Na^+ 142 mmol/L，CK 144 U/L，LDH 320 U/L，IgE 1 848 U/mL。

5. D-二聚体：0.63 mg/L。

6. 尿常规：红细胞阴性，蛋白质阴性。

7. T-SPOT.TB A/B 1/7（阴性/阳性对照 0/343）。血隐球菌荚膜抗原、G试验、GM试验阴性。

8. 肿瘤标志物：CYFRA21-1 4.9 ng/mL，其余均阴性。自身抗体阴性。

9. 细胞免疫：B细胞 235/μL，T细胞 969/μL，CD4/CD8 2.9，CD4 688/μL。

辅助检查

1. 2022-08-24心电图：窦性心动过缓，T波改变（T波在 V_5、V_6 导联低直立，小于同导联R波的1/10）。

2. 2022-08-24超声心动图：左心房增大，室间隔基底段增厚，射血分数62%。

3. 2022-08-24胸部CT（图26-2A）：两肺炎症，左侧胸腔少量积液。

临床分析

病史特点

患者为中年男性，急性起病，主要表现为发热、咳嗽、咳痰，伴痰中带血；血WBC轻度升高，CRP、PCT明显升高；胸部CT为两肺肺炎症。考虑社区获得性肺炎，予β-内酰胺类、四环素类抗感染，效果不佳，激素抗炎后症状有好转，随访血WBC、CRP、PCT下降，但CT较前进展。

诊断分析

1. 普通细菌感染：社区获得性肺炎（community acquired pneumonia，CAP）常见病原体有肺炎链球菌、流

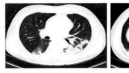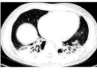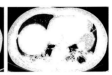

A

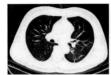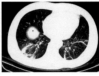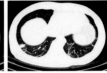

B

图26-2　2022-08-24及2022-09-02复旦大学附属中山医院胸部CT平扫

A. 2022-08-24胸部CT平扫：两下肺实变，较外院明显进展；B. 2022-09-02胸部CT平扫：两肺炎症较2022-08-24明显吸收

感嗜血杆菌等。患者急性起病，发热伴咳嗽、咳痰，WBC、CRP、PCT升高，胸部CT为两下肺炎症，部分实变，首先考虑普通细菌感染；但经验性抗感染效果不佳，CT进展不符合普通细菌感染表现。入院后可多次送检痰培养，必要时可进行非培养技术如呼吸道病原体的多重PCR等协助明确病原体。

2. 非典型病原体感染：患者夏季发病，PCT明显升高，CT进展快，迅速出现I型呼吸衰竭，伴肾功能不全、肝酶升高等肺外表现，需要考虑非典型病原体（尤其是军团菌）感染可能。但患者低钠血症、腹泻不明显，四环素类效果不佳，为不支持点。必要时可行支气管镜检查，采集肺泡灌洗液（bronchoalveolar lavage fluid，BALF）送mNGS检查。

3. 病毒感染：患者血白细胞升高，以中性粒细胞升高为主，PCT升高，胸部CT表现以两下肺渗出、实变为主，不支持单纯的病毒感染。

4. 真菌感染：患者非免疫受损宿主，既往无基础疾病，发病前无明确真菌接触史，胸部CT未见典型的真菌感染征象，入院查G试验、GM试验、血隐球菌荚膜抗原、痰真菌涂片阴性，目前不考虑真菌感染。

进一步检查、诊治过程和治疗反应

1. 2022-08-24行支气管镜检查，见管腔通畅，于右下叶前+外基底段灌洗，右下叶后基底段阴影处活检并刷检。术后开始予左氧氟沙星（0.5 g，静脉滴注，qd）经验性抗感染，辅以吸氧、保肝等治疗。

2. 2022-08-25灌洗液及肺组织涂片找细菌、真菌、抗酸杆菌阴性，XPERT.TB阴性。

3. 2022-08-26灌洗液细菌培养阴性。

4. 2022-08-27灌洗液mNGS（2022-08-24采集）：检出嗜肺军团菌（核酸序列数572）。

5. 追问病史，患者发病前2周左右至浙江某市出差，住宿酒店的空调数月未使用和清洗，综合考虑嗜肺军团菌肺炎诊

断明确，继续予左氧氟沙星（0.5 g，静脉滴注，qd）抗感染。

6. 2022-08-29 肺组织病理（2022-08-24 送检）：炎症性病变，未见肉芽肿结节，特殊染色阴性。

7. 2022-08-29 出现躯干、四肢散在红色粟粒大小皮疹伴瘙痒，皮肤科会诊考虑药物性皮炎，停左氧氟沙星，改阿奇霉素（0.25 g，口服，qd）抗感染，并加用抗过敏治疗。

8. 2022-09-02 复查胸部 CT：两肺炎症，较前（2022-08-24）明显吸收，胸腔积液基本吸收（图 26-2B）。

9. 2022-09-07 治疗后患者咳嗽、咳痰、气促好转，皮疹消退。复查 WBC 6.76×10^9/L，N% 74%；ESR 10 mm/h，CRP 0.4 mg/L；ALT/AST 27/13 U/L，Cr 95 μmol/L。予出院，继续阿奇霉素（0.25 g，口服，qd）抗感染。

10. 图 26-3 为治疗过程中患者炎症标志物变化情况。

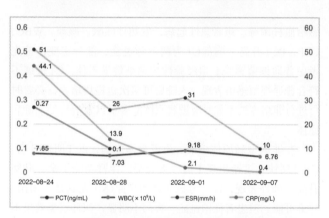

图 26-3　治疗过程中患者炎症标志物变化情况

最后诊断与诊断依据

▣ 最后诊断
1. 社区获得性肺炎（嗜肺军团菌感染）。
2. 药物性皮炎。

▣ 诊断依据
患者为中年男性，夏季急性起病，发病前曾入住一家长时间未清洁和使用的招待所类的旅店，以发热、咳嗽、咳痰、活动后气促为主要表现；WBC、CRP 及 PCT 升高，胸部 CT 示快速进展的两肺炎症，痰、BALF 及肺组织普通细菌培养阴性，BALF mNGS 检出嗜肺军团菌，肺组织病理示炎症性病变；予抗军团菌治疗后症状好转，血白细胞及炎症标志物下降，两肺炎症明显吸收，故嗜肺军团菌肺炎诊断明确。

经验与体会

1. 军团菌自被发现已 40 余年，包括不同菌种和血清型，

以嗜肺军团菌常见，其分布广泛，人们通常在夏末初秋因接触受污染的水源而感染。军团菌感染可散发或暴发流行，暴发往往与医院、酒店、公寓楼等大型设施的供水污染有关。在暴发期发病或有接触受污染水源等流行病学因素时，应高度怀疑军团菌感染。此外，当成人社区获得性肺炎患者出现伴相对缓脉的发热、急性发作性头痛、非药物引发的意识障碍或嗜睡，以及非药物引起的腹泻、休克、急性肝肾功能损伤、低钠血症、低磷血症和对 β-内酰胺类抗菌药物无应答时，也要考虑军团菌肺炎的可能。本例患者夏季发病，曾有酒店居住史及使用未经清洗的空调史，具有感染军团菌的流行病学因素；患者肺炎进展迅速，合并肝肾功能损伤等肺外表现，β-内酰胺类治疗效果不佳，也提示军团菌感染可能。

2. 军团菌肺炎与其他类型肺炎不易鉴别，且容易进展为重症肺炎，未及时、有效治疗会严重影响预后，因此早期诊断尤为重要。军团菌诊断方法包括培养法、PCR 检测、血清抗体检测及尿抗原检测，方法各有优缺点。细菌培养法是诊断军团菌感染的金标准，但需要采用缓冲炭酵母提取物琼脂培养基（buffered charcoal yeast extract agar base，BCYE）进行培养，常规细菌培养难以明确。PCR 检测是诊断军团菌感染的首选方法，可检测所有具有临床意义的军团菌菌种和血清型。血清抗体及尿抗原检测临床应用不多。本例患者痰、BALF、肺组织常规细菌培养阴性，最终经 mNGS 明确诊断，体现了 mNGS 对非典型病原体的诊断价值。

3. 军团菌感染可选用氟喹诺酮类、大环内酯类和四环素类，左氧氟沙星和阿奇霉素是治疗的首选药物。军团菌肺炎的治疗疗程尚不明确，一般至少治疗 5 天，病情稳定且至少 48 h 无发热时可考虑停药。重症肺炎或合并症较多者可能需要治疗 7～10 天，有并发症（如肺脓肿、脓胸或肺外感染）和免疫抑制患者通常需要延长治疗时间。本例患者入院后予左氧氟沙星经验性抗感染治疗，同时覆盖常见及非典型病原体；患者肺炎进展迅速，合并呼吸衰竭、肝肾功能损伤，积极明确病原体使得临床治疗更有的放矢，患者总体治疗效果良好，但考虑其病情重，要适当延长治疗疗程。

参考文献

［1］中华医学会呼吸病学分会. 中国成人社区获得性肺炎诊断和治疗指南（2016 年版）[J]. 中华结核和呼吸杂志，2016，39（4）：253-279.

［2］Cristovam E, Almeida D, Caldeira D, et al. Accuracy of diagnostic tests for Legionnaires' disease: a systematic review [J]. J Med Microbiol, 2017, 66(4): 485-489.

［3］Peci A, Winter AL, Gubbay JB. Evaluation and comparison of multiple test methods, including real-time PCR, for legionella detection in clinical specimens[J]. Front Public Health, 2016, 4: 175.

病例 27 月子期间得了肺炎，只因窗外的几只鸟

作者·李 娜 马玉燕 金文婷 马 艳
审阅·胡必杰 潘 珏

· 病史简介 ·

女性，35岁，山东人，长期居住于上海，2021-10-27收入复旦大学附属中山医院感染病科。

■ 主诉

发热、咳嗽、咳黄痰1个月。

■ 现病史

1. 2021-09-28患者产褥期（2021-08-24顺产产子）出现发热，T_{max} 39.0℃，伴咳嗽、咳黄痰。2021-10-01就诊于社区医院，查WBC 7.01×10⁹/L，N% 74.1%；CRP 14.33 mg/L。胸部CT：左肺下叶炎症。予头孢类抗菌药物联合左氧氟沙星治疗12天，患者体温降至正常，咳嗽、咳痰稍好转。2021-10-12复查CRP正常。胸部CT（图27-1）：左下肺实变，较前吸收不明显。

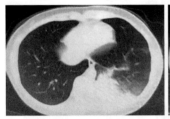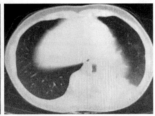

图27-1　2021-10-12外院胸部CT：左下肺实变

2. 2021-10-13就诊于上海某三甲医院呼吸科，予莫西沙星（0.4 g，口服，qd）抗感染13天，患者仍有咳嗽、咳黄痰。

3. 2021-10-25就诊于复旦大学附属中山医院感染病科门诊，为明确肺部病灶性质，于2021-10-27收入病房。

■ 既往史及个人史

体健，无慢性基础病。

· 入院检查 ·

■ 体格检查

1. T 36.8℃，P 80次/分，R 20次/分，BP 121/80 mmHg，SpO₂ 97%（未吸氧）。

2. 神志清，精神可；全身皮肤及巩膜无黄染，浅表淋巴结未扪及肿大；左下肺少许湿啰音；心律齐，各瓣膜区未闻及病理性杂音；腹平软，无压痛及反跳痛；双下肢无水肿。

■ 实验室检查

1. 血常规：WBC 5.06×10⁹/L，N% 54.1%，Hb 133 g/L，PLT 176×10⁹/L。

2. 炎症标志物：hsCRP 0.6 mg/L，ESR 30 mm/h，PCT <

0.02 ng/mL。

3. 血隐球菌荚膜抗原阳性，滴度1∶160；T-SPOT.TB A/B 1/0（阴性/阳性对照0/378）、G试验、GM试验、CMV-DNA、EBV-DNA均阴性。

4. 细胞免疫：CD4 619/μL。

5. 自身抗体、肿瘤标志物阴性。

■ 辅助检查

1. 心电图：正常。

2. 胸部CT（图27-2）：左下肺实变，较2021-10-12外院CT片吸收不明显。

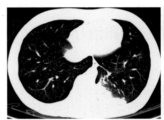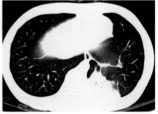

图27-2　2021-10-28胸部CT：左下肺实变，较2021-10-12外院CT吸收不明显

3. 腹盆CT增强：肝囊肿，子宫多发肌瘤，盆腔少量积液。

· 临床分析 ·

■ 病史特点

患者为青年女性，亚急性病程，产褥期起病，主要表现为发热、咳嗽、咳黄痰；外周血WBC、PCT正常，CRP轻度升高；血隐球菌荚膜抗原阳性，滴度1∶160；胸部CT见左下肺大片实变病灶；头孢类联合氟喹诺酮类抗菌药物治疗近4周，临床症状部分好转，但左下肺病灶无明显吸收。诊断及鉴别诊断考虑如下。

■ 诊断分析

1. 社区获得性肺炎：患者为青年女性，有高热、咳嗽、咳黄痰，CRP轻度升高，CT示左下肺大片实变病灶，符合社区获得性肺炎的特点。该病常见病原体包括肺炎链球菌、流感嗜血杆菌、卡他莫拉菌，以及非典型病原体（支原体、衣原体和军团菌）。但患者头孢类联合氟喹诺酮类药物治疗近4周病灶无明显吸收，普通细菌和非典型病原体引起的社区获得性肺炎基本可以排除。

2. 隐球菌感染：患者胸部CT表现为左下肺大叶性肺炎，但按社区获得性肺炎常见病原体经验性抗感染治疗的效果不

佳，考虑患者处于免疫力较低的产褥期，血隐球菌荚膜抗原阳性且滴度较高，需高度怀疑肺隐球菌感染的可能。可进一步送检痰、肺组织标本（经支气管镜或经皮肺穿刺获取）真菌涂片、培养、mNGS和肺组织病理学检查，以明确或排除诊断。

3. 结核分枝杆菌感染：结核分枝杆菌亦是社区获得性肺炎的一个重要病因，也可表现为大叶性肺炎，但常被忽视。该患者多次查炎症标志物仅CRP轻度升高，CT示左下肺后基底段及内侧前基底段实变影，进展缓慢，抗普通细菌治疗效果不佳，需考虑低毒力病原体如结核分枝杆菌感染可能，但患者T-SPOT.TB阴性，可能性较小。

4. 阻塞性肺炎：往往是由异物、肿瘤、痰栓等堵塞支气管导致引流不畅而引发的肺炎，本例患者胸部CT未见左下叶支气管堵塞或明显狭窄改变，起病前亦无呛咳、痰中带血等表现，可考虑完善支气管镜检查以评估管腔情况，并获取组织标本送检病理及微生物学检查。

进一步检查、诊治过程和治疗反应

■ 诊治过程

1. 追问病史，患者小区有饲养鸽子的住户，常有鸽子停落窗前。2021-10-29 CT引导下行左下肺病灶穿刺活检。肺组织涂片找细菌、真菌、抗酸杆菌及XPERT.TB均阴性。穿刺后即予氟康唑（0.4 g，静脉滴注，qd）经验性抗真菌治疗。

2. 2021-10-30肺组织初步病理：肉芽肿性病变，多核巨细胞内可见较多折光小球结构，考虑隐球菌感染。

3. 2021-11-01肺组织mNGS（2021-10-29送检）：检出新生隐球菌（核酸序列数3）。患者无免疫抑制基础，且无头痛、呕吐等中枢神经系统症状，故未行头颅MRI及腰椎穿刺检查。

4. 2021-11-01予出院，继续氟康唑（0.4 g，口服，qd）抗隐球菌治疗。

■ 出院后随访

1. 2021-11-02肺组织病理：六胺银染色见阳性菌，符合隐球菌感染。

2. 2021-11-11肺组织真菌培养（2021-10-29送检）：阴性。

3. 2021-12-09随访hsCRP < 0.3 mg/L，ESR 33 mm/h，PCT < 0.02 ng/mL；隐球菌荚膜抗原滴度1：160；氟康唑药物谷浓度17.4 mg/L。2021-12-10胸部CT（图27-3A）：左下肺实变，较2021-10-28部分吸收。继续氟康唑（0.4 g，口服，qd）治疗，未再发热、咳嗽、咳痰明显好转。

4. 2021-12-30、2022-01-20、2022-03-14隐球菌荚膜抗原均阳性，滴度分别为1：40、1：20、1：20。2022-01-20胸部CT（图27-3B）：左下肺实变，较前明显吸收。2022-03-14胸部CT（图27-3C）：左下肺实变，较2022-01-20进一步吸收。

5. 2022-04-04起自述因新型冠状病毒肺炎无法外出，自行停药2个月余，其间未复查，无不适。

6. 2022-06-16复查hsCRP < 0.3 mg/L，ESR 14 mm/h；隐球菌荚膜抗原滴度1：10。胸部CT（图27-3D）：左下肺病变基本吸收。嘱患者继续氟康唑（0.4 g，口服，qd）治疗。患者极不遵医嘱，未规律服药（每周仅服药1～2次，每次0.4 g），亦未再随访。

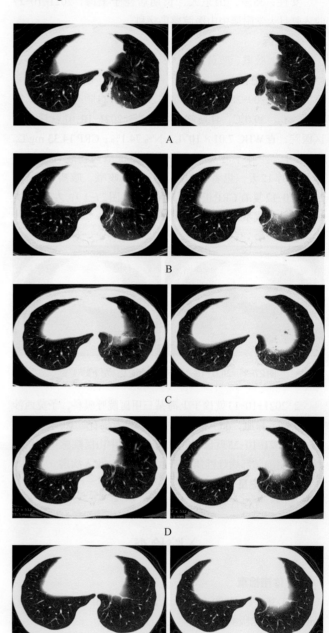

图27-3 患者出院后随访期间的多次胸部CT结果

A. 2021-12-10胸部CT：左下肺实变，较2021-10-28部分吸收；B. 2022-01-20胸部CT：左下肺实变，较前明显吸收；C. 2022-03-14胸部CT：左下肺实变，较2022-01-20进一步吸收；D. 2022-06-16胸部CT：左下肺病变基本吸收；E. 2022-12-08胸部CT：左下肺病变基本吸收，较2022-06-16大致相仿

7. 2022-12-07电话联系患者随访并再次宣教。2022-12-08复查hsCRP < 0.3 mg/L，ESR 19 mm/h；血隐球菌荚膜抗原滴度1∶20。胸部CT（图27-3E）：左下肺病变基本吸收，较2022-06-16大致相仿。

最后诊断与诊断依据

■ 最后诊断
肺隐球菌病。

■ 诊断依据
患者为青年女性，亚急性病程，产褥期起病，起病前有鸽类接触史；临床表现为高热、咳嗽、咳黄痰；外周血白细胞及中性粒细胞、PCT正常，CRP轻度升高；胸部CT示左下肺大片实变病灶；外院头孢类联合氟喹诺酮类药物抗细菌治疗近4周，病灶无明显吸收；血隐球菌荚膜抗原阳性，滴度1∶160，虽肺组织真菌培养阴性，但病理学检查符合隐球菌感染，且肺组织mNGS检出新生隐球菌核酸序列；予氟康唑抗真菌治疗后病灶完全吸收。故肺隐球菌病诊断成立。

经验与体会

1. 本例患者为青年女性，产后35天（产褥期）起病，表现为高热、咳嗽、咳黄痰，CT表现为左下肺实变，似符合普通细菌引起的社区获得性肺炎；但头孢类联合氟喹诺酮类药物抗感染治疗近4周，病灶仍未有吸收，且患者无免疫抑制基础，需考虑其他病原体（如隐球菌、结核分枝杆菌等）引起的感染可能。经仔细询问病史，其居住的小区有饲养鸽子的住户，常有鸽子停落其窗前；查血隐球菌荚膜抗原滴度明显升高（1∶160），病原体的倾向基本明朗。

2. 免疫功能正常人群隐球菌感染的发病率仅为0.4～0.9/10万，但并不罕见。复旦大学附属中山医院感染病科目前已诊治近400例隐球菌感染（数据截至2022-12），其中免疫功能正常患者约占1/3。本例患者无免疫抑制基础，

但产后免疫功能低下，易发生感染。肺隐球菌病患者的影像学表现多样，典型的可呈胸膜下单发或多发、无钙化的结节，也可表现为大叶性肺炎或肺门或纵隔淋巴结肿大等。复旦大学附属中山医院感染病科的数据表明，以大叶性肺炎为表现的肺隐球菌病比例约为30%，与文献报道相符。本例患者炎症标志物仅CRP轻度升高，抗细菌治疗后症状部分缓解，但肺实变病灶吸收不明显，毒性症状与肺炎实变范围及严重程度不匹配，临床医生在鉴别诊断时应考虑到肺隐球菌病的可能性。

3. 真菌培养是诊断隐球菌感染的金标准，但灵敏度不高。有研究表明，即便是在确诊的隐球菌脑膜炎患者中，脑脊液培养的阳性率也仅为0～70%；肺组织病理学检查可在无症状结节的活检标本中发现酵母菌，但培养可能阴性。此外，肺组织实变性病灶可能因炎性渗出较多而造成取材不佳，导致培养阳性率低。培养周期长亦为缺点之一。本例患者完成了经皮肺穿刺检查后即予经验性抗真菌治疗，后经组织病理学及mNGS快速证实为隐球菌感染，直到2周后肺组织真菌培养才报阴性。

4. 经评估，该患者属于无肺外播散的轻至中度肺隐球菌病，遵指南推荐意见，予氟康唑（400 mg，qd）[即6 mg/（kg·d）]治疗3～6个月。前期规范治疗5个月时病灶已基本吸收；后期因诸多因素影响，患者未遵医嘱规律服药及随访，隐球菌荚膜抗原滴度持续阳性，幸好肺部病灶无复发表现。建议患者可考虑来院复诊，完善中枢神经系统等肺外部位的评估，但患者自觉无不适而拒绝；或也可考虑停药并密切随访。

参考文献

[1] Howard-Jones AR, Sparks R, Pham D, et al. Pulmonary cryptococcosis[J]. J Fungi (Basel), 2022, 8(11): 1156.

[2] Setianingrum F, Rautemaa-Richardson R, Denning DW. Pulmonary cryptococcosis: a review of pathobiology and clinical aspects[J]. Med Mycol, 2019, 57(2): 133-150.

[3] Yang D, Yu L, Luo J, et al. Characterization of clinical and CT manifestations of pulmonary cryptococcosis with consolidation[J]. Arch Iran Med, 2021, 24(6): 508-511.

病例 28 来势汹汹的重症肺炎，罪魁祸首竟是它

作者：方婷婷 金文婷 马玉燕 沈 燕
审阅：胡必杰 潘 珏

病史简介

男性，69岁，上海人，2020-01-17收入复旦大学附属中山医院感染病科。

■ 主诉
发热伴咳嗽、气促5天。

■ 现病史
1. 2020-01-13无明显诱因下出现发热，T_{max} 38.5℃，伴干咳、气促、腹泻，解黄色水样便，3～4次/天。2020-01-14当地医院查WBC 7.27×10⁹/L，N% 78.4%，Hb 77 g/L，PLT 243×10⁹/L；CRP 106.75 mg/L，PCT 0.13 ng/mL；血气分析（吸氧3 L/min）示pH 7.44，PaCO₂ 45 mmHg，PaO₂

71.3 mmHg。胸部CT（图28-1B）：两肺多发渗出病灶，较2019-12-23片进展。予亚胺培南/西司他丁抗感染，并予止泻和维持水、电解质平衡，以及吸氧、止咳等对症治疗，腹泻好转，但仍有发热、咳嗽、胸闷、气促。为进一步诊治，2020-01-17就诊于复旦大学附属中山医院感染病科，予奥司他韦抗病毒，并收入院。

2. 患者近期无外地旅游史，无武汉归来人员接触史，无疑似新型冠状病毒感染患者接触史，否认禽类接触史，平时无饲养猫、狗、鸟类等动物，家中亲属（儿子）近日有"上呼吸道感染"样症状。

■ 既往史及个人史

1. 2019-12-21无诱因出现发热，T_{max} 39.8℃，伴咳嗽、少许白黏痰、活动后气促。外院查WBC $13.47×10^9$/L，N% 90.4%；CRP 56.33 mg/L，PCT 0.15 ng/mL；支原体、军团菌及甲型、乙型流感病毒抗原检测均阴性。2019-12-23胸部CT（图28-1A）：双肺少许炎症。外院予抗感染、激素抗炎约1周，体温转平，咳嗽、咳痰、气促较前有好转。

2. 支气管哮喘史50余年，未规律治疗。冠状动脉粥样硬化性心脏病史15年，长期口服单硝酸异山梨酯、普伐他汀。否认结核、肝炎史。

3. 青霉素过敏（具体表现不详）；头孢噻肟过敏，表现为颜面红肿。

入院检查

■ 体格检查

1. T 37.3℃，P 96次/分，R 26次/分，BP 118/76 mmHg。

2. 神志清，精神萎，呼吸急促，全身皮肤无皮疹；浅表淋巴结未扪及肿大；桶状胸，双肺叩诊过清音，听诊双肺呼吸音偏低，双肺可闻及散在哮鸣音，右肺可闻及湿啰音；心律齐，96次/分，未闻及杂音，腹平软，无压痛及反跳痛，双下肢无水肿。

■ 实验室检查

1. 血常规：WBC $6.81×10^9$/L，N% 74.5%，L% 13.4%，L $0.9×10^9$/L，Hb 88 g/L，PLT $239×10^9$/L。

2. 炎症标志物：hsCRP 233.5 mg/L，ESR 110 mm/h，PCT 0.12 ng/mL。

3. 血气分析（鼻导管吸氧3 L/min）：pH 7.44，$PaCO_2$ 42 mmHg，PaO_2 55 mmHg，SaO_2 89%。PaO_2/FiO_2：167 mmHg。

4. 生化：ALT/AST 71/24 U/L，Alb 34 g/L，Cr 66 μmol/L，Na$^+$/K$^+$ 140/3.9 mmol/L。

5. D-二聚体1.3 mg/L。

6. T-SPOT.TB A/B 0/0，血隐球菌荚膜抗原、G试验、GM试验、CMV-DNA、EBV-DNA均阴性。

7. 自身抗体：ANA颗粒1∶100，ANA浆颗粒1∶100，其余阴性。

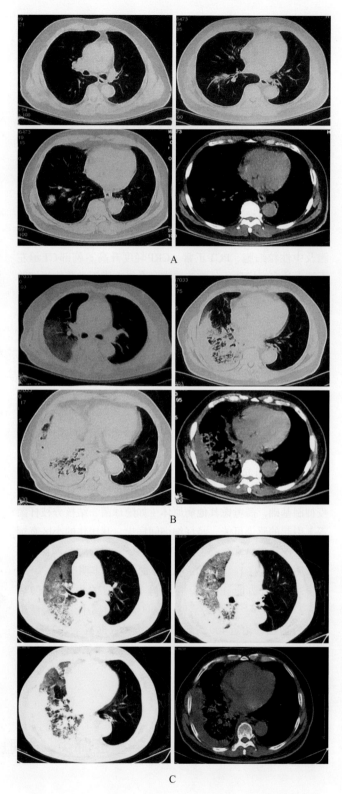

A

B

C

图28-1 2019-12-23、2020-01-14及2020-01-17胸部CT平扫
A. 2019-12-23外院胸部CT平扫；B. 2020-01-14外院胸部CT平扫；C. 2020-01-17复旦大学附属中山医院胸部CT平扫：右肺弥漫磨玻璃、团片模糊实变影，伴部分不张，右侧胸腔积液

8. 肿瘤标志物：CEA 7.7 ng/mL，其余均阴性。

9. 细胞免疫：B细胞50/μL，T细胞495/μL，CD4/CD8 1.4，CD4 289/μL。

10. 细胞因子：IL-2R 829 U/mL，IL-6 89.9 pg/mL。

辅助检查

1. 2020-01-17心电图：① 窦性心律；② 逆钟向转位。

2. 2020-01-17超声心动图：主动脉窦部及升主动脉增宽，中度主动脉瓣反流；左心房增大，射血分数65%。

3. 2020-01-17胸部CT（图28-1C）：右肺弥漫磨玻璃、团片模糊实变影伴部分不张，右侧胸腔积液，左肺少许慢性炎症。

· 临床分析 ·

病史特点

患者为老年男性，急性起病，主要表现为发热、咳嗽，伴气促，$T_{max} > 39℃$，血WBC、PCT正常，CRP明显升高，胸部CT为单侧肺斑片状、团片状实变影，病程5天，肺内进展较快，予以抗细菌治疗无好转。

诊断分析

1. 社区获得性肺炎（community acquired pneumonia，CAP）：常见病原体有肺炎链球菌、流感嗜血杆菌、卡他莫拉菌等。该患者急性起病，发热伴咳嗽，咳痰少；WBC、PCT正常，CRP升高；胸部CT为右肺弥漫炎症，部分实变，且亚胺培南/西司他丁抗感染效果不佳，CT进展不符合普通细菌感染表现。CAP非典型病原体有支原体、衣原体、军团菌等，临床表现轻、重不一；部分病原体如军团菌、鹦鹉热衣原体引起的感染，可表现为重症肺炎，CRP明显升高，CT进展快，甚至出现Ⅰ型呼吸衰竭，伴肾功能不全、肝酶升高等肺外表现。该患者表现不能完全除外，入院后可多次送检痰培养、痰mNGS协助明确病原体。

2. 病毒性肺炎：病毒性肺炎临床可表现为发热、咳嗽、咳痰，伴有炎症标志物升高；肺部影像学双侧多见，出现磨玻璃样或间质样的改变；常见的呼吸道病毒为甲型流感病毒、腺病毒、呼吸道合胞病毒、禽流感病毒等。患者外院及本院甲型、乙型流感病毒抗原检测均阴性，但考虑抗原检测敏感性低，结合流行病学及患者接触史，以及其病程短，肺内病灶发展快速且表现为单侧肺斑片状、团片状实变影的特点，流感病毒性肺炎需考虑。确诊需依靠病原学检测。

3. 非感染性疾病：如淋巴瘤。该患者老年男性，高热起病，抗感染效果不佳，需考虑淋巴瘤等血液系统疾病累及肺部。但患者肺内表现为单侧肺广泛磨玻璃病灶，与淋巴瘤累及肺部的表现不符，必要时可完善肺活检以进一步明确诊断。

· 进一步检查、诊治过程和治疗反应 ·

1. 2020-01-17予鼻导管吸氧10 L/min；留取咽拭子行Filmarray呼吸道病原体（嗜肺军团菌、肺炎支原体、Q热立克次体、肺炎衣原体、腺病毒、呼吸道合胞病毒、甲型流感病毒、乙型流感病毒、副流感病毒）快速九联检测。继续予奥司他韦（75 mg，口服，q12 h）抗病毒；因非典型病原体无

法完全除外，予加用多西环素（1.0 g，口服，q12 h）抗感染，人免疫球蛋白（20 g，静脉滴注，qd×3天）增强免疫，同时予保肝、护胃、纠正电解质紊乱、营养支持等对症治疗。

2. 2020-01-18体温正常，痰涂片找细菌、真菌、抗酸杆菌阴性，细菌培养阴性。

3. 2020-01-19 Filmarray呼吸道病原体九联检测（2020-01-17采集）：均阴性。复查血气分析（鼻导管吸氧10 L/min）：PaO_2 127 mmHg。

4. 2020-01-21 咽拭子mNGS（RNA）（2020-01-19采集）：检出EBV（种严格序列数455），甲型流感病毒H1N1（种严格序列数20），人类β-疱疹病毒7型（HSV7）（种严格序列数255）。

5. 2020-01-21考虑甲型流感病毒性重症肺炎（H1N1型），合并细菌感染可能性大，呼吸衰竭，病情危重，加用美罗培南（1 g，静脉滴注，q8 h）抗感染。

6. 2020-02-02体温正常，诉气促较前好转。随访血气分析（鼻导管吸氧5 L/min）示pH 7.43，PaO_2 119.0 mmHg；CRP 18.2 mg/L，ESR 31 mm/h，PCT 0.12 ng/mL；较前明显好转。

7. 2020-02-03复查胸部CT：两肺弥漫磨玻璃病灶、实变伴部分不张，较2020-01-17片稍吸收；两侧胸腔积液，较前稍增多（图28-2A）。

8. 2020-02-03 B超引导下行胸腔置管引流，总共引流出黄色澄清胸腔积液约1 600 mL。胸腔积液常规示RBC $3\,400×10^6$/L，WBC $65×10^6$/L，多个核细胞比例8.0%，单个核细胞比例91.0%；胸腔积液生化示蛋白质30.94 g/L，Alb 23.00 g/L，LDH 90 U/L，ADA 14.0 U/L；胸腔积液脱落细胞未找见恶性肿瘤细胞。

9. 2020-02-10胸部CT示右肺空洞形成（图28-2B）。血气分析（鼻导管吸氧3 L/min）：pH 7.41，PaO_2 71.0 mmHg。加用甲硝唑（0.5 g，静脉滴注，q12 h）加强抗厌氧菌治疗。

10. 2020-02-17血气分析（鼻导管吸氧2 L/min）：pH 7.43，PaO_2 122.0 mmHg。胸部CT：右肺为主的炎症伴部分不张，右侧局部空洞形成，总体较2020-02-10略好转；双侧胸腔积液（图28-2C）。

11. 2020-02-19患者体温正常，咳嗽、气促好转。查WBC $5.01×10^9$/L，N% 65%；CRP 2.1 mg/L，PCT 0.06 ng/mL，ESR 50 mm/h。患者较前明显好转，予出院，嘱左氧氟沙星（0.4 g，口服，qd）抗感染，门诊随访。

12. 图28-3为治疗过程中患者炎症标志物变化情况。

· 最后诊断与诊断依据 ·

最后诊断

1. 重症肺炎（甲型流感病毒，合并细菌性感染可能）。

2. 支气管哮喘，慢性阻塞性肺病。

诊断依据

患者为老年男性，冬季流行性感冒流行季节急性起病，

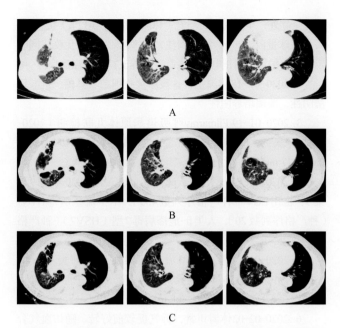

图28-2 2020-02-03、2020-02-10及2020-02-17复旦大学附属中山医院胸部CT平扫

A. 2020-02-03：右肺中下叶病灶较 2020-01-17（图 28-1C）稍吸收；两侧胸腔积液，较前稍增多；B. 2020-02-10：两肺散在炎症、实变伴部分不张，右肺脓腔形成，余较 2020-02-03 大致相仿；两侧胸腔积液；C. 2020-02-17右肺为主的炎症伴部分不张，右侧局部脓腔，总体较 2020-02-10：好转；两侧胸腔积液

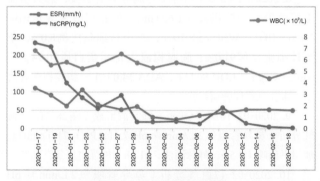

图28-3 患者炎症标志物变化

主要表现为发热、咳嗽，伴气促，$T_{max} > 39\ ℃$；WBC和PCT正常，CRP明显升高，胸部CT为单侧肺斑片状、团片状实变影；病程小于1周，双肺多发磨玻璃斑片炎症增多、进展，实变伴肺不张。痰普通细菌、真菌培养阴性，咽拭子mNGS（RNA）检出EB病毒、甲型流感病毒H1N1、人类β-疱疹病毒7型。予奥司他韦抗病毒、经验性抗细菌感染、呼吸支持等治疗后，体温正常，咳嗽、气促症状好转，氧合指数逐渐升高，CRP、ESR下降，两肺炎症较前吸收、好转，故甲型流感病毒性肺炎诊断明确，合并肺内细菌感染可能。

经验与体会

1. 甲型（influenza A）/乙型（influenza B）流感病毒导致的急性呼吸道感染，称为流行性感冒，主要发生在冬、春季，典型潜伏期为1~4天。流行性感冒患者常有发热、肌肉疼痛、头痛、倦怠等全身症状，而咽痛、流涕和鼻塞等局部症状轻微。流感病毒可引发多种并发症，并会加重慢性基础疾病，肺炎是常见并发症。不同亚型的流感病毒感染，其肺部影像学表现不具备特异性，病变程度和范围与病情严重程度相关。

2. 流行性感冒病原学检测主要包括病毒抗原检测和核酸检测，核酸检测敏感性和特异性较好，且能区分病毒类型和亚型。复旦大学附属中山医院在流行性感冒暴发时，采用甲型/乙型流感及呼吸道合胞病毒核酸联合检测试剂盒（XPERT Xpress Flu/RSV Assay）进行快速、准确的流感病毒检测，帮助很大。但流感病毒核酸阴性并不能完全排除流感病毒感染。就该病例来说，患者于甲型流行性感冒流行季节以高热、干咳、气促起病，肺部CT显示支气管血管周围或胸膜下多灶性肺实变影和/或斑片磨玻璃影，抗细菌感染药物治疗无好转，考虑重症流感病毒性肺炎可能性大。虽Filmarray甲型/乙型流感病毒核酸检测阴性，但通过咽拭子送检mNGS（RNA），检测出甲型流感病毒，患者得以诊断。因此，在条件允许的情况下，对于疑难病例，可推荐不同的检测方法组合应用。

3. 流行性感冒合并或继发细菌和真菌感染时，病原体需重点关注金黄色葡萄球菌和曲霉。对于重症流行性感冒，糖皮质激素治疗的作用仍有争议，虽然其可减轻炎症反应，但在改善总体预后方面缺乏明确证据。大剂量糖皮质激素的使用，甚至会因其激发细菌、真菌感染等而导致流行性感冒患者的死亡率升高。重症流感病毒性肺炎患者继发细菌感染的可能性大，可能与感染后免疫抑制或激素使用相关。该病例多次痰检均未检出明确的细菌感染依据，但合并细菌感染的可能性大，在抗病毒治疗基础上，经验性抗细菌治疗后好转出院。因此流感病毒性肺炎与新型冠状病毒肺炎的治疗不同，对于明确为流感病毒性肺炎者，要减少或避免糖皮质激素的使用。

4. 研究显示，发病48 h内抗流感病毒治疗可减少并发症，降低病死率，缩短住院时间。发病超过48 h的重症患者，依然能从抗病毒治疗中获益。本例于起病第5天使用奥司他韦（75 mg，口服，q12 h×5天）治疗，取得比较好的疗效。目前，抗流感病毒药物主要有神经氨酸酶抑制剂（如奥司他韦）、血凝素抑制剂（阿比多尔）及聚合酶抑制剂（玛巴洛沙韦）。神经氨酸酶抑制剂对甲型/乙型流行性感冒均有效、耐药率低。玛巴洛沙韦是近20年来首个具有创新性作用机制的抗流感病毒药物，对甲型/乙型流行性感冒均效果显著，于2021年4月在国内获批用于12周岁及以上的甲型/乙型流行性感冒患者。该病例为3年前诊断的重症甲型流感病毒肺炎病例，彼时玛巴洛沙韦还未上市。现经过三年多的时间，我国在急性呼吸道病毒感染的病原学检测、抗病毒治疗及感染防控方面的技术和能力均有了显著提升，因此在迎战流行性感冒时也更有信心。

参考文献

[1] 中国医师协会急诊医师分会，中华医学会急诊医学分会，中国急诊专科医联体等.成人流行性感冒诊疗规范急诊专家共识（2022版）[J].中国急救医学，2022，42（12）：1013-1026.
[2] Centers for Disease Control and Prevention. Influenza antiviral medications: summary for clinicians[EB/OL]. (2020-10-22)[2024-04-22]. https://www.cdc.gov/flu/professionals/antivirals/summary-clinicians.htm.
[3] Global Influenza Programme (GIP), Global Influenza Surveillance and Response System, World Health Organization. WHO information meeting on the composition of influenza virus vaccines for Use in the 2022-2023 northern hemisphere influenza Season[R/OL]. (2022-02-25)[2024-04-22]. https://www.who.int/teams/global-influenzaprogramme/surveillance-and-monitoring/influenza-surveillance-outputs.

病例29 肺炎突显现，恰似"故人"来

作者·王萌冉 金文婷 马玉燕 沈燕
审阅·胡必杰 潘珏

病史简介

男性，59岁，上海人，2023-05-31收入复旦大学附属中山医院感染病科。

主诉

高热伴活动后气促10天。

现病史

1. 2023-05-22患者无诱因出现发热，T_{max} 40℃，伴少许咳嗽、咳痰及活动后气促，自测新型冠状病毒抗原阳性。2023-05-25至当地A医院就诊，查胸部CT：右肺多发散在炎症伴中叶实变，右侧少量胸腔积液（图29-1）。予头孢唑肟抗感染、地塞米松抗炎，热峰无下降，监测指尖氧饱和度（未吸氧时）在90%左右。

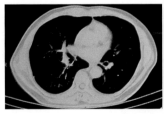
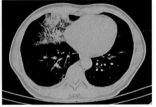

图29-1　2023-05-25胸部CT：右肺多发散在炎症伴中叶实变

2. 2023-05-28至当地B医院就诊，查血常规示WBC 18.66×10⁹/L，N% 84.4%；炎症标志物示CRP 31.93 mg/L，PCT 1.05 ng/mL。复查胸部CT：两肺炎症较前明显进展（图29-2）。2023-05-29起予奈玛特韦/利托那韦（300 mg/100 mg，口服，bid）抗病毒，患者仍每日高热，T_{max} 40℃左右。

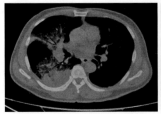
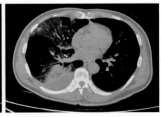

图29-2　2023-05-28胸部CT：两肺炎症实变较前明显进展

3. 2023-05-31就诊复旦大学附属中山医院急诊，查血常规示WBC 16.79×10⁹/L，N% 88.4%，L 0.9×10⁹/L；炎症标志物示CRP 79.4 mg/L，PCT 0.46 ng/mL；ALT/AST 66/88 U/L。予甲泼尼龙（40 mg，静脉滴注，qd）抗炎、美罗培南+左氧氟沙星抗细菌，患者仍有高热。为明确发热、肺部炎症原因，2023-05-31收入复旦大学附属中山医院感染病科。

4. 患病以来，患者精神可，胃纳可，睡眠可，小便正常，体重无明显变化。

既往史及个人史

否认既往高血压、糖尿病、心脏病等慢性病史。

入院检查

体格检查

1. T 39.8℃，P 86次/分，R 24次/分，BP 165/80 mmHg。

2. 神志清，全身皮肤无黄染，全身浅表淋巴结无明显肿大；双肺未闻及明显干湿啰音；心脏听诊心律齐，未闻及明显杂音和异常心音；腹软，无压痛、反跳痛，肝、肾区无叩击痛，肠鸣音4次/分。双下肢不肿。

实验室检查

1. 血气分析（鼻导管吸氧8 L/min）：pH 7.52，PaO_2 62 mmHg，$PaCO_2$ 29 mmHg。PaO_2/FiO_2：117 mmHg。

2. 新型冠状病毒核酸：*ORF1ab*基因33.35，*N*基因33.72。

3. 血常规：WBC 21.62×10⁹/L，N% 95.5%，L 0.6×10⁹/L。

4. 炎症标志物：hsCRP 196.5 mg/L，ESR 61 mm/h，PCT 0.99 ng/mL。

5. 生化：ALT/AST 109/106 U/L，LDH 715 U/L，Alb 31 g/L，CK 371 U/L，CK-MB 35 U/L，CK-MM 336 U/L。

6. 凝血功能：Fbg 734 mg/dL，D-二聚体2.95 mg/L。

7. 心肌标志物：c-TnT 0.009 ng/mL，NT-proBNP 491.0 pg/mL。

8. 自身抗体：ANA、ENA、ANCA均阴性。

辅助检查

1. 2023-05-31心电图：窦性心律。

2. 2023-06-01超声心动图：静息状态下未见明显异常，

射血分数 59%。

临床分析

■ 病史特点

患者为中年男性，既往体健，本次急性病程，高热伴活动后气促 10 天，新型冠状病毒核酸阳性，白细胞及炎症标志物明显升高；胸部 CT 示两肺多发渗出伴实变；糖皮质激素抗炎治疗、抗病毒及多种抗菌药物抗感染治疗后肺部病灶持续进展，体温热峰无明显下降。

■ 诊断分析

1. 新型冠状病毒肺炎：患者高热起病，急性病程，新型冠状病毒核酸阳性，血常规示淋巴细胞绝对值降低，胸部 CT 短期内出现斑片样渗出病灶，故首先考虑新型冠状病毒肺炎。但胸部影像学示右肺病灶短期内实变明显，奈玛特韦/利托那韦抗病毒及地塞米松、甲泼尼龙抗炎治疗后体温及肺部病灶均未见明显好转，需考虑是否同时存在其他病毒如腺病毒、流感病毒、呼吸道合胞病毒等感染可能。

2. 其他病原体感染：患者持续高热，外院及入院后多次查血均提示 WBC、N 及炎症标志物尤其是 PCT 明显升高，胸部 CT 短期内出现实变病灶，糖皮质激素抗炎治疗后患者仍有高热。故需考虑是否为二元论，即新型冠状病毒感染基础上合并细菌感染（如肺炎链球菌、流感嗜血杆菌、卡他莫拉菌等）或者不典型病原体（如支原体、衣原体或者军团菌等）感染可能，可进一步通过完善下呼吸道病原微生物检查以明确。

进一步检查、诊治过程和治疗反应

1. 2023-05-31 胸部 CT：两肺炎症伴实变，较外院（2023-05-28）明显进展（图 29-3）。予经鼻高流量氧疗（high-flow nasal cannula oxygentherapy, HFNC）（流量 45 L/min，FiO₂ 50%），继续奈玛特韦/利托那韦（300 mg/100 mg，口服，bid）抗病毒，甲泼尼龙（30 mg，静脉滴注，q12 h）抗炎，左氧氟沙星（0.5 g，静脉滴注，qd）抗细菌，辅以保肝、补充白蛋白等对症治疗。

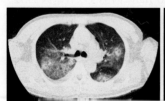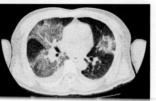

图 29-3 2023-05-31 胸部 CT：两肺炎症伴实变，较前片明显进展

2. 2023-06-02 痰 mNGS（2023-05-31 留取）：检出大量鹦鹉热衣原体核酸序列（种严格序列数 2 246）（图 29-4）。予加用多西环素（0.1 g，口服，q12 h）。

3. 2023-06-05 随访胸部 CT：两肺炎症较 2023-05-31

明显吸收（图 29-5）。予激素逐步规律减量，停用左氧氟沙星。

属			种				
属名	属相对丰度（%）	属严格序列数	种名（中文）	种名（英文）	种相对丰度（%）	种序列数	种严格序列数
衣原体属	55.24	4 854	鹦鹉热衣原体	*Chlamydia psittaci*	48.89	4 408	2 246

图 29-4 2023-06-02 痰 mNGS 结果

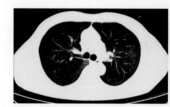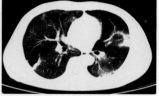

图 29-5 2023-06-05 胸部 CT：两肺炎症较前明显吸收

4. 2023-06-07 复查痰 mNGS（2023-06-05 送检）：检出中等量鹦鹉热病原体核酸序列（种严格序列数 189），较前下降。

5. 2023-06-11 随访血常规示 WBC 10.65×10⁹/L，N% 81.1%，L 1.7×10⁹/L；炎症标志物示 hsCRP 3.9 mg/L，ESR 24 mm/h，PCT 0.02 ng/mL。较入院时明显好转。

6. 2023-06-12 予出院，继续多西环素（0.1 g，口服，q12 h）。

7. 图 29-6 为治疗过程中患者炎症标志物变化情况。

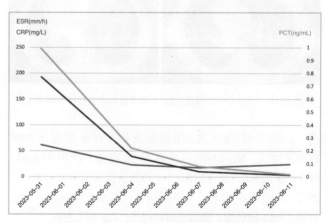

图 29-6 治疗过程中患者炎症标志物变化情况

8. 图 29-7 为治疗过程中患者体温变化及用药情况。

最后诊断与诊断依据

■ 最后诊断

新型冠状病毒肺炎（普通型）合并鹦鹉热衣原体肺炎。

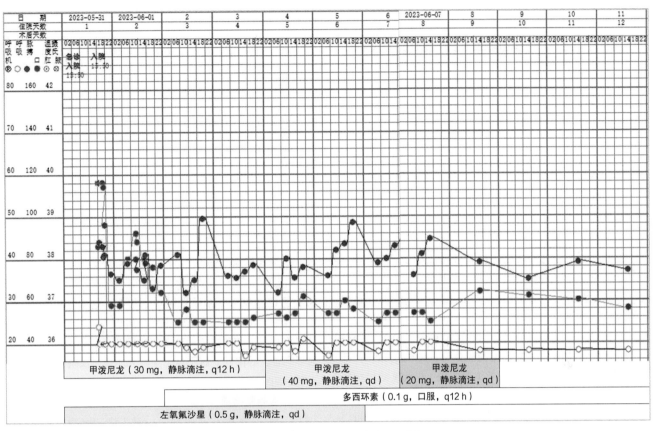

图29-7　治疗过程中患者体温变化及用药情况

■ 诊断依据

患者为中年男性，急性起病，高热伴活动后胸闷、气促10天，新型冠状病毒核酸阳性；炎症标志物明显升高；胸部CT示两肺多发渗出伴实变；痰mNGS检出大量鹦鹉热衣原体；予甲泼尼龙抗炎治疗，联合多西环素抗感染后体温正常，两肺病灶迅速吸收；治疗后随访痰mNGS示检出的鹦鹉热衣原体序列数明显下降，故可明确诊断。

经验与体会

1. 无论是新型冠状病毒，还是流感病毒、鼻病毒、腺病毒、呼吸道合胞病毒等，都可能出现合并细菌感染的情况。"中国肺炎研究"网（CAP-China）结果显示，在病毒性肺炎患者中，约有7.2%合并细菌感染，14.2%合并支原体/衣原体感染。总体而言，新型冠状病毒肺炎合并细菌感染的比例低于流感肺炎。在新型冠状病毒肺炎合并细菌感染中，常见的病原体包括肺炎支原体、铜绿假单胞菌、流感嗜血杆菌、肺炎克雷伯菌等，其中肺炎克雷伯菌和肺炎链球菌最常见。其原因可能是病毒感染后支气管和肺泡上皮损伤，气道分泌物可能会增加细菌局部的生长、黏附。但是对于这部分患者，究竟是初始合并感染还是后续继发感染，有时难以区分。本例患者急性起病，短时间内肺部即出现实变病灶，非典型新型冠状病毒肺炎影像学表现，且白细胞及炎症标志物明显升高，推测可能初始即合并鹦鹉

热衣原体感染，因此病程前期肺部病灶快速进展，后期加用多西环素后肺部病灶较快吸收。

2. 对于确诊新型冠状病毒肺炎的患者，不建议常规给予抗菌药物治疗。但是在肺部病灶不典型，或者治疗反应不佳的情况下，需要对是否合并细菌或者其他病原体感染保持足够的警惕性，重视微生物病原学诊断；尤其是临床医生需要充分了解不同病原体肺部感染的影像学特点，以便及时作出正确判断。对于病情较轻或者稳定的患者，可以短期内等待、观察治疗反应，再决定后续是否需要抗菌药物治疗；但对于病情较重或者进展较快，或者具有继发感染高危因素的患者，也可以早期给予经验性抗感染治疗。治疗同时不要忽视病原学诊断。本例患者入院后考虑肺部病灶进展较快，炎症标志物尤其是PCT明显升高，因此给予了左氧氟沙星经验性抗感染治疗，后续痰mNGS结果回报为鹦鹉热衣原体后，立即加用多西环素治疗，治疗效果理想。

参考文献

[1] Lansbury L, Lim B, Baskaran V, et al. Co-infections in people with COVID-19: a systematic review and meta-analysis[J]. J Infec, 2020, 81(2): 266-175.

[2] Zhou F, Wang Y, Liu Y, et al. Disease severity and clinical outcomes of community acquired pneumonia caused by non-influenza respiratory viruses in adults: a multicenter prospective registry study from the CAP-China Network[J]. Eur Respri J, 2019, 54(2): 1802406.

[3] Zhou F, Yu T, Du R, et al. Clinical course and risk factors for mortality of adult inpatients with COVID-19 in Wuhan, China: a retrospective cohort study[J]. Lancet, 2020, 395(10229): 1054-1062.

病例30 肺炎找上门，原因竟是它

作者 · 朱贝迪　金文婷　马玉燕　沈　燕
审阅 · 胡必杰　潘　珏

· 病史简介 ·

女性，31 岁，上海市闵行区人，2023-06-26 收入复旦大学附属中山医院感染病科。

■ 主诉

发热伴咳嗽、咳痰 5 天。

■ 现病史

1. 2023-06-21 患者无明显诱因出现发热，T_{max} 40℃，伴咳嗽、咳痰，初为白痰，后咳黄痰，伴胸闷，时有腰酸，伴鼻塞、流涕、咽痛，无腹痛、腹泻；自测新型冠状病毒抗原阴性。

2. 2023-06-22 外院查血常规示 WBC $9.8×10^9$/L，N% 78.4%，L% 13.4%；甲型/乙型流感病毒抗原均阴性。胸部 CT：两肺炎症（图 30-1A）。予头孢曲松+左氧氟沙星抗感染，患者仍有高热。

3. 2023-06-25 就诊于复旦大学附属中山医院感染病科门诊，查新型冠状病毒核酸阴性；血常规示 WBC $8.34×10^9$/L，N% 77.8%；CRP 88.9 mg/L，PCT 0.1 ng/mL；生化示 ALT/AST 50/47 U/L，LDH 397 U/L，CK 212 U/L，CK-MM 201 U/L。胸部 CT：两肺散在斑片状高密度影，较 2023-06-22 外院 CT 进展（图 30-1B）。腹盆 CT：脂肪肝。

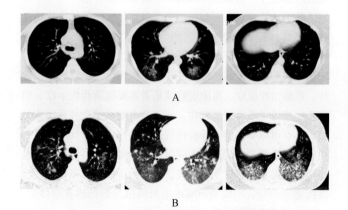

图 30-1　2023-06-22 及 2023-06-25 胸部 CT
A. 2023-06-22 外院胸部 CT：两下肺为主少许炎症；B. 2023-06-25 复旦大学附属中山医院胸部 CT：两肺多发斑片状高密度影，较 2023-06-22 病灶明显进展

4. 患病以来，患者精神欠佳，胃纳、睡眠一般，大小便如常，体重无明显变化。

■ 既往史及个人史

1. 已婚已育，育有 1 子（1 岁 5 月），家庭主妇，家中饲养猫。

2. 询问病史：患者儿子和丈夫同期出现发热、咳嗽，诊断为"肺炎"。门诊考虑同住 3 人短期内先后发生肺炎，系家庭"聚集性发病"，要怀疑具有较强传染性的急性下呼吸道感染，遂收入复旦大学附属中山医院感染病科负压隔离病房。

· 入院检查 ·

■ 体格检查

1. T 38.6℃，P 90 次/分，R 22 次/分，BP 125/84 mmHg，指尖氧饱和度 93%（未吸氧）；身高 176 cm，体重 93 kg，体质指数（body mass index，BMI）30.02 kg/m²。

2. 神志清，呼吸稍促；两下肺可闻及湿啰音，未闻及明显哮鸣音，心律齐；腹平软，全腹无压痛、反跳痛；双下肢不肿，四肢活动可。

■ 实验室检查

1. 血气分析（未吸氧）：pH 7.42，$PaCO_2$ 39 mmHg，PaO_2 58 mmHg。PaO_2/FiO_2：276 mmHg。

2. 血常规：WBC $5.55×10^9$/L，N% 68%，L% 26%，Hb 125 g/L。

3. 炎症标志物：hsCRP 125.6 mg/L，ESR 100 mm/h，PCT 0.1 ng/mL。

4. 生化：Cr 57 μmol/L，CK 230 U/L，CK-MM 214 U/L。

5. 凝血功能：PT 12.2 s，Fbg 679 mg/dL，D-二聚体 1.16 mg/L。

6. T-SPOT.TB A/B 1/0。复测新型冠状病毒、甲型流感病毒、乙型流感病毒核酸阴性、G 试验、GM 试验、血隐球菌荚膜抗原、EBV-DNA、CMV-DNA 阴性。

7. 肿瘤标志物、ANA 抗体谱、ANCA、免疫球蛋白等阴性。

■ 辅助检查

1. 心电图：正常心电图。

2. 超声心动图：静息状态下未见异常。

· 临床分析 ·

■ 病史特点

患者为青年女性，急性病程，以"发热伴咳嗽、咳痰"为主要表现，胸部 CT 提示短期进展较快的两肺炎症，存在家庭聚集性发病的表现，考虑以下鉴别诊断。

■ 诊断分析

1. 病毒性肺炎：根据症状发生时间、流行病学特点及肺部影像学表现，该病例首先需排查病毒性肺炎，常见病原体有新型冠状病毒、流感病毒和人高致病禽流感病毒、腺病毒、呼吸道合胞病毒、疱疹病毒、人类偏肺病毒（human metapneumovirus，hMPV）、鼻病毒等。病毒性肺炎基本表现为斑片或弥漫磨玻璃密度影，伴或不伴实变、网格状表现，不同病原体的CT表现多样、相互重叠。流感病毒肺炎以多灶性实变或磨玻璃影最为常见。新型冠状病毒肺炎（corona virus disease 2019，COVID-19）典型表现为下肺区外周分布的磨玻璃影、粗糙的水平线性影和实变。本例新型冠状病毒和流感病毒肺炎影像学不支持，同时抗原和核酸均阴性；影像学见模糊不清的小叶中心结节、支气管壁稍增厚、快速进展的沿血管支气管分布的多灶性渗出，未见胸膜受累，可进一步完善鼻咽拭子呼吸道病毒多重 PCR 或 RNA 和 DNA 双检 mNGS、血清学抗原或抗体以协助诊断。

2. 细菌性肺炎：常见病原体包括肺炎链球菌、流感嗜血杆菌、金黄色葡萄球菌等。通常起病急，以高热、寒战、咳嗽、咳痰为典型特征，白细胞及炎症标志物升高，部分患者存在基础肺部疾病（如支气管扩张、慢性阻塞性肺病），影像学呈肺段、肺叶实变影。本例患者高热伴咳痰、咳黄痰，炎症标志物稍高，但白细胞不高，肺部影像学不典型，可进一步完善痰细菌涂片及培养协助诊断。

3. 非典型肺炎：临床通常指肺炎支原体、肺炎衣原体、鹦鹉热衣原体、军团菌感染，可存在相关的环境接触史或流行病学特点；临床表现与其他社区获得性肺炎（community acquired pneumonia，CAP）相似，以发热、咳嗽和呼吸急促为特征，典型可表现单侧肺叶斑片影，可并发呼吸衰竭、脓胸、胸腔积液；血清学抗原或抗体、呼吸道样本核酸检测可协助诊断。

进一步检查、诊治过程和治疗反应

1. 2023-06-26入院后予负压隔离病房呼吸道隔离，当日即送检痰液行 mNGS（DNA+RNA）。予鼻导管吸氧，多西环素（0.1 g，口服，q12 h）联合左氧氟沙星（0.5 g，静脉滴注，qd）经验性抗感染。

2. 2023-06-27早晨8点痰 mNGS 报告：检出hMPV（序列数9 854）。综合分析，考虑CAP系hMPV感染引起，未发现合并其他病原体感染，故停用多西环素和左氧氟沙星抗感染药物。

3. 2023-06-27晚患者要求用抗菌药物，经医生耐心沟通，同意暂时不用抗菌药物，予以口服止咳、化痰等对症治疗。

4. 2023-06-27送检鼻咽拭子hMPV RT-PCR检测；2023-06-29结果回报阳性。

5. 2023-06-27患者体温正常，咳嗽、咳痰、气促略好转。2023-07-03复查WBC 9.39×10^9/L，N% 67.7%；炎症标志物示hsCRP 14.4 mg/L，ESR 57 mm/h；CK 68 U/L，CK-MM 57 U/L；血气分析（未吸氧）示PaO_2 71 mmHg，PaO_2/FiO_2 338 mmHg。炎症标志物及氧合情况较前改善。

6. 2023-07-03复查胸部CT：两肺散在斑片影较2023-06-25 CT明显吸收（图30-2）。

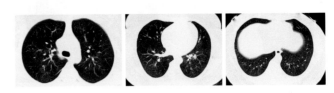

图30-2　2023-07-03胸部CT：两肺炎症较2023-06-25 CT明显吸收

最后诊断与诊断依据

最后诊断

1. 社区获得性肺炎（人类偏肺病毒感染），Ⅰ型呼吸衰竭。
2. 肥胖（BMI 30 kg/m^2）。

诊断依据

患者为青年女性，急性病程，因"发热伴咳嗽、咳痰5日"入院，伴有鼻塞、流涕、咽痛等上呼吸道感染症状。肺部影像学提示两肺炎症短期内新发进展，表现为沿血管和支气管分布的多灶性炎症。痰mNGS检出大量hMPV RNA序列，经鼻咽拭子RT-PCR证实hMPV阳性。同时存在家族聚集性发病，患者丈夫和儿子鼻咽拭子hMPV RT-PCR阳性，肺炎病情轻重不一，呈自限性。综合起病和流行病学特点、肺部影像学及病原学结果，诊断成立。

家庭人员调查情况

1. 患者儿子（1岁5个月）于2023-06-20出现发热、咳嗽，伴有喘鸣。于复旦大学附属儿科医院诊断"支气管肺炎"，予经验性抗感染、甲泼尼龙抗炎及雾化吸入等对症治疗，目前症状好转。

2. 患者丈夫（42岁）和患者本人次日（2023-06-21）出现症状。2023-06-22其丈夫胸部CT提示右上肺炎（图30-3A），予头孢类、布洛芬口服后症状改善。2023-06-27患者丈夫于复旦大学附属中山医院查血常规阴性；hsCRP 3.2 mg/L，ESR 38 mm/h。胸部CT：右上肺见多发斑片状磨玻璃影，较2023-06-22外院CT有吸收（图30-3B）。目前体温平稳，偶有干咳。

3. 2023-06-27患者丈夫、儿子同时送检鼻咽拭子hMPV RT-PCR检测，2023-06-29结果回报均阳性。

经验与体会

1. CAP是临床最常见的疾病之一，轻者可自限，重者可出现呼吸窘迫和脓毒症，临床表现和肺部影像学多样。一些特定表现可提高对病原体的诊断率，包括环境暴露史、旅居史、发病季节和社区家庭流行情况、宿主年龄和免疫状态等，有助于指导病原学检测方向、选择经验性治疗药物，尤其对于本例聚集性发病的情况。这警示临床医生需提高感染控制意识，采取必要的隔离和其他公共卫生措施。

2. 一项研究数据表明，约4% CAP成人住院患者检出

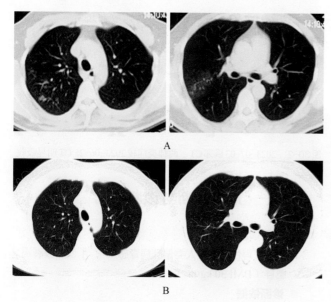

图30-3　患者丈夫2023-06-22及2023-06-27胸部CT

A. 2023-06-22外院胸部CT：右上肺多发斑片状磨玻璃影，考虑炎症；B. 2023-06-27复旦大学附属中山医院胸部CT：右上肺炎较前明显吸收

hMPV。2023年春季以来，hMPV在美国各地呈高发态势，在重症监护病房和儿科医院肆虐，而我国似乎未受到这波病毒影响，尚未出现流行高峰。流行病学模型估计，2018年全球5岁以下儿童中发生了1 420万例hMPV相关急性下呼吸道感染，小于1周岁的婴幼儿院内死亡率高达64%，其在老年人、肺部基础疾病患者和免疫功能低下者可快速重症化，应尽早诊断、及早干预。

3. hMPV最早是荷兰学者Van den Hoogen在2001年于儿童中发现的新型呼吸道病毒（有包膜单负链RNA病毒），2016年归为肺病毒科偏肺病毒属。hMPV具有季节流行性，欧美国家多发生于冬末、春初，我国则春末、夏季好发，主要经呼吸道或亲密接触传播，大多数病例潜伏期为5～9天。hMPV传播给家庭成员的效率似乎很高，从指示病例出现症状到接触者出现症状，间隔时间估计为5天。临床上多引起幼儿和老年人临床症状，成年人下呼吸道感染少见，本次聚集性发病的一家三口几乎在24 h内先后发病，其中患儿母亲出现了快速进展的呼

吸衰竭，这样的临床案例应当引起高度重视。

4. hMPV感染的组织学模式包括坏死性细支气管炎，发展为慢性细支气管炎、急性或组织弥漫性肺泡损伤（diffuse alveolar damage，DAD）和肺泡出血；影像学对应支气管壁增厚、磨玻璃影（ground-glass opacity，GGO）和模糊不清的小叶中心结节的典型表现。感染患儿可有发热、咳嗽、鼻炎、哮喘发作等表现，最常以"急性细支气管炎/肺炎"住院，罕见有病毒性脑炎的病例报道。呼吸困难、哮鸣、声音嘶哑在成人感染中更多见；免疫功能低下宿主由于对病毒清除能力差，可能病情更为严重、病程更长。hMPV感染病程多为自限性，可采用支持性治疗，尚无有效的抗病毒药物，继发细菌感染概率较低，故hMPV支气管炎或肺炎的住院患者，治疗往往并不需要抗菌药物。

5. hMPV病原学检测方法包括：呼吸道标本RT-PCR、鼻咽分泌物快速抗原或荧光抗体直接检测、特异性血清抗体（ELISA或中和抗体检测，多用于血清流行病学或疫苗研究）。快速抗原直接检测（rapid antigen direct test，RADT）可在30 min内完成简单的筛检。随着宏基因组学应用的普及，越来越多CAP病原体得以明确。临床应注意选择覆盖RNA病毒的测序流程。对于聚集性发病的病例，这可进行早期诊断和预防控制，也对新发呼吸道传染病的发现有所助力。

6. 在COVID-19流行期间，hMPV感染在发病率和临床特征方面没有明显改变，但其可模仿COVID-19，同时独立传播。尽管近年的关注点集中于新型冠状病毒、流感病毒的流行，但临床医生仍需注意hMPV等其他散发或出现聚集性暴发的呼吸道病毒。

参考文献

[1] Du Y, Li W, Guo Y, et al. Epidemiology and genetic characterization of human metapneumovirus in pediatric patients from Hangzhou China[J]. J Med Virol, 2022, 94(11): 5401-5408.

[2] Jongbloed M, Leijte WT, Linssen C, et al. Clinical impact of human metapneumovirus infections before and during the COVID-19 pandemic[J]. Infect Dis (Lond), 2021, 53(7): 488-497.

[3] Wang X, Li Y, Deloria-Knoll M, et al. Global burden of acute lower respiratory infection associated with human metapneumovirus in children under 5 years in 2018: a systematic review and modelling study[J]. Lancet Glob Health, 2021, 9(1): e33-e43.

病例 31　又见呛水后肺炎，这次会是什么

作者·钱奕亦　金文婷　马玉燕　史庆丰
审阅·胡必杰　潘珏

病史简介

女性，14岁，上海人，2023-08-03收入复旦大学附属中山医院感染病科。

■ 主诉

发热伴咳嗽、咳痰10天。

■ 现病史

1. 2023-07-26 游泳呛水（室外人工淡水泳池）后次日

出现发热，T_{max} 40.5℃，伴咽痛、咳嗽、咳少量白色痰、四肢酸痛、胸闷、气促、头晕、乏力不适，伴恶心、呕吐、稀便。

2. 2023-07-28外院查血WBC $4.31×10^9/L$；CRP 56.6 mg/L，PCT 0.28 ng/mL。咽拭子甲型流感病毒、乙型流感病毒、呼吸道合胞病毒、新型冠状病毒RNA阴性；呼吸道病原体九联检测：Q热、肺炎支原体、肺炎衣原体等IgM阴性。胸部CT（图31-1A）：双肺散在炎症，下叶为著。收入院先后给予头孢曲松+阿奇霉素（2天）、头孢哌酮/舒巴坦+多西环素（3天）治疗，无明显好转。2023-08-02复查胸部CT（图31-1B）：两肺多发炎症较前进展。该院感染病科会诊建议克林霉素+利福平+利奈唑胺抗感染，并完善相关病原学检查。

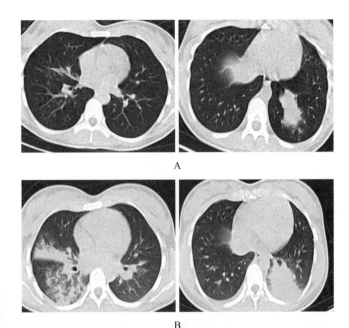

图31-1　患者2023-07-28及2023-08-02胸部CT平扫

A. 2023-07-28胸部CT平扫：右下肺斑片影，左下肺实变；B. 2023-08-02胸部CT平扫：右下肺渗出增加，右中叶部分实变，左下肺实变加重

3. 2023-08-03为明确诊断及进一步治疗转至复旦大学附属中山医院感染病科。

既往史及个人史

反复扁桃体炎病史5年。

入院检查

体格检查

1. T 36℃，P 80次/分，R 18次/分，BP 85/42 mmHg。

2. 神志清，双肺未闻及干湿啰音，心律齐，心前区未闻及杂音，腹软，无压痛，双下肢不肿。

实验室检查

1. 血常规：WBC $9.47×10^9/L$，N% 82%，Hb 110 g/L，异型淋巴细胞2%，红细胞存在冷凝集现象。

2. 血气分析（未吸氧）：pH 7.5，$PaCO_2$ 24 mmHg，PaO_2 81 mmHg。

3. 炎症标志物：CRP 52.3 mg/L，ESR 28 mm/h，PCT 0.54 ng/mL。

4. 生化：ALT/AST 40/82 U/L，Alb 35 g/L，Cr 61 μmol/L。

5. T-SPOT.TB A/B 0/0（阴性/阳性对照：0/450），咽拭子甲型流感病毒、乙型流感病毒、新型冠状病毒、呼吸道合胞病毒RNA阴性；血隐球菌荚膜抗原、G试验、GM试验、EBV-DNA、CMV-DNA均阴性。

6. 自身抗体：ANA、ANCA均阴性。

辅助检查

胸部CT增强（2023-08-04）：两肺炎症；纵隔淋巴结稍大，两侧胸腔少量积液（图31-2A）。

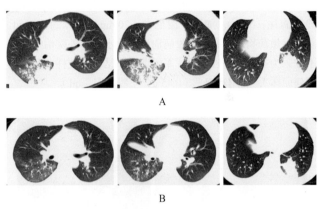

图31-2　患者2023-08-04及2023-08-07胸部CT平扫

A. 2023-08-04胸部CT平扫：右下叶及左下叶渗出，右中叶不张；B. 2023-08-07胸部CT平扫：右下叶及左下叶渗出吸收，右中叶不张，管腔未显示

临床分析

病史特点

患者为青少年女性，游泳呛水后发热伴咳嗽、咳痰10天。查炎症标志物升高，肺部CT示双肺多发炎症，外院头孢菌素、阿奇霉素、多西环素抗感染治疗5天后无明显好转，复查胸部CT较前加重。综合目前资料，考虑诊断如下。

诊断分析

1. 肺部感染（口腔菌群吸入）：患者有明确游泳呛水史，误吸过程中可能将口咽部定植菌（如链球菌、厌氧菌等）带入呼吸道引起感染。入院后应给予覆盖该类病原体经验性治疗，并积极完善病原学检查。

2. 肺部感染（水源性病原体吸入）：因误吸污染水体的病原体而引起感染。本例患者在相对清洁的人工淡水泳池中呛水，可能吸入的水源性病原体包括军团菌、非结核分枝杆菌等。外院广谱抗感染治疗效果不佳，不能排除此类特殊病原体感染可能。

3. 其他社区获得性肺炎（community acquired pneumonia，CAP）：患者于社区急性起病，应考虑常见社区获得性肺炎病原学，包括肺炎链球菌、流感嗜血杆菌、卡他莫拉菌、肺炎支原体、肺炎衣原体、嗜肺军团菌，以及呼吸道病毒（如甲型流感病毒、乙型流感病毒、呼吸道合胞病毒、腺病毒、新型冠状病毒等）。但患者于外院已行病原学初步筛查未见异常，广谱抗感染方案治疗后仍发热、肺部炎症进展，该诊断存疑，须进一步完善病原学检查。

进一步检查、诊治过程和治疗反应

1. 2023-08-03 完善痰培养、血培养，行血、痰 mNGS 检测，同时经验性给予哌拉西林/他唑巴坦（4.5 g，静脉滴注，q8 h）+ 多西环素（75 mg，口服，q12 h，根据体重调整）。

2. 2023-08-04 出现躯干部皮疹（图 31-3），皮肤科考虑药疹可能，停用哌拉西林/他唑巴坦，改美罗培南（0.5 g，静脉滴注，q8 h），加用甲泼尼龙（20 mg，静脉滴注，qd）及抗过敏药物。结合患者发病前游泳呛水史，外院治疗效果不佳，为兼顾水源性感染（军团菌、非结核分枝杆菌及非典型病原体），加用利福平（0.45 g，空腹口服，qd）。

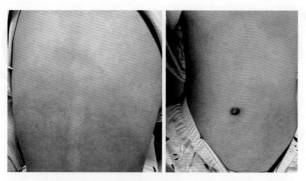

图 31-3　患者 2023-08-04 出现躯干部皮疹：躯干见密集分布豆粒大小红色斑丘疹，伴瘙痒

3. 2023-08-06 血 mNGS（2023-08-03 采样）：肺炎支原体（种严格序列数 8）。

4. 2023-08-07 痰 mNGS（2023-08-03 采样）：肺炎支原体（种严格序列数 7 293）。肺炎支原体感染诊断明确，且无合并其他特殊病原体依据，停用美罗培南、利福平，继续多西环素及抗过敏治疗。

5. 2023-08-07 复查胸部 CT（图 31-2B）：双下肺炎症好转，但右肺中叶不张，中叶支气管管腔未显示，需随访胸部 CT，必要时行支气管镜检查。

6. 2023-08-10 体温降至正常，皮疹好转。

7. 2023-08-12 复查相关标志物：WBC 7.51×10⁹/L，外周血异常淋巴细胞阴性；ESR 13 mm/h，CRP 0.8 mg/L，PCT 0.05 ng/mL；肺炎支原体抗体 IgM ≥ 1 ∶ 320，IgG ≥ 1 ∶ 320。

8. 2023-08-14 复查胸部 CT（图 31-4）：炎症较前明显吸收，肺不张消失。出院，口服多西环素。

9. 2023-08-21 电话随访，已停用多西环素，目前诉体温降至正常，无咳嗽、皮疹等不适。

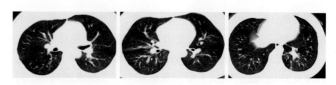

图 31-4　患者 2023-08-14 胸部 CT 平扫：右下叶及左下叶渗出进一步吸收，右中叶不张消失

最后诊断与诊断依据

■ 最后诊断

1. 肺炎支原体肺炎。

2. 皮疹：药物性皮疹？肺炎支原体感染相关皮疹？

■ 诊断依据

1. 患者为青少年女性，游泳呛水后发热伴咳嗽、咳痰 10 天。查炎症标志物升高，胸部 CT 示双肺多发炎症。痰培养阴性，痰 mNGS 检出大量肺炎支原体核酸序列，多西环素治疗后症状好转，复查胸部 CT 示病灶吸收，故诊断明确。

2. 治疗过程中出现躯干部皮疹，皮肤科诊断为药物性皮疹，经激素抗过敏及抗感染治疗后好转，但不排除肺炎支原体直接感染，或支原体感染引发的免疫现象可能。

经验与体会

1. 溺水或游泳呛水后的吸入性肺炎是一个关注相对少的话题。接诊时首先应考虑误吸口咽部、消化道定植菌的内源性感染。据一项关于淹溺后吸入性肺炎患儿的报道称，68.5% 培养见革兰阴性菌（如肠杆菌科细菌等），29.1% 见革兰阳性菌（如肺炎链球菌和金黄色葡萄球菌）。此外，需对发生呛水的水域（如人工泳池、自然淡水、自然海水或污水等）进行详细询问，以判断可能的病原体。如前所述，滩涂、沼泽、臭水沟等污水环境中呛水的患者需考虑尖端赛多孢子菌感染；湖泊、溪流及被污染的人工水库中可见军团菌；江河海水中可能有嗜水气单胞菌、弧菌等；而非结核分枝杆菌则可能存在于各种被污染的自然或人工水体中。本例感染其实与呛水和水源性感染无关，更可能是泳池的人群密度和水上环境提供了肺炎支原体传播的条件。国内有因室内泳池通风或水质欠佳而引起聚集性肺炎支原体感染的报道。

2. 本例患者年纪轻、进展迅速、病因不明、外院治疗效果不佳，接诊时为充分覆盖潜在病原体，我们选择了较广谱的抗感染方案，但同步迅速完善高质量下呼吸道标本的病原学检查，经痰和血 mNGS 确诊，并排除了混合感染的可能，为调整方案提供了坚实依据。这些提示病原学诊断是抗感染治疗的核心。

3. 我国 2016 年成人 CAP 指南指出，肺炎支原体是我国成人 CAP 的重要致病原。其常见于既往体健的年轻患者，全年散发，在南方好发于夏秋季节。主要表现为发热伴咳嗽，痰量不多；也可引起溶血、皮疹、中枢神经系统累及等呼吸系统外表现。本例患者在治疗过程中出现躯干部红疹，考虑药疹，经抗过敏治疗后好转，也可能是支原体感染本身引发的皮肤表现。支气管管壁增厚、磨玻璃样改变、树芽征等是肺炎支原体肺炎的典型CT表现，但也可能表现为小叶性肺炎和大叶性肺炎。本例影像学以实变为主，较难从影像学中推测致病原。

4. 对大环内酯类药物的高耐药率是我国肺炎支原体感染的特点，可能导致治疗效果欠佳，可选用喹诺酮类或四环素类治疗。本例患者仅14岁，喹诺酮类药物应用有禁忌，使用四环素类治疗后肺炎吸收明显。

参考文献

[1] Moffett BS, Lee S, Woodend K, et al. Evaluation of antimicrobial utilization in the pediatric drowning population[J]. J Pediatric Infect Dis Soc, 2021, 10(2): 179–182.

[2] Robert A, Danin PÉ, Quintard H, et al. Seawater drowning-associated pneumonia: a 10-year descriptive cohort in intensive care unit[J]. Ann Intensive Care, 2017, 7(1): 45.

[3] Waites KB, Xiao L, Liu Y, et al. Mycoplasma pneumoniae from the respiratory tract and beyond[J]. Clin Microbiol Rev, 2017, 30(3): 747–809.

病例 32 青年男性夏日肺炎，会是什么病原体

作者 方婷婷 金文婷 马玉燕 史庆丰
审阅 胡必杰 潘珏

· 病史简介 ·

男性，33岁，甘肃人，近年居于上海，2023-08-15收入复旦大学附属中山医院感染病科。

■ **主诉**

发热、咳嗽2周余，伴咳黄色痰2天。

■ **现病史**

1. 2023-08-01劳累后出现发热，T_{max} 39℃，伴咳嗽、咳痰、痰少、白色痰，否认腹痛、腹泻。

2. 2023-08-03外院新型冠状病毒核酸阴性，阿奇霉素（0.25 g，口服，qd），次日热退，5天后停药。

3. 2023-08-11再次发热，T_{max} 39℃，再次给予阿奇霉素（0.5 g，口服，qd），无效，出现咳黄绿色脓痰。

4. 2023-08-14复旦大学附属中山医院发热门诊查血WBC 9.85×10^9/L，N% 72.2%；CRP 85.5 mg/L，PCT 0.08 ng/mL；ALT/AST 57/27 U/L，肾功能、D-二聚体正常。甲型流感病毒、乙型流感病毒和呼吸道合胞病毒RNA均阴性，新型冠状病毒核酸阴性。胸部CT平扫：右下肺及左舌段弥漫斑点影，右肺门附近见实变，内有空洞（图32-1）。

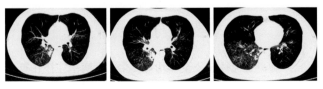

图32-1　2023-08-14胸部CT：两肺多发炎症

5. 2023-08-15为明确肺炎病因收入感染病科。

■ **既往史及个人史**

特异性皮炎10年余，间歇性服用依巴斯汀抗过敏，控制可。

· 入院检查 ·

■ **体格检查**

1. T 37.7℃，P 120次/分，R 20次/分，BP 118/76 mmHg。

2. 神志清，双肺未闻及明显干湿啰音，心律齐，心前区未闻及杂音，腹软，无压痛，双下肢不肿。

■ **实验室检查**

1. 血常规：WBC 9.34×10^9/L，N% 79.5%。

2. 血气分析（未吸氧）：pH 7.45，$PaCO_2$ 34 mmHg，PaO_2 94 mmHg。

3. 炎症标志物：CRP 162.8 mg/L，ESR 87 mm/h，PCT 0.09 ng/mL。

4. 生化：ALT/AST 53/35 U/L，Alb 45 g/L，Cr 78 μmol/L。

5. T-SPOT.TB A/B 0/0（阴性/阳性对照：0/270），血隐球菌荚膜抗原、G试验、GM试验、EBV-DNA、CMV-DNA均阴性。

6. 自身抗体：均阴性。

■ **辅助检查**

心电图：窦性心动过速。

· 临床分析 ·

■ **病史特点**

患者为青年男性，劳累后发热、咳嗽2周余，伴咳黄色痰2天。新型冠状病毒核酸阴性，起病时口服阿奇霉素有效，但口服5天后停药，之后又出现发热伴咳嗽、咳痰，口服阿奇霉素无效，查CRP、ESR升高，WBC不高，肺部CT示双肺多发炎症。

■ **诊断分析**

1. 社区获得性肺炎：患者急性起病，有发热、咳嗽等

表现，胸部CT示两肺炎症，应考虑社区获得性肺炎。可能的病原包括：细菌类，如肺炎链球菌、流感嗜血杆菌、卡他莫拉菌；非典型病原体类，如支原体、衣原体、军团菌；以及呼吸道病毒，如流感病毒、呼吸道合胞病毒、腺病毒、新型冠状病毒等。CT示两肺广泛炎症、血WBC不高、起病时口服阿奇霉素有效，考虑非典型病原体可能性大，但CT显示右下肺背段有空洞性病灶，后期出现黄色痰，再次口服阿奇霉素治疗效果不佳，似乎不支持非典型病原体。明确病原学诊断，需进行细菌培养、血清学或分子诊断技术。

2. 结核感染：肺结核常见的CT表现为小结节、斑片状或团块样、树芽征和空洞，多见于双肺上叶，低热、盗汗等为典型结核中毒症状，常规抗感染治疗效果不佳。本例患者表现为高热伴咳嗽、咳痰，肺部CT示右肺下叶空洞，为结核好发部位，结核不能排除，需完善抗酸杆菌涂片、结核培养、XPERT.TB、mNGS甚至支气管镜检查等明确病原学诊断。

进一步检查、诊治过程和治疗反应

■ 诊治过程

1. 2023-08-15查血培养及血mNGS。

2. 2023-08-16考虑右下肺空洞病症结核或其他特殊感染可能，行支气管镜检查：各叶段支气管管腔通畅，未见狭窄或新生物，于右下叶背段行灌洗及经支气管镜肺活检术（transbronchial lung biopsy, TBLB）；并经支气管镜腔内超声（endobronchial ultrasonography, EBUS）行7组淋巴结经支气管镜针吸活检术（trans-bronchial needle aspiration, TBNA）。

3. 2023-08-17肺组织、灌洗液涂片找细菌、真菌、抗酸杆菌阴性，XPERT.TB阴性。肺组织及纵隔淋巴结初步病理：（右下背）镜下为支气管壁及肺组织，部分区鳞状上皮化生，肺泡间隔增宽，纤维组织增生，部分区机化，较多淋巴细胞、浆细胞浸润及组织细胞反应，倾向于炎症性病变；（7组淋巴结）血凝块中见挤压伤的淋巴细胞浸润。

4. 2023-08-17血mNGS（2023-08-15采样）：肺炎支原体（序列数2）。考虑肺部感染由肺炎支原体引起的可能性大，给予左氧氟沙星（0.5 g，静脉滴注，qd）抗感染。

5. 2023-08-18痰多重PCR（2023-08-17采样）：肺炎支原体阳性。痰mNGS（2023-08-16采样）：肺炎支原体（种严格序列数12 511）。

6. 2023-08-19体温降至正常，咳嗽、咳痰、头痛症状好转。出现皮疹，结合既往病史；皮肤科会诊考虑为特异性皮炎，给予依巴斯汀抗过敏。

7. 2023-08-19肺泡灌洗液mNGS：肺炎支原体（种严格序列数3 726）。肺组织mNGS（2023-08-16采样）：肺炎支原体（种严格序列数5 550）。

8. 2023-08-20血肺炎支原体IgM抗体 > 1：320，IgG

抗体 > 1：320。2023-08-20肺组织及肺泡灌洗液细菌、真菌、曲霉培养阴性。血培养（2023-08-15送检）：阴性。

9. 2023-08-21肺组织病理组化及特殊染色：炎症性病变，未见肉芽肿病变，特殊染色未见阳性菌。

10. 2023-08-22患者体温正常，咳嗽、咳痰好转，胸闷缓解，复查WBC 5.73×10⁹/L，N% 47.5%；ESR 57 mm/h，CRP 3.9 mg/L，PCT < 0.02 ng/mL；较入院时明显好转，胸部CT（图32-2）示双肺炎症部分吸收。出院，改为左氧氟沙星片（0.5 g，口服，qd）抗感染。

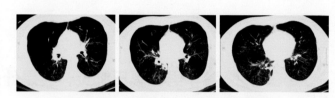

图32-2　2023-08-22胸部CT：双肺炎症部分吸收

11. 图32-3为治疗过程中患者体温变化及用药情况。

■ 出院后随访

1. 2023-08-29门诊复查WBC 7.99×10⁹/L，N% 55.5%；ESR 45 mm/h，CRP 3.6 mg/L，PCT 0.04 ng/mL；肝功能：ALT/AST 171/64 U/L。保肝对症治疗，继续左氧氟沙星（0.5 g，口服，qd）抗感染。

2. 2023-09-01门诊复查胸部CT（图32-4）：两肺炎症较2023-08-22进一步吸收好转。

最后诊断与诊断依据

■ 最后诊断

肺炎支原体肺炎。

■ 诊断依据

患者为青年男性，劳累后发热伴咳嗽、咳痰2周余。查CRP、ESR升高，血WBC不高，胸部CT示双肺多发炎症。痰培养阴性，呼吸道标本（咳痰和肺泡灌洗液）mNGS检出大量肺炎支原体核酸序列，血肺炎支原体IgM抗体 > 1：320，左氧氟沙星治疗后症状好转。复查胸部CT示病灶大部分吸收，右下背段空洞消失，残留少许纤维病灶，故诊断明确。

经验与体会

1. 肺炎支原体感染全年均可发生，发病率往往在夏季升高，并在秋末或冬季达到高峰。近期我国支原体肺炎的发病率明显上升，尤其是在广东、福建等南方地区与去年同期相比上升比较明显。支原体肺炎每3～7年会有一个流行高峰，今年支原体肺炎患者多于往年，符合该疾病的流行特点。关于支原体肺炎高发的报道也引起了民众的担心。近半年来，全国各地肺炎支原体感染率显著升高或者说卷土重

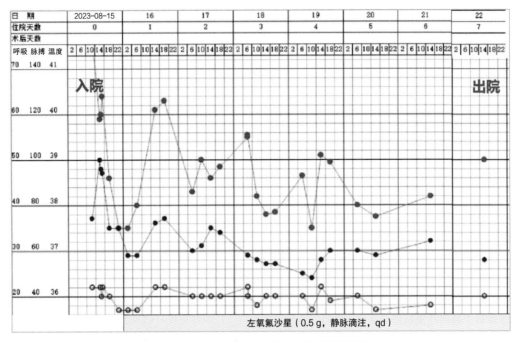

图32-3 治疗过程中患者体温变化及用药情况

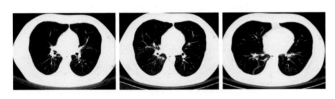

图32-4 2023-09-01胸部CT：双肺病灶基本吸收

来，也可能过去3年新型冠状病毒感染使得未接触过肺炎支原体易感人群大大增加，并导致罕见严重疾病和肺外表现增加。因此，我们应该持续监测，尽早发现肺炎支原体感染，并能及时做出反应，进行适当的管理。

2. 支原体肺炎通常为轻度和社区获得性，典型的影像学表现为支气管壁增厚或小叶中心性结节、磨玻璃样改变，常多肺叶累及，少数可伴胸腔积液、淋巴结肿大。它常见于既往体健的年轻患者，全年散发，在南方好发于夏秋季节。主要表现为发热伴咳嗽，痰量不多；也可引起溶血、皮疹、中枢神经系统累及等呼吸系统外表现。本例患者为青壮年男性，肺炎以双侧肺叶多发斑片状、团片状病灶，右肺下叶为著，符合支原体肺炎表现，但右下背段病灶实变伴空洞，结核或其他病原体感染不能除外，且本例患者口服阿奇霉素无效，需考虑对大环内酯类耐药的肺炎支原体或合并其他细菌感染可能。大环内酯类药物无反应性肺炎支原体肺炎（macrolide-unresponsive MPP，MUMPP）是指经过大环内酯类抗菌药物正规治疗72 h，仍持续发热，临床征象及肺部影像学无改善或呈进一步加重的肺炎支原体肺炎。原因与肺炎支原体耐药、异常免疫炎症反应及混合感染等有关。临床及时识别MUMPP更有利于早期有效的治疗，减少重症和后遗症的发生。本例患者及时行支气管镜检查和病原

学检测，排除混合感染可能，且左氧氟沙星治疗有效，预防了重症和后遗症的发生。

3. 尽管使用分子诊断和其他微生物学检测方法进行广泛评估，仍仅有一半的CAP病例可以确定病原体。既往肺炎支原体的实验室诊断主要依靠血清学检测，要求恢复期血清样本IgG滴度是急性期的4倍。由于需要在急性期和恢复期（约4周后）均进行血清学检测，这种方法通常不实用，且特异性低。所以，血清学检查仅在无法实施分子检测时用作替代，或作为分子检测的辅助检查。肺炎支原体无法通过革兰染色或传统技术培养被发现，故核酸检测对其诊断具有重要价值。核酸检测包括传统的DNA扩增试验（PCR）及目前广泛使用的二代测序，敏感性和特异性可达到90%。本例患者痰液、肺泡灌洗液（BALF）及肺组织mNGS均检出大量支原体核酸序列，且痰多重PCR肺炎支原体阳性，IgM和IgG 1周后均 > 1 : 320。总体说来，具有非常典型的肺炎支原体感染的实验室检测特点。

参考文献

［1］中华人民共和国国家卫生健康委员会.儿童肺炎支原体肺炎诊疗指南（2023年版）［J］.中国合理用药探索，2023，20（03）：73-79.

［2］Meyer Sauteur PM, Chalker VJ, Berger C, et al. ESGMAC and the ESGMAC-My COVID study group. Mycoplasma pneumoniae beyond the COVID-19 pandemic: where is it?[J]. Lancet Microbe, 2022, 3(12): e897.

［3］Moffett BS, Lee S, Woodend K, et al. Evaluation of antimicrobial utilization in the pediatric drowning population[J]. J Pediatric Infect Dis Soc, 2021, 10(2): 179-182.

［4］Meyer Sauteur PM, Beeton ML. ESGMAC the ESGMAC MAPS study group. Mycoplasma pneumoniae: gone forever?[J]. Lancet Microbe, 2023, 4(10): e763.

病例 33 发热病因何处寻，PET/CT 之下显原形

作者·蔡思诗 金文婷 马玉燕
审阅·胡必杰 潘珏 胡莉娟

· 病史简介 ·

男性，64岁，上海人，2023-08-25收入复旦大学附属中山医院感染病科。

■ 主诉

咳嗽、咳痰1个月，发热3周。

■ 现病史

1. 2023-07无诱因下出现咳嗽、咳白色黏痰，持续半月余，无发热，未就医。

2. 2023-08-04发热，T_{max} 37.6℃，自测新型冠状病毒抗原阴性，外院急诊给予环丙沙星抗感染9天；发热、咳嗽未好转，T_{max} 波动于37.8～38.2℃。

3. 2023-08-11入住该医院，查血 WBC 8.08×10^9/L，N% 64.4%；CRP 33.2 mg/L，PCT 0.05 ng/mL。甲型流感病毒、乙型流感病毒、呼吸道合胞病毒、新型冠状病毒核酸阴性；G试验、GM试验阴性；自身抗体阴性。胸部CT：右肺中叶磨玻璃小结节（未见影像）；肺功能正常，支气管舒张试验阴性。拉氧头孢（3天）、多西环素（4天）、哌拉西林/他唑巴坦（4天）抗感染，未好转。2023-08-18起加用甲泼尼龙（40 mg，静脉滴注，qd）抗炎3天；体温降至正常、咳嗽好转，停用激素后再次发热，T_{max} 38.1℃。

4. 2023-08-21痰mNGS：副流感嗜血杆菌（序列数6 857）、缓症链球菌（序列数4 359）。复查胸部CT：右肺中叶磨玻璃小结节，与2023-08-11相仿。莫西沙星（0.4 g，口服，qd）抗感染，仍有发热、咳嗽、咳白色痰。

5. 2023-08-24为明确发热、咳嗽、咳痰原因收入复旦大学附属中山医院感染病科。

■ 既往史及个人史

高血压史30年，血压控制可；否认糖尿病。

· 入院检查 ·

■ 体格检查

1. T 37.6℃，P 100次/分，R 20次/分，BP 135/90 mmHg。

2. 神志清，精神可，全身皮肤及黏膜无黄染，未见皮疹及出血点。双肺听诊呼吸音清，心率100次/分，心律齐，无杂音。腹平软，肝、脾肋下未及，肝、肾区无叩击痛。神经系统检查无殊。

■ 实验室检查

1. 血常规：WBC 10.39×10^9/L，N% 80.7%，Hb 112 g/L，PLT 386×10^9/L。

2. 炎症标志物：hsCRP 198 mg/L，ESR > 120 mm/h，PCT 0.06 ng/mL。

3. 生化：ALT/AST 76/92 U/L，LDH 229 U/L，Alb 38 g/L，Cr 76 μmol/L。

4. 粪常规及尿常规阴性。

5. 甲型流感病毒、乙型流感病毒、新型冠状病毒核酸阴性。

6. T-SPOT.TB A/B 46/14（阴性/阳性对照：0/82）；血隐球菌荚膜抗原、G试验、GM试验、EBV-DNA、CMV-DNA均阴性。

7. 细胞免疫：CD4 501/μL，CD4/CD8 1.5。

8. 免疫固定电泳、肿瘤标志物、自身抗体阴性；甲状腺功能：正常。

9. 痰涂片找细菌、真菌、抗酸杆菌阴性，XPERT.TB阴性。

■ 辅助检查

1. 2023-08-25心电图：正常心电图。

2. 2023-08-25超声心动图：未见赘生物。

3. 2023-08-25胸部CT（图33-1）：两肺少许慢性炎症；气管及双侧支气管壁增厚伴钙化，淀粉样变性待排除。腹盆CT：胆囊结石，慢性胆囊炎；左肾囊肿；前列腺钙化灶。

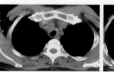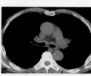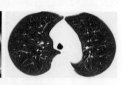

图33-1 2023-08-25胸部CT：气管及双侧支气管壁增厚伴钙化

· 临床分析 ·

■ 病史特点

患者为老年男性，咳嗽、咳痰1个月，发热3周，PCT正常，WBC、CRP升高，外院先后使用多种广谱抗感染药物效果欠佳，使用糖皮质激素似乎有效，综合目前资料，诊断和鉴别诊断考虑如下。

■ 诊断分析

1. 感染性发热：痰mNGS仅检出呼吸道定植菌，经验性抗感染治疗无效，常见的细菌性感染可能性小，但不排除有隐匿的感染灶，如感染性心内膜炎、深部脏器脓肿、化脓性脊柱炎等，可完善超声心动图、腹盆CT、脊柱CT或MRI等检查。病程已1个月，甲型流感病毒、乙型流感病毒、呼吸道合胞病毒、新型冠状病毒核酸阴性，病毒性感染可能性也较小，但不能完全排除，可完善血mNGS以排查。此外，入

院时T-SPOT.TB明显升高，需积极排查活动性结核，完善相关检查。

2. 风湿免疫系统疾病引起发热：炎症标志物升高，多种抗菌药物经验性抗感染无效而激素治疗有效，需首先考虑非感染性发热，尤其是风湿免疫系统疾病，如ANCA相关性血管炎、巨细胞动脉炎、系统性红斑狼疮、类风湿性关节炎等。虽然入院自身抗体阴性，但也不能排除上述疾病，必要时可行PET/CT。

3. 血液系统疾病引起发热：其他的非感染性发热如白血病、淋巴瘤等血液系统肿瘤也必须纳入考虑，积极排查，应完善骨髓穿刺+活检、PET/CT。根据PET/CT结果，必要时进一步行糖代谢异常增高病灶活检。

进一步检查、诊治过程和治疗反应

▨ 诊治过程

1. 2023-08-25左氧氟沙星（0.5 g，静脉滴注，qd）经验性抗感染，辅以保肝治疗。

2. 2023-08-27因T-SPOT.TB明显升高，不排除结核感染，加用阿米卡星（0.6 g，静脉滴注，qd）兼顾抗结核治疗。

3. 2023-08-28血mNGS（2023-08-25采样）：阴性。颈动脉B超：血流通畅。仍有发热，发热时咳嗽、咳痰明显，退热后咳嗽消失。

4. 2023-08-28完善PET/CT（图33-2）：考虑为炎性病变累及环状软骨、气管、左右支气管至段支气管开口、纵隔及双侧锁骨区淋巴结。

5. 2023-08-28风湿科会诊，建议行支气管镜灌洗、活检协助排查感染并明确病理。患者对支气管镜顾虑大，拒绝检查。

6. 2023.08-29考虑为复发性多软骨炎可能性大，追问病

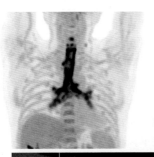
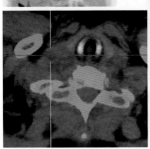
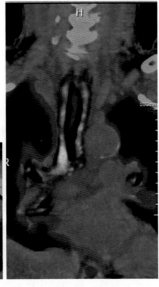

图33-2　2023-08-28 PET/CT：炎性病变累及环状软骨、气管、左右支气管至段支气管开口、纵隔及双侧锁骨区淋巴结

史，否认视力模糊、鼻部、耳廓疼痛，进一步完善眼耳鼻喉相关系统评估：眼底检查，白内障，右眼眼底病变，建议2周后随访；纯音测听、电子喉镜无殊；电子耳镜，右侧外耳道洁，鼓膜完整，标志可；左侧外耳道骨性段前壁见隆起，鼓膜表面见发丝样物，给予部分清理，所见鼓膜未见明显穿孔。无眼耳鼻喉及肾脏累及依据。完善骨髓穿刺+活检，骨髓流式细胞检查及初步病理阴性。

7. 2023-08-29血培养（2023-08-25采样）：阴性。

8. 2023-08-29起加用甲泼尼龙（40 mg，静脉滴注，qd）抗炎，辅以补钙、护胃等治疗，停用左氧氟沙星、阿米卡星，改异烟肼（0.3 g，口服，qd）预防性抗结核治疗。患者体温降至正常，咳嗽逐步好转。

9. 2023-08-30痰mNGS（2023-08-28采样）：检出口腔定植菌。

10. 2023-09-01随访WBC 8.92 × 10⁹/L，N% 68%，hsCRP 49.3 mg/L，ESR > 120 mm/h，PCT 0.03 ng/mL；较入院时好转，出院。嘱出院后口服甲泼尼龙（32 mg，口服，qd），1周后减量（28 mg，口服，qd），2周后继续减量（24 mg，口服，qd），门诊随访。

11. 图33-3为治疗过程中患者体温变化情况。

12. 图33-4为治疗过程中患者炎症标志物变化情况。

▨ 出院后随访

1. 2023-09-04骨髓正式病理：未见肿瘤依据。

2. 2023-09-18随访胸部CT：气管及左右主气管壁增厚伴钙化，冠状动脉部分钙化灶，总体与2023-08-25相仿。血常规WBC 13.78 × 10⁹/L，N% 75.4%；hsCRP 68.5 mg/L，ESR 8 mm/h，PCT 0.02 ng/mL。

3. 2023-09-23体温最高37.3℃，风湿科门诊就诊调整抗炎方案：醋酸泼尼松（30 mg，口服，qd）+托法替布（5 mg，口服，bid）。

4. 2023-10-09仍诉低热，随访WBC 14.52 × 10⁹/L，N% 65.4%；hsCRP 42.2 mg/L，ESR 22 mm/h，PCT 0.02 ng/mL；风湿科门诊调整抗炎方案为：醋酸泼尼松（30 mg，口服，qd）+托法替布（5 mg，口服，bid）+甲氨蝶呤（10 mg，口服，qw），体温降至正常，咳嗽进一步好转。门诊持续随访中。

最后诊断与诊断依据

▨ 最后诊断

发热：复发性多软骨炎可能性大。

▨ 诊断依据

患者为老年男性，亚急性起病，发热、咳嗽、咳痰，血常规WBC、ESR、CRP升高，PET/CT见炎性病变累及环状软骨、气管、左右支气管至段支气管开口、纵隔及双侧锁骨区淋巴结，多种广谱抗菌药物治疗无效，糖皮质激素治疗后发热及咳嗽、咳痰好转，炎症标志物下降，糖皮质激素联合免疫抑制

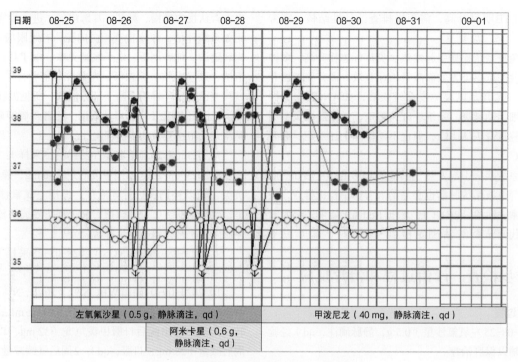

图 33-3　治疗过程中患者体温变化及用药情况

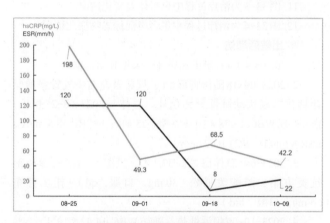

图 33-4　炎症标志物变化情况

剂治疗后症状进一步好转，考虑复发性多软骨炎可能性大。

经验与体会

1. 复发性多软骨炎（relapsing polychondritis，RP）是一种发病机制不明的自身免疫性疾病，主要侵犯软骨及各种富含黏多糖的组织，可累及全身多系统及器官，如耳软骨、鼻软骨、关节、喉或气管及支气管软骨、眼、心血管、皮肤、肾脏，进而引发耳软骨炎、鼻软骨炎、多关节炎、喉炎、气管及支气管软骨炎等。发热是 RP 最常见的全身非特异性症状，临床表现多变，如咳嗽、咳痰、耳廓疼痛、听力下降、鼻梁塌陷、视力下降、关节疼痛、蛋白尿等。一半以上的患者在起病时有咳嗽、咳痰等呼吸道症状，且经常伴发呼吸道感染，如不能及时诊断和治疗，气管及支气管炎症加剧，可出现气管狭窄、塌陷、通气功能障碍等严重的并发症。本例患者以

发热、咳嗽、咳痰起病，外院痰 mNGS 阴性，广谱抗菌药物无效，结合病史及 PET/CT 表现考虑诊断为 RP，糖皮质激素及免疫抑制剂治疗效果显著，发热、咳嗽、咳痰明显改善。

2. 由于 RP 临床表现不典型，故经常被漏诊或误诊。McAdam 诊断标准包括对称性耳软骨炎，非破坏性、血清阴性多关节炎，鼻软骨炎，眼炎，呼吸道软骨炎，耳蜗或前庭功能障碍。符合上述标准 3 条或以上者可明确诊断为 RP。但不是所有患者都有条件进行有创检查活检，故 RP 往往是综合临床表现、影像学检查、血清学检查等得到临床诊断。传统的影像学检查如胸部 CT 通常可见气管及支气管弥漫性增厚及钙化，管腔狭窄，支气管镜下可见气管、支气管黏膜充血水肿，软骨环肿胀，疾病晚期可有气道塌陷。PET/CT 应用于 RP 的诊断及病情活动性监测，具有灵敏、无创等优势，可以在疾病的早期发现糖代谢异常增高病灶，进而指导临床诊断。本例患者 PET/CT 见炎性病变累及环状软骨、气管、左右支气管至段支气管开口，影像学表现非常典型，大力协助了 RP 的诊断，患者得以针对性治疗，发热及咳嗽、咳痰缓解，也避免了气道塌陷、狭窄、通气功能障碍等并发症。近年来，复旦大学附属中山医院感染病科已通过 PET/CT 早期诊断了 6 例 RP，并取得了不错的疗效。

3. RP 的药物治疗通常需根据疾病的严重程度和器官累及情况决定。仅累及鼻、外耳或关节的轻症患者可使用非甾体抗炎药。如累及气道、心血管、肾脏等重要脏器，需要使用糖皮质激素，可联合使用甲氨蝶呤、环磷酰胺等免疫抑制剂或生物制剂。本例患者使用糖皮质激素一开始有效，随后发热有反跳，加用托法替布、甲氨蝶呤抗炎，未再发热，咳嗽进一步好转。

参考文献

[1] de Montmollin N,Dusser D. Tracheobronchial involvement of relapsing polychondritis[J]. Autoimmun Rev, 2019, 18(9): 102353.

[2] Haslag-Minoff J,Regunath H. Relapsing polychondritis[J]. N Engl J Med, 2018, 378(18): 1715.

[3] Mao R, Zhao J. Relapsing polychondritis mimicking pulmonary infection[J]. J Clin Rheumatol, 2021, 27(1): 1.

[4] Vitale A, Sota J. Relapsing polychondritis: an update on pathogenesis, clinical features, diagnostic tools, and therapeutic perspectives[J]. Curr Rheumatol Rep, 2016, 18(1): 1–12.

[5] Zhou H,Su M,Li L,et al. 18F–FDG PET/CT imaging of relapsing polychondritis: a case report[J]. Medicine (Baltimore), 2016, 95(33): 1–3.

病例 34 潜伏的肺炎元凶

作者·朱贝迪 金文婷 马玉燕
审阅·胡必杰 潘珏 高晓东

病史简介

男性，55岁，江苏人，2023-10-12收入复旦大学附属中山医院感染病科。

■ 主诉

间歇性发热10个月，咳嗽、胸闷1个月。

■ 现病史

1. 2022-12下旬出现发热，外院检测新型冠状病毒核酸阳性；2022-12-29胸部CT（图34-1A）：两肺散在炎症。莫西沙星抗感染。2023-01-05复查胸部CT（图34-1B）示两上肺炎症有所吸收，后患者出现呛咳，反复着凉后发热，每月1～2次，每次持续3～5 h，伴有咳黄白色黏痰，3个月内当地医院间歇性住院3次，病情反复。

2. 2023-03-19胸部CT（图34-1C）：两上肺炎症明显吸收，但右下肺后外基底段炎症增加。2023-03下旬再次发热，当地医院查呼吸道病原体六联检测：甲型流感病毒核酸阳性。2023-03-27胸部CT（图34-1D）：右下肺炎症较前片吸收，但新增左下肺炎症。奥司他韦抗病毒，阿莫西林/克拉维酸钾抗细菌治疗后好转出院。2023-05-21胸部CT（图31-1E）：双肺炎症基本吸收。2022-12至2023-05，胸部CT提示右肺中叶及两下肺炎症反复变化。

3. 2023-08-06因骑摩托车摔倒就诊外院，随访胸部CT：右肺中叶炎症，左侧肋骨骨折。

4. 2023-09下旬发热频率增加，每1～2天出现发热，T_{max} 40℃，伴畏寒、寒战、盗汗明显，伴咳嗽，咳黄色浓痰，2023-09-23当地医院住院查血WBC 7.6×10⁹/L，N% 70.7%；ESR 42 mm/h，hsCRP 8.8 mg/L，D-二聚体2.38 mg/L。胸部CT（图34-2A）：以右肺中叶为主炎症，较2023-08-06无好转。阿莫西林/克拉维酸钾抗感染，症状好转后出院。出院后仍反复发热，咳嗽、胸闷较前加重。

5. 2023-10-09急诊查血WBC 16.7×10⁹/L，N% 89.3%，ESR 42 mm/h，hsCRP 89 mg/L，PCT 0.65 ng/mL，D-二聚体2.32 mg/L。肺动脉CTA（图34-2B）：右中叶炎症较前稍吸收，但两下肺又新增明显的炎症病灶，未见肺动脉栓塞。头

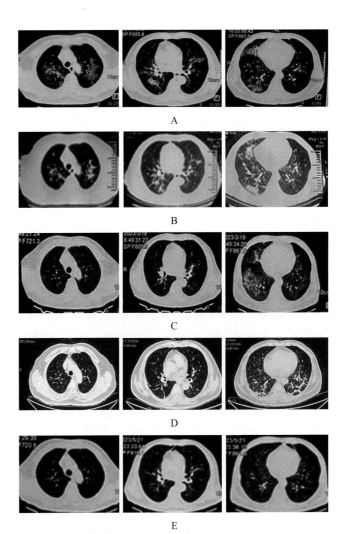

A

B

C

D

E

图34-1　2022-12至2023-05外院胸部CT提示双上肺炎症好转，右肺中叶及两下肺炎症反复变化，抗感染治疗有效

A. 2022-12-29胸部CT；B. 2023-01-05胸部CT；C. 2023-03-19胸部CT；D. 2023-03-27胸部CT；E. 2023-05-21胸部CT

孢唑肟（2.25 g，静脉滴注，q12 h）联合莫西沙星（0.4 g，静脉滴注，qd）抗感染，仍反复发热。

6. 2023-10-12为明确反复发热、肺内病灶原因收入复旦大学附属中山医院感染病科。近10个月来体重下降约15 kg。

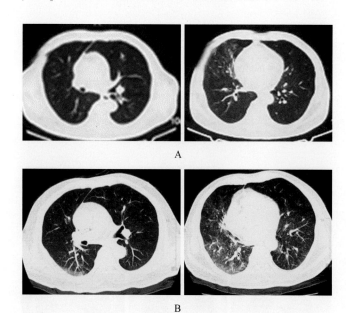

A

B

图34-2　2023-09-23及2023-10-09胸部CT

A. 2023-09-23胸部CT：外伤后以右肺中叶为主的炎症；B. 2023-10-09肺动脉CTA：右肺中叶炎症少吸收，两下肺炎症较前进展

既往史及个人史

高血压10余年，目前未用药；糖尿病10余年，恩格列净、格列美脲口服降糖，血压、血糖控制可。

入院检查

体格检查

1. T 36.5℃，P 79次/分，R 20次/分，BP 127/78 mmHg。

2. 神志清，两肺未闻及明显湿啰音及哮鸣音。心律齐，腹平软，全腹未及压痛、反跳痛。下肢不肿，四肢活动可。

实验室检查

1. 血常规：WBC 5.33×10^9/L，N% 65.6%，Hb 126 g/L，PLT 245×10^9/L。

2. 炎症标志物：hsCRP 53.3 mg/L，ESR 27 mm/h，PCT 0.24 ng/mL，铁蛋白323 ng/mL。

3. 生化：Alb 41 g/L，Cr 44 μmol/L。

4. D-二聚体：2.02 mg/L。

5. 糖化血红蛋白：7.3%。

6. T-SPOT.TB A/B 0/0，G试验、GM试验、血隐球菌荚膜抗原、EBV-DNA、CMV-DNA阴性，新型冠状病毒、甲型流感病毒、乙型流感病毒核酸阴性。

7. 甲状腺功能、自身抗体、肿瘤标志物、免疫球蛋白阴性。

辅助检查

1. 胸部CT（2023-10-13）：两下肺炎症又明显吸收，但右中叶炎症与前相仿；右肺结节，慢性炎性灶可能；肋骨陈旧性骨折。

2. 腹盆部CT平扫+增强（2023-10-13）：未见异常。

临床分析

病史特点

患者为中年男性，慢性病程，反复发热伴咳嗽、咳痰数月，胸部CT：两肺多部位炎症。病初为两肺炎症，两上肺明显；之后两上肺炎症吸收，而右中叶和两下肺基底段反复炎症。其间先后经历新型冠状病毒、甲型流感病毒感染及车祸外伤，抗感染治疗肺部病灶可部分吸收，考虑以下病因的鉴别诊断。

诊断分析

1. 慢性低毒力病原体肺炎：患者肺炎病情反复迁延，常规抗感染治疗效果欠佳，需考虑慢性低毒力病原体感染，如分枝杆菌、诺卡菌、放线菌等，可进一步行痰、支气管镜灌洗液等呼吸道标本涂片及延长培养、mNGS进一步诊断。

2. 其他肺部炎症：例如，机化性肺炎、过敏性肺炎、系统性血管炎肺部受累等，可表现为亚急性起病的咳嗽、胸闷、气促、发热，影像学通常表现为双侧斑片浸润影或弥漫性实变影或磨玻璃影，机化性肺炎影像学病灶可具有复发性、游走性，病情轻微者可自行缓解，过敏性肺炎多存在食物或环境暴露史，血管炎可有全身多部位受累表现，激素或免疫制剂类药物治疗有效。本例患者临床表现不典型，必要时可行支气管镜灌洗液细胞学检查及肺组织病理协助诊断。

3. 肿瘤性病变：例如，肺腺癌、神经内分泌肿瘤、淋巴瘤、淋巴管恶性肿瘤。本例患者抗感染治疗短期有效，临床不典型，但肺炎反复，体重下降明显，必要时可行肺穿刺活检病理明确。

进一步检查、诊治过程和治疗反应

1. 2023-10-12哌拉西林/他唑巴坦（4.5 g，静脉滴注，q8 h）+多西环素（0.1 g，口服，q12 h）经验性抗感染。

2. 2023-10-15痰mNGS（2023-10-12采样），检出口腔混合菌群：唾液普雷沃菌（种严格序列数63 983）、黏液罗氏菌（种严格序列数31 898）、副血链球菌（种严格序列数31 604）、非典型韦荣球菌（种严格序列数13 396）。痰细菌、真菌培养阴性。

3. 2023-10-15教授查房：追问病史，患者20年前因鼾症行咽腭弓成形术，术后恢复可。本次起病来有反复进食后呛咳及鼻腔反流，并出现发热、咳嗽，考虑吸入性肺炎可能，嘱抬高床头缓慢进食，选择浓稠软食，注意口腔护理，并进一步评估呛咳原因。

4. 2023-10-17胃镜示慢性活动性胃炎（C-2）、食管黏膜糜烂；喉镜示咽腭弓成形术后瘢痕，未见明显异常。请耳鼻喉科会诊，考虑腭咽弓成形术后、鼻咽反流；建议缓慢进食，如呛咳严重，必要时留置胃管。

5. 2023-10-18体温正常，咳嗽症状明显好转。随访WBC 5.97×10⁹/L，N% 69.3%；hsCRP 37.1 mg/L，ESR 3 mm/h，PCT 0.1 ng/mL；胸部CT（图34-3）示两肺炎症较前明显吸收；头颅MRI增强（图34-4）示脑干前方占位灶（32 mm×34 mm）伴出血，考虑血管源性病变可能，脑内少许腔隙性缺血灶。补充神经系统查体：伸舌右偏，左侧软腭下垂，双侧软腭上抬差，咽反射减弱。

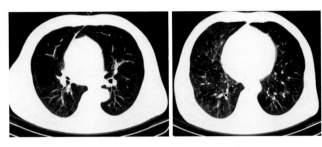

图34-3　2023-10-18胸部CT：两下肺炎症明显吸收

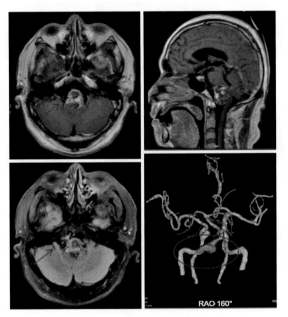

图34-4　2023-10-18头颅MRI增强：脑干前方占位灶伴出血（32 mm×34 mm），血肿可能。2022-10-20颅内动脉CTA（右下图）：左椎V4段夹层动脉瘤（最宽12 mm）

6. 2023-10-20颅内动脉CTA（图34-4）：左椎V4段夹层动脉瘤（最宽12 mm），周围脑干前方占位伴出血（血肿可能，必要时进一步排除肿瘤性病变）。请神经内科及神经外科会诊，待肺部感染控制后评估手术时机。

7. 2023-10-23出院，继续左氧氟沙星（0.5 g，口服，qd）抗感染，嘱患者密切监测并控制血压，注意缓慢进食、预防呛咳。

最后诊断与诊断依据

■ 最后诊断

1. 吸入性肺炎。

2. 椎动脉动脉瘤（左椎V4段）伴出血血肿形成可能。

3. 腭咽弓成形术后、喉咽反流。

4. 2型糖尿病。

■ 诊断依据

患者为中年男性，表现为数月的发热、咳嗽、咳黄色浓痰，伴呛咳、进食后鼻腔反流，既往鼾症腭咽弓成形术后、有高血压病史，体格检查示咽反射迟钝，影像学显示肺炎多变、脑干前占位（对应椎动脉V4段动脉瘤出血血肿可能），痰病原学提示口腔混合菌群。综合患者危险因素评估、抗感染治疗反应及肺炎影像学特征变化，考虑病初为新型冠状病毒肺炎，之后为脑干周围压迫导致吞咽功能障碍引起的反复吸入性肺炎。

经验与体会

1. 吸入性肺炎指含细菌、胃液或口咽液体或外源性物质（如食物颗粒、矿物油、盐或淡水）进入下气道造成的肺部受累，占社区获得性肺炎（community-acquired pneumonia，CAP）的5%～15%，占老年人CAP的71%，主要分为化学性肺炎、细菌性感染和气道梗阻三型，通常由于上呼吸道廓清防御功能受损，与"下呼吸道无菌论"不同，微生物组学发现呼吸道微生物群可从鼻道延伸至肺泡，肺微生物群失稳态可引起感染；频繁的"微误吸（microaspiration）"可导致新发和重复侵染，需综合评估误吸易感因素、细菌侵染量及致病力、宿主防御机制、抗菌药物使用情况进行诊治。

2. 误吸的危险因素包括意识水平降低（药物或饮酒、麻醉、癫痫、颅脑外伤或脑血管意外）、吞咽功能障碍（如口咽部疾病或手术，以及神经肌肉疾病，如延髓疾病、肌萎缩或重症肌无力）、胃食管反流风险增加（涉及食管及上呼吸道的疾病或手术）、咳嗽反射下降（纤毛运动障碍、气管插管或气管切开、鼻胃管、胃镜或气管镜等机械性损伤），以及其他如频繁呕吐、胃肠道梗阻、溺水等事件。

3. 本例患者临床表现、既往史、喉镜及胃镜检查提示咽喉反流，腭咽弓在吞咽反射中功能障碍，结合肺部影像学特点，符合吸入性肺炎的临床诊断，但考虑患者20年前的手术是否与近1年的肺炎相关，结合更进一步的神经系统查体及影像学评估，找到了背后更为隐匿的元凶——脑干前方的占位性病灶（椎动脉平行段出血血肿可能），引起延髓指挥的吞咽功能障碍。

4. 本例临床符合细菌性吸入性肺炎表现，多为较低毒力的口腔厌氧菌及链球菌引起感染，症状隐匿发作；革兰阴性杆菌及金黄色葡萄球菌病情往往进展更快，影像学多为肺部重力依赖区或节段受累，可存在阻塞性狭窄；如厌氧菌感染严重或迁延、口腔卫生较差，可出现肺脓肿、坏死性肺炎或脓胸等后期并发症，应早期预防。

5. 除了气道管理、氧气和液体支持，细菌性吸入性肺炎可选择阿莫西林/克拉维酸、氨苄西林/舒巴坦、氟喹诺酮、碳青霉烯类，或联合应用甲硝唑、克林霉素，后续根据呼吸道标本培养结果调整方案。此外，危险因素的评估和针对性预防也十分重要，如插管后 24 h 抗菌药物的使用、全麻前禁食禁水、半卧位饮食、吞咽功能的评估和康复训练，尤其对于和进食相关肺炎的老年患者，需要全面细致的评估（如曼恩吞咽功能评分、吞咽试验或造影、神经系统检查）、口腔卫生、进食和气道管理、康复锻炼。目前临床实践中提供了更多针对不同情况的吞咽功能障碍的医学技术支持。

参考文献

[1] 佘君，丁建文，申捷，等. 成人吸入性肺炎诊断和治疗专家建议[J]. 国际呼吸杂志，2022，42（2）：86-96.
[2] Mandell LA, Niederman MS. Aspiration pneumonia[J]. N Engl J Med, 2019, 380 (7): 651-663.
[3] Momosaki R. Rehabilitative management for aspiration pneumonia in elderly patients[J]. J Gen Fam Med, 2017, 18 (1): 12-15.
[4] Ott SR, Lode H. Diagnosis and therapy of aspiration pneumonia[J]. Dtsch Med Wochenschr, 2006, 131 (12): 624-628.

病例 35 进展迅速的肺炎，你想到了什么

作者·方婷婷 金文婷 马玉燕 林佳冰
审阅·胡必杰 潘珏

· 病史简介 ·

男性，34 岁，江西人，2023-11-14 收入复旦大学附属中山医院感染病科。

■ 主诉

发热伴咳嗽、咳痰 1 周。

■ 现病史

1. 2023-11-07 出现发热，T_{max} 39.9 ℃，伴头痛、咳嗽、咳黄色痰、气急。2023-11-09 当地医院查血 Hb 85 g/L，WBC 15.74 × 10⁹/L，N% 75%，L 1.65 × 10⁹/L；CRP 195.94 mg/L；BUN 21.2 mmol/L，Cr 557.6 μmol/L；NT-proBNP 781.6 pg/mL。胸部 CT（图 35-1A）：左肺上叶炎症。美洛西林、哌拉西林/他唑巴坦抗感染，对症支持治疗；发热、咳嗽咳痰、气急无好转。

2. 2023-11-12 复旦大学附属中山医院急诊查血 Hb 81 g/L，WBC 20.29 × 10⁹/L，N% 87.7%，L 0.3 × 10⁹/L；CRP > 90.0 mg/L，PCT 33.27 ng/mL；Na⁺ 130 mmol/L，Cr 756 μmol/L；NT-proBNP 769.0 pg/mL；D-二聚体 3.60 mg/L。血气分析：pH 7.32，$PaCO_2$ 23.10 mmHg，PaO_2 75.62 mmHg，SaO_2 92.97%，BE -13.13 mmol/L。甲型流感病毒、乙型流感病毒、呼吸道合胞病毒 RNA 均阴性；肺炎支原体 IgM、IgG 阴性。胸腹盆 CT 平扫：左肺炎症，左上肺为著（实变，较 3 天前明显进展）（图 35-1B）。泌尿系统 B 超：双肾慢性肾病。美罗培南（0.5 g，静脉滴注，q12 h）抗感染，氢化可的松（40 mg，静脉滴注，qd）抗炎，体温热峰较前稍有下降，T_{max} 39℃，咳嗽、咳痰、气急及炎症标志物无好转。

3. 2023-11-14 为进一步诊疗收入复旦大学附属中山医院感染病科。近 3 天尿量较前较少，每天尿量约 700 mL。

■ 既往史及个人史

10 年前行肾移植术，术后长期抗排异，随访 Cr 200 ~

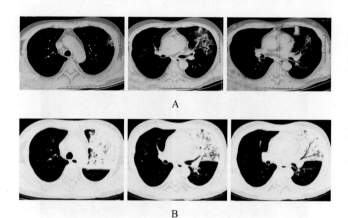

图 35-1 2023-11-09 及 2023-11-12 胸部 CT

A. 2023-11-09 外院胸部 CT：左上肺斑片样渗出性炎性病灶；B. 2023-11-12 复旦大学附属中山医院胸部 CT：左上肺大片实变炎性病灶，较 2023-11-09 明显进展

300 μmol/L；2022-12 新型冠状病毒感染后至此次发病前 Cr 500 ~ 550 μmol/L。高血压病史 10 年，血压控制可。

· 入院检查 ·

■ 体格检查

1. T 37.6℃，P 101 次/分，R 20 次/分，BP 154/102 mmHg。

2. 神志清，左上肺可闻及少许湿啰音。心律齐，腹平软，全腹无压痛、反跳痛。双下肢轻度凹陷性水肿。

■ 实验室检查

1. 血常规：Hb 68 g/L，WBC 10.89 × 10⁹/L，N% 96.6%，L 0.1 × 10⁹/L。

2. 血气分析（面罩吸氧 7 L/min）：pH 7.37，$PaCO_2$ 32.92 mmHg，PaO_2 142.9 mmHg，BE -6.22 mmol/L。

3. 炎症标志物：CRP 284.5 mg/L，ESR 113 mm/h，PCT 36.6 ng/mL。

4. 生化：Alb 28 g/L，ALT/AST 14/27 U/L，Cr 738 μmol/L，eGFR 8 mL/（min·1.73 m²），Na⁺ 136 mmol/L，K⁺ 4.0 mmol/L；CK 317 U/L，CK-MB 20 U/L，CK-MM 297 U/L。

5. 心脏标志物：c-TnT 0.069 ng/mL，NT-proBNP 2 971.0 pg/mL。

6. D-二聚体：9.33 mg/L。

7. T-SPOT.TB A/B 0/0（阴性/阳性对照：0/30）；人鼻病毒核酸阳性；新型冠状病毒、甲型流感病毒、乙型流感病毒、呼吸道合胞病毒、腺病毒、肺炎支原体核酸阴性；G试验、GM试验、EBV-DNA、CMV-DNA阴性。

■ 辅助检查

1. 心电图：正常。

2. 下肢深静脉B超（2023-11-16）：左侧股浅静脉附壁血栓，余双下肢深静脉血流通畅。

临床分析

■ 病史特点

患者为青年男性，肾移植状态，CKD 5期，急性病程，主要表现为发热、咳嗽、咳痰，WBC、CRP、PCT明显升高，胸部CT示左肺炎症进展迅速至大片实变。β-内酰胺类抗菌药物治疗效果不佳，长期口服抗排异药及激素治疗，临床诊断为肺炎。

■ 诊断分析

1. 普通细菌感染：社区获得性肺炎（community acquired pneumonia，CAP）常见病原体有肺炎链球菌、流感嗜血杆菌等，患者急性起病，发热伴咳嗽、咳痰，WBC、CRP、PCT升高，胸部CT为以左肺为主的炎症，斑片状渗出病变迅速进展为大片实变，需考虑肺炎链球菌等普通细菌感染，但本例患者经验性抗感染效果不佳。

2. 非典型病原体感染：患者有免疫抑制基础，CT进展快伴大片实变，CRP、PCT明显升高，伴低钠血症等肺外表现，需考虑非典型病原体感染可能；可完善痰mNGS，必要时可行支气管镜检查，行肺泡灌洗液mNGS进一步排查。

3. 病毒感染：病毒性肺炎临床可表现为发热、咳嗽、咳痰伴有炎症标志物升高，肺部影像学双侧多见，可呈现磨玻璃样或间质样的改变，大叶性肺炎（实变）少见。患者外院及本院甲型流感病毒、乙型流感病毒、鼻病毒、腺病毒、呼吸道合胞病毒核酸检测均阴性，血白细胞升高，以中性粒细胞升高为主，PCT升高，胸部CT表现以左肺渗出、实变为主，不支持病毒感染，但合并细菌感染不能排除，需完善病原学检查进一步明确。

4. 真菌感染：患者免疫受损宿主，但发病前无明确接触史，急性起病，疾病进展迅速，CT表现为大片实变病灶，未见空洞样改变，入院查G试验、GM试验，目前不考虑真菌感染。

进一步检查、诊治过程和治疗反应

1. 2023-11-15亚胺培南/西司他丁（0.5 g，静脉滴注，q12 h）+多西环素（0.1 g，口服，q12 h）经验性抗感染，停用抗排异药物，甲泼尼龙（60 mg，静脉滴注，qd）抗感染；连续性血液滤过（continous veno-venous hemofiltration，CVVH）（每周一、周三、周五）；低分子肝素抗凝。体温降至正常。

2. 2023-11-17痰mNGS（2023-11-15采样）：嗜肺军团菌（种严格序列数37 780），余为口腔定植菌。

3. 2023-11-17停用亚胺培南/西司他丁及多西环素，给予莫西沙星（0.4 g，静脉滴注，qd）抗感染。

4. 2023-11-18血mNGS（2023-11-15采样，免费测试）：嗜肺军团菌（种严格序列数3 739）；血培养（2023-11-13急诊采样）：阴性。

5. 2023-11-19体温正常，咳嗽、咳痰、气急明显好转，复查Hb 59 g/L，WBC 14.33×10⁹/L，N% 91.0%，L 0.1×10⁹/L；炎症标志物ESR 66 mm/h，CRP 53.3 mg/L，PCT 2.33 ng/mL；CK 135 U/L，CK-MB 16 U/L，CK-MM 119 U/L；D-二聚体4.47 mg/L；G试验阴性。

6. 2023-11-20胸部CT（图35-2A）：左上肺实变较前2023-11-12部分吸收，两肺可见斑片状模糊影，两肺下叶部分不张，左下肺新增磨玻璃病灶，双侧胸腔积液较前稍增多。

7. 2023-11-21考虑患者免疫抑制基础，不排除合并肺孢子菌感染，加用复方磺胺甲噁唑（0.96 g，口服，bid），同时采集外周血及咽拭子再次送检mNGS。

8. 2023-11-23胸部CT（图35-2B）：两肺可见斑片状模糊影，左上肺部分实变，内见充气支气管影，两肺下叶部分不张，两肺炎症，较2023-11-20吸收，双侧胸腔积液伴两下肺膨胀不全；心包少量积液。

9. 2023-11-23血mNGS（2023-11-20采样）：嗜肺军团菌（种严格序列数11）。咽拭子mNGS（2023-11-20采样）：

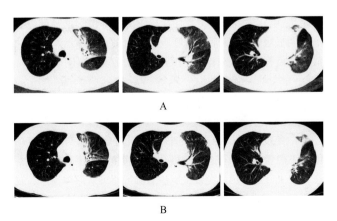

图35-2　2023-11-20及2023-11-23肺部CT

A. 2023-11-20胸部CT：左上肺炎症较前2023-11-12部分吸收，左下肺新增磨玻璃病灶；B. 2023-11-23胸部CT：两肺炎症，较2023-11-20吸收，双侧胸腔积液伴两下肺膨胀不全口腔定植菌，均未见肺孢子菌序列。无明确肺孢子菌感染依据，两肺炎症较前明显吸收好转。2023-11-24起停用复方磺胺甲噁唑。

10. 2023-11-24体温正常，咳嗽、咳痰、气急进一步好转，复查血Hb 53 g/L，WBC 10.27×10^9/L，N% 82.2%，L 0.7×10^9/L；ESR 6 mm/h，CRP 14.7 mg/L，PCT 0.71 ng/mL；D-二聚体3.87 mg/L；G试验阴性。

11. 图35-3为治疗过程中患者炎症标志物变化。

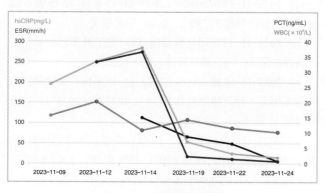

图35-3 炎症标志物变化

最后诊断与诊断依据

■ 最终诊断

1. 嗜肺军团菌肺炎。
2. 异体肾移植状态，慢性肾功能不全急性加重。

■ 诊断依据

患者为青年男性，肾移植状态，CKD 5期，有免疫抑制基础，长期口服抗排异药物及激素，近1年来肌酐500 ～ 550 μmol/L。此次急性起病，主要表现为发热、咳嗽、咳黄色痰、胸闷、气急；胸部CT显示主要为左上肺炎症，3天时间由斑片状渗出病变迅速进展为大片实变；血检CRP和ESR等炎症指标升高明显，痰mNGS检出大量嗜肺军团菌核酸序列。调整抗感染方案（多西环素，后改单用莫西沙星），临床表现改善，炎症指标下降，影像学见肺部炎症病灶明显吸收，5天后复查呼吸道和血液mNGS示军团菌核酸序列显著下降或未检出，因此军团菌肺炎诊断明确。

经验与体会

1. 免疫抑制CAP患者的核心呼吸道病原体与非免疫功能低下患者相同，但非典型机会性致病菌发病率较免疫正常患者大大升高，因此免疫抑制患者肺部感染病原体谱广、复杂，且疾病进展快，易发展为重症，早期病原诊断及针对性治疗对预后极为重要。早期可通过肺部影像学表现初步判断，但影像学表现往往不典型且缺乏特异性，尽早进行病原体检测，尤其是对于传统微生物检测无法诊断的非典型病原体，使用病原分子诊断学技术尤为重要，如多重PCR、

mNGS检测等。本例患者肾移植状态免疫抑制，本次急性起病，炎症指标明显升高，肺炎进展迅速，影像学表现为呈大叶性分布的炎性病灶，病变主要为实变与磨玻璃影并存，支气管充气征，伴有胸腔积液，合并肾功能损伤等肺外表现。β-内酰胺类治疗效果不佳，否认有酒店居住史及未清洗空调使用史，冬季发病，但仍不能完全排除接触污染水源的可能，仍需考虑军团菌等非典型病原体感染可能。本例患者外周血、痰常规细菌培养阴性，最终经mNGS明确诊断，体现了mNGS对非典型病原体的重要诊断价值。

2. 军团菌肺炎是一种与环境相关的急性呼吸系统感染，1976年首次在美国费城退伍军人中感染暴发。致病菌以嗜肺军团菌最为常见，其分布广泛，通常因接触受污染水源而感染。军团菌肺炎占CAP中的5%，半数以上的军团菌感染会发展为重症，病死率高达5% ～ 30%。军团菌肺炎临床少见，表现不典型，早期诊断较困难，与其他类型肺炎不易鉴别，传统的检测方法缺乏灵敏度和特异度，往往容易误诊或漏诊，此病发展迅速，极易发展为重症肺炎、脓毒症、急性呼吸窘迫综合征，甚至多器官功能衰竭，因此早期诊断及治疗尤为重要。军团菌肺炎胸部影像有一定特点，多为双侧病变，呈大叶性分布，病变主要为实变与磨玻璃影并存，多伴有胸腔积液、肺门及纵隔淋巴结肿大，可出现蜂窝状改变、空洞、胸膜改变及支气管充气征，而磨玻璃影中存在边界清晰的实变影及反晕轮征具有特异性，对诊断有指导意义。本例患者影像学表现相对典型，但白细胞明显升高，需考虑合并其他细菌感染可能，因此早期广谱且常规覆盖非典型病原体对于本例患者及时控制病情尤为关键，最终确诊需明确的病原学依据。

3. 军团菌是一种胞内寄生菌，通过呼吸道进入人体后侵入巨噬细胞进行生长繁殖，因此对军团菌有效的抗感染药物取决于抗军团菌活性及其在肺泡巨噬细胞中的浓度。β-内酰胺类及氨基糖苷类药物因无法穿透细胞膜，对军团菌肺炎治疗效果很差。目前可用于治疗军团菌感染的常用药物包括喹诺酮类、大环内酯类、多西环素，另外替加环素、复方磺胺甲噁唑及利福平也被证实对军团菌感染有效。主要以大环内酯类和喹诺酮类抗菌药物为主。因此，对于重症CAP患者，尤其是免疫抑制患者，早期常规覆盖非典型病原体治疗对控制疾病进展改善预后极为关键。本例患者明确诊断后，莫西沙星抗感染治疗后肺内病灶、炎症指标、体温等明显好转，患者总体治疗效果良好，但考虑免疫抑制基础，肾功能损害，应适当延长治疗疗程。

参考文献

[1] Jasper AS, Musuuza JS, Tischendorf Js, et al. Are fluoroquinolones or macrolides better for treating legionella pneumonia? A systematic review and meta-analysis[J]. Clin Infect Dis, 2021, 72(11): 1979–1989.

[2] Mandell LA, Niederman MS. Aspiration pneumonia[J]. N Engl J Med, 2019, 380 (7): 651–663.

[3] Mondino S, Schmidt S, Rolando M, et al. Legionnaires' disease: state of the art knowledge of pathogenesis mechanisms of legionella[J]. Annu Rev Pathol, 2020, 15: 439–466.

作者·刘海霞 金文婷 马玉燕
审阅·胡必杰 潘珏 胡莉娟

病例 36 "肺炎"抗感染效果不佳，原因为何

病史简介

女性，77岁，上海人，2023-12-04收入复旦大学附属中山医院感染病科。

■ 主诉

反复发热伴咳嗽20天。

■ 现病史

1. 2023-11-14出现发热，T_{max} 40℃，伴干咳，次日当地医院查血WBC $28.66×10^9$/L，N% 88.8%；CRP 206.21 mg/L，PCT 4.53 ng/mL。胸部CT（图36-1A）：右肺中叶及左肺炎症，部分实变，心包少量积液，纵隔淋巴结肿大。头孢菌素类抗感染（具体不详），无好转。

2. 2023-11-18行支气管镜检查：管腔通畅，未见新生物。肺泡灌洗液（BALF）mNGS：HSV-1（序列数20）。改莫西沙星（0.4 g，静脉滴注，qd）抗感染。

3. 2023-11-22复查血WBC $26.20×10^9$/L，N% 88.50%；CRP 138.89 mg/L，PCT 0.749 ng/mL。胸部CT：两肺多发炎症、结节、团片状影。流感及新型冠状病毒核酸、痰细菌+真菌培养、血培养、自身抗体均阴性。仍间歇性发热，T_{max} 40℃。2023-11-23骨髓穿刺：中性粒细胞增多，加用万古霉素抗感染，仍有高热。

4. 2023-12-01复旦大学附属中山医院急诊查WBC $20.90×10^9$/L，N% 87.0%；CRP > 90 mg/L，PCT 0.39 ng/mL。甲型、乙型流感病毒及呼吸道合胞病毒核酸阴性。胸部CT平扫（图36-1B）：两肺炎症。美罗培南+莫西沙星抗感染，体温高峰未下降，T_{max} 39.5℃，伴阵发性咳嗽，少痰。2023-12-04为明确肺炎原因收入感染病科。

■ 既往史及个人史

糖尿病史10余年，血糖控制欠佳，近期空腹血糖8～15 mmol/L。

入院检查

■ 体格检查

1. T 37.3℃，P 85次/分，R 20次/分，BP 109/60 mmHg。

2. 神志清，双肺未闻及明显干湿啰音。心律齐，心前区未闻及杂音。腹平软，全腹无压痛、反跳痛。双下肢不肿。

■ 实验室检查

1. 血常规：WBC $15.0×10^9$/L，N% 80.7%，Hb 100 g/L，PLT $398×10^9$/L。

2. 炎症标志物：hsCRP 118.1 mg/L，ESR 72 mm/h，PCT 0.13 ng/mL。

3. 生化：ALT/AST 19/25 U/L，Alb 34 g/L，Cr 42 μmol/L。

4. T-SPOT.TB A/B 6/1（阴性/阳性对照：0/65）；G试验、GM试验、血隐球菌荚膜抗原、EBV-DNA、CMV-DNA均阴性。

5. 糖代谢：糖化血红蛋白10.3%。

6. 出凝血功能：D-二聚体1.12 mg/L。

7. 细胞免疫：CD4 801/μL，CD8 275/μL，CD4/CD8 2.9。

8. CA12-5 64.0 U/mL，余肿瘤标志物、免疫固定电泳、自身抗体阴性；甲状腺功能：正常。

■ 辅助检查

1. 超声心动图：心包腔内极少量积液，未见赘生物。

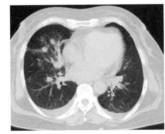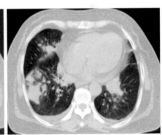

A

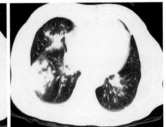

B

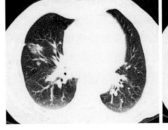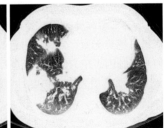

C

图36-1 2023-11-22、2023-12-01胸部CT平扫及2023-12-05胸部CT增强

A. 2023-11-22外院胸部CT平扫：两肺多发斑片状、团片状影；B. 2023-12-01复旦大学附属中山医院胸部CT平扫：两肺病灶较外院稍进展；C. 2023-12-05复旦大学附属中山医院胸部CT增强：两肺病灶与2023-12-01相仿

2. 胸部CT增强（图36-1C）：两肺多发病灶，右侧胸腔少量积液，总体与2023-12-01相仿。

3. 腹盆CT增强：未见异常。

临床分析

■ 病史特点

患者为老年女性，亚急性病程，主要表现反复高热、干咳；炎症标志物明显升高；胸部CT见两肺多发斑片实变影；喹诺酮类+碳青霉烯类抗感染无效，病灶逐渐进展。综合目前资料，诊断和鉴别诊断考虑如下。

■ 诊断分析

1. 感染性疾病。

• 社区获得性肺炎（community acquired pneumonia, CAP）：患者急性起病，高热伴咳嗽；血白细胞计数及炎症标志物明显升高；胸部CT示两肺炎症；应考虑社区获得性肺炎。最常见病原体为肺炎链球菌、流感嗜血杆菌、支原体、衣原体等，以及呼吸道病毒，如流感病毒、呼吸道合胞病毒、腺病毒、新型冠状病毒等。外院及复旦大学附属中山医院急诊呼吸道病毒检测均阴性，头孢菌素、喹诺酮类、碳青霉烯类抗菌药物无效，复查CT病灶未见明显吸收，提示非CAP常见病原体或耐药菌引起，或者为其他疾病。

• 特殊病原体引起的肺炎：患者为老年女性，急性起病，双肺多发斑片状、团片状影，外院抗感染方案已覆盖不典型病原体等，但仍效果不佳，需要考虑肺曲霉感染、肺炎型隐球菌感染，甚至诺卡菌、结核或非结核分枝杆菌引起的感染，可以表现为病程迁延，常规抗感染治疗效果不佳。但本例患者隐球菌荚膜抗原阴性，T-SPOT.TB和G试验、GM试验阴性，必要时可做经皮穿刺肺活检或经支气管镜肺活检，以明确诊断。

2. 非感染性疾病。

• 机化性肺炎：可表现为发热、咳嗽，CT上病灶表现多样，病灶可游走，该患者外院抗感染治疗后病灶进展，故需考虑该诊断可能；但机化性肺炎为排他性诊断，需排除其他疾病，入院后可行经皮肺穿刺或经支气管镜肺活检明确病理。

• 淋巴瘤肺浸润：患者为老年女性，肺部多发斑片实变，广谱抗感染无效，需考虑淋巴瘤等血液系统疾病累及肺部；但患者肺内表现为两肺多发斑片状、团片状影，并非淋巴瘤累及肺部典型表现，必要时可行完善肺活检以进一步明确诊断。

进一步检查、诊治过程和治疗反应

■ 诊治过程

1. 2023-12-04行血培养、血mNGS，美罗培南（1 g，静脉滴注，q8 h）+多西环素（0.1 g，口服，q12 h）经验性抗感染，辅以降糖、抑酸护胃、补充白蛋白等对症治疗。

2. 2023-12-05 CT引导下行肺穿刺活检；肺组织涂片找细菌、真菌、抗酸杆菌阴性，XPERT.TB阴性。

3. 2023-12-07血mNGS回报（2023-12-04采样）：阴性。患者仍反复高热，考虑血液系统肿瘤如淋巴瘤不排除，行PET/CT（图36-2）：两肺多发炎性病变；右侧锁骨区及纵隔淋巴结炎；右侧胸腔少量积液；心包少量积液。

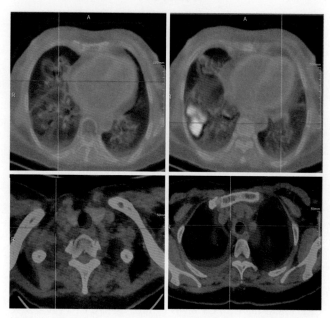

图36-2 2023-12-07 PET/CT：两肺多发炎性病变；右侧锁骨区及纵隔淋巴结炎

4. 2023-12-08肺组织mNGS回报（2023-12-05采样）：阴性。病理：大量纤维组织增生并见纤维素性渗出，部分呈机化性肺炎改变。

5. 2023-12-08考虑无感染及肿瘤依据，甲泼尼龙（40 mg，静脉滴注，qd）抗炎，停用美罗培南及多西环素，降级为左氧氟沙星（0.5 g，静脉滴注，qd）抗感染。

6. 2023-12-12患者体温降至正常，咳嗽、乏力较前明显好转。肺组织（2023-12-05采样）细菌培养：阴性。

7. 2023-12-13随访WBC 13.19×10⁹/L，N% 68.1%；hsCRP 13.5 mg/L，PCT 0.06 ng/mL，ESR 26 mm/h，较前明显下降。胸部CT（图36-3A）：较前明显吸收好转。甲泼尼龙减量（32 mg，口服，qd），停用左氧氟沙星。

8. 2023-12-14出院，继续甲泼尼龙序贯口服治疗。

■ 出院后随访

1. 出院后体温正常，未再发热，无咳嗽、咳痰。甲泼尼龙逐步减量（2023-12-13至2023-12-16，每天32 mg/8片，此后每周减量1片）。

2. 2023-12-19肺组织真菌培养（2023-12-05采样）回报：阴性。

3. 2023-12-27门诊复查WBC 7.99×10⁹/L，N% 55.5%；hsCRP 3.6 mg/L，PCT 0.04 ng/mL，ESR 20 mm/h。胸部CT（图36-3B）：两肺炎症基本吸收。继续甲泼尼龙口服。门诊

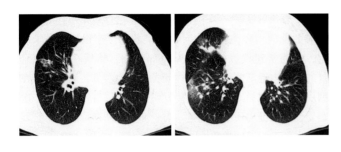

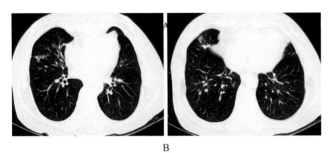

图36-3　2023-12-13及2023-12-27胸部CT平扫

A. 2023-12-13胸部CT平扫：两肺病灶较前吸收好转；B. 2023-12-27胸部CT平扫：两肺病灶基本吸收

定期随访。

4. 图36-4为治疗过程中患者体温变化情况。

5. 图36-5为治疗过程中患者炎症标志物变化情况。

最后诊断与诊断依据

■ 最后诊断

1. 机化性肺炎。

2. 2型糖尿病。

■ 诊断依据

患者为老年女性，高热、干咳起病，炎症标志物明显升高；CT：双肺多发斑片状实变灶；广谱抗感染无效；肺穿刺病理为大量纤维组织增生，并见纤维素性渗出，部分呈机化性肺

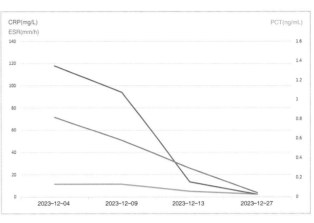

图36-5　炎症标志物变化情况

炎改变；血清学、肺穿刺组织涂片、培养、mNGS均无病原学阳性发现；激素治疗后发热、咳嗽症状好转，炎症标志物降至正常，肺内炎症病灶基本吸收，故考虑机化性肺炎诊断明确。

经验与体会

1. 本例患者为老年女性，合并糖尿病基础，本次亚急性起病，以发热、咳嗽、炎症指标明显升高伴肺部影像学进行性加重为主要表现，多轮抗菌药物治疗效果欠佳，症状及影像学均无明显好转，病程迁延。本案例关键在于病原学的全面筛查及感染与非感染性疾病的鉴别诊断，当怀疑CAP而经验性治疗无效时，需着重鉴别是否为非感染性疾病、是否为特殊类型病原体感染。非感染性疾病更依赖病理诊断，本例经肺穿刺活检病理证实为机化性肺炎，后续激素治疗有效，进而确定了机化性肺炎的诊断。

2. 机化性肺炎临床上主要包括无特发病因的隐源性机化性肺炎及继发于感染、结缔组织病、药物、自身免疫性疾病、肿瘤疾病及放疗等病因的继发性机化性肺炎。最常见的临床症状包括咳嗽、咳痰、发热等，CT影像学表现多

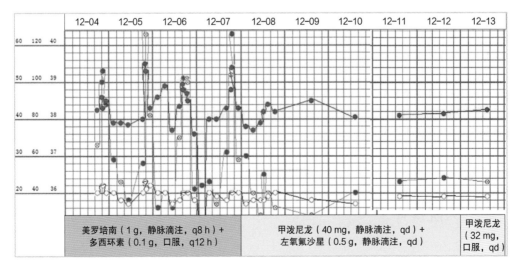

图36-4　治疗过程中患者体温变化及用药情况

样，典型表现为胸膜下、细支气管周围多发斑片状浸润，常呈游走性，部分可出现反晕征，但总体机化性肺炎临床表现、实验室标志物及影像学无特异性，极易误诊，诊断主要依靠临床、影像学、病理学综合判断，需重视病程不同阶段的诊断线索及治疗反应，积极完善各项可能继发病因的排查及病理学检查。本例患者前期多轮广谱抗菌药物治疗效果欠佳，病程迁延，病原学、风湿、肿瘤及自身抗体等检查均为阴性，后续病理诊断明确后单激素治疗后症状迅速缓解，无明确继发病因，故考虑诊断为隐源性机化性肺炎。

3. 机化性肺炎确诊主要依赖于组织病理学。因此，对于抗菌药物治疗效果欠佳、临床需排除机化性肺炎时需积极进行组织病理学活检。

4. 糖皮质激素是当前公认的治疗机化性肺炎最有效的药物，一般预后良好。当单用糖皮质激素治疗效果不佳时，可考虑联合应用环孢素和大环内酯类药物。疗程目前尚未确定，但通常建议以0.5～1.5 mg/kg开始，然后在6～12个月的时间内逐渐停用。机化性肺炎复发很常见，通常发生在糖皮质激素减量期间，对于复发病例，建议可恢复最后一次耐受良好的糖皮质激素剂量。对于部分诊断存疑患者，必要时需重新组织病理学活检以明确诊断。

参考文献

[1] Cherian, SV, Patel, D, Machnicki, S, et al.Algorithmic approach to the diagnosis of organizing pneumonia: a correlation of clinical,radiologic,and pathologic features[J]. Chest, 2022, 162(1): 156–178.

[2] King, TE, Jr. and J.S. Lee. Cryptogenic organizing pneumonia[J]. N Engl J Med, 2022, 386(11): 1058–1069.

病例 37 年轻女性两肺多发病灶，原因竟是它

作者·骆 煜 金文婷 马玉燕 沈 燕
审阅·胡必杰 潘 珏

病史简介

女性，28岁，重庆人，2023-11-24收入复旦大学附属中山医院感染病科。

主诉
发热伴咳嗽、咳痰1周。

现病史
1. 2023-11-17出现发热，T_{max} 38.6℃，伴咳嗽、咳痰，痰中带血丝，感胸闷、气急，诉有鼻塞、流涕、咽痛、头痛，发热时诉有乏力、四肢酸痛，无腹痛、腹泻；自测新型冠状病毒抗原阴性，口服对乙酰氨基酚治疗。

2. 2023-11-20仍有发热，T_{max} 38.5℃，查血WBC 13.12×10⁹/L，N% 90.4%，L% 5.2%；hsCRP 50 mg/L。甲型流感病毒、乙型流感病毒及呼吸道合胞病毒RNA阴性。头孢曲松（2 g，静脉滴注，qd）×3天（2023-11-20至2023-11-22）、美罗培南（1 g，静脉滴注，st）×1天（2023-11-23）未见好转。

3. 2023-11-23夜间仍有高热，T_{max} 39.1℃，复旦大学附属中山医院急诊查胸部CT平扫（图37-1）：两肺多发炎性病变。2023-11-24为明确肺内病灶原因收入感染病科。

既往史及个人史
否认高血压、糖尿病等。尘螨过敏。

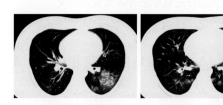

图37-1 2023-11-23胸部CT：两肺多发斑片状、团片状模糊影

2. 神志清，精神尚可，无气促，全身浅表淋巴结无明显肿大。双肺可闻及散在湿啰音，未闻及哮鸣音。心律齐。腹平软，全腹无压痛、反跳痛。下肢无水肿。

实验室检查
1. 血常规：WBC 3.96×10⁹/L，N% 67.4%，Hb 124 g/L，PLT 197×10⁹/L。

2. 炎症标志物：hsCRP 94.4 mg/L，ESR 10 mm/h，PCT 0.05 ng/mL。

3. 生化：ALT/AST 14/22 U/L，Alb 38 g/L，Cr 43 μmol/L，CK 110 U/L，IgG 10.95 g/L，IgE 300 U/mL。

4. D-二聚体0.25 mg/L，Fbg 676 mg/dL，NT-proBNP 160 pg/mL。

5. T-SPOT.TB A/B 3/1；G试验、GM试验阴性。

6. 自身抗体：ANA颗粒1：100，余均阴性。

7. 细胞免疫：CD4/CD8 1.8，CD4 179/μL，CD8 98/μL。

入院检查

体格检查
1. T 36.5℃，P 78次/分，R 20次/分，BP 122/78 mmHg。

临床分析

病史特点
患者为青年女性，急性病程，主要表现为发热、咳嗽、

咳痰，胸部CT提示两肺多发斑片状、团片状模糊影，查WBC、N%及CRP升高，主要考虑社区获得性肺炎，可能病原体和相关疾病鉴别诊断如下。

诊断分析

1. 细菌性肺炎：患者年纪轻，无基础疾病，常见病原体包括肺炎链球菌、流感嗜血杆菌、卡他莫拉菌等，通常急性起病，以高热、寒战、咳嗽、咳痰为典型特征，白细胞及炎症指标升高，影像学呈肺段、肺叶实变影。本例患者经验性抗感染效果不佳，可进一步行痰细菌涂片及培养协助诊断。

2. 非典型肺炎：例如，支原体、衣原体感染，主要表现为发热、咳嗽和呼吸急促，影像学可见小叶或节段性斑片状阴影或实变影，可并发呼吸衰竭、胸腔积液。本例患者使用头孢菌素类药物治疗效果不佳，需考虑该诊断可能，完善呼吸道样本核酸检测以明确。

3. 病毒性肺炎：上呼吸道感染症状，后出现高热、干咳、气急，伴有炎症标志物升高，肺部影像学双侧多见，出现磨玻璃样或间质样的改变，常见的呼吸道病毒为流感病毒、新型冠状病毒（影像不像）、腺病毒、呼吸道合胞病毒、副流感病毒、人类偏肺病毒、鼻病毒等。本例患者甲型/乙型流感病毒及RSV核酸检测均阴性，WBC和N%明显升高，可完善鼻咽拭子呼吸道病毒多重PCR或RNA和DNA双检二代测序以排查其他呼吸道病毒。

4. 非感染性疾病：例如，风湿性疾病，本例患者为年轻女性，可表现为双肺间质性改变，伴发热，抗感染效果不佳，但患者无皮疹、关节酸痛、雷诺现象等表现，自身抗体阴性，考虑可能性小。

进一步检查、诊治过程和治疗反应

诊治过程

1. 2023-11-24鼻咽拭子核酸检测：甲型流感病毒核酸阳性，新型冠状病毒核酸阴性，痰涂片找细菌、真菌、抗酸杆菌阴性，XPERT.TB阴性。奥司他韦（75 mg，口服，q12 h）抗病毒。

2. 2023-11-25痰mNGS（11-24采样）回报：甲型流感病毒H3N2（序列数7 909）、人类偏肺病毒（序列数96）。

3. 2023-11-26体温逐渐降至正常，继续奥司他韦口服，辅以止咳、化痰等对症治疗。痰细菌及真菌培养阴性。

4. 2023-11-28体温正常，咳嗽、咳痰、气促较前好转，复查WBC 3.46×10^9/L，N% 27.2%；hsCRP 11.5 mg/L，ESR 6 mm/h。胸部CT（图37-2）：两肺多发炎性病变，较2023-11-23密实、部分吸收，出院。

出院后随访

2023-12-05体温正常，无咳嗽、咳痰，复查hsCRP 0.5 mg/L，ESR 9 mm/h。胸部CT（图37-3）：两肺炎症较2023-11-23明显吸收。

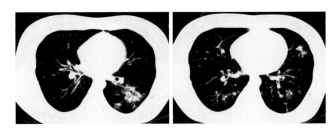

图37-2　2023-11-28胸部CT：两肺多发炎性病变，较2023-11-23密实、部分吸收

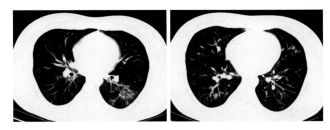

图37-3　2023-12-05胸部CT：两肺病灶较2023-11-23明显吸收

最后诊断与诊断依据

最后诊断

1. 社区获得性肺炎（人类偏肺病毒感染可能）。

2. 流行性感冒（甲型流感H3N2）。

诊断依据

患者为青年女性，急性起病，主要表现为高热、咳嗽、咳痰，伴有鼻塞流涕、咽痛等上呼吸道感染症状；炎症标志物（CRP）升高。胸部CT提示两肺多发斑片状、团片状模糊影。痰mNGS检出甲型流感病毒H3N2及人类偏肺病毒RNA序列。奥司他韦抗病毒后，症状、炎症标志物及影像学好转，故诊断成立。

经验与体会

1. 人类偏肺病毒（human metapneumovirus，hMPV）属于一种有包膜单负链的RNA病毒，具有季节流行性，欧美国家多发生于冬末春初，我国则春末、夏季好发，主要经呼吸道或亲密接触传播。大多数病例潜伏期为5～9天，疾病持续时间通常约为1周，多引起幼儿和老年人临床症状，成人下呼吸道感染少见。一项研究数据表明，约4%社区获得性肺炎（CAP）成人住院患者检出hMPV。hMPV病原学检测方法主要包括：呼吸道标本实时RT-PCR和鼻咽分泌物抗原检测（直接荧光抗体技术），多数实验室尚未标准化常规检测。

2. 季节性流感是甲型/乙型流感病毒（Flu A/B）导致的急性呼吸道感染，主要发生在冬春季，典型的潜伏期为1～4天，常有突然发热、肌肉疼痛、头痛等全身症状，可伴有鼻塞、流涕、咽痛等局部症状。肺炎是最常见的并发症，也可出现肌炎、横纹肌溶解、中枢神经系统受累、中毒性休克综合征。流感病原学检测主要包括病毒抗原检测和核酸检测，核酸分子检测敏感性和特异性最好，且能区分病毒类型。

3. 本例患者以发热、咳嗽、咳痰起病，伴有上呼吸道症状，病程1周左右，通过痰mNGS同时检出甲型流感病毒H3N2及hMPV的核酸序列。起病初期（3～4天）检测甲型流感病毒核酸阴性，且影像学方面不支持流感肺炎，故考虑可能先出现hMPV感染引起的CAP。病毒感染通常外周血白细胞计数为正常或偏低，虽然本例患者病程早期出现WBC及N%升高，但仍不能排除病毒感染。由于正处于流感流行期间，后出现39～40℃的高热，存在甲型流感病毒的叠加感染。随着宏基因组测序技术的应用普及，越来越多社区获得性肺炎病原体得以明确，应注意选择覆盖RNA病毒的测序流程，这对于快速识别少见或多种病原体感染具有重要作用。

4. hMPV感染的病程多为自限性，采用支持治疗，尚无有效的抗病毒药物，故不推荐对其使用抗病毒治疗。而流感病毒的药物主要有神经氨酸酶抑制剂（包括奥司他韦、扎那米韦、帕拉米韦）和Cap依赖型核酸内切酶抑制剂（玛巴洛沙韦），对甲型、乙型流感均有效，且耐药性低。

5. 目前处于冬季的北半球国家，流感病毒、新型冠状病毒、RSV、肺炎支原体等病原体引起的呼吸道疾病大幅增加，可出现多种病原体叠加传播的情况。一方面，近年来我国在急性呼吸道感染的病原学检测技术和能力有了显著提升，可以尽早、精确诊断，及时治疗。另外，仍需强调个人接种疫苗，因为我国接种比例相当低。同时，保持人际距离、患病时居家休息、在密闭和密集场所佩戴口罩、确保室内通风良好及勤洗手等非药物干预（non-pharmaceutical interventions，NPI）可以有效阻断传染源和降低传播。

参考文献

[1] Howard LM, Edwards KM, Zhu Y, et al. Clinical features of human metapneumovirus-associated community-acquired pneumonia hospitalizations[J]. Clin Infect Dis, 2021, 72(1): 108–117.

[2] Uyeki TM, Bernstein HH, Bradley JS, et al. Clinical practice guidelines by the Infectious Diseases Society of America: 2018 update on diagnosis, treatment, chemoprophylaxis, and institutional outbreak management of seasonal influenza[J]. Clin Infect Dis, 2019, 68(6): 895–902.

[3] Zimmerman RK, Balasubramani GK, D'Agostino HEA, et al. Population-based hospitalization burden estimates for respiratory viruses, 2015–2019[J]. Influenza Other Respir Viruses, 2022, 16(6): 1133–1140.

病例 38　肾移植患者的肺炎，你想到这个元凶了吗

作者·方婷婷　金文婷　马玉燕　沈燕
审阅·胡必杰　潘珏

· 病史简介 ·

男性，62岁，安徽人，2024-02-29收入复旦大学附属中山医院感染病科。

■ **主诉**

发热伴咳嗽、咳痰20天，加重10天。

■ **现病史**

1. 2024-02-09受凉后出现低热，T_{max} 38℃，伴咳嗽、少许白痰，外院就诊（具体检查及用药不详）无好转。

2. 2024-02-17出现高热，T_{max} 39.1℃，伴咳嗽、少许白色痰、咽痛、全身乏力明显，双下肢轻度水肿，活动耐量明显下降，夜间不能平躺。至当地诊所间歇性给予静脉抗细菌药物治疗（具体不详），症状无明显好转。

3. 2024-02-26当地县医院就诊，查血WBC 11×10^9/L，N 9.6×10^9/L；CRP 36.44 mg/L；Cr 140 μmol/L。新型冠状病毒核酸阴性；呼吸道病原体六联检测：腺病毒DNA阳性，甲型流感病毒、乙型流感病毒、鼻病毒、呼吸道合胞病毒、肺炎支原体核酸阴性。

4. 2024-02-27胸部CT（图38-1A）：两肺野散在炎性病

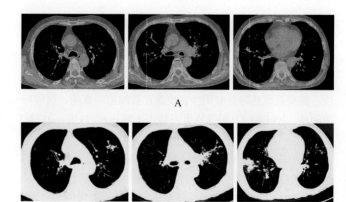

图38-1　2024-02-27及2024-02-29胸部CT

A. 2024-02-27外院胸部CT：两肺多发散在小斑片状炎症影；B. 2024-02-29复旦大学附属中山医院胸部CT：两肺散在小片状炎症较外院2024-02-27增多

变；两肺慢性炎症、肺气肿。抗感染、退热、化痰等对症治疗（具体不详），症状无明显好转。

5. 2024-02-28上海某三甲医院就诊，查血WBC 11.76 × 10^9/L，N 10.22×10^9/L；CRP 151.10 mg/L；Cr 152 μmol/L。

左氧氟沙星（0.5 g，静脉滴注，st）治疗，仍有发热、咳嗽、咳痰、活动后气促。

6. 2024-02-29为明确发热和肺部感染病因收入复旦大学附属中山医院感染病科。

▨ 既往史及个人史

20年前因CKD 5期行肾移植术，术后长期环孢素（50 mg，口服，bid）+吗替麦考酚酯（0.5 g，口服，bid）+醋酸泼尼松（10 mg，口服，qd）抗排异。

· 入院检查 ·

▨ 体格检查

1. T 37.2℃，P 91次/分，R 17次/分，BP 115/69 mmHg。

2. 神志清，双肺未及明显干湿啰音。心律齐，心前区未闻及杂音。腹软无压痛。双下肢轻度凹陷性水肿。

▨ 实验室检查

1. 血常规：WBC 17.28×10^9/L，N% 92.8%。

2. 血气分析（未吸氧）：pH 7.38，$PaCO_2$ 32 mmHg，PaO_2 60 mmHg，SaO_2 92.7%。

3. 炎症标志物：CRP 247.7 mg/L，ESR 12 mm/h，PCT 8.60 ng/mL。

4. 心脏标志物：c-TnT 0.058 ng/mL；NT-proBNP 893.0 pg/mL。

5. 生化：ALT/AST 12/39 U/L，Alb 23 g/L，Cr 198 μmol/L。

6. T-SPOT.TB A/B 0/0（阴性/阳性对照：0/460），G试验、GM试验、EBV-DNA、CMV-DNA均阴性；复查呼吸道病原体六联检测：腺病毒核酸阳性，甲型流感病毒、乙型流感病毒、鼻病毒、呼吸道合胞病毒、肺炎支原体核酸阴性；新型冠状病毒核酸阴性。

7. 细胞免疫：B细胞 17/μL，T细胞 217/μL，CD4 88/μL，CD8 126/μL。

8. 自身抗体：ANA、ANCA均阴性。

▨ 辅助检查

1. 心电图：正常。

2. 超声心动图：少量心包积液。

3. 肺部小结节薄层CT平扫（图38-1B）：两肺炎症，两肺气肿，两肺少许慢性炎症及陈旧灶，右侧少量胸腔积液。

· 临床分析 ·

▨ 病史特点

患者为老年男性，肾移植状态，长期口服抗排异药及激素治疗，急性病程，主要表现为发热、咳嗽、咳少许白色痰，WBC、CRP、PCT明显升高，胸部CT示双肺散在斑片状炎症。但抗细菌治疗效果不佳。

▨ 诊断分析

1. 普通细菌感染：社区获得性肺炎常见病原体有肺炎链球菌、流感嗜血杆菌等。患者急性起病，发热伴咳嗽、咳痰，WBC、CRP、PCT升高，胸部CT为双肺多发散在炎症，2天内明显进展，需考虑普通细菌感染，但经验性抗感染效果不佳，且PCT升高明显可能与患者肾功能不全相关，需考虑其他病原感染或合并其他病原感染可能。

2. 非典型病原体感染：患者为肾移植状态，免疫抑制基础，症状表现为发热、以干咳为主，无黄色脓痰，需考虑非典型病原体感染可能；但WBC、CRP、PCT明显升高，与非典型病原体不太符合，可完善痰mNGS、多重PCR等明确病原，必要时可行支气管镜检查，行肺泡灌洗液mNGS进一步排查。

3. 病毒感染：病毒性肺炎临床可表现为发热、咳嗽、咳痰伴有炎症标志物升高，肺部影像学双侧多见，出现磨玻璃样或间质样的改变。本例患者发热、咳嗽起病，咳少许白色黏痰，外院及复旦大学附属中山医院腺病毒核酸检测均阳性，胸部CT表现为散在斑片状多发炎症，免疫抑制状态，冬春季发病，抗菌治疗效果欠佳，符合腺病毒肺炎表现，但WBC升高，以中性粒细胞升高为主，CRP、PCT明显升高，合并细菌感染不能除外，需进一步完善病原学检查明确。

4. 真菌感染：患者免疫受损宿主，急性起病，疾病进展迅速，胸部CT未见晕轮征/空洞等曲霉典型的影像学表现，入院查G试验、GM试验、痰真菌涂片阴性，目前暂不考虑真菌感染。

· 进一步检查、诊治过程和治疗反应 ·

1. 2024-02-29抽血送检mNGS，美罗培南（1 g，静脉滴注，q12 h）经验性抗感染。

2. 2024-03-01 T_{max} 39.0℃，查血培养；痰涂片找细菌、真菌、抗酸杆菌阴性，痰XPERT.TB阴性。

3. 2024-03-02血mNGS（2024-02-29采样）：人腺病毒（种严格序列数18 377）、脆弱拟杆菌（种严格序列数4）。停用免疫抑制剂，改用甲泼尼龙（30 mg，静脉滴注，qd）。

4. 2024-03-02仍有高热，T_{max} 39.8℃，复查呼吸道病原体六联检测：呼吸道腺病毒核酸阳性，余阴性。新型冠状病毒核酸阴性。加用多西环素（0.1 g，口服，q12 h）抗感染，甲泼尼龙加量（40 mg，静脉滴注，qd）抗炎。

5. 2024-03-03痰mNGS（2024-02-29采样）：人腺病毒（种严格序列数44 724）。痰细菌、真菌培养（2024-03-01采样）：阴性。

6. 2024-03-03复查WBC 3.33×10^9/L，N% 72.0%；ESR 46 mm/h，hsCRP 48.5 mg/L，PCT 1.76 ng/mL；Cr 114 μmol/L，较入院时明显好转。

7. 2023-03-04加用免疫球蛋白（10 g，静脉滴注，

qd）×5天，体温高峰明显下降，T_{max} 37.5℃，停用多西环素。

8. 2024-03-05复查胸部CT：两肺炎症较前明显吸收好转（图38-2）。

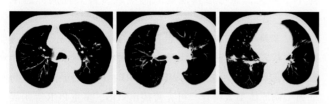

图38-2　2024-03-05胸部CT：两肺散在斑片状炎症较2024-02-29明显吸收

9. 2024-03-06血培养（2024-03-01采样）：阴性。

10. 2024-03-07复查WBC 6.23×10⁹/L，N% 74.2%；ESR 34 mm/h，CRP 4.5 mg/L，PCT 0.1 ng/mL；Cr 79 μmol/L；进一步好转。甲泼尼龙减量（20 mg，口服，qd），美罗培南降级为左氧氟沙星（0.5 g，口服，qd）。

11. 2024-03-08痰曲霉培养（2024-03-01采样）：阴性。

12. 2024-03-10复查WBC 9.14×10⁹/L，N% 67.6%；ESR 5 mm/h，CRP 2.0 mg/L，PCT 0.06 ng/mL；Cr 86 μmol/L；炎症指标、肾功能均正常。

13. 2024-03-11体温正常，咳嗽、咳痰、乏力等症状进一步好转，出院。

14. 图38-3为治疗过程中患者体温变化及用药情况。

15. 图38-4为治疗过程中患者炎症标志物及肌酐变化。

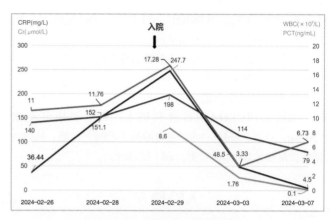

图38-4　炎症标志物及肌酐变化

最后诊断与诊断依据

■ 最后诊断

1. 腺病毒肺炎。
2. 合并细菌性肺炎可能。
3. 异体肾移植状态。

■ 诊断依据

患者为老年男性，肾移植状态，免疫抑制基础，此次急性起病的发热、咳嗽、少痰、气急、气促，长期口服抗排异药物及激素。呼吸道病原体六联检测腺病毒核酸阳性，血及痰mNGS检出大量人腺病毒核酸序列，痰培养阴性，胸部CT示双肺散在斑片状炎症，可诊断为腺病毒肺炎。但WBC、

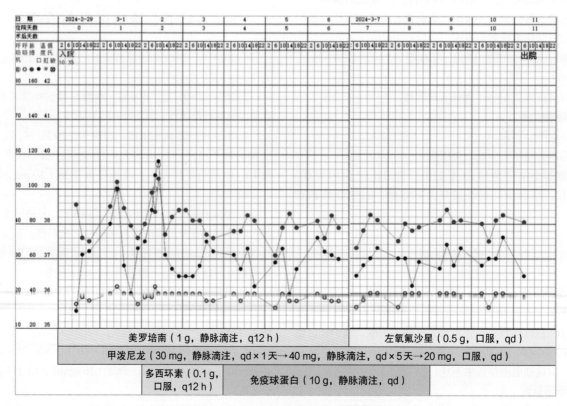

图38-3　治疗过程中患者体温变化及用药情况

CRP、PCT明显升高，美罗培南抗感染后炎症指标下降，复查胸部CT示两肺病灶明显吸收好转。虽未找到明确细菌病原体，综合患者危险因素评估、抗感染治疗反应及肺炎影像学特征变化，故诊断腺病毒肺炎合并细菌性肺炎可能。

经验与体会

1. 免疫抑制社区获得性肺炎患者的核心呼吸道病原体与免疫功能正常患者相同，但免疫抑制患者肺部感染病原体谱广、复杂，且疾病进展快，易发展为重症，早期病原诊断及治疗对预后极为重要。早期可通过肺部影像学表现初步判断，但影像学表现往往不典型且缺乏特异性，尽早进行病原体检测，尤其是对于传统微生物检测无法诊断的非典型病原体，使用病原分子诊断学技术尤为重要。例如，多重PCR、mNGS检测等。本例患者肾移植状态免疫抑制，长期口服抗排异药物及激素，急性起病的发热、咳嗽、少痰、气急、气促，呼吸道病原体六联检测腺病毒核酸阳性，血及痰mNGS检出大量人腺病毒核酸序列，痰培养阴性，诊断腺病毒肺炎明确，但血WBC、CRP、PCT明显升高，且美罗培南抗感染治疗后血WBC、CRP、PCT明显下降，肺部病灶吸收好转，虽未找到明确细菌病原体，但综合患者危险因素评估、抗感染治疗反应及肺炎影像学特征变化，故诊断腺病毒肺炎合并细菌性肺炎可能。

2. 人腺病毒（human adenovirus，HAdv）是一种双链无包膜的DNA病毒，在自然界普遍存在，根据不同的分子生物学特征，可将HAdv分为69种不同的血清型和A～G的7个不同亚群。HAdv感染分布广泛，无地域分布差异，冬季和早春多见，免疫功能低下人群全年都可感染。我国也曾发生过腺病毒感染大规模流行，自20世纪80年代后腺病毒大规模的流行减少。各年龄人群对腺病毒普遍易感，可通过飞沫、粪口途径及接触污染物传播。80%的腺病毒感染发生在4岁以下的儿童、老年人、免疫抑制人群中，大多数腺病毒感染为自限性的，但免疫抑制人群的腺病毒呼吸道感染往往发展为肺炎，且感染更持久、更严重，可导致重症、反复感染及播散性感染，死亡率可高达55%。腺病毒肺炎表现多样无特异性，早期病灶呈斑片状，可快速进展为双肺多节段实

变影、斑片状影及磨玻璃影等，可伴有肺不张、气胸及胸腔积液，因此需保持警惕性，尤其是免疫抑制患者，应尽早完善病原学检测，对预防重症、改善预后极为重要。本例患者肺部CT表现为双肺散在斑片状炎症，冬春季发病，通过呼吸道核酸检测及mNGS早期诊断腺病毒肺炎，且识别合并细菌感染可能，早期干预，预防了重症和后遗症的发生。

3. 现在尚未有专门用于腺病毒感染治疗的抗病毒药物，因其具有自限性，目前以对症治疗为主。有研究表明，对于免疫抑制人群，静脉应用西多福韦及免疫球蛋白可改善预后，但目前尚无随机对照试验验证西多福韦的有效性，且西多福韦有肾功能损伤风险，因此不常规应用，尤其是肾功能受损患者。糖皮质激素有强烈的抗炎作用，可抑制TNF-α、IL-1等炎症介质的释放，但其对免疫系统的抑制作用也很强，它可能导致机体免疫功能下降，对感染易感性增加，但早期辅助应用糖皮质激素可降低有创机械通气和休克发生率，缩短病程，缩减CAP的临床稳定时间。免疫球蛋白可识别、清除抗原，抑制细胞因子生成，中和炎症因子、毒素，参与免疫应答调节。本例患者免疫抑制、肾功能不全，早期应用糖皮质激素，反应良好，联合免疫球蛋白使用，得到了良好的治疗效果。

参考文献

[1] Alison MB, Holley MB, Amber KH, et al. Human adenovirus surveillance—United States, 2003–2016[J]. MMWR, 2017, 66(39): 1039–1042.

[2] Blum CA, Nigro N, Briel M, et al. Adjunct prednisone therapy for patients with community acquired pneumonia: a multicentre, double-blind, randomised, placebo-controlled trial[J]. Lancet, 2015, 385(9977): 1511–1518.

[3] Cha MJ, Chung MJ, Lee KS, et al. Clinical features and radiological findings of adenovirus pneumonia associated with progression to acute respiratory distress syndrome: a single center study in 19 adult patients[J]. Korean J Radiol, 2016, 17(6): 940–949.

[4] Huang C, Wei D, Liu Y, et al. Clinical and imaging findings of patients diagnosed with adenovirus-positive pneumonia during 2015–2019 in Shanghai, China[J]. Turk J Med Sci, 2022, 52(2): 329–337.

[5] Levine M, Lindstrom S, Winchell JM, et al. CDC EPIC Study Team. Community-acquired pneumonia requiring hospitalization among U.S. children[J]. N Engl J Med, 2015, 372(9): 835–845.

[6] Yoon HY, Cho HH, Ryu YJ, et al. Adenovirus pneumonia treated with Cidofovir in an immunocompetent high school senior[J]. Respir Med Case Rep, 2019, 26: 215–218.

病例 39 似是而非，肺内病灶究竟因何而起

作者 · 苑菲菲 金文婷 马玉燕
审阅 · 胡必杰 潘珏 陈璋璋

病史简介

男性，69岁，山东人，2024-02-01收入复旦大学附属中山医院感染病科。

■ 主诉

发热伴咳嗽、咳痰5天。

◾ 现病史

1. 2024-01-28 无明显诱因下出现发热，T_{max} 38.6℃，伴咳嗽、咳少许白色黏痰、胸闷、气促。2024-01-30 当地医院查血 WBC 2.85×10^9/L，N% 82%；甲型及乙型流感病毒、新型冠状病毒核酸均阴性，口服退热药物，仍反复发热。

2. 2024-02-01 复旦大学附属中山医院发热门诊查血 WBC 3.25×10^9/L，N% 83%；CRP 52.5 mg/L。新型冠状病毒核酸阴性；呼吸道病原体六联检测，乙型流感病毒 RNA 阳性，甲型流感病毒、鼻病毒、腺病毒、呼吸道合胞病毒、肺炎支原体核酸阴性。胸部 CT（图 39-1）：两肺斑片影，食管中段管壁略增厚，纵隔小淋巴结。

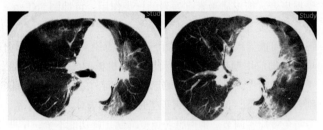

图 39-1 2024-02-01 胸部 CT：两肺斑片影

3. 2024-02-01 为明确发热和肺部病灶病因收入复旦大学附属中山医院感染病科。

◾ 既往史及个人史

2023-09 确诊为食管鳞状细胞癌，抗程序性死亡受体配体 1（programmed cell death-ligand 1，PD-L1）+白蛋白紫杉醇+奈达铂治疗 6 个周期，2024-01-15 起抗 PD-L1 单药治疗。高血压病史 8 年，最高 150/90 mmHg，因化疗后血压正常，目前未服用降压药物。

入院检查

◾ 体格检查

1. T 38.5℃，P 119 次/分，R 22 次/分，BP 122/67 mmHg。

2. 神志清，双肺未闻及明显干湿啰音。心律齐，未闻及心脏杂音。腹软无压痛。双下肢未见水肿。

◾ 实验室检查

1. 血常规：WBC 3.25×10^9/L，N% 83.1%，Hb 131 g/L，PLT 122×10^9/L。

2. 血气分析（鼻导管吸氧 5 L/min）：pH 7.54，$PaCO_2$ 39 mmHg，PaO_2 98 mmHg，P/F 239 mmHg。

3. 炎症标志物：CRP 52.5 mg/L，ESR 3 mm/h，PCT 0.1 ng/mL。

4. 心脏标志物：c-TnT 0.017 ng/mL，NT-proBNP 417 pg/mL。

5. 生化：ALT/AST 176/144 U/L，LDH 409 U/L，Alb 32 g/L，Cr 56 μmol/L。

6. D-二聚体：1.69 mg/L。

7. T-SPOT.TB A/B 0/0（阴性/阳性对照：0/195），G 试验、GM 试验、EBV-DNA、CMV-DNA 均阴性。

8. 细胞免疫：T 细胞 102/μL，CD4 55/μL，CD8 43/μL。

9. 肿瘤标志物、自身抗体均阴性。

◾ 辅助检查

1. 心电图：窦性心动过速，频发房性早搏（期前收缩）。

2. 超声心动图：主动脉瓣钙化。

临床分析

◾ 病史特点

患者为老年男性，食管恶性肿瘤化疗及抗 PD-L1 免疫治疗后，急性病程，主要表现为发热、咳嗽、胸闷、气促，血白细胞降低、CRP 升高，肺部 CT 见以左肺为主的双肺斑片状模糊影。

◾ 诊断分析

1. 细菌性肺炎：社区获得性肺炎常见病原体包括肺炎链球菌、流感嗜血杆菌、卡他莫拉菌等，通常为急性病程，表现为高热、咳嗽、咳痰，伴有白细胞及炎症指标升高，胸部 CT 可见肺叶或肺段实变。本例患者以发热伴咳嗽、咳痰、胸闷、气促为主要表现，血 WBC 降低（化疗后骨髓抑制可能），CRP 升高，PCT 正常，胸部 CT 表现为两肺多发散在模糊影，需考虑普通细菌感染，可通过痰涂片找细菌、培养、mNGS 及经验性抗感染治疗后评估疗效以协助诊断。

2. 真菌性肺炎：本例患者急性起病，主要表现为发热、咳嗽，既往肿瘤化疗及免疫治疗，胸部 CT 表现为两肺斑片状模糊影后，未见多发空洞等肺部真菌感染常见影像学改变，入院查 G 试验、GM 试验阴性，真菌感染可能小，但仍无法除外耶氏肺孢子菌（Pneumocystis jirovecii，PJ）感染，需要结合痰涂片、培养，痰真菌三联检测（曲霉菌属、新型隐球菌、肺孢子菌核酸检测）及痰 mNGS 结果以明确。

3. 病毒性肺炎：常见病毒包括流感病毒、新型冠状病毒、腺病毒等，本例患者以发热、咳嗽、咳痰起病，血 WBC、PCT 不高，CRP 升高，查乙型流感病毒核酸阳性，需考虑病毒性肺炎，但乙型流感病毒通常毒力较低，引起肺炎较少，本例的胸部 CT 表现也似乎不支持流感肺炎表现。

4. 非感染性疾病：例如，风湿性疾病、免疫相关性肺炎，本例患者表现为急性期发热、咳嗽、咳痰，但血白细胞不高，炎症标志物仅 CRP 升高，两肺多发模糊影，但自身抗体阴性，且无皮疹、关节疼痛等表现，暂不考虑风湿性疾病；患者既往抗 PD-L1 抗体多次用药史，胸部 CT 见两肺散在阴影，如病原学检查阴性，结合后续抗菌药物等治疗效果评估，有助于明确诊断。

进一步检查、诊治过程和治疗反应

◾ 诊治过程

1. 2024-02-01 查血培养，同时留取血、痰标本送检

mNGS。玛巴洛沙韦（40 mg，口服，st）抗病毒，复方磺胺甲噁唑（0.96 g，口服，q8 h）×1天→q12 h（因肝酶升高减量）抗肺孢子菌感染，辅以保肝、补充白蛋白、碱化尿液、低分子肝素预防性抗凝等对症治疗。

2. 2024-02-02痰真菌三项（2024-02-01采样）：肺孢子菌DNA阳性，Ct值32.19，曲霉、隐球菌DNA阴性。痰涂片找细菌、真菌、抗酸杆菌阴性，XPERT.TB阴性。

3. 2024-02-03 T_max 39.5℃，复查血气分析（鼻导管吸氧10 L/min），pH 7.48，PaCO_2 40 mmHg，PaO_2 99 mmHg；P/F 220 mmHg；血常规WBC 2.56×10^9/L，N% 84.9%；炎症标志物ESR 38 mm/h，hsCRP 83.9 mg/L，PCT 0.07 ng/mL；ALT/AST 126/103 U/L。低氧血症加重。复查新型冠状病毒核酸及呼吸道病原体六联检测阴性。痰细菌、真菌培养（2024-02-02采样）：阴性。痰mNGS（2024-02-01采样）：大量流感嗜血杆菌（种严格序列数3 599）。胸部CT（图39-2）：两肺炎症渗出改变，两下肺部分实变，较2024-02-01明显进展。结合患者既往抗PD-L1抗体治疗史，考虑免疫治疗相关肺炎可能，合并细菌、真菌、肺孢子菌感染不除外。高流量吸氧，加用甲泼尼龙（40 mg，静脉滴注，bid），同时卡泊芬净（50 mg，静脉滴注，qd）、美罗培南（1 g，静脉滴注，q8 h）、左氧氟沙星（0.5 g，静脉滴注，qd）抗感染治疗。

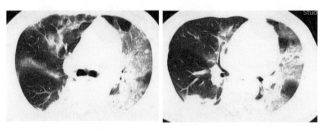

图39-2 2024-02-04胸部CT：较2024-02-01明显进展

4. 2024-02-05血mNGS：极少量肺孢子菌（种严格序列数1）。

5. 2024-02-06血气分析（HighFlow 25 L/min，氧浓度70%）：pH 7.49，PaO_2 71 mmHg；P/F 101 mmHg。血常规：WBC 6.19×10^9/L，N% 93%。炎症标志物：ESR 3 mm/h，hsCRP 38.6 mg/L，PCT 0.07 ng/mL。ALT/AST 171/127 U/L。血培养回报（2024-02-01采样）：阴性。痰真菌三项（2024-02-02采样）：肺孢子菌DNA阳性，Ct值30.41。痰mNGS（DNA+RNA）：人类疱疹病毒7型（序列数401）。患者体温高峰下降，2024-02-07停用卡泊芬净。

6. 2024-02-08胸部CT（图39-3A）：两肺多发斑片状、条片状模糊影，较2024-02-04部分吸收。调整为鼻导管吸氧，甲泼尼龙减量（40 mg，静脉滴注，qd），停用左氧氟沙星治疗。

7. 2024-02-09体温正常，咳嗽、咳痰、气促较前好转。血气分析（鼻导管6 L/min）：pH 7.49，PaO_2 170 mmHg；P/F 377 mmHg。血常规：WBC 5.93×10^9/L，N% 77.4%。炎症标志物：ESR 18 mm/h，hsCRP 5.5 mg/L，PCT 0.06 ng/mL。ALT/AST 165/68 U/L。停用美罗培南。

8. 2024-02-12复查WBC 5.12×10^9/L，N% 71.5%；ESR 3 mm/h，hsCRP 2.4 mg/L，PCT 0.05 ng/mL；ALT/AST 122/56 U/L。胸部CT（图39-3B）：两肺散在斑片状、条片状模糊影，较2024-02-08稍有吸收。

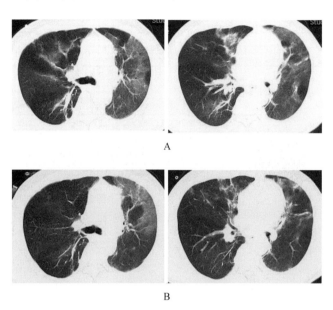

图39-3 2024-02-08及2024-02-12胸部CT平扫
A. 2024-02-08胸部CT：较2024-02-04部分吸收；B. 2024-02-12胸部CT：病灶继续吸收

9. 2024-02-13调整甲泼尼龙（30 mg，静脉滴注，qd）；复查痰真菌三项：阴性。停用复方磺胺甲噁唑。

10. 2024-02-17甲泼尼龙减量（20 mg，静脉滴注，qd）。2024-02-18血常规：WBC 4.25×10^9/L，N% 71.7%。炎症标志物：ESR 5 mm/h，hsCRP 0.6 mg/L，PCT 0.05 ng/mL。ALT/AST 68/29 U/L。胸部CT（图39-4）：两肺散在斑片状、条片状、结节状模糊影，较前进一步吸收。

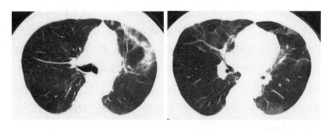

图39-4 2024-02-18胸部CT：较2024-02-12进一步吸收

11. 2024-02-21患者体温正常，咳嗽、咳痰进一步好转，无活动后气促，予以甲泼尼龙（20 mg，口服，qd）出院。

12. 图39-5为治疗过程中患者体温变化情况。

13. 图39-6为治疗过程中患者炎症标志物情况。

■ **出院后随访**

1. 出院后无发热、咳嗽、气促等；甲泼尼龙（20 mg，

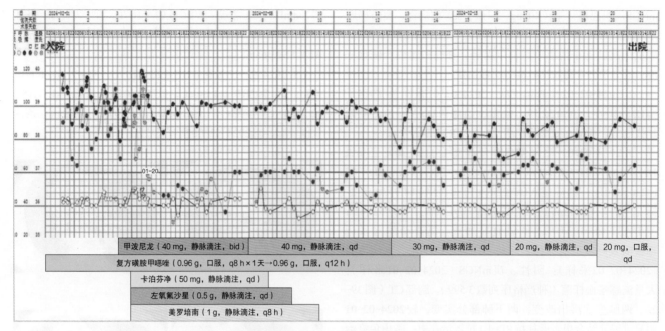

图39-5　治疗过程中患者体温变化及用药情况

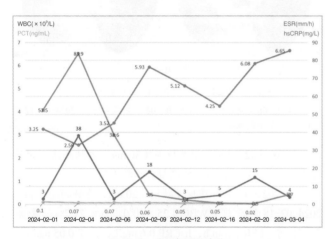

图39-6　炎症标志物变化

口服，qd）×5天（2024-02-22至2024-02-26）→（16 mg，口服，qd）（2024-02-27至2024-03-04）。

2. 2024-03-04复旦大学附属中山医院感染病科门诊随访，患者无发热、咳嗽，SpO₂ 97%（不吸氧），复查WBC 6.65×10⁹/L，N% 71.5%；ESR 4 mm/h，hsCRP 5.7 mg/L。胸部CT（图39-7）：两肺少许斑片状、条片状、结节状模糊影，病灶基本吸收。甲泼尼龙减量（12 mg，口服，qd），每2周减2 mg。

最后诊断与诊断依据

■ 最后诊断

1. 免疫检查点抑制剂相关肺炎合并肺部感染（细菌、肺孢子菌？混合性感染）。

2. 乙型流感病毒感染。

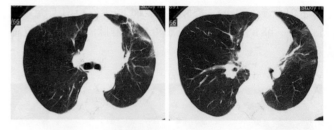

图39-7　2024-03-04胸部CT平扫：病灶基本吸收

■ 诊断依据

1. 患者为老年男性，食管恶性肿瘤基础，化疗及免疫治疗后，本次症状表现为急性起病的发热、咳嗽、咳痰、胸闷、气促，血白细胞降低、CRP升高，乙型流感病毒核酸阳性，痰肺孢子菌DNA阳性，肺部CT表现为以左肺为主的双肺斑片状模糊影，初步考虑感染可能性大（肺孢子菌可能）。复方磺胺甲噁唑及抗乙型流感病毒治疗后效果不佳，患者低氧进一步加重，炎症指标升高，胸部CT提示肺炎短期进展明显，结合患者既往抗PD-L1治疗史及痰mNGS（流感嗜血杆菌/人类疱疹病毒7型）、血mNGS（极少量肺孢子菌）结果，考虑免疫相关性肺炎，合并细菌、肺孢子菌感染不除外。加用糖皮质激素、美罗培南、左氧氟沙星、卡泊芬净治疗后患者炎症指标好转，复查胸部CT见病灶显著吸收。

2. 后患者多次送检痰涂片、培养均阴性，痰真菌三项阴性，白细胞不高，炎症指标轻度升高/正常，肺孢子菌肺炎感染依据不足，停用抗菌药物，继续激素治疗，随访血气分析提示低氧症状持续改善，血炎症指标正常，肺部CT见病灶进一步吸收，综合患者既往用药史、血炎症指标、痰病原学检查结果、激素治疗反应及肺部影像学变化，诊断为免疫检查点抑制剂相关肺炎合并肺部感染（细菌、肺孢子菌？混合性感染）。

经验与体会

1. 近年来，以免疫检查点抑制剂（immune checkpoint inhibitor, ICI）为代表的免疫疗法在恶性肿瘤的临床治疗方面取得了极大的进展。然而ICI在介导活化T细胞攻击肿瘤细胞的同时，也可能会对正常组织器官进行攻击，从而引起各种免疫相关不良事件。ICI引发的肺炎称为免疫检查点抑制剂相关肺炎（immune checkpoint inhibitor-related pneumonitis, CIP），总体发生率为5%，引发速度不一，中位时间为2.8个月，有时在治疗超过1年后才发生。CIP的发生机制尚不明确，形成假说包括总体和/或靶向T细胞针对良恶性组织共有的自身抗原的活性增高，炎症细胞因子水平增加，已有的自身抗体和补体介导炎症的增加等。

2. CIP的症状一般表现为呼吸困难、咳嗽、发热，大多症状较轻（约73%），有时会伴随其他免疫相关不良反应，如结肠炎、皮炎或甲状腺炎。若正在接受CIP治疗的患者新发咳嗽、呼吸急促、劳力性呼吸困难或此类症状加重，应考虑CIP。CIP的影像学表现多样，胸部CT可表现为双肺散在或弥漫性磨玻璃影、斑片状实变影、小叶间隔可增厚、网格状影等。综上，CIP的临床表现缺乏特异性且尚无特异性血清学标志物，应结合病史、临床症状、实验室检查及影像学等综合分析，通常是一种排除性诊断，应排除感染、肿瘤进展、放射性肺炎等。本例患者既往抗PD-L1抗体用药史，以急性发热、咳嗽、胸闷、气促为主要表现，血白细胞不高，

炎症标志物升高，乙型流感病毒核酸及痰肺孢子菌DNA阳性，胸部CT示双肺散在片状模糊影；玛巴洛沙韦及复方磺胺甲噁唑治疗效果不佳，肺部病灶短期明显进展，结合痰mNGS提示流感嗜血杆菌；糖皮质激素及抗菌药物治疗肺部病灶吸收明显，后痰病原学检测持续阴性，停用抗菌药物后激素治疗下肺部病灶进一步吸收，故考虑CIP诊断明确。

3. 对于无症状的CIP，通常停药2～4周并密切随访，如果出现症状或影像学进展，可用糖皮质激素治疗；对于症状明显的患者应暂停ICI，使用糖皮质激素治疗并密切随访。大多数患者在接受糖皮质激素治疗后恢复良好。本例患者肺炎进展迅速，低氧明显，糖皮质激素治疗后效果佳，随访胸部CT提示肺内病灶持续好转吸收。然而需要注意，由于继发感染、肿瘤进展或免疫抑制剂治疗无效，部分患者的预后仍然很差，且约1/4的CIP患者会复发。CIP治愈后，大多患者在重启免疫治疗后没有复发，但多见于轻症患者。对于症状较重、病灶累及所有肺叶或50%肺实质、需住院治疗的患者，建议永久停止ICI治疗。

参考文献

［1］Fiamma B, Lukas F. Autoimmunity in immune checkpoint inhibitor-induced immune-related adverse events: a focus on autoimmune skin toxicity and pneumonitis[J]. Immunol Rev, 2023, 318: 37-50.

［2］Lin MX, Zang D, Liu CG, et al. Immune checkpoint inhibitor-related pneumonitis: research advances in prediction and management[J]. Front Immunol, 2024, 15: 1266850.

［3］Naidoo J, Wang X, Woo KM, et al. Pneumonitis in patients treated with anti-programmed death-1/programmed death ligand 1 therapy[J]. J Clin Oncol, 2017, 35: 709-717.

［4］Owen CN, Bai X, Quah T,et al. Delayed immune-related adverse events with anti-PD-1-based immunotherapy in melanoma.[J]. Ann Oncol, 2021, 32: 917-925.

第三章
发热伴疼痛

作者·王萌冉　金文婷　马玉燕
审阅·胡必杰　潘珏　高晓东

病例 40　中年女性发热后脑梗死，原因你想到了吗

· 病史简介 ·

女性，52岁，浙江人，2020-08-24收入复旦大学附属中山医院感染病科。

■ 主诉

发热伴头痛10余天，加重伴右上肢麻木5天。

■ 现病史

1. 患者10余天前无明显诱因下出现发热，T_{max} 39℃，伴头痛，双侧颞部胀痛；无寒战，无恶心、呕吐、视物模糊、头晕等不适，无咳嗽、咳痰、胸闷、气促等。2020-08-17当地医院查血 WBC 4.30×10^9/L，N% 67.3%。头颅CT未见明显异常。口服退热药后体温恢复正常。

2. 2020-08-19再次发热，T 38.5℃，伴有头痛及右上肢麻木，持续约5 min后自行缓解。再次至当地医院就诊，血 WBC 5.70×10^9/L，N% 69.8%；CRP 3.0 mg/L；头颅MRI+MRA：左侧基底节区小点状急性梗死灶，脑内少许斑点状缺血灶；脑动脉主干未见明显异常。头孢曲松抗感染，阿司匹林联合氯吡格雷抗血小板，体温未见好转。

3. 2020-08-24为明确诊断和进一步治疗收入复旦大学附属中山医院感染病科。

■ 既往史

否认高血压、糖尿病、冠心病等慢性病史；否认结核病史。

· 入院检查 ·

■ 体格检查

1. T 37.7℃，P 110次/分，R 24次/分，BP 108/80 mmHg。

2. 神志清，气平；对答切题但反应稍慢；颈软，双肺呼吸音清，未闻及明显干湿啰音；心尖部未闻及杂音；腹平软，无压痛、反跳痛；双下肢无明显水肿；双侧病理征阴性。

■ 实验室检查

1. 血常规：Hb 125 g/L，WBC 5.41×10^9/L，N% 73.2%，EOS% 1.5%，PLT 195×10^9/L。

2. 炎症标志物：hsCRP 0.4 mg/L，ESR 6 mm/h，PCT 0.04 ng/mL。

3. 尿常规：蛋白质阴性，RBC（2+），WBC阴性；粪常规+隐血：阴性。

4. 肝肾功能、出凝血功能、心脏标志物及肿瘤标志物：均未见明显异常。

5. T-SPOT.TB A/B 18/8（阴性/阳性对照：0/83），G试验、血隐球菌荚膜抗原、血培养、痰细菌+真菌培养阴性。

6. 细胞免疫：CD4 584/μL。

7. 自身抗体、免疫球蛋白全套、补体均阴性。

■ 辅助检查

1. 2020-08-24头颅MRI增强：脑内少许腔隙性梗死灶，左侧外囊点状强化影（图40-1）。

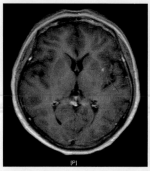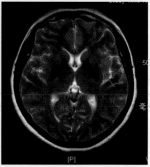

图40-1　2020-08-24头颅MRI增强：左侧外囊点状强化影（左图为 T_1 增强序列，右图为 T_2WI序列）

2. 2020-08-25心电图：窦性心律，逆钟向转位。

3. 2020-08-26超声心动图：静息状态下未见明显异常。

临床分析

▣ 病史特点

患者为中年女性，急性病程，发热伴头痛，伴右上肢麻木，虽对答切题但反应较前减慢；血常规及炎症标志物正常，T-SPOT.TB轻度升高；头颅CT未见明显异常；头颅MRI检查见脑内少许腔隙性梗死灶，左侧外囊点状强化灶；常规抗感染治疗后体温无明显下降。

▣ 诊断分析

1. 脑血管疾病：患者有头痛伴右上肢麻木、反应减慢；需首先考虑脑血管疾病所致；但患者发热先于脑梗死出现，不符合脑梗死或脑出血后吸收热表现；如以二元论考虑，不排除患者中枢神经系统症状为脑血管疾病所致，发热为其他原因相关；必要时可进一步完善发热相关各项检查以进一步明确。

2. 中枢神经系统感染。

• 原发性中枢神经系统感染：常见病原体包括细菌（如脑膜炎奈瑟菌、单核细胞增多性李斯特菌、诺卡菌等）、真菌（如隐球菌）、结核分枝杆菌、病毒及寄生虫等。该患者亚急性起病伴中枢神经系统症状，但外周血炎症标志物正常，T-SPOT.TB轻度升高，常规抗细菌治疗效果不佳，需首先考虑结核性脑膜炎或病毒性脑膜炎可能，可进一步完善腰椎穿刺检查，脑脊液送检以明确诊断。

• 继发性中枢神经系统感染：远隔部位感染灶的病原体经血行播散至颅内所导致的继发性感染，常见的原发疾病包括感染性心内膜炎、肝脓肿、肺脓肿及皮肤软组织感染如痈、疖等。该患者除发热外无明显其他脏器脓肿表现，血培养阴性，心脏听诊未闻及明显瓣膜杂音，头颅MRI未见明显血行播散性脑脓肿依据，故可能性较小，但仍需进一步完善评估全身脏器有无相应疾病可能。

3. 自身免疫性中枢神经系统疾病：自身免疫性脑炎女性及儿童常见，是一组与抗神经元细胞表面/突触蛋白抗体有关的综合征，通常亚急性起病，可具有多种临床表现（如记忆缺陷、认知障碍、精神症状、癫痫发作、异常运动或昏迷），通常前驱症状为头痛。该患者为女性，无免疫抑制基础，以发热伴头痛起病，外周血炎症标志物正常，需考虑非感染性自身免疫性脑病可能，可进一步完善脑电图、腰椎穿刺检查，脑脊液送检自身免疫性抗体相关检查以明确。

进一步检查、诊治过程和治疗反应

▣ 诊治过程

1. 2020-08-24更昔洛韦（0.25 g，静脉滴注，q12 h）+美罗培南（2 g，静脉滴注，q8 h）经验性抗感染，辅以甘露醇（125 mL，静脉滴注，q8 h）降低颅内压力。

2. 2020-08-25行腰椎穿刺术，术中测得脑脊液压力190 mmH$_2$O。脑脊液常规：RBC 68×10^6/L，WBC 402×10^6/L，多核细胞6%，单核细胞94%。脑脊液生化：蛋白质1.42 g/L，葡萄糖2.1 mmol/L，ADA 12.0 U/L。细胞学涂片见大量淋巴细胞，呈异淋样改变，少部分单核细胞，少量中性分叶核粒细胞，未见幼稚细胞。

3. 2020-08-27脑脊液mNGS回报：结核分枝杆菌复合群2条（图40-2）；脑脊液XPERT.TB结果回报：检出结核分枝杆菌（极低浓度），利福平耐药未检出。

属			种			
属名	属相对丰度（%）	属严格序列数	种名（中文）	覆盖度（%）	种序列数	种严格序列数
结核分枝杆菌复合群	0.04	2	卡内蒂分枝杆菌	0.0011	1	0
			田鼠分枝杆菌	0.0011	1	0

图40-2　2020-08-27脑脊液mNGS结果

4. 2020-08-28考虑为中枢神经系统结核感染，局部动脉炎导致继发性脑梗死不除外。异烟肼（0.3 g，口服，qd）+利福平（0.45 g，空腹口服，qd）+阿米卡星（0.4 g，静脉滴注，qd）联合美罗培南（2 g，静脉滴注，q8 h）抗结核，同时甲泼尼龙（40 mg，静脉滴注，qd）抗炎及阿司匹林肠溶片（0.1 g，口服，qd）抗血小板。

5. 2020-08-31患者服用利福平后胃肠道反应明显，停用，改为利福喷丁（0.6 g，口服，biw），同时加用吡嗪酰胺（1 g，口服，qd）。

6. 2020-09-01复查腰椎穿刺术，术中测得脑脊液压力120 mmH$_2$O。脑脊液常规：RBC 26×10^6/L，WBC 285×10^6/L，多核细胞2%，单核细胞98%。脑脊液生化：蛋白质0.78 g/L，葡萄糖2.4 mmol/L，ADA 23.0 U/L。

7. 2020-09-03随访头颅MRI增强检查，见左侧外囊点状强化影与前基本相仿（图40-3）。

8. 2020-09-04服用利福喷丁及吡嗪酰胺后仍觉胃肠道反应明显，故予以停用。考虑常规一线抗结核治疗不能耐受，调整抗结核治疗方案为异烟肼（0.3 g，口服，qd）+乙胺丁醇（0.75 g，口服，qd）+阿米卡星（0.4 g，静脉滴注，qd）+美罗培南（2 g，静脉滴注，q8 h）+利奈唑胺（0.6 g，静脉滴注，q12 h）；甲泼尼龙减量（30 mg，静脉滴注，qd）。

9. 2020-09-11体温较前下降，头痛及肢体麻木等症状明显好转，出院返回当地继续异烟肼（0.3 g，口服，qd）+乙胺丁醇（0.75 g，口服，qd）+阿米卡星（0.4 g，静脉滴注，qd）+美罗培南（2 g，静脉滴注，q8 h）+利奈唑胺（0.6 g，

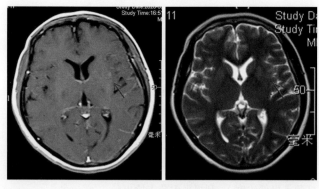

图 40-3　2020-09-03 头颅 MRI 增强：左侧外囊点状强化影与前相仿

静脉滴注，q12 h）方案抗结核；甲泼尼龙减量（24 mg，口服，qd），并嘱每周减量 1 片。

10. 图 40-4 为治疗过程中患者体温变化情况。

■ 出院后随访

1. 2020-10-08 出院后未再出现头痛，仍有间歇性低热，体温波动于 37 ～ 37.5℃。随访腰椎穿刺术，术中测得脑脊液压力 180 mmH₂O。脑脊液常规：RBC 5×10⁶/L，WBC 42×10⁶/L，多核细胞 5%，单核细胞 95%。脑脊液生化：蛋白质 0.53 g/L，葡萄糖 2.7 mmol/L，ADA 7.0 U/L（脑脊液检测结果变化见表 40-1）。

2. 2020-10-09 随访头颅 MRI 增强：左侧外囊强化灶较前吸收（图 40-5）。

3. 2020-10-14 随访血常规：WBC 3.18×10⁹/L，N% 51.4%。利奈唑胺减量（0.6 g，静脉滴注，qd），继续异烟肼+乙胺丁醇+阿米卡星+美罗培南抗结核，甲泼尼龙逐渐减量

表 40-1　患者脑脊液主要结果变化情况（2020-09-01 起停用甘露醇）

日　期	压力（mmH₂O）	WBC（×10⁶/L）	蛋白质（g/L）	葡萄糖（mmol/L）
2020-08-25	190	402	1.42	2.1
2020-09-01	120	285	0.78	2.4
2020-10-08	180	42	0.58	2.7
2020-11-16	170	17	0.50	2.5

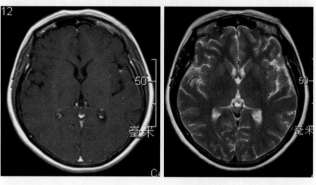

图 40-5　2020-10-09 头颅 MRI 增强：左侧外囊点状强化影较前吸收

（4 mg，口服，qd）。

4. 2020-11-02 随访肝功能：ALT/AST 220/108 U/L。停用异烟肼。

5. 2020-11-16 复查血常规：WBC 1.34×10⁹/L，N% 34.5%。停用利奈唑胺。肝功能：ALT/AST 188/84 U/L；复查腰椎穿刺，测得脑脊液压力 170 mmH₂O。脑脊液常

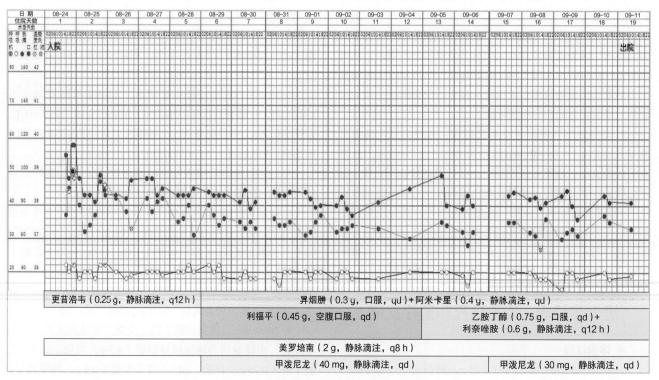

图 40-4　治疗过程中患者体温变化及用药情况

规：RBC 5×10⁶/L，WBC 17×10⁶/L。脑脊液生化：蛋白质0.50 g/L，葡萄糖2.5 mmol/L，ADA 2.0 U/L。

6. 2020-11-17头颅MRI增强：左侧外囊强化灶与前相仿（图40-6）。

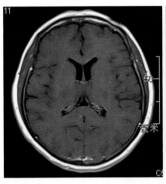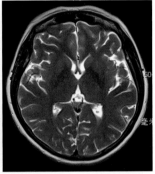

图40-6　2020-11-07头颅MRI增强：左侧外囊点状强化影与前相仿

7. 2020-11-23继续乙胺丁醇（0.75 g，口服，qd）+阿米卡星（0.4，静脉滴注，qd）+美罗培南（2 g，静脉滴注，q8 h）抗结核，门诊随访。

最后诊断与诊断依据

■ 最后诊断

1. 中枢神经系统结核。
2. 脑梗死（结核性脑动脉炎可能）。

■ 诊断依据

患者为中年女性，亚急性起病，发热伴头痛，伴有右上肢麻木，反应速度较平时稍慢；外周血炎症标志物不高，T-SPOT.TB轻度升高；头颅MRI增强检查见左侧外囊点状强化影；腰椎穿刺检查见颅内压力升高；脑脊液常规示WBC升高，以单核细胞为主；脑脊液生化检查提示蛋白质升高，葡萄糖降低；细胞学检查见大量淋巴细胞；mNGS检查见结核分枝杆菌复合群序列；脑脊液XPERT.TB检测结核分枝杆菌；抗结核治疗后脑脊液压力、白细胞、蛋白质下降，头颅MRI病灶有吸收，故可诊断。

经验与体会

1. 结核性脑膜炎是中枢神经系统结核中最常见的类型，约占全部结核性疾病的1%；在免疫功能正常的个体中，结核性脑膜炎占肺外结核中约5%，多是由于慢性病灶再激活，经血液播散至颅内从而发生。其早期症状多不典型，前驱期时常常只表现为发热、头痛或性格改变等，因此容易漏诊。本例患者既往无结核病史，起病初期为发热伴头痛，伴有肢体麻木及反应减慢，头颅MRI检查结果提示脑梗死可能，故而外院未行腰椎穿刺检查。因此，临床对于此类发热伴头痛起病患者，需考虑是否存在中枢神经系统感染可能，不能仅

凭借影像学检查结果判断，早期进行腰椎穿刺术检查可能对于诊断具有重要价值。此外，相比于传统脑脊液分枝杆菌涂片及培养检查，mNGS及XPERT.TB检查具有更高的诊断效率，本例患者即通过mNGS及XPERT.TB结果快速确诊。

2. 当结核感染播散至颅内，结核蛋白溢出进入蛛网膜下隙可产生强烈的超敏反应，从而导致以脑底部最为显著的炎性改变，38%的患者可以出现基底脑膜强化，15%～30%合并存在脑梗死。其中血管炎及其导致的动脉瘤、血栓形成、脑梗死是一种较为常见的病理特征。血管炎会累及穿过基底或脊髓渗出物的血管或者位于脑内的血管，常见多发病灶，且可能合并多种脑卒中综合征，累及基底节、大脑皮质、脑桥和小脑等区域，部分发生血管炎的患者痊愈后可能残留神经功能障碍。本例中患者起病时有头痛伴右上肢麻木，头颅MRI检查显示脑内散在腔隙性脑梗死，左侧外囊区点状强化灶，可能正是由于结核分枝杆菌感染后所引起局部动脉炎，从而导致相应区域梗死而产生神经系统症状。对于此类患者，在抗结核治疗同时，需要联合应用抗血小板治疗，因此本例患者在开始抗结核治疗同时，即给予阿司匹林抗血小板治疗。

3. 临床上强烈怀疑中枢神经系统结核感染时应立即开始抗结核治疗，而不应推迟到获得微生物学证据后再进行，临床结局在很大程度上取决于启动治疗时所处的疾病分期。异烟肼、利福平、吡嗪酰胺、左氧氟沙星及莫西沙星等均可口服给药，穿透发炎的脑膜，并且在脑脊液中达到高于抑制敏感菌株所需的浓度。然而目前研究表明，中枢神经系统感染所分离得到的结核分枝杆菌株，约40%对至少一种抗结核药物耐药，约5%同时对异烟肼和利福平耐药。对于耐药型结核性脑膜炎患者，建议适当延长治疗周期至18～24个月。本例患者XPERT.TB未检测到利福平耐药，但初始方案使用利福平、异烟肼、吡嗪酰胺等一线药物，患者胃肠道反应剧烈，也曾改为利福喷丁，但仍无法耐受。后期又出现肝功能不全、骨髓抑制，而停用异烟肼、利奈唑胺。抗结核治疗因疗程长且联合用药，发生各种不良反应并不少见，临床上存在选择药物困难的情况，另外此类患者是否延长治疗时间值得探讨。

4. 对部分进展迅速伴急性脑膜炎表现的患者来说，需要联合糖皮质激素治疗，可将结核性脑膜炎所致死亡率和残疾率降低约25%。应用糖皮质激素的指征包括：患者在开始化疗时或之前从一个阶段进展到下一个阶段；患者出现急性脑炎表现，尤其是当脑脊液压力＞400 mmH₂O或存在脑水肿的临床或CT证据时；类赫反应可能，即开始抗结核治疗后临床表现（如发热、精神状态改变）加重；脑脊液阻塞或初期阻塞（脑脊液蛋白＞500 mg/dL且持续上升）；头部CT显示基底显著强化（预示基底节梗死的风险增加）或者中度或进展性脑积水等。对于本例患者来说，在结核性脑膜炎基础上，同时合并结核性脑动脉炎所致继发性脑梗死，故联合甲泼尼龙抗炎治疗，后期随着患者神经系统体征消失，颅内病

灶吸收，故逐步减量。

（感谢复旦大学附属中山医院神经内科
冯国栋教授的专业指导）

参考文献

[1] Lewinsohn DM, Leonard MK, LoBue PA, et al. Official American Thoracic Society/Infectious Diseases Society of America/Centers for Disease Control and Prevention Clinical Practice Guidelines: Diagnosis of Tuberculosis in Adults and Children[J]. Clin Infect Dis, 2017, 64(2): 111-115.

[2] Singh AK, Malhotra HS, Garg RK, et al. Paradoxical reaction in tuberculous meningitis: presentation, predictors and impact on prognosis[J]. BMC Infect Dis, 2016, 16(1): 306.

[3] Wasay M, Farooq S, Khowaja ZA, et al. Cerebral infarction and tuberculoma in central nervous system tuberculosis: frequency and prognostic implications[J]. J Neurol Neurosurg Psychiatry, 2014, 85(11): 1260-1264.

病例 41 发热、腰痛好不了，原来这只"妖孽"在作怪

作者·姚雨濛 金文婷 马玉燕 韩梦鸽
审阅·胡必杰 潘珏

病史简介

男性，71岁，安徽人，农民，2020-11-04收入复旦大学附属中山医院感染病科。

主诉

腰痛伴低热2个月余。

现病史

1. 2020-08无诱因出现低热伴腰痛，体温波动于 37 ~ 38℃，下肢活动正常，无明显潮汗、乏力、纳差等不适。2020-08-21当地医院MRI：腰椎退行性病变，L_1 ~ S_1 椎间盘突出，L_3水平椎管内疑似病变（图41-1）。当地头孢菌素抗感染无效，改莫西沙星治疗后热峰稍下降。

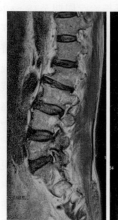
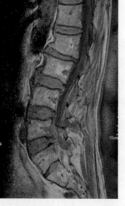

图41-1　2020-08-21腰椎MRI：腰椎退行性病变，L_1 ~ S_1 椎间盘、突出，L_3水平椎管内疑似病变

2. 2020-08-25血 WBC $5.15×10^9$/L，Hb 120 g/L；CRP 16.1 mg/L。超声心动图：左心房增大。2020-08-26 PET/CT（图41-2）：L_5 及 S_1 感染性病变可能；右肺慢性炎性结节可能；右侧肾上腺旁淋巴结炎性病变。2020-08-27至江苏某医院就诊，查T-SPOT.TB阳性（具体数值未见），异烟肼（0.3 g，口服，qd）＋利福平（0.45 g，空腹口服，qd）＋

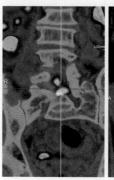
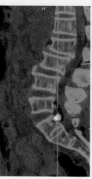
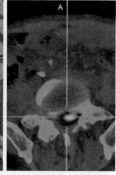

图41-2　2020-08-26 PET/CT：L_5 及 S_1 椎体局部骨质破坏，周围软组织稍增厚，压迫后方椎管，伴糖代谢异常增高，SUV_{max} 分别约为8.5和9.0

莫西沙星（0.4 g，口服，qd）抗结核治疗，患者仍有反复发热，腰痛无明显改善。

3. 2020-10-13 调整抗结核方案为异烟肼（0.3 g，口服，qd）＋利福平（0.6 g，空腹口服，qd）＋乙胺丁醇（0.75 g，口服，qd）＋莫西沙星（0.4 g，口服，qd）；体温热峰下降，但出现纳差、恶心、呕吐，遂停用莫西沙星，利福平减量（0.45 g，空腹口服，qd），仍反复发热及腰痛。入院前1周，T_{max}升至39.3℃，伴畏寒、寒战，纳差明显，为求进一步诊疗收入复旦大学附属中山医院感染病科。

4. 病程中，精神睡眠可，大小便如常，体重无明显改变。

既往史及个人史

否认高血压、糖尿病病史。

入院检查

体格检查

1. T 36.4℃，P 76次/分，R 20次/分，BP 106/73 mmHg。

2. 精神可，双肺未闻及明显干湿啰音；心律齐，心瓣膜区未闻及杂音；腹平软，无压痛；双下肢不肿，四肢脊柱无畸形；神经系统检查阴性。

■ 实验室检查

1. 血常规：WBC 5.4×10^9/L，N% 53.7%，Hb 129 g/L，PLT 197×10^9/L。

2. 尿常规：WBC 阴性，RBC 阴性，蛋白质阴性。

3. 炎症标志物：hsCRP 37.8 mg/L，ESR 37 mm/h，PCT 0.04 ng/mL。

4. 生化：ALT/AST 15/21 U/L，Alb 37 g/L，Cr 72 μmol/L，CK/CK-MM 22/8 U/mL。

5. 心肌酶：c-TnT 0.006 ng/mL。

6. T-SPOT.TB A/B 20/7，G 试验、血隐球菌荚膜抗原阴性。

7. 自身抗体：ANA 1 : 320，余均阴性；肿瘤标志物均阴性。

■ 辅助检查

1. 心电图：窦性心律，T波改变。

2. 超声心动图：左心房增大；主动脉窦部及升主动脉增宽，轻中度主动脉瓣反流。

3. 胸部CT平扫：右肺中叶炎性结节（直径为 5 mm）。

临床分析

■ 病史特点

患者为老年男性，慢性病程，主要表现发热、腰痛。血WBC、PCT正常范围，ESR、CRP轻度升高，T-SPOT.TB阳性，PET/CT提示L_5及S_1椎体局部骨质破坏，周围软组织稍增厚，伴糖代谢异常增高。另追问病史，患者起病前有饲养山羊史。因此，考虑发热与脊柱病变有关，病因考虑感染可能性大，诊断与鉴别诊断如下。

■ 诊断分析

1. 脊柱结核：患者为老年男性，慢性病程，T-SPOT.TB升高，PET/CT提示L_5及S_1椎体及周围软组织病变，脊柱结核需首先考虑。但患者抗结核治疗2个月余，虽体温热峰有所下降，但仍有发热，且腰痛症状改善不明显，为不支持点。完善腰椎病灶穿刺活检，送检腰椎病变组织病理、抗酸染色、XEPRT.TB、mNGS、分枝杆菌培养等可帮助明确诊断。

2. 布鲁菌性脊柱炎：对于中东、地中海地区及我国北方牧区，羊布鲁菌是重要的骨髓炎病原体。患者慢性发热，伴脊柱累及，起病前有山羊饲养史，经过含有利福平和莫西沙星的抗菌治疗后，热峰有所下降，需高度警惕布鲁菌病可能。进一步送检血清布鲁菌抗体及核酸、血培养、血mNGS并完善腰椎病灶穿刺活检，组织送病理及细菌培养可帮助诊断。

3. 金黄色葡萄球菌脊柱炎：包括耐甲氧西林金黄色葡萄球菌（methicillin-resistant *Staphylococcus aureus*，MRSA）在内的金黄色葡萄球菌是最常见的脊柱骨髓炎病原体，往往经远隔病灶血行播散或邻近软组织直接扩散引起骨髓炎。本患

者反复高热，需考虑该诊断。但患者慢性病程，毒性反应低，病程中血白细胞始终正常，降钙素原无升高，无血培养阳性结果，不支持该诊断。在患者高热或寒战时完善血培养及血mNGS，或椎体病灶穿刺活检送细菌培养可帮助排除诊断。

4. 其他病原体感染：其他脊柱炎病原体包括肠道革兰阴性杆菌、念珠菌、化脓性和非化脓性链球菌等，但患者起病前无明确手术或导管等侵袭性操作史，不存在糖尿病等明确免疫抑制状态，发生以上病原体感染可能性较低。明确诊断依靠培养及分子检测等病原学诊断技术。

5. 脊柱恶性肿瘤：患者老龄，PET/CT提示腰骶椎骨质破坏，脊柱肿瘤性病变不完全排除，明确诊断依靠椎体病灶穿刺活检组织病理检查。

进一步检查、诊治过程和治疗反应

■ 诊治过程

1. 2020-11-04 观察体温并完善常规检查。

2. 2020-11-06 再发高热，T_{max} 38.6℃，完善血培养及血mNGS；考虑脊柱结核可能，结合患者家中饲养山羊，布鲁菌病不排除。抗结核并兼顾抗布鲁菌治疗，暂异烟肼（0.3 g，口服，qd）+利福平（0.6 g，空腹口服，qd）+左氧氟沙星（0.6 g，静脉滴注，qd）+阿米卡星（0.6 g，静脉滴注，qd）+亚胺培南/西司他丁（1 g，静脉滴注，q8 h）联合抗感染。

3. 2020-11-07 送检血布鲁菌抗体及PCR检测。

4. 2020-11-08 血mNGS回报检出极少量布鲁菌属（图41-3）。

属			种			
属名	属相对丰度（%）	属严格序列数	种名	覆盖度（%）	种序列数	种严格序列数
布鲁菌属	0.07	6	流产布鲁菌	0.002 8	2	0
			犬布鲁菌	0.001 5	1	0
			意外布鲁菌	0.001 5	1	0
			羊布鲁菌	0.003	2	0

图41-3　2020-11-08血mNGS（2020-11-06送检）：检出极少量布鲁菌属

5. 2020-11-10 腰椎MRI增强（图41-4）：L_5、S_1椎体结核可能合并椎旁脓肿，腰椎退变。L_2、L_3椎间盘膨隆。对比

PET/CT图像，考虑腰椎病灶较小且位置较深，难以穿刺取得，故未行腰椎病变活检。骨科会诊考虑腰椎骨质有一定破坏，但未影响腰椎稳定性，手术指征不强。建议继续抗感染治疗，避免负重，下地时佩戴支具。如病理骨折加重可考虑局部固定，若神经症状加重/椎管内脓肿范围扩大，需清创。

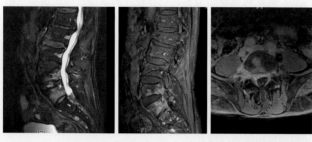

图41-4 2020-11-10腰椎MRI增强：L_5、S_1椎间盘内不规则斑片状 T_1WI低、T_2WI高信号，L_5、S_1椎体不规则片状T_1WI高信号，增强后明显不均匀强化，椎旁片状不均匀明显强化影；$L_{2\sim5}$椎体不同程度略变扁；L_2、L_3椎间盘向后膨隆

6. 2020-11-10结合血mNGS结果，考虑布鲁菌病可能性大，调整抗感染方案为多西环素（0.1 g，口服，q12 h；首剂0.2 g，st）+利福平（0.6 g，空腹口服，qd）+阿米卡星（0.6 g，静脉滴注，qd）治疗。

7. 2020-11-11血培养回报（2020-11-06送检）：革兰阴性小杆菌生长（1瓶102 h报阳）。

8. 2020-11-12血培养菌种鉴定：布鲁菌属（图41-5）。

□	编号	细菌名称	结果/浓度	菌落计数
□	BMX-JBX	布鲁菌属	阳性	
报告时间	2020-11-12 15：54		核对者	

图41-5 2020-11-12血培养（2020-11-06送检）菌种鉴定：布鲁菌属

9. 2020-11-13血布鲁菌抗体阳性，滴度1：80；血布鲁菌PCR检测阴性（图41-6）。

采集时间：2020-11-07 00：00		接收时间：2020-11-07 12：37		检测条码：	
临床诊断					
NO	编码	项目名称	结果	单位	参考范围
1		布鲁菌抗体	阳性（1：80）		阴性（-）
2		布鲁菌核酸检测	阴性（-）	copy/mL	检测下限：< 1.0E+03

图41-6 2020-11-13血布鲁菌抗体（2020-11-07送检）阳性，滴度1：80；布鲁菌核酸检测阴性

10. 2020-11-17体温正常，腰痛较前稍改善，出院。至当地医院继续多西环素（0.1 g，口服，q12 h）+利福平（0.6 g，空腹口服，qd）+阿米卡星（0.6 g，静脉滴注，qd）抗感染治疗。

11. 图41-7为治疗过程中患者炎症标志物变化情况。

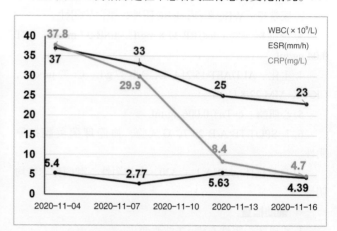

图41-7 炎症标志物变化

■ 出院后随访

1. 体温正常，未再发热，腰痛逐渐好转。
2. 2021-01当地医院原方案抗感染与随访。

最后诊断与诊断依据

■ 最后诊断

布鲁菌性脊柱炎。

■ 诊断依据

患者为老年男性，有饲养山羊史，慢性起病，主要表现反复发热、腰痛，MRI增强和PEC/CT示腰椎和骶椎椎体破坏。血清布鲁菌抗体阳性、血mNGS检出布鲁菌、血培养布鲁菌阳性，经多西环素+利福平+阿米卡星治疗后，未再发热，腰痛好转，随访炎症标志物降至正常，布鲁菌性脊柱炎诊断明确，脊柱结核依据不足。

经验与体会

1. 布鲁菌病（简称布病）为自然疫源性人畜共患病，在中东、中亚、拉丁美洲部分地区及多数地中海国家发病率高，我国病例多集中于北方牧区，南方地区较少见，因此南方患者更易漏诊、误诊。人类通过接触感染动物或食用未消毒的奶制品获得感染，也可通过职业暴露感染实验室人员、兽医、屠宰场工人等。感染潜伏期通常为2～4周，也可长达数月。

2. 布鲁菌病的临床症状包括发热、乏力、盗汗、关节痛等，体格检查多样且无特异性，可以有肝脾及淋巴结肿大。由于引起的各脏器系统临床表现均无特异性，诊断往往延迟数月，也因此与梅毒、结核一同被称为"了不起的模仿者"。此例患者生活于安徽，从事饲养业，有明确山羊接触史，但起病2个月余后方得以确诊，更突出询问个人史、将布鲁菌

病纳入鉴别诊断的重要性。

3. 布鲁菌病的诊断金标准为血培养分离得布鲁菌，但由于血培养敏感性较低（15%～70%），因此阴性结果不能排除感染，应当结合临床表现、流行病史及血清学检测结果综合判断。本例患者通过血mNGS，在获得阳性血培养结果前，即获得诊断依据，最终通过血培养确诊，也再次提示mNGS技术在疑难感染病中出色的诊断价值。

4. 根据实验室生物安全相关规定，涉及大量布鲁菌活菌的操作需要生物安全级别3级实验室内操作，2级或以下实验室不得进行布鲁菌药敏试验，因此本例虽然培养到布鲁菌，但没有进行体外药敏试验。文献中，布鲁菌菌株对米诺环素、强力霉素、四环素、庆大霉素、司帕沙星、环丙沙星和左氧氟沙星均敏感，对利福平耐药率约1%。不过，近年来，结核病高发地区学者对布鲁菌治疗失败、疾病复发与产生利福平耐药性存在担心。

5. 骨关节炎是最常见的布鲁菌病并发症，见于约70%的布鲁菌病患者。2017年我国颁布《布鲁菌病诊疗专家共识》，对布鲁菌性脊柱炎、骶髂关节炎患者，推荐多西环素（≥3

个月）+利福平（≥3个月）+庆大霉素（1周）/头孢曲松（1个月）治疗。综合药物情况，本例患者最终选用多西环素+利福平+阿米卡星治疗，取得了良好临床反应。尽管本例患者布鲁菌病诊断明确，但由于T-SPOT.TB升高，且未能对腰椎病灶进行穿刺活检，仍需在治疗过程中密切随访，以排除合并结核感染可能。

参考文献

[1] 《中华传染病杂志》编辑委员会. 布鲁菌病诊疗专家共识［J］. 中华传染病杂志, 2017, 35（12）: 6.

[2] Berbari EF, Kanj SS, Kowalski TJ, et al.2015 Infectious Diseases Society of America (IDSA) clinical practice guidelines for the diagnosis and treatment of native vertebral osteomyelitis in adults[J]. Clin Infect Dis, 2015, 61(6): e26-e46.

[3] Lai S, Zhou H, Xiong W, et al. Changing epidemiology of human brucellosis, China, 1955-2014[J]. Emerging Infectious Diseases, 2017, 23(2): 184-194.

[4] Liu ZG, Di DD, Wang M, et al. In vitro antimicrobial susceptibility testing of human Brucella melitensis isolates from Ulanqab of Inner Mongolia, China[J]. Bmc Infectious Diseases, 2018, 18(1): 43.

[5] María Pía F, Maximilian M, Gilman RH, et al. Human brucellosis[J]. Lancet Infectious Diseases, 2007, 7(12): 775-786.

病例42 发热为何无靶点？思维定式在"作怪"

作者·缪青 金文婷 马玉燕 单玉璋
审阅·胡必杰 潘珏

病史简介

男性，62岁，上海人，2021-01-25收入复旦大学附属中山医院感染病科。

■ 主诉

反复发热、寒战、呕吐11天，腹部隐痛8天。

■ 现病史

1. 2021-01-14无诱因出现发热，T_{max} 39.8℃，伴恶心、呕吐胃内容物1次，无腹痛、腹泻、咳嗽、咳痰、尿频、尿急等不适。次日外院查血WBC 7.7×10^9/L，N 6.9×10^9/L，PLT 97×10^9/L；CRP 138.77 mg/L；肝肾功能正常，考虑急性胃肠炎可能。头孢替安+莫西沙星抗感染4天无好转，体温仍波动于38～39℃，复查CRP 190.42 mg/L。

2. 2021-01-18出现右上腹部隐痛，左侧卧位可缓解，外院行腹部CT平扫：肝内及双肾多发低密度灶，考虑为囊肿、胆囊小结石。

3. 2021-01-21复旦大学附属中山医院急诊查血WBC 7.71×10^9/L，N% 82.0%；Alb 32 g/L；PCT 0.87 ng/mL。胸部CT：右肺中叶炎性小结节（图42-1）。腹部B超：肝囊肿；脾脉管瘤可能；胆总管局部稍增宽，胆囊胆固醇结晶。头孢曲松抗感染，仍有发热，为明确发热原因收入院。

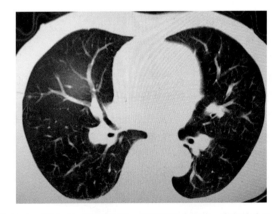

图42-1　2021-01-21胸部CT：右肺炎性小结节，直径约为3 mm

4. 起病以来，患者睡眠可，大小便无殊，近期体重无明显改变。

■ 既往史及个人史

1. 2015-07-31因甲状腺肿瘤行左侧甲状腺切除手术，现服用左甲状腺素。

2. 2016-05-23因胃恶性肿瘤行腹腔镜下胃恶性肿瘤根治术，术后病理：溃疡型腺癌。

3. 2018年发现糖尿病，未服降糖药，监测空腹血糖在7～8 mmol/L。否认高血压、心脑血管疾病史。

入院检查

■ 体格检查

1. T 37.0℃，P 72次/分，R 22次/分，BP 120/80 mmHg。

2. 精神可，双肺未闻及干湿啰音；心瓣膜区未闻及杂音；腹部平软，无压痛；双下肢不肿。

■ 实验室检查

1. 血常规：WBC $7.44×10^9$/L，N% 80.8%，Hb 106 g/L，PLT $213×10^9$/L。

2. 粪常规：隐血阳性，WBC 阴性。

3. 尿常规：RBC、蛋白质阴性。

4. 炎症标志物：hsCRP 114.3 mg/L，ESR 41 mm/h，PCT 0.33 ng/mL。

5. 生化：TBiL/CBiL 6.5/ < 1 μmol/L，ALT/AST 39/31 U/L，Alb 30 g/L，Cr 68 μmol/L，Na^+/K^+/Cl^- 135/3.7/96 mmol/L。

6. 糖化血红蛋白7.1%，随机血糖11.3 mmol/L。

7. 出凝血功能：PT 14.6s，INR 1.2，Fbg 420 mg/dL，D-二聚体2.84 mg/L。

8. 心脏标志物：NT-proBNP 1 542 pg/mL。

9. 肿瘤标志物：PSA 12.1 ng/mL，fPSA 0.682 ng/mL，CEA、AFP、CA19-9等阴性。

10. 细胞免疫：CD4/CD8 1.7，CD4 331/μL，CD8 191/μL。

11. 细胞因子：TNF 15.3 pg/mL，IL-1β < 5 pg/mL，IL-2R 522 U/mL，IL-6 17.4 pg/mL，IL-8 75 pg/mL，IL-10 148 pg/mL。

12. T-SPOT.TB A/B 1/1，G试验、血隐球菌荚膜抗原、CMV-DNA、EBV-DNA、血培养阴性。

13. 免疫固定电泳、自身抗体均阴性。

■ 辅助检查

1. 超声心动图：各瓣膜未见明确赘生物。① 左心房增大；② 主动脉窦部及升主动脉增宽。

2. 腹盆CT增强：胃恶性肿瘤术后，吻合口胃壁稍厚；脾多发血管瘤，肝、双肾多发囊肿；腹盆腔少量积液（图42-2）。

3. 头颅MRI增强：脑桥可疑强化结节灶；脑内散在腔隙性缺血灶。

临床分析

■ 病史特点

患者为老年男性，急性病程，主要表现为高热伴呕吐、腹痛，CRP、PCT（0.8/ ng/mL）升高；血培养阴性，超声心动图无殊，头胸腹盆影像学未见明确感染病灶；T-SPOT.TB、血隐球菌荚膜抗原阴性。头孢菌素类、莫西沙星抗感染效果不佳。诊断及鉴别诊断考虑如下。

■ 临床分析

1. 腹腔感染：患者发热伴呕吐、腹痛起病，伴PCT升

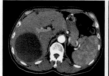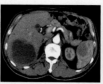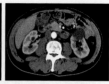

图42-2 2021-01-25腹盆CT增强：胃恶性肿瘤术后，吻合口胃壁稍厚；脾多发血管瘤，肝、双肾多发囊肿；腹盆腔少量积液

高，影像学检查提示胃吻合口增厚、肝巨大囊肿、胆囊结石，结合临床特征，首先考虑腹腔感染，包括急性胃肠道感染、胃吻合口感染、胆道感染、肝脓肿、肾脓肿、脾脓肿等局灶感染可能，但患者本次CT报告提示肝肾囊肿与前相仿，未见明确脓肿形成，吻合口周边未见明显炎性渗出，胆囊未见明显渗出及胆总管扩张，无明确感染灶。必要时可进一步完善PET/CT寻找隐匿病灶及糖代谢增高区域，明确发热原因及病灶。病原体首先考虑革兰阴性肠杆菌科细菌，积极完善血病原学检查。

2. 感染性心内膜炎：患者发热伴PCT升高，虽初步心脏听诊及超声心动图均无殊，血培养阴性，仍需警惕感染性心内膜炎尤其是少见病原体等，必要时行食管超声心动图、血mNGS进一步明确诊断。

3. 非感染性疾病：患者发热近2周，抗感染效果不佳，初步检查未明确感染病灶，需排除非感染性疾病可能。

• 肿瘤性疾病：患者既往肿瘤病史，需排除肿瘤复发转移导致的肿瘤热可能。

• 风湿性疾病：患者自身抗体阴性，必要时完善全身动脉MRA、颞动脉彩超等排除风湿系统疾病。

进一步检查、诊治过程和治疗反应

■ 诊治过程

1. 2021-01-25考虑腹腔来源感染可能性大，哌拉西拉/他唑巴坦（4.5 g，静脉滴注，q8 h）抗感染；复查血培养，完善血mNGS。

2. 2021-01-28血mNGS回报（2021-01-26送检）：大肠埃希菌（序列数8）。

3. 2021-01-28考虑发热部位不能非常明确，行PET/CT：与2016-07-20比较，肝右叶囊肿较前明显增大，边缘合并感染可能，肝门区淋巴结炎；胃恶性肿瘤术后改变；双肾囊肿较前增大；胆囊结石伴慢性炎症（图42-3）。

4. 2021-01-29 B超介入下行肝囊肿穿刺，引流出脓性液体；引流液常规：白细胞满视野（图42-4）。

5. 2021-01-29引流液细菌及真菌涂片阴性，培养阴性（2021-02-05回报）。

6. 2021-02-01引流液注入血培养瓶：阳性，菌种鉴定为大肠埃希菌，产超广谱β-内酰胺酶（extended-spectrum β-lactamases，ESBL）。

7. 2021-02-01肝囊肿引流液mNGS：大肠埃希菌（序列

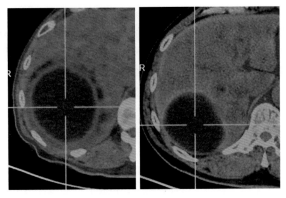

图 42-3　2021-01-28 PET/CT：与 2016-07-20（右图）相比，肝右叶囊肿较前明显增大，边缘合并感染可能

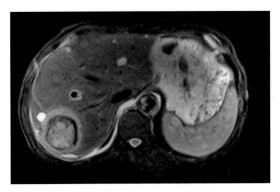

图 42-5　2021-02-04随访上腹部MRI：肝右叶囊肿继发感染，引流后改变，病变较前（2021-01-26）有缩小

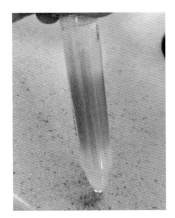

图 42-4　2021-01-29肝囊肿引流液性状

数 60）。

8. 2021-02-01体温正常，继续哌拉西林/他唑巴坦（4.5 g，静脉滴注，q8 h）抗感染。

9. 2021-02-04复查上腹部MRI：肝右叶囊肿继发感染，引流后改变，病变较前（2021-01-26）有缩小（图 42-5）。

10. 2021-02-08体温正常（图 42-6），无不适，随访炎症标志物基本降至正常（CRP 7.2 mg/L，ESR 13 mm/h，PCT 0.08 ng/mL）（图 42-7），引流管仍有少量血脓性液体流出，改为莫西沙星口服，带管出院。嘱定期更换引流袋，1个月后复查腹部影像学，门诊随访。

■ **出院后随访**

2021-02-21出院后电话回访：患者无发热、腹痛等，一般情况可，引流管内未见明显液体流出，拔出引流管。

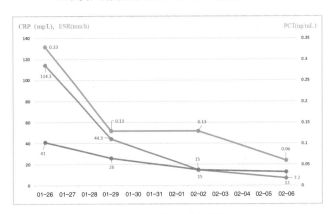

图 42-7　炎症标志物变化情况

最后诊断与诊断依据

■ **最后诊断**

1. 肝囊肿合并感染（产ESBL大肠埃希菌）。
2. 胃恶性肿瘤综合治疗后。
3. 2型糖尿病。
4. 胆囊结石。

■ **诊断依据**

患者为老年男性，急性病程，临床为高热、呕吐、腹痛；查炎症标志物明显升高，PET/CT示肝右叶囊肿较前明显增大，边缘合并感染可能；肝囊肿穿刺出脓性液体，培养及mNGS结果均提示大肠埃希菌；针对性抗感染后症状体温降至正常，炎症标志物基本降至正常，影像学提示病灶较前明显吸收；考虑肝囊肿合并感染，故诊断成立。

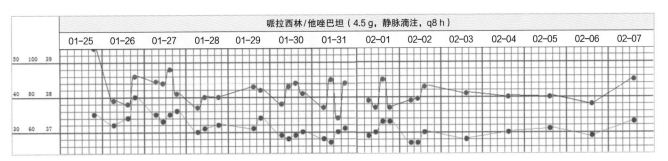

图 42-6　治疗过程中患者体温变化及用药情况

· 经验与体会 ·

1. 本例患者为一例肝囊肿合并感染（infectious hepatic cyst，IHC），发病人群多为女性及老年人，常继发于先天性多囊肝及多囊肾，随着年龄衰老，囊肿增大，免疫力下降，发病率也随之上升。与肝脓肿相比较，IHC发病率低，临床特征及影像学表现不典型，临床容易漏诊。IHC的患者可伴有腹痛，影像学上囊肿直径一般比肝脓肿大。IHC的病原体基本都是细菌感染。大多数患者治疗反应优于肝脓肿，预后较好。IHC可能的发病机制：肝囊肿增大，肝周血管扩张，血流播散。本例患者为老年男性，既往有肝肾多发囊肿，直径较大，近5年恶性肿瘤综合治疗导致免疫力下降，发病初期有一过性菌血症表现，可能通过肝囊肿周围血管播散引起IHC。

2. 现代医学强调在先进辅助检查及新技术下新型诊疗思维的建立。复旦大学附属中山医院感染病科开设病房以来，总结出发热待查"三件宝"：T-SPOT.TB、mNGS和PET/CT，后两者在本例患者中也得到了很好的应用。本例患者虽然常规检查未见明显感染病灶，但PCT一过性升高，仍需警惕隐匿病灶引发的菌血症，如心内膜炎及腹腔感染，因此入院后及时予以PET/CT检查，最终体现了PET/CT的优势，发现了罕见的IHC疾病。另外，对于外院经验性抗菌药物治疗后的腹腔感染，血培养阳性率明显降低，但mNGS仍能保持较高的阳性率。本例患者入院后血培养阴性，但是mNGS提示大肠埃希菌，因此在肝囊肿引流液培养报阳之前即明确病原体针对性使用抗菌药物，及时缓解症状，改善预后。

3. 患者病原体诊断为大肠埃希菌。本例患者的大肠埃希菌可能来源如下：① 胃恶性肿瘤及化疗导致的肠道黏膜屏障破坏，导致菌血症；② 胆囊结石引发的一过性胆道梗阻，导致菌血症。大肠埃希菌最常见来源是泌尿系统；第二来源为腹部感染，约占25%，其中胆道梗阻、明显的肠破裂等是常见原因，且临床特征较明显，但是有些腹源性感染（脓肿）缺乏明显临床症状。因此在排除尿路感染的情况下，临床医生需继续筛查隐匿病灶。另外，由于肝囊肿较常见，而IHC临床较罕见，因此疑难感染往往需要突破传统思维模式，扩充病因知识库，提高诊疗思维能力。

参考文献

[1] 卡斯珀，福西.哈里森感染病学 [M].胡必杰，潘珏，高晓东，主译.上海：上海科学技术出版社，2019：244-250.

[2] Morii K, Yamamoto T, Nakamura S, et al. Infectious hepatic cyst: an underestimated complication[J]. Intern Med, 2018, 57(15): 2123-2129.

[3] Miao Q, Ma Y, Wang Q, et al. Microbiological diagnostic performance of metagenomic next-generation sequencing when applied to clinical practice[J]. Clin Infect Dis, 2018, 67(suppl_2): p. S231-S240.

病例 43 青年男性低热 1 年伴全身多发病灶

作者·马玉燕 金文婷
审阅·胡必杰 潘珏

· 病史简介 ·

男性，31岁，江西人，2021-04-22收入复旦大学附属中山医院感染病科。

■ 主诉
反复低热1年余，右腰部疼痛5个月。

■ 现病史

1. 2020-01无诱因出现低热，T_{max} 37.8℃，伴右前胸区隐痛，无咳嗽、咳痰、咯血。胸部CT：右肺中叶外侧段、下叶基底段及左肺上叶舌段见稍高密度影（CT片未见）。口服对乙酰氨基酚后好转。此后间歇性低热，退热药口服后好转。自述2020-07再次随访胸部CT：肺部病变较前进展（报告及胶片未见）。

2. 2020-12出现右腰部疼痛，伴午后低热，T_{max} 37.5℃，无盗汗，无尿频、尿痛，后左肩、右侧腹股沟、左侧腰部陆续出现疼痛，程度不重，与活动无关，口服塞来昔布后疼痛有缓解。

3. 2021-04-11仍有腰痛，当地医院住院查血WBC 5.2×10^9/L，N% 66.7%；CRP 3.23 mg/L，ESR 33 mm/h，PCT

0.05 ng/mL；血培养、GM试验阴性。结核抗体：弱阳性；T-SPOT.TB A/B 0/2，肿瘤标志物、ANA均阴性。胸部CT（图43-1）：两肺结节状及斑点阴影，考虑感染性病变，肺炎性肉芽肿可能性大。2021-04-13腰椎、骶髂关节MRI（图43-2）：T_{12}、多发腰椎、骨盆、双侧骶髂关节及右侧股骨小转子异常信号。考虑播散性非结核分枝杆菌（non-tuberculous mycobacteria，NTM）病（肺+骨），建议行支气管镜，患者拒绝。氟比洛芬止痛、改善微循环治疗后疼痛好转出院。2021-04-22为明确肺、脊椎、骶髂病灶原因收入复旦大学附属中山医院感染病科。

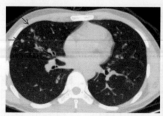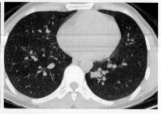

图43-1 2021-04-11胸部CT平扫：两肺结节状及斑点阴影，考虑炎性肉芽肿可能性大

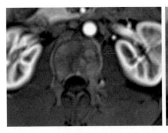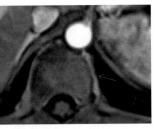

图43-2 2021-04-13腰椎、骶髂关节MRI：T_{12}、多发腰椎、骨盆、双侧骶髂关节及右侧股骨小转子异常信号

4. 病程中患者精神可、胃纳可、睡眠可、大小便无殊，体重无明显下降。

既往史及个人史

体健；否认高血压、糖尿病、冠心病等慢性病史；否认结核及接触史。

入院检查

体格检查

1. T 36.4℃，P 108次/分，R 18次/分，BP 131/90 mmHg。

2. 浅表淋巴结未及肿大，双肺未闻及明显干湿啰音，腹软，肾区叩痛阴性，四肢活动可，脊椎压痛阴性。

实验室检查

1. 血常规：WBC 3.97×10^9/L，N% 57.4%，Hb 115 g/L，PLT 299×10^9/L。

2. 炎症标志物：hsCRP 21.4 mg/L，ESR 42 mm/h，PCT < 0.02 ng/mL。

3. 生化：ALT/AST 9/14 U/L，TBiL/CBiL 6.8/2.1 μmol/L，Alb 45 g/L，Cr 70μmol/L。

4. T-SPOT.TB A/B 1/2，G试验、血隐球菌荚膜抗原、CMV-DNA、EBV-DNA均阴性。

5. 自身抗体：ANA 1：320，余均阴性；IgG 21.79 g/L，IgA、IgM、IgE、IgG4均正常。

6. 肿瘤标志物、免疫固定电泳均阴性；甲状腺功能：正常。

7. 细胞免疫：CD4/CD8 1.4，CD4 383/μL，CD8 270/μL。

辅助检查

1. 胸部CT增强（图43-3）：两肺炎性病变机会大。

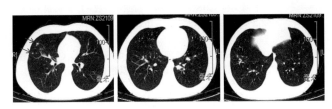

图43-3 2021-04-22胸部CT增强：两肺炎性病变机会大

2. 腹盆CT增强（图43-4）：腹膜后及两侧髂血管旁淋巴结增大，左肾小囊肿。

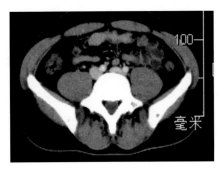

图43-4 2021-04-22腹盆CT增强：腹膜后及两侧髂血管旁淋巴结增大

临床分析

病史特点

患者为青年男性，慢性病程，病程1年余，主要表现为低热伴腰痛，炎症标志物轻度升高；胸部CT：双肺外周多发斑点结节病灶，肉芽肿病变可能；腹盆CT：腹膜后及盆腔多发淋巴结肿大；MRI见多发椎体、骨盆、骶髂关节等多部位病变，多脏器多部位受累，诊断及鉴别诊断考虑如下。

诊断分析

1. 感染性疾病。

• 非结核分枝杆菌：慢性病程，轻度毒性症状，肺、脊柱多发病灶，伴深部淋巴结增大，肺内为斑点结节病灶，符合肉芽肿性病变形态，本院及外院T-SPOT.TB均阴性，炎症标志物轻度升高，故需考虑播散性非结核分枝杆菌感染可能，但患者为青年男性，无支气管扩张、免疫抑制等基础，不支持NTM感染。可行痰、肺泡灌洗液或肺活检组织、脊椎病灶活检组织分枝杆菌培养及mNGS检测，以明确或排除本病诊断。

• 结核分枝杆菌：青年患者，长期反复午后低热，伴肺、椎体、骨关节多部位感染，ESR高，需警惕播散性结核感染，但两次T-SPOT.TB阴性，胸部CT非典型肺结核影像，支持点不多。可行痰、灌洗液、活检组织分枝杆菌培养、XPERT.TB及mNGS进一步排查。

• 其他低度毒力的病原体：如隐球菌、诺卡菌、马尔尼菲篮状菌等也可表现为肉芽肿性病变、低毒力慢性感染过程，可出现播散性感染，主要累及肺、脊椎、颅内、淋巴结、骨髓等，但患者无免疫抑制基础，隐球菌荚膜抗原阴性，支持点不多，可行肺组织、脊柱病灶病理及微生物学检查明确。

2. 风湿性疾病：青年患者，ANA 1：320，尿隐血（1+），肺、椎体、骨关节、淋巴结等全身多脏器多部位受累，需考虑风湿性疾病如类风湿性关节炎、强直性脊椎炎、ANCA血管炎等可能，需行肺活检、脊椎病灶活检明确或排除。

3. 肿瘤性疾病：尤其是淋巴瘤，发热、盗汗常见，是发热待查中最难确诊的疾病。患者低热1年余，全身多脏器受累伴深部淋巴结肿大，需警惕进展较慢的惰性淋巴瘤可能，诊断依赖于病灶部位的活检病理。

进一步检查、诊治过程和治疗反应

■ 诊治过程

1. 2021-04-23 左氧氟沙星（0.6 g，静脉滴注，qd）+ 阿米卡星（0.6 g，静脉滴注，qd）抗感染治疗。

2. 2021-04-25 行支气管镜：管腔通畅，右肺病灶透视下未显示故未活检，右肺中叶行灌洗及刷检，灌洗液涂片找细菌、真菌、抗酸杆菌阴性，分枝杆菌培养截至 2021-05-31 未报阳，刷检未见恶性肿瘤细胞。

3. 2021-04-25 诉恶心、纳差明显，无呕吐，T_{max} 38℃，无寒战，完善血培养（2021-04-30 回报）阴性，血 mNGS（2021-04-28 回报）阴性，随访 TBiL/CBiL 20.1/14.2 μmol/L，ALT/AST 554/632 U/L，患者长期服用非甾体抗炎药（nonsteroidal anti-inflammatory drug，NSAID）止痛，考虑药物性肝损伤可能性大，嘱停 NSAID、停左氧氟沙星，给予甘草酸 + 谷胱甘肽保肝。

4. 2021-04-25 腰椎 MRI 增强（图 43-5）：胸腰骶椎椎体及部分附件多发信号异常，结合 CT 骨质破坏和成骨改变，考虑为炎性病变较恶性肿瘤机会大。椎体病变跳跃，受累节段广，且伴双肺多发病灶，建议行 PET/CT 全面评估病灶数量及受累情况，因经济原因拒绝。

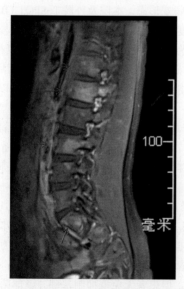

图 43-5　2021-04-25 腰椎 MRI：胸腰骶椎椎体及部分附件多发信号异常，考虑炎性病变较恶性肿瘤机会大

5. 2021-04-26 CT 引导下行 L_1 病灶穿刺活检：腰椎组织细菌、真菌涂片及培养阴性，涂片找抗酸杆菌阴性，分枝杆菌培养结果未归。mNGS：阴性。初步病理：镜下骨组织轻度增生，骨小梁增多，增粗，骨小梁间纤维组织增生，其间散在浆细胞、淋巴细胞浸润，散在多灶性肉芽肿结节，肉芽肿结节内未见到组织坏死及多核巨细胞反应，结节内可见到少数大细胞。

6. 2021-04-26 诉尿色深，复查尿常规，深黄色，尿隐血（1+），尿胆红素（3+），尿胆原正常；TBiL/CBiL 52.9/48.9 μmol/L，ALT/AST 504/337 U/L；肝炎标志物、自免肝抗体均阴性，给予加强保肝、降胆红素治疗。

7. 2021-04-27 上腹部 MRI 增强：肝胆胰未见异常，胸腰椎异常信号，炎性肉芽肿病变可能。

8. 2021-04-29 复查 TBiL/CBiL 72.9/60.3 μmol/L，进行性升高；消化科会诊：难以用单纯性药物性肝损解释，建议肝活检排除是否与原发病相关。

9. 2021-05-01 至 2021-05-05 继续保肝、降胆红素治疗。

10. 2021-05-06 间歇性低热、腰痛，T_{max} 37.8℃，纳差、尿色深较前好转，B 超引导下行肝穿刺活检，病理示轻度界面性肝炎，未见特殊，继续保肝。

11. 2021-05-06 病理科谭云山主任电话联系科，腰椎 L_1 病灶活检病理（图 43-6）示肉芽肿结节内未见明显坏死或多核巨细胞，可见少数大细胞，CD30 阳性，CD15 阴性，建议 PET/CT、重复活检或其他部位活检临床进一步排查霍奇金病。

巨检	腰椎：灰黄条索状物 1 条，长为 2.5 cm，直径为 0.2 cm，后脱钙。
病理诊断	（腰椎）送检骨穿刺组织，镜下骨组织轻度增生，骨小梁增多，增粗，骨小梁间纤维组织增生，其间散在浆细胞、淋巴细胞浸润，散在多灶性肉芽肿结节，肉芽肿结节内未见到组织坏死及多核巨细胞反应，结节内可见到少数大细胞，正在行免疫组化检查以协助诊断。 补充报告（2021-05-06）： （腰椎）免疫组化结果示：增生纤维组织中散在少数 T/B 淋巴细胞、浆细胞及组织细胞，抗酸染色可见个别可疑阳性物，未见到凝固性坏死，肉芽肿结节内未见到凝固性坏死，大细胞 CD30 呈阳性反应，CD15 呈阴性反应，为骨组织轻度增生，骨小梁间纤维组织增生，骨小梁间散在肉芽肿结节，不排除肿瘤性病变，建议临床进一步相关检查以排除霍奇金淋巴瘤累及椎体骨。 免疫组化（2021-N12383）21S28740-001：CK{pan}（-），CD163（+），CD68{KP1}（组织细胞+），CD30（-），CD15（-），PAX-5（少数+），CD34（-），CD117（-），Vim（+），CD138（少数+），κ（+），λ（+），CD20（少数+），CD79a（少数+），CD3（少数+），CD56（-），SMA（少数+），Des（-）。 特殊染色　21S28740-001：抗酸（少数+），六胺银（-），网染（网状纤维中度增生），PAS（-）。

图 43-6　2021-05-06 L_1 病灶病理：见少数大细胞，CD30 阳性，CD15 阴性，建议排查霍奇金病累及椎体

12. 2021-05-07 PET/CT（图 43-7）：考虑淋巴血液系统肿瘤累及多处淋巴结（右侧颈部、双侧锁骨区、双侧腋窝、胸内、膈脚后、腹膜后及双侧盆壁）、全身多处骨骼、胃及两肺可能，炎性病变不排除。

13. 2021-05-10 再次 CT 引导下行腰椎穿刺活检（PET/CT

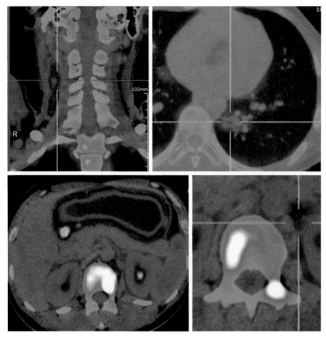

图43-7 2021-05-07 PET/CT：多发淋巴结（右侧颈部、双侧锁骨区、双侧腋窝、胸内、膈脚后、腹膜后及双侧盆壁）、全身多处骨骼、胃及两肺病灶代谢增高，考虑血液系统肿瘤累及可能，炎性病变不排除

SUV值最高的L₂椎体）（图43-8）；肺内病灶较小，代谢不高，部分靠近血管故未行活检。

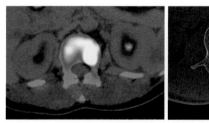 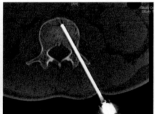

图43-8 2021-05-10 CT引导下L₂病灶（PET/CT L₂椎体代谢最高，SUV$_{max}$ 18.0）穿刺活检

14. 2021-05-10胃镜（图43-9）：胃窦及胃体后壁水肿，水肿明显处活检质软；诊断为慢性胃炎（以胃体、胃底为主）；胃黏膜病理提示慢性非萎缩性胃炎。

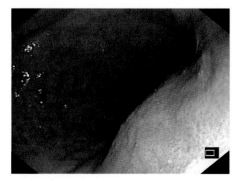

图43-9 2021-05-10胃镜：胃窦及胃体后壁水肿，考虑慢性胃炎（以胃体、胃底为主）

15. 2021-05-11整形外科行右颈淋巴结完整活检（图43-10），组织细菌、真菌涂片及培养阴性，涂片找抗酸杆菌阴性，分枝杆菌培养结果未归，mNGS阴性。

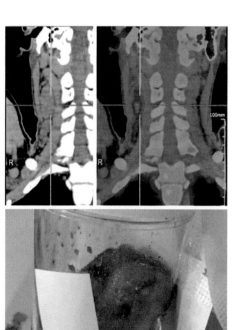

图43-10 2021-05-11整形外科行右颈完整淋巴结活检，大小40 mm × 17 mm

16. 2021-05-12淋巴结活检初步病理：淋巴组织增生性病变。

17. 2021-05-16仍有低热、腰痛，复查WBC 10.36×10⁹/L，N% 80.9%，Hb 114 g/L；ESR 64 mm/h，hsCRP 41.1 mg/L；TBiL/CBiL 16.9/10.7 μmol/L，ALT/AST 99/37 U/L。

18. 2021-05-16淋巴结活检病理（图43-11）：考虑经典型霍奇金病，综合诊断淋巴瘤累及淋巴结、椎体，累及肺、胃、肝可能。

19. 2021-05-17转血液科行骨髓穿刺+活检未见淋巴瘤累及骨髓证据。

20. 2021-05-21诊断霍奇金淋巴瘤Ⅳ期B组国际预后评分（international prognostic score, IPS）2分。体表面积（患者身高1.72 m，体重65 kg，体表面积1.768 5 m²），根据标准操作规程（standard operating procedure, SOP）方案，行第一周期抗程序性死亡受体1（programmed cell death-1, PD-1）+多柔比星素+长春新碱+达卡巴嗪（adriamycin+vincristine+dabacazine, AVD）方案化疗，同时给予水化、碱化、镇吐等对症治疗。

21. 2021-05-24 L₂病灶穿刺活检病理（图43-12）：霍奇金病累及倾向。

22. 2021-05-25化疗后无不适，出院。

| 巨检 | 颈部淋巴结：灰白灰红色不规则组织2枚，小者1.4 cm×0.8 cm×0.8 cm，大者1.7 cm×1.2 cm×0.8 cm。 |

| 病理诊断 | （颈部淋巴结）淋巴组织增生性病变，正在行免疫组化及基因检测以协助诊断。

补充报告（2021-05-24）：
（颈部淋巴结）淋巴组织增生性病变，其间见散在大细胞，表达CD30、CD15、PAX5，综合免疫组化及分子检测结果，考虑经典型霍奇金淋巴瘤。因本例背景细胞以T淋巴细胞增生为主，且见部分细胞表达PD-1、CXCL13及Bcl6，CD21、CD23显示树突细胞增生。血管免疫母细胞淋巴瘤不能除外（但T/B基因重排为阴性），建议多家病理中心会诊并密切关注患者病情进展，必要时行MDT讨论。

免疫组化（2021-N13895）21S32179-003：CD3（部分+），CD4（部分+），CD5（部分+），CD10（生发中心+），CD19（散在+），CD20（部分+），CD163（组织细胞+），Ki-67（散在阳性），S-100（-），Cyclin-D1（散在+），ALK（克隆号5A4）（-），c-Myc（-），Bob1（-），OCT2（个别+），EMA（-），CD21（滤泡树突网+），CD23（滤泡树突网+），CD79a（小淋巴细胞+），CD15（大细胞+），CD30（大细胞+），PAX-5（大细胞+），Bcl2（部分+），Bcl6（部分+），PD-1（大细胞周T细胞+），CXCL13（大细胞周T细胞+），CD8（散在+）。

双色荧光原位杂交（FISH2021-3205）   检测蜡块：21S32179-003 |

指　　标	计数肿瘤细胞数	阳性细胞数	基因状态	比值	FISH 检测结果
BCL2	100个	0	未见分离	/	阴性
BCL6	100个	2	分离	2%	阴性
CMYC	100个	1	单独绿色信号	1%	阴性

基因检测：

标本评估：淋巴细胞丰富   检测编号：KB2021-1364

检测结果：B-raf基因第15外显子未检测到突变。

MYD88基因第5号外显子未检测到突变。

2021-5-19补充报告：

T/B基因PCR结果：

检测项目	基因扩增类型	扩增产物有效范围	检测结果
B淋巴细胞基因	IGH Tube A	FR1-JH 310~360	—
	IGH Tube B	FR2-JH 250~295	—
	IGH Tube C	FR3-JH 100~170	—
	IGK Tube A	Vk-Jk 120~160，190~210，260~300	—
	IGK Tube B	Vk-Kde+intron-Kde 210~250，270~300，350~390	—
T淋巴细胞基因	TCRB Tube A	Vβ-Jβ 240~285	—
	TCRB Tube B	Vβ-Jβ 240~285	—
	TCRB Tube C	Dβ-Jβ 170~210，285~325	—
	TCRG Tube A	Vγ1-8、Vγ10-Jγ 145~255	—
	TCRG Tube B	Vγ9、Vγ11-Jγ 80~220	—

基于本次实验数据，检测结果发现该患者淋巴细胞基因未出现克隆性重排峰。该样本Control管仅出现100、200、300 bp条带，不排除300 bp条带以后的假阴性现象。

图43-11　2021-05-24 L₂病灶病理：霍奇金病累及倾向

23. 图43-13为治疗过程中患者体温变化情况。

■ 出院后随访

2021-06-31体温正常，腰痛稍好转，无特殊不适，痰、灌洗液、脊柱病灶活检组织、淋巴结分枝杆菌培养阴性，血液科长期治疗与随访。

·最后诊断与诊断依据·

■ 最后诊断

霍奇金淋巴瘤（Ⅳ期B组，IPS 2分）。

手术医院	中山本部	送检材料	1	审核日期	2021-05-24
巨检	腰椎：灰黄色条索状物1条，长为1.3 cm，直径均为0.2 cm，后脱钙。				
病理诊断	（腰椎）活检骨组织内见大量增生大细胞，正在行免疫组化检查以协助诊断。 补充报告（2021-05-21）： （腰椎）活检骨组织内见大量增生大细胞，免疫组化结果显示，大部分为增生组织细胞，其间散在少量大细胞，CD30、CD15阳性，结合临床，霍奇金淋巴瘤累及倾向。 免疫组化（2021-N13827）21S32176-001：CD15（少数+），CD30（部分大细胞+），Bob1（个别+），OCT2（－），ALK（克隆号5A4）（－），EMA（少数+），CD7（部分+），CD8（散在+）CD138（浆细胞+），MPO（部分+），CD41（少数+），CD20（散在+），CD79a（散在+），CD3（部分+），CD4（散在+），CD2（部分+），CD163（组织细胞+），CD61（少数+）。				

图43-12 2021-05-24 L_2病灶病理：霍奇金病累及倾向

■ 诊断依据

患者为青年男性，慢性病程，主要表现为低热伴腰痛，影像学见双肺、脊柱、骨关节、淋巴结等多脏器受累，椎体及淋巴结活检病理均符合霍奇金淋巴瘤，化疗后体温正常，腰痛好转，故考虑霍奇金淋巴瘤诊断明确。双肺病灶伴代谢增高、病程中出现难以解释的肝损伤、胃弥漫性代谢增高，虽未活检或活检未明确肿瘤依据，但临床无法用其他病因解释，从一元论角度考虑淋巴瘤肺、肝、胃累及可能性大，后续应密切随访，必要时重复活检。

经验与体会

1. 本例患者为青年男性，病程1年余，经历6次活检最终明确诊断霍奇金淋巴瘤，过程曲折。近6年来，复旦大学附属中山医院感染病科，收治了近百例以发热待查起病的淋巴瘤，病程3周至数年不等，少部分不典型淋巴瘤诊断难度大，穿刺活检组织小病理不典型难以早期快速明确肿瘤诊断，甚至可能被误诊为坏死性淋巴结炎、反应性增生等，往往需要多次多部位活检、完整淋巴结活检才能最终明确，诊断时间长。

2. 近年来，PET/CT在感染性疾病、不明原因发热中的应用越来越多，不仅可以协助寻找隐匿的感染灶或致病灶，更重要的是，对多脏器多部位受累的疾病，能快速全面明确病灶累及范围，并清楚显示病灶代谢活跃情况，对于指导活检部位具有重要参考价值。本例患者入院初即发现肺、多发椎体骨关节跳跃性病变，建议行PET/CT，因经济原因拒绝，初次椎体活检虽提示肿瘤可能，但无法确诊；而后续PET/CT见右颈淋巴结肿大伴代谢增高，L_2病灶代谢最高，$SUV_{max}18$，最终通过淋巴结、L_2病灶活检明确诊断。此外，对于霍奇金淋巴瘤而言，国际上亦推荐使用PET/CT评估受累情况，指导后续分期及诊治。

3. 本例中肺、脊椎病灶不典型，胸部CT、腰椎MRI等常规影像学检查均提示肉芽肿性病变，炎性可能性大，均未提示肿瘤，病理亦看到肉芽肿，具有一定的迷惑性，使得临床倾向于慢性低度毒力病原体感染，对肿瘤性疾病警惕性不够，但血及多次活检组织微生物培养及mNGS阴性，更提示感染性疾病可能小，肿瘤性疾病可能性大，故后续诊疗中我们积极活检最终得以诊断。

4. 霍奇金淋巴瘤一般进展缓慢，通常在确诊前数周或数月就开始出现发热、乏力、淋巴结肿大等症状。部分患者确诊时影像学上已病灶广泛肿瘤负荷高病情严重，但是临床一般情况良好，以低热为主，消耗症状不突出，与影像学上所表现出的严重程度不匹配。本病患者的发热通常在夜间更明显；周期性发热虽不常见但是其特征性表现，发热周期为1～2周，复旦大学附属中山医院感染病科已收治数例反复低热查因最终确诊该病的患者。本例患者青年男性，反复低热，一般情况良好，消耗症状不明显，起初以怀疑感染收治入院，未将肿瘤性疾病

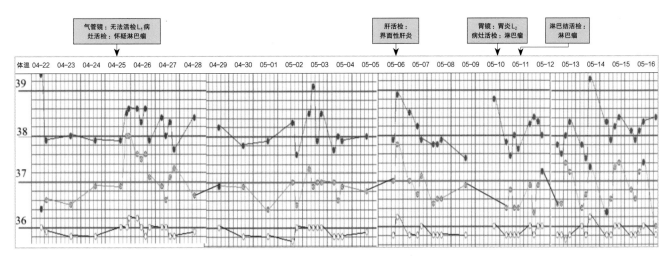

图43-13 治疗过程中患者体温变化情况

放在首位进行鉴别诊断，加之起初患者对PET/CT有顾虑未能及时完善，导致诊断延迟。发热待查患者随发热时间延长，感染性疾病可能性越小，风湿性或肿瘤性疾病可能性增大。本例患者发热时间超过1年，腰痛5个月，临床医生更应该注重非感染性疾病的鉴别，寻找蛛丝马迹、积极活检。

参考文献

[1] Connors JM, Jurczak W, Straus DJ, et al.Brentuximab vedotin with chemotherapy for stage III or IV Hodgkin's lymphoma[J]. N Engl J Med, 2018, 378(4): 331–344.

[2] Ganesan P, Rajendranath R, Kannan K, et al. Phase II study of interim PET-CT-guided response-adapted therapy in advanced Hodgkin's lymphoma[J]. Ann Oncol, 2015, 26(6): 1170–1174.

[3] Johnson P, Federico M, Kirkwood A, et al. Adapted treatment guided by interim PET–CT scan in advanced Hodgkin's lymphoma[J]. N Engl J Med, 2016, 374(25): 2419–2429.

[4] Treglia G. Diagnostic performance of 18F-FDG PET/CT in infectious and inflammatory diseases according to published meta-analyses[J]. Contrast Media & Molecular Imaging, 2019: 3018349.

病例 44　右上肺轻度支气管扩张，是发热、头痛1个月的原因吗

作者·黄英男　金文婷　马玉燕
审阅·胡必杰　潘珏

· 病史简介 ·

男性，64岁，上海人，2021-07-02收入复旦大学附属中山医院感染病科。

■ 主诉

发热、咳嗽伴头痛1个月。

■ 现病史

1. 2021-06月初无诱因下出现咳嗽，以干咳为主，伴明显乏力，无发热、畏寒、头痛、关节痛等。2021-06-03查血WBC 9.42×10^9/L，N% 67.7%；ESR 73 mm/h，CRP 68.7 mg/L。2021-06-07胸部CT：右上肺支气管扩张伴炎症，左肺尖小结节。腹部B超未见明显异常。奈诺沙星抗感染及对症治疗。

2. 2021-06-09开始午后低热，T_{max} 38℃，无盗汗，复查炎症标志物与前相仿，T-SPOT.TB A/B 0/0（阴性/阳性对照：0/395），先后使用莫西沙星、左氧氟沙星、头孢克肟抗感染后热峰有所下降，其间2021-06-13使用莫西沙星3天后开始头痛，不剧烈，换用左氧氟沙星后稍好转。随访炎症标志物与前相仿。

3. 2021-06-24再次发热，体温波动于37.4～37.8℃，仍头痛、咳嗽，2021-06-27查血WBC 8.92×10^9/L，N% 65.1%；CRP 64.8 mg/L，PCT 0.04 ng/mL；ALT/AST 73/41 U/L。胸部CT平扫（图44-1）：与2021-06-07相仿；纵隔稍大淋巴结，甲状腺结节。头颅CT：脑内少许腔隙缺血灶。

4. 2021-07-02为进一步诊治收入复旦大学附属中山医院感染病科。

5. 发病以来，精神胃纳尚可，大小便无殊，体重无明显变化。

■ 既往史及个人史

体健，无慢性基础病。有吸烟史30年，吸烟10支/天，

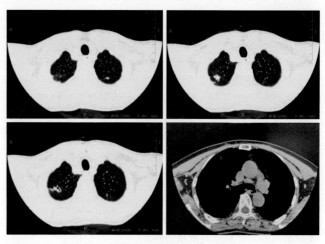

图44-1　2021-06-24外院胸部CT：右上肺局限性轻度支气管扩张伴少许炎症，左肺尖小结节；纵隔稍大淋巴结

否认饮酒史。

· 入院检查 ·

■ 体格检查

1. T 36.2，P 80次/分，R 20次/分，BP 114/81 mmHg。

2. 神志清，精神可，浅表淋巴结未及肿大，双肺未闻及明显干湿啰音，心前区未闻及杂音，腹平软无压痛，双下肢无水肿。

■ 实验室检查

1. 血常规：WBC 8.69×10^9/L，N% 67.4%，L% 22.2%，Hb 122 g/L。

2. 炎症标志物：ESR 82 mm/h，hsCRP 69.6 mg/L，PCT 0.11 ng/mL。

3. 血隐球菌荚膜抗原、G试验、GM试验均阴性。

4. 免疫球蛋白：IgG、IgE、IG4定量：19.14 g/L、148 g/L、2.27 g/L。

5. 肿瘤标志物：阴性。

6. 自身抗体：ANA 1：3 200，余均阴性；补体均阴性。

■ 辅助检查

1. 心电图：正常。

2. 超声心动图：未见赘生物。

· 临床分析 ·

■ 病史特点

患者为中年男性，发热伴咳嗽、头痛、乏力，炎症标志物升高，胸部CT见右上肺局限性轻度支气管扩张伴少许炎症，反复抗感染后症状改善不明显，炎症标志物无下降，自身抗体ANA 1：3 200，发热的鉴别诊断考虑如下。

■ 诊断分析

1. 感染性疾病。

· 支气管扩张伴感染：患者有发热、咳嗽，炎症标志物升高，胸部CT见支气管扩张伴炎症，故需考虑支气管扩张继发感染所致的发热。但患者为干咳无痰，CT仅表现为局限性轻度支气管扩张伴少许炎症，反复抗感染后症状改善不明显，炎症标志物无明显下降，故考虑本病并非患者发热的主要病因。

· 结核感染：患者有午后低热、乏力、咳嗽，病程为1个月，肺部病灶位于右上肺，需考虑结核引起的支气管扩张。但患者T-SPOT.TB阴性，胸部CT未见斑点、空洞及卫星病灶等典型结核征象，确诊有赖于活检。

· 中枢神经系统感染：患者有发热、头痛，炎症标志物升高，需考虑中枢神经系统感染可能。但患者头痛症状不剧烈，头颅CT未见明显异常，故本病可能不大。

2. 非感染性疾病。

· 风湿性疾病：患者有低热、乏力、头痛及咳嗽，炎症标志物升高，自身抗体ANA 1：3 200，需考虑风湿性疾病所致的发热。但风湿性疾病好发于育龄期女性，患者无光敏感、口腔溃疡、关节痛等经典风湿病表现，且常见风湿性疾病的标志性抗体均阴性。但风湿性疾病中巨细胞动脉炎可主要见于50岁以上人群，且可伴有头痛症状，可进一步完善颞动脉B超、大血管评估，必要时活检以明确。

· 肿瘤：患者为老年男性，低热、乏力起病，需考虑肿瘤尤其是隐匿部位肿瘤，如结肠癌、肾癌等。但患者无血尿、便血或大便习惯改变等相应症状，浅表淋巴结未及肿大，肿瘤标志物不高，腹部B超未见明显肿瘤征象。必要时可进一步完善影像学检查及活检等以排除。

· 进一步检查、诊治过程和治疗反应 ·

■ 诊治过程

1. 2021-07-03送检血培养（双侧5瓶）及血mNGS检查。

2. 2021-07-03 PET/CT（图44-2）：全身多处动脉管壁明显增厚伴代谢异常增高。① 考虑为大动脉炎累及双侧颈动脉、双侧颞动脉、双侧椎动脉、双侧锁骨下动脉、双侧腋动脉、头臂干、胸腹主动脉及双侧髂动脉可能；双侧颈部、双侧肺门、纵隔及腹腔淋巴结炎可能；请结合临床。② 左肺上叶慢性炎性小结节可能，请随诊；右肺上叶支气管扩张伴感染。③ 脂肪肝；肝脏钙化灶；胆囊结石；前列腺钙化灶。④ 甲状腺双侧叶结节，请结合超声检查。

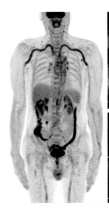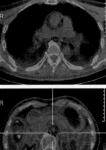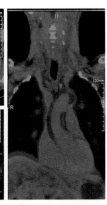

图44-2　2021-07-03 PET/CT：考虑为大动脉炎累及双侧颈动脉、双侧颞动脉、双侧椎动脉、双侧锁骨下动脉、双侧腋动脉、头臂干、胸腹主动脉及双侧髂动脉可能；双侧颈部、双侧肺门、纵隔及腹腔淋巴结炎可能

3. 2021-07-06血mNGS：阴性。

4. 2021-07-08血培养：阴性。

5. 2021-07-04测双上肢血压基本无差别：右上臂128/70 mmHg，左上臂124/74 mmHg。

6. 2021-07-05风湿科会诊：患者否认黑朦、头晕、口腔及生殖器溃疡等不适，结合病史及影像学检查，考虑血管炎可能。羟氯喹调节免疫。

7. 2021-07-06全身动脉血管MRA：未见明显异常。

8. 2021-07-08转风湿科，仍有反复午后低热，复查WBC 6.65×10^9/L，N% 66.6%；ESR 70 mm/h，CRP 88 mg/L。

9. 2021-07-09测四肢血压：右上臂129/72 mmHg，左上臂126/74 mmHg；右脚踝163/74 mmHg，左脚踝149/70 mmHg。臂踝脉搏波速度（brachial ankle pulse wave velocity，baPWV）：右1 609，左1 553，与健康的67岁男性相比，标准范围内。踝肱血压指数（ankle-brachial pressure index，ABI）：右1.26，左1.16，处于正常范围。

10. 2021-07-09颞动脉B超：双侧颞动脉内中膜偏厚，阻力指数偏高。

11. 2021-07-12行颞动脉活检。次日病理初步报告：送检肌性动脉壁组织，管腔闭塞，管壁全层纤维组织明显增生，多量淋巴细胞、浆细胞浸润，组织细胞及多核巨细胞反应伴非干酪样肉芽肿结节形成，符合动脉炎组织学改变。考虑血管炎诊断明确，加用醋酸泼尼松55 mg，口服，qd，当天体温降至正常，后未再发热。

12. 2021-07-15无发热，自觉头痛及咳嗽好转，复查

WBC $10.69 \times 10^9/L$，N% 74%；ESR 64 mm/h，CRP 25.7 mg/L。出院带药治疗：醋酸泼尼松（55 mg，口服，qd），甲氨蝶呤（15 mg，口服，qw），羟氯喹（200 mg，口服，qd）。门诊随访。

13. 2021-07-16颞动脉活检病理完整报告（图44-3）：考虑巨细胞动脉炎。

巨检	颞动脉组织：管壁样组织1枚，长为1 cm，直径为0.2 cm。
病理诊断	（颞动脉组织）送检肌性动脉壁组织，管腔闭塞，管壁全层纤维组织明显增生，多量淋巴细胞、浆细胞浸润，组织细胞及多核巨细胞反应伴非干酪样肉芽肿结节形成，符合动脉炎组织学改变，正在行免疫组化及特殊染色检查以协助诊断。 补充报告（2021-7-16）： （颞动脉组织）送检肌性动脉壁组织，管腔闭塞，管壁全层纤维组织明显增生，多量淋巴细胞、浆细胞浸润，组织细胞及多核巨细胞反应伴非干酪样肉芽肿结节形成，符合动脉炎，结合免疫组化及特殊染色结果，考虑巨细胞动脉炎。请结合临床。 免疫组化（2021-N21748）21S50300-001：CD68{KP1}（组织细胞+），CK{pan}（-），IgG（散在+），IgG4（散在+），CD138（浆细胞+）。 特殊染色 21S50300-001：PAS（-），抗酸（-），六胺银（-），网染（-），弹力（弹力纤维+），Masson（胶原纤维+）。

图44-3 2021-07-16颞动脉活检病理：考虑巨细胞动脉炎

14. 图44-4为治疗过程中患者体温变化情况。

最后诊断与诊断依据

最后诊断

巨细胞动脉炎：累及双侧颈动脉、双侧颞动脉、双侧椎动脉、双侧锁骨下动脉、双侧腋动脉、头臂干、胸腹主动脉及双侧髂动脉。

诊断依据

患者为老年男性，发热、头痛、乏力，实验室检查显示炎症标志物升高，自身抗体ANA 1：3 200；PET/CT见全身多处动脉管壁明显增厚伴异常增高，颞动脉B超见双侧颞动脉内中膜偏厚，阻力指数偏高；颞动脉活检病理见管腔闭塞，管壁全层纤维组织明显增生，炎症细胞浸润伴非干酪样肉芽肿结节形成；应用糖皮质激素后发热、头痛症状好转。综合分析，本例巨细胞动脉炎诊断明确。患者有多年吸烟史，本次发病有咳嗽症状，胸部CT见局限性支气管扩张及肺结节，但考虑与本次发热头痛无关。

经验与体会

1. 大部分"经典"的发热待查病因包括感染、风湿性疾病和恶性肿瘤这三类，历经数十年而无改变。对发热待查，尤其是抗感染效果不佳或有感染不能解释的症状时（如本例伴有持续头痛），应重视风湿性疾病可能。根据复旦大学附属中山医院感染病科近6年发热待查的病因统计，风湿性疾病约占18%，其中诊断为大血管炎的竟然多达30余例。

2. 风湿性疾病引起的发热，常见于类风湿性关节炎、红斑狼疮等。但大血管炎由于缺乏光敏感、口腔溃疡、雷诺现象等经典风湿病表现，以及特异性的血清学标志物，常常被忽视。巨细胞动脉炎的特征为全身表现且可有广泛中大血管受累，主要发生在50岁以上的人群，而非风湿病常见的育龄期女性。50岁以上长期发热患者如主诉头痛，应特别考虑巨细胞动脉炎可能。本患者有发热、头痛症状，外院经验性抗感染效果不佳，复旦大学附属中山医院感染病科就诊时，已高度怀疑大血管炎，尤其是巨细胞动脉炎可能，因此立即完善PET/CT，患者很快获得确诊及有效治疗。

3. PET/CT在发热待查诊断中，无论是对于感染还是风

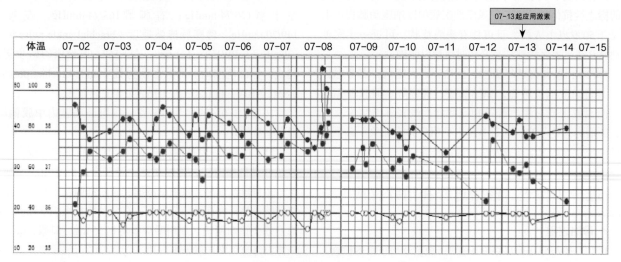

图44-4 治疗过程中患者体温变化及用药情况

湿性疾病都有重要价值，不仅可以协助寻找隐匿的感染灶或致病灶，而且对于多脏器多部位受累的疾病能快速全面明确病灶累及范围，并清楚显示病灶代谢活跃情况。本例患者全身动脉血管MRA阴性，但PET/CT见全身多处动脉管壁明显增厚伴代谢异常增高，为巨细胞动脉炎的诊断提示了重要线索。

参考文献

[1] Fusco FM, Pisapia R, Nardiello S, et al. Fever of unknown origin (FUO): which are the factors influencing the final diagnosis? A 2005–2015 systematic review[J]. BMC Infect Dis, 2019, 19(1): 653–662.

[2] Prieto-González S, Arguis P, García-Martínez A, et al. Large vessel involvement in biopsy-proven giant cell arteritis: prospective study in 40 newly diagnosed patients using CT angiography[J]. Ann Rheum Dis, 2012, 71(7): 1170–1176.

病例45 头痛欲裂？可能"中毒"了

作者·李 娜 赵立维 马玉燕 金文婷
审阅·胡必杰 潘 珏

病史简介

女性，37岁，江苏人，2021-08-02收入复旦大学附属中山医院感染病科。

主诉

头痛、发热6天。

现病史

1. 2021-07-27劳累后出现头痛，呈全头部放电样抽痛，持续数秒缓解，反复出现，伴发热，T$_{max}$ 38.3℃，全身肌肉酸痛，无咳嗽、流涕、腹泻，无意识丧失、视物模糊及重影、言语含糊、肢体麻木或抽搐、精神行为异常等。

2. 2021-07-28就诊上海某医院，查血常规及CRP、PCT均正常，肺炎支原体、衣原体及呼吸道病毒抗体均阴性；头颅CT平扫未见异常；胸部CT平扫：右肺微小磨玻璃结节。头孢他啶抗感染2天，对乙酰氨基酚退热治疗，体温热峰稍下降，但头痛进行性加重，伴头晕、恶心、纳差，呕吐1次，可疑为喷射性呕吐。

3. 2021-08-02为明确头痛伴发热原因收入复旦大学附属中山医院感染病科。

既往史及个人史

无慢性基础疾病。2012年剖宫产史。青霉素过敏。否认生食、接触鸟类及鸽粪等。

入院检查

体格检查

1. T 36.7℃，P 88次/分，R 20次/分，BP 116/86 mmHg。

2. 神志清，稍萎，痛苦面容，对答切题；全身皮肤未见皮疹，浅表淋巴结未及肿大；两肺呼吸音清，未闻及干湿啰音；心律齐，未闻及病理性杂音；腹平软，无压痛、反跳痛。

3. 神经系统查体：双侧瞳孔等大，直径约为3 mm，对光反射灵敏，双眼各向活动到位，未及复视及眼震；双侧面部针刺觉对称正常，双侧听力粗测正常，双侧鼻唇沟对称，伸舌居中；四肢肌力、肌张力正常，双侧巴氏征阴性；双侧针刺觉对称正常；双侧指鼻稳准；颈稍亢、颏胸三指，克氏征阴性。

实验室检查

1. 血常规：WBC 5.68×10^9/L，N% 57.3%，L% 28.7%，Hb 139 g/L，PLT 271×10^9/L。

2. 炎症标志物：hsCRP 0.6 mg/L，ESR 17 mm/h，PCT 0.02 ng/mL。

3. 生化、心肌酶谱及心肌标志物、出凝血功能、免疫球蛋白、甲状腺功能、肿瘤标志物、自身抗体均无殊。

4. T-SPOT.TB A/B 0/0，G试验、血隐球菌荚膜抗原、EBV-DNA、CMV-DNA均阴性。

5. 细胞免疫：CD4 762/μL，CD8 545/μL。

辅助检查

1. 心电图：正常。

2. 超声心动图：未见瓣膜赘生物。

3. 胸部CT：右肺微小结节（直径为2～3 mm），左侧极少量胸腔积液。

4. 腹盆CT增强：未见异常。

临床分析

病史特点

患者为青年女性，急性病程，主要表现为头痛、头晕、发热、呕吐，查体颈稍亢；血WBC、N%、CRP、ESR及PCT均不高，头颅CT平扫未见异常，抗细菌及退热治疗后体温可降，但头痛进行性加重。考虑中枢神经系统疾病可能大，诊断鉴别诊断考点如下。

诊断分析

1. 感染性疾病。

•病毒性：病毒性脑膜炎是临床较常见的无菌性脑膜炎，

大多由肠道病毒引起，其次为流行性腮腺炎病毒、疱疹病毒（单纯疱疹病毒、水痘-带状疱疹病毒等），病程可自限，一般不超过3周。脑脊液无色透明，WBC轻到中度升高，以淋巴细胞为主，糖和氯化物正常。该患者急性起病，表现为发热、头痛、呕吐和脑膜刺激征，外周血炎症标志物不高，符合病毒性感染，需进一步完善腰椎穿刺术送检脑脊液常规、生化、微生物培养及mNGS检查以明确诊断并确定病原体。

· 细菌性：患者发热、头痛、呕吐，脑膜刺激征阳性，需考虑细菌性脑膜炎可能，其中脑膜炎球菌所致最常见，其次为流感嗜血杆菌、肺炎球菌、大肠埃希菌、葡萄球菌及李斯特菌等；脑脊液外观混浊或脓性，以中性粒细胞为主，糖和氯化物降低，蛋白质增高。该患者外周血炎症标志物不高，外院头孢类抗细菌治疗后头痛仍进展，似不太符合细菌感染，但因疗程短，尚不能完全排除。需完善腰椎穿刺术送检脑脊液系列检查以进一步明确或排除诊断。

· 其他病原体：如结核分枝杆菌、真菌（隐球菌）、寄生虫等，该患者急性起病，无生食、接触鸟类或鸽粪史，外周血炎症标志物正常，血常规嗜酸性粒细胞比例不高，T-SPOT.TB、血隐球菌荚膜抗原检测阴性，影像学未见中枢外感染病灶，上述病原体所致可能性不大。可进一步完善头颅增强MRI检查，以及腰椎穿刺术送检脑脊液常规、生化、ADA、XPERT.TB、隐球菌荚膜抗原、微生物涂片及培养、mNGS检查。

2. 非感染性疾病。

· 假性脑膜炎：主要见于某些急性感染（如全身、肺部或五官等颅腔附近）的患者，如儿童肺炎支原体感染、成人伤寒等，可有发热、头痛、呕吐、脑膜刺激征阳性等脑膜炎的临床表现，但脑脊液无病原体依据。可完善血培养、脑脊液常规、生化及微生物学检查以助鉴别。

· 其他原因：如风湿免疫系统疾病（白塞病、系统性红斑狼疮等）累及、颅内肿瘤（原发性、血液系统肿瘤浸润）、脑血管病变、自身免疫性脑炎等。患者无脑功能损伤表现，自身抗体均阴性，头颅CT平扫未见明显异常，上述原因所致可能性不大。可考虑完善脑脊液找幼稚细胞、脑炎相关抗体、头颅MRI增强或血管造影检查。

进一步检查、诊治过程和治疗反应

■ 诊治过程

1. 2021-08-03美罗培南（1 g，静脉滴注，q8 h）+多西环素（0.1 g，口服，q12 h）、更昔洛韦（1 g，口服，tid）经验性抗细菌及病毒治疗，建议完善腰椎穿刺术。

2. 2021-08-04更昔洛韦调整为（250 mg，静脉滴注，q12 h）。头颅MRI增强：未见明显异常。血管B超：双侧颞动脉血流通畅。

3. 2021-08-05行腰椎穿刺术，测脑脊液压力350 mmH$_2$O，脑脊液常规：无色透明，蛋白质定性试验（2+），RBC

10×10^6/L，WBC 421×10^6/L，单核细胞98%，多核细胞2%。生化：脑脊液蛋白质1.11 g/L，葡萄糖2.6 mmol/L，氯121 mmol/L，LDH 42 U/L，ADA 5 U/L。脑脊液找幼稚细胞阴性，见满视野淋巴细胞；脑脊液涂片找细菌、真菌及抗酸杆菌阴性，脑脊液隐球菌荚膜抗原检测均阴性。甘露醇（125 mL，静脉滴注，q8 h）脱水降颅压。

4. 2021-08-05神经内科会诊：考虑中枢神经系统感染，建议继续抗病毒、抗细菌、脱水降颅压治疗。

5. 2021-08-05血mNGS（2021-08-03采样）：检出少量人类α疱疹病毒3型（又称水痘-带状疱疹病毒，varicella-zoster virus，VZV）核酸序列数14，单纯疱疹病毒1型（herpes simplex virus 1，HSV-1）核酸序列数4。追问病史，患者近期并无皮疹或肋间神经痛表现，亦无相关接触史，幼时无水痘史。

6. 2021-08-07脑脊液mNGS（2021-08-05采样）：主要检出VZV核酸序列数261。血培养（2021-08-02采样）阴性。考虑为疱疹病毒性脑膜炎，停用美罗培南及多西环素。因无阿昔洛韦或伐昔洛韦注射剂，继续更昔洛韦（250 mg，静脉滴注，q12 h）抗病毒治疗。患者2021-08-05起未再发热，头痛、头晕较前好转，甘露醇减量（125 mL，静脉滴注，q12 h）。

7. 2021-08-09脑脊液细菌培养（2021-08-05采样）阴性。头痛、头晕进一步好转。2021-08-12起甘露醇进一步减量（125 mL，静脉滴注，qd）。

8. 2021-08-14随访血常规、肝肾功能、电解质无殊，外周血炎症标志物CRP、ESR、PCT不高。

9. 2021-08-19脑脊液真菌培养（2021-08-05采样）阴性。复查腰椎穿刺术，测脑脊液压力220 mmH$_2$O，脑脊液常规：无色透明，蛋白质定性试验（1+），RBC 0.007×10^9/L，WBC 10.235×10^9/L，单核细胞91%，多核细胞9%。生化：脑脊液蛋白质0.39 g/L，葡萄糖3.1 mmol/L，氯121 mmol/L，LDH 21 U/L，ADA 3 U/L。脑脊液找幼稚细胞阴性；脑脊液涂片找细菌、真菌及抗酸杆菌阴性，脑脊液隐球菌荚膜抗原检测均阴性。

10. 2021-08-20因个人原因要求出院，至当地继续抗病毒治疗。建议继续静脉抗病毒治疗直至复查脑脊液压力及相关检查正常。

11. 患者当地多家医院均无注射用更昔洛韦，2021-08-20至2021-08-25用更昔洛韦（1 g，口服，tid），仍有头晕不适。

12. 2021-08-23脑脊液细菌培养（2021-08-19采样）阴性。

13. 2021-08-25晚再次入复旦大学附属中山医院感染病科，复查WBC 4.01×10^9/L，N% 41.2%，L% 47.4%；hsCRP 0.8 mg/L，ESR 9 mm/h，PCT < 0.02 ng/mL；生化无殊。继续更昔洛韦（250 mg，静脉滴注，q12 h）抗病毒、甘露醇（125 mL，静脉滴注，qd）降颅压治疗。

14. 2021-08-28血mNGS（2021-08-26采样）：阴性。

15. 2021-09-02脑脊液真菌培养（2021-08-19采样）：

阴性。

16. 2021-09-09复查腰椎穿刺术，测脑脊液压力155 mmH$_2$O，脑脊液常规：无色透明，蛋白质定性试验阴性，RBC 2×10^6/L，WBC 21×10^6/L，单核细胞83%，多核细胞17%。生化：脑脊液蛋白质0.26 g/L，葡萄糖3.1 mmol/L，氯122 mmol/L，LDH 15 U/L，ADA 2 U/L；脑脊液找幼稚细胞阴性。脑脊液涂片找细菌、真菌及抗酸杆菌阴性，脑脊液隐球菌荚膜抗原检测均阴性。

17. 2021-09-10出院，继续更昔洛韦（1 g，口服，tid）抗病毒治疗。

出院后随访

1. 2021-09-11脑脊液mNGS（2021-09-09采样）：阴性。

2. 2021-09-13脑脊液细菌培养（2021-09-09采样）：阴性。2021-09-23真菌培养：阴性。

3. 2021-09-20停用更昔洛韦（总疗程6周），自觉无不适。2021-09-20、2021-10-06和2021-10-27三次脑脊液分枝杆菌培养结果均为阴性。

4. 表45-1为治疗过程中腰椎穿刺随访结果。

表45-1 三次腰椎穿刺术脑脊液压力及相关检查结果

项　　目		腰椎穿刺术 / 脑脊液采样日期		
		2021-08-05	2021-08-19	2021-09-09
压力（mmH$_2$O）		350	220	155
常　规	蛋白质定性试验	（2+）	（1+）	阴性
	WBC（×10^6/L）	421	235	21
	RBC（×10^6/L）	10	7	2
	单核细胞（%）	98	91	83
	多核细胞（%）	2	9	17
生　化	蛋白质（g/L）	1.11	0.39	0.26
	糖（mmol/L）	2.6	3.1	3.1
	氯（mmol/L）	121	121	122
	LDH（U/L）	42	21	15
ADA（U/L）		5	3	2
微生物学检查	隐球菌荚膜抗原	阴性	阴性	阴性
	细菌培养	阴性	阴性	阴性
	真菌培养	阴性	阴性	阴性
	涂片找抗酸杆菌	阴性	阴性	阴性
	分枝杆菌培养	阴性	阴性	阴性

最后诊断与诊断依据

最终诊断

疱疹病毒性脑膜炎（水痘-带状疱疹病毒引起）。

诊断依据

患者为青年女性，急性病程，主要表现为头痛、头晕、发热、恶心和呕吐；查体脑膜刺激征阳性；外周血WBC、中性粒细胞、CRP、ESR和PCT正常，头颅CT平扫及MRI增强均未见异常，但脑脊液压力明显升高（最高350 mmH$_2$O），脑脊液WBC中度升高（最高421×10^6/L），以单核细胞为主（最高98%），血及脑脊液mNGS均检出VZV核酸序列，未检出细菌、真菌及分枝杆菌等病原体核酸序列。更昔洛韦抗病毒治疗后好转，复查腰椎穿刺术脑脊液压力及实验室指标均明显好转，血及脑脊液mNGS转阴。故VZV引起的病毒性脑膜炎诊断成立。

经验与体会

1. 病毒性脑膜炎又称无菌性脑膜炎，多种病毒感染均可引起，一项纳入近3 500例患者的病例系列研究显示，肠道病毒最多见（约72%），其次为HSV（15%）、VZV（6%）。另一项研究纳入了144例无菌性脑膜炎患者，其中8%为VZV感染，多为免疫功能低下者。本例患者并无免疫抑制基础，幼时无水痘史，本次起病前无特征性皮疹及神经痛表现，亦无相关接触史，虽临床表现倾向于病毒性中枢神经系统感染，但不易考虑到VZV所致可能。

2. 病毒性脑膜炎常表现为发热、头痛、恶心、呕吐、畏光等，不具特异性，查体可有颈项强直等脑膜刺激征表现，头颅CT或MRI检查可能无异常。部分患者累及脑实质（脑炎）可导致脑功能损伤，包括神志异常、感觉缺陷、行为和人格改变，以及言语或运动障碍，脑电图和影像学检查可能有异常发现。本例患者主要表现为脑膜刺激征，无脑功能改变，且头颅CT和MRI均未见异常，故诊断为病毒性脑膜炎。

3. 无论何种类型的中枢神经系统感染，尽早完善腰椎穿刺术送检脑脊液检查均非常重要，入院时医生即反复告知腰椎穿刺的重要性和必要性，但因个人原因患者最终于入院后2天才得以完善此检查。病毒感染的脑脊液特征表现：脑脊液压力正常或升高；WBC计数轻到中度增加（通常＜500×10^6/L），以淋巴细胞为主（感染早期可能仍以中性粒细胞为主）；蛋白质轻度升高，糖和氯浓度正常或稍低。本例患者脑脊液常规、生化检查符合病毒性感染表现，且涂片找细菌、真菌及抗酸杆菌、隐球菌荚膜抗原、ADA、培养均阴性，更加证实了病毒性感染的可能性。PCR对病毒的诊断灵敏度和特异度很高，但随着分子诊断技术的进展，mNGS以其广覆盖、无偏倚彰显了优势，在各类指南中均推荐用于疑难或不明原因中枢神经系统感染的病原学诊断。本例患者最终也通过脑脊液mNGS检查证实VZV感染，增强了治疗信心。

4. 推荐对病毒性脑炎患者快速开始静脉使用核苷类似物阿昔洛韦（10 mg/kg）、伐昔洛韦或泛昔洛韦经验性治疗，但国内医院药房无注射用阿昔洛韦或伐昔洛韦，且此类药物口服吸收利用度低，故本例患者最终选择静脉用更昔洛韦抗病毒，总疗程6周获得痊愈。此外，对于老年、免疫功能低下或就诊前有过抗菌药物治疗的患者，即使怀疑为病毒性脑膜炎，也应给予抗菌药物治疗。本患者外院头孢菌类抗菌药物治疗效果不佳，故入院后升级为美罗培南，后经mNGS证

实为VZV感染，即停用。另外，关于糖皮质激素、丙种球蛋白对病毒性脑膜炎的疗效并无确切数据，本例患者在严密观察及评估下未予使用。

参考文献

[1] Aksamit AJ Jr. Treatment of viral encephalitis[J]. Neurol Clin, 2021, 39(1): 197-207.

[2] Costa BKD, Sato DK. Viral encephalitis: a practical review on diagnostic approach and treatment[J]. J Pediatr (Rio J), 2020, 96 Suppl 1(Suppl 1): 12-19.

[3] Tyler K L. Acute viral encephalitis[J]. N Engl J Med, 2018, 379(6): 557-566.

病例 46 一则由头痛和腰痛引发的"烧脑"故事

作者·蔡思诗 金文婷 马玉燕 单玉璋
审阅·胡必杰 潘珏

病史简介

男性，65岁，上海人，2021-10-20收入复旦大学附属中山医院感染病科。

主诉

头痛伴左侧腰部隐痛12天，发热3天。

现病史

1. 2021-10-08无明显诱因下出现头痛，主要为双侧后枕部阵发性、针刺样疼痛，服用散利痛（复方对乙酰氨基酚）后可缓解，伴有左侧腰部隐痛，无发热、恶心呕吐、晕厥等不适；时有排尿不畅，无明显尿频、尿急、尿痛。2021-10-17因头痛加剧就诊于上海交通大学医学院附属仁济医院急诊，头颅CT平扫未见明显异常。

2. 2021-10-18出现发热、寒战，T_{max} 40℃，复旦大学附属中山医院急诊查血WBC 11.09×10⁹/L，N% 63.6%；CRP 68.6 mg/L，PCT 0.85 ng/mL；尿常规白细胞酯酶（2+），白细胞镜检100/HP，蛋白质（1+），隐血阴性。胸部CT平扫：两肺少许慢性炎症及慢性炎性结节。腹盆CT平扫（图46-1）：左肾占位伴周围炎性渗出，左肾微小结石，盆腔极少量积液。肾脏彩超见左肾中部22 mm×29 mm混合回声团块，边界清，周边见数个点状强回声伴彗尾，左肾囊实性占位考

虑良性病变可能。头孢唑肟抗感染、赛洛多辛对症处理排尿不畅等治疗。

3. 2021-10-19改为美罗培南（1 g，静脉滴注，q12 h）抗感染，体温高峰有所下降，仍有头痛，为进一步诊疗收入复旦大学附属中山医院感染病科。

既往史及个人史

否认高血压、糖尿病等慢性病史，腹壁脂肪瘤30年。

入院检查

体格检查

1. T 38℃，P 80次/分，R 20次/分，BP 120/80 mmHg。

2. 神志清，对答流畅，精神尚可，皮肤、巩膜无黄染，全身浅表淋巴结无肿大，双肺叩诊清音，听诊呼吸音清；心率80次/分，心律齐；腹平软，左下腹有深压痛，肝、脾肋下未及，肝肾区无叩击痛。颈软，脑膜刺激征阴性，病理征阴性，四肢肌力Ⅴ级，四肢针刺觉对称。

实验室检查

1. 血常规：WBC 8.41×10⁹/L，N% 70.4%，Hb 117 g/L，PLT 312×10⁹/L。

2. 炎症标志物：hsCRP 130 mg/L，ESR 54 mm/h，PCT 0.8 ng/mL。

3. 生化：ALT/AST 33/39 U/L，Cr 69 μmol/L。

4. T-SPOT.TB A/B 0/1（阴性/阳性对照：0/102），血培养、G试验、血隐球菌荚膜抗原、EBV-DNA、CMV-DNA均阴性。

5. 细胞免疫：淋巴细胞计数1 433/μL，CD4 722/μL。

6. 免疫球蛋白、甲状腺功能、肿瘤标志物、自身抗体均阴性。

7. 尿常规：亚硝酸盐阴性，蛋白质阴性，葡萄糖阴性，

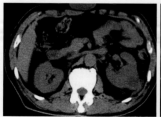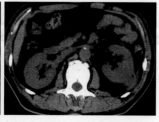

图46-1 2021-10-18腹盆CT平扫：左肾占位伴周围炎性渗出，左肾微小结石，盆腔极少量积液

隐血阴性，RBC 2/μL，WBC 3/μL，细菌计数0。

辅助检查

1. 2021-10-20心电图：正常心电图。

2. 2021-10-20超声心动图：未见瓣膜赘生物，主动脉瓣钙化。

临床分析

病史特点

患者为老年男性，急性病程，主要表现为头痛、腰痛、发热，降钙素原、CRP升高，急诊首诊时尿常规见WBC（2+），腹盆CT见左肾占位伴周围炎性渗出，肾脏彩超见左肾囊实性占位。先后使用头孢唑肟、美罗培南抗感染后体温有所下降。综合目前资料，诊断和鉴别诊断考虑如下。

诊断分析

1. 肾脓肿：急性发热起病伴腰痛、尿白细胞升高，炎症标志物升高，CT及彩超见肾脏囊性占位，且周边有明显的条絮渗出影，查体左下腹有深压痛，需考虑肾脓肿或肾囊肿继发感染，最常见的病原体为大肠埃希菌、肺炎克雷伯菌、肠球菌、支原体等病原体引起。此外，还需要考虑泌尿系统结核等其他病原体。该患者既往常有排尿不畅感，很可能有前列腺增生基础疾病，更易发生尿路感染。需要进一步完善尿培养、肾脏囊性灶穿刺抽液培养及mNGS等明确诊断肾脏病灶性质。

2. 头痛的鉴别诊断。

· 中枢神经系统感染：感性发热伴头痛，虽然神经系统查体无明显阳性体征，但依然需要积极排查中枢神经系统感染。常见的细菌性或病毒性脑膜炎，以及中枢神经系统结核、中枢神经系统隐球菌感染、诺卡菌感染等，都必须纳入考虑范围。应进一步完善头颅MRI，并行腰椎穿刺完善脑脊液常规、生化、培养、mNGS、XPERT.TB、ADA等相关实验室检查以明确诊断。该患者同时有肾脏病灶、尿常规WBC阳性，可能同时合并尿路感染存在；从一元论角度考虑不排除尿路感染未及时治疗，继发中枢神经系统感染可能，但可能性小。

· 非感染性疾病：老年患者发热伴头痛，需注意排查巨细胞动脉炎等风湿系统疾病，应完善颞动脉彩超以鉴别。其他非感染性疾病如淋巴瘤等血液系统疾病累及颅内、原发性颅内肿瘤、自身免疫性脑炎等也应进一步排查，需完善头颅MRI及腰椎穿刺相关检查（包括脑脊液细胞学检查及自身免疫性脑炎相关抗体）以鉴别。不排除尿路感染为合并症。

进一步检查、诊治过程和治疗反应

1. 2021-10-20颞动脉B超：颞动脉血流通畅。

2. 2021-10-20肾脏MRU平扫+增强（图46-2）：左肾中下部囊性灶，炎性病变可能，伴周围渗出，累及邻近腹膜；肝及双肾小囊肿，前腹壁囊性灶，良性病变可能。

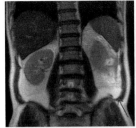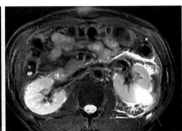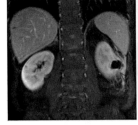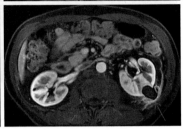

图46-2　2021-10-20肾脏MRU平扫+增强：左肾中下部囊性灶，炎性病变可能，伴周围渗出，累及邻近腹膜；肝及双肾小囊肿，前腹壁囊性灶，良性病变可能

3. 结合急诊尿常规结果及肾脏MRU表现，考虑肾脓肿可能，2021-10-20起美罗培南（1 g，静脉滴注，q8 h）抗感染。

4. 2021-10-21尿培养：细菌、真菌、抗酸涂片阴性，细菌、真菌培养阴性，分枝杆菌培养结果未出。

5. 2021-10-21超声引导下行左肾囊实性包块穿刺抽液，抽出约1 mL淡血性脓液。因脓液量少，无法送检细胞分类。

6. 2021-10-21左肾脓液细菌、真菌、抗酸涂片阴性。

7. 2021-10-22血mNGS检出大肠埃希菌（序列数335）。

8. 2021-10-22左肾脓液细菌培养初步鉴定：大肠埃希菌（2+）。

9. 2021-10-22因热退后仍有阵发性头痛，完善腰椎穿刺，脑脊液压力170 mmH$_2$O，生化：脑脊液蛋白质1.50 g/L，葡萄糖3.2 mmol/L，氯122 mmol/L，乳酸脱氢酶：22 U/L；常规：RBC 0，WBC 24×10^6/L，多核细胞7%，单核细胞93%。脑脊液隐球菌荚膜抗原阴性，涂片找隐球菌阴性，涂片找细菌、真菌、抗酸杆菌阴性，细菌、真菌培养阴性，分枝杆菌培养结果未出。

10. 2021-10-23尿mNGS检出人多瘤病毒1型（BK多瘤病毒）（序列数2 467）。

11. 2021-10-23左肾脓液细菌培养药敏试验：大肠埃希菌（均敏感）。

12. 2021-10-25脑脊液mNGS检出大肠埃希菌（序列数10 958）。考虑肾脓肿，继发血行播散、中枢神经系统感染，美罗培南加量（2 g，静脉滴注，q8 h）治疗。

13. 2021-10-25头颅平扫+增强+FLAIR+DWI：脑内多发腔隙性缺血梗死灶，老年脑。脑电图检查未见明显异常。

14. 2021-10-27复查血炎症标志物较前好转：WBC 5.93×10^9/L，N% 60.2%；hsCRP 24.2 mg/L，ESR 64 mm/h，PCT 0.19 ng/mL。尿常规：WBC 阴性，WBC计数0。

15. 2021-10-27左肾脓液真菌培养阴性。

16. 抗感染治疗后患者体温逐步下降，头痛、腰痛缓解；服用赛洛多辛后排尿不畅也好转。

17. 2021-10-30随访腹盆CT增强（图46-3）：左肾囊性灶（较前缩小），伴周围炎性改变可能，邻近腹膜受累。

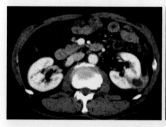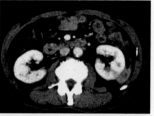

图46-3　2021-10-30腹盆CT增强：左肾囊性灶，伴周围炎性改变可能，邻近腹膜受累

18. 2021-11-02血常规炎症标志物进一步好转：WBC 5.50×10⁹/L，N% 65.7%；hsCRP 12.7 mg/L，ESR 69 mm/h，PCT 0.05 ng/mL。患者已无头痛，体温平，抗感染方案调整为头孢曲松（2 g，静脉滴注，q12 h）+阿米卡星（0.6 g，静脉滴注，qd）。

19. 2021-11-03复查腰椎穿刺：脑脊液压力100 mmH₂O。生化：脑脊液蛋白质1.13 g/L，葡萄糖3.3 mmol/L，氯126 mmol/L，LDH 16 U/L。常规：RBC 4×10⁶/L，WBC 15×10⁶/L（白细胞计数较少，无法行白细胞分类），较前好转。脑脊液mNGS检出少量大肠埃希菌（序列数73），较前减少。

20. 2021-11-03随访血mNGS结果为阴性。

21. 2021-11-04出院，当地医院继续静脉用药抗感染治疗。门诊随访中。

22. 表46-1为2021-10-23、2021-11-02患者脑脊液检查随访情况。

23. 图46-4为治疗过程中患者体温变化情况。

24. 表46-2为治疗过程中患者炎症标志物变化情况。

最后诊断与诊断依据

■ 最后诊断

1. 肾脓肿。

表46-1　2021-10-23、2021-11-02脑脊液检查随访情况

项　目	采样日期	
	2021-10-23	2021-11-02
压力（mmH₂O）	170	100
蛋白质定性试验	（2+）	（1+）
WBC（×10⁶/L）	24	15
RBC（×10⁶/L）	0	4
单核（%）	93	/
多核（%）	7	/
蛋白质（g/L）	1.5	1.13
糖（mmol/L）	3.2	3.3
氯（mmol/L）	122	126
LDH（U/L）	22	16
ADA（U/L）	2	2
隐球菌荚膜抗原	阴性	阴性
细菌培养	阴性	阴性
真菌培养	阴性	阴性
抗酸染色	阴性	阴性
分枝杆菌培养	阴性	阴性

表46-2　炎症标志物变化情况

日　期	WBC（×10⁹/L）	hsCRP（mg/L）	PCT（ng/mL）
2021-10-20	8.41	130	0.80
2021-10-23	10.03	33.3	0.30
2021-10-27	5.93	24.2	0.19
2021-10-30	5.77	45.8	0.09
2021-11-02	5.50	12.7	0.05

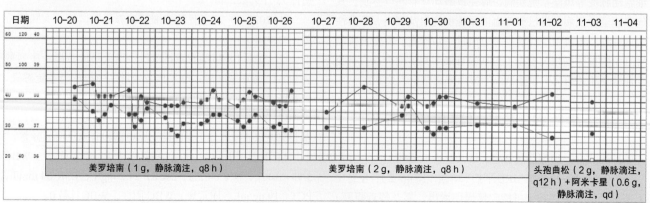

图46-4　患者体温变化情况

2.中枢神经系统感染（大肠埃希菌引起）。

■ 诊断依据

1.患者为老年男性，急性起病，主要表现为头痛、腰痛、发热，尿常规白细胞升高，炎症标志物升高，肾脏MRU示左肾囊性灶、炎性病变可能，伴周围渗出，左肾囊性灶穿刺抽脓培养为大肠埃希菌，血mNGS检出大肠埃希菌核酸序列，抗感染后腰痛好转，体温正常，炎症标志物下降，考虑肾脓肿诊断明确。

2.腰椎穿刺脑脊液蛋白质及白细胞升高，虽然第一次腰椎穿刺脑脊液白细胞分类以单核细胞为主，与细菌性脑膜炎脑脊液的典型表现稍有不符，但脑脊液mNGS检出大量大肠埃希菌核酸序列，抗感染治疗后头痛好转、复查腰椎穿刺脑脊液蛋白质及白细胞较前降低，中枢神经系统感染（大肠埃希菌引起）还是诊断明确。

· 经验与体会 ·

1.中枢神经系统感染是一种严重危害人群健康的疾病，随着抗感染药物的普及及脑膜炎多价疫苗的推广，其在全球范围内的年发病率近20年已有所下降，但目前仍维持在（0.5～1.5）/10万，然而在经济欠发达地区如非洲，其发病率更可升至（2.5～25）/10万。引起社区获得性细菌性脑膜炎的常见病原体为肺炎链球菌、脑膜炎奈瑟菌、流感嗜血杆菌、产单核细胞李斯特菌。而大肠埃希菌脑膜炎更多见于脑外伤后、神经外科术后、有颅内植入装置的患者或脑脊液漏患者（多为院内获得感染），在自发性社区获得性脑膜炎中大肠埃希菌则实属罕见。革兰阴性杆菌引起的自发性社区获得性脑膜炎约占总体脑膜炎病例的8.7%，其中大肠埃希菌占约41.9%，往往发生于具有肝硬化、糖尿病、器官移植、长期服用糖皮质激素/免疫抑制剂、恶性肿瘤、老年人等基础疾病或易感因素的患者。一篇2018年的文献回顾显示，1946—2018年共有45例成人大肠埃希菌自发性脑膜炎的病例报道，而其中有23%考虑感染源头为泌尿道感染。大肠埃希菌脑膜炎临床症状可表现为头痛、发热、呕吐、颈项强直、神志及意识状态改变等。头颅MRI、腰椎穿刺及相应的微生物学检查是细菌性脑膜炎诊治的核心，也是改善预后的关键。

2.本例患者表现为急性起病的头痛、腹痛，随后出现发热，本例患者既往有排尿不畅、前列腺增生的基础疾病，故容易发生下尿路感染，由于尿路刺激征不明显，未及时诊治，下尿路感染未得到控制、上行蔓延引起上尿路感染，发展成为肾脓肿。但无法解释患者头痛症状，且抗感染后体温下降，头痛无缓解考虑中枢神经系统感染可能，腰椎穿刺脑脊液白细胞、氯升高、糖低，脑脊液检出大肠埃希菌核酸序列。故临床推测肾脓肿、血行播散，最终累及中枢神经系统，引起细菌性脑膜炎。下尿路感染是困扰不少患者的常见病，但正是这一常被人忽视的"小毛病"造成了中枢神经系统感染的严重后果，可见对任何疾病都不能掉以轻心，要及时、规范诊治，避免小病不治变大病的恶果。

3.细菌性脑膜炎诊疗的关键在于精准的病原学诊断，除了基于传统微生物学进行脑脊液涂片、培养之外，特异性PCR及mNGS正越来越多的应用于临床。国内的一些研究表明，脑脊液mNGS应用于中枢神经系统感染病原学诊断的阳性率高达57%，推荐mNGS与传统微生物学检查联合使用，进一步优化中枢神经系统感染病原学的早期诊断。本例患者脑脊液培养结果为阴性，可能受到了疾病初期使用头孢菌素、美罗培南等抗菌药物的干扰，降低了培养阳性率，通过mNGS在脑脊液中检出大量大肠埃希菌核酸序列，明确了中枢神经系统感染的病原体，也证实了泌尿系统大肠埃希菌感染播散、继发中枢神经系统感染的临床推测。

参考文献

[1] Bichon A, Aubry C, Dubourg G, et al. Escherichia coli spontaneous community-acquired meningitis in adults: a case report and literature review[J]. Int J Infect Dis, 2018, 67: 70-74.

[2] Diallo K, Feteh VF, Ibe L, et al. Molecular diagnostic assays for the detection of common bacterial meningitis pathogens: a narrative review[J]. EBioMedicine, 2021, 65: 1-10.

[3] Qian L, Shi YJ, Li FQ, et al. Metagenomic next-generation sequencing of cerebrospinal fluid for the diagnosis of external ventricular and lumbar drainage-associated ventriculitis and meningitis[J]. Front Microbiol, 2020, 11: 1-10.

[4] Wall EC, Chan JM, Gil E, et al. Acute bacterial meningitis[J]. Curr Opin Neurol, 2021, 34(3): 386-395.

[5] Xing XW, Zhang JT, Ma YB, et al. Metagenomic next-generation sequencing for diagnosis of infectious encephalitis and meningitis: a large, prospective case series of 213 patients[J]. Front Cell Infect Microbiol, 2020, 10: 187-194.

病例47 女中学生发热伴左下腹痛，原因有点意外

作者·武渊 金文婷 马玉燕 汪小欢
审阅·胡必杰 潘珏

· 病史简介 ·

女性，18岁，山西人，2021-07-08收入复旦大学附属中山医院感染病科。

■ 主诉

发热伴左下腹痛2周。

■ 现病史

1. 2021-06-25患者受凉后发热，T_{max} 39.2℃，伴左下腹痛、恶心、呕吐、便秘。2021-06-28当地医院腹部X线平片及2021-06-30腹部CT均提示肠道积气（图47-1），考虑为不完全性肠梗阻。罗红霉素抗感染、开塞露纳肛及灌肠治疗，症状无明显好转。2021-07-01复查腹盆CT报告未见异常（图47-2），腹部X线平片未见肠梗阻及穿孔征象。

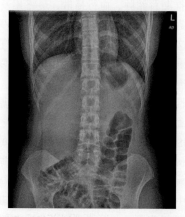

图47-1　2021-06-28外院腹部X线平片：腹部肠腔内多量积气影

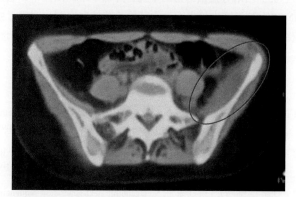

图47-2　2021-07-01外院腹盆CT报告未见异常（自阅片左侧髂腰肌肿胀）

2. 2021-07-02转至上海某医院，查腹盆CT增强：左侧髂骨前内缘低密度灶，伴左侧髂腰肌肿胀（图47-3），考

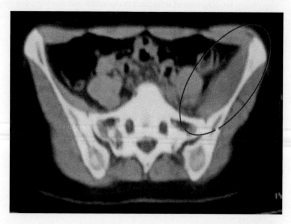

图47-3　2021-07-02外院腹盆CT增强：左侧髂骨前内缘低密度灶，伴左侧髂腰肌肿胀

虑感染性病灶可能。2021-07-03 WBC 9.09×10⁹/L，N% 85.5%；CRP 209.93 mg/L；血培养示金黄色葡萄球菌。万古霉素抗感染。2021-07-05行髂腰肌脓肿穿刺置管引流，引流脓液5 mL，脓液培养示金黄色葡萄球菌。2021-07-07起未再发热，腹痛较前好转，血培养及脓液培养分离到的金黄色葡萄球菌药敏试验显示，除青霉素耐药外，对受试抗菌药物均敏感，故改用头孢唑林抗感染治疗。

3. 2021-07-08为进一步诊治，收入复旦大学附属中山医院感染病科。追问病史，2021-05-25发现右侧耳廓皮疹，曾有搔抓破溃出血（图47-4）。

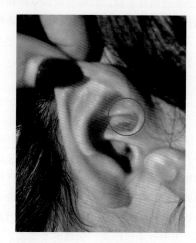

图47-4　2021-07-08入院时耳廓内皮疹

■ 既往史及个人史

无特殊。

入院检查

■ 体格检查

1. T 37.3℃，P 80次/分，R 20次/分，BP 113/74 mmHg。

2. 神志清，右侧耳廓内淡红色皮疹，略高出皮面，直径为2～3 mm，无破溃、渗液；浅表淋巴结未及肿大；双肺呼吸音清，未闻及干湿啰音；心率80次/分，心律齐，未闻及心脏杂音；腹平软，无压痛及反跳痛，肠鸣音4次/分，左下腹见引流管一根，引流通畅，引流管内可见淡血性液体。

■ 实验室检查

1. 血常规：WBC 5.98×10⁹/L，N% 71.2%，Hb 126 g/L，PLT 384×10⁹/L。

2. 炎症标志物：ESR 86 mm/h，CRP 75.1 mg/L，PCT 0.09 ng/mL，铁蛋白378 ng/mL，SAA 381 mg/L。

3. 尿常规：WBC 5/μL，细菌计数0，酵母菌（1+）。

4. 生化：TBiL/DBiL 4.9/2.0 μmol/L，ALT/AST 26/34 U/L，Alb 39 g/L，Cr 42 μmol/L，CK 35 U/L，IgE 172 U/mL，LDH 170 U/L。

5. T-SPOT.TB A/B 0/0，G试验、EBV-DNA、CMV-DNA均阴性。

6. 细胞因子：IL-6 8.1 pg/mL，余阴性。

7. 细胞免疫：B细胞101/μL，T细胞1 157/μL，CD4 609/μL，CD4/CD8 1.3。

8. 肿瘤标志物：CA19-9 90 U/mL，CA125 51.9 U/mL，余阴性。

9. 自身抗体：均阴性。

■ 辅助检查

1. 2021-07-09超声心动图：未见结构异常及赘生物。

2. 2021-07-09胸部CT平扫：未见异常。

3. 2021-07-09腹盆CT平扫：左侧髂窝脓肿（图47-5）。

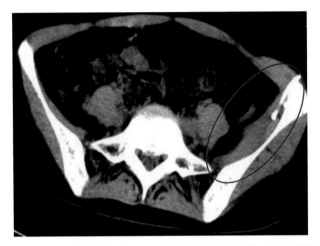

图47-5　2021-07-09腹盆CT：左侧髂窝可见引流管影，局部髂腰肌前缘模糊，局部见长条形液性密度区，范围4.9 cm×1.4 cm

临床分析

■ 病史特点

患者为青少年女性，无基础疾病史，急性起病，主要表现为发热伴左下腹痛、恶心、呕吐、便秘，炎症标志物升高，腹盆CT示左侧髂骨前内缘低密度灶，伴左侧髂腰肌肿胀，考虑感染性病灶可能。局部病灶穿刺引流出脓性液体，血培养、脓液培养金黄色葡萄球菌阳性，抗感染治疗后症状好转。

■ 诊断分析

1. 金黄色葡萄球菌感染：患者急性起病，表现为发热伴左下腹痛、恶心、呕吐、便秘，炎症标志物升高，腹盆CT示左侧髂骨前内缘低密度灶，伴左侧髂腰肌肿胀，考虑感染性病灶可能，血液和病灶穿刺引流液培养均为金黄色葡萄球菌，抗感染和局部引流后症状好转，热退，故首选考虑金黄色葡萄球菌引起的髂窝脓肿和血流感染。

2. 结核分枝杆菌感染：年轻人髂腰肌脓肿，结核是常见原因。通常为胸腰椎结核并发椎旁、腰大肌脓肿，甚至下行至髂窝脓肿。本患者急性起病，否认结核病史，T-SPOT.TB阴性，脓液培养为金黄色葡萄球菌，故结核分枝杆菌感染可不予考虑。

进一步检查、诊治过程和治疗反应

■ 诊治过程

1. 2021-07-08继续左侧髂窝脓肿引流。因外院血培养及脓液培养均示甲氧西林敏感金黄色葡萄球菌（methicllin-susceptible *Staphylococcus aureus*，MSSA），故给予头孢唑林（2 g，静脉滴注，q8 h）+利福平（0.45 g，空腹口服，qd）。

2. 2021-07-10脓液（2021-07-09采样）培养：MSSA。

3. 2021-07-13血（2021-07-08采样）培养：阴性。外周血（2021-07-09采样）mNGS：阴性。

4. 2021-07-14盆腔MRI增强：左侧髂窝脓肿、髂骨骨髓炎（图47-6）。

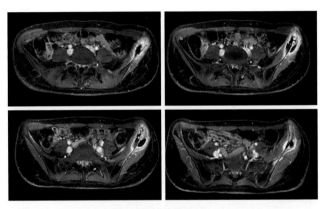

图47-6　盆腔MRI增强：左侧髂腰肌、臀小肌及臀中肌肿胀，可见条片状T₂压脂及DWI高信号，边缘模糊，局部见长条形囊性信号区；左侧髂骨翼局部骨质及周围软组织可见环状明显不均匀强化，内可见无强化区，边界不清，大小约2.9 cm×5.6 cm

5. 2021-07-15因髂窝引流量少，拟彩超下调整引流管位置，见引流管在位，左髂窝脓液少，抽吸未见液体，同时探及左侧臀部低回声团块，因性质不明，取活组织2条送病理。组织找细菌、真菌、抗酸杆菌阴性；组织细菌培养阴性；组织XPERT.TB阴性；组织mNGS阴性；结合，组织病理学考虑为良性平滑肌肿瘤。

6. 2021-07-17骨科专家门诊：保留左侧髂窝脓肿引流，保持引流通畅，积极控制感染；随访平滑肌瘤。

7. 2021-07-20出院，利福平（0.45 g，空腹口服，qd）+左氧氟沙星（0.5 g，口服，qd），门诊随访。

■ 出院后随访

1. 2021-07-21服用左氧氟沙星后恶心明显、喉头紧缩感，调整治疗方案为克林霉素（0.3 g，口服，tid）+利福平（0.45 g，空腹口服，qd）。

2. 2021-07-31复查炎症标志物正常：ESR 20 mm/h，CRP 0.8 mg/L，PCT 0.02 ng/mL。腹盆CT增强示左侧髂窝脓肿较2021-07-09缩小。继续克林霉素+利福平治疗。住院期间多次髂窝脓液真菌培养、分枝杆菌培养结果回报均阴性。

3. 2021-08-02左侧髂窝引流管无脓液引出已1周，抽吸

亦无脓液，拔除引流管。

4. 2021-08-21、2021-09-02两次门诊随访，2021-09-02复查炎症标志物正常，ESR 14 mm/h，CRP 2.8 mg/L（图47-7）；盆腔MRI增强：左侧髂窝脓肿及左侧髂骨骨髓炎较2021-07-14好转（图47-8）。

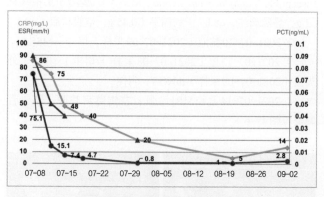

图47-7　炎症标志物变化情况

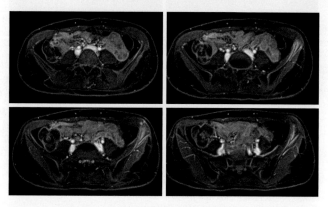

图47-8　2021-09-02盆腔MRI增强：左侧髂窝脓肿及髂骨骨髓炎明显好转

5. 2021-09-06门诊随访，左侧髂窝脓肿及左侧髂骨骨髓炎基本吸收，停用抗感染药物，盆腔MRI未及明确臀部肿块，查体未及明确包块，继续随访平滑肌瘤。

最后诊断与诊断依据

■ 最后诊断

1. 左侧髂窝脓肿伴髂骨骨髓炎和血流感染：MSSA引起。

2. 左侧臀部平滑肌瘤。

■ 诊断依据

患者为青少年女性，以急起的发热伴左下腹痛为主要表现，炎症标志物升高，盆腔CT和MRI示左髂窝脓肿和髂骨骨髓炎，局部引流的脓液及血液培养均为MSSA。静滴头孢唑林（后续口服克林霉素）+利福平抗感染治疗后，发热和腹痛症状缓解，炎症标志物下降，影像学示病灶逐渐吸收，故诊断明确。另患者彩超探及左侧臀部低回声团块，活检组织送检病原学培养及mNGS均阴性，组织病理结合免疫

组化报告为良性平滑肌肿瘤，故左侧臀部平滑肌瘤诊断也可明确。

经验与体会

1. 本例患者以发热伴腹痛起病，伴便秘4天，起初外院腹部CT见肠胀气，怀疑不全性肠梗阻，对症处理肠梗阻，无好转；因当时无左侧髋关节疼痛，且当时外院CT报告未报左侧髂腰肌肿胀，当地医院未明确诊断。后腹盆CT增强提示髂腰肌脓肿，伴髂骨累及，行血培养、脓液引流，培养均提示金黄色葡萄球菌，才明确诊断，肠胀气可能为局部炎症至肠蠕动减慢引起。对于发热伴腹痛的患者，需首先考虑常见的外科、妇产科急腹症，但当症状无缓解或无法解释病情时需再次仔细询问病史、查体并进行影像学检查。

2. 腰肌脓肿（腰大肌、髂腰肌）是指腰肌腔室脓液聚集，可由邻近结构的扩散或由远处的血行路径引起，该病发病率非常低，随着CT等影像学技术的普及，诊断率较前明显提高，早期此类病例多数是在死后诊断的。腰肌脓肿可分为原发性和继发性，原发性由远处病灶血行或淋巴播散引起，危险因素包括糖尿病、静脉用药、HIV感染、肾衰竭和其他的免疫抑制，外伤和血肿也可导致脓肿形成；除此之外，也可是硬膜外麻醉的并发症。继发性腰肌脓肿是从邻近结构直接扩散到腰肌，危险因素包括腹股沟区、腰椎或髋部的外伤和内部定。在某些情况下，很难区分原发性和继发性脓肿。该患者无明确腹股沟区、髋部外伤和手术史，发病前1个月余曾有耳部破溃流脓史，不排除当时病原体一过性入血，后血行播散到髂腰肌引起脓肿，伴髂骨炎症。

3. 引起原发性腰肌脓肿最常见的病原体有金黄色葡萄球菌（42.9%）、草绿色链球菌（19%）及大肠埃希菌（14.3%）。骨组织感染所致继发性腰肌脓肿最常见的病原体是金黄色葡萄球菌（35.2%），而消化道和泌尿道来源的继发性腰肌脓肿最常见的病原体是大肠埃希菌（分别为42.1%和61.5%）。在结核多发地区，结核分枝杆菌是腰肌脓肿的常见原因，布鲁菌引起的椎间盘炎也可引起腰肌脓肿。腰肌脓肿的处理包括充分引流及恰当的抗菌药物治疗。脓肿引流可通过经皮或外科手术进行，超声或CT引导下经皮引流是一种适合的初始选择，研究显示在90%的病例中成功，针抽吸后，可将猪尾导管置于原位，以便进一步引流。当引流停止，患者病情好转，重复影像学检查显示引流效果满意时，可拔除经皮导管。本例患者发现髂腰肌脓肿后及时留置引流管引流，病程中也尝试调整引流管，保持引流通畅。对于腰肌脓肿抗感染疗程不确定，在充分引流情况下，通常建议3～6周，本例合并髂骨骨髓炎，对于骨盆骨髓炎未行外科手术治疗者，推荐至少6～8周疗程。本例病原为MSSA，分离株对青霉素耐药，故抗感染降级为头孢唑林联合利福

平，后改为口服克林霉素+利福平，总疗程为12周，在影像学基本缓解后停药，最终取得较好的疗效。

4. 本例治疗过程中，意外发现臀部平滑肌瘤，与本次髂腰肌脓肿可能无明显关联，为意外合并存在，后续骨科专家门诊随访时，因MRI未见明显肿块、查体未触及肿块，建议随访。

参考文献

[1] López VN, Ramos JM, Meseguer V, et al. Microbiology and outcome of iliopsoas abscess in 124 patients[J]. Medicine (Baltimore), 2009, 88(2): 120–130.
[2] Minejima E, Mai N, Bui N, et al. Defining the breakpoint duration of staphylococcus aureus bacteremia predictive of poor outcomes[J]. Clin Infect Dis, 2020, 70(4): 566–573.

病例 48 发热、头痛为哪般，"照妖镜"下现原形

作者·王青青　金文婷　马玉燕
审阅·胡必杰　潘　珏

· 病史简介 ·

女性，59岁，重庆人，2022-01-05收入复旦大学附属中山医院感染病科。

■ 主诉

发热2个月伴头痛2周。

■ 现病史

1. 2021-11-05患者无诱因出现发热，T_{max} 38.9℃，伴畏寒、咳嗽、咳少量白色痰、气促、双下肢酸痛，未就诊。

2. 2021-11-15发热持续，至当地住院查WBC 7.04×10^9/L，N% 72.2%，Hb 95 g/L，PLT 312×10^9/L；CRP 153.56 mg/L，ESR 112 mm/h，PCT 0.03 ng/mL；血培养、自身抗体均阴性。胸腹部CT：双肺散在纤维条索影，少量胸腔积液，中下腹腔局部脂膜炎可能。B超：甲状腺结节，浅表淋巴结未见肿大。超声心动图：未见赘生物。考虑为感染性发热。哌拉西林/他唑巴坦（2021-11-15至2021-11-19）、厄他培南（2021-11-19至2021-11-23）抗感染，仍发热，体温高峰无下降。患者要求出院，予以奈诺沙星（0.5 g，口服，qd）2周。

3. 2021-12-18仍持续发热，并出现颞额区、下颌、颈部搏动性胀痛和咀嚼时颞颌关节酸痛，无口腔黏膜破溃，无吞咽困难。2021-12-22再次于外院住院查WBC 8.12×10^9/L，N% 72.3%，PLT 423×10^9/L，Hb 69 g/L；CRP 111.7 mg/L，PCT 0.12 ng/mL；ALT/AST 89/103.6 U/L；尿常规：RBC 98/μL，WBC 42/μL，蛋白质阴性。头颅MRI：垂体后缘异常信号影，囊肿？双颈部间隙多发淋巴结。骨髓穿刺涂片：红系增生减低，细胞内铁偏低。头孢哌酮/舒巴坦及莫西沙星抗感染治疗，仍有发热。后自服塞来昔布，颞额区、下颌、颈部搏动性胀痛和颞颌关节酸痛较前明显缓解，热峰较前下降，T_{max} 38℃。

4. 病程中体重下降5 kg。

5. 2022-01-05为明确发热原因收入复旦大学附属中山医院感染病科。

■ 既往史及个人史

无特殊。

· 入院检查 ·

■ 体格检查

1. T 36.2℃，P 110次/分，R 20次/分，BP 87/68 mmHg。

2. 神志清，精神可，额区有轻压痛，双侧颞部及颈部未触及肿大淋巴结。双肺呼吸音清；心律齐，各瓣膜区未闻及杂音；腹部平软，无压痛，肝、脾肋下未及。

■ 实验室检查

1. 血常规：WBC 4.61×10^9/L，N% 61.9%，Hb 82 g/L，PLT 300×10^9/L。

2. 炎症标志物：hsCRP 56.1 mg/L，ESR 59 mm/h，PCT 0.09 ng/mL。

3. 生化：ALT/AST 45/94 U/L，Alb 36 g/L，Cr 54 μmol/L，$Na^+/K^+/Cl^-$ 141/2.9/100 mmol/L。

4. D-二聚体：1.8 mg/L。

5. 尿常规、粪常规均阴性。

6. T-SPOT.TB A/B 0/0（阴性/阳性对照：0/278），血隐球菌荚膜抗原、CMV-DNA、EBV-DNA均阴性。

7. 自身抗体、肿瘤标志物、心脏标志物均阴性，甲状腺功能正常。

8. 细胞免疫：CD4 561/μL，CD8 311/μL，CD4/CD8 1.8。

■ 辅助检查

1. 心电图：正常。

2. 超声心动图：未见赘生物。

· 临床分析 ·

■ 病史特点

患者为中年女性，发热2个月，伴头颈部胀痛2周入院，T_{max} 38.9℃，病程较长；炎症标志物升高，自身抗体均阴性，

血培养阴性；胸腹部CT未见明显异常。先后使用哌拉西林/他唑巴坦、碳青霉烯类、喹诺酮类抗感染，效果不佳。

■ 诊断分析

1. 感染性疾病。

• 中枢神经系统感染：如细菌性脑膜炎，急性起病，往往有上呼吸道感染或耳源性感染的前驱症状，继而出现持续发热，伴头部弥漫性持续性剧烈疼痛，伴意识改变。该患者发热病程较长，以双侧颞部及额部搏动性疼痛为主，无意识改变，故该诊断暂不考虑。另患者发热头痛，病程长，伴消瘦，需警惕结核分枝杆菌、隐球菌等慢性低毒力病原体引起的颅内感染。但查血T-SPOT.TB、血隐球菌荚膜抗原均阴性，胸腹部CT未见感染病灶，必要时行头颅MRI、脑脊液检查明确诊断。

• 耳鼻部感染：需警惕鼻窦部感染，如鼻窦炎，可出现鼻充血、鼻塞、脓性鼻分泌物、面部疼痛局部症状，以及发热、头痛、乏力等全身症状。患者有发热、头痛，但无鼻塞及脓性鼻部分泌物等局部症状，考虑鼻窦炎可能较小，必要时行头部CT协助诊治。另需与中耳炎鉴别，多出现耳痛、听力下降，也可出现高热、耳后疼痛等症状，但患者无耳痛不适等局部表现，可暂不考虑。

• 其他感染：如布鲁菌病等全身感染性疾病也可出现发热、头痛症状，但患者无牛、羊接触史，无腰痛、关节疼痛等症状，血培养阴性，考虑该诊断可能小，必要时查布鲁菌抗体及核酸明确诊断；此外，需考虑隐匿部位感染，如感染性心内膜炎、颈椎感染等，可复查血培养，完善超声心动图、PET/CT等检查协助诊断。

2. 非感染炎症性疾病。

• 风湿性疾病：患者长期发热，抗感染效果不佳，查自身抗体均阴性，需警惕血清阴性风湿系统疾病。动脉炎，如大动脉炎，主要累及主动脉及其主要分支。它好发于女性，发病年龄通常为10～40岁，亚急性起病，早期可出现发热、体重减轻症状，可伴有关节疼痛、颈动脉痛等症状。再如巨细胞动脉炎，主要累及主动脉弓起始部的动脉分支，也可出现发热消瘦症状，2/3以上患者出现头痛，常位于颞部，可伴关节肌肉痛。结合患者发热伴头颈部疼痛的临床症状，且抗感染效果不佳，需警惕此类疾病。

• 恶性肿瘤：如淋巴瘤，该为中年女性患者，发热持续时间较长，抗感染效果不佳，需警惕淋巴瘤可能，可行PET/CT、骨髓穿刺活检协助诊断。

进一步检查、诊治过程和治疗反应

■ 诊治过程

1. 2022-01-05行血培养（2022-01-11回报阴性）及血mNGS。补钾、纠正贫血治疗。

2. 2022-01-06颞动脉B超：双侧颞动脉血流通畅；PET/CT（图48-1），考虑炎性病变累及双侧锁骨下动脉、腋动

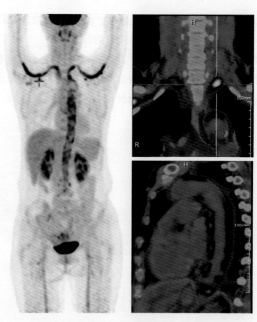

图48-1　2022-01-06 PET/CT：考虑为炎性病变累及双侧锁骨下动脉、腋动脉、主动脉弓，以及胸、腹主动脉，双侧颈动脉、双侧腋窝、锁骨区及颈部淋巴结炎

脉、主动脉弓，以及胸、腹主动脉，双侧颈动脉、双侧腋窝、锁骨区及颈部淋巴结炎，请结合临床。

3. 2022-01-07风湿科会诊考虑巨细胞动脉炎可能性大。转风湿科后进一步诊治。

■ 转科后治疗

1. 2022-01-08血mNGS（2022-01-05采样）：CMV种严格序列数44。

2. 2022-01-10 T_{max} 38.5℃，考虑合并病毒感染不排除。更昔洛韦（0.25 g，静脉滴注，q12 h）抗病毒。

3. 2022-01-12仍有发热，浅表淋巴结B超：双侧颈部（右侧最大14 mm×4 mm，左侧最大13 mm×4 mm）及双侧腹股沟见淋巴结；右锁骨上淋巴结肿大（最大10 mm×6 mm）。甲泼尼龙（40 mg，静脉滴注，qd）治疗。

4. 2022-01-15体温正常，头颈部疼痛较前好转，调整为泼尼松片（40 mg，口服，qd）、更昔洛韦（0.25 g，口服，q12 h）抗病毒，出院，风湿科门诊随访。

5. 图48-2为治疗过程中患者体温变化情况。

■ 出院后随访

2022-01-24电话随访：患者体温正常，无头颈部疼痛不适。继续泼尼松治疗。

最后诊断与诊断依据

■ 最后诊断

巨细胞动脉炎。

■ 诊断依据

患者为中年女性，发热起病，伴头颈部搏动性疼痛，下颌运动障碍；查体额部（颞动脉分布区域）有压痛。多次查

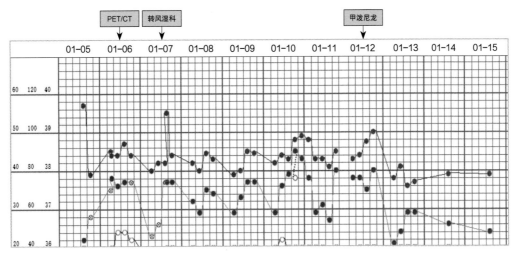

图48-2　治疗过程中患者体温变化情况

CRP、ESR升高，血培养阴性。PET/CT示主动脉弓分支及腹主动脉糖代谢明显升高，考虑为炎症病变。外院抗感染效果不佳，予以激素治疗后体温正常，症状明显好转。结合临床表现、实验室检查及激素治疗有效，故诊断为巨细胞动脉炎。病程中患者血mNGS检出CMV序列少量，CMV-IgG阳性，CMV-IgM抗体及DNA均阴性，经抗病毒治疗后体温无明显下降，故考虑合并CMV感染可能小。但拟使用激素治疗，故予以抗病毒治疗。

经验与体会

1. 不明原因发热（fever of unknown origin，FUO）是内科疾病中的疑难杂症，近年文献显示，最终诊断感染性疾病的约占40%，非感染性疾病比例逐渐升高。大血管炎因缺乏特异性实验室指标常常容易漏诊，也构成FUO重要病因。大血管炎主要包括大动脉炎与巨细胞动脉炎。大动脉炎好发于20～40岁的年轻女性，主要累及主动脉及其分支；而巨细胞动脉炎（giant cell arteritis，GCA）好发于老年患者，发生率为（1～33）/10万，其中70～79岁患者中发病率最高；主要累及主动脉弓起始部的动脉分支，亦可累及主动脉的远端动脉及中小动脉。典型症状包括头痛、风湿性多肌痛、下颌运动障碍和视力障碍；全身症状包括全身强直、不明原因发热、盗汗和体重减轻等。巨细胞动脉炎诊断金标准是动脉活检病理，但由于颞动脉活检阳性率较低，且主动脉获取病理困难，诊断较为困难。

2. 目前巨细胞动脉炎的诊断多采用1990年美国风湿病学会的分类标准，其敏感性及特异性分别为93.5%及91.2%。诊断标准包括：① 发病年龄≥50岁；② 新近出现的头痛；③ 颞动脉病变，颞动脉压痛或搏动减弱，除外颈动脉硬化所致；④ ESR≥50 mm/h；⑤ 动脉活检异常，活检标本病理示血管炎，其特点为以单核细胞为主的炎性浸润或肉芽肿性炎症，常有多核巨细胞。符合上述5条标准中的至少3条可诊断为GCA。本例患者颞动脉B超未见异常，未进一步行颞动脉活检；虽未获得病理结果，但结合患者症状及实验室检查，仍可临床诊断为巨细胞动脉炎。

3. PET/CT在发热待查中的辅助诊断价值越来越重要，除筛查恶性肿瘤外，还可用于发现感染性病变或非感染性炎症病变。PET/CT是血管活动性炎症的重要标记，可反映血管壁活动性炎症，在GCA诊断中也起到十分重要的作用，尤其在表现不典型的患者，如不明原因的发热，或颞动脉活检阴性时，尤为有价值。PET/CT用于诊断GCA的敏感性为90%，特异性为98%。此外，PET/CT也被用于评估GCA活动性和治疗反应。在过去6年期间，复旦大学附属中山医院感染病科收治的发热待查病例中最终诊断为大动脉炎的，共30余例；其中大多数是通过PET/CT发现重要线索，最终诊断。

4. 英国风湿病学会发布的GCA诊疗指南建议：GCA的标准初始糖皮质激素剂量是40～60 mg泼尼松口服，每天1次；使用至症状改善或炎症标志物好转。当出现突发失明或间歇性失明时，可予以0.5～1 g的甲泼尼龙治疗3次，后逐渐减量。如无复发，可在12～18个月减量至停药。当患者复发或无法耐受激素时，可考虑使用甲氨蝶呤或托珠单抗治疗。本例患者接受激素治疗后症状明显改善，故首选激素治疗。

参考文献

[1] Koster MJ, Eric L, Matteson EL, et al. Large-vessel giant cell arteritis: diagnosis, monitoring and management[J].Rheumatology (Oxford), 2018, 57(suppl_2): ii32–ii42.

[2] Mackie SL, Dejaco C,Appenzeller S,et al. British Society for Rheumatology guideline on diagnosis and treatment of giant cell arteritis[J]. Rheumatology(Oxford), 2020, 59(3): 1–23.

[3] Pelletier-Galarneau M, Ruddy T D. PET/CT for diagnosis and management of large-vessel vasculitis[J]. Curr Cardiol Rep, 2019, 21(5): 34.

病例49 发热、胸腔积液终不退，须知原因非一般

作者·王萌冉 金文婷 马玉燕
审阅·胡必杰 潘珏

· 病史简介 ·

男性，81岁，江苏人，2022-01-18收入复旦大学附属中山医院感染病科。

■ 主诉

发热伴胸闷、胸痛1个月余。

■ 现病史

1. 2021-12无明显诱因下出现发热，T_{max} 39℃，伴胸闷、胸痛，胸痛主要位于右侧胸壁及季肋区，与呼吸运动无明显关系，活动后症状加重，偶有咳嗽伴少量白色黏痰。

2. 2022-01-03至当地医院就诊，查WBC 6.36×10^9/L，N% 79.4%；CRP 72.5 mg/L；QFT阳性。心电图：心房颤动（房颤）伴快速心室率，偶发室性早搏（期前收缩）；超声心动图：中度肺动脉高压，射血分数46%。胸部X线片：右下肺片状阴影伴右侧胸腔积液（又称胸水）。遂行右侧胸腔积液穿刺引流，常规及生化结果提示渗出液（具体结果未见），ADA 17 U/L；胸腔积液细胞学检查见大量中性粒细胞，未见恶性肿瘤细胞。头孢西丁、莫西沙星、哌拉西林/他唑巴坦等抗感染，热峰无明显下降。2022-01-08查胸部CT：右肺下叶可疑团片样改变，右侧胸膜结节状增厚伴少量包裹性积液，右侧心膈角可疑结节影。

3. 2022-01-14复旦大学附属中山医院查WBC 9.46×10^9/L，N% 82.2%；CRP > 90 mg/L；D-二聚体4.03 mg/L。肺动脉CTA：右下肺动脉肺段分支多发栓塞，左肺动脉部分远端分支可疑小栓子，右下肺部分实变不张，右侧胸膜多发增厚伴少量包裹性积液，右侧肺门淋巴结肿大（图49-1）。低分子肝素抗凝，头孢唑肟+莫西沙星抗感染治疗，仍有发热，体温波动于38～39℃。为明确胸腔积液原因收入感染病科。

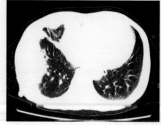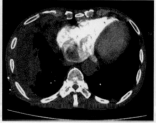

图49-1 2022-01-14肺动脉CTA：右下肺部分实变不张，右侧胸膜多发增厚伴少量包裹性积液

■ 既往史及个人史

下肢静脉曲张史，2013年行手术治疗；甲状腺结节切除术史；否认其他慢性病史。

· 入院检查 ·

■ 体格检查

1. T 38.8℃，P 98次/分，R 22次/分，BP 114/74 mmHg。

2. 神志清，皮肤、巩膜无黄染；全身浅表淋巴结无肿大；右下肺呼吸音低，未闻及明显干湿啰音；心率98次/分，房颤心律，各瓣膜区未闻及明显杂音；腹软，未及包块，无压痛、反跳痛，肝、脾肋下未及；双下肢不肿。

■ 实验室检查

1. 血气分析：pH 7.47，PaO_2 72 mmHg。

2. 血常规：WBC 9.66×10^9/L，N% 82.9%，EOS% 0.4%，Hb103 g/L，PLT 325×10^9/L。

3. 炎症标志物：ESR 68 mm/h，hsCRP 134.1 mg/L，PCT 0.11 ng/mL。

4. 生化：ALT/AST 19/36 U/L，Cr 71 μmol/L，Alb 29 g/L。

5. 免疫球蛋白：IgE 35 U/mL。

6. 心肌损伤标志物：c-TnT 0.018 ng/mL，NT-proBNP 2 205 pg/mL。

7. D-二聚体：9.37 mg/L。

8. T-SPOT.TB A/B 17/13（阴性/阳性对照：0/28），G试验169.2 pg/mL；GM试验、血隐球菌荚膜抗原、EBV-DNA、CMV-DNA均阴性。

9. 肿瘤标志物：CEA 2.7 ng/mL，NSE 31.4 ng/mL，CYFRA 21-1 3.7 ng/mL，余均阴性。

10. 自身抗体：ANA 1 ：320，余阴性。

■ 辅助检查

1. 2022-01-18心电图：心房颤动伴快速心室率，完全性右束支传导阻滞。

2. 2022-01-19超声心动图：双房及右心室增大伴室间隔心尖段收缩活动稍减弱，极少量心包积液，射血分数55%。

3. 2022-01-19腹盆CT增强：肝周膈肌增厚，肝多发小囊肿，双肾囊肿，前列腺增生，盆腔少量积液，右侧胸膜不规则增厚。

· 临床分析 ·

■ 病史特点

患者为老年男性，发热伴胸闷、胸痛1个月，T_{max} 39℃，CRP及D-二聚体明显升高，外院QFT及复旦大学附属中山医院T-SPOT.TB均阳性；胸部影像学提示右下肺阴影伴局

部胸膜增厚，包裹性胸腔积液；肺动脉CTA见两肺动脉分支多发栓塞；胸腔积液常规及生化提示渗出液，ADA不高；经头孢菌素和莫西沙星等抗感染治疗后，体温及右侧胸腔积液均未见明显好转。

诊断分析

1. 结核性胸膜炎：亚急性病程，QFT及T-SPOT.TB均阳性，影像学表现为单侧胸腔积液伴局部胸膜增厚；胸腔积液常规及生化考虑渗出液，常规抗细菌治疗后发热及胸腔积液改善不明显，故应首先考虑。可进一步完善胸腔积液涂片找抗酸杆菌、分枝杆菌培养、XPERT.TB等，必要时可考虑胸膜活检以明确诊断。

2. 肺炎并发胸腔积液：病程中有持续发热，多次查血常规提示中性粒细胞百分比及CRP明显升高，胸部CT见右下肺部分实变，且胸腔积液ADA结果不高，故需考虑是否存在既往抗细菌治疗未覆盖病原体或混合感染可能。可进一步完善胸腔积液常规生化、痰及胸腔积液病原学检查，以及mNGS等以明确诊断。

3. 恶性胸腔积液：胸部影像学提示右下肺部分实变不张，局部胸膜增厚；肺动脉CTA见两肺动脉多发栓塞；抗感染治疗后症状未明显好转；虽然入院后查多项肿瘤标志物仅轻度升高，但患者为老年男性，故仍需考虑恶性肿瘤继发感染及肺动脉栓塞可能，可进一步通过胸腔积液脱落细胞学、支气管镜及胸膜活检等明确诊断。

4. 肺梗死继发胸腔积液：患者入院前查肺动脉CTA见两下肺动脉多发栓塞，可出现继发肺梗死，也可出现发热、咯血、胸膜炎性胸痛、胸腔积液等症状。虽然该患者病程中无咯血表现，但胸部影像学见右下肺部分不张伴局部包裹性胸腔积液，入院后查D-二聚体较前进行性升高，故需警惕。

进一步检查、诊治过程和治疗反应

1. 2022-01-18入院后有发热，完善血培养及mNGS检查，哌拉西林/他唑巴坦（4.5 g，静脉滴注，q8 h）抗感染，辅以低分子肝素抗凝、呋塞米+螺内酯利尿、补充白蛋白等对症治疗。

2. 2022-01-19行腹盆CT见右侧胸膜不规则增厚，较2022-01-14进展（图49-2）。

3. 2022-01-19介入超声引导下行右侧包裹性胸腔积液穿

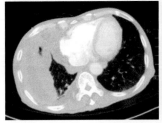
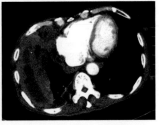

图49-2　2022-01-19腹盆CT见右侧胸膜增厚较前进展

刺引流，引流出少量淡血性胸腔积液。胸腔积液常规：比重1.026，RBC 104.5×10⁹/L，WBC 2.657×10⁹/L，多个核细胞90%。生化：LDH 6 605 U/L，ADA 70 U/L，胸腔积液肿瘤标志物均阴性。

4. 2022-01-20双下肢静脉B超：未见明显血栓形成。

5. 2022-01-22胸腔积液涂片找细菌、真菌阴性，细菌、真菌培养阴性。胸腔积液XPERT.TB阴性。血培养、血mNGS、胸腔积液mNGS均阴性。

6. 2022-01-22仍有高热，T_{max} 39.3℃；随访WBC 8.69×10⁹/L，N% 82.0%；ESR 73 mm/h，hsCRP 195.6 mg/L，PCT 0.19 ng/mL；较入院时进一步上升。更换抗感染治疗：美罗培南（1 g，静脉滴注，q8 h）。

7. 2022-01-24诉右侧胸痛明显，深呼吸时加重；连续2日未引流出胸腔积液。随访B超：右侧胸腔第8～10肋间混合回声区，深度27 mm，内见分隔。故拔除胸管。

8. 2022-01-26 T_{max} 38.7℃，行PET/CT：考虑为右侧胸膜及肺门淋巴结炎性病变可能，恶性肿瘤不排除；右侧胸腔积液伴右肺部分膨胀不全；右肺小结节；腹盆腔腹膜增厚（图49-3）。

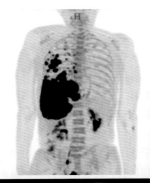
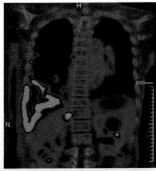
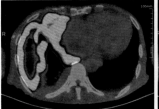
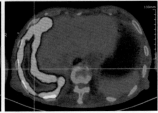

图49-3　2022-01-26 PET/CT：右侧胸膜不均匀增厚伴糖代谢异常增高（SUV_{max} 32.8），局部呈包裹性、内见气体影，膈胸膜处为著；右侧肺门见糖代谢异常增高淋巴结（SUV_{max} 16.8），炎性病变可能，恶性肿瘤不排除

9. 2022-01-27超声造影引导下行右侧胸膜活检，胸膜组织涂片找细菌、真菌阴性，细菌、真菌培养阴性。胸膜组织XPERT.TB阴性。完整病理结果（2022-02-01回报）：差分化恶性肿瘤，肿瘤细胞呈片状排列，细胞呈圆形、卵圆形、梭形，部分细胞异型性明显，结合现有病理形态及免疫组化结果，考虑为低分化癌，肉瘤样癌倾向（图49-4）。

10. 2022-02-04至肿瘤内科进一步治疗。

> 右侧胸膜：灰白色条索状组织 2 条，长分别为 0.8 cm 和 1.2 cm，直径均为 0.1 cm。

> （右侧胸膜）差分化恶性肿瘤，正在行免疫组化及基因检测以协助诊断。
>
> 补充报告 1 诊断结果：
>
> 2022-01-29（右侧胸膜）差分化恶性肿瘤，肿瘤细胞呈片状排列，细胞呈圆形、卵圆形、梭形，部分细胞异型性明显，结合现有病理形态及免疫组化结果，考虑为低分化癌，肉瘤样癌倾向。
>
> 免疫组化（N22-003081）22S007700-001：PD-L1（28-8）（>95%++），PD-L1（E1L3N）(>95%++)，CK{pan}（弱+），WT-1（-），Calretinin（-），Ki-67（90% 阳性），Vim（+），CEA（-），TTF-1（-），NapsinA（-），P40（-），CK5/6（-），P16（-），D2-40（部分+），SMACAB1（INI-1）（+），SMARCA2（BRM）（+），SMARCA4（BRG-1）（+），ARID1α（+），EMA（-），CAM5.2（++），CK7（++），CK19（++）；Des（-），S-100（-），SOX10（-），SMA（-），CD34（-），ALK{克隆号1A4}（-），CD30（-），CD68（PGM1）（-），CD56（-），SYN（-），CgA（-）。

图 49-4　胸膜活检病理

最后诊断与诊断依据

最后诊断

1. 胸膜恶性肿瘤：肉瘤样癌。
2. 肺动脉栓塞。

诊断依据

患者为老年男性，发热伴胸闷、胸痛 1 个月，胸部影像学检查提示右侧包裹性积液伴局部胸膜增厚，右肺下叶部分实变不张；PET/CT 见右侧胸膜及右侧肺门淋巴结代谢明显升高；胸腔积液常规及生化提示为渗出液；胸膜活检病理结果为差分化恶性肿瘤，倾向肉瘤样癌，故可明确诊断。虽炎症标志物升高，但广谱抗感染治疗后发热无明显好转；病原学检查结果均阴性，故考虑发热为肿瘤热可能性大。患者入院后查 D-二聚体升高，肺动脉 CTA 示两肺动脉分支多发栓塞，故诊断。

经验与体会

1. 本例患者呈亚急性病程，有发热，炎症标志物明显升高，胸部影像学表现为单侧包裹性胸腔积液及局部胸膜增厚，QFT 及 T-SPOT.TB 结果阳性；胸腔积液呈渗出液改变；肿瘤脱落细胞学结果阴性；临床表现及过程酷似感染性疾病，但后续患者痰及胸腔积液病原学结果均阴性，且经广谱抗感染治疗后体温及影像学均无明显改善，最终经 PET/CT 检查及胸膜活检病理检查，诊断为胸膜肉瘤样癌。因此，在临床工作中，对于此类患者，需要重视非感染性疾病的可能性。

2. 肉瘤样癌（sarcomatoid carcinoma，SC）是一种同时具有癌和肉瘤成分的少见的恶性肿瘤，恶性程度高，进展快，预后差。常见的发病部位是肺、乳腺、肾脏、膀胱，其次是胆囊、食管等，原发于胸膜的肉瘤样癌较为罕见，起病较为隐匿，多表现为单侧的胸腔积液与局部胸膜增厚或结节样改变，易与结核性胸膜炎混淆，尤其是在结核病原学检测结果阳性的患者中。确诊依赖于病理学检查和免疫组化。

3. 恶性胸膜肿瘤中以间皮瘤最为常见，通常分为三大组织学亚型，上皮样型、肉瘤样型和混合型，其中肉瘤样型恶性胸膜间皮瘤与本例当中胸膜肉瘤样癌间的鉴别较难，因为目前尚无敏感性和特异性足够高的单一标志物可用于确诊恶性间皮瘤。在免疫组化染色当中，支持恶性间皮瘤诊断的常见阳性标志物包括钙视网膜蛋白、CK5/6、WT-1 和 D2-40；广谱细胞角蛋白染色在间皮瘤的诊断中非常有价值，但是不一定能够区分恶性间皮瘤和其他肉瘤，所以一般采用多种细胞角蛋白抗体如 AE1/3 或 CAM5.2 等。本例患者的胸膜活检组织免疫组化结果中，支持间皮瘤诊断的标志物中仅 D2-40 为（+），钙视网膜蛋白等其他间皮瘤相关染色均阴性，而细胞角蛋白抗体 CAM5.2（2+），故最终病理倾向于肉瘤样癌的诊断。

4. 可以引起胸腔积液的局部或全身性疾病很多，接受诊断性胸腔穿刺引流后，仍有约 25% 的患者未能明确胸腔积液的原因。单纯性肺炎旁胸腔积液，以及肺栓塞、结核性胸膜炎等胸腔积液通常可以在数周内自行消退，但恶性胸腔积液很少自行消退。对于年龄超过 60 岁，CT 影像学提示单侧胸腔积液及胸膜病变，且经过胸腔积液穿刺引流仍未明确病因的患者，需高度考虑恶性肿瘤及完善胸膜活检。通常采用 CT 或 B 超引导下行穿刺活检，可以提高经皮穿刺活检的阳性率。对于细胞学检查结果阴性的疑似恶性胸腔积液患者，CT 引导下行活检的敏感性约为 87%，B 超引导下行穿刺活检的敏感性可能较 CT 引导下相比低。

5. PET/CT 检查对于胸膜恶性肿瘤的诊断具有一定价值，局部糖代谢升高可证实存在炎症性疾病或恶性肿瘤。如 CT 显示存在胸膜实性病变，且 PET/CT 提示胸膜和胸腔积液糖代谢摄取增高，预测恶性胸腔积液的准确率可高达 90%。PET/CT 结果阴性不能排除恶性肿瘤，但更倾向于良性病变。

参考文献

[1] Maskell NA, Gleeson FV, Davies RJ. Standard pleural biopsy versus CT-guided cutting-needle biopsy for diagnosis of malignant disease in pleural effusions: a randomized controlled trial[J]. Lancet, 2003, 361(9366): 1326-1330.

[2] Opitz I, Scherpereel A, Berghmans T, et al. ERS/ESTS/EACTS/ESTRO guidelines for the management of malignant pleural mesothelioma[J]. Eur J Cardiothorac Surg, 2020, 55(6): 1900953.

[3] Thomas R, Cheah HM, Creaney J, et al. Longitudinal measurement of pleural fluid biochemistry and cytokines in malignant pleural effusions[J]. Chest, 2016, 149(6): 1494-1500.

病例 50 化疗患者的热病，谜底藏在脑子里

作者·钱奕亦 金文婷 马玉燕 马艳
审阅·胡必杰 潘珏

· 病史简介 ·

男性，46岁，江苏人，2021-12-06收入复旦大学附属中山医院感染病科。

主诉

发热伴头痛10天。

现病史

1. 2021 06确诊套细胞淋巴瘤［Ann Arbor分期 Ⅳ期B组，套细胞淋巴瘤国际预后评分系统（international prognostic index for mantle cell lymphoma，MIPI）评分1分］，化疗5个周期，方案：苯达莫司汀165 mg，d1、d2+汉利康600 mg，d1+奥布替尼150 mg，qd。

2. 2021-11-26受凉后出现鼻塞，自觉发热，未测体温；伴前额部针刺样头痛，无咳嗽、咳痰、腹痛、腹泻、尿频、尿急、皮疹、关节痛等，自服退热药，头痛反复发作。

3. 2021-11-28 第6次化疗前随访，血WBC 2.15×10^9/L，N 0.4×10^9/L；CRP 5.1 mg/L，PCT 0.09 ng/mL。粒细胞集落刺激因子升白。当晚再次发热伴鼻塞，T_{max} 38.2℃，血培养阴性，给予莫西沙星、头孢唑肟抗感染后体温降至37.8℃，自觉症状好转，复查WBC正常，完成化疗后出院。

4. 2021-12-03仍有发热T_{max} 38.5℃，伴头痛，程度剧烈，影响睡眠，当地医院行头颅CT未见异常。头孢曲松、左氧氟沙星抗感染，无好转。

5. 2021-12-05复旦大学附属中山医院门诊查血WBC 17.47×10^9/L，N% 92.2%；CRP 81.5 mg/L。头胸腹盆CT：两肺下叶少许慢性炎症；腹腔和腹膜后多发小淋巴结；肝慢性改变，脾稍大。美罗培南抗感染，发热、头痛无改善。2021-12-06为明确发热、头痛原因收入感染病科。

· 入院检查 ·

体格检查

1. T 38.8℃，P 84次/分，R 20次/分，BP 133/76 mmHg。

2. 神志清，精神欠佳。瞳孔等大等圆、对光反射灵敏。双肺听诊呼吸音清，未闻及干湿啰音。心瓣膜区未见杂音。腹软，无压痛，脑膜刺激征阳性，颏胸距3指。

实验室检查

1. 血常规：WBC 10.45×10^9/L，N% 86.3%，L% 2.8%。

2. 炎症标志物：CRP 91.8 mg/L，ESR 30 mm/h，PCT 0.16 ng/mL。

3. 生化：ALT/AST 16/18 U/L，Alb 40 g/L，Cr 55 μmol/L。

4. T-SPOT.TB A/B 0/0（阴性/阳性对照：0/75），G试验、CMV-DNA、EBV-DNA均阴性。

5. 细胞免疫检查：CD4/CD8 0.5，CD4 80/μL。

6. 自身抗体及肿瘤标志物：均阴性。

· 临床分析 ·

病史特点

患者为中年男性，淋巴瘤化疗患者，急性病程，发热伴头痛10天，病程中出现一过性粒细胞缺乏，炎症标志物升高，头胸腹盆CT未见明显异常，T-SPOT.TB、G试验阴性。经验性抗细菌效果不佳。综合目前资料，考虑诊断如下。

诊断分析

1. 中枢神经系统感染：患者以发热伴头痛为主要症状，查体脑膜刺激征阳性。胸腹盆CT未见明显病灶，血培养阴性，需警惕中枢神经系统感染。常见病原体考虑如下。

• 病毒：病毒性脑膜脑炎起病急，脑脊液压力轻度升高，WBC轻度升高，生化可基本正常。患者发热伴头痛10天，抗细菌无效，需考虑病毒脑可能，入院后完善头MRI、腰椎穿刺、脑脊液常规+生化、病毒抗体+DNA、mNGS明确。

• 细菌：化脓性脑膜炎，急性起病，毒性症状明显，外周血WBC及炎症标志物升高显著，脑脊液可见以多核细胞为主的白细胞增多伴高蛋白质、低葡萄糖。患者一般情况尚可，无寒战等毒性症状，头孢曲松、左氧氟沙星、美罗培南抗细菌效果不佳，不符合典型的化脑，入院后完善腰椎穿刺、脑脊液常规+生化、脑脊液细菌涂片及培养、mNGS进一步寻找病原体。

• 隐球菌：隐球菌性脑膜脑炎多为亚急性或慢性起病，可伴鸟类或鸽粪接触史，头痛剧烈，颅内压升高明显，外周血WBC和炎症标志物升高不明显。该患者为肿瘤免疫抑制状态，急性起病，伴剧烈头痛，抗细菌无效，应警惕隐球菌脑膜炎可能，入院后可行血隐球菌荚膜抗原、腰椎穿刺、脑脊液墨汁染色、隐球菌荚膜抗原、真菌培养等进一步明确。

• 结核：结核性脑膜炎，多为慢性起病，以单核细胞为主的白细胞增多和脑脊液蛋白质明显升高为特点，颅内压升高明显。该患者为免疫低下状态，需警惕结核感染，但患者起病急，T-SPOT.TB阴性，胸部CT未见结核病灶，为不支持点，入院后可完善腰椎穿刺脑脊液行常规、生化、ADA、XPERT.TB、涂片找抗酸杆菌、分枝杆菌培养等进一步鉴别。

2. 淋巴瘤中枢神经系统侵犯：基础为套细胞淋巴瘤，目

前化疗中。出现头痛症状需要考虑淋巴瘤中枢神经系统侵犯可能。但患者化疗效果可，套细胞淋巴瘤中枢侵犯较少见，此次起病急，该诊断可能性小，行腰椎穿刺完善脑脊液脱落细胞学及头颅增强MRI以排除。

进一步检查、诊治过程和治疗反应

■ 诊治过程

1. 2021-12-06完善血培养、血mNGS，行头颅MRI平扫：脑内散在亚急性梗死灶可能性大。

2. 2021-12-07行腰椎穿刺术，脑脊液压力 > 350 mmH$_2$O，脑脊液常规+生化：WBC 196×10^6/L，多核细胞49%，单核细胞50%；蛋白质0.66 g/L，葡萄糖2.1 mmol/L，ADA 3.0 U/L；涂片找隐球菌（墨汁染色）阳性（图50-1）；脑脊液隐球菌荚膜抗原试验阳性，1 : 40；脱落细胞学阴性。脑脊液行细菌、真菌、分枝杆菌培养及mNGS，并将1 mL脑脊液注入血培养真菌瓶行液体增菌。

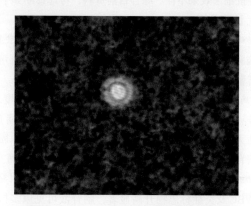

图50-1　2021-12-07脑脊液隐球菌墨汁染色

3. 2021-12-07血隐球菌荚膜抗原试验阳性，1 : 160；考虑隐球菌性脑膜脑炎，两性霉素B胆固醇硫酸酯复合物（200 mg，静脉滴注，qd）（50 mg，d1；100 mg，d2；150 mg，qd，d3 ~ d9；此后目标剂量200 mg）+氟胞嘧啶（1.5 g，口服，qid）诱导治疗，辅以甘露醇降颅压、心电监护及补钾治疗。

4. 2021-12-07血mNGS回报（2021-12-06送检）：阴性。

5. 2021-12-10脑脊液mNGS（2021-12-07送检）：新型隐球菌（种严格序列数23）。脑脊液1 mL注入血培养真菌瓶（2021-12-07送检）：阳性，菌种鉴定为新型隐球菌（图50-2）。

6. 2021-12-11血培养回报（2021-12-06送检）：阴性。

7. 2021-12-12脑脊液真菌划线培养：新型隐球菌（野生型）。

8. 2021-12-14患者体温正常，头痛逐渐减轻，复查腰椎穿刺术，脑脊液压力170 mmH$_2$O，脑脊液生化+常规WBC 35×10^6/L，蛋白质0.72 g/L，葡萄糖3.1 mmol/L；涂片找隐球菌（墨汁染色）阳性；脑脊液隐球菌荚膜抗原试验阳性，1 : 10；血隐球菌荚膜抗原试验阳性，1 : 80；脑脊液真

☐	编号	细菌名称	结果/浓度	参考值	菌落计数
☐	XYYQ	新型隐球菌	阳性		
	编号	药敏名称	直径	结果	MIC/RAD
☐	1	5-氟胞嘧啶			≤ 4
☐	2	两性霉素B			≤ 0.5
☐	3	氟康唑			2
☐	4	伊曲康唑			≤ 0.125
☐	5	伏立康唑			0.125

图50-2　2021-12-12脑脊液血培养瓶接种增菌报告

菌培养阴性（2021-12-29报阴）。甘露醇逐渐减量（2021-12-07至2021-12-09 250 mL，q8 h→2021-12-10起125 mL，q8 h）。

9. 2021-12-18复查头MRI增强（图50-3）：脑内、脑干、脊髓多发病灶，考虑感染，左侧丘脑、右侧基底节区、双侧大脑皮质下、侧脑室周围及双侧小脑见多发点片异常信号灶，T$_1$WI呈低信号、T$_2$WI及液体衰减反转恢复（fluid attenuated inversion recovery，FLAIR）呈稍高信号，增强后大部分病灶不均匀强化，延髓、脊髓内亦可见强化灶。

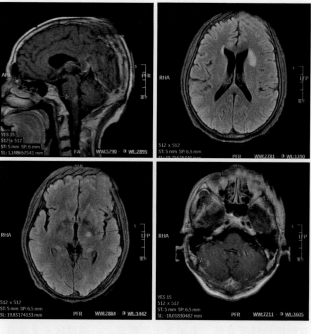

图50-3　2021-12-18头颅MRI增强；脑内、脑干、脊髓多发病灶

10. 2021-12-22复查腰椎穿刺术，脑脊液压力120 mmH$_2$O，脑脊液常规+生化WBC 28×10^6/L，蛋白质0.66 g/L，葡萄糖3.0 mmol/L，涂片找隐球菌（墨汁染色）阳性；脑脊液隐球菌荚膜抗原阳性，1 : 5。血隐球菌荚膜抗原阳性，1 : 10。停用甘露醇。

11. 2021-12-25抗感染降级为：氟康唑（800 mg，静脉滴注，qd）+氟胞嘧啶（1.5 g，口服，qid），体温正常，无头痛。

12. 2021-12-30出院，继续氟康唑（800 mg，口服，qd）+氟胞嘧啶（1.0 g，口服，qid）（因WBC偏低调整剂量）口服。

■ 出院后随访

1. 2022-01-14查氟康唑谷浓度：30.4 mg/L，继续氟康唑（800 mg，口服，qd）+氟胞嘧啶（1.0 g，口服，qid）。

2. 2022-03-11随访头颅MRI增强：部分病灶缩小，强化消失。复查腰椎穿刺，脑脊液压力210 mmH$_2$O，脑脊液常规+生化WBC 2×10^6/L，蛋白质0.52 g/L，葡萄糖3.7 mmol/L，涂片找隐球菌（墨汁染色）阴性；脑脊液隐球菌荚膜抗原阴性；血隐球菌荚膜抗原阴性；氟康唑谷浓度37.4 mg/L。因疫情原因未及时门诊随访调整剂量。

3. 2022-04-10当地医院调整为氟康唑（700 mg，口服，qd）+氟胞嘧啶（1.0 g，口服，qid），2022-5-26查氟康唑药物谷浓度25 mg/L。

4. 2022-06治疗已满6个月，监测脑脊液检查及头颅影像学较前改善（图50-4），当地随访。

5. 表50-1为治疗过程中血和脑脊液检查结果比较。

最后诊断与诊断依据

■ 最后诊断

1. 隐球菌脑膜脑炎。
2. 套细胞淋巴瘤。

■ 诊断依据

1. 中年男性，淋巴瘤化疗中，发热伴头痛10天，查体脑膜刺激征阳性；炎症标志物升高，经验性抗细菌无效；头颅MRI增强见脑内、脑干、脊髓多发病灶；血隐球菌荚膜抗

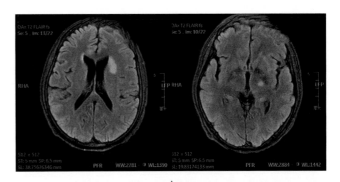

A

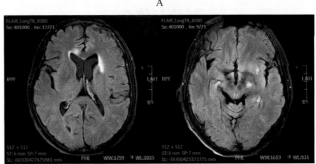

B

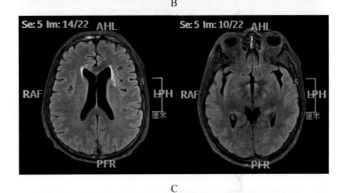

C

图50-4 随访头颅MRI增强

A. 2021-12-18头颅MRI增强：脑内、脑干、脊髓多处特殊感染。B. 2021-01-14头颅MRI增强：部分病灶缩小。C. 2021-03-11头颅MRI增强：部分病灶缩小，强化消失

表50-1 血及脑脊液相关指标随访情况

项 目	2021-12-07	2021-12-15	2021-12-22	2021-12-29	2022-03-10	2022-05-27
血隐球菌荚膜抗原滴度	1：160	1：80	1：10	1：10	阴性	阴性
脑脊液隐球菌荚膜抗原滴度	1：40	1：10	1：5	阴性	阴性	阴性
压力（mmHg）	>350	170	120	150	210	180
蛋白质（mg/L）	0.66	0.72	0.66	0.75	0.52	0.64
葡萄糖（mmol/L）	2.1	3.1	3.0	3.1	3.7	3.5
WBC（×10^6/L）	196	35	28	23	2	3
多核细胞（%）	49	4	10	6	/	/
单核细胞（%）	50	96	89	94	/	/
墨汁染色	阳性	阳性	阳性	阴性	阴性	阴性
真菌培养	阳性	阴性	阴性	阴性	阴性	阴性

原阳性 1 ∶ 160，腰椎穿刺脑脊液压力明显升高，脑脊液隐球菌荚膜抗原阳性 1 ∶ 40，涂片找隐球菌阳性，培养见新型隐球菌生长，mNGS 检出新型隐球菌核酸序列，两性霉素 B 胆固醇硫酸酯复合物、氟康唑及氟胞嘧啶抗真菌治疗后体温正常，头痛缓解，随访脑脊液相关指标持续好转，隐球菌荚膜抗原滴度下降至转阴，真菌培养转阴；故隐球菌性脑膜脑炎诊断成立。

2. 既往套细胞淋巴瘤，诊断明确。

经验与体会

1. 免疫低下患者的感染，尤其是粒细胞缺乏伴发热，在肿瘤科、血液科及移植科甚为常见。主要感染部位为肺、血流等。此外需关注深部感染（如中枢神经系统等）和特殊病原体（如隐球菌、非结核分枝杆菌等）。本例患者主诉发热伴头痛，实际上已提示感染部位，果断行腰椎穿刺，完善脑脊液隐球菌荚膜抗原、涂片找隐球菌、真菌培养、mNGS 等一系列病原学检查，入院 24 h 内迅速明确病因并启动精准有效治疗，对改善患者预后意义重大，因为隐球菌脑膜脑炎若不及时治疗，预后极差，致残致死率高。复旦大学附属中山医院感染病科开科 7 年来诊治隐球菌感染 500 余例，其中成功救治隐球菌脑膜脑炎 20 余例，在其病原学诊断及治疗方案积累了丰富的经验。

2. 目前认为，隐球菌性脑膜炎的抗菌治疗应包括诱导期（两性霉素 B，建议联用氟胞嘧啶，疗程至少 2 周）、巩固期（大剂量氟康唑，8 周）和维持期（氟康唑，1 年）。但应个体化，若伴严重神经系统并发症、有脑实质受累、基础情况差，应适当延长疗程。本例患者是肿瘤化疗人群，有脑实质受累，且随访头颅 MRI 增强提示颅内病灶尚未完全吸收，目前抗真菌总疗程已达 6 个月，仍在积极治疗和密切随访中。

3. 两性霉素 B（amphotericin B，AmB）包括 AmB 去氧胆酸盐和 AmB 脂质制剂，后者包括 AmB 脂质复合物（amphotericin B lipid complex，ABLC）、AmB 胆固醇硫酸酯复合物（即 AmB 胶质分散体，amphotericin B colloidal dispersion，ABCD）和 AmB 脂质体（liposomal amphotericin B，L-AmB）。相比 AmB 去氧胆酸盐，脂质制剂肾毒性低，可用于 AmB 无法耐受的患者。尽管在肾脏不良反应上确实较低，但目前证据的数量尚不能体现出脂质制剂在隐球菌治疗上优于传统 AmB。ABLC 在肺部的浓度高，推荐剂量 5 mg/（kg·d）；L-AMB 在肝、脾的浓度高，肾脏和肺部的浓度低，推荐剂量 3 ～ 6 mg/（kg·d）；ABCD 推荐剂量 3 ～ 4 mg/（kg·d），应关注输液相关不良反应。本例患者采用 ABCD 200 mg，qd，出于安全考虑，仍然采用了阶梯加量的方法，治疗过程顺利，未出现严重的不良反应，且效果好。

4. 作为三唑类药物，相比伏立康唑，氟康唑因其良好的药代动力学特性，一般不常规推荐进行治疗药物监测（therapeutic drug monitoring，TDM）。然而对于特殊人群，如儿科或正在进行肾脏替代治疗的患者，TDM 指导下的药物剂量调整有助于优化治疗。氟康唑作为浓度依赖性药物，以 AUC 0 ～ 24/MIC 达到 50 ～ 100 为宜，谷浓度为 10 ～ 15 mg/L，颅内感染者谷浓度建议 > 15 mg/L。本例患者为免疫抑制人群，CD4 低，影像学见病灶范围广泛，病情严重，故序贯治疗选择大剂量氟康唑联合氟胞嘧啶以求快速控制病情、缓解症状，复旦大学附属中山医院开展药物浓度为精准个体化治疗、安全治疗保驾护航。本例患者虽监测氟康唑谷浓度在 25 ～ 30 mg/L 偏高，因疫情等原因未及时随访调整剂量，但密切监测未见肝功能损伤、脱发等不良反应，故继续大剂量氟康唑口服，以期尽早治愈隐球菌脑膜脑炎、启动自体干细胞移植等抗肿瘤治疗。

参考文献

[1] Gómez-López A. Antifungal therapeutic drug monitoring: focus on drugs without a clear recommendation[J]. Clin Microbiol Infect, 2020, 26(11): 1481-1487.

[2] Hamill RJ. Amphotericin B formulations: a comparative review of efficacy and toxicity[J]. Drugs, 2013, 73(9): 919-934.

病例 51　皮肤、肌肉齐受累，危及生命是何因

作者·方婷婷　金文婷　马玉燕
审阅·胡必杰　潘　珏

病史简介

男性，38 岁，江苏人，2022-01-11 收入复旦大学附属中山医院感染病科。

主诉

左下肢红肿热痛 1 个半月，发热 1 个月。

现病史

1. 2021-11 底无诱因出现左大腿根部红肿、疼痛伴局部皮温升高，无皮肤破溃、脱屑，无发热；当地医院考虑为左下肢丹毒，先后予以青霉素、头孢菌类抗感染，无好转。

2. 2021-12-10 出现发热，Tmax 38.5 ℃，伴畏寒，无寒战，无咳嗽、咳痰、腹痛、腹泻、尿频、尿痛等。2021-12-

24当地医院查WBC 2.80×10⁹/L，N% 56.6%，Hb 159 g/L，PLT 154×10⁹/L；CRP 10.16 mg/L；ALT/AST 74/188 U/L，Alb 39.9 g/L；下肢静脉B超：左大腿肿胀明显，左下肢静脉血流通畅。左氧氟沙星抗感染治疗，症状无好转。

3. 2021-12-30复旦大学附属中山医院门诊查WBC 3.58×10⁹/L，N% 72%，Hb 155 g/L，PLT 70×10⁹/L；CRP 37 mg/L，ESR 4 mm/h，PCT 0.11 ng/mL；ALT/AST 99/268 U/L，LDH 1 150 U/L，Alb 31 g/L，Cr 84 μmol/L。建议住院诊治，患者要求回当地医院。2021-12-31回当地医院行多次血培养阴性。左髋MRI：左侧大腿根部、髋部、臀部及左侧盆底肌肉软组织弥漫肿胀，考虑炎症改变。胸部CT：右肺下叶小结节（未见影像）。超声心动图未见异常。哌拉西林/他唑巴坦抗感染，左下肢红肿热痛加重，逐渐蔓延至会阴部；发热加重，T$_{max}$ 39.5℃。

4. 2022-01-11为明确发热、下肢红肿原因收入复旦大学附属中山医院感染病科。病程中患者精神稍萎靡、胃纳欠佳，体重无明显下降。

■ 既往史及个人史

体健，否认高血压、糖尿病、冠心病等慢性病史，否认肝炎、结核及接触史。

· 入院检查 ·

■ 体格检查

1. T 38℃，P 100次/分，R 20次/分，BP 86/66 mmHg。

2. 浅表淋巴结未及肿大，双肺未闻及干湿啰音，腹软，肾区叩痛阴性，脊椎压痛阴性；左大腿内侧、左会阴及阴囊处皮肤红肿，皮温稍高，皮肤无破溃，轻度触痛；阴囊肿胀明显；左侧胸壁较右侧稍饱满，质地稍硬，轻度压痛（图51-1）。

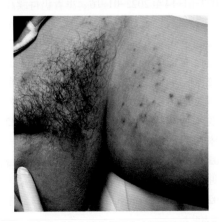

图51-1 入院时左大腿内侧及左会阴阴囊处皮肤红肿

■ 实验室检查

1. 血常规：WBC 3.62×10⁹/L，N% 85%，Hb 137 g/L，PLT 55×10⁹/L。

2. 炎症标志物：CRP 103.6 mg/L，ESR 2 mm/h，PCT 0.85 ng/mL，铁蛋白 > 2 000 ng/mL。

3. 生化：ALT/AST 129/423 U/L，LDH 2 001 U/L，TBiL/CBiL 19.3/5.0 μmol/L，Alb 27 g/L，Cr 201 μmol/L，eGFR 35 mL/（min·1.73 m²），UA 580 μmol/L，Na⁺/K⁺/Cl⁻/Ca²⁺ 124/3.9/88/1.89 mmol/L。

4. 肌酶及心肌酶谱：CK/CK-MM 7 824/7 653 U/L，c-TnT 1.32 ng/mL，NT-proBNP 72.1 pg/mL。

5. 出凝血功能：PT 11.6 s，APTT 33.9 s，Fbg 176 mg/dL，D-二聚体 6.25 mg/L。

6. 血浆EBV-DNA 6.9×10⁴/mL，单核细胞EBV-DNA 6.2×10⁴/mL。

7. T-SPOT.TB A/B 0/0，G试验、血隐球菌荚膜抗原、CMV-DNA均阴性。

8. 自身抗体均阴性，IgG 4.92 g/L，IgM 2.31 g/L，IgA、IgE、IgG4均正常，补体正常。

9. NSE 47.8 ng/mL，余肿瘤标志物、免疫固定电泳均阴性；甲状腺功能：正常。

10. 细胞免疫：CD4/CD8 1.8，CD4 180/μL，CD8 97/μL。

11. 细胞因子：TNF 13.3 pg/mL，IL-2R > 7 500 U/mL，IL-6 54.5 pg/mL，IL-10 513 pg/mL。

■ 辅助检查

1. 心电图：窦性心动过速。

2. 超声心动图：未见异常。

· 临床分析 ·

■ 病史特点

患者为青壮年男性，亚急性起病，病程1个月余；主要表现为左下肢、会阴部、阴囊红肿热痛伴发热，WBC、PLT下降，凝血功能异常，CRP、PCT、铁蛋白等炎症标志物升高，肝酶、LDH、肌酶明显升高，并出现肾功能不全。常规抗细菌治疗无效，病情逐渐加重，外院MRI示左侧大腿根部、髋部、臀部及左侧盆底肌肉软组织弥漫肿胀，考虑为炎症改变。

■ 诊断分析

1. 皮肤软组织感染。

· 丹毒：丹毒是一种浅表性蜂窝织炎，通常由β-溶血性链球菌感染引起，其次为金黄色葡萄球菌。患者通常表现为急性发病的边界清楚的红斑样温热水肿性斑块。皮肤症状常伴有发热及淋巴结肿大。该患者起病时皮肤表现与丹毒表现相似，同时存在发热表现，但患者外院髋部MRI示左侧大腿根部、髋部、臀部及左侧盆底肌肉软组织弥漫肿胀，为深部软组织病变，且患者血象表现出三系下降、肌酶升高等与丹毒表现不符。另外，患者为青年男性，无免疫抑制基础，否认皮肤损伤史，外院使用抗菌药物治疗效果不佳，不支持丹毒诊断。可行病灶组织活检送细菌培养及mNGS检测，以明确或排除本病诊断。

•其他病原体：革兰阴性杆菌如肺炎克雷伯菌，以及厌氧菌、结核与非结核分枝杆菌、诺卡菌等也可表现为皮肤软组织感染。有些感染毒性症状严重如肺炎克雷伯菌，不少病原菌感染可出现不同的化脓性表现，可累及全身多个器官。鉴别诊断有赖于微生物学和组织病理学检验结果。本例表现不典型，可行病灶组织活检送细菌、真菌、分枝杆菌培养及mNGS检测，以明确或排除诊断。

2. 结节病性肌病：结节病是一种病因不明的多系统疾病，临床上通常表现为双侧肺门淋巴结肿大、肺部浸润、皮肤和/或眼部病变。累及肌肉骨骼病变及神经肌肉病变则称为结节病性肌病，不常见，多发生在青年，病理特征为非干酪样肉芽肿。患者为青年男性，全身多处肌肉、骨、淋巴结等全身多脏器多部位受累，需考虑结节病性肌病，可行肌肉活检病理检测等明确。

3. 淋巴瘤：淋巴瘤是发热待查中最难确诊的疾病。患者以下肢皮肤红肿热痛伴发热起病，全身多脏器受累伴深部淋巴结肿大，LDH明显升高，血小板下降，凝血功能异常，噬血综合征可能性大，需警惕进展较快的侵袭性淋巴瘤可能，诊断依赖于病灶部位的活检病理。

进一步检查、诊治过程和治疗反应

1. 2022-01-11 PET/CT：① 全身多处肌肉（右侧翼外肌、颈项部、双上肢多处肌肉、双侧胸大肌、前锯肌右侧背阔肌、左侧竖脊肌即斜方肌、双侧腹肌、臀部即双下肢多处肌肉）肿胀、密度减低伴糖代谢异常增高，右侧股骨下端及胫骨上端糖代谢增高灶，均考虑炎性病变可能，淋巴瘤累及不排除，请结合临床；② 双侧颈部、锁骨区、腋窝、盆壁及腹股沟淋巴结炎可能，全身皮下水肿；③ 脾大；双侧睾丸鞘膜积液（图51-2）。

2. 2022-01-11行血培养及血mNGS，哌拉西林钠/他唑巴坦钠（3.375 g，静脉滴注，q8 h）抗感染，辅以补充白蛋白、保肝护肾、碱化尿液、水化、利尿、升血小板、预防性抗凝、纠正电解质紊乱等对症治疗。

3. 2022-01-12 CT引导下行胸大肌穿刺活检术，穿刺组织送检细菌、真菌涂片及培养阴性，涂片找抗酸杆菌阴性，XPERT.TB阴性。

4. 2022-01-13胸大肌活检组织初步病理：（肌肉组织）显著退变坏死组织，其间见异型细胞，考虑为恶性肿瘤。

5. 2022-01-13患者持续高热，T_{max} 39.8℃，血压偏低，波动于85～90/46～50 mmHg，全身水肿明显；铁蛋白>2 000 ng/mL，IL-2R>7500 U/mL，三系下降伴低纤维蛋白血症，LDH、肌酶明显升高，肝肾功能不全，疾病进展迅速，多器官功能受损；考虑淋巴瘤进展累及全身肌肉、多器官，不排除噬血综合征可能。据血液科会诊意见，予以地塞米松（15 mg，静脉注射，qd）抗炎；遵肾内科会诊行血液透析治疗1次。

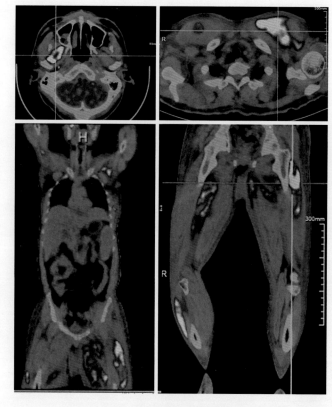

图51-2　2022-01-11 PET/CT

6. 2022-01-13行骨髓涂片及活检；骨髓涂片：三系增生活跃，粒系各期均见及可见毒性颗粒，部分幼粒可见巨幼变；片中能见1.5%吞噬性组织细胞，吞噬血细胞现象易见。

7. 2022-01-13血mNGS（2022-01-11采样）：大量EBV核酸序列（种严格序列数5 156）。

8. 2022-01-14胸大肌活检组织mNGS（2022-01-12采样）：大量EBV核酸序列（种严格序列数8 169）。

9. 2022-01-16血培养（2022-01-11送检）：阴性。

10. 2022-01-14至2022-01-16：患者仍持续高热，考虑为淋巴瘤伴嗜血综合征，疾病进展迅速，肿瘤负荷大，多器官功能受损加重，三系下降及凝血功能进一步恶化，弥散性血管内凝血（disseminated intravascular coagulation，DIC）倾向。2022-01-14冰冻血浆、人纤维蛋白原改善出凝血功能，血及胸肌mNGS检出大量EBV核酸序列，未检出其他病原体；多次血培养阴性，无细菌感染依据，2022-01-16停用哌拉西林钠/他唑巴坦钠。

11. 2022-01-17骨髓活检病理：三系细胞数目、形态与分布未见明显异常；未见明显噬血细胞现象。

12. 2022-01-17骨髓mNGS：大量EBV核酸序列（种严格序列数7 309）。

13. 2022-01-18左侧胸大肌穿刺活检病理（2022-01-12采样）：考虑NK/T细胞淋巴瘤，鼻型；EBV原位杂交（EBV-enc oded RNA，EBER）阳性（图51-3）。

14. 2022-01-17确诊非霍奇金性淋巴瘤，转血液科。

15. 2022-01-18起行第一周期EPOCH方案化疗，同时给

巨检	肌肉组织：灰白条索状物1条，长为1 cm，直径为0.1 cm。

| 病理诊断 | （肌肉组织）显著退变坏死组织，其间见异型细胞，考虑恶性肿瘤，正在行免疫组化及基因检测以协助诊断。

补充报告1诊断结果：

2022-01-14（肌肉组织）显著退变坏死组织，其间见异型细胞，结合现有免疫组化结果，为非霍奇金淋巴瘤，肿瘤细胞表达细胞毒性T细胞标记，EBER阳性，伴显著坏死，考虑NK/T细胞淋巴瘤，鼻型。

免疫组化 22S003220-001：Ki-67（90%阳性）、LCA（+）、CD3（+）、CD20（−）、Des（−）、CD34（−）、S-100（−）、CK{pan}（−）、CD4（−）、CD8（−）、CD56（−）、Perforin（+）、Granzyme B（−）、TIA-1（+）、ALK{克隆号1A4}（−）、CD30（30%+）、PD-1（−）、CD2（+）、CD7（−）、原位杂交EBER（+）。

检测项目：T/B基因重排，*MYD88*

送检材料：石蜡组织1号

诊断结果：*MYD88*基因第5号外显子未检测到突变。基于本次实验数据，检测结果发现该患者T淋巴细胞基因出现可疑克隆性重排峰。

T/B基因重排PCR结果： |

检测项目	基因扩增类型	扩增产物有效范围	检测结果
B淋巴细胞基因	IGH Tube A	FR1-JH 310～360	—
B淋巴细胞基因	IGH Tube B	FR2-JH 250～295	—
B淋巴细胞基因	IGH Tube C	FR3-JH 100～170	—
B淋巴细胞基因	IGK Tube A	Vk-Jk 120～160，190～210，260～300	—
B淋巴细胞基因	IGK Tube B	Vk-Kde-intron-Kde 210～250，270～300，350～390	—
T淋巴细胞基因	TCRB Tube A	Vβ-Jβ 240～285	—
T淋巴细胞基因	TCRB Tube B	Vβ-Jβ 240～285	±
T淋巴细胞基因	TCRB Tube C	Dβ-Jβ 170～210，285～325	—
T淋巴细胞基因	TCRG Tube A	Vγ1-8、Vγ10，Jγ 145～255	—
T淋巴细胞基因	TCRG Tube B	Vγ9、Vγ11，Jγ 80～220	—

图51-3 2022-01-18左侧胸大肌穿刺活检病理（01-12采样）：考虑NK/T细胞淋巴瘤，鼻型；EBER阳性

予水化、碱化、镇吐、预防感染等对症治疗。

16. 2022-01-25随访血 WBC 0.03×10^9/L（白细胞太少，无法分类），Hb 55 g/L，PLT 51×10^9/L；ALT/AST 118/280 U/L，LDH 1 651 U/L，Alb 21 g/L，Cr 161 μmol/L，eGFR 46 mL/（min·1.73 m^2），UA 236 μmol/L；CK/CK-MM 3 803/3 751 U/L，c-TnT 3.59 ng/mL，NT-proBNP 3 757 pg/mL；PT 15s，APTT 50.7s，Fbg 314 mg/dL，D-二聚体23.95 mg/L。床旁X线片：两肺渗出。化疗后患者进入骨髓抑制期，粒细胞缺乏伴发热，全身散在瘀斑伴鼻出血，全身水肿伴阴囊肿胀加重，无法自行解便，请泌尿外科会诊导尿失败；并出现呼吸困难伴低氧血症，双水平式呼吸道正压（bilevel positive airways pressure，BiPAP）无创通气；患者肿瘤进展迅速，肿瘤负荷大，多器官功能衰竭，家属放弃抢救，要求出院（表51-1～表51-3、图51-4）。

最后诊断与诊断依据

■ 最后诊断

1. 结外NK/T细胞淋巴瘤（Ⅳ期B组，IPS 3分）。

2. 噬血细胞综合征。

■ 诊断依据

患者为青壮年男性，亚急性病程，主要表现为左下肢、会阴部、阴囊红肿热痛伴高热；炎症标志物明显升高，多脏器功能衰竭，并伴有噬血细胞综合征，影像学见全身多处肌肉软组织、骨关节、淋巴结多脏器受累，血及胸大肌组织检出大量EBV核酸序列，胸大肌活检病理符合结外NK/T细胞淋巴瘤，鼻型，EBER阳性，故诊断明确。

经验与体会

1. 鼻型结外自然杀伤（natural killer，NK）/T细胞淋巴瘤（extranodal NK/T cell lymphoma，nasal type，ENKTL）是一种以结外表现为主的罕见非霍奇金淋巴瘤亚型，大多数病例起源于NK细胞，但有极少数起源于细胞毒性T细胞；ENKL通常会引起血管损伤和组织破坏，并与EBV感染有较强相关性，几乎所有病例都含有游离的单克隆EBV-DNA；绝大多数患者表现为局限性病变，可能累及的结外部位可为原发部位，或是原发性肿瘤直接扩散所致，这些部位包括上

表51-1　入院后血常规变化情况

项　目	2022-01-11	01-12	01-14	01-15	01-16	01-17	01-18	01-20	01-22	01-24	01-25
RBC（×10¹²/L）	5.3	4.11	3.26	3.6	3.49	3.35	3.5	3.25	3	2.97	2.15
WBC（×10⁶/L）	3.62	2.5	5.26	5.5	6.22	5.17	6.13	4.98	3.27	0.23	0.03
LYM（×10⁹/L）	0.4	/	0.4	/	/	0.4	0.4	0.2	0.1	0.1	/
Hb（g/L）	137	110	86	91	91	86	91	85	78	78	55
PLT（×10⁹/L）	55	60	58	56	27	77	80	80	68	51	8

表51-2　入院后炎症标志物变化情况

项　目	2022-01-11	01-12	01-14	01-15	01-16	01-17	01-18
PCT（ng/mL）	0.85	1.12	1.34	1.51	1.33	1.69	/
CRP（mg/L）	103.6	64.8	43.2	28.2	22.6	17.2	20.5
IL-2R（U/mL）	> 7 500	> 7 500	> 7 500	/	/	/	/
IL-6（pg/mL）	54.5	81.7	16	/	/	/	/
IL-10（pg/mL）	513	599	> 1 000	/	/	/	/
TNF（pg/mL）	13.3	18.4	15.9	/	/	/	/
铁蛋白（ng/mL）	> 2 000	> 2 000	> 2 000	/	/	/	/

表51-3　入院后生化变化情况

项　目	2022-01-11	01-12	01-14	01-15	01-16	01-17	01-18	01-20	01-22	01-24	01-25
LDH（U/L）	2 001	2 176	1 520	1 583	1 495	1 634	1 730	2 040	1 785	1 733	1 651
CK（U/L）	7 824	10 629	4 845	4 484	3 661	4 110	/	/	/	/	3 803
CK-MM（U/L）	7 653	10 458	4 745	4 384	3 574	4 020	/	/	/	/	3 751
AST（U/L）	423	465	376	369	325	339	351	365	260	279	280
ALT（U/L）	129	113	118	123	124	130	139	154	131	158	118
Alb（g/L）	27	25	23	24	25	26	25	26	23	25	21
γ-GGT（U/L）	40	43	70	111	106	113	114	113	127	243	271
c-TnT（ng/mL）	1.32	1.93	1.36	1.98	2.01	2.41	2.65	/	/	/	3.59

呼吸道、Waldeyer 环、胃肠道、皮肤、睾丸、肺部、眼部或软组织。淋巴结可能继发性受累，但偶尔可为原发部位。骨髓受累和 B 症状（即发热、盗汗、体重减轻）分别见于约 10% 和 35% 的患者。全身性 B 症状或乳酸脱氢酶水平升高分别见于 34% 和 46% 的患者。部分 ENKTL 患者因为需要立即干预的医疗急症而就诊，如噬血细胞综合征、感染或出血。重要的是，大约 3% 的 ENKTL 伴有噬血细胞综合征，这是一种通常会致命的并发症，可能表现为高热、斑丘疹、存活不良、中枢神经系统症状、肝脾大、淋巴结肿大、血细胞减少、凝血病、肝功能异常或血清铁蛋白水平极高。

2. 本例患者为青年男性，亚急性起病，病程 1 个月余，以下肢皮肤及阴囊红肿伴高热起病，起病后外院多次就诊，

未能明确诊断，外院 MRI 提示全身多处肌肉软组织肿胀，炎症可能性大，对诊断具有一定的迷惑性，且患者皮肤病灶表现类似丹毒样皮肤病变，使得起病最初对肿瘤性疾病的警惕性不够。复旦大学附属中山医院感染病科已诊断多例以类似丹毒样皮肤病变表现起病的淋巴瘤患者，诊断此类淋巴瘤积累了不少成功经验。患者丹毒样皮肤病变伴高热，肝肾功能受损，三系下降，LDH、铁蛋白、细胞因子升高明显，根据既往经验，高度怀疑淋巴瘤，患者入住感染病科后即安排 PET/CT，快速全面明确病灶累及部位，并清楚显示病灶代谢活跃情况，据此选择胸肌病灶行穿刺活检，入院 2 天即明确淋巴瘤诊断，最终通过胸肌活检病理及骨髓活检病理诊断 ENKTL；同时送检血及活检组织 mNGS，均检测出大

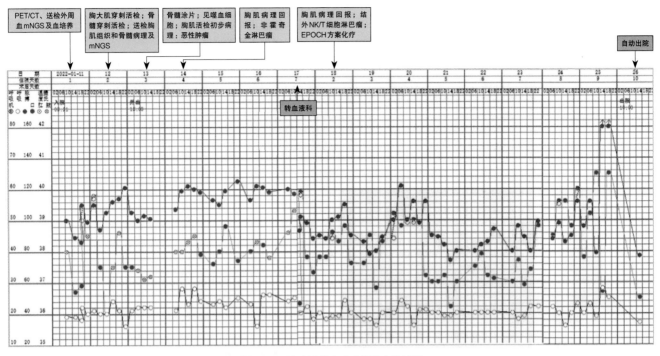

图 51-4 治疗过程中患者体温变化情况

量EBV，未见其他病原学依据，且血培养多次阴性，也加强了淋巴瘤诊断方向。PET/CT对于肿瘤性疾病和感染性疾病，尤其是多脏器多部位受累的疾病，可以快速全面明确病灶累及部位，对于全面评估病情指导活检部位具有重要参考价值；而mNGS诊断手段快速且精准地排除感染性疾病，对快速确定诊断方向起到了至关重要的作用。根据流行病学调查显示晚期ENKTL预后极差，5年生存率约为25%，而伴有嗜血综合征患者3年总生存率约为18.4%，5年总生存率为12.2%。本例患者明确诊断前已出现噬血细胞综合征，肿瘤负荷大，多脏器受累，预后极差，因此虽已快速明确诊断并及时治疗，仍无法阻止病情迅速进展恶化。

参考文献

[1] Han L, Li L, Wu J, et al. Clinical features and treatment of natural killer/T cell lymphoma associated with hemophagocytic syndrome: comparison with other T cell lymphoma associated with hemophagocytic syndrome[J]. Leuk LympHoma, 2014, 55(9): 2048–2055.

[2] Horwitz SM, Ansell SM, Ai WZ, et al. NCCN guidelines insights: T-cell lymphomas, version 2.2018[J]. J Natl Compr Canc Netw,2018,16(2): 123–135.

[3] Wang X, Zhang L, Liu X, et al. Efficacy and safety of a pegasparaginase-based chemotherapy regimen vs an L-asparaginase-based chemotherapy regimen for newly diagnosed advanced extranodal natural killer/T-cell lymphoma: a randomized clinical trial[J]. JAMA Oncol, 2022, 8(7): 1035–1041.

[4] Yamaguchi M, Suzuki R, Oguchi M, et al. Treatments and outcomes of patients with extranodal natural killer/T-cell lymphoma diagnosed between 2000 and 2013: a cooperative study in Japan[J]. J Clin Oncol, 2017, 35(1): 32–39.

病例 52 肝硬化合并背部肿物的真相竟是它

作者·骆 煜 金文婷 马玉燕 周昭彦
审阅·胡必杰 潘 珏

病史简介

男性，44岁，上海人，2022-10-12收入复旦大学附属中山医院感染病科。

■ 主诉

右侧腰痛2个月余，加重伴发热18天。

■ 现病史

1. 2022-08起出现右侧腰部隐痛，反复发作，可自行缓解，无发热，未就诊。

2. 2022-09-24晚上10：00无诱因右侧腰部疼痛加剧，难以忍受，伴发热和头晕，T_{max} 38.5℃，无寒战、腹痛、呕吐等。至上海某三甲医院查血WBC 16.8×10^9/L，N%

91.1%；PCT 23.92 ng/mL；TBiL/DBiL 43.6/13.2 μmol/L，ALT/AST 32/103 U/L，Alb 30 g/L；T-SPOT.TB A/B 8/11；AFP 1 050 ng/mL。腹部CT：肝硬化，肝右叶多发低密度灶，伴门静脉右支栓塞，转移瘤可能。2022-09-29完善PET/CT（图52-1）：右腰背部竖脊肌占位可能。诊断为感染性休克、多脏器功能衰竭、肝炎后肝硬化、门静脉血栓形成、肝占位性病变、竖脊肌占位。亚胺培南/西司他丁（1 g，静脉注射，q8 h）抗感染、补充白蛋白、保肝等治疗，腰痛、发热较前好转，2022-10-01患者要求出院。

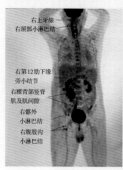
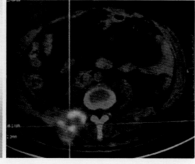

图52-1　2022-09-29外院PET/CT：右腰背部竖脊肌及肌间隙多发肿胀伴糖代谢增高

3. 2022-10-02转入复旦大学附属中山医院急诊，查血WBC 11.43×10⁹/L，N% 75.3%；CRP 56.6 mg/L，PCT 1.23 ng/mL；TBiL/DBiL 20.7/11.3 μmol/L，ALT/AST 55/86 U/L，Alb 37 g/L，异常凝血酶原231 mAU/mL，AFP 354 g/mL，CEA 5.4 ng/mL；HBV-DNA 1.31×10⁶/mL。胸腹CT：肝硬化，脾大，双肾结石或钙化灶，盲肠及结肠憩室，双侧胸腔积液伴两肺部分不张，两肺局限气肿。美罗培南（1 g，静脉滴注，q12 h）（2022-10-02起）抗感染，辅以保肝治疗。

4. 2022-10-06上腹部MRI增强（图52-2）：肝右叶多发肝细胞癌（hepatocellular carcinoma，HCC）伴门静脉癌栓；肝硬化伴硬化结节；门静脉高压，脾大。腹部软组织MRI增强：右侧背部多发病灶，脓肿可能，转移灶待排除。2022-

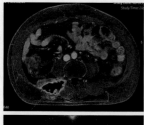
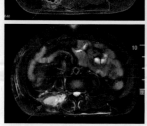
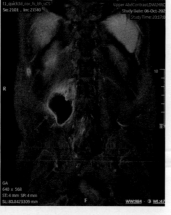

图52-2　2022-10-06腹部软组织MRI增强：右侧背部腰方肌及竖脊肌内可见片状异常信号影（大小约2.7 cm×5.6 cm），周围可见多发子灶，考虑脓肿可能，转移灶待排除

10-08加用左氧氟沙星（0.5 g，静脉注射，qd），后腰痛较前好转，体温正常，2022-10-12为明确背部病灶性质收入复旦大学附属中山医院感染科。

5. 近期胃纳可，体重下降1 kg。追问病史，患者2022-09-20饮用冰啤酒后出现腹泻，为不成型黄糊便，3～4次/天，100～150 mL/次，未治疗，2天自行好转。

■ 既往史及个人史

乙型肝炎小三阳3年，未服药。2019年曾有痔手术史。否认高血压、糖尿病等慢性病史。否认药物过敏。吸烟20年，每天吸烟30支；饮酒6年，每天4两白酒。

· 入院检查 ·

■ 体格检查

1. T 36.5℃，P 88次/分，R 19次/分，BP 119/79 mmHg。

2. 神志清，精神尚可，全身皮肤黏膜无黄染，双肺未闻及明显啰音。心率88次/分，心律齐，未闻及杂音。腹平软，无压痛反跳痛。右侧腰背部压痛，双下肢无水肿。

■ 实验室检查

1. 血常规：WBC 4.49×10⁹/L，N% 55.9%，Hb 132 g/L，PLT 132×10⁹/L。

2. 炎症标志物：hsCRP 6.2 mg/L，ESR 119 mm/h，PCT 0.11 ng/mL，铁蛋白1 537 ng/mL。

3. 生化：ALT/AST 75/92 U/L，Alb 39 g/L，TBiL/DBiL 13.2/6.1 μmol/L，CK/CK-MM 37/9 U/L，Cr 56 μmol/L。

4. T-SPOT.TB A/B 22/35；G试验、GM试验、血隐球菌荚膜抗原阴性。

5. 肿瘤标志物：AFP 351 ng/mL，CEA 5.9 ng/mL，CA19-9 42 U/mL。

6. 细胞免疫：CD4/CD8 1.4，CD4 566/μL，CD8 392/μL。

· 临床分析 ·

■ 病史特点

患者为中年男性，亚急性病程，主要表现为右侧腰痛2个月，后出现发热，血白细胞、中性粒细胞及炎症标志物升高，T-SPOT.TB阳性，PET/CT及腹部MRI见右腰背部竖脊肌多发病灶，肝右叶多发HCC伴门静脉癌栓；肝硬化。外院予以亚胺培南/西司他丁抗感染治疗后体温下降。综合目前资料，疾病诊断和鉴别诊断考虑如下。

■ 诊断分析

1. 结核感染：患者病程较长，表现为发热伴体重减轻，查ESR、hsCRP升高，T-SPOT.TB阳性，影像学检查提示右侧背部多发病灶，应穿刺组织或引流脓液，送检抗酸染色、微生物学培养、XPERT.TB、mNGS检查以明确诊断。

2. 细菌感染：中年男性，出现腰背部软组织感染，PCT明显升高，需考虑常见病原体，如金黄色葡萄球菌、化脓性和非化脓性链球菌、革兰染色阴性肠杆菌等，予以抗感染治疗后体温及炎症指标好转，但起病前无局部外伤、手术、穿刺史，明确诊断依靠培养及分子检测等病原学诊断技术。

3. 其他病原体：该患者病情进展较慢，且有肝硬化基础，应考虑一些慢性低毒力病原体感染，如诺卡菌、放线菌、非结核分枝杆菌等。可获取病灶部位标本进行微生物培养、mNGS检测。

4. 肿瘤性疾病：患者既往慢性乙型肝炎病史，本次查AFP明显升高，上腹部MRI提示肝右叶多发HCC伴门静脉癌栓，故背部病灶需考虑转移可能，明确诊断依靠病灶穿刺活检组织病理检查。

进一步检查、诊治过程和治疗反应

诊治过程

1. 2022-10-12 B超引导下行腰背部脓肿置管引流，引流出血性脓液（图52-3）。哌拉西林/他唑巴坦（4.5 g，静脉注射，q8 h）抗感染，辅以保肝治疗。

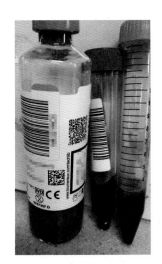

图52-3　2022-10-12置管引流出的血性脓液

2. 2022-10-12脓液常规：有凝块，RBC满视野，WBC 30/HP。脓液涂片找细菌、真菌及抗酸杆菌阴性，XPERT.TB阴性。

3. 2022-10-14脓液mNGS（2022-10-12送检）：检出霍乱弧菌核酸序列数454，改用左氧氟沙星（0.5 g，静脉注射，qd）+多西环素（0.1 g，口服，q12 h）抗感染。联系微生物室已送检脓液培养延长培养时间，并重新留取脓液置入碱性蛋白胨水增菌液种进行培养。联系防保科进行传报。

4. 2022-10-20体温正常，腰痛较前好转，复查CRP 1.8 mg/L，ESR 56 mm/h；ALT/AST 43/51 U/L。血mNGS（2022-10-12采样，2022-10-18送检）：检出霍乱弧菌核酸序列数28条。脓液细菌、真菌培养阴性。

5. 2022-10-21腰部脓肿引流及抗感染后明显好转；肝恶性肿瘤可能性大，转至介入科，继续静脉滴注左氧氟沙星。

6. 2022-10-22超声引导下行肝穿刺活检+肝癌介入治疗，病理为低分化癌。

7. 2022-10-24带管出院，继续口服左氧氟沙星，门诊随访。

出院后随访

2022-11-11腰痛完全缓解，体温正常。复查腹部软组织增强MRI（图52-4）：右侧腰背部脓肿较2022-10-06明显好转。拔除引流管，继续左氧氟沙星抗感染，门诊随访。

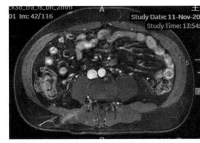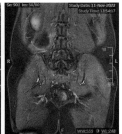

图52-4　2022-11-11腹部软组织MRI增强：右侧腰背部病灶较2022-10-06明显好转

最后诊断与诊断依据

最后诊断

1. 背部脓肿：霍乱弧菌感染。
2. 乙型肝炎后肝硬化，肝恶性肿瘤。

诊断依据

1. 患者为中年男性，主要表现为右侧腰痛2个月余，发热18天。查血白细胞及炎症标志物升高，腹部影像学检查见右腰背部竖脊肌多发病灶。行背部病灶穿刺引流，脓液及血的mNGS检查结果均检出霍乱弧菌核酸序列。左氧氟沙星抗感染及脓肿引流治疗后，症状、炎症标志物及影像学好转，故霍乱弧菌引起的背部脓肿诊断明确。

2. 既往乙型肝炎病史，查AFP升高，影像学检查见肝硬化，肝右叶多发HCC伴门静脉癌栓。超声引导下行肝穿刺活检，病理提示肝细胞癌，故明确诊断。

经验与体会

1. 霍乱弧菌（*Vibrio cholerae*）具有多样性，只有一小部分产霍乱毒素的菌株会引起霍乱，为O1和O139血清型。其他霍乱弧菌（通常称为非O1/非O139霍乱弧菌）往往是从环境中获得，对人类不具致病性或仅引起轻微的散发性疾病，如胃肠炎、伤口感染。胃肠炎常与食用海鲜有关，特别是食用生的或未完全煮熟的贝类。环境中接触到带菌水可引起伤口感染。有研究发现非O1/非O139霍乱弧菌（non-O1，non-O139 *Vibrio cholerae*，NOVC）感染大多数患者为男性（77%），中位年龄为56岁，96%存在易感疾病，如肝硬化（55%）、恶性肿瘤（20%）或糖尿病。在免疫功能低下或有基础肝病的人群中，NOVC可导致严重的伤口感染或脓毒症，相关死亡率可高达30%～40%。同时，NOVC发病率随季节变化，在夏季（69%，6月至8月）最常见。

2. 与所有霍乱弧菌一样，NOVC菌株可在用于伤口和血液培养的标准培养基上生长。在粪便中分离菌株一般需要使用硫代硫酸盐、枸橼酸盐、胆汁盐和蔗糖（TCBS）等选择性培养基。通过许多不依赖培养的诊断系统也可识别出霍乱弧菌。mNGS技术对于病原体的检测具有快速、敏感、无偏倚等优势，本例中采用mNGS技术检测脓液标本，发现较多霍乱弧菌核酸序列以明确病因。若患者由于脓肿位置较深或存在穿刺禁忌等无法获得脓液标本时，可通过血mNGS检测去寻找蛛丝马迹。对于没有到过霍乱流行地区的患者，其霍乱弧菌分离株基本上均是环境中的非O1/非O139菌株。虽然NOVC可在易感宿主中引起严重疾病，但不属于产毒O1/O139霍乱弧菌公共卫生事件。

3. 伤口感染需要清创和抗菌治疗，深部脓肿则需要充分引流。治疗霍乱弧菌可选择的抗菌药物包括：四环素类、氟喹诺酮类和（第三代）头孢菌素。疗程应根据患者的基础状态、疾病严重程度和临床反应进行调整。本例患者存在败血症危险因素（基础肝病），需要积极的抗菌治疗，所以起初方案选择左氧氟沙星联合多西环素使用。

4. 复旦大学附属中山医院感染病科共诊治2例NOVC感染患者，均为男性，且有乙型肝炎后肝硬化史，1例为右下肢皮肤软组织感染，另1例为背部脓肿。起病时均有发热，PCT明显升高，导致严重且可能致命的NOVC脓毒症。通过mNGS检测及时明确病因，积极的伤口清创、脓肿引流和抗菌治疗，疾病恢复良好。肝硬化患者发生NOVC脓毒症的易感性可能与解剖和生理变化有关，包括炎症和水肿引起的肠黏膜通透性高、门静脉高压引起的肝网状内皮系统旁路、补体缺乏、吞噬功能受损、铁代谢改变和低效趋化性等。我国的乙型肝炎感染率高，应保持对NOVC感染的高度认识，早期诊断和及时治疗可以改善其预后。

参考文献

[1] Chen YT, Tang HJ, Chao CM, et al. Clinical manifestations of non-O1 Vibrio cholerae infections[J]. PLoS One, 2015, 10(1): e0116904.

[2] Deshayes S, Daurel C, Cattoir V, et al. Non-O1, non-O139 Vibrio cholerae bacteraemia: case report and literature review[J]. Springerplus, 2015, 4(1): 575-583.

[3] Li XY, Wu YY, Sun XJ, et al. Non-O1/non-O139 Vibrio cholerae bacteraemia in mainland of China from 2005 to 2019: clinical, epidemiological and genetic characteristics[J]. Epidemiol Infect, 2020, 148: e186, 1-9.

[4] Zhang XH, Lu YF, Qian HM, et al. Non-O1, Non-O139 Vibrio cholerae (NOVC) bacteremia: case report and literature review, 2015-2019[J]. Infect Drug Resist, 2020, 13: 1009-1016.

病例 53　复习迎考课业苦，发热烦恼找上门

作者·蔡思诗　金文婷　马玉燕
审阅·胡必杰　潘珏

病史简介

男性，18岁，上海人，2022-09-13收入复旦大学附属中山医院感染病科。

主诉

便秘伴腹痛7年，反复发热近1个月。

现病史

1. 2015年出现便秘，严重时约5天排便一次，伴全腹痛，无便血、黑便；服用中药或酵素后便秘稍缓解，约2天排便一次；受凉后时有腹泻、便秘交替。因课业繁忙，未进一步检查。

2. 2022-06坚持完成高考，因精神紧张、学习疲劳、饮食不规律，自觉便秘、腹痛加重。2022-08-18淋雨受凉后出现发热，T_{max} 40℃，伴咳嗽、咳痰、腹痛、便秘，反复口腔溃疡。服用中药通便后出现腹泻，每天4～5次，为水样泻，停用后腹泻好转，T_{max} 38～38.5℃。

3. 2022-08-24就诊于上海市某三级医院，查CRP 31 mg/L。

4. 2022-09-06复旦大学附属中山医院查尿常规：蛋白质

（1+），RBC 30/μL，WBC 9/μL。2022-09-08胸部CT：左下肺微小慢性炎性结节。腹部B超：肝、胆、胰、肾、输尿管未见占位。超声心动图未见异常。头孢丙烯口服1周，仍发热，T_{max} 38.3～38.5℃，痰不易咳出，为明确发热原因收入感染病科。

5. 患病以来，精神稍萎，胃纳差，夜眠可，小便无殊，体重下降8 kg。

既往史及个人史

否认高血压、糖尿病等慢性病史。

入院检查

体格检查

1. T 36.9℃，P 100次/分，R 18次/分，BP 85/63 mmHg。

2. 神志清，精神稍萎，消瘦（身高188 cm，体重52 kg，BMI 14.7 kg/m²），全身皮肤无黄染，浅表淋巴结无肿大。颈软，甲状腺未及肿大，双肺呼吸音清。心瓣膜区未闻及杂音。腹平软，肝、脾肋下未及，肝、肾区无叩击痛，肠鸣音

4次/分，四肢脊柱无畸形，神经系统检查阴性。

▣ 实验室检查

1. 血常规：WBC 6.23×10^9/L，N% 61.2%，Hb 116 g/L，PLT 391×10^9/L。

2. 炎症标志物：hsCRP 67.4 mg/L，ESR 77 mm/h，PCT 0.05 ng/mL。

3. 生化：ALT/AST 7/10 U/L，LDH 140 U/L，Alb 29 g/L，Cr 65 μmol/L。

4. 粪常规：RBC阴性，WBC阴性，吞噬细胞阴性，隐血弱阳性。

5. 尿常规：正常。

6. T-SPOT.TB A/B 0/0（阴性/阳性对照：0/372）；血隐球菌荚膜抗原、G试验、GM试验、EBV-DNA、CMV-DNA均阴性。

7. 细胞免疫：CD4 637/μL，CD4/CD8 1.4。

8. 甲状腺功能：正常。

9. 自身抗体：抗组蛋白抗体弱阳性，其余阴性。肿瘤标志物阴性。

· 临床分析 ·

▣ 病史特点

患者为18岁男性，长期便秘、腹痛，近1个月发热，入院查hsCRP、ESR升高，粪隐血弱阳性，头孢丙烯口服疗效欠佳。综合目前资料，诊断和鉴别诊断考虑如下。

▣ 诊断分析

1. 肠结核：青年男性，慢性便秘、腹痛、亚急性发热，入院时贫血、消瘦、低蛋白血症，炎症标志物升高，需鉴别消耗性疾病，如肠结核。但患者T-SPOT.TB阴性，似不符合。可进一步完善腹盆CT、肠镜并活检，活检组织可完善微生物学培养、XPERT.TB、mNGS，结合病理学及病原学检查结果综合判断。

2. 炎症性肠病：除肠结核外，另一大类需鉴别的疾病就是克罗恩病及溃疡性结肠炎。虽无长期腹泻、腹块、便血、黑便、肛周瘘管等表现，但患者便秘与腹泻交替、腹痛、发热、营养不良、口腔溃疡频发、粪隐血弱阳性，与炎症性肠病较符合，应完善粪便钙卫蛋白、肠镜，结合镜下表现及病理以明确诊断。

3. 肠道肿瘤：除上述疾病外，还应考虑恶性肿瘤累及肠道、肠道淋巴瘤（尤其是后者）。但该患者年仅18岁，肠道肿瘤可能性较小。可完善腹盆CT（必要时PET/CT）、肠镜进一步鉴别。

· 进一步检查、诊治过程和治疗反应 ·

▣ 诊治过程

1. 2022-09-13超声心动图：未见赘生物；送检血培养

及血mNGS。

2. 2022-09-13多西环素（0.1 g，口服，q12 h）经验性抗感染，辅以口服安素、补充白蛋白、益生菌调节胃肠功能、通便等对症支持治疗；体温高峰无下降。

3. 2022-09-15血mNGS回报（2022-09-13送检）：阴性。

4. 2022-09-15行PET/CT（图53-1）：腹腔、盆腔肠道部分扩张、积气伴肠壁糖代谢异常增高，考虑为炎性病变累及可能，腹腔、盆腔积液。

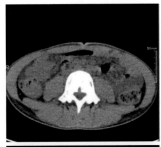
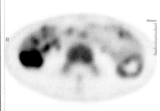
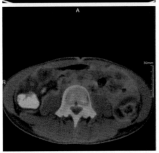
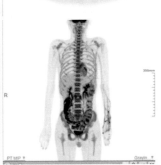

图53-1　2022-09-15 PET/CT：腹腔、盆腔肠道部分扩张、积气伴肠壁糖代谢异常增高，考虑为炎性病变累及可能，腹腔、盆腔积液

5. 2022-09-16仍有发热，T_{max} 38℃，加用头孢哌酮，舒巴坦（3 g，静脉滴注，q8 h）加强抗感染。

6. 2022-09-18完善粪便钙卫蛋白：536.8 μg/g，考虑炎症性肠病可能。

7. 2022-09-20完善胃镜（图53-2）：慢性活动性胃炎（幽门螺旋杆菌：阳性），十二指肠球炎，十二指肠球部霜斑样溃疡。肠镜（图53-3）：末端回肠多发溃疡。胃肠镜活检组织送病理学检查。

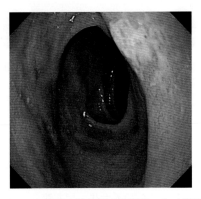

图53-2　2022-09-20胃镜：慢性活动性胃炎，十二指肠球炎，十二指肠球部霜斑样溃疡

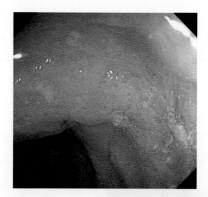

图53-3　2022-09-20无痛肠镜：末端回肠多发溃疡

8. 2022-09-21随访血Hb 103 g/L，WBC 4.51×10⁹/L，N% 42%；ESR 30 mm/h，hsCRP 69.9 mg/L；Alb 31 g/L。消化科刘红春教授会诊，考虑回肠炎、克罗恩病可能，建议完善小肠CT增强，全肠内营养，先行抗幽门螺杆菌治疗，暂不加用生物抑制剂治疗，停用抗感染药物；抗幽门螺杆菌治疗1周后消化科复诊。

9. 2022-09-22出院。带药：克拉霉素、枸橼酸铋钾、泮托拉唑、阿莫西林四联抗幽门螺杆菌，安素全肠内营养。

出院后随访

1. 2022-09-26肠镜病理：末端回肠黏膜急慢性炎，伴黏膜糜烂。

2. 2022-09-27胃镜病理：胃窦慢性非萎缩性胃炎，十二指肠黏膜急慢性炎症伴黏膜糜烂。

3. 2022-09-27收入消化科病房。

4. 2022-09-28完善小肠CT增强（图53-4）：盆腔小肠克罗恩病机会大，腹腔稍大淋巴结；少量盆腔积液。

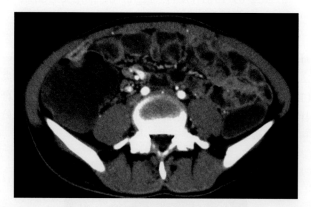

图53-4　2022-09-28小肠增强CT：盆腔小肠克罗恩病机会大，腹腔稍大淋巴结；少量盆腔积液

5. 2022-09-30排除禁忌后行第一周期英夫利昔单抗（300 mg，静脉滴注，st）治疗，过程顺利，治疗后无发热、腹痛、腹泻、黑便等不适，出院门诊随访。

6. 2022-11-25电话随访：出院后消化科规律随访、诊疗，英夫利昔单抗治疗后无发热，偶有腹痛，便秘好转，无腹泻、黑便、便血等适；胃纳及整体精神状态较前明显好

转，出院2个月体重增加8 kg；顺利大学入学，生活、学习基本正常。

最后诊断与诊断依据

最后诊断

1. 克罗恩病。

2. 慢性胃炎，幽门螺旋杆菌感染，十二指肠球部溃疡。

诊断依据

1. 18岁男性，便秘、腹痛7年，发热近1个月，炎症标志物升高、贫血、消瘦，粪隐血弱阳性，粪钙卫蛋白536.8 μg/g，抗感染治疗效果差。PET/CT示腹、盆腔肠道部分扩张、积气伴肠壁糖代谢异常增高，考虑可能为炎性病变累及；小肠CT示盆腔小肠克罗恩病机会大。肠镜下见末端回肠多发溃疡；肠镜病理示末端回肠黏膜急慢性炎，伴黏膜糜烂。消化科专家考虑为克罗恩病。英夫利昔单抗治疗后无发热，无腹泻，便秘、胃纳、精神状态明显好转，体重逐步增加。综合分析，本例克罗恩病的诊断可以成立。

2. 胃镜下见慢性活动性胃炎（幽门螺旋杆菌：阳性），十二指肠球炎及十二指肠球部霜斑样溃疡。胃镜病理示胃窦慢性非萎缩性胃炎，十二指肠黏膜急慢性炎症伴黏膜糜烂。故可诊断为慢性胃炎、幽门螺旋杆菌感染、十二指肠球部溃疡。

经验与体会

1. 克罗恩病（Crohn's disease，CD）是病因不明的胃肠道慢性非特异性、肉芽肿性疾病，发病机制可能与环境、遗传、免疫、感染及肠道微生态相关；病变可累及从口腔至肛门的全消化道，以回盲部最常见，病变累及黏膜全层。临床表现为腹痛、腹泻、腹块、肠梗阻、肛周瘘管或脓肿形成等，可伴有发热、营养不良、口腔黏膜溃疡、坏疽性脓皮病等全身多系统损害。本例患者既往便秘、腹痛7年，间歇性便秘与腹泻交替，本应及时就诊于消化科并完善肠镜等检查，但由于中学课业太忙，一直没有正规诊疗，以至于病情迁延，到高考后，由于疲劳、精神压力大等多种因素，病情加重，出现高热等全身症状，患者及家属才重视，通过PET/CT、小肠CT及胃镜等得以确诊。出现不适症状时应及时就诊，以免延误治疗。

2. 克罗恩病的传统治疗以糖皮质激素、免疫抑制剂为主，近年来英夫利昔单抗越来越多地应用于临床。本例患者使用英夫利昔单抗（类克）治疗效果佳，治疗后很快进入缓解期。患者在明确诊断前使用了多种抗感染药物均无效，收入感染病科后很快得以确诊，停抗感染药物，可见疾病的及时诊断、精准治疗对抗感染药物合理使用、预防耐药具有重要意义。

3. 本例患者发热起病、炎症标志物升高，通常临床医生首先想到的是感染性疾病，但经验性抗感染效果不佳，此

时应拓展思路，将特殊感染（结核、少见真菌感染等）、炎症性肠病、慢性阑尾炎、肠道淋巴瘤等多种疾病纳入考虑。PCT/CT、胃肠镜对发现发热靶点，明确诊断具有重要价值。

参考文献

[1] Higashiyama M, Hokaria R. New and emerging treatments for inflammatory bowel disease[J]. Digestion, 2023, 104(1): 74-81.

[2] Lichtenstein GR, Loftus EV, Isaacs KL, et al. ACG clinical guideline: management of Crohn's disease in adults[J]. Am J Gastroenterol, 2018, 113(4): 481-517.

[3] Ruemmele FM, Veres G, Kolho KL, et al. Consensus guidelines of ECCO/ESPGHAN on the medical management of pediatric Crohn's disease[J]. J Crohns Colitis, 2014, 8(10): 1179-1207.

[4] Santiago P, Braga-Neto MB, Loftus EV. Novel therapies for patients with inflammatory bowel disease[J]. Gastroenterol Hepatol (N Y), 2022, 18(8): 453-465.

病例 54 此番发热很熟悉，恰似故菌来

作者·缪青 金文婷 马玉燕 韩梦鸽
审阅·胡必杰 潘珏

· 病史简介 ·

男性，67岁，江苏人，2023-03-23收入复旦大学附属中山医院感染病科。

主诉

发热伴髋部疼痛1个月余。

现病史

1. 2023-02无诱因出现发热，午后低热（37～38℃），凌晨1:00—2:00达到体温高峰（T_{max} 38.5℃），晨起自行降至正常，伴有畏寒，无寒战，乏力明显，伴盗汗、纳差，伴左髋关节痛，程度不重，否认咳嗽、咳痰、尿频、尿痛、腹泻、腹痛等。自服退热药，未诊治。

2. 2023-03-14就诊当地医院，查血WBC 5.4×10⁹/L，N% 50%；CRP 16.9 mg/L，PCT 0.06 ng/mL。胸部CT：两肺微小结节。头孢菌素静脉滴注3天（具体不详），体温降至正常，停药后体温反复。

3. 2023-03-22复旦大学附属中山医院查血WBC 4.25×10⁹/L，N% 45.5%；ESR 51 mm/h，CRP 34.4 mg/L；Alb 34 g/L。为明确发热、左髂关节疼痛原因收入感染病科。

4. 自患病以来，精神略差，食纳欠佳，夜眠可，大小便无殊，体重下降约8 kg。

既往史及个人史

体健。在羊养殖场工作，场内近期有羊流产、死产情况，否认虫咬史。

· 入院检查 ·

体格检查

1. T 36.8℃，P 78次/分，R 14次/分，BP 122/78 mmHg。

2. 神志清，精神可。皮肤未见皮疹、破损、焦痂等。全身未及浅表淋巴结肿大。双肺未闻及干湿啰音，心律齐，未闻及瓣膜杂音，腹软，无压痛，双下肢不肿。

实验室检查

1. 血常规：WBC 3.91×10⁹/L，N% 39.6%，Hb 136 g/L，PLT 142×10⁹/L。

2. 炎症标志物：hsCRP 34.2 mg/L，ESR 48 mm/h，PCT 0.05 ng/mL。

3. 生化：ALT/AST 41/33 U/L，Alb 34 g/L，前白蛋白116 mg/L，Cr 102 μmol/L。

4. D-二聚体：0.58 mg/L。

5. T-SPOT.TB A/B 0/1，G试验726.5 pg/mL，血隐球菌荚膜抗原、GM试验阴性，CMV-DNA、EBV-DNA阴性。

6. 自身抗体：抗线粒体M2亚型弱阳性；余阴性。

7. 肿瘤标志物：PSA 5.470 ng/mL，fPSA 0.609 ng/mL，BZ 11%，余均阴性。

8. 细胞免疫：T细胞1 204/μL，CD4 656/μL。

9. 细胞因子：TNF 13.3 pg/mL，IL-6 8 pg/mL，IL-2、IL-2R、IL-8、IL-10均在正常范围。

辅助检查

1. 2023-03-23心电图：正常。

2. 2023-03-23超声心动图：左心房增大，未见赘生物。

· 临床分析 ·

病史特点

患者为中老年男性，既往体健，发热1个月，T_{max} 38.5℃，伴随症状包括髋关节痛、乏力、盗汗，炎症标志物轻度升高，有羊群接触史。鉴别诊断需考虑如下问题。

临床分析

1. 布鲁菌感染：患者发热1个月，可疑髋关节感染，炎症标志物偏高，普通抗感染药物效果不佳，结合日常养羊史及羊近期流产及死产现象，高度怀疑布鲁菌感染。需完善布鲁菌抗体、血培养、必要时髋关节穿刺活检及组织培养以明确诊断。

2. 骨结核：患者发热伴盗汗，伴关节痛，不排除结核感染可能，但T-SPOT.TB阴性，以及单纯髋关节受累的结核相对少见，条件允许时，可完善髋关节穿刺活检、髋关节分枝杆菌培养等进一步排除诊断。

3. 其他病原体感染：患者发热待查，虽然体检未发现皮肤焦痂、浅表淋巴结肿大等线索，仍不能完全排除不典型病原体如恙虫病东方体、立克次体等感染，以及髋关节巴尔通体感染，可完善血mNGS或针对性PCR检测，必要时髋关节活检等以明确诊断。

4. 风湿性关节炎：患者发热时间较长，炎症标志物偏高，关节痛，需排查风湿性疾病如骨关节炎，但患者无关节僵硬及活动受限，且关节MRI未发现典型的影像学表现，暂不支持此诊断。

进一步检查、诊治过程和治疗反应

■ 诊治过程

1. 2023-03-24送检血培养、血mNGS及布鲁菌抗体后，经验性予以多西环素（0.1 g，口服，q12 h）、阿米卡星（0.6 g，静脉滴注，qd）抗感染。

2. 2023-03-24 PET/CT：甲状腺右叶结节；两肺小结节、右肺第10肋及第3腰椎右侧横突骨折，第1腰椎良性病变可能；左侧髋关节炎性病变（图54-1）。

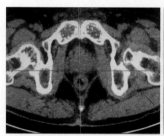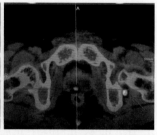

图54-1　2023-03-24 PET/CT：左侧髋关节炎性病变

3. 2023-03-24髋关节MRI增强：双侧骶髂关节退变，右侧髂骨少许炎性灶（图54-2）。

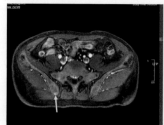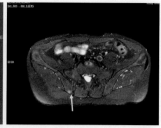

图54-2　2022-03-24髋关节MRI增强：双侧骶髂关节退变，右侧髂骨少许炎性灶

4. 2023-03-25风湿科会诊：关节痛，风湿病依据不足。骨科会诊：骶髂关节炎，左侧大转子滑囊炎，建议非甾体抗炎药对症止痛。

5. 2023-03-26血mNGS回报（2023-03-24送检）：极少量布鲁菌核酸序列（图54-3）。

6. 2023-03-27微生物室电联回报：血培养1瓶报阳（77 h），涂片见革兰阴性球杆菌，高度怀疑布鲁菌。同时外送布鲁菌抗体阳性1∶400（3+）（图54-4）。

■ 治疗后随访

1. 2023-03-28血培养鉴定为布鲁菌（图54-5），多西环素+阿米卡星抗感染，体温正常，关节痛较前稍好转，考虑诊断明确，暂不行髋关节活检术，出院，多西环素（0.1 g，口服，q12 h）+利福平（0.6 g，空腹口服，qd）口服治疗，门诊定期随访（图54-6）。

2. 图54-6为治疗过程中患者体温变化情况。

最后诊断与诊断依据

■ 最后诊断

布鲁菌感染。

■ 诊断依据

患者为中老年男性，发热1个月，从事羊养殖工作，伴随症状包括髋关节痛、乏力，炎症标志物轻度升高，PET/CT及髋关节MRI提示左侧髋关节炎症，布鲁菌抗体1∶400，血培养阳性，菌鉴定为布鲁菌，血mNGS检出

属			种				
属名	属相对丰度（%）	属严格序列数	种名（中文）	种名（英文）	种相对丰度（%）	种序列数	种严格序列数
布鲁菌属	0.36	2	羊布鲁菌	*Brucella-melitensis*	0.18	1	0
			田鼠布鲁菌	*Brucella-microti*	0.18	1	0

图54-3　2023-03-26血NGS结果回报：极少量布鲁菌序列

编　码	项目名称	结　果	单　位	参考值
1	布鲁菌核酸检测	阴性（－）	copy/mL	检测下限：< 1.0E+03
2	布鲁菌抗体	1∶400（+++）		阴性（－）

图54-4　2023-03-27布鲁菌抗体阳性1∶400（3+）

□	编号	细菌名称	结果/浓度	参考值	菌落计数
□	TP12	血培养涂片	找见革兰阴性杆菌		
□	TP19	血培养报阳瓶数	只有一瓶		
□	TP20	血培养仪报警时间	77 h		
申请时间	2023-03-23 14：00				

□	编号	细菌名称	结果/浓度	参考值	菌落计数
□	BMX_JBX	布鲁菌属	阳性		

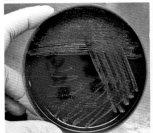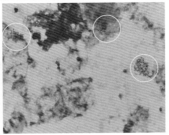

图54-5　2022-03-27血培养结果及镜下菌落形态：布鲁菌

布鲁菌核酸序列，予以多西环素及阿米卡星针对性抗感染治疗后未再发热，故诊断明确。

经验与体会

1. 布鲁菌病是一种动物源性感染疾病，人类通过摄入感染动物（牛、绵羊、山羊、骆驼、猪或其他动物）制品（如未经巴氏消毒的乳制品）或是接触其组织或体液而发生感染。该病是世界上最常见的人兽共患病，也是许多资源有限地区的重要公共卫生问题。其中，骨关节病是局灶性布鲁菌病最常见的形式，在布鲁菌病患者中占比高达70%。此类疾病包括外周关节炎、骶髂关节炎和脊柱炎。最常受累的部位是骶髂关节（高达80%）和脊柱关节（高达54%）。本例患者临床特征较为典型，并且属于常见的布鲁菌感染类型，具有代表性。

2. 发热待查的诊治思路中，如无明确定位、定性体征，且一般抗菌药物效果不佳时，需拓宽思路，病史询问时应仔细全面、关注职业、接触史、旅游史等，如本例患者在门诊问病史过程中发现羊养殖史这一线索，入院后进行针对性检查，快速诊断。在PET/CT、mNGS技术广泛发展的今天，发热待查仍需要全面的内科思维以提高诊断能力。

3. 布鲁菌的培养和鉴定目前依然是确诊的主要方法，但需注意的是，布鲁菌属于苛养病原体，培养阳性率偏低，微生物室易漏诊。因此，基于临床预判，促进各科室沟通，对于提高检出率尤为重要。另外，血清学检测因阳性率较高得以广泛应用，临床疑诊病例，如血清凝集试验滴度≥1：160可确诊。但是，由于缺乏抗原制备、方法学及检测的标准化，血清学结果在解读时需谨慎。根据复旦大学附属中山医院感染病科既往收治的布鲁菌病患者资料，血清学检测的阳性率确实优于其他方法，在我国北方地区的部分医院，布鲁菌抗体已进入院内常规检测流程，对于发热待查的病因筛查具有非常重要的临床意义。

4. 病原学的分子鉴定技术是未来的发展方向，布鲁菌的PCR检测是较为可靠及特异的方法，不同测定方法的灵敏度从50%到100%不等。令人较为失望的是，mNGS作为目前应用广泛的病原鉴定技术，对于布鲁菌的检测效能较低，这种差异

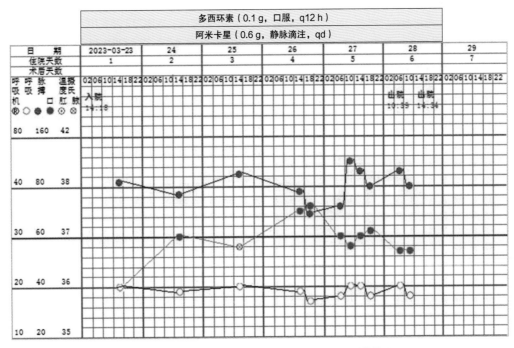

图54-6　治疗过程中患者体温变化及用药情况

与不同的核酸提取过程、标本类型等有关。以本患者为例，布鲁菌检测序列数仅2条，且均为非严格匹配序列，如不仔细解读，漏诊概率极大。但是mNGS的精准度较高，如此患者检出序列匹配到羊布鲁菌，有利于精准诊疗方案的制定。因此，如何提高mNGS对于包括布鲁菌、分枝杆菌、沙门菌等提取困难病原体的检出率，是mNGS继续发展需要解决的问题。

参考文献

[1] 蒂尔.贝勒和斯科特诊断微生物学[M].胡必杰，潘珏，高晓东，主译.上海：上海科学技术出版社，2022：359-363.
[2] 卡斯珀.福西.哈里森感染病学[M].胡必杰，潘珏，高晓东，主译.上海：上海科学技术出版社，2019：504-509.
[3] Miao Q, Ma Y, Wang Q,et al. Microbiological diagnostic performance of metagenomic next-generation sequencing when applied to clinical practice[J]. Clin Infect Dis, 2018, 67(suppl_2): 231-240.

病例55 小小炎症灶，埋藏大隐患

作者·张尧 金文婷 马玉燕 王苏珍
审阅·胡必杰 潘珏

病史简介

女性，66岁，上海人，2023-05-04收入复旦大学附属中山医院感染病科。

主诉

发热伴头痛2周余。

现病史

1. 2023-04-18无诱因出现发热伴头痛，T_{max} 40℃，呈全头颅炸裂式及搏动性疼痛，伴盗汗，无寒战、呕吐、黑朦、耳鸣、视物旋转等，3～4日后出现复视、视物模糊。

2. 2023-04-24复旦大学附属中山医院急诊查血WBC 26.99×10⁹/L，N% 88.8%；PCT 18.45 ng/mL，hsCRP 163.5 mg/L；血培养阴性。尿常规：蛋白（±），RBC 3～5/HP，WBC阴性。新型冠状病毒、甲型流感病毒、乙型流感病毒、呼吸道合胞病毒核酸均阴性。超声心动图：双心房增大，轻度肺动脉高压。头颅CT：脑内少许腔梗死缺血灶，蝶窦及少许后组筛窦炎症，鞍区可疑软组织影（图55-1）；胸腹盆CT：双侧胸腔少量积液，心包少量积液。厄他培南（1g，静脉滴注，qd）+奥硝唑（0.5g，静脉滴注，bid）抗感染2天，体温高峰下降，T_{max} 38.5℃，头痛较前稍好转，复视好转。2023-05-01复查血WBC 26.56×10⁹/L，N% 87.3%；PCT 0.62 ng/mL，CRP > 90 mg/L。

3. 2023-05-03再次高热，T_{max} 40℃，为明确诊断发热、头痛原因收入复旦大学附属中山医院感染病科。

既往史及个人史

慢性鼻窦炎病史，2023-04-18后断续出现右侧鼻孔流脓涕及鼻后滴漏现象，咳出物为灰色黏液。慢性乙型病毒性肝炎病史，未抗病毒治疗。否认鸟类、牛、羊等动物接触史。

入院检查

体格检查

1. T 37.3℃，P 86次/分，R 18次/分，BP 149/75 mmHg。

2. 双侧瞳孔等大等圆，对光反射灵敏，眼球各向运动可，未及眼震及复视。颈软，脑膜刺激征阴性，病理征阴性。双肺呼吸音清，心律齐，未闻及杂音，腹软无压痛。

实验室检查

1. 血常规：WBC 12.95×10⁹/L，N% 80.9%。

2. 炎症标志物：CRP 34.2 mg/L，ESR 86 mm/h，PCT 0.31 ng/mL。

3. 生化：ALT/AST 40/25 U/L，Alb 28 g/L，Cr 44 μmol/L。

4. T-SPOT.TB A/B 1/1，血隐球菌荚膜抗原、G试验、GM试验均阴性。

5. 自身抗体、肿瘤标志物均阴性。

6. 尿常规：阴性。

辅助检查

超声心动图：左心房增大，未见赘生物。

临床分析

病史特点

患者为老年女性，发热、头痛起病，病程中出现复视、视物模糊，近期间歇性有右侧鼻孔流脓涕，查炎症标志物明显升高，影像学提示蝶窦及少许后组筛窦炎症、鞍区可疑软组织影。抗感染治疗似乎有效，但病情有反复。

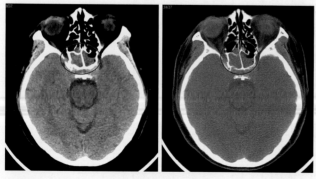

图55-1 2023-04-24头颅CT：脑内少许腔梗死缺血灶，蝶窦及少许后组筛窦炎症，鞍区可疑软组织影

■ 诊断分析

1. 急性鼻窦炎：急性鼻窦炎的典型表现为鼻塞、脓性鼻分泌物、面部疼痛或压迫感，亦可表现为发热、头痛，该患者有慢性鼻窦炎史，近期间歇性有右侧鼻孔流脓涕及鼻后滴漏现象，不排除慢性鼻窦炎急性发作。需进一步行鼻咽镜或鼻内镜检查明确。

2. 其他引起鼻窦病变的疾病：如ANCA相关性血管炎鼻窦累及、鼻窦恶性肿瘤或鼻型淋巴瘤等，也可引起发热、头痛，且该患者抗感染治疗后病情仍有反复，不能排除非感染性疾病引起的鼻窦病变。但患者入院后查自身抗体阴性、肿瘤标志物阴性，暂无血管炎及恶性肿瘤依据，需行鼻窦穿刺或内镜下取样完善病理学检查明确。

3. 中枢神经系统感染：急性鼻窦炎感染可扩散至鼻腔外进入中枢神经系统、眼眶或周围组织，引起脑膜炎、颅内脓肿、复视、眼肌麻痹、眶周蜂窝织炎等表现。该患者病程中有复视、视物模糊，头颅CT提示鞍区可疑软组织影，高度提示有中枢神经系统并发症的可能，需进一步行头颅MRI、腰椎穿刺及相应的微生物学检查评估，同时需尽可能行鼻窦穿刺或内镜下取样完善微生物学检查。可先经验性抗感染治疗。

进一步检查、诊治过程和治疗反应

■ 诊治过程

1. 2023-05-04美罗培南（2g，静脉滴注，q8h）经验性抗感染治疗。

2. 2023-05-05头颅MRI增强：脑内少许腔隙性缺血灶，蝶窦炎症（图55-2）。

3. 请相关科室会诊：① 神经内科、神经外科会诊，头颅MRI增强示病变主要在蝶窦区域，未累及鞍区及以上区域；建议耳鼻喉科会诊行鼻窦穿刺及穿刺物病理和培养；建议行腰椎穿刺术排除颅内感染可能。② 眼科会诊，目前检查无复视，BCVA 1.0，暂无特殊处理。③ 耳鼻喉科行鼻咽镜，鼻腔通畅，未见明显分泌物；双侧中鼻道通畅，未见脓性分泌物及新生物；鼻咽部光滑，双侧咽隐窝对称。双侧后鼻孔见脓涕（图55-3）。诊断：鼻窦炎。建议继续静脉抗感染，洗鼻器洗鼻，使用鼻用激素布地奈德鼻喷雾剂（2喷，鼻喷，qd）。

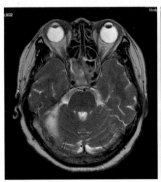
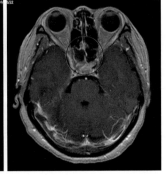

图55-2 2023-05-05头颅MRI：脑内少许腔隙性缺血灶，蝶窦炎症

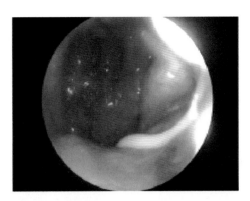

图55-3 2023-05-05鼻咽镜：双侧后鼻孔见脓涕

4. 2023-05-05血mNGS（2023-05-03送检）：检出大量中间链球菌核酸序列（种严格序列数372）。调整抗感染治疗方案：头孢曲松（2g，静脉滴注，q12h）+左氧氟沙星（0.5g，静脉滴注，qd）。

5. 2023-05-06行腰椎穿刺术：脑脊液压力170 mmH₂O；脑脊液常规：无色透明，RBC 12×10⁶/L，WBC 34×10⁶/L，多核细胞6%，单核细胞94%；脑脊液生化：蛋白质0.34 g/L，葡萄糖3.0 mmol/L，氯123 mmol/L，乳酸脱氢酶33 U/L，ADA 3 U/L；脑脊液涂片找细菌、真菌、隐球菌、抗酸杆菌均阴性，XPERT.TB阴性，脑脊液隐球菌荚膜抗原阴性；脑脊液找幼稚细胞阴性。脑脊液细胞分类以单核细胞为主，考虑分枝杆菌等不典型病原体感染不排除，加用阿米卡星（0.6g，静脉滴注，qd）联合抗感染。

6. 2023-05-08复查副鼻窦CT：部分副鼻窦炎，鼻中隔左偏（图55-4）。

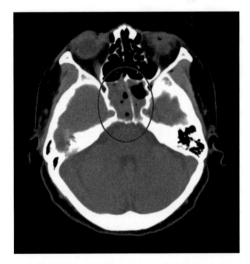

图55-4 2023-05-08复查副鼻窦CT：部分副鼻窦炎，鼻中隔左偏

7. 2023-05-09再次请耳鼻喉科会诊评估，行鼻内镜，术中见：① 右侧钩突肥大息样变，右侧蝶窦内真菌状团块（图55-5、图55-6）及脓性分泌物，窦内黏膜炎性肿胀，窦壁完整无明显缺损。② 左侧蝶窦口息肉样物堵塞，窦内脓性分泌物，窦内黏膜炎性肿胀，窦壁完整无明显缺损。内镜

下行双侧鼻息肉摘除＋双侧鼻蝶窦＋筛窦开窗术：切除右侧钩突，开放右侧前后组筛窦，开放并扩大右侧蝶窦口，拭子取脓液送培养；清除右侧蝶窦内病变，取右蝶窦肿胀黏膜与真菌状团块一并送常规病理，生理盐水反复冲洗右侧蝶窦；切除左侧蝶窦口息肉样物送常规病理，开放左侧后组筛窦，扩大左侧蝶窦口，生理盐水反复冲洗左侧蝶窦。

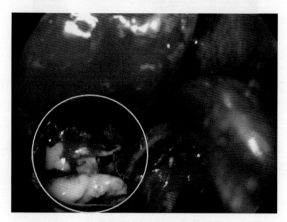

图 55-5　鼻内镜：右侧蝶窦内真菌状团块

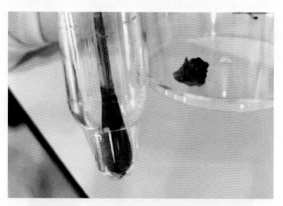

图 55-6　术中标本：脓液拭子及真菌状团块

8. 2023-05-11 术后病理：右侧鼻窦肿物，黏膜急慢性炎症，另见少许骨组织及曲霉菌团。左侧鼻窦肿物：黏膜慢性炎。加用伏立康唑（0.2 g，口服，q12 h）抗曲霉。

9. 2023-05-11 脑脊液 mNGS（2023-05-06 送检）：检出大量中间链球菌（种严格序列数 680）。停用阿米卡星、左氧氟沙星，继续头孢曲松（2 g，静脉滴注，q12 h）治疗。

10. 2023-05-12 右侧鼻窦肿物 mNGS（2023-05-09 送检）：主要检出中间链球菌（种严格序列数 50 516）、米曲霉/黄曲霉（种严格序列数 27）。

11. 2023-05-14 右侧鼻窦肿物病理特殊染色回报：黏膜急慢性炎症，另见少许骨组织及曲霉菌团；PAS 染色阳性、六铵银染色可疑阳性、抗酸染色阴性。

12. 患者未再发热，头痛缓解，随访 WBC 3.84×10⁹/L、ESR 48 mm/h、CRP 2.7 mg/L，均较前明显降低。

13. 2023-05-19 脑脊液细菌、真菌培养阴性。头孢曲松抗细菌治疗已满 2 周，停药；继续伏立康唑（0.2 g，口服，

q12 h）治疗，出院随访。

14. 2023-05-23 鼻窦肿物细菌、真菌培养：阴性。

■ 出院后随访

1. 2023-05-25 门诊随访，无发热、头痛不适，复查鼻咽镜：双侧鼻腔鼻内镜手术后，见血痂及脓涕，给予清理；鼻咽部光滑，双侧咽隐窝对称。随访血 WBC 6.14×10⁹/L；ESR 33 mm/h，CRP 0.4 mg/L；监测伏立康唑谷浓度 6.1 mg/L，伏立康唑减量至早 0.2 g＋晚 0.1 g 口服。

2. 图 55-7 为治疗过程中炎症标志物变化情况。

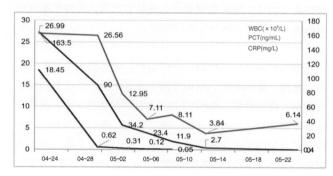

图 55-7　炎症标志物变化

最后诊断与诊断依据

■ 最后诊断

1. 复杂性急性细菌性鼻窦炎，继发中枢神经系统感染（中间链球菌）。

2. 侵袭性真菌性鼻窦炎（米曲霉/黄曲霉）。

3. 慢性乙型病毒性肝炎。

■ 诊断依据

1. 患者发热、头痛起病，伴有复视、视物模糊，影像学提示蝶窦炎症，鼻内镜见双侧蝶窦内脓性分泌物，鼻窦肿物送检 mNGS 检出大量中间链球菌，诊断为急性细菌性鼻窦炎。患者腰椎穿刺脑脊液压力正常值上限，脑脊液白细胞升高以单核细胞为主，与细菌性脑膜炎脑脊液的典型表现稍有不符，但脑脊液 mNGS 检出大量中间链球菌核酸序列，抗感染治疗后症状好转，考虑中枢神经系统感染（中间链球菌引起）诊断明确。因合并有中枢神经系统感染，故诊断为复杂性急性细菌性鼻窦炎。

2. 患者鼻内镜下见右侧蝶窦内真菌状团块物，病理见曲霉菌团，送检 mNGS 检出米曲霉/黄曲霉，侵袭性真菌性鼻窦炎诊断明确。

经验与体会

1. 鼻窦炎（又称鼻-鼻窦炎）是指鼻腔和鼻旁窦的炎症，根据症状持续时间不同，分为急性（＜4 周）、亚急性（4～12 周）、慢性（＞12 周）和复发性（每年发作≥4

次），其中急性鼻窦炎（acute rhinosinusitis，ARS）根据病因和临床表现不同，进一步分为病毒性鼻窦炎（acute virus rhinosinusitis，AVRS）、单纯性急性细菌性鼻窦炎（acute bacterial rhinosinusitis，ABRS）和复杂性急性细菌性鼻窦炎。大多数ARS是由病毒性上呼吸道感染扩展到鼻窦引起的，继发细菌感染导致ABRS。在美国，每年约有2 000万例的ABRS，ABRS的重要性不仅与其患病率高有关，而且与潜在的罕见但严重的并发症有关，如脑膜炎、脑脓肿、眼眶蜂窝织炎、眼眶脓肿等。本例患者为老年女性，以发热和头痛起病，影像学提示蝶窦与少许后组筛窦炎症，鼻内镜见双侧蝶窦内脓性分泌物、右侧蝶窦内真菌状团块物，脓液mNGS检出大量中间链球菌核酸序列，故诊断为ABRS。

2. 鼻窦性脑膜炎最常见的原因是蝶窦炎，其次是额窦炎和筛窦炎；通常以发热和头痛起病，随着疾病的发展出现颈部强制、精神状态改变和局灶性神经功能障碍。本例患者病程中出现复视、视物模糊，头颅CT提示鞍区可疑软组织影，高度提示中枢神经系统疾病，行腰椎穿刺脑脊液压力正常值上限，脑脊液白细胞升高以单核细胞为主，与细菌性脑膜炎脑脊液的典型表现稍有不符，但脑脊液mNGS检出大量中间链球菌，抗感染治疗后发热、头痛好转，一元论考虑为ABRS扩散引起脑膜炎。给予静脉抗感染治疗及鼻窦手术，获得了较好的效果。

3. 真菌性鼻窦炎分为侵袭性和非侵袭性两大类，许多侵袭性真菌性鼻窦炎患者具有慢性鼻窦炎病史，部分患者具有诱发真菌定植的鼻窦解剖异常（如鼻息肉）或抗菌药物暴露。急性侵袭性真菌性鼻窦炎往往发生于有严重免疫抑制的患者，而慢性则发生于免疫功能正常或轻度受损的患者。本例患者有慢性鼻窦炎病史，鼻内镜下见鼻息肉、右侧蝶窦内真菌状团块物，病理见曲霉菌团，送检mNGS检出大量米曲霉/黄曲霉核酸序列，因患者无严重的免疫抑制，故考虑为慢性侵袭性真菌性鼻窦炎。治疗通常包括手术清创及全身抗真菌药物治疗以减少复发。本例患者入院初期，高度怀疑鼻窦炎扩散引起的中枢神经系统感染，虽经抗细菌治疗症状明显好转，仍反复与五官科医生沟通后行鼻内镜手术治疗，术后明确病原体为中间链球菌合并曲霉，在抗细菌治疗的基础上加用抗真菌治疗，目前短期随访病情明显好转。患者真菌状团块物mNGS检出米曲霉/黄曲霉，但真菌、曲霉培养阴性，可能与培养时所取标本量较小或未取到活菌有关。

参考文献

[1] Raz E, Win W, Hagiwara M, et al. Fungal sinusitis[J]. Neuroimaging Clin N Am, 2015, 25(4): 569–576.

[2] Rosenfeld RM, Piccirillo JF, Chandrasekhar SS, et al. Clinical practice guideline (update): adult sinusitis[J]. Otolaryngol Head Neck Surg, 2015, 152(2 Suppl): S1–S39.

[3] Ziegler A, Patadia M, Stankiewicz J. Neurological complications of acute and chronic sinusitis[J]. Curr Neurol Neurosci Rep, 2018, 18(2): 5–12.

病例 56 发热伴肌痛的"源头"在哪里

作者·骆 煜 杨婉琴 金文婷 马玉燕
审阅·胡必杰 潘 珏

病史简介

男性，67岁，上海人，2023-06-05收入复旦大学附属中山医院感染病科。

主诉

发热伴四肢肌肉疼痛3周。

现病史

1. 2023-05-15患者无诱因出现发热，T_{max} 39℃，伴四肢酸痛、乏力，无寒战，无咽痛、咳嗽、咳痰、腹痛、腹泻、尿急、尿频、尿痛。自服退热药物效果不佳。

2. 2023-05-29外院查血 WBC 23.76×10⁹/L，N% 88.2%；CRP 187.6 mg/L，PCT 0.5 ng/mL。肝、肾功能正常。胸腹部CT未见异常。左氧氟沙星+头孢曲松抗感染，体温可降至37.3℃，仍反复发热。

3. 2023-06-03复旦大学附属中山医院急诊查血 WBC 26.46×10⁹/L，N% 89.7%，Hb 122 g/L；CRP > 90 mg/L，PCT 0.7 ng/mL；Alb 29 g/L，Cr 60 μmol/L，Na⁺ 127 mmol/L，K⁺ 3.9 mmol/L；D-二聚体 1.37 mg/L；ANA、ANCA及肌炎抗体谱阴性。厄他培南（1 g，静脉滴注，qd）+多西环素（0.1 g，口服，q12 h）抗感染。2023-06-05为明确发热原因收入感染病科。

4. 自患病以来，精神、胃纳一般，夜眠差，大小便无殊，体重无明显改变。

既往史及个人史

2型糖尿病史，目前口服二甲双胍+伏格列波糖治疗。否认高血压、冠心病。否认结核、乙型肝炎等。否认手术、药物过敏等。

入院检查

体格检查

1. T 39.2℃，P 110次/分，R 20次/分，BP 125/77 mmHg。

2.神志清，精神尚可，全身浅表淋巴结无明显肿大，双肺呼吸音清，未闻及明显干湿啰音。心率110次/分，心律齐，未闻及杂音。腹平软，无压痛、反跳痛，双下肢轻度水肿。上肢近端肌力Ⅴ级（－），远端肌力Ⅴ级，下肢近端肌力Ⅴ级（－），远端肌力Ⅴ级，四肢活动不受限，无法下地行走，脑膜刺激征阴性，病理征阴性。

■ 实验室检查

1.血常规：WBC 24.58×10^9/L，N% 88.9%，Hb 118 g/L，PLT 451×10^9/L。

2.炎症标志物：hsCRP 392 mg/L，ESR 110 mm/h，PCT 0.58 ng/mL，铁蛋白＞2 000 ng/mL。

3.生化：ALT/AST 30/24 U/L，Alb 31 g/L，Cr 50 μmol/L，LDH 150 U/L，CK 13 U/L。

4.IgG 7.34 g/L，D-二聚体 1.35 mg/L。

5.T-SPOT.TB A/B 0/0，G试验、GM试验、血隐球菌荚膜抗原、EBV-DNA、CMV-DNA阴性。

6.糖化血红蛋白7.0%；自身抗体、肿瘤标志物、甲状腺功能正常。

7.细胞免疫：CD4/CD8 2.1，CD4 418/μL，CD8 202/μL。

8.血气分析（不吸氧）：pH 7.45，PaO$_2$ 68 mmHg，PaCO$_2$ 38 mmHg。

■ 辅助检查

1.心电图：窦性心动过速。

2.超声心动图：未见异常。

·临床分析·

■ 病史特点

患者为老年男性，亚急性病程，主要表现为发热、四肢肌肉酸痛、乏力，T$_{max}$ 39℃，查血WBC、N%、CRP明显升高，常规抗细菌感染治疗效果不佳。

■ 诊断分析

1.风湿性疾病：老年男性，有高热伴肌肉酸痛，以近端外侧肌肉为主，影响下地行走，炎症标志物明显升高，CK及自身抗体阴性，需考虑风湿性多肌痛可能，可进一步完善PET/CT、肌电图等进一步鉴别。

2.肿瘤性疾病：患者年龄较大，以高热、乏力起病，抗菌药物治疗不佳，虽肿瘤标志物均正常，CRP明显升高，且胸腹部CT未见异常，仍需考虑血液系统肿瘤的可能，可进一步完善影像学检查及活检等以明确。

3.感染性疾病：如感染性心内膜炎，多为亚急性起病，抗菌药物治疗后体温反复波动，PCT轻度升高，需警惕该病可能，经体表超声心动图未见明显瓣膜赘生物，必要时行经食管超声心动图检查以排除。其他隐匿部位感染，如中枢神经系统感染、深部（肝或肾周）脓肿，患者无明显头痛，腹部CT未见异常，可行头颅及腹盆MRI以排查。

·进一步检查、诊治过程和治疗反应·

1.2023-06-06美罗培南（1 g，静脉滴注，q8 h）抗感染。

2.2023-06-06 PET/CT（图56-1）：四肢肌肉多发糖代谢异常增高灶，炎性病变可能。

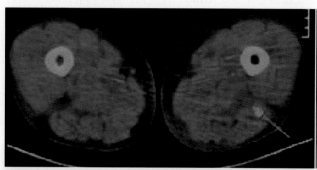
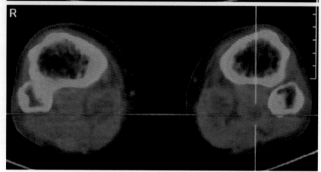

图56-1　2023-06-06 PET/CT：四肢肌肉散在多发糖代谢轻度异常增高灶，形态不规则，糖代谢分布不均匀，左大腿后部肌肉为著，SUV$_{max}$ 3.2

3.2023-06-08血mNGS（2023-06-06送检）：阴性。

4.2023-06-08颞动脉B超：双侧颞动脉内中膜增厚（右侧0.5～1.3 mm，左侧0.5～1.2 mm）。

5.2023-06-09请整形外科会诊，行右侧颞动脉活检。

6.2023-06-10血培养（2023-06-05送检）：阴性，停用美罗培南。

7.2023-06-10病理：（颞动脉）活检动脉壁，部分区内膜增厚，肌层及外膜层可见到较多的淋巴细胞，少量中性粒细胞浸润，形态学提示动脉炎症性病变。

8.2023-06-10考虑为巨细胞动脉炎（颞动脉炎），给予甲泼尼龙（40 mg，静脉滴注，qd）治疗。

9.2023-06-13体温逐渐降至正常，肌肉酸痛较前好转，复查hsCRP 39 mg/L，ESR 25 mm/h。

10.2023-06-14肌电图：右侧C$_5$/C$_6$节段慢性神经根损害电生理表现。

11.2023-06-16可自主坐起行走，胃纳改善，体温正常。出院，风湿科和感染病科门诊随访。

12.图56-2为治疗过程中患者体温变化情况。

13.图56-3为治疗过程中患者炎症标志物变化情况。

■ 出院后随访

2023-06-30患者无发热、肌痛，复查hsCRP 0.7 mg/L，

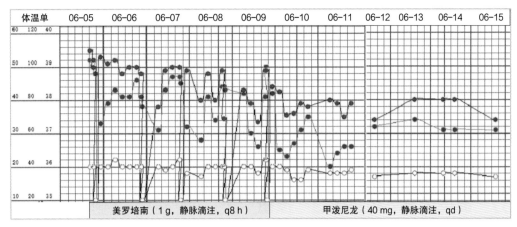

图56-2 治疗过程中患者体温变化及用药情况

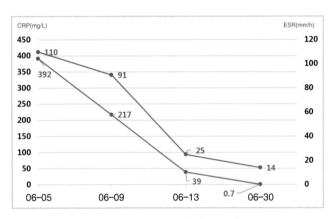

图56-3 入院后患者炎症标志物变化

ESR 14 mm/h，继续口服甲泼尼龙治疗。

最后诊断与诊断依据

■ 最后诊断

巨细胞动脉炎（颞动脉炎），合并风湿性多肌痛可能。

■ 诊断依据

患者为老年男性，以发热伴四肢酸痛起病，以近端外侧肌肉为主，影响下地行走，炎症标志物CRP及ESR明显升高，血培养阴性，PET/CT示四肢肌肉多发糖代谢异常增高灶，颞动脉超声见双侧颞动脉内中膜增厚，颞动脉活检病理见动脉壁部分区内膜增厚，肌层及外膜层可见到较多的淋巴细胞，少量中性粒细胞浸润，形态学及免疫组化结果提示动脉炎症性病变。糖皮质激素治疗后，体温正常，症状明显好转。结合临床表现、检查结果及糖皮质激素治疗有效，故明确诊断。

经验与体会

1. 巨细胞动脉炎（giant cell arteritis，GCA）又称霍顿病和颞动脉炎，是一种累及中动脉和大动脉的慢性炎性疾病，是最常见的系统性血管炎。衰老是发生GCA的最大

的危险因素，本病好发于50岁以上人群，其中70～79岁达到峰值，女性发病率高于男性［（2～3）：1］，主要累及主动脉弓发出的动脉分支，临床表现与受累动脉炎症有关，可有头痛、发热、视力下降/黑矇等，严重者可发生不可逆的视力丧失。颞动脉活检仍是诊断巨细胞动脉炎的主要方法，需取一段颞浅动脉用于组织病理学检查。病理表现为动脉壁炎症，主要由淋巴细胞和巨噬细胞浸润，可形成肉芽肿和多核巨细胞。本例患者为老年男性，以发热伴肌痛起病，炎症指标升高，通过颞动脉活检病理以确诊。

2. 风湿性多肌痛（polymyalgia rheumatica，PMR）的特征为肩部、骨盆带、颈部和躯干疼痛和晨僵。PMR与GCA密切相关，有40%～50%的GCA患者存在PMR。PMR临床病程的任何时间点，包括起病时、糖皮质激素治疗期间或治疗停止后，均有可能出现GCA。故对于疑似或确诊为PMR的患者，须通过临床评估判断有无GCA，如新发头痛、视力障碍或咀嚼时颌痛。本例患者亚急性起病，以近端外侧肌肉受累为主，影响下地行走，自身抗体阴性，故需考虑合并PMR的可能。

3. 既往使用最广泛的GCA分类标准是由美国风湿病学会（American College of Rheumatology，ACR）于1990年制定的。2022年，ACR和欧洲风湿病协会联盟（European Alliance of Association for Rheumatology，EULAR）对GCA分类标准进行了更新，其采用了包含临床、实验室、影像学和活检标准在内的加权算法。应用该分类标准时，应先排除类似血管炎的其他诊断。诊断的必要条件：确诊时年龄≥50岁。最终的标准项目和权重包括：颞动脉活检显示血管炎或超声上有晕征（5分）；ESR≥50 mm/h或CRP≥10 mg/L、突然失明（各3分）；肩部或颈部晨僵、下颌或舌活动不利、新发颞部头痛、头皮压痛、血管检查颞动脉异常、影像学上双侧腋窝受累、PET/CT显示主动脉代谢增高（各2分）。确诊标准：上述10项累计得分≥6分。该标准的敏感性为87%，特异性为94.8%。

参考文献

［1］Garvey TD, Koster MJ, Crowson CS, et al. Incidence, survival, and diagnostic trends in GCA across seven decades in a North American population-based cohort[J]. Semin Arthritis Rheum, 2021, 51: 1193–1199.

［2］Maz M, Chung SA, Abril A, et al. 2021 American College of Rheumatology/Vasculitis foundation guideline for the management of giant cell arteritis and takayasu arteritis[J]. Arthritis Rheumatol, 2021, 73:

1349–1365.

［3］Ponte C, Grayson PC, Robson JC, et al. 2022 American College of Rheumatology/EULAR classification criteria for giant cell arteritis[J]. Ann Rheum Dis, 2022, 81: 1647–1653.

［4］Rubenstein E, Maldini C, Gonzalez-Chiappe S, et al. Sensitivity of temporal artery biopsy in the diagnosis of giant cell arteritis: a systematic literature review and meta-analysis[J]. Rheumatology (Oxford), 2020, 59: 1011–1020.

病例 57 谁按了发热和头痛的"按钮"

作者·徐化洁 金文婷 马玉燕 马艳
审阅·胡必杰 潘珏

· 病史简介 ·

男性，57 岁，浙江人，2023-07-31 收入复旦大学附属中山医院感染病科。

■ 主诉

反复发热 1 个月，头痛 1 周。

■ 现病史

1. 2023-07-01 开始发热，T_{max} 39.5℃，伴咳嗽、气急，无咯血、胸痛，于当地医院住院。胸部 CT：两肺炎症，两侧少量胸腔积液。血气分析：PaO_2 56.6 mmHg。支气管镜：右肺中叶行肺泡灌洗，肺泡灌洗液（BALF）mNGS 检出热带念珠菌（种严格序列数 201）、惠普尔养障体（种严格序列数 642）。吸氧、抗感染（具体方案不详），2023-07-18 好转出院。

2. 2023-07-25 再次发热，T_{max} 39.0℃，头痛，表现为双颞部胀痛，程度较重，否认喷射性呕吐、视物模糊、四肢活动不利等，就诊于浙江某三甲医院，头颅 CT 未见明显异常，胸部 CT 示两肺弥漫性病变。抗感染治疗（具体不详），病情未见好转。

3. 2023-07-29 复旦大学附属中山医院查血 WBC 8×10^9/L，N% 73.2%；CRP 116 mg/L，ESR 102 mm/h，PCT 0.06 ng/mL；CD4 364/μL；血隐球菌荚膜抗原阳性，滴度 1∶20，G 试验、GM 试验阴性。否认鸽粪、鸽子、鸟类等接触史。2023-07-31 为明确发热、头痛原因收入感染病科。

■ 既往史及个人史

2019 年于复旦大学附属肿瘤医院确诊为小淋巴细胞性淋巴瘤/慢性淋巴细胞白血病，长期服用泽布替尼（160 mg，口服，bid），2023-07 出现发热后就诊于复旦大学附属中山医院血液科，建议暂停泽布替尼。高血压病史 10 年，服用苯磺酸氨氯地平（5 mg，口服，qd），血压控制可。

· 入院检查 ·

■ 体格检查

1. T 37.4℃，P 74 次/分，R 18 次/分，BP 121/83 mmHg。

2. 神志清，双肺未闻及明显干湿啰音；心律齐，心前区未闻及杂音；腹平软，全腹未及压痛、反跳痛。双下肢不肿。脑膜刺激征阳性（颈强直，颏胸距 4 横指）。

■ 实验室检查

1. 血常规：Hb 116 g/L，WBC 5.21×10^9/L，N% 62.6%，PLT 202×10^9/L。

2. 炎症标志物：hsCRP 27.5 mg/L，ESR 79 mm/h，PCT 0.03 ng/mL。

3. 生化：Alb 40 g/L，ALT/AST 8/7 U/L，Cr 76 μmol/L。

4. T-SPOT.TB A/B 1/1（阴性/阳性对照：0/406），EBV-DNA、CMV-DNA 均阴性。

5. 自身抗体：ANA 颗粒 1∶1 000，浆颗粒 1∶100，余 ANA、ANCA 均阴性。

6. 肿瘤标志物、血管紧张素转化酶阴性。

■ 辅助检查

1. 胸部 CT（图 57-1）：两肺散在数枚微小结节，之前外院 CT 显示的病灶基本吸收。

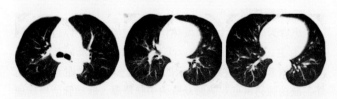

图 57-1　2023-08-01 胸部 CT：两肺结节、部分磨玻璃影，两肺少许慢性炎症

2. 头颅 MRI 平扫+增强：脑内少许腔隙性缺血灶。

3. 腹盆 CT 增强：肝、肾多发囊性灶，盆腔少量积液。

· 临床分析 ·

■ 病史特点

患者为中年男性，有惰性淋巴瘤基础病史，长期口服靶向药，1 个月前出现反复发热伴有 1 周头痛，脑膜刺激征阳性，血隐球菌荚膜抗原 1∶20。头颅 MRI 增强：未见明显病灶。综合目前资料，考虑鉴别诊断如下。

诊断分析

1. 中枢神经系统感染：发热起病，后出现双侧颞区胀痛，脑膜刺激征阳性；炎症标志物升高需考虑中枢神经系统感染性疾病。门诊查血隐球菌荚膜抗原 1∶20，肿瘤基础，免疫状态差，需警惕隐球菌性脑膜炎。T-SPOT.TB 阴性，无盗汗、消瘦等消耗症状，颅内结核感染依据不足。入院后可完善腰椎穿刺，评估脑脊液压力，完善脑脊液常规、生化及病原学检测，进一步明确病原体。

2. 中枢神经系统淋巴瘤：病程短，大多在半年以内，其主要症状与体征由其占位效应或弥散性脑水肿所致，早期表现为头痛、呕吐等高颅压症状，并可伴有精神方面的改变。局限性体征取决于肿瘤的部位和范围。本例患者有淋巴瘤病史，服用靶向药治疗后处于缓解期，头颅 MRI 增强未见明显占位性病灶，支持点不多，可腰椎穿刺行脑脊液脱落细胞学及找幼稚细胞进一步排除。

3. 自身免疫性脑炎：是一组由抗神经元自身抗体导致的炎性脑病，可引起包括精神行为异常、认知障碍、近事记忆力下降、癫痫发作等一系列临床症状。疾病的炎性过程不仅可以发生在脑边缘系统，引起边缘性脑炎（limbic encephalitis，LE），还可影响基底节等多个脑区。该患者有发热、头痛，ANA 1∶1 000，需警惕免疫性脑炎可能，但头颅 MRI 未见明显脑炎改变，无全身多系统受累表现，依据不足。可完善腰椎穿刺取脑脊液查相关抗体协助诊断。

进一步检查、诊治过程和治疗反应

诊治过程

1. 2023-08-01 腰椎穿刺术，脑脊液压力 290 mmH$_2$O。脑脊液常规：无色，透明，无凝块，蛋白质定性试验（±），RBC 10×10^6/L，WBC 72×10^6/L，多核细胞 9%，单核细胞 91%。脑脊液生化：蛋白质 0.6 g/L，葡萄糖 2.1 mmol/L，氯 116 mmol/L，乳酸脱氢酶 26 U/L。

2. 2023-08-01 脑脊液隐球菌荚膜抗原阳性，滴度 1∶2。脑脊液涂片墨汁染色找隐球菌阴性；涂片找细菌、真菌、抗酸杆菌，以及 XPERT.TB 阴性。

3. 2023-08-01 腰椎穿刺后暂给予氟康唑（800 mg，静脉滴注，qd）+氟胞嘧啶（1.5 g，口服，qid）联合抗隐球菌治疗，甘露醇（125 mL，静脉滴注，q8 h）降颅压。

4. 2023-08-02 眼科会诊：双眼视乳头轻度水肿，无特殊处理。神经内科会诊：①同意目前抗感染治疗；②颅内压较高，同意目前甘露醇降颅内压，嘱患者保持情绪平稳，勿屏气用力；③密切随访患者意识水平、瞳孔变化等，警惕脑疝。

5. 2023-08-03 脑脊液 mNGS（08-01 采样）检出新生隐球菌（种严格序列数 1）。

6. 2023-08-03 两性霉素 B 脂质体（300 mg，静脉滴注，qd）诱导治疗，停用氟康唑，继续氟胞嘧啶（1.5 g，口服，qid）口服联合抗隐球菌，辅以补钾等对症支持治疗。

7. 2023-08-04 患者体温正常，诉头痛较前有所缓解。血培养（07-31 采血）：阴性。血 mNGS（07-31 采血）：阴性。

8. 2023-08-07 头痛较前明显好转，脑膜刺激征阴性，甘露醇减量（125 mL，静脉滴注，q12 h）。

9. 2023-08-10 复查血 WBC 5.18×10^9/L，N% 66.8%，ESR 38 mm/h，hsCRP 13.7 mg/L。血隐球菌荚膜抗原阳性，滴度 1∶5，均较前下降。

10. 2023-08-16 两性霉素 B 脂质体诱导满 2 周，复查腰椎穿刺，脑脊液压力 180 mmH$_2$O，WBC 29×10^6/L，单核细胞 88%；蛋白质 0.68 g/L，葡萄糖 2.4 mmol/L；隐球菌荚膜抗原阴性，涂片墨汁染色找隐球菌阴性，真菌培养阴性。

11. 2023-08-30 复查腰椎穿刺，脑脊液压力 160 mmH$_2$O，WBC 9×10^6/L；脑脊液蛋白质 0.5 g/L，葡萄糖 2.7 mmol/L；隐球菌荚膜抗原及墨汁染色找隐球菌均阴性；自我感觉较前进一步好转；2023-08-31 起停用甘露醇。随访血 WBC 4.75×10^9/L，N% 62.6%；ESR 30 mm/h，hsCRP 13.9 mg/L；Cr 111 μmol/L，肌酐较前上升，考虑两性霉素 B 脂质体肾功能损伤可能，两性霉素 B 脂质体+氟胞嘧啶诱导抗隐球菌治疗已达 4 周（累计剂量：8.7 g），2023-09-01 停用两性霉素 B 脂质体，降阶梯为氟康唑（0.8 g，静脉滴注，qd）+氟胞嘧啶（1.5 g，口服，qid）巩固治疗。

12. 2023-09-03 下午再诉头痛，以右侧为主，给予甘露醇（125 mL，静脉滴注）后头痛稍有缓解。2023-09-04 仍有头部胀痛感，疼痛不明显，甘露醇加量（125 mL，静脉滴注，q12 h）降颅压。复查血 Cr 133 μmol/L，K$^+$ 3.9 mmol/L；氟康唑谷浓度 39.6 mg/L；抗隐球菌效果不佳，不排除与氟康唑透过血脑屏障欠佳、脑脊液中浓度偏低有关。

13. 2023-09-11 复查腰椎穿刺，脑脊液压力 180 mmH$_2$O，WBC 8×10^6/L；蛋白质 0.49 g/L，葡萄糖 2.6 mmol/L；隐球菌荚膜抗原及墨汁染色找隐球菌阴性；与前相仿。复查 ALT/AST 10/16 U/L，Cr 94 μmol/L，肝、肾功能正常；氟康唑加量（1 g，口服，qd），并加用胸腺法新增强免疫。

14. 2023-09-18 随访氟康唑谷浓度 40.9 mg/L。

15. 2023-09-21 头痛、头胀逐渐缓解，甘露醇减量（125 mL，静脉滴注，qn）。

16. 2023-09-25 停用甘露醇，无头痛、头胀。

17. 2023-09-28 出院，改氟康唑（0.8 g，口服，qd）+氟胞嘧啶（1.5 g，口服，qid）。

出院后随访

1. 出院后继续氟康唑（0.8 g，口服，qd）+氟胞嘧啶（1.5 g，口服，qid）联合抗隐球菌，未再发热、头痛，无咳嗽、咳痰。

2. 2023-10-30 复查血 WBC 6.73×10^9/L，ESR 11 mm/h，hsCRP 5 mg/L。血隐球菌荚膜抗原阳性；复查腰椎穿刺，脑

脊液压力 180 mmH$_2$O，WBC 3 × 10^6/L；蛋白质 0.39 g/L，葡萄糖 2.8 mmol/L。

3. 2023-12-04 随访血 WBC 5.65 × 10^9/L，ESR 17 mm/h，hsCRP 13.7 mg/L，氟康唑谷浓度 44.5 mg/L。复查腰椎穿刺，脑脊液压力 170 mmH$_2$O，WBC 3 × 10^6/L；蛋白质 0.38 g/L，葡萄糖 3.2 mmol/L。

4. 目前患者继续口服抗隐球菌治疗中，感染病科门诊长期随访。

5. 表 57-1 为治疗过程中炎症标志物变化情况。

最后诊断与诊断依据

最后诊断

1. 隐球菌性脑膜炎。
2. 小淋巴细胞性淋巴瘤。

诊断依据

患者为中年男性，惰性淋巴瘤长期口服靶向药，存在免疫抑制基础，反复发热 1 个月伴头痛 1 周，脑膜刺激征阳性，血隐球菌荚膜抗原 1：20，腰椎穿刺脑脊液压力明显升高，290 mmH$_2$O，常规+生化示脑脊液 WBC 增高，以单核细胞为主，蛋白质升高、糖明显降低；隐球菌荚膜抗原阳性，滴度 1：2，mNGS 检出新生隐球菌核酸序列；经两性霉素 B 脂质体+氟胞嘧啶诱导治疗后，体温正常，头痛好转，血、脑脊液隐球菌荚膜抗原转阴，炎症标志物明显下降，脑脊液压力、WBC、蛋白质降至正常，葡萄糖上升，故隐球菌脑膜炎诊断明确。

经验与体会

1. 免疫功能低下如 T 细胞缺陷的患者易发生机会性侵袭性真菌感染，如新生隐球菌脑膜炎、肺炎等。大部分隐球菌性脑膜炎的患者呈亚急性或慢性起病，常见的临床表现包括发热（低热和中等程度发热）、渐进性头痛、精神和神经症状等，颅内压增高往往比较明显，头痛、恶心、呕吐较剧烈，病情进展可能累及脑神经。查体可有脑膜刺激征。对于任何伴有发热、头痛，以及中枢神经系统相关症状或体征的免疫功能受损患者，或表现为亚急性或慢性脑膜炎的免疫功能正常患者，均应警惕隐球菌性脑膜炎的可能，需尽早开展病原学检查，完善腰椎穿刺、头颅影像学检查以明确诊断。

2. 全球每年因隐球菌脑膜炎死亡的人数估计为 10 余万，隐球菌脑膜炎导致 15% 的 AIDS 相关死亡。在我国隐脑患者特征研究中的数据显示，免疫功能正常人群中隐球菌性脑膜炎患者发病率较高。非 HIV 相关性隐球菌性脑膜炎患者大多数为隐匿起病，亚急性病程，多无明显的前驱症状，临床症状不典型。颅高压是隐脑患者预后不良的危险因素，恶性颅高压往往导致患者死亡。在治疗上，隐球菌感染的治疗选择有限，因为隐球菌属对棘白菌素具有天然抗药性，且其使用"防御武器"对唑类药物产生耐药性。目前对于隐球菌脑膜炎的诊治难度仍然较大。对于该类患者的诊治，及时找到病原学依据，尽早启动抗隐球菌诱导期治疗，过程中严密随访炎症及病原学指标、脑脊液压力及常规生化评估病情，对改善患者预后、降低病死率，极为重要。

3. 半个世纪以来，多烯类两性霉素 B 一直是抗隐球菌感

表 57-1 炎症标志物变化情况

日 期	血隐球菌荚膜抗原	脑 脊 液					血肌酐（μmol/L）	eGFR
		隐球菌荚膜抗原	压力（mmH$_2$O）	WBC（×10^6/L）	葡萄糖（mmol/L）	蛋白质(g/L)		
2023-08-01	1：20	1：2	290	72	2.1	0.6	76	96
2023-08-05	1：5	/	/	/	/	/	77	96
2023-08-10	1：5	/	/	/	/	/	82	91
2023-08-16	1：5	阴性	180	29	2.4	0.68	91	80
2023-08-22	1：5	/	/	/	/	/	97	74
2023-08-30	1：5	阴性	160	9	2.7	0.5	111	63
2023-09-04	1：2	/	/	/	/	/	133	51
2023-09-11	1：2	阴性	180	8	2.6	0.49	94	77
2023-10-31	阴性	阴性	180	3	2.8	0.39	94	77
2023-12-04	/	/	170	3	2.8	0.38	107	66

染的主要治疗方法，通过与真菌细胞膜上的麦角固醇结合，引起细胞膜的通透性改变，导致细胞内重要物质渗漏，而使真菌细胞死亡。因毒性较大，在使用过程中可出现如畏寒、发热、胃肠道反应、头痛等各种急性反应，长期使用可出现肝功能异常、肾功能不全、骨髓抑制、血钾降低、静脉炎、可复性视力下降等严重不良反应，大部分患者不能耐受。临床使用两性霉素B经常会缓慢"爬坡"增加至维持剂量，脑脊液隐球菌清除速度较慢、住院时间较长。而脂质体双层包被的两性霉素B（LAmB）降低了毒性，同时保持抗真菌活性，减轻传统的两性霉素B剂量限制。目前指南优先推荐两性霉素B脂质体进行一线治疗，治疗起始阶段即可用最大

剂量，无需"爬坡"。本例患者使用两性霉素B脂质体4 mg/（kg·d）进行诱导期治疗，很快获得良好的治疗效果，并且没有出现明显的不良反应。

参考文献

[1] Iyer KR, Revie NM, Fu C, et al. Treatment strategies for cryptococcal infection: challenges, advances and future outlook[J]. Nat Rev Microbiol, 2021, 19(7): 454-466.

[2] Izumikawa K, Kakeya H, Sakai F, et al. Executive summary of JSMM clinical practice guidelines for diagnosis and treatment of cryptococcosis 2019[J]. Med Mycol J, 2020, 61(4): 61-89.

[3] Wang Y, Gu Y, Shen KL, et al. Clinical features of cryptococcosis in patients with different immune statuses: a multicenter study in Jiangsu Province-China[J]. BMC Infect Dis, 2021, 21(1): 1043.

病例 58 一针定因：肿大的腮帮子

作者·朱贝迪 金文婷 马玉燕 周昭彦
审阅·胡必杰 潘珏

· 病史简介 ·

男性，61岁，浙江人，2024-02-06收入复旦大学附属中山医院感染病科。

■ 主诉

右侧颌面部肿痛伴发热1周余。

■ 现病史

1. 2024-01-28出现右侧颌面部肿痛，伴右侧牙龈肿胀不适，无牙痛、头痛、口腔溃疡或流脓。外院头孢菌素类（具体种类及剂量不详）抗感染4天，效果不佳，右侧颌面部肿痛加重，逐渐出现一质地较硬的肿物。

2. 2024-02-02当地医院口腔CT：未见异常；浅表超声：右侧颌下淋巴结24 mm×19 mm，界尚清，形态欠规则，内回声欠均，髓质回声可及，皮质多斑点状等回声内少许血流信号。

3. 2024-02-03出现发热，耳温37.9℃，复旦大学附属中山医院查血WBC 11.2×10⁹/L，N% 67.8%。左氧氟沙星（0.5 g，口服，qd）治疗3天。2024-02-05当地医院复查B超：右侧腮腺内边界尚清低回声（范围28 mm×14 mm×15 mm），脓肿可能；双侧颈部淋巴结肿大（左侧最大17 mm×4 mm、右侧最大29 mm×9 mm，边界清，皮髓质分界尚清）。右侧颌面部肿痛有加重，肿物无明显缩小，仍有低热。2024-02-06为明确颌面肿物性质收入院。

■ 既往史及个人史

高血压10余年，缬沙坦、比索洛尔降压，血压控制可；高尿酸血症，非布司他降尿酸，既往曾痛风发作。否认糖尿病史。2019年行颈椎内固定手术。

■ 药物过敏史

既往静脉使用青霉素后出现意识丧失，考虑为青霉素过敏。

· 入院检查 ·

■ 体格检查

T 37.3℃，右侧下颌肿物，质地韧，直径为3～4 cm，不易推动，伴压痛，无波动感，张口不受限，局部皮温升高，表面无破溃、流脓（图58-1）；心、肺、腹部查体未见明显异常。

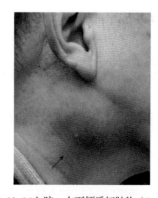

图58-1 2024-02-06入院：右下颌质韧肿物（3～4 cm）伴压痛

■ 实验室检查

1. 血常规：WBC 6.66×10⁹/L，N% 62.3%。

2. 炎症标志物：hsCRP 36.2 mg/L，ESR 13 mm/h，PCT 0.03 ng/mL。

3. 生化：ALT/AST 78/45 U/L，ALP/γ-GT 127/237 U/L，Alb 45 g/L，TBiL/CBiL 21/4.1 μmol/L，Cr 69 μmol/L，UA 262 μmol/L。

4. 糖化血红蛋白：5.9%。

5. T-SPOT.TB A/B 2/1，G试验、GM试验、EBV-DNA、

CMV-DNA 阴性。

6. 肿瘤标志物、免疫球蛋白、自身抗体阴性。

■ 辅助检查

超声心动图：正常。

临床分析

■ 病史特点

患者以急性起病的单侧颌面部肿痛伴发热为主要表现，超声提示腮腺区肿物，考虑以下鉴别诊断。

■ 诊断分析

1. 急性化脓性腮腺炎：表现为耳前区腮腺表面突发单侧性红肿或质地较硬的肿物，肿胀有时可延伸到下颌角。伴局部疼痛和压痛，部分伴有张口或吞咽困难，严重者出现高热、寒战等全身毒血症状。本例急性病程，表现为耳垂下方下颌部质硬肿物伴疼痛，伴发热，超声提示腮腺内低回声，考虑腮腺炎伴脓肿形成可能性大，可进一步复查超声，必要时行穿刺、MRI 增强协助评估。

2. 病毒性腮腺炎：如流行性腮腺炎病毒、流感病毒、柯萨奇病毒、人疱疹病毒等，多发生于儿童，前驱期表现为发热、头痛、急性腮腺肿胀，白细胞不高。本例临床特征较不符合病毒性腮腺炎。

3. 颈淋巴结炎：单侧颈部肿物伴疼痛发热，需鉴别细菌性淋巴结炎（常见如金黄色葡萄球菌、链球菌）、结核性淋巴结炎、猫爪病、兔热病、组织坏死性淋巴结炎。本例患者急性起病，无明确动物或环境接触史，T-SPOT.TB 阴性，但受累部位（淋巴结或唾液腺）不明确，可进一步超声引导下行穿刺完善病原学和组织病理协助诊断。

4. 非感染性肿物：如涎石病、腮腺肿瘤可表现为腮腺肿胀，本例患者短期内首次出现疼痛和发热，必要时可穿刺活检进一步行病理评估。

进一步检查、诊治过程和治疗反应

1. 2024-02-07 头颈部增强 MRI（图58-2）：右侧腮腺脓肿可能性大（最大截面27 mm×22 mm），两侧颈部多发稍大淋巴结（大者短径约为7 mm）；部分副鼻窦炎。

2. 2024-02-07 超声引导下行右颈部脓肿穿刺抽液+组织

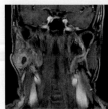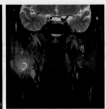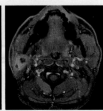

图58-2　2024-02-07头颈部MRI增强：右侧腮腺浅叶团状低T₁高T₂不均匀信号（最大截面27 mm×22 mm），增强后环形强化，中央坏死区无强化

活检术，超声下见27 mm×17 mm 不规则低回声团块（边界尚清，内见散在点状强回声），抽出2 mL 黄色脓液；脓液及穿刺组织涂片找细菌、真菌、抗酸杆菌阴性，XPERT.TB 阴性；穿刺组织病理：坏死组织伴以中性粒细胞浸润为主，见少量纤维和腺体结构，考虑为炎症性病变。

3. 2024-02-08 脓液 mNGS：检出大量内氏放线菌核酸序列（种严格序列数4 133）。头孢曲松（2 g，静脉滴注，qd）联合多西环素（0.1 g，口服，q12 h）抗感染。脓液普通细菌培养阴性。

4. 2024-02-11 脓液增菌（注入血培养瓶）培养回报（2024-02-07采样）：内氏放线菌阳性。联系病理科，右颈部肿物穿刺组织 HE 染色切片未见细菌菌团及硫磺颗粒。

5. 2024-02-16 右颈部肿块缩小，体温正常，复查血 WBC 4.96×10⁹/L，N% 51.6%；hsCRP 0.6 mg/L，较前下降；2024-02-19 复查头颈部 MRI 增强（图58-3）：右侧腮腺脓肿较2024-02-07 明显好转（直径约为12 mm）。

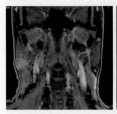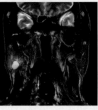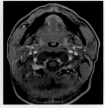

图58-3　2023-02-19头颈部MRI增强：右侧腮腺脓肿较前好转（直径为12 mm）

6. 2024-02-20 患者右侧颌面部肿胀好转（图58-4），出院，继续多西环素（0.1 g，口服，q12 h）抗感染治疗。

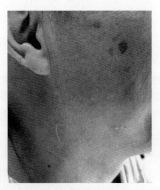

图58-4　2024-02-20 经穿刺抽液及抗感染治疗后，右颌面部肿胀好转

最后诊断与诊断依据

■ 最后诊断

右侧腮腺脓肿（内氏放线菌感染）。

■ 诊断依据

患者为中老年男性，急性病程，右侧颌面部肿物进行性增大，伴有疼痛、发热，超声及 MRI 影像学提示腮腺浅叶脓肿形成可能，病灶穿刺脓液培养及 mNGS 检出内氏放线菌，

经穿刺引流及抗感染治疗后病情好转，该诊断成立。

经验与体会

1. 急性腮腺感染可由细菌或病毒引起，成人急性化脓性腮腺炎多发生于虚弱、脱水、口腔卫生欠佳的情况，多由金黄色葡萄球菌或混合口腔菌群引起。

2. 腮腺是人体最大的唾液腺，位于颧弓和下颌角之间的咬肌表面，引流同侧面部淋巴，导管开口对应上颌第二磨牙，当唾液淤滞或结石、肿瘤阻塞导管时，口腔菌群逆向播散、邻近部位感染或感染血行播散至腮腺或周围淋巴结，均可引发化脓性感染。本例无前驱上呼吸道感染表现，起病时有牙龈肿胀不适，表现为急性单侧性、质地较硬、有压痛的局部红肿，伴有发热，符合急性化脓性腮腺炎的临床特点。

3. 引起急性化脓性腮腺炎的微生物组成多样，常为混合菌感染，可通过腮腺导管开口流脓或脓肿穿刺液行微生物学评估。最常分离到金黄色葡萄球菌和口腔混合厌氧菌，肠杆菌目及铜绿假单胞菌可在免疫受损和院内感染情况下发生，克雷伯菌属在东南亚糖尿病患者中多见；结核和非结核分枝杆菌罕见。根据传统培养及mNGS，本例放线菌感染诊断明确。在一项32例急性化脓性腮腺炎的研究中，55株分离菌株检出2例以色列放线菌，而内氏放线菌感染较为少见，其发酵糖类产酸的特性可导致牙菌斑和促龋齿发展。研究认为放线菌、牙菌斑微生物群和生物膜、唾液动力学具有相关性。

4. 放线菌属于厌氧/微需氧菌，常定植于口咽部、上呼吸道、胃肠道、泌尿生殖道，累及口腔面颈部部（55%）、腹盆腔（20%）、胸部（15%～20%），可利用受损的组织黏膜侵入邻近结构，因此牙齿感染和口腔颌面部创伤是其常见的前驱事件。另外，糖尿病、免疫抑制、营养不良、手术创伤或肿瘤或放疗致局部坏死是重要的易感因素，具有外围花瓣状结构的"硫磺颗粒"是部分放线菌的特有组织学表现。在脓肿形成前的慢性纤维化硬结期间，常易与肿瘤相混淆，应在体格检查和影像学检查时重点区分病灶部位（唾液腺、颈部淋巴结、咽部间隙、颌面部软组织等），在组织学和病原学上需重点和肿瘤、分枝杆菌、诺卡菌和真菌感染等鉴别。

5. 放线菌感染治疗上首选大剂量青霉素，本例患者有明确青霉素过敏史，可选择替代药物包括头孢曲松、多西环素、大环内酯类。急性化脓性腮腺炎并发症少见但十分危险，包括腮腺脓肿、下颌骨骨髓炎、咽旁间隙感染，严重者可致面瘫、瘘管形成、呼吸困难、颈静脉血栓性静脉炎、脓毒血症。腮腺脓肿形成后，应给予及时的抗菌药物覆盖联合抽吸或垂直小切口引流，避免感染进展及播散。

参考文献

[1] Brook I. Acute bacterial suppurative parotitis: microbiology and management[J]. J Craniofac Surg, 2003, 14(1): 37-40.

[2] Brook I. Abscesses from actinomyces infection: why so difficult to diagnose?[J]. Expert Rev Anti Infect Ther, 2011, 9(12): 1097-1099.

[3] Saibene AM, Allevi F, Ayad T, et al. Treatment for parotid abscess: a systematic review[J]. Acta Otorhinolaryngol Ital, 2022, 42(2): 106-111.

[4] Srivanitchapoom C, Yata K. Clinical characteristics that predict parotid abscess: an observational cohort study[J]. Ann Med Surg (Lond), 2021, 64: 102230.

[5] Viselner G, van der Byl G, Maira A, et al. Parotid abscess: mini-pictorial essay[J]. J Ultrasound, 2013, 16(1): 11-15.

[6] Wong VK, Turmezei TD, Weston VC. Actinomycosis[J]. BMJ, 2011, 343: d6099.

病例 59 发热久治不愈，肺炎"飘忽不定"

作者·李 冰 金文婷 马玉燕
审阅·胡必杰 潘 珏

· 病史简介 ·

男性，67岁，安徽人，2020-12-09收入复旦大学附属中山医院感染病科。

■ **主诉**

发热伴盗汗、消瘦4个月，加重伴咳嗽、咳痰1个月。

■ **现病史**

1. 2020-08开始患者自觉间歇性午后发热，伴盗汗、消瘦及纳差，未测体温，无寒战、咳嗽、咳痰、腹痛、腹泻、尿急、尿痛等症状，未予重视。

2. 2020-11患者出现持续性午后发热伴咳嗽，咳白痰，T_{max} 39.1℃，夜间盗汗较前加重，汗水湿透衣物及被单，3个月内体重下降5 kg。2020-11-05至当地医院就诊，查WBC 3.48×10^9/L，N% 43.7%；PCT 0.18 ng/mL，胸部CT见右肺上、中、下叶多发片状磨玻璃影（图59-1A）；考虑为支原体肺炎，予阿奇霉素治疗3天，咳嗽、咳痰好转，但发热不退。2020-11-09改用头孢哌酮/舒巴坦，共治疗7天，仍有发热，予调整为阿米卡星抗感染。

3. 2020-11-17因患者仍发热，至当地上级医院就诊。查WBC 2.57×10^9/L，Hb 76 g/L；CRP 92.1 mg/L，ESR 105 mm/h，PCT < 0.1 ng/mL；G试验119.99 pg/mL，呼吸道病原体九联检测阴性；结核抗体阴性；痰涂片找抗酸杆菌阴性；肿瘤标志物阴性。2020-11-18复查胸部CT（图59-1B）：右肺病灶总体较前吸收，右肺中叶及下叶部分新增磨玻璃影，左肺新发磨玻璃影。腹部B超示肝囊肿。痰mNGS：白念珠菌。予氟康唑治疗，发热仍无好转。2020-12-03复查WBC 2.47×10^9/L；CRP 16.6 mg/L。为进一步治疗，收入复旦大学附属中山医院感染病科。

4. 病程中，患者大小便无殊，半年内体重下降12.5 kg。

■ **既往史及个人史**

否认高血压、糖尿病。否认吸烟及饮酒等嗜好。2010年因前列腺增生行微创前列腺切除术，同年行双眼白内障切除术。2020-07行左腿曲张静脉剥脱术。

· 入院检查 ·

■ **体格检查**

1. T 36.2℃，P 70次/分，R 20次/分，BP 122/80 mmHg。

2. 神志清，精神萎，全身浅表淋巴结未扪及肿大；双肺呼吸音清，未闻及明显干湿啰音；未闻及心脏杂音；腹平软，无压痛、反跳痛；双侧肾区无叩痛，双下肢不肿。

■ **实验室检查**

1. 血常规：WBC 3.69×10^9/L，N% 85%，Hb 83 g/L，PLT 232×10^9/L。

2. 尿常规、粪常规：阴性。

3. 炎症标志物：CRP 143.1 mg/L，ESR 92 mm/h，PCT 0.12 ng/mL。

4. 生化：蛋白电泳见可疑M蛋白；ALT/AST 17/25 U/L，TBiL/DBiL 6.8/4.2 μmol/L，Alb 30 g/L，Cr 91 μmol/L，UA 405 μmol/L，K^+ 3.2 mmol/L，Na^+ 137 mmol/L，Ca^{2+} 2.19 mmol/L，P^{3+} 1.22 mmol/L。

5. 免疫球蛋白：IgG 41.5 g/L，IgA 0.2 g/L，IgM 0.18 g/L，IgE 12 IU/mL。

6. 自身抗体、肿瘤标志物均阴性；甲状腺功能正常。

7. 心肌标志物：c-TnT 0.016 ng/mL，NT-proBNP 1 652 pg/mL。

8. 肝炎标志物：HBsAg、HBeAb阳性，其余均阴性。

9. 抗人类免疫缺陷病毒抗体、梅毒抗体阴性；EBV、CMV、风疹及单纯疱疹病毒IgM均阴性。

10. 血隐球菌荚膜抗原、G试验均阴性。

11. T-SPOT.TB A/B 0/0（阴性/阳性对照0/37）。

12. 细胞免疫：CD4 246/μL，CD8 130/μL，CD4/CD8 1.9。

13. 血气分析（未吸氧）：PaO$_2$ 85 mmHg，PaCO$_2$ 45 mmHg。

■ 辅助检查

1. 心电图：窦性心动过速，心率101次/分。

2. 超声心动图：静息状态下超声心动图未见异常。

3. 胸部CT增强：两肺磨玻璃影，总体较外院片吸收，双下肺间质性改变，左侧胸腔内少量积液（图59-1C）。

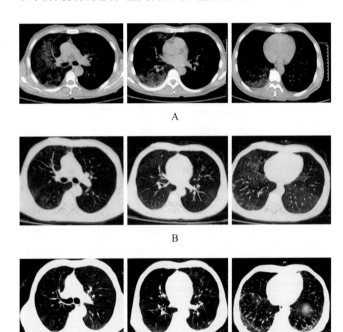

图59-1 2020-11-05至2020-12-09患者胸部CT平扫

A. 2020-11-05外院胸部CT平扫：右肺上、中、下叶多发片状磨玻璃影；B. 2020-11-18外院胸部CT平扫：右肺病灶总体较前吸收，右肺中叶及下叶部分新增磨玻璃影，左肺新发磨玻璃影；C. 入院时复旦大学附属中山医院胸部CT平扫：两肺磨玻璃影，总体较外院片吸收，双下肺间质性改变

· 临床分析 ·

■ 病史特点

患者为老年男性，慢性起病，病程4个月，主要表现为反复发热、盗汗、消瘦，以及咳嗽、咳痰。实验室检查示CRP、ESR等炎症指标明显升高，影像学检查示肺部多发磨玻璃影。予抗感染治疗后肺部病灶吸收不佳且体温不退。

■ 诊断分析

1. 发热和肺部病灶从一元论角度解释。

· 感染性疾病：患者反复发热4个月，其间出现盗汗、消瘦、咳嗽、咳痰，需考虑感染性疾病。外院针对肺部感染进行了抗感染治疗，但体温仍反复升高。需进一步明确除肺部病灶外，有无其他部位感染灶，可行腹盆CT增强、超声

心动图等检查，必要时行PET/CT寻找感染靶点。

· 肿瘤性疾病：患者为老年男性，发热起病，半年内体重下降12.5 kg，伴明显盗汗，血常规示贫血，肿瘤性疾病需考虑。虽入院后查肿瘤标志物均为阴性，仍不能放松警惕。可进一步行PET/CT、骨髓穿刺活检等，同时应对肺部病灶进行活检，以明确是否为肿瘤性病变累及肺部。

· 风湿免疫性疾病：患者肺内病灶初期以磨玻璃病灶为主，入院后查双下肺间质性改变，且发热时间较长，虽无皮疹、关节痛、对光敏感、脱发等临床表现，自身抗体均阴性，仍需考虑风湿免疫性疾病可能，如血管炎、皮肌炎等。

2. 发热和肺部病灶从二元论角度解释：患者发热、盗汗、消瘦起病，初期并未重视，后期才出现呼吸道症状，伴外周血炎症标志物升高，并有肺内多发磨玻璃病灶，不能除外其在肿瘤、风湿等疾病的基础上合并肺部感染的可能。感染病原体需进一步行支气管镜，将下呼吸道标本送培养及mNGS检查以明确。

— 进一步检查、诊治过程和治疗反应 —

1. 2020-12-09行血培养及血mNGS。

2. 2020-12-10行PET/CT：全身骨骼多处小低密度灶；右肺下叶后基底段近胸膜下高代谢灶，SUV$_{max}$约为7.3；脾肿大（图59-2）。

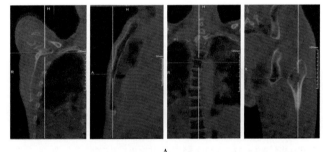

A

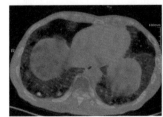
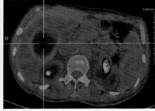

B

图59-2 2020-12-10 PET/CT

A. 从左至右为右肩胛骨、胸骨、脊柱、股骨近端；B. 左图示右下肺胸膜下病灶，右图示腹腔肝囊肿及脾大

3. 2020-12-10因外周血生化检查发现异常条带（见可疑M蛋白），查免疫固定电泳。

4. 2020-12-11支气管镜检查：气管及各支气管管腔通畅，未见新生物，对左肺上叶前段行肺组织活检，活检组织

及灌洗液送细菌、真菌、分枝杆菌培养及mNGS检测。

5. 2020-12-11因患者中度贫血，免疫球蛋白示IgG升高明显，外周血生化见可疑M蛋白，PET/CT示全身多处骨骼小低密度灶，考虑多发性骨髓瘤的可能性，行骨髓穿刺及活检。

6. 2020-12-12血清κ轻链15.28 g/L，λ轻链0.55 g/L。免疫固定电泳阳性：IgG-κM带，M蛋白浓度26.8 g/L，M蛋白百分比31.2%。骨髓涂片见浆细胞升高，占26.5%，提示多发性骨髓瘤可能。骨髓活检：浆细胞占骨髓有核细胞的40%。骨髓液流式细胞检查：免疫分型CD38阳性/CD138阳性，设门5.077%，κ轻链限制性表达。血液科会诊，考虑多发性骨髓瘤IgG κ轻链型。

7. 2020-12-13肺泡灌洗液及外周血mNGS检测结果均阴性，入院时送检痰培养及血培养回报均阴性。肺泡灌洗液、肺组织细菌和真菌涂片及涂片找抗酸杆菌均阴性。

8. 2020-12-15肺组织活检报告：急慢性炎症浸润及组织细胞反应，呈机化性肺炎样改变。

9. 2020-12-16骨髓活检病理：浆细胞肿瘤。

10. 2020-12-17转入血液科。予第一周期化疗［方案为硼替佐米（2.2 mg，静脉滴注，d1、d8、d15）+地塞米松（40 mg，静脉滴注，d1、d8、d15）+来那度胺（25 mg，口服，d1～14）］后，患者盗汗较前明显好转，体温逐渐正常。

最后诊断与诊断依据

■ 最后诊断

1. 多发性骨髓瘤（IgG κ轻链型）。
2. 双肺炎症（感染可能性大，恢复期）。

■ 诊断依据

患者为老年男性，慢性病程，主要表现为发热伴盗汗、乏力、纳差，近1个月出现咳嗽和咳白痰。入院后查免疫球蛋白异常升高，IgG 41.5 g/L，免疫固定电泳示IgG-κM带，血清κ轻链15.28 g/L、λ轻链0.55 g/L。PET/CT示全身多处骨骼小低密度灶。骨髓涂片见浆细胞升高，占26.5%；流式细胞检查示免疫分型CD38阳性/CD138阳性，设门5.077%，κ轻链限制性表达；骨髓活检见浆细胞占骨髓有核细胞的40%，增生浆细胞κ呈限制性表达，提示浆细胞肿瘤性增生。故多发性骨髓瘤诊断明确。患者有呼吸道症状1个月左右，系在发热症状后出现，肺部表现为多发磨玻璃影，抗感染后似右肺病灶有吸收，新增左肺病灶，故考虑多发性骨髓瘤基础上合并肺部感染。但本次入院痰、肺泡灌洗液及肺组织培养均阴性，灌洗液及外周血mNGS亦为阴性，肺组织病理考虑机化性肺炎样改变，无多发性骨髓瘤累及肺的证据。结合胸部CT形态及病理改变，考虑目前肺部炎症为感染的可能

性大，处于恢复期。

● 经验与体会 ●

1. 对于疑难杂症，有时需用二元论进行诊断分析。此例患者以发热起病，其间出现咳嗽、咳痰，收入复旦大学附属中山医院之后各项检查均指向多发性骨髓瘤。若考虑肺部病灶及发热均由肿瘤所致，则肺活检未见肿瘤累及，属不支持之处；若考虑肺部病灶及发热均由感染所致，则骨髓穿刺、活检等检查证实多发性骨髓瘤存在，亦不支持。因此，本例应从二元论的角度来考虑。入院后，患者胸部CT示肺部病灶较前吸收，且痰、灌洗液及肺组织的培养均阴性，灌洗液及外周血mNGS亦为阴性，考虑患者肺部炎症虽系感染的可能性大，但处于恢复期，故未予抗感染治疗。

2. 多发性骨髓瘤（multiple myeloma，MM）是一种以骨髓中单克隆浆细胞大量增生为特征的恶性疾病。克隆浆细胞直接进入组织和器官，加之其分泌的M蛋白，可直接导致临床上的各种症状，以贫血、骨骼疼痛、高钙血症和肾功能不全为主要特征。MM约占造血系统肿瘤的10%，多发于中老年人，诊断的中位年龄为65岁，45岁以下发病少见，男女发病比为3：2，目前的五年生存率约为56%。本例患者为男性，67岁，以发热、贫血、体重减轻为主要表现，因有肺部病灶，外院就诊过程以治疗肺部感染为主，未考虑其他部位感染或非感染性疾病的可能。入院后主要通过免疫固定电泳、血清游离轻链等实验室检查，以及PET/CT、骨髓穿刺及活检而迅速明确诊断。

3. 一项纳入9 253人的队列研究发现，感染是引起MM患者死亡的主要原因之一。MM患者的细菌感染风险是健康对照者的7倍，病毒感染风险是健康对照者的10倍。促使感染风险增加的因素包括淋巴细胞功能受损、正常浆细胞功能受到抑制、低免疫球蛋白血症和化疗引起的中性粒细胞减少（以肺部感染和泌尿道感染为最常见表现）。随访1年后，感染因素导致MM患者死亡的占全部MM死亡人数的22%。化疗之后本例患者出现合并感染的风险较大，需在抗MM治疗的过程中密切随访胸部CT，应预防性抗感染治疗，必要时可再次送病原微生物检查。

参考文献

[1] Blimark C, Holmberg E, Mellqvist UH, et al. Multiple myeloma and infections: a population-based study on 9253 multiple myeloma patients[J]. Haematologica, 2015, 100(1): 107-113.

[2] Schaapveld M, Visser O, Siesling S, et al. Improved survival among younger but not among older patients with multiple myeloma in the Netherlands, a population-based study since 1989[J]. Eur J Cancer, 2010, 46(1): 160-169.

病例 60 耳聋 1 年又添发热，入院 2 天找出真凶

作者·马玉燕 金文婷
审阅·胡必杰 潘珏

◦ 病史简介 ◦

女性，59岁，安徽人，2021-02-05收入复旦大学附属中山医院感染病科。

■ 主诉

听力下降1年，发热2周。

■ 现病史

1. 2020-01患者出现双耳听力下降，伴闷痛。外院诊断"中耳炎"，予耳道灌洗及抗感染治疗，效果不佳。

2. 2020-11患者出现流脓涕，CT示鼻窦炎，抗感染后无好转。近1个月听力下降明显。目前左耳几近失聪，右耳重度听力障碍。

3. 2021-01-20患者无诱因出现发热，T_{max} 39.6℃，伴畏寒，无寒战；伴头痛，程度不重，无喷射样呕吐等；伴咳嗽，咳白痰，无咯血、胸痛、尿急、尿痛、腹痛、腹泻、皮疹、关节痛等。

4. 2021-01-25收入上海某三级医院呼吸科。查WBC 11.4×10^9/L；CRP 241.86 mg/L，ESR 119 mm/h，PCT 0.862 ng/mL；ALT/AST 66/42 U/L，Cr 72 μmol/L。B超：未见肿大淋巴结。胸部CT（图60-1）：左肺下叶背段及右肺下叶内基底段团块状病灶。支气管镜检查示管腔通畅；左下肺背段灌洗液细菌+真菌涂片及培养阴性，涂片找抗酸杆菌阴性，TB-DNA阴性；刷检阴性；未行活检。喉镜：鼻炎、鼻窦炎、咽喉炎、渗出性中耳炎。头MRI平扫：双侧中耳炎，双侧乳突炎。考虑肺部感染、分泌性中耳炎，先后予头孢呋辛（1.5 g，静脉滴注，bid）、阿奇霉素（0.5 g，静脉滴注，qd）、哌拉西林/他唑巴坦（4.5 g，静脉滴注，q8 h）+氟康唑（0.4 g，静脉滴注，qd）抗感染，患者仍反复发热。现为明确发热原因及肺内病灶性质，收入复旦大学附属中山医院感染病科。

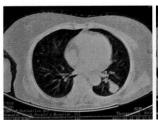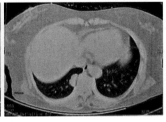

图60-1　2021-01-25胸部CT：左肺下叶背段及右肺下叶后基底段结节灶

5. 起病来，患者精神欠佳，食眠可，大小便如常，体重未见明显改变。

■ 既往史及个人史

2021-01住院期间发现血糖升高，现饮食控制，未予降糖药物。否认高血压、冠状动脉粥样硬化性心脏病等病史。否认结核及接触史。

◦ 入院检查 ◦

■ 体格检查

1. T 37.9℃，P 100次/分，R 20次/分，BP 138/84 mmHg。

2. 粗测听力示右耳重度听力下降（需在其耳边很大声说话，患者才能听到），左耳极重度听力下降（听力基本丧失）；神志清，全身浅表淋巴结未扪及肿大，颈软，脑膜刺激征阴性，双肺未闻及干湿啰音，心律齐，腹软，无压痛，双下肢不肿。

■ 实验室检查

1. 血常规：WBC 8.75×10^9/L，N% 88.3%，Hb 82 g/L，PLT 318×10^9/L。

2. 炎症标志物：hsCRP 336.8 mg/L，ESR 100 mm/h，PCT 0.29 ng/mL，铁蛋白729 ng/mL。

3. 尿常规：蛋白质（1+），红细胞（2+），白细胞（1+）。

4. 生化：Alb 27 g/L，ALT/AST 43/21 U/L，Cr 115 μmol/L，LDH 190 U/L，Na^+/K^+/Cl^- 139/2.9/99 mmol/L，CK/CK-MM 11/5 U/L。

5. 糖代谢：HbA_1C 7%，随机血糖9.7 mmol/L。

6. 心肌标志物：NT-proBNP 4334.0 pg/mL，c-TnT阴性。

7. G试验、血隐球菌荚膜抗原阴性；T-SPOT.TB A/B 0/1。

8. 肿瘤标志物、免疫球蛋白、补体、免疫固定电泳均阴性。

■ 辅助检查

1. 超声心动图：轻度主动脉瓣反流，射血分数65%。

2. 胸部CT（图60-2）：两肺结节灶，双侧少量胸腔积液。

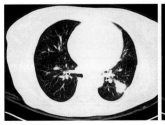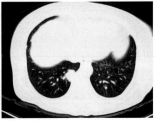

图60-2　2021-02-05复旦大学附属中山医院胸部CT：两下肺结节灶，较外院（2021-01-25）相仿

·临床分析·

■ 病史特点

患者为中年女性，慢性病程急性加重；听力下降1年，流脓涕3个月，近1个月听力快速下降，伴发热、头痛、咳嗽、咳白痰；WBC、CRP、ESR等炎症标志物升高，影像学示鼻窦炎、中耳炎、乳突炎、双下肺结节，入院查尿蛋白及尿隐血阳性，血肌酐正常高限（较外院升高），抗普通细菌治疗效果不佳。近期发现有糖尿病。病因及病原体方面考虑如下。

■ 诊断分析

1. 侵袭性真菌感染：患者有糖尿病史，本次主要为鼻窦、耳、肺病灶，伴发热，抗细菌治疗效果不佳，需考虑可同时累及上、下呼吸道的曲霉、毛霉等真菌感染的可能。可进一步行GM试验，再次活检行组织或分泌物真菌培养及mNGS等证实。

2. 慢性细菌性感染：患者为慢性病程，反复耳、鼻查体可见脓性分泌物，伴WBC、CRP、ESR升高，抗普通细菌感染治疗效果差，需考虑结核或非结核分枝杆菌感染的可能。可进一步行分泌物分枝杆菌培养、mNGS，以及肺穿刺活检组织病理和微生物检查以明确。

3. ANCA相关血管炎：可累及耳、鼻、喉、肺、气管、支气管、肾等多个系统器官，也可仅累及单一器官。该患者发热、头痛，有耳、鼻窦、肺、肾多系统受累的依据，炎症标志物升高。入院后检查尿蛋白、尿隐血阳性，血肌酐升高，需考虑该疾病。可进一步完善自身抗体检测、肾脏穿刺、肺内病灶穿刺活检等进一步明确。病程中患者有黄脓涕，不除外合并细菌、真菌感染可能。

4. 鼻咽部肿瘤伴全身转移：该患者以耳鼻症状起病，反复抗感染效果不佳，需考虑肿瘤性疾病的可能，考虑鼻腔活检或肺活检以明确。

进一步检查、诊治过程和治疗反应

■ 诊治过程

1. 2021-02-05予厄他培南（1g，静脉滴注，qd）抗感染，辅以补充白蛋白、营养支持、控制血糖等治疗。

2. 2021-02-06自身抗体回报（图60-3）：p-ANCA阳性，MPO > 200 RU/mL；c-ANCA、ANA、ENA、抗GBM抗体阴性。尿沉渣：RBC > 8 000/mL，均一型为主。24 h尿蛋白（2次）：0.79 g/0.95 g。肾脏B超：双肾大小正常，未见明显皮质回声增强。

3. 2021-02-06肾脏科会诊，考虑ANCA相关血管炎累及鼻窦、耳、肺、肾可能性大，建议肾穿刺明确。

4. 2021-02-06耳鼻喉科会诊：查体见双耳通畅，鼓膜浑浊、增厚，未见穿孔，听力差；鼻腔见较多干痂，鼻中隔黏膜糜烂。

抗中性粒细胞胞浆抗体（胞质型）	（－）阴性	
抗中性粒细胞胞浆抗体（核周型）	（＋）阳性	
蛋白酶3	< 2.00	< 20
髓过氧化物酶	> 200	< 20
抗肾小球基底膜抗体	2.4	< 20

图60-3　2021-02-06自身抗体检测示p-ANCA阳性

5. 2021-02-07血mNGS回报阴性（2021-02-05留取）；痰细菌+真菌涂片及培养阴性，涂片找抗酸杆菌阴性。

6. 2021-02-08 B超引导下行肾活检，穿刺后予甲泼尼龙（40 mg，静脉滴注，q12 h）抗炎，免疫球蛋白（20 g，静脉滴注，qd）×5天调节免疫，辅以抑酸、补钙治疗。

7. 2021-02-10肾穿刺病理回报（图60-4）：符合MPO-ANCA相关显微镜下多动脉炎肾炎。血培养回报阴性（2021-02-05留取）。

光镜描述
2条皮质组织。全片可见16个肾小球，其中1个球性硬化，硬化球周围可见新月体残痕，5个可见大的细胞性新月体、袢坏死、包曼囊壁断裂，余肾小球毛细血管袢开放尚可。肾小球内细胞约70个/球，系膜基质未见明显增多，系膜细胞未见明显增生。肾小管间质病变中度，大于50%小管结构破坏，较多蛋白管型，间质水肿，间质纤维化（－），大量炎症细胞浸润，较多嗜酸性粒细胞浸润。小动脉管壁可见纤维素样坏死。

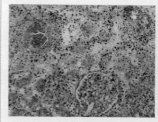 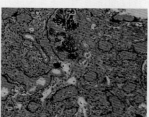

PAS（200×）	PASM（200×）

免疫荧光　1个肾小球

IgG	阴性	IgA	阴性	IgM	阴性
C3	阴性	C4	阴性	C1q	阴性
Kappa	阴性	Lambda	阴性	FIB	阴性

描述：免疫荧光阴性。
病理诊断：符合MPO-ANCA相关显微镜下多动脉炎肾炎。

图60-4　2021-02-10肾穿刺病理：符合MPO-ANCA相关显微镜下多动脉肾炎

8. 2021-02-10鼻窦MRI增强（图60-5）：副鼻窦炎，双侧乳突炎；脑膜明显增厚、强化，考虑炎性病变可能，转移待排除。

9. 2021-02-10复旦大学附属中山医院放射科张兴伟教授

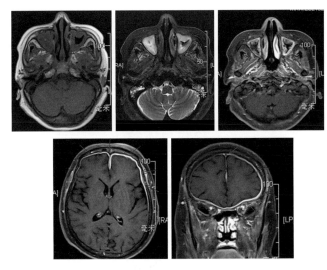

图60-5　2021-02-10鼻窦MRI增强：副鼻窦炎，双侧乳突炎；脑膜明显增厚、强化，考虑炎性病变可能，转移待排除

再次阅片：结合病史，考虑脑膜炎性改变可能性大，肿瘤依据不足。

10. 2021-02-10神经内科会诊：考虑脑膜病变（炎症可疑），可符合ANCA相关血管炎脑膜受累；必要时可行腰椎穿刺或脑膜活检。

11. 2021-02-10肾脏科随诊：肾脏病变较重，预后极为不良；排除肿瘤情况下（建议肺内病灶排除恶性肿瘤，完善PET/CT等除外脑膜转移性肿瘤）可予激素冲击治疗；建议行利妥昔单抗治疗或排除肿瘤情况下行环磷酰胺冲击；MPO > 200 RU/mL，建议行血浆置换。

12. 2021-02-10 CT引导下行左下肺穿刺活检。2021-02-11初步病理：炎症性病变，未见肿瘤依据。

13. 2021-02-11行血浆置换1次，体温正常。

14. 2021-02-17患者体温正常，听力明显好转，咳嗽、咳痰好转，无头痛，血肌酐稳定，尿量可，双下肢无水肿。

15. 2021-02-18停厄他培南，行PET/CT+PET/MRI（图60-6）：脑膜炎性改变可能；副鼻窦炎，双侧乳突炎；右侧颈总动脉炎症性改变可能；两肺下叶炎症性病变可能；双肾炎症性改变。

16. 2021-02-19因患者无肿瘤依据，综合考虑ANCA相关血管炎累及鼻窦、耳、肺、肾、颈动脉、脑膜；转至肾脏科治疗。

17. 2021-02-20肺穿刺正式病理回报（2021-02-10送检）：小血管炎相关病变不除外。肺组织细菌+真菌涂片及培养阴性，曲霉培养阴性，涂片找抗酸杆菌阴性（图60-7）。

18. 2021-02-21再次行血浆置换1次。

19. 2021-02-23行第一次利妥昔单抗治疗（600 mg，静脉滴注，st）（方案为600 mg，静脉滴注，qw×4次）。

20. 2021-02-24患者体温正常，双耳听力基本恢复正常，偶有头晕，无头痛，无咳嗽、咳痰。复查Cr 110 μmol/L，稳定；c-ANCA阳性，MPO 105.1 RU/mL；CRP 51.2 mg/L，ESR

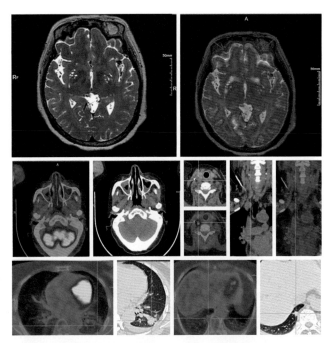

图60-6　2021-02-18 PET/CT+PET/MRI：脑膜炎症性改变可能；副鼻窦炎，双侧乳突炎；右侧颈总动脉炎症性改变可能；两肺下叶炎症性病变可能

巨检	左肺：灰黄、灰黑色条索状组织1条，长0.8 cm，直径0.1 cm。另见灰黄组织，直径0.2 cm。
病理诊断	（经皮CT引导左下肺病灶穿刺活检）穿刺肺泡组织，上皮未见特殊，肺泡间隔明显增宽，纤维组织明显增生，散在较多淋巴浆细胞浸润；部分区血管管壁增厚。管腔狭窄，炎症细胞浸润，正在行免疫组织化学及特殊染色检查以协助诊断。 2021-02-20补充报告 （经皮CT引导左下肺病灶穿刺活检）结合免疫组织化学结果，肺泡间隔间多量慢性炎症细胞浸润，部分区见血管管壁明显增厚，管腔狭窄，内皮细胞轻度增生，管壁间胶原纤维组织增生伴淋巴细胞浸润，小血管炎相关病变不除外，请结合临床。 免疫组化（2021-N04286）21S10424-001：SMA（肌+），CD68{KP1}（组织细胞+），Ki-67（散在阳性），TTF-1（上皮+），CK7（上皮+），CD31（-），CD34（+），CD3（部分淋巴细胞+），CD20（部分淋巴细胞+），CD38（浆细胞+）。 特殊染色　21S10424-001：弹力（弹力纤维+），Masson（胶原纤维+），抗酸（-），六胺银（-），PAS（-），网状纤维染色（网状纤维+）。

图60-7　2021-02-20肺穿刺正式病理：小血管炎相关病变不除外

7 mm/h，PCT 0.12 ng/mL，均较入院时明显下降。胸部CT（图60-8）：两下肺结节灶较前缩小。头颅MRI增强（图60-9）：双侧额、颞部脑膜增厚伴强化（炎症可能）；双侧乳突炎症，部分副鼻窦炎症；较前好转。

21. 2021-02-25改用泼尼松（30 mg，口服，qd）治疗，并予出院。

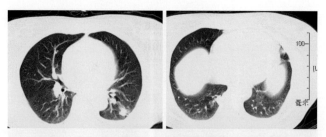

图60-8　2021-02-24胸部CT：两下肺结节灶较前缩小

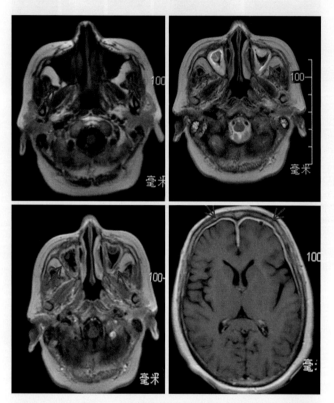

图60-9　2021-02-24头颅MRI增强：双侧额、颞部脑膜增厚伴强化（炎症可能）；双侧乳突炎，副鼻窦炎；较前好转

■ 出院后随访

2021-03-01体温正常，听力基本恢复正常，尿量可，双下肢无水肿。肾脏科治疗随访。

最后诊断与诊断依据

■ 最后诊断

1. ANCA相关血管炎（累及鼻窦、耳、肺、颈动脉、肾、脑膜）。

2. 2型糖尿病。

■ 诊断依据

患者为中年女性，慢性病程，听力下降1年，流脓涕3个月，近1个月快速加重并出现发热、头痛、肺内结节灶、尿检查异常，脑膜广泛明显强化，多系统受累，血mNGS及痰病原学检查阴性，反复抗感染疗效差。入院查c-ANCA阳性，MPO滴度很高，肾活检及肺活检均符合血管炎表现，

PET/CT见多系统炎症、颈动脉壁代谢增高；糖皮质激素、免疫球蛋白、血浆置换、利妥昔单抗联合治疗后体温正常，头痛、咳嗽、咳痰好转，听力短期内明显改善，肌酐稳定，影像学见肺内、鼻窦、脑膜病灶吸收，治疗有效，故诊断明确。患者糖化血红蛋白升高，故考虑2型糖尿病诊断明确。

经验与体会

1. ANCA相关血管炎是一种主要累及小血管的坏死性血管炎，包括肉芽肿性多血管炎（granulomatosis with polyangiitis，GPA）、显微镜下多血管炎（microscopic polyangiitis，MPA）和嗜酸性肉芽肿性多血管炎。MPA症状和体征不具敏感性和特异性，可以发热、乏力、纳差、体重下降等非特异性症状起病，容易被误诊为上呼吸道感染、支气管炎等；另外，MPA累及耳、鼻、肺，可出现脓涕、血涕、黄痰、血痰等，与细菌性鼻窦炎、社区获得性肺炎、肺曲霉病等感染性疾病的临床表现类似，初诊时极易被误诊并因而行抗感染治疗。本例患者听力下降1年，病程中有脓涕，鼓膜浑浊，CT示中耳炎、鼻窦炎、乳突炎，与感染性疾病表现类似，门诊一直当作普通细菌感染治疗；然而本例患者反复抗细菌疗效差，听力障碍进行性加重并出现发热、头痛等，门诊医生此时仍未考虑调整方向，导致患者被长期延误。这反映了我国部分临床医生对该类疾病的认识不足，警惕性不够。该患者入院时医生即关注到其特点为"有多系统受累依据伴尿检异常"，考虑到自身免疫性疾病可能，故入院当天立即完善自身抗体检测；入院第2天ANCA回报阳性，于是快速明确病因。这得益于复旦大学附属中山医院感染病科近年来在ANCA相关血管炎识别和诊断方面积累的丰富经验。目前为止，复旦大学附属中山医院感染病科共诊断以不明原因发热、乏力待查、疑难肺部阴影、难治性鼻窦炎起病或入院的ANCA相关血管炎患者五十余例。对于长期发热或抗感染无效的患者，各科临床医生需警惕非感染性疾病的鉴别诊断。MPA往往多系统累及，肾脏病变常见，出现镜下血尿、蛋白尿。尿检查异常、肌酐短期内进行性升高对该病具有很好的提示作用，应及时完善自身抗体检测，以期快速明确诊断。

2. MPA患者可能有神经系统临床表现，包括多数性单神经炎、感觉神经病、脑神经异常、中枢神经系统肿块性病变、眼外肌麻痹和感音神经性听力受损等，但像该患者累及脑膜的比较罕见。复习文献发现，近年来国内外多个病例报告显示，部分特发性肥厚性硬脑膜炎患者的核周型抗中性粒细胞胞浆抗体（p-ANCA）阳性，其中部分病例明确为抗髓过氧化物酶抗体（MPO-ANCA）阳性；病例报告将其称为p-ANCA或MPO-ANCA相关肥厚性硬脑膜炎，表现为硬脑膜的局部或弥漫性增厚，临床症状主要为头痛和脑神经损伤，MRI增强可见受累硬脑膜增厚、强化。该患者近期有发热、头痛，MRI增强见脑膜明显增厚、强化，PET/CT、肺

穿刺无肿瘤依据，激素及利妥昔单抗等治疗后发热、头痛好转，虽未行脑膜活检，仍考虑罕见的MPA累及硬脑膜可能性大。

3. MPA的治疗主要包括两个部分：通过免疫抑制治疗来诱导缓解；通过持续时间不定的免疫抑制治疗来维持缓解，从而防止复发。目前诱导方案推荐糖皮质激素联合利妥昔单抗或环磷酰胺，而非单用激素。近年来，研究发现利妥昔单抗与环磷酰胺疗效相当而副作用相近或更少，故部分专家推荐大多数患者选择基于利妥昔单抗的方案；尤其是对于生育能力、脱发和恶性肿瘤有顾虑的患者，以及之前接受了环磷酰胺治疗的患者，利妥昔单抗是首选治疗。在糖皮质激素联合环磷酰胺或利妥昔单抗基础上加用血浆置换能起到多大作用，目前文献的结论不完全一致，存在活动性炎症而无显著肾小球硬化的患者最可能从血浆置换中获益。该患者肾穿刺未见明显球型硬化，未使用大剂量激素冲击，采用足量激素+血浆置换+利妥昔单抗治疗，症状明显好转，肾功能稳定。

（感谢复旦大学附属中山医院放射科张兴伟教授及肾脏科同仁对本病例的帮助）

参考文献

[1] Schirmer JH, Wright MN, Vonthein R, et al. Clinical presentation and long-term outcome of 144 patients with microscopic polyangiitis in a monocentric German cohort[J]. Rheumatology (Oxford), 2016, 55(1): 71-79.
[2] Specks U, Merkel PA, Seo P, et al. Efficacy of remission-induction regimens for ANCA-associated vasculitis[J]. N Engl J Med, 2013, 369(5): 417-427.

病例 61　问君哪得烧如此，为有源头皮疹来

作者 · 王萌冉　金文婷　马玉燕
审阅 · 胡必杰　潘珏　陈璋璋

· 病史简介 ·

女性，65岁，上海人，2021-09-23收入复旦大学附属中山医院感染病科。

■ 主诉

下腹部及髂腰部皮疹3个月余，发热1个月。

■ 现病史

1. 2021-06患者无明显诱因下出现腹壁及双侧髂腰部皮疹，呈片状红色斑疹样，不高于皮面，伴皮疹区域皮温明显升高，偶有痒感，无明显脱屑、肿痛及皮下波动感。上海某区中心医院考虑"荨麻疹"可能，予西替利嗪（5 mg，口服，qn）抗过敏治疗，辅以炉甘石局部外涂，数天后皮疹逐渐消退。

2. 2021-07患者再发皮疹，范围同前。遂再次至该区中心医院就诊，查过敏原测试未见明显异常。因局部皮温明显升高，考虑软组织感染不除外，予青霉素抗感染治疗后皮疹于次日明显消退，后停用青霉素。

3. 2021-08患者再次出现下腹部皮疹，范围同前，并出现发热，T_{max} 40℃，伴畏寒及寒战。2021-08-12至上述医院就诊，查盆腔MRI：子宫内膜恶性肿瘤（malignant tumor，MT）术后，下腹壁、双侧髂腰部皮下组织广泛水肿。再次予青霉素抗感染治疗4天后体温降至正常，皮疹消退。

4. 2021-09-08因第4次出现下腹部皮疹伴发热，至复旦大学附属中山医院感染病科门诊就诊。查血常规示WBC 12.56×10^9/L，N% 87.9%；炎症标志物示CRP 273.8 mg/L，ESR 76 mm/h，PCT 15.00 ng/mL。予头孢曲松抗感染治疗后体温正常。为进一步诊治，收入复旦大学附属中山医院感染病科。

■ 既往史及个人史

2019-03-06因子宫内膜高级别腺癌行全子宫+双侧附件切除术，术后行4个周期紫杉醇+铂类（topoisomerase inhibitor+platinum drug，TP）方案化疗（紫杉醇脂质体180 mg+洛铂40 mg），辅以局部放疗25次，近1年未予放疗、化疗。

· 入院检查 ·

■ 体格检查

1. T 36.3℃，P 84次/分，R 19次/分，BP 134/74 mmHg。

2. 神志清，皮肤巩膜无黄染；全身浅表淋巴结无肿大；双肺呼吸音清；心率84次/分，律齐，各瓣膜区未闻及明显杂音；腹软，未扪及包块，无压痛、反跳痛，下腹部未见明显皮疹，肝、脾肋下未触及；双下肢不肿。

■ 实验室检查

1. 血常规：WBC 3.01×10^9/L，N% 60.4%，EOS% 1.0%，Hb 118 g/L，PLT 264×10^9/L。

2. 炎症标志物：hsCRP 3.6 mg/L，ESR 35 mm/h，PCT 0.10 ng/mL。

3. 生化：ALT/AST 19/20 U/L，Cr 62 μmol/L。

4. T-SPOT.TB A/B 0/0。G试验、GM试验、血隐球菌荚膜抗原、EBV-DNA、CMV-DNA均阴性。

5. 甲状腺功能正常；尿常规、粪常规、心肌损伤标志物、D-二聚体、自身抗体、肿瘤标志物均阴性。

6. 免疫球蛋白：IgG 15.4 g/L，IgA 1.06 g/L，IgM 0.68 g/L，

IgE 11 IU/mL。

■ 辅助检查

1. 2021-09-23心电图：窦性心律，逆钟向转位。

2. 2021-09-24超声心动图：主动脉瓣钙化，中度主动脉瓣反流。

· 临床分析 ·

■ 病史特点

患者为老年女性，既往有恶性肿瘤下腹部手术及放疗病史，起初主要表现为反复发作的下腹部及两侧髂腰部皮疹，后期出现发热。皮疹出现与发热似有相关性，皮疹先于发热出现，抗过敏治疗后皮疹消退缓慢。发热时白细胞及炎症标志物均明显升高，抗菌药物治疗后发热及皮疹消退迅速。

■ 诊断分析

1. 皮肤软组织感染：患者既往有下腹部手术及放疗史，反复发作的皮疹均位于下腹部区域，可能与局部皮肤黏膜屏障功能受损、淋巴回流障碍及患者免疫功能低下有关；且皮疹区域皮温升高，伴有发热时PCT的明显升高，使用抗菌药物治疗后皮疹迅速消退，故首先考虑感染性疾病可能，发热可能与局部细菌入血相关。可进一步完善血培养及外周血mNGS等检查以明确病原学诊断。

2. 过敏性疾病：患者以皮疹起病，外院既往考虑诊断为"荨麻疹"，予西替利嗪抗过敏治疗后皮疹有缓慢消退。但患者近1年未应用化疗药物，近期也无特殊药物应用史，且皮疹区域皮温升高明显，病程后期伴有发热表现，入院查外周血嗜酸性粒细胞及免疫球蛋白E水平均正常，抗感染治疗后皮疹明显消退，故暂不考虑该诊断。

3. 结缔组织病：患者为老年女性，皮疹与发热有相关性，需考虑某些结缔组织病累及皮肤的可能如皮肤型红斑狼疮、皮肌炎等。但患者既往无系统性红斑狼疮病史，病程中无明显光敏感、脱发、口腔溃疡、关节疼痛等表现，入院查自身抗体全套阴性，且其皮疹部位局限于下腹部，故本病可能性较小。必要时可进一步完善局部皮肤活检以明确诊断。

4. 肿瘤性疾病：如皮肤T细胞淋巴瘤或原发部位恶性肿瘤皮肤转移等，亦可同时出现伴随的发热症状，必要时可进一步完善PET/CT及皮肤活检以明确诊断。

·进一步检查、诊治过程和治疗反应·

1. 2021-09-24患者体温正常，查体未见下腹部皮疹，血液学检测未见明显炎症标志物升高，故未予抗感染治疗。

2. 2021-09-25 PET/CT：升主动脉根部糖代谢增高灶，考虑为炎症性病变或生理性改变可能，右肺慢性炎症性小结节，盆腔腹壁皮下水肿，盆腔少量积液，甲状腺双侧叶结节（图61-1）。

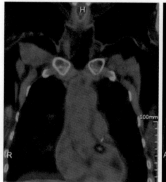
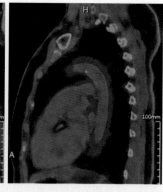

图61-1 2021-09-25 PET/CT见升主动脉根部糖代谢升高灶

3. 2021-09-28随访超声心动图：主动脉瓣局部增厚、钙化伴中度主动脉瓣反流。

4. 2021-09-29患者再次发热，T_max 39.2℃。查体见下腹部、双侧髂腰部、双侧臀部及大腿根部弥漫性红色斑疹样皮疹（图61-2），边界清晰，不高于皮面，融合成片，伴局部皮温升高。予立即查血培养。查WBC 10.1×10⁹/L，N% 94.0%，EOS% 0.1%；炎症标志物示CRP 189.9 mg/L，ESR 33 mm/h，PCT 2.84 ng/mL。予以加用哌拉西林/他唑巴坦（4.5 g，静脉滴注，q8 h）+左氧氟沙星（0.5 g，静脉滴注，qd）抗感染。

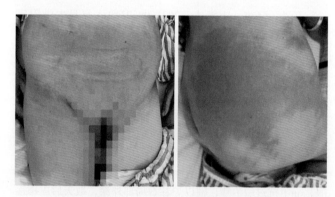

图61-2 2021-09-29患者再发皮疹

5. 2021-09-30患者体温正常，皮疹迅速消退（图61-3）。血培养回报：涂片见革兰阳性球菌（同时三瓶，8 h报阳）；菌种鉴定为停乳链球菌似马亚种。

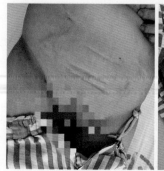
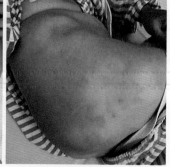

图61-3 2021-09-30患者皮疹迅速消退

6. 2021-10-02患者血培养药敏结果回报：红霉素耐药，其余均敏感（图61-4）。

细菌名称	结果/浓度	参考值
停乳链球菌	阳性	
药敏名称	直 径	结 果
克林霉素	20	S敏感
头孢曲松	28	S敏感
利奈唑胺	26	S敏感
万古霉素	18	S敏感
氯霉素	26	S敏感
青霉素	30	S敏感
左氧氟沙星（LVX）	20	S敏感
红霉素	6	R耐药
诱导型克林霉素耐药		N阴性

图61-4 2021-10-02血培养菌种鉴定及药敏结果

7. 2021-10-03调整抗感染治疗方案为头孢曲松（2 g，静脉滴注，qd）+左氧氟沙星（0.5 g，静脉滴注，qd）。

8. 2021-10-04随访血常规示WBC 2.22×10⁹/L，N% 45.9%；炎症标志物示CRP 13.3 mg/L，ESR 31 mm/h，PCT 0.40 ng/mL；均较前明显下降。

9. 2021-10-07经食管超声心动图：主动脉瓣三叶式，瓣膜局部增厚、钙化，边缘稍毛糙，右冠瓣瓣尖疑似见极纤细条索样回声约2 mm，瓣膜开放不受限，彩色多普勒示中度偏多主动脉瓣反流。

10. 2021-10-08患者体温正常1周，未再发皮疹。随访血常规示WBC 4.04×10⁹/L，N% 68.4%；炎症标志物示CRP 3.3 mg/L，ESR 32 mm/h，PCT 0.07 ng/mL。予出院后返回当地医院继续头孢曲松（2 g，静脉滴注，qd）+左氧氟沙星（0.5 g，静脉滴注，qd）方案治疗。

11. 图61-5为治疗过程中患者炎症标志物变化情况。

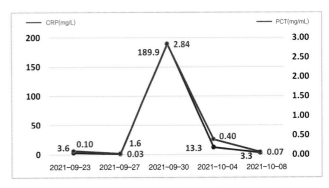

图61-5 患者炎症标志物变化情况

12. 图61-6为治疗过程中患者体温变化及用药情况。

最后诊断与诊断依据

最后诊断

1. 停乳链球菌血流感染。
2. 皮肤网状淋巴管炎。
3. 感染性心内膜炎。

诊断依据

患者为老年女性，反复下腹部、双侧髂腰部及大腿根部皮疹，伴发热；CRP及PCT明显升高，血培养结果为停乳链球菌似马亚种；PET/CT提示升主动脉根部糖代谢升高灶；

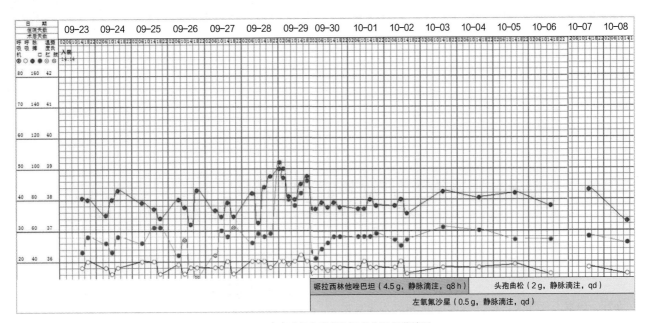

图61-6 治疗过程中患者体温变化及用药情况

经食管超声心动图检查可见主动脉瓣毛糙、右冠瓣瓣尖赘生物形成；抗感染治疗后皮疹明显消退、体温迅速正常，故可明确诊断。

经验与体会

1. 链球菌根据兰斯菲尔德（Lancefield）血清学反应可分为若干组别，如常见的A组链球菌（化脓性链球菌）、B组链球菌（无乳链球菌），以及其他（如C组链球菌、D组链球菌和G组链球菌等）。其中，C组链球菌，（group C streptococcus，GCS）和G组链球菌（group G streptococcus，GGS）是人体正常共生菌群，常定植于皮肤、消化道和女性生殖道而不引起症状。目前认为，人源GCS和GGS共同组成了一个链球菌亚种，即本病例中血培养所得到的停乳链球菌似马亚种（Streptococcus dysgalactiae subspequisimilis，SDSE）。SDSE感染常见于年龄较大者及有基础慢性疾病的患者，SDSE对80%以上A组和B组以外的β-溶血性链球菌引起的侵袭性感染负责。皮肤、软组织是最常见的感染部位之一，特别是在既往已有局部血管或淋巴管损害的情况下，SDSE所致菌血症发生率约为5.5/10万，约56%的患者为皮肤、软组织感染引起的细菌入血所导致，其中25%～50%的菌血症患者伴有心内膜炎。本例患者既往有下腹部子宫内膜癌手术切除及局部放疗史，本次起病以来，皮疹均局限于下腹壁、双侧髂腰部及大腿根部，界限清晰，较为符合局部盆腔淋巴管回流范围。因此推测患者SDSE可能源于生殖道定植，因局部皮肤、黏膜屏障功能受损，以及因手术及放疗所致的该区域血管及淋巴管损伤，引起皮肤、软组织感染，继而细菌入血后引起继发性感染性心内膜炎。

2. SDSE通常对β-内酰胺类抗菌药物均敏感，因此青霉素是治疗SDSE感染的首选药物，第三代头孢菌素如头孢噻肟、头孢曲松等也可作为替代药物。对于有β-内酰胺类抗菌药物过敏史的患者来说，可选用万古霉素、利奈唑胺或达托霉素等。疗程应根据临床疗效决定，一般应持续用药至发热及其他临床表现消退后至少3天，一般来说，局部蜂窝织炎推荐疗程为7～10天，菌血症为14天，重度侵袭性软组织感染需用药14～28天，而对于骨髓炎、化脓性关节炎或心内膜炎，则需用药42天左右。

3. 对于感染性心内膜炎的诊断，欧洲心脏病学会推荐首先进行经胸超声心动图检查，其检测自体瓣膜和人工瓣膜赘生物的敏感性约为70%和50%，特异性约为90%。但是对于直径<3mm的赘生物容易产生假阴性结果。对于临床高度怀疑感染性心内膜炎的患者，如果初次经胸超声心动图结果阴性，应在5～7天后复查，必要时完善经食管超声心动图检查，其监测自体瓣膜和人工瓣膜赘生物的敏感性可高达96%和92%。本例患者入院后经初次超声心动图筛查为阴性，后经PET/CT检查见升主动脉根部糖代谢升高灶而高度怀疑感染性心内膜炎诊断，但复查超声心动图仅见主动脉瓣局部增厚，后经经食管超声心动图最终明确主动脉瓣赘生物，也从临床角度证明了经食管超声心动图检查对于感染性心内膜炎的诊断价值。

4. 急性淋巴管炎通常可分为管状淋巴管炎及网状淋巴管炎。感染局限于皮肤内淋巴网的称为"网状淋巴管炎"，其最常见的病原体为A组β-溶血性链球菌，C组链球菌感染相对少见。网状淋巴管炎最好发于面部及四肢，其余部位少见，但在已有局部皮肤黏膜受损或淋巴管回流障碍区域亦可出现。通常起病较急，一般表现为局部出现的界限清晰的片状红疹，颜色鲜红，压之褪色，多伴有全身症状如畏寒、寒战、发热等。因此，对于非典型部位出现的皮疹，尤其是合并基础疾病并伴有发热的患者，需考虑急性网状淋巴管炎的可能。本例患者既往外院曾诊断为"荨麻疹"，但抗过敏治疗后皮疹消退不明显，抗感染治疗后皮疹消退迅速，提示并非传统的皮肤软组织感染。

参考文献

[1] Baracco GJ. Infections caused by group C and G Streptococcus (Streptococcus dysgalactiae subsp. equisimilis and others): epidemiological and clinical aspects[J]. Microbiol Spectr, 2019, 7(2): 32.

[2] Habib G, Lancellotti P, Antunes MJ, et al. 2015 ESC guidelines for the management of infective endocarditis: the task force for the management of infective endocarditis of the European Society of Cardiology(ESC)[J]. Eur Heart J, 2015, 36(44): 3075-3128.

[3] Laupland KB, Pasquill K, Parfitt EC, et al. Bloodstream infection due to β-hemolytic streptococci: a population-based comparative analysis[J]. Infection, 2019, 47(6): 1021-1025.

病例62 是谁在我脑子里"打散了荷包蛋"

作者·朱贝迪　金文婷　马玉燕
审阅·胡必杰　潘　珏　陈璋璋

病史简介

女性，59岁，江苏人，农民，2021-10-14收入复旦大学附属中山医院感染病科。

■ **主诉**

发热伴嗜睡、四肢乏力2周余。

■ **现病史**

1. 2021-09-28患者出现高热伴四肢酸痛、乏力，T_{max}

40℃，无头晕、头痛、恶心、呕吐、咳嗽、咳痰、尿频、尿急、腹痛、腹泻。南通市某医院查血常规示WBC 8.65×10⁹/L，N% 88.7%，Hb 81 g/L；CRP > 300 mg/L，PCT 37.51 ng/mL，ESR 125.6 mm/h；D-二聚体7.08 mg/L。头胸腹CT：左枕叶片状低密度影；双肺纤维灶；胆囊结石。予头孢哌酮/舒巴坦＋莫西沙星抗感染（2021-09-28至2021-10-03），患者仍有发热，T_max 39.3℃，四肢乏力较前加重。

2. 2021-10-03转至南通市的某上级医院，查体：T 39.4℃，神志清，颈稍抵抗，双手指关节肿痛，双上肢肌力Ⅲ级，双下肢肌力Ⅳ级。查血常规示WBC 4.8×10⁹/L，N% 77.3%，Hb 79 g/L，hsCRP 204.2 mg/L，ESR 114 mm/h；NT-proBNP 1 260 pg/mL；D-二聚体9.82 mg/L；尿常规、肝肾功能、甲状腺功能、自身抗体、肿瘤标志物均阴性；EBV-DNA 1 550/mL；肺炎支原体抗体、肥达试验、TORCH阴性。头颅CT（图62-1）：左枕顶叶、左侧侧脑室后角深部低密度灶，建议MRI检查。先后予以头孢米诺、头孢哌酮/舒巴坦抗感染，患者仍反复发热（T_max 39℃），其间血培养回报阴性，同时患者出现肢体肌力下降（右侧显著）、意识水平下降。

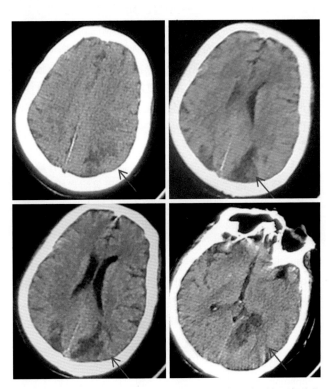

图62-1　2021-10-03头颅CT：左枕顶叶、左侧侧脑室后角深部片状低密度影

3. 2021-10-04当地查头颅MRI：颅内多发异常信号。2021-10-06淋巴结B超：双颈部、左侧锁骨上及腋下、双侧腹股沟见淋巴结。超声心动图：左心房增大，左心室舒张功能减退，二尖瓣及三尖瓣轻度反流。头颅MRI增强（图62-2）：颅内多发异常信号。调整抗感染方案为万古霉素＋美罗培南静脉滴注（2021-10-07至2021-10-13），热峰降至37.1～37.8℃；患者逐渐出现嗜睡，查体肌力无改善，无畏

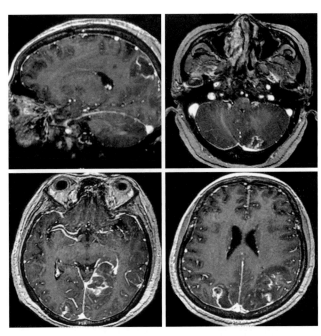

图62-2　2021-10-06头颅MRI增强：双侧顶枕叶、左胼胝体压部及小脑多发片状长T₁长T₂信号，增强后边缘强化

寒、寒战、肢体抽搐、恶心、呕吐、大小便失禁等。

4. 2021-10-13复旦大学附属中山医院急诊头颅CT：双脑实质多发低密度灶合并出血，建议MRI增强。胸部CT：双肺下叶炎症伴少量积液。腹部CT（图62-3）：胆囊结石，脾脏稍低密度影。

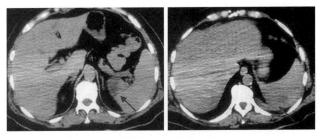

图62-3　2021-10-13腹部CT平扫：脾脏多发斑片状稍低密度影

■ 既往史及个人史

患者四肢关节、肌肉疼痛2年余，最近一次于2021-07行针灸治疗。高血压、糖尿病1年余，服用氯沙坦钾降血压，格列美脲＋二甲双胍降血糖，血压、血糖控制可。

入院检查

■ 体格检查

1. 嗜睡状态。

2. 右手环指及左足底外侧各见一处瘀斑（图62-4），睑结膜未见瘀点、瘀斑。

3. 双侧瞳孔等大、等圆，直径2 mm，右侧瞳孔对光反射迟钝，双侧眼球向右侧活动欠佳；右侧鼻唇沟略浅，伸舌稍右偏，颈稍抵抗，颌胸距3横指。

4. 心肺查体无明显异常，未闻及瓣膜杂音；双侧腱反射（2+ ～ 3+），左侧上下肢肌力 V⁻级，右上肢肌力 I 级，右下肢肌力 Ⅲ⁻级，左侧踝阵挛阳性，双划征阴性，掌颏反射未引出，共济运动不配合。

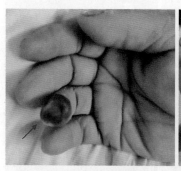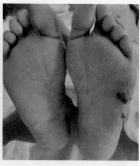

图 62-4　2021-10-14 入院查体：右手环指远端及左侧足底外侧各见一处瘀斑

■ 实验室检查

1. 血常规：WBC $6×10^9$/L，N% 83.8%，L% 9.8%，Hb 96 g/L，PLT $365×10^9$/L。

2. 炎症标志物：hsCRP 34.3 mg/L，ESR 68 mm/h，PCT 0.1 ng/mL。

3. 凝血功能：Fib 672 mg/dL，D-二聚体 6.66 mg/L。

4. 生化：ALT/AST 24/30 U/L，Alb 38 g/L，TBiL 8.9 μmol/L，DBiL 4.7 μmol/L，Cr 37 μmol/L，Na^+ 133 mmol/L，K^+ 4.5 mmol/L；HbA_1C 8.1%。

5. T-SPOT.TB A/B 0/0（阴性/阳性对照 0/137），G 试验、GM 试验、血隐球菌荚膜抗原阴性。

6. 病毒：EBV 衣壳抗体 IgA 阳性，单个核细胞 EBV-DNA $< 5×10^3$/mL。

7. 自身抗体：ANA 颗粒型 1 ∶ 100、均质型 1 ∶ 100；ANCA 阴性。

8. 肿瘤标志物：NSE 22.4 ng/mL，CA125 43.8 U/mL，其余均阴性。

9. 免疫球蛋白、甲状腺功能、补体、RF、抗 CCP 抗体阴性。

10. 心肌标志物：c-TnT 0.041 ng/mL，NT-proBNP 139 pg/mL。

11. 细胞免疫：淋巴细胞 529/μL，CD4 158/μL，CD8 150/μL，CD4/CD8 1.1。

■ 辅助检查

1. 心电图：窦性心律，T 波改变（Ⅰ、aVF 导联低平、浅倒置）。

2. 颞动脉＋双下肢深静脉 B 超：未见异常。

· 临床分析 ·

■ 病史特点

患者为中年女性，有糖尿病病史，本次急性起病，以

"高热伴进行性加重的肌力下降、意识障碍"为主要表现，影像学显示颅脑双侧多发病灶，未见明显脑膜强化，合并脾脏病灶，查体示肢端皮肤瘀斑，神经系统阳性体征符合影像学病灶定位。

■ 诊断分析

1. 脑脓肿：脑脓肿典型表现为头痛、发热和局灶性神经功能障碍，头颅 MRI 增强典型表现为低 T_1WI 高 T_2WI 信号灶，伴周围水肿带。本病例以高热、多灶性神经功能缺损为主要表现，影像学颅内病灶分布与之相符，查体显示肢端瘀斑，CT 显示脾脏低密度灶，提示多发性小动脉栓塞可能，需重点排查感染性心内膜炎并发脑脓肿可能。虽外院经胸超声心动图未见瓣膜赘生物，仍建议复查超声心动图或必要时行经食管超声心动图，以评估感染性心内膜炎可能，查血培养、血 mNGS、脑脊液微生物培养及 mNGS 等以明确病原体。

2. 化脓性静脉窦血栓：脑静脉血栓形成（cerebral venous thrombosis，CVT）可有多种病因，如易栓症、避孕药的使用、妊娠、肿瘤、外伤、血液病或风湿病、感染等。6% ～ 12% 的 CVT 可由感染引起，如眼、鼻、颜面部和全身感染（中耳炎、乳突炎、副鼻窦炎、化脓性脑膜脑炎）等。其典型表现为颅高压症状、局灶性神经损伤、脑病（意识改变、癫痫、情绪认识障碍等）；头颅 MRI 可见受累静脉窦低信号，可有继发脑水肿、静脉梗死病灶。本病例高热伴上述神经系统表现，D-二聚体升高，虽然头颅 MRI 未见典型血栓信号，仍需进一步行头颅磁共振静脉成像以协助排查 CVT。

3. 急性脑炎：包括病毒性脑炎、急性播散性脑脊髓炎等脱髓鞘脑炎。前者常由 1 型单纯疱疹病毒等病毒感染引起，后者由免疫介导。脱髓鞘脑炎主要表现为神志改变、运动或感觉缺陷、行为或人格改变等脑功能异常，可伴有发热，其他中枢感染需与之鉴别；影像学多累及颞叶，可有基底节、丘脑、小脑、脑干、脊髓等部位受累；血清学及脑脊液病毒抗体、PCR、脱髓鞘抗体可协助诊断。本病例头颅 MRI 增强表现为沿着中动脉分布的环形强化多病灶，脑炎可能性小。

4. 脑肿瘤：包括原发性和转移性脑肿瘤，目前依据不足。该患者影像学表现需重点鉴别"模仿大师"——原发性中枢神经系统淋巴瘤（primary central nervous system lymphoma，PCNSL）。可行腰椎穿刺，查脑脊液细胞形态学、流式细胞检查以排除 PCNSL。

· 进一步检查、诊治过程和治疗反应 ·

■ 诊治过程

1. 2021-10-14 头颅 MRI 平扫＋增强＋FLAIR＋DWI＋MRV（图 62-5）：脑内多发异常信号灶伴局部出血，感染性病变机会大，中线稍右偏，部分副鼻窦黏膜少许炎症，左侧上颌骨齿源性囊肿可能，两侧乳突炎症；MRV 未见异常。

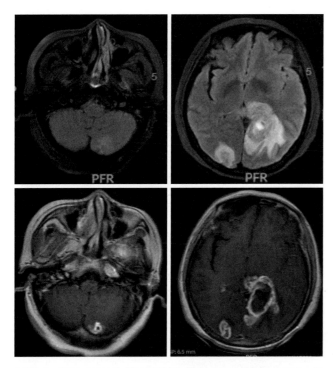

图62-5 2021-10-14头颅MRI平扫+增强+FLAIR+DWI+MRV：双侧枕叶，左顶叶、小脑及胼胝体压部多发病灶，伴周围水肿，中线稍右偏；增强后不规则环形强化

2. 2021-10-14腰椎穿刺：脑脊液压力290 mmH₂O。脑脊液常规：WBC 76×10⁶/L，单个核细胞百分比94%。脑脊液生化：蛋白质1.58 g/L，葡萄糖4.8 mmol/L，氯116 mmol/L，ADA 3 U/L。脑脊液涂片找细菌、真菌、抗酸杆菌阴性，细菌、真菌培养阴性；脑脊液隐球菌荚膜抗原阴性，XPERT.TB阴性。

3. 2021-10-14予利奈唑胺（0.6 g，静脉滴注，q12 h）+美罗培南（2 g，静脉滴注，q8 h）+阿米卡星（0.6 g，静脉滴注，qd）广谱经验性抗感染治疗，甘露醇（125 mL，静脉滴注，q8 h）降颅压，留置胃管行肠内营养，辅以抑酸护胃、控制血糖、维持出入量与电解质平衡、下肢气压泵预防深静脉血栓形成等支持治疗。

4. 2021-10-15超声心动图（图62-6）：二尖瓣多枚条索状回声（主要累及后叶P1、P2，最长约为27 mm），考虑赘生物形成可能，轻度二尖瓣反流；射血分数65%。

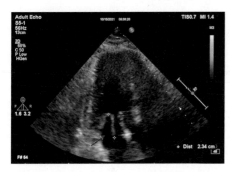

图62-6 2021-10-15超声心动图：二尖瓣赘生物，主要累及后叶，最长27 mm

5. 2021-10-16脑脊液mNGS（2021-10-14采样）：检出金黄色葡萄球菌（种严格序列数1 921）。血mNGS（2021-10-14发热时抽取）：阴性。考虑诊断为"金黄色葡萄球菌感染性心内膜炎，继发性颅内多发脓肿形成"。心外科评估患者心功能、瓣膜功能尚可，建议暂时内科保守治疗为主；神经外科评估后，考虑脓肿病灶弥散、多发，伴囊腔形成，位置深，手术风险大，故继续积极抗感染、降颅内压等治疗。

6. 2021-10-18患者仍有发热，T_max 38℃，意识改善不明显，调整抗感染方案为万古霉素（1 g，静脉滴注，q12 h）+利奈唑胺（0.6 g，静脉滴注，q12 h）+美罗培南（2 g，静脉滴注，q8 h）；予甘露醇（125 mL，静脉滴注，q6 h）加强降颅内压。

7. 2021-10-20头颅MRI增强：颅内多发病灶较前缩小。

8. 2021-10-25超声心动图：二尖瓣毛糙、增厚伴细小条絮样回声。

9. 2021-10-26患者体温逐渐降至正常，神志转清，肌力改善。复查ESR、hsCRP下降，腰椎穿刺提示脑脊液压力、细胞数、蛋白质逐渐下降，脑脊液mNGS金黄色葡萄球菌检出序列数（156）减少，监测万古霉素谷浓度在11.28～17.35 mg/L；予停用美罗培南。

10. 2021-10-31调整甘露醇剂量（125 mL，静脉滴注，q8 h），并加强康复锻炼，拔除导尿管，嘱患者少量饮水。

11. 2021-11-03拔除鼻胃管，恢复经口进食。监测血象提示全血细胞有所下降，停用利奈唑胺，辅以补铁、利可君升白细胞等治疗。

12. 2021-11-04患者体温反跳，考虑导管相关性感染可能，予拔除颈内静脉置管并送导管培养，结果回报阴性；同时，考虑吸入性肺炎不除外，加用美罗培南（1 g，静脉滴注，q8 h）。

13. 2021-11-08复查腰椎穿刺：脑脊液压力210 mmH₂O。脑脊液WBC 25×10⁶/L，单个核细胞百分比88%；脑脊液蛋白质0.82 g/L；脑脊液mNGS检出金黄色葡萄球菌序列（种严格序列数283）。

14. 2021-11-09复查超声心动图：二尖瓣增厚、略毛糙，原赘生物形态较前缩小。

15. 2021-11-11复查头颅MRI增强（图62-7）：脑内多发病灶，病灶大小及分布范围较前略好转。

16. 2021-11-12美罗培南降级为左氧氟沙星（0.5 g，静

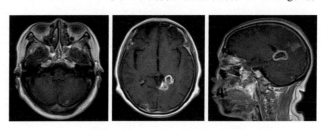

图62-7 2021-11-11头颅MRI增强：脑内多发病灶，病灶大小及分布范围较前略好转

脉滴注，qd），继续万古霉素（1 g，静脉滴注，q12 h）治疗。

17. 2021-11-17 患者体温平稳，恢复正常饮食，四肢肌力基本恢复，右上肢远端肌力稍差，可下床行走，步态平稳。予出院，于当地继续治疗。抗感染方案：万古霉素（1 g，静脉滴注，q12 h）+左氧氟沙星（0.5 g，静脉滴注，qd）。嘱定期评估病情。

18. 图 62-8 为治疗过程中抗感染方案与患者体温变化情况。

■ 出院后随访

出院后当地医院按以下方案继续抗感染治疗：万古霉素（1 g，静脉滴注，q12 h）+左氧氟沙星（0.5 g，静脉滴注，qd），并予甘露醇降颅压。2021-11-19 随访超声心动图：二尖瓣稍增厚伴轻度反流，左心室舒张功能降低。2021-11-30 复查头颅 CT 增强（图 62-9）：颅内多发病灶较入院时显著缩小。2021-12-01 腰椎穿刺：脑脊液压力 210 mmH$_2$O。脑脊液常规示 WBC 30×10^6/L，单个核细胞百分比 62%；脑脊液生化示蛋白质 0.78 g/L，葡萄糖 4.8 mmol/L，氯 124 mmol/L。

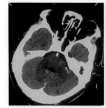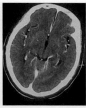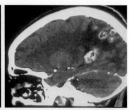

图 62-9　外院头颅 CT 增强：颅内多发病灶较入院时显著缩小

病程中患者脑脊液情况见表 62-1。继续万古霉素+左氧氟沙星抗感染，密切随访中。

· 最后诊断与诊断依据 ·

■ 最后诊断

1. 感染性心内膜炎，并发脑脓肿（金黄色葡萄球菌）。
2. 2 型糖尿病。

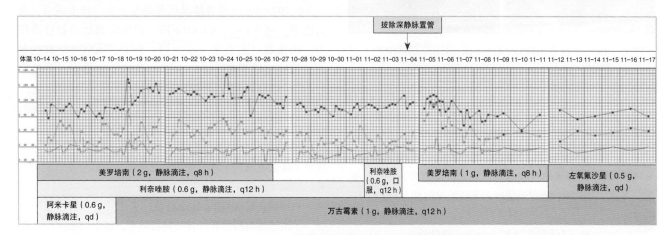

图 62-8　住院期间抗感染方案与患者体温变化情况

表 62-1　病程中患者腰椎穿刺脑脊液情况

项　　目	时　　间				
	2021-10-14	2021-10-19	2021-10-26	2021-11-08	2021-12-01（当地）
压力（mmH$_2$O）	290	250	230	210	210
WBC（×10^6/L）	76	53	24	25	30
单个核细胞百分比（%）	94	94	91	88	62
蛋白质（g/L）	1.58	1.41	0.87	0.82	0.78
葡萄糖（mmol/L）	4.8	6.4	3.8	2.3	4.8
同步血糖（mmol/L）	15.8	15.9	9.2	7.4	/
氯（mmol/L）	116	113	128	121	124
潘氏试验	2+	2+	+	+/−	+
mNGS-金黄色葡萄球菌 Re_Abu（%）	47.81	22.20	1.97	28.72	/
mNGS-金黄色葡萄球菌 SMRN	1 921	627	156	283	/

注：Re_Abu：相对丰度；SMRN：种严格序列数。

■ 诊断依据

患者为中年女性，有糖尿病病史，本次急性病程，主要表现为高热伴进行性加重的肌力下降、意识障碍。查体：手足瘀斑，颈抵抗，以右侧受累为主的脑神经损害和肌力下降。外周血中性粒细胞、CRP、ESR、PCT升高；头颅MRI增强示颅脑多发病灶伴环形强化，腹部CT示脾脏低密度灶；腰椎穿刺提示脑脊液压力升高，白细胞、蛋白质轻度升高，糖降低，提示中枢神经系统感染。结合患者多发小动脉栓塞表现，完善超声心动图以排查心内膜炎，结果显示二尖瓣赘生物。血培养阴性，多次查脑脊液mNGS检出金黄色葡萄球菌序列。考虑左心金黄色葡萄球菌感染性心内膜炎并发脑脓肿，经万古霉素、利奈唑胺联合美罗培南抗感染治疗后，患者体温恢复正常，神志转清，肌力恢复；复查超声心动图示赘生物缩小，头颅MRI增强示病灶缩小。结合患者起病特点、影像学表现、治疗反应，诊断成立。

经验与体会

1. 脑脓肿典型表现为发热、头痛、局灶神经功能障碍三联征；感染源分为细菌直接蔓延和血行播散，后者占20%～40%；多表现为颅内多发病灶，常位于大脑中动脉分布区。头颅MRI增强对脑脓肿更加敏感，可显示卫星病灶、水肿程度、环形强化。血流播散脑脓肿中，13%可由感染性心内膜炎引起，左心感染性心内膜炎并发脑脓肿占比在5%～7%，部分文献报道可高达20%～30%，提示两者关系密切；最常见链球菌、葡萄球菌感染。

2. 本例患者有糖尿病病史，无明确皮肤、软组织等感染史，起病前有肢端肿痛伴四肢乏力，但患者未及时引起重视。患者急性高热起病，后意识水平逐渐下降至嗜睡，同时存在肢端瘀斑、CT示脾脏低密度灶及头颅低密度灶，上述多发性小动脉栓塞表现需临床高度怀疑左心感染性心内膜炎。欧洲心脏病学会推荐首先进行经胸超声心动图（transthoracic echocardiography，TTE），其检测自体瓣膜的敏感性约70%，特异性约90%；但对于直径<3 mm的赘生物，容易产生假阴性结果。对于临床高度怀疑感染性心内膜炎的患者，初次TTE结果阴性，应在5～7天复查TTE，必要时完善经食管超声心动图（transesophageal echocardiography，TEE）。本例患者外院TTE为阴性，复查经胸或经食管超声

心动图有助于感染性心内膜炎的诊断，避免因为漏诊而延误治疗时机。

3. 脑脓肿患者的腰椎穿刺应在谨慎评估后方可进行，有视神经乳头水肿表现、高颅压或占位效应显著的患者禁止行腰椎穿刺，非对称性脑水肿情况下减轻幕下脑脊液压力会导致1.5%～30%的病例发生脑疝。腰椎穿刺前可进行神经查体、检眼镜、脑影像学评估。本病例明确原发病为感染性心内膜炎后，多次血培养阴性；除了苛养菌、胞内菌培养时间长的情况，本例考虑与抗感染治疗后血培养阳性率下降有关。此时通过mNGS这项高灵敏度、高精准性的分子检测技术，在脑脊液样本中明确了病原体为金黄色葡萄球菌。

4. 本例金黄色葡萄球菌感染的原发性左心瓣膜心内膜炎并发脑脓肿诊断明确。美国及欧洲心脏病学会、美国胸科协会推荐左心感染性心内膜炎合并一种及以上并发症（包括心力衰竭、瓣膜功能障碍、瓣旁感染扩展至瓣环/主动脉脓肿或穿透性病变、难治性病原体、持续性感染控制不佳），需尽早手术治疗。本例患者心功能、瓣膜功能尚可，心外科建议予内科积极抗感染治疗，在缺乏药敏情况下，首选负荷剂量的万古霉素（15～20 mg/kg，静脉滴注，q8 h或q12 h）初始治疗，疗程至少6～8周，依个体化而定。在合并金黄色葡萄球菌脑脓肿情况下，体外药物试验及部分病例报道可运用利奈唑胺作为替代治疗，或者联合使用以加强渗透血-脑屏障而发挥药物作用，同时利奈唑胺具有潜在的抗毒素作用。考虑患者瓣膜赘生物较大、颅内病灶多发，根据治疗反应，最终调整为万古霉素联合利奈唑胺抗金黄色葡萄球菌治疗。经积极抗感染后，患者病情好转，抗菌药物逐步降阶梯。在未行外科干预的情况下，继续万古霉素为主的抗感染方案，密切随访病情。

参考文献

[1] Chen H, Du Y, Xia Q, et al. Role of linezolid combination therapy for serious infections: review of the current evidence[J]. Eur J Clin Microbiol, 2020, 39(6): 1043–1052.

[2] Ferreyra MC, Chavarría ER, Ponieman DA, et al. Silent brain abscess in patients with infective endocarditis[J]. Mayo Clin Proc, 2013, 88(4): 422–423.

[3] Lamas CC, Fournier PE, Zappa M, et al. Diagnosis of blood culture-negative endocarditis and clinical comparison between blood culture-negative and blood culture-positive cases[J]. Infection, 2016, 44(4): 459–466.

[4] Sonneville R, Ruimy R, Benzonana N, et al. An update on bacterial brain abscess in immunocompetent patients[J]. Clin Microbiol Infect, 2017, 23(9): 614–620.

病例63 狗咬伤 3 周后突发高热、头痛伴少尿

作者·姚雨濛 金文婷 马玉燕
审阅·胡必杰 潘珏 高晓东

· 病史简介 ·

男性，49岁，上海人。2021-12-17收入复旦大学附属中山医院感染病科。

■ 主诉

发热4天。

■ 现病史

1. 2021-12-13患者自觉乏力，T 37.5℃，未在意。

2. 2021-12-14乏力加重，T_{max} 39.5℃，出现纳差、恶心，发热时头痛，无畏寒、寒战、咳嗽、咳痰、呕吐、腹痛、腹泻、尿频、尿痛、皮疹、关节肿痛等。社区医院查血常规未见异常。予头孢唑肟+左氧氟沙星抗感染、对乙酰氨基酚退热，患者仍有持续高热，且纳差明显。

3. 2021-12-16患者至上海某医院，查血常规示Hb 188 g/L，WBC 17.39×10⁹/L，N% 80%，PLT 29×10⁹/L；CRP 24.7 mg/L，PCT 14.191 ng/mL；尿常规正常；肺炎支原体IgM阳性；肝功能示ALT/AST 81/144 U/L，LDH 2 104 U/L，Cr 210 μmol/L。胸部CT平扫：左肺上叶实性小结节。腹盆CT增强：双肾饱满，双侧肾周筋膜增厚、水肿，考虑急性肾损害可能，左肾囊肿，胰腺稍饱满，腹盆腔弥漫性腹膜炎，腹盆腔积液，十二指肠降部及水平部管壁增厚。先后予磺苄西林、阿奇霉素、美罗培南抗感染，辅以地塞米松1天抗炎及升血小板、保肝、保肾治疗，患者头痛好转，仍有发热、纳差、腹胀加重。

4. 2021-12-17为明确诊断和进一步治疗，转复旦大学附属中山医院，收入感染病科。

5. 追问病史，2021-11-20被狗咬伤，2021-12-04完成第4针狂犬病疫苗的接种。2021-12-11有生食海鲜史。

6. 病程中，患者精神可，胃纳、睡眠欠佳。

■ 既往史及个人史

发现高血压2年，血压最高180/110 mmHg，近1个月起服用氨氯地平（5 mg，口服，qd）降压，未规律监测血压。否认糖尿病、冠状动脉粥样硬化性心脏病、血小板减少或肾功能不全病史。

· 入院检查 ·

■ 体格检查

1. T 36℃，P 81次/分，R 20次/分，BP 148/99 mmHg。

2. 神志清，精神可，急性病容，双肺未闻及明显干湿啰音，心律齐，心脏瓣膜区未闻及杂音，腹部膨隆，全腹软，无压痛，手部见陈旧瘢痕，双下肢轻度水肿，四肢脊柱无畸

形，神经系统检查阴性。

■ 实验室检查

1. 血常规：WBC 25.65×10⁹/L，N% 70.0%，Hb 159 g/L，PLT 49×10⁹/L；大部分淋巴细胞形态不规则，可见扭曲，形态似异型淋巴细胞，涂抹细胞较易见。

2. 炎症标志物：hsCRP 20.9 mg/L，ESR 10 mm/h，PCT 6.34 ng/mL。

3. 尿常规：比重1.017，蛋白质（2+），RBC 4～6/HP，WBC阴性。

4. 生化：TBiL/DBiL 6.8/2.3 μmol/L，ALT/AST 38/67 U/L，Alb 30 g/L，LDH 492 U/L，BUN 15.3 mmol/L，Cr 269 μmol/L，UA 433 μmol/L，Na⁺ 129 mmol/L，K⁺ 3.7 mmol/L，Cl⁻ 99 mmol/L。

5. 凝血功能：PT 12.7 s，INR 1.08，TT 22.1 s，APTT 36.9 s，Fbg 265 mg/dL，D-二聚体：5.49 mg/L。

6. T-SPOT.TB A/B 0/0（阴性/阳性对照 0/630）。

7. 甲状腺功能正常；肿瘤标志物阴性。

■ 辅助检查

1. 心电图：正常心电图。

2. 超声心动图：未见异常。

3. 胸部CT：双侧胸腔积液伴双下肺部分不张（图63-1）。

4. 腹盆CT平扫：腹盆腔多发渗出、积液；肝右叶钙化灶；胆囊内胆汁淤积；双肾密度欠均，左肾囊性灶（图63-1）。

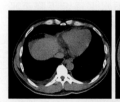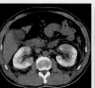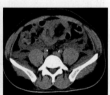

图63-1 2021-12-17胸腹盆CT平扫：双侧胸腔积液伴双下肺部分不张；腹盆腔多发条索影及少许积液；双肾密度欠均匀，双肾周多发条索影

· 临床分析 ·

■ 病史特点

患者为中年男性，急性病程，主要表现为发热、乏力、腹胀。实验室检查WBC、PCT升高、PLT减少、肾功能不全、LDH升高，CT提示腹盆腔渗出、多浆膜腔积液。多种抗菌药物治疗无效。

■ 诊断分析

1. 感染性疾病。

· 自发性腹膜炎：发热、腹胀，血WBC、PCT明显升高，腹部CT提示腹盆腔弥漫渗出炎症，需考虑自发性腹膜炎等腹腔感染。应完善血培养及腹腔穿刺引流腹腔积液送检以评估感染病原体。但患者无明确基础疾病史，病程中无明确的腹痛，查体无腹部压痛和反跳痛，CRP仅轻度升高，腹膜炎可能性较小。

· 肾综合征出血热：患者急性起病，病程中有头疼，实验室检查示血小板减少、蛋白尿、肾损害，且肌酐短期内似有升高趋势，结合我国近期有较多病例报告，需考虑汉坦病毒感染所致肾综合征出血热。但患者起病前无明确疫区旅居或啮齿动物接触史，为不支持点。确诊有赖于汉坦病毒抗体及核酸检测。

· 其他感染性疾病：需考虑在我国可引起发热伴血小板减少的其他多种疾病，如立克次体感染、丛林斑疹伤寒、布尼亚病毒感染、钩端螺旋体病、登革热等，诊断主要依靠PCR或血清学方法。

· 犬伤相关感染：如巴斯德菌、二氧化碳嗜纤维菌、厌氧菌感染，以及破伤风、狂犬病等。因患者犬咬伤至起病超过3周，且及时接种了狂犬病疫苗，无相关疾病的症状，局部伤口愈合良好，以上犬伤相关感染暂时不考虑。

2. 非感染性疾病。

· 肾小球肾炎：患者中年起病，有发热、多浆膜腔积液、肾损伤、蛋白尿，需考虑如ANCA相关血管炎、抗GBM抗体肾小球肾炎、狼疮性肾炎等疾病，应关注血清ANCA、抗GMB、dsDNA等抗体结果，必要时复查滴度并完善肾穿刺活检以协助诊断。

· 淋巴瘤：患者外周血涂片见淋巴细胞形态不规则，可见扭曲，涂抹细胞较易见；血LDH升高；CT提示腹盆腔渗出，似有腹膜增厚，需考虑淋巴瘤等淋巴造血系统恶性肿瘤。可进一步完善PET/CT、腹腔积液穿刺送检脱落细胞及流式细胞检查、骨髓穿刺+涂片等协助诊断。

· 药物性肾损害：患者自述既往体检肾功能正常，此次起病后服用对乙酰氨基酚片4～5片，不排除非甾体抗炎药（nonsteroidal antiinflammatory drug，NSAID）引起的急性间质性肾炎，但其仅可解释肾损伤，无法解释发热、血小板减少及其他异常，不首先考虑该诊断。

进一步检查、诊治过程和治疗反应

诊疗过程

1. 2021-12-17予美罗培南+多西环素经验性抗感染，并予谷胱甘肽护肾、补充白蛋白、口服补钠等治疗。当日起患者体温正常，晚间诉腹胀，不伴腹痛、排气停止，自觉尿量较前减少（前一日尿量＞1000 mL，当日仅解尿1次），嘱记录24 h尿量。

2. 2021-12-18下午，体温正常，腹胀严重，有少量排气、解便，诉当日未解尿。BP 136/78 mmHg。急查腹盆

CT：腹盆腔广泛渗出伴积液，较前稍进展，未见明确肠梗阻及消化道穿孔；双肾密度增高（增强检查后改变，不除外双肾排泄功能损伤）。复查WBC 19.27×10⁹/L，N% 58.0%，PLT 54×10⁹/L；hsCRP 19.9 mg/L；Cr 321 μmol/L。予托拉塞米（20 mg，静脉注射，st）利尿，当日24 h尿量400 mL。肾内科会诊考虑急性肾功能损伤，建议追踪自身抗体、免疫固定电泳等结果，完善肾脏+肾动静脉B超、24 h尿蛋白检测，继续抗氧化、利尿等治疗，必要时急诊透析。当晚ANA、EBA、ANCA、抗GBM抗体、免疫固定电泳回报均阴性。

3. 2021-12-19仍有腹胀，伴胸闷。HR 90次/分，律齐，R 20次/分，BP 135/85 mmHg，SpO₂ 99%。加强静脉利尿后24 h尿量700 mL。

4. 2021-12-20胡必杰教授查房，结合患者有高热、血小板减少、少尿和急性肾功能不全，虽然无出血等表现，仍考虑不典型的肾综合征出血热可能，急查汉坦病毒IgM、IgG、RNA检测；因急性肾损伤，予床旁急诊血液透析1次，BP130～150/85～95 mmHg。

5. 2021-12-21行PET/CT（图63-2）：多处淋巴结炎及脾脏反应性增生可能；腹膜稍增厚伴腹盆腔积液；双侧睾丸鞘膜积液；双侧胸腔积液。

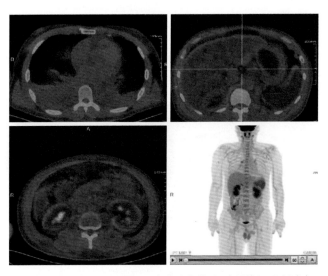

图63-2　2021-12-21 PET/CT：考虑为多处（双侧颈部、左侧腋窝、肝门区）淋巴结炎及脾脏反应性增生可能；腹膜稍增厚伴腹盆腔积液；双侧睾丸鞘膜积液；双侧胸腔积液

6. 2021-12-22肾脏超声：双肾形态饱满伴皮质回声稍增强，考虑急性改变可能。行右肾穿刺活检术。当晚第三方检验流行性出血热病毒（汉坦病毒）IgG、IgM、RNA回报阳性。予传报并依据要求抽血送上海市疾病预防控制中心复核。血mNGS（2021-12-20送检）回报阴性。静脉利尿后，患者24 h尿量增加至3240 mL，进入多尿期。

7. 2021-12-23考虑肾综合征出血热（hemorrhagic fever with renal syndrome，HFRS）诊断明确。补充询问病史，患

者否认啮齿动物接触、畜牧史、野营史，否认亲友同事发病。复查WBC 11.78×10⁹/L，N% 60.0%，PLT 387×10⁹/L；hsCRP 8.1 mg/L；Cr 429 μmol/L，Na⁺ 138 mmol/L；NT-proBNP 10 066 pg/mL。予停抗菌药物，继续护肾、碱化尿液，24 h尿量5 650 mL。

治疗后反应

1. 2021-12-24腹胀及胸闷较前好转，下肢水肿略消退。肾穿刺病理回报：急性肾小管坏死。上海市疾病预防控制中心回报：流行性出血热病毒（汉坦病毒）IgM和RNA阳性，IgG阴性。

2. 2021-12-27尿量最多，达8 650 mL，胸闷、腹胀、下肢水肿完全缓解，继续谷胱甘肽、补钾治疗，密切监测肾功能及电解质。此后尿量逐渐恢复至每日4 200～4 900 mL。

3. 2022-01-03随访WBC 9×10⁹/L，PLT 326×10⁹/L；hsCRP 1.1 mg/L，PCT 0.1 ng/mL；Cr 98 μmol/L；NT-proBNP 72.1 pg/mL。患者病情稳定，予以出院。

4. 2022-01-10电话回访：患者体温正常，未有胸闷等不适，尿量逐渐恢复至每日2 500～3 000 mL。

5. 图63-3为治疗过程中患者白细胞、血小板及炎症标志物变化情况。

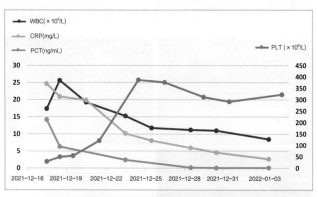

图63-3　治疗过程中患者白细胞、血小板及炎症标志物变化

6. 图63-4为治疗过程中患者肾功能及心肌标志物变化情况。

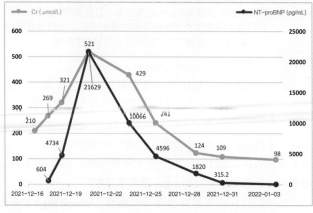

图63-4　治疗过程中患者血Cr及NT-proBNP变化情况

最后诊断与诊断依据

最后诊断

肾综合征出血热：中型。

诊断依据

1. 患者为中年男性，急性起病，表现为高热、乏力、头疼，以及继发于少尿的腹胀、水肿，无眼眶痛、腰痛、醉酒貌、出血或低血压休克等表现，起病4天后体温正常，起病5天出现少尿，起病9天出现多尿，3周后尿量逐渐恢复。

2. 实验室检查示PLT减少、WBC及CRP、PCT升高、肾功能损害（蛋白尿，血BUN、Cr、UA升高）。肾脏穿刺活检示急性肾小管坏死。血汉坦病毒IgG、IgM、RNA阳性。

3. 经对症支持治疗，体温正常，WBC、PLT、炎症标志物、肾功能恢复正常。

4. 根据《肾综合征出血热防治专家共识》，肾综合征出血热诊断明确，临床分型为中型。

经验与体会

1. 肾综合征出血热（hemorrhagic fever with renal syndrome, HFRS）由布尼亚病毒科汉坦病毒属病毒感染所致，也称为流行性出血热、出血性肾性肾炎、韩国出血热和流行性肾病等。医学上重要的汉坦病毒由鼠科与仓鼠科啮齿动物携带，人类通过吸入动物分泌物、尿液、粪便的气溶胶，或直接接触排泄物而感染。目前，我国该病年发病率在世界上最高，每年报告HFRS病例16 000～100 000例，流行的病毒主要有汉坦病毒（Hantaan virus, HTNV）和首尔病毒（Seoul virus, SEOV），由两种病毒的自然宿主决定。汉坦病毒的宿主主要是黑线姬鼠，首尔病毒的宿主主要是褐家鼠。除HFRS外，另一类由新世界汉坦病毒引起的重症疾病是汉坦病毒心肺综合征（Hantaan virus cardiopulmonary syndrome, HCPS）。

2. HFRS的典型临床表现主要为发热、出血、低血压和肾损伤，典型病程含发热期、低血压休克期、少尿期、多尿期和恢复期五期。需要注意的是，不同患者之间的表现相差悬殊，诊断并不需要符合所有症状或病期。如在本例中，患者病初有头疼、水肿，而无眼眶痛、腰痛、醉酒貌、出血或低血压休克等表现。对于仅存在部分症状或异常的患者，也应当警惕HFRS，以避免漏诊和延误诊断。据报告，我国HFRS病例每年病死率波动于0.60%～13.97%，及时诊断可以减少不必要的抗菌药物使用、缩短住院时间、降低病死率。

3. 本病诊断首选血清学方法。症状明显时，患者体内均已出现汉坦病毒IgM抗体，并且多数会存在IgG抗体。虽然诊断不需要高精尖技术，但是要求临床医生具备扎实的基本功和缜密的临床思维。通常来说不需要肾活检，但若患者临床病程非典型，则可能需要肾活检以明确。HFRS的肾脏病理常见急性肾小管间质性肾炎，炎症浸润主要由单核细胞、CD8淋巴细胞和中性粒细胞组成。本例穿刺病理提示急性肾小管坏死，同样符合HFRS病理改变。此外，本例初期进行了mNGS测序，但由于常规开展的是DNA-mNGS，故得到阴性结果。这提示在临床工作中，应当适时进行RNA-mNGS检测，以避免RNA病毒感染的漏诊。

4. 治疗上，汉坦病毒感染尚无特效抗病毒药，发病早期可选用利巴韦林抗病毒治疗。治疗主要为监护、液体复苏、对症支持治疗，包括止痛、补充血小板、少尿期利尿等，以及对符合适应证者进行血液净化。由于NSAID可能导致急性肾功能损伤，应当避免此类药物的使用。多数接受了合理治疗的患者可以完全康复，小部分遗留有蛋白尿和高血压。

令人欣慰的是，本例在明确诊断后，立即停用广谱抗菌药物，通过积极支持治疗，最终得以快速康复。

（感谢复旦大学附属中山医院肾病科对本病例的帮助）

参考文献

[1] 中华预防医学会感染性疾病防控分会, 中华医学会感染病学分会. 肾综合征出血热防治专家共识[J]. 中华传染病杂志, 2021, 39（5）: 9.

[2] Brocato RL, Hooper JW. Progress on the prevention and treatment of hantavirus disease[J]. Viruses, 2019, 11(7): 610.

[3] Zhang R, Mao Z, Yang J, et al. The changing epidemiology of hemorrhagic fever with renal syndrome in Southeastern China during 1963—2020: a retrospective analysis of surveillance data[J]. PLoS Negl Trop Dis, 2021, 15(8): e9673.

[4] Zhang S, Wang S, Yin W, et al. Epidemic characteristics of hemorrhagic fever with renal syndrome in China, 2006—2012[J]. BMC Infect Dis, 2014, 14: 384.

病例64 "先天不足"的瘘管，会是肺炎的元凶吗

作者·刘海霞 金文婷 马玉燕 崔一忻
审阅·胡必杰 潘珏

· 病史简介 ·

女性，53岁，江苏人，工人，2022-02-24收入复旦大学附属中山医院感染病科。

■ 主诉

发热10天。

■ 现病史

1. 2022-02-14患者无诱因出现发热，T_{max} 37.3℃，伴气促，无咳嗽、咳痰、咯血、胸痛、黑矇、水肿、尿急、尿痛等。于复旦大学附属中山医院查WBC 13.38×10⁹/L，N 11.7×10⁹/L，Hb 102 g/L；hsCRP 61.6 mg/L，PCT 0.11 ng/mL；D-二聚体1.85 mg/L。予头孢呋辛（1.5 g，静脉滴注，bid）抗感染3天，发热无好转。2022-02-17完善血培养，结果阴性，超声心动图未见明显赘生物；升级为美罗培南（1 g，静脉滴注，q8 h）+左氧氟沙星（0.5 g，静脉滴注，qd）抗感染2天。

2. 2022-02-19体温高峰较前升高，T_{max} 38.7℃，复查WBC 12.68×10⁹/L，N% 78.6%；hsCRP 94.4 mg/L，PCT 0.07 ng/mL；血培养阴性。调整为美罗培南（1 g，静脉滴注，q8 h）+万古霉素（1 g，静脉滴注，q12 h）抗感染。2022-02-21行胸部CT（图64-1）：两肺散在炎症渗出，两侧少量胸腔积液。腹盆CT：胆囊结石。患者仍反复发热。为明确发热、肺部感染原因，收入复旦大学附属中山医院感染病科。

3. 病程中，患者精神可，胃纳、睡眠可，大小便无殊，体重变化不明显。

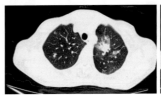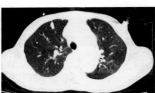

图64-1 2022-02-21胸部CT平扫：两肺散在炎症渗出

■ 既往史及个人史

先天性心脏病病史20年，未诊治；2022-02-10复旦大学附属中山医院超声心动图提示动脉导管未闭。高血压20年，长期口服降压药，血压控制可。

· 入院检查 ·

■ 体格检查

1. T 38.3℃，P 100次/分，R 18次/分，BP 124/107 mmHg。

2. 精神可，双肺散在干啰音，心律齐，胸骨左缘第二肋间可闻及连续性机械样杂音，腹平软，无压痛，双下肢不肿，四肢脊柱无畸形，神经系统检查阴性。

■ 实验室检查

1. 血常规：WBC 13.07×10⁹/L，N% 88.2%，Hb 103 g/L，L% 14%。

2. 血气分析（未吸氧）：pH 7.48，PaO_2 93 mmHg，$PaCO_2$ 37 mmHg。

3. 炎症标志物：hsCRP 93.8 mg/L，ESR 72 mm/h，PCT 0.17 ng/mL。

4. 生化：ALT/AST 8/20 U/L，Alb 33 g/L，Cr 44 μmol/L。

5. 心肌标志物：c-TnT 0.024 ng/mL，NT-proBNP 3 447.0 pg/mL。

6. D-二聚体 2.39 mg/L。

7. T-SPOT.TB A/B 0/0（阴性/阳性对照 0/402），G试验、血隐球菌荚膜抗原均为阴性。

8. 肿瘤标志物：NSE 17.2 ng/mL，SCC 12.5 ng/mL，其余均阴性。

■ 辅助检查

1. 心电图：① 反复发作短阵房性心动过速，时伴心室内差异传导，偶见窦性心搏；② 左心室肥大伴ST-T改变（$RV_5+SV_1=52$ mm）。

2. 超声心动图（专家超声心动图）：先天性心脏病。① 动脉导管未闭（左向右分流）；② 肺动脉主干内多处赘生物形成（肺动脉主干左外侧壁于分流冲刷处见内膜面毛糙及多处团絮状赘生物附着，最大者约3 cm×1 cm，活动度大）。

3. 肺动脉CTA（图64-2）：动脉导管未闭，肺动脉增宽，左心房、左心室增大，肺动脉主干赘生物形成；两肺散在炎症。

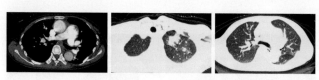

图64-2　2022-02-24肺动脉CTA：主动脉弓与左肺动脉干见导管沟通，肺动脉主干赘生物形成；两肺散在渗出

临床分析

■ 病史特点

患者为中年女性，有动脉导管未闭的先天性心脏病史，本次发热10天，T_{max} 38.7 ℃，伴气促；查体双肺散在干啰音，胸骨左缘第二肋间可闻及连续性机械样杂音；WBC、CRP明显升高，血培养2次阴性；胸部CT见两肺散在炎症渗出，普通超声心电图未见明确赘生物；常规及广谱抗菌药物治疗后仍反复发热，效果不佳。入院时请专家完善超声心电图，并查肺动脉CTA，均见动脉导管未闭、肺动脉主干内多处赘生物形成。综合临床表现及检查结果，临床诊断考虑为感染性心内膜炎（infective endocarditis, IE）。鉴别诊断考虑如下。

■ 诊断分析

1. 感染性心内膜炎：患者有先天性心脏病基础，出现不明原因发热时首先应警惕是否发生IE。该患者发热10天，病程呈亚急性，WBC、CRP、ESR等炎症标志物明显升高，经验性抗感染效果不佳，考虑与赘生物大（3 cm）、伴多发栓塞有关；但患者入院前2次血培养均为阴性，可能与抽取血培养时已使用抗菌药物、可能为HACEK族病原体有关。入院后可复查血培养、完善血mNGS进一步寻找病原体。入

院前超声心电图未见明显赘生物，不支持诊断；但超声心电图存在一定的主观性，与医生的经验水平明显相关，入院后请专家再次查超声心电图见肺动脉干多处赘生物，考虑诊断明确。

2. 社区获得性肺炎：患者发热伴气促，炎症标志物明显升高，胸部CT示两肺散在炎症渗出，考虑社区获得性肺炎。鉴于患者存在先天性心脏病基础，入院超声心电图及肺动脉CTA提示肺动脉主干内赘生物形成，需警惕肺动脉干菌栓脱落经肺循环播散所致肺部感染。

进一步检查、诊治过程和治疗反应

■ 诊治过程

1. 2022-02-24入院后行血培养、血mNGS，痰细菌、真菌涂片及培养阴性，涂片找抗酸杆菌阴性。予以哌拉西林/他唑巴坦（4.5 g，静脉滴注，q8 h）+阿米卡星（0.6 g，静脉滴注，qd）经验性抗感染，辅以控制心室率、抗心律失常等治疗。

2. 2022-02-27血mNGS回报：检出咽峡炎链球菌（核酸序列数7 655）（2022-02-24采样）。

3. 2022-02-27体温高峰较前下降，T_{max} 37.5 ℃。血培养回报阴性（2022-02-24采样）；复查WBC 8.2×10⁹/L；hsCRP 48.5 mg/L，ESR 79 mm/h，PCT 0.1 ng/mL；D-二聚体 1.08 mg/L。心外科会诊：体温高峰下降，抗感染有效，继续目前抗感染治疗，体温正常2周后限期行手术治疗。

4. 2022-03-04体温再次升高，T_{max} 39.5 ℃。查WBC 17.77×10⁹/L；hsCRP 162 mg/L，PCT 0.17 ng/mL，较前明显升高。心电图：室上性心动过速。复查超声心动图及肺动脉CTA（图64-3）示肺动脉主干多处赘生物较前相仿（最大者约3 cm×1 cm），两肺炎性渗出病灶，左上肺病变部分吸收，右肺病变进展，菌栓播散所致不除外。予复查血培养、血mNGS。调整抗感染方案为：美罗培南（1 g，静脉滴注，q8 h）+阿米卡星（0.6 g，静脉滴注，qd）。2022-03-07血mNGS回报检出咽峡炎链球菌（核酸序列数3 378）（2022-03-05采样）；2022-03-09血培养回报（2022-03-05采样）阴性。考虑赘生物较大，内科抗感染效果不佳，再次联系心外科会诊，建议手术治疗。

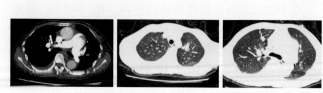

图64-3　2022-03-07肺动脉CTA：肺动脉主干多处赘生物较前相仿；左肺病灶较前吸收，右肺病灶进展

5. 2022-03-09转心外科，调整抗感染方案为美罗培南（1 g，静脉滴注，q8 h）+达托霉素（500 mg，静脉滴注，qd）。2022-03-11行动脉导管结扎术+肺动脉取栓术+二尖

瓣成形术，见肺动脉干多发赘生物、二尖瓣细小赘生物样组织，予完整去除肺动脉主干2 cm×1 cm×1 cm赘生物，并切除二尖瓣细小赘生物样组织。

6. 2022-03-15抗感染治疗降级为哌拉西林/他唑巴坦（4.5 g，静脉滴注，q8 h）+达托霉素（500 mg，静脉滴注，qd）。

7. 2022-03-22体温平常，转当地医院继续抗感染治疗。

出院后随访

1. 当地医院继续哌拉西林/他唑巴坦（4.5 g，静脉滴注，q8 h）+达托霉素（500 mg，静脉滴注，qd）抗感染。体温正常，气促缓解，无不适。

2. 2022-04-08随访血常规、炎症标志物正常。胸部CT（图64-4）：病灶基本吸收。术后抗感染满4周（2022-03-11至2022-04-08），停抗感染药物。

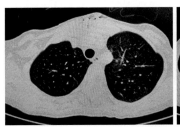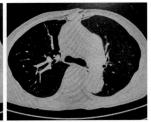

图64-4　2022-04-08外院胸部CT：肺部病灶基本吸收

3. 2022-06-09复旦大学附属中山医院门诊随访心电图：窦性心律，偶发房性期前收缩。超声心动图：① 动脉导管未闭修补术后未见残余分流；② 肺动脉内赘生物清除术后未见异常；③ 二尖瓣成形术后未见异常。

4. 图64-5为治疗过程中患者体温变化及用药情况。

5. 图64-6为治疗过程中患者炎症标志物变化情况。

最后诊断与诊断依据

最后诊断

1. 感染性心内膜炎（累及肺动脉干、二尖瓣）：咽峡炎链球菌。

2. 肺部感染，感染性心内膜炎菌栓播散所致可能性大。

3. 动脉导管未闭。

4. 高血压。

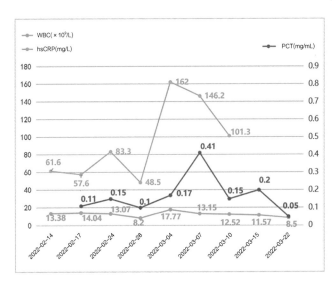

图64-6　治疗过程中患者炎症标志物变化情况

诊断依据

患者为中年女性，因"发热10天"入院，有先天性心脏病病史，本次亚急性病程；双肺散在干啰音，胸骨左缘第二肋间可闻及连续性机械样杂音；外周血白细胞、中性粒细胞、CRP明显升高，多次外周血mNGS检出咽峡炎链球菌；超声心动图及肺动脉CTA示动脉导管未闭（左向右分流），肺动脉主干内多处赘生物形成；胸部CT示两肺散在炎症渗出。经抗菌治疗联合外科动脉导管结扎术+肺动脉取栓术+二尖瓣成形术治疗有效，故诊断明确。

经验与体会

1. 感染性心内膜炎的易患因素包括先天性心脏病、风湿性心脏病、二尖瓣脱垂、退行性瓣膜钙化、人工瓣膜、心脏起搏器、静脉药瘾等，其中先天性心脏病（congenital heart disease，CHD）患者发生感染性心内膜炎的概率比普通人群要高出15～40倍。因此，临床上对于存在先天性心脏病或其他易患因素的患者，若其出现不明原因发热时，需重点排查IE。IE感染的常见病原菌包括链球菌、葡萄球菌、肠球菌，占85%以上。本例患者的致病菌为咽峡炎链球菌，属于咽峡炎链球菌群（也被称为米勒链球菌群），是草绿色链球菌的一个亚群。

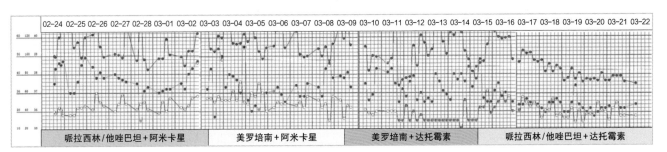

图64-5　治疗过程中患者体温变化及用药情况

2. 该患者病程初期普通经胸超声心动图未见明显赘生物，可能与其处于疾病早期、检查医生经验不足有关。这提醒医生，对于临床有结构性心脏病史、高度疑诊IE的患者，在超声心动图阴性时不要轻易排除诊断，需及时复查超声心动图、请经验丰富的专家进行复查，必要时行经食管超声心动图进一步仔细排查。

3. 本例患者为诊断明确的IE，但多次血培养均为阴性，可能与病程初期血培养抽取时间在抗菌药物使用之后有关。临床中，血培养阴性IE时有发生，发生率高达2.5%～31%，极大影响了疾病的早期诊断及预后。抗菌药物的广泛使用在一定程度上降低了血培养阳性率。希望广大医务工作者能够引起足够的重视，对于高风险人群出现不明原因发热时，应在抗菌药物应用前完善2套血培养（一套为单侧同时行血需氧菌+血厌氧菌培养），且2套培养至少间隔1小时。另外，随着近几年来分子诊断学技术的革新，mNGS可以快速、全面、精准、无偏倚地检出病原体，可检出血培养阴性的HACEK族病原体，且在应用抗感染药物后仍可检出病原体核酸片段，极大提高了病原体的诊断率。本例患者多次血mNGS检出咽峡炎链球菌核酸序列，符合IE的常见病原体，且多次检测结果一致，故考虑咽峡炎链球菌为本患者的致病病原体，这对该患者IE的明确诊断意义重大。临床需重视mNGS在已使用抗菌药物、危重症及非典型病原体感染患者中的应用及诊断价值。

4. 本例通过外周血mNGS判断病原体为咽峡炎链球菌。根据指南推荐，前期予青霉素类联合阿米卡星、美罗培南联合阿米卡星的抗感染方案。转入心外科后，外科考虑患者血培养阴性，无药敏依据，前期抗感染效果不佳，耐药菌感染不除外，对依据mNGS检测结果而判断病原体的信心不足，故予美罗培南联合达托霉素、哌拉西林/他唑巴坦联合达托霉素的抗感染方案。这提示临床上对新技术的推广及对结果解读的普及任重而道远。

5. 感染性心内膜炎的手术指征包括充血性心力衰竭、感染不能控制、预防栓塞事件。预防栓塞事件包括：① 主动脉瓣或二尖瓣赘生物（≥10 mm），并经适当抗菌药物治疗仍发生1次或多次栓塞事件；② 主动脉瓣或二尖瓣赘生物（＞10 mm），并有其他证据提示会出现并发症（心力衰竭、持续感染、脓肿）；③ 孤立的极大赘生物（≥15 mm）。本例患者肺动脉主干赘生物较大，抗感染同时出现肺部病灶进展，存在手术指征。在积极抗感染治疗基础上，通过内科积极抗感染联合外科手术治疗，最终获得明显治疗效果。

6. 需注意，超过一半的右心IE患者病程中可发现脓毒性肺栓子，出现与肺部感染相似的肺部症状。因此，对于存在IE相关危险因素的发热患者，无论有无呼吸系统症状及胸部影像学浸润病灶，均应怀疑IE。

参考文献

[1] Chahoud J, Sharif-Yakan A, Saad H, et al. Right-sided infective endocarditis and pulmonary infiltrates: an update[J]. Cardiol Rev, 2016, 24(5): 230-237.

[2] Kuijpers JM, Koolbergen DR, Groenink M, et al. Incidence, risk factors, and predictors of infective endocarditis in adult congenital heart disease: focus on the use of prosthetic material[J]. Eur Heart J, 2017, 38(26): 2048-2056.

病例65 发热久难愈，抽丝剥茧终获解

作者·王萌冉 金文婷 马玉燕 韩梦鸽
审阅·胡必杰 潘珏

病史简介

女性，71岁，上海人，2022-07-07收入复旦大学附属中山医院感染病科。

主诉

发热伴乏力1个月余。

现病史

1. 2022-06月初无诱因出现发热，T_{max} 39℃，伴乏力、盗汗，偶有干咳。

2. 2022-06-08外院查血常规：WBC 3.0×10^9/L，N% 48.0%，PLT 87×10^9/L。胸部CT：左上肺小结节影。腹部B超：慢性血吸虫肝病。自服中成药，无明显好转，体温波动于37.5～38.4℃。

3. 2022-07-04就诊复旦大学附属中山医院门诊。查血常规示WBC 2.66×10^9/L，N% 65.5%，PLT 74×10^9/L；CRP 31.7 mg/L，ESR 45 mm/h，PCT 0.24 ng/mL；肝功能示ALT/AST 30/45 U/L。予莫西沙星（0.4 g，口服，qd）抗感染，辅以升白细胞治疗。

4. 2022-07-05完善PET/CT：考虑$L_1 \sim L_2$椎体及其左旁软组织炎性病变可能（图65-1）。为明确发热原因，收入复旦大学附属中山医院感染病科。

既往史及个人史

2021-11-02因主动脉弓动脉瘤于复旦大学附属中山医院行胸主动脉覆膜支架隔绝术；高血压数十年，血压控制可；血吸虫肝病及肠病病史数十年；否认结核病史。

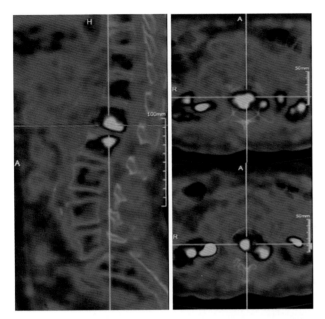

图65-1 2022-07-05 PET/CT：$L_1 \sim L_2$椎体局部骨质密度不均匀减低伴糖代谢异常升高，SUV_{max} 13.1；椎体及其左旁与毗邻左侧腰大肌间隙内软组织增厚（25 mm×12 mm×38 mm）伴糖代谢异常升高，SUV_{max} 9.7

入院检查

体格检查

1. T 38.1℃，P 93次/分，R 22次/分，BP 135/77 mmHg。
2. 神志清，皮肤巩膜无黄染；全身浅表淋巴结无肿大；双肺呼吸音清，未闻及干湿啰音；心率93次/分，律齐，各瓣膜区未闻及明显杂音；腹软，未触及包块，无压痛、反跳痛，肝、脾肋下未及；双下肢不肿。

实验室检查

1. 血常规：WBC $2.29×10^9$/L，N% 53.3%，Hb 111 g/L，PLT $61×10^9$/L。
2. 炎症标志物：hsCRP 32.1 mg/L，ESR 31 mm/h，PCT 0.17 ng/mL。
3. 生化：ALT/AST 35/54 U/L，Cr 97 μmol/L，Alb 37 g/L。
4. D-二聚体 2.78 mg/L。
5. T-SPOT.TB A/B 2/1（阴性/阳性对照 0/418）。
6. G试验、GM试验、血隐球菌荚膜抗原、EBV-DNA、CMV-DNA均阴性。
7. 自身抗体、肿瘤标志物均阴性；甲状腺功能正常。

辅助检查

1. 心电图：窦性心律，逆钟向转位。
2. 超声心动图：左心房增大，主动脉瓣钙化，未见赘生物。

临床分析

病史特点

患者为老年女性，亚急性病程，发热伴乏力1个月余，

炎症标志物轻度升高，T-SPOT.TB阴性，PET/CT见$L_1 \sim L_2$椎体及其左旁软组织炎性病变，莫西沙星抗感染治疗后体温热峰稍有下降。

诊断分析

1. 腰椎结核：骨结核通常起病较为隐匿，最常累及部位为下段胸椎及上段腰椎，表现为累及椎间关节前部炎症，可形成冷脓肿，亦可由前韧带后方播散至邻近椎体及连接处的椎间盘间隙。该患者为老年女性，有发热伴盗汗，PET/CT见$L_1 \sim L_2$椎体及其椎旁软组织病变，莫西沙星治疗后体温稍有好转，虽T-SPOT.TB结果阴性，但仍需考虑腰椎结核可能。可进一步完善腰椎穿刺活检及组织标本送XPERT.TB检测，以明确诊断。

2. 植入物感染后的继发感染：该患者既往因主动脉瘤行胸主动脉覆膜支架植入术，本次出现发热伴腰椎病灶，需考虑是否存在植入物相关感染，病原体经血液播散至椎体而引起局部病灶可能。但患者入院后查PCT不高，PET/CT上未见明显胸主动脉支架周围高代谢病灶，可进一步完善外周血培养及mNGS检查。

3. 布鲁菌病：通常表现为隐匿起病的发热、乏力伴盗汗。骨关节病是局灶性布鲁菌病最常见的形式，最长受累的部位为骶髂关节和脊柱关节，腰椎比胸椎或颈椎更常受累，也可以累及椎旁组织或腰大肌等。该患者有上述临床症状，炎症标志物升高，T-SPOT.TB结果阴性，使用氟喹诺酮类药物治疗可有好转，故需考虑。可进一步完善布鲁菌抗体+核酸检查以明确诊断。

4. 非感染性疾病：患者为老年女性，有发热，但炎症标志物仅轻度升高，抗感染治疗效果不佳，故需考虑是否存在肿瘤性疾病或结缔组织病可能。但患者入院查各项肿瘤标志物均不高，自身抗体未见明显异常，故可能性较小。可通过腰椎穿刺活检明确诊断。

进一步检查、诊治过程和治疗反应

1. 2022-07-07予以哌拉西林/他唑巴坦（4.5 g，静脉滴注，q8 h）经验性抗感染治疗。教授查房，仔细追问病史，患者居于上海市奉贤区农村，经常下田种地，田地附近有流浪狗及附近农户养殖的山羊数只，否认生食、虫咬史。考虑脊柱感染、布鲁菌病不能除外，予送检布鲁菌病抗体+核酸、血mNGS。

2. 2022-07-08 CT引导下行腰椎旁软组织穿刺活检，初步病理（2022-07-09回报）：增生纤维组织间局灶区见增生小血管伴淋巴细胞、浆细胞浸润，似有个别类上皮细胞。

3. 2022-07-10椎旁软组织mNGS（2022-07-08采样）：检出布鲁菌属（核酸序列数223）（图65-2）。外周血mNGS（2022-07-07采样）：检出布鲁菌属（核酸序列数9）（图65-3）。予停用哌拉西林/他唑巴坦，调整为左氧氟沙星（0.5 g，静脉滴注，qd）+多西环素（0.1 g，口服，q12 h）抗感染。

属			种			
属 名	属相对丰度（%）	属严格序列数	种 名	种相对丰度（%）	种序列数	种严格序列数
布鲁菌属	1.19	223	流产布鲁菌	0.12	26	0
	1.19	223	犬布鲁菌	0.13	27	0
	1.19	223	鲸种布鲁菌	0.15	32	0
	1.19	223	意外布鲁菌	0.06	13	0
	1.19	223	羊布鲁菌	0.23	48	0
	1.19	223	田鼠布鲁菌	0.11	22	0
	1.19	223	绵羊布鲁菌	0.14	28	0
	1.19	223	鳍脚布鲁菌	0.14	29	0
	1.19	223	猪布鲁菌	0.1	21	0

图65-2　2022-07-10椎旁组织mNGS检出布鲁菌属核酸序列数223

属			种			
属 名	属相对丰度（%）	属严格序列数	种 名	种相对丰度（%）	种序列数	种严格序列数
布鲁菌属	2.23	9	犬布鲁菌	0.5	2	0
	2.23	9	绵羊布鲁菌	0.75	3	0
	2.23	9	鳍脚布鲁菌	0.49	2	0
	2.23	9	猪布鲁菌	0.49	2	0

图65-3　2022-07-10外周血mNGS检出布鲁菌属核酸序列数9

4. 2022-07-11外送布鲁菌抗体回报（2022-07-07采样）：阳性，1：400；布鲁菌核酸阴性（图65-4）。

5. 2022-07-12椎旁组织穿刺完整病理回报：炎症性病变，特殊染色阴性。考虑患者体温下降不明显，予以加用庆大霉素（24万U，静脉滴注，qd）联合抗感染。

6. 2022-07-14患者体温下降至正常，乏力较前稍好转。随访炎症标志物：ESR 42 mm/h，hsCRP 24.2 mg/L，PCT 0.12 ng/mL，较入院稍好转。

7. 2022-07-16腰椎旁穿刺组织匀浆接种血真菌瓶回报（2022-07-07采样）：布鲁菌属阳性（图65-5）。

8. 2022-07-21患者体温正常（图65-6），乏力、盗汗较前改善。随访炎症标志物：ESR 49 mm/h，hsCRP 18.2 mg/L，PCT 0.12 ng/mL。予改多西环素+左氧氟沙星口服出院。

细菌名称	结果/浓度
布鲁菌属	阳性

图65-5　腰椎旁组织匀浆接种血真菌瓶结果回报布鲁菌属阳性

最后诊断与诊断依据

■ 最后诊断

布鲁菌病：布鲁菌脊柱炎。

■ 诊断依据

患者为老年女性，亚急性病程，发热伴乏力1个月余，起病前有可疑羊群接触史；炎症标志物轻度升高，PET/CT见L_1～L_2椎体及其左旁软组织炎性病变，椎旁软组织活检

项目名称	结果	单位	参考值
布鲁菌核酸检测	阴性（-）	copy/mL	检测下限：< 1.0E+03
布鲁菌抗体	↑1：400（+++）		阴性（-）

图65-4　2022-07-11布鲁菌核酸及抗体检测结果

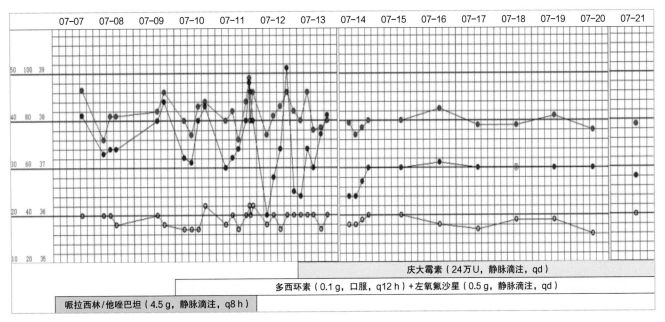

图65-6 治疗过程中患者体温变化及用药情况

病理为炎症性病变，布鲁菌抗体阳性1：400，外周血及椎旁组织mNGS均检出布鲁菌属核酸序列，椎旁软组织匀浆接种血真菌瓶培养布鲁菌属阳性；多西环素+左氧氟沙星+庆大霉素联合抗布鲁菌治疗后体温迅速正常，乏力缓解，治疗有效；故可明确诊断。

经验与体会

1. 布鲁菌病是一种动物源性感染性疾病，人类通过摄入感染动物（牛、绵羊、山羊、骆驼、猪或其他动物）制品（如未经巴氏消毒的乳制品）或是直接接触其组织或体液而发生感染，少数也可由吸入感染性气溶胶而导致感染。流行地区包括地中海地区、中东、中亚、中国、南亚次大陆、撒哈拉以南非洲地区及墨西哥和中南美洲部分地区。全世界每年约报告病例50万例，估计有24亿人存在风险。本病可累及所有年龄段人群。由于国际旅游、贸易和移民的日益增多，布鲁菌病的患病率一直在上升。在我国，布鲁菌病属于法定乙类传染病，2022年6月报告发病数居乙类传染病的第4位，约占乙类传染病总报告人数的3.45%。本例患者常年于田间劳作，附近农户有饲养羊群，推测可能是由于皮肤或黏膜接触感染动物的体液、粪便或吸入感染的气溶胶所致。

2. 布鲁菌由局部组织淋巴细胞摄取，经区域淋巴结进入循环，并在全身播散，对网状内皮系统有趋向性。潜伏期（从进入人体到出现临床表现）通常为2～4周，偶尔也可能长达数月。通常表现为隐匿起病的发热、不适、盗汗和关节痛。布鲁菌病可累及任何器官、系统。骨关节病是局灶性布鲁菌病最常见的形式，约占70%，其中最常受累的部位是骶髂关节（80%）和脊柱关节（54%），腰椎比胸椎和颈椎更常受累，亦可累及椎旁组织；其他可累及部位包括泌尿生殖系统（10%）、中枢神经系统（10%）、心血管系统（3%）及肺部（2%）等。本例患者即为$L_1 \sim L_2$椎体及椎旁软组织受累的脊柱炎表现，PET/CT并未见其他部位受累。

3. 布鲁菌病实验室检查结果可能包括转氨酶升高和血液学异常，如贫血、白细胞减少或白细胞增多伴淋巴细胞相对增多及血小板减少等。血液、体液（尿液、脑脊液、关节滑液和胸膜腔液）或组织（如骨髓或肝组织）培养发现布鲁菌，或出现症状后采集的血清样本经标准试管凝集试验（standard tube agglutination test，SAT）测得布鲁菌总抗体滴度≥1：160，可诊断布鲁菌病。本例患者入院查血发现肝功能异常及白细胞、血小板降低，但该患者既往存在血吸虫性肝硬化病史，故可能对于实验室检查结果存在影响，后续通过脊柱活检组织培养及mNGS检查明确布鲁菌的存在。此外，本例患者培养阳性结果为接种血真菌瓶9天后得到的，常规需氧及厌氧瓶未报阳，因目前实验室常规对于血需氧及厌氧瓶培养7天，第5天左右报阴性结果，而真菌瓶通常培养至14天，因此本例在第9天报阳。这提示临床，对于不能排除布鲁菌病或怀疑特殊病原体如诺卡菌、隐球菌等感染，可加强与微生物室沟通，延长培养时间以提高检出率。

4. 布鲁菌病的治疗目标是控制疾病，并预防并发症、复发、后遗症和死亡。通常选择在酸性细胞内环境中有活性的抗菌药物，如多西环素和利福平联合治疗，因为单药治疗复发率高且延长治疗期。对于不伴脊柱炎、神经布鲁菌病或心内膜炎所致局部病变的布鲁菌病成人患者，首选方案是多西环素+氨基糖苷类，其疗效略好于多西环素+利福平组合。对于存在脊柱炎的成人和8岁以上儿童患者，推荐予链霉素或庆大霉素+多西环素和利福平治疗至少12周，其他二三线治疗药物的选择包括氟喹诺酮类和复方磺胺甲噁唑，但通常需要联合多西环素和利福平。

参考文献

［1］Centers for Disease Control. Brucellosis Reference Guide 2017[EB/OL].(2017-02)[2024-04-24].https://www.cdc.gov/brucellosis/pdf/brucellosi-reference-guide.pdf.

［2］Colmenero JD, Ruiz-Mesa JD, Plata A, et al. Clinical findings, therapeutic approach, and outcome of brucellar vertebral osteomyelitis[J]. Clin Infect Dis, 2008, 46(3): 426-433.

［3］Suárez-Esquivel M, Ruiz-Villalobos N, Jiménez-Rojas C, et al. Brucella neotomae infection in humans, Costa Rica[J]. Emerg Infect Dis, 2017, 23(6): 997-1000.

病例 66 寻常的发热寻常的病，神奇的 mNGS 下显原形

作者·骆 煜 金文婷 马玉燕 史庆丰
审阅·胡必杰 潘 珏

病史简介

女性，35 岁，上海人，2022-07-25 收入复旦大学附属中山医院感染病科。

主诉

发热 1 周。

现病史

1. 2022-07-18 患者至崇明某农家乐旅居 1 天后，出现发热伴畏寒、寒战，T_{max} 38℃，有咳嗽，干咳为主，夜间因咳嗽不能平卧，稍有胸闷、气急，伴头晕、恶心，无头痛、呕吐、腹痛、腹泻。自服连花清瘟，症状改善不明显。2022-07-20 体温升高至 38.8℃，伴少量黄白痰，自服头孢克肟无效。

2. 2022-07-21 就诊于复旦大学附属中山医院。查 WBC 9.46×10⁹/L，N% 74.2%；痰细菌、真菌涂片及培养阴性，涂片找抗酸杆菌阴性。胸部 CT（图 66-1）：左下肺炎。予头孢唑肟+左氧氟沙星抗感染 3 天，辅以对乙酰氨基酚退热和化痰等治疗，体温高峰未下降，伴黄色黏痰，不易咳出，每天咳痰 3～4 口。

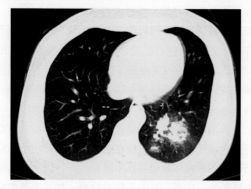

图 66-1 2022-07-21 胸部 CT：左下肺见不规则团片伴周围斑片模糊影

3. 2022-07-24 患者出现高热，T_{max} 40℃，升级为美罗培南+莫西沙星抗感染。2022-07-25 为明确发热、肺炎原因，收入复旦大学附属中山医院感染病科。

既往史及个人史

10 岁时右眼球受伤，曾行右眼"晶体摘除"术，目前右眼远视 700 度。否认高血压、糖尿病、肝炎、结核等病史。

入院检查

体格检查

1. T 39.6℃，P 102 次/分，R 20 次/分，BP 95/66 mmHg。

2. 神志清，精神尚可，左下肺呼吸音低、双肺未闻及明显啰音，心率 102 次/分，律齐，未闻及杂音。腹平软，无压痛、反跳痛。双下肢无水肿。

实验室检查

1. 血常规：WBC 6.2×10⁹/L，N% 71.2%，Hb 122 g/L，PLT 329×10⁹/L。

2. 炎症标志物：hsCRP 173.1 mg/L，ESR 53 mm/h，PCT 0.09 ng/mL。

3. 生化：ALT/AST 14/28 U/L，Alb 38 g/L，Na^+/K^+ 136/3.8 mmol/L，LDH 378 U/L，CK/CK-MM 75/63 U/L，Cr 65 μmol/L。

4. 铁蛋白 298 ng/mL，D-二聚体 1.52 mg/L。

5. EBV-DNA 6.54×10³/mL，T-SPOT.TB A/B 0/0；甲型流感病毒抗原、乙型流感病毒抗原、G 试验、GM 试验、血隐球菌荚膜抗原、血培养均阴性。

6. 细胞免疫：CD4/CD8 1.7，CD4 417/μL，CD8 243/μL。

7. 血气分析（未吸氧）：pH 7.48，PaO_2 69 mmHg，$PaCO_2$ 31 mmHg。

辅助检查

1. 心电图：窦性心动过速。

2. 超声心动图：未见异常。

临床分析

病史特点

患者为青年女性，急性起病，主要表现为高热、咳嗽、咳痰，伴胸闷、气喘；血白细胞、中性粒细胞不高，CRP、ESR 升高，PCT 不高；胸部 CT 示左下肺炎症机会大，常规抗感染效果不佳。诊断和鉴别诊断考虑如下。

■ 诊断分析

1. 细菌感染：如肺炎链球菌，青壮年高发，多受凉或淋雨后急性起病，以高热、寒战、咳嗽、咳铁锈色痰、胸痛为特征，好发于冬春季；白细胞及中性粒细胞计数增高；典型的影像学呈大叶性肺炎表现。该患者急性起病，高热、咳嗽、咳少许黄痰，CT示左下肺炎症，感染早期白细胞及中性粒细胞可能不高，可完善病原学相关检查。

2. 非典型病原体感染：如支原体、衣原体、军团菌等，主要表现为发热、干咳，胸部影像学显示网状结节状阴影或斑片状实变，可累及多个肺叶，常伴有轻度的肺外现象。该患者曾有农家乐游玩史，具有接触鸟类或受污染水的风险，血白细胞不高，但使用左氧氟沙星数天效果不佳，需进一步完善病原学检查。

3. 结核感染：肺结核常见的CT表现为小结节、斑片状或团块样影、树芽征和空洞，多见于双肺上叶。近年来也有结核性大叶性肺炎的报道，中青年患者多见，起病急骤，高热、咳嗽、咳痰，而低热、盗汗等典型结核中毒症状少见，常规抗感染治疗效果不佳。该患者T-SPOT.TB阴性，无基础疾病，结核可能性小，但仍应完善痰涂片找抗酸杆菌、XPERT.TB检查。

4. 其他：如淋巴瘤，该患者为青年女性，高热起病，可表现为局灶性肺泡浸润，抗感染效果不佳，同时EBV滴度阳性，需考虑淋巴瘤等血液系统疾病累及肺部。必要时进一步行肺活检以明确诊断。

进一步检查、诊治过程和治疗反应

■ 诊治过程

1. 2022-07-25予左氧氟沙星（0.5 g，静脉注射，qd），考虑鹦鹉热衣原体感染不除外，加用多西环素（0.1 g，口服，q12 h）抗感染。

2. 2022-07-26随访胸部CT（图66-2）：左下肺见团片密实影，较2022-07-21进展，左侧少量胸腔积液。

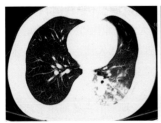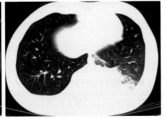

图66-2　2022-07-26胸部CT：左肺炎症，较2022-07-21进展

3. 2022-07-28痰mNGS（2022-07-26送检）：检出肺炎支原体（核酸序列数112）。外周血mNGS（2022-07-26送检）：检出肺炎支原体（核酸序列数8）。体温高峰较前下降（T 37.6℃）。复查血CRP 97.3 mg/L，ESR 53 mm/h。根据mNGS检测结果，考虑有肺炎支原体肺炎可能性大，继续予

左氧氟沙星+多西环素治疗。

4. 2022-07-30出现全身皮疹，皮疹高出皮面，伴瘙痒。请皮肤科会诊，考虑药物过敏性皮疹，左氧氟沙星迟发性过敏反应可能，遂停用该药，辅以抗过敏治疗。

5. 2022-08-04皮疹较前明显好转，体温正常，胸闷、气急较前好转；复查CRP 1.7 mg/L，ESR 12 mm/h；复查胸部CT（图66-3）示左下肺炎症较前明显吸收。予出院，嘱感染病科门诊随访。

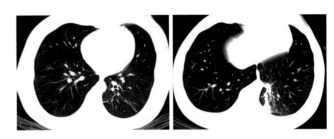

图66-3　2022-08-04胸部CT：左下肺炎症较前明显吸收

最后诊断与诊断依据

■ 最后诊断

社区获得性肺炎：肺炎支原体感染。

■ 诊断依据

患者青年女性，急性起病，主要表现为高热、咳嗽、咳痰，炎症标志物（CRP、ESR）升高，胸部CT提示左下肺大叶性肺炎，痰及血mNGS均检出肺炎支原体核酸序列，予多西环素抗感染治疗后，症状、炎症标志物及影像学好转，故肺炎支原体引起的社区获得性肺炎诊断明确。

经验与体会

1. 肺炎支原体感染全年均可发生，发病率往往在夏季升高，并在秋末或冬季达到高峰。肺炎支原体肺炎通常为轻度和社区获得性，典型的影像学表现为支气管壁增厚或小叶中心性结节、磨玻璃样改变，常多肺叶累及，少数可伴胸腔积液、淋巴结肿大。该患者以大叶性肺炎为表现，单侧受累，急性起病，出现高热、咳黄痰，易被误诊为普通细菌感染。近年来研究显示，成人中表现为大叶性肺炎的支原体肺炎不在少数（约占大叶性社区获得性肺炎的26%），尤其是年轻成人。

2. 尽管使用了分子诊断和其他微生物学检测方法进行广泛评估，仍仅有一半的社区获得性肺炎病例可以确定病原体。既往肺炎支原体的实验室诊断主要依靠血清学检测，即要求恢复期血清样本IgG滴度是急性期的4倍。由于需要在急性期和恢复期（约发病4周后）均进行血清学检测，这种方法通常不实用，且特异性差。所以，血清学检查仅在无法实施分子检测时用作替代，或作为分子检测的辅助检查。肺炎支原体无法通过革兰染色或传统技术培养而被发现，故核

酸检测对其诊断具有重要价值。核酸检测包括传统的 DNA 扩增试验（PCR）及目前广泛使用的 mNGS。mNGS 技术对于病原体的检测具有快速、敏感、无偏倚等优势。本例采用 mNGS 技术检测痰标本，发现较多肺炎支原体核酸序列，最终明确病因。

3. 对于肺炎支原体肺炎的患者，一线治疗选择包括大环内酯类（如阿奇霉素）、四环素类（如多西环素）和针对呼吸系统感染的氟喹诺酮类（如左氧氟沙星或莫西沙星），疗程 1 ～ 2 周。该患者通过 mNGS 技术快速、特异地鉴定出肺炎支原体，从而缩短了诊断时间，减少了不必要的抗菌药物使用（如美罗培南），并及时启动了靶向抗菌药物的治疗。起病初期使用左氧氟沙星效果不佳，后期改用多西环素治疗后病情好转，可能和起病初期病情快速进展有关，也可能与喹诺酮类不敏感有关。

参考文献

[1] Jain S, Self WH, Wunderink RG, et al. Community-acquired pneumonia requiring hospitalization among U.S. adults[J]. N Engl J Med, 2015, 373(5): 415–427.

[2] Patrick M, Martin T, Michael B, et al. Frequency and clinical presentation of mucocutaneous disease due to Mycoplasma pneumoniae infection in children with community-acquired pneumonia[J]. JAMA Dermatol, 2020, 156(2): 144–150.

[3] Saraya T, Ohkuma K, Tsukahara Y, et al. Correlation between clinical features, high-resolution computed tomography findings, and a visual scoring system in patients with pneumonia due to Mycoplasma pneumoniae[J]. Respir Investig, 2018, 56(4): 320–325.

[4] Takashi I, Yutaka Y, Tetsu K, et al. Re-evaluation of the etiology and clinical and radiological features of community-acquired lobar pneumonia in adults[J]. J Infect Chemother, 2018, 24(6): 463–469.

病例 67　多方求医不见好转，罕见疑难终现原形

作者·李　娜　马玉燕　金文婷
审阅·胡必杰　潘　珏

· 病史简介 ·

女性，57 岁，安徽人，2022-07-08 收入复旦大学附属中山医院感染病科。

■ 主诉

头晕进行性加重 1 年余，反复发热近 2 个月。

■ 现病史

1. 2021-03 患者出现头晕，站立时明显，坐卧位缓解，伴双下肢乏力、行走不稳，偶有视物重影，无头痛、黑矇、恶心、呕吐、天旋地转感。外院就诊，未能明确病因，未予治疗，症状逐渐加重。

2. 2022-01 头晕进一步加重，双膝弯曲后站立困难，偶有下肢轻微疼痛。

3. 2022-05 中旬起患者反复发热，T_{max} 38.5℃，多于午后出现，伴盗汗，可自行退热，头晕、视物重影明显加重，并出现言语含糊，影响日常活动，生活无法自理。

4. 2022-05-18 就诊于当地市级人民医院，查 WBC 6.0×10^9/L，Hb 103 g/L，PLT 469×10^9/L；CRP 48 mg/L，ESR 59 mm/h，PCT 0.09 ng/mL。2022-05-19 头颅 MRI 平扫：多发性脑梗死，左侧上颌窦炎，右侧大脑后动脉纤细伴远端未显示。颈动脉 MRA、颈椎 MRI、脑干听觉诱发电位未见明显异常。前庭功能测定：视跟踪试验示Ⅲ型，左侧向跟踪欠佳；视动性眼震双侧对称，方向一致；甩头试验示 RA VOR 增益明显低于正常值。2022-05-20 胸部 CT：两肺下叶少许炎性病变。超声心动图：左心室舒张功能下降，升主动脉增宽。

5. 2022-05-23 行腰椎穿刺（脑脊液压力不详）：脑脊液无色透明，有核细胞数 4×10^6/L，潘氏试验阴性；葡萄糖 3.5 mmol/L，蛋白质 0.27 g/L，氯 117 mmol/L。2022-05-25 肌电图 + 神经传导速度：颈部神经根性损害。诊断为"持续性姿势-知觉性头晕综合征（persistent postural-perceptual dizziness，PPPD）合并焦虑、抑郁状态"，予帕罗西汀 + 丁螺环酮改善头晕，米氮平改善情绪，布洛芬退热，并先后予头孢曲松、头孢地尼抗感染，症状无好转。

6. 2022-06-06 就诊于当地省三甲医院，查 WBC 9.14×10^9/L；CRP 53 mg/L，ESR 86 mm/h；维生素 B$_{12}$ 155 pg/mL；T-SPOT.TB A/B 4/5；自身抗体、血清副肿瘤抗体谱均阴性。2022-06-15 垂体 MRI 增强：右缘结节。予头孢曲松抗感染 1 周，小剂量糖皮质激素治疗（泼尼松 15 mg，口服，qd×3 天 →10 mg，口服，qd×3 天 →5 mg，口服，qd×3 天），症状无缓解，仍间断发热，并因步态不稳跌倒 4 ～ 5 次。为明确病因，2022-07-08 收入复旦大学附属中山医院感染病科。

7. 病程中，患者精神、胃纳、睡眠欠佳，大小便无殊，近一年体重下降 15 kg。

■ 既往史及个人史

确诊"特发性尿崩症"6 年，长期醋酸去氨加压素治疗，每日尿量 2 000 mL 左右，夜尿 0 ～ 1 次。发现血压升高数年，未服药。

· 入院检查 ·

■ 体格检查

1. T 36.5℃，P 102 次/分，R 20 次/分，BP 125/75 mmHg。

2. 神志清，精神可，言语略含糊，对答可；全身皮肤及巩膜无黄染，双眼睑见睑黄瘤，胸腹壁见散在红棕色皮疹，不伴脱屑（图67-1）；浅表淋巴结未触及肿大；两肺未闻及干湿啰音；心律齐，瓣膜区未闻及病理性杂音；腹平软，无压痛及反跳痛；双下肢无水肿。

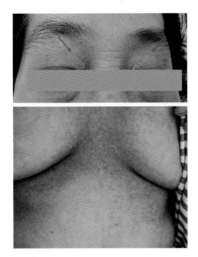

图67-1　患者入院时双眼睑睑黄瘤（箭头处），胸腹壁见散在红棕色皮疹，不伴脱屑

3. 神经系统查体：双侧瞳孔等大、等圆，对光反射存在，眼球各方向活动到位，未及眼震、复视；双侧额纹对称，右侧鼻唇沟浅，伸舌稍右偏；四肢肌力Ⅳ级；双上肢腱反射（3+），双侧膝反射（2+），双侧踝反射（2+）；左侧巴氏征未引出，右侧巴氏征阳性，左侧Hoffman征阳性，双侧掌颌反射阳性，双侧Chaddock征阳性；双上肢及双侧$T_4 \sim T_{12}$节段分布区可疑针刺觉减退；双侧T_2平面下可疑振动觉减退；双侧指鼻试验尚稳、准，无法配合闭目难立征检查。

实验室检查

1. 血常规：WBC 5.09×10^9/L，N% 68.2%，Hb 94 g/L，PLT 473×10^9/L。

2. 炎症标志物：CRP 80 mg/L，ESR 61 mm/h，PCT 0.15 ng/mL。

3. 肝肾功能：ALT/AST 6/7 U/L，Alb 33 g/L，Na^+/K^+ 132/3.5 mmol/L，Cr 47 μmol/L。

4. D-二聚体 1.3 mg/L。

5. 心肌酶及心脏标志物、糖代谢、脂代谢、甲状腺功能、肿瘤标志物、自身抗体、ANCA无特殊。

6. 免疫固定电泳阴性。

7. 细胞因子：TNF 17.3 pg/mL，IL-1β 7.0 pg/mL，IL-2R 1 730 U/mL，IL-6 40.8 pg/mL。

8. 细胞免疫：B细胞138/μL，CD4 488/μL。

9. T-SPOT.TB A/B 0/0（阴性/阳性对照 0/106）；G试验、GM试验、血隐球菌荚膜抗原、CMV-DNA、EBV-DNA均阴性。

辅助检查

1. 心电图：正常。

2. 超声心动图：主动脉窦部及升主动脉增宽。

临床分析

病史特点

患者为中年女性，慢性病程，既往有特发性尿崩症史；主要表现为进行性加重的体位性头晕，伴双下肢乏力、行走不稳、视物重影、言语含糊，并有发热、盗汗、体重减轻等全身表现；外周血WBC、中性粒细胞正常，CRP、ESR升高；检查见多发性脑梗死、左侧上颌窦炎、颈神经根损害；脑脊液细胞计数不高（脑脊液压力不详）；抗细菌治疗效果不佳。诊断及鉴别诊断考虑如下。

诊断分析

1. 感染性疾病。

· 中枢神经系统感染：患者为中年女性，慢性病程，表现为进行性加重的中枢神经系统症状，近期出现发热、盗汗；外周血WBC、中性粒细胞计数正常，CRP、ESR升高，外院查脑脊液细胞计数、糖和氯化物正常；影像学无明显脑膜脑炎表现。细菌性中枢神经系统感染可能不大，仍需考虑结核分枝杆菌、隐球菌、寄生虫、病毒（如JC多瘤病毒）等感染可能，但外院及复旦大学附属中山医院查T-SPOT.TB、隐球菌荚膜抗原均为阴性。可考虑再次腰椎穿刺，检测脑脊液压力，获取脑脊液标本送检常规、生化及病原学检查以明确或排除诊断。

2. 非感染性疾病。

· 自身免疫性/炎性疾病：进行性加重的体位性头晕，伴双下肢乏力、行走不稳、言语含糊，无头痛、恶心、呕吐等颅高压症状，外院已完善头颅及中枢血管影像学检查、神经功能检查（脑干听觉诱发电位、前庭功能测定、甩头试验、肌电图）、腰椎穿刺、血清自身抗体及副肿瘤抗体谱，未能明确病因。患者有消瘦，且近期出现不规则发热、盗汗等全身症状，外周血炎症标志物升高，对症及经验性抗感染治疗无效，需考虑自身免疫性或炎性疾病累及中枢神经系统的可能。可进一步完善头颅MRI增强、脑电图、自身抗体等检查；再次行腰椎穿刺，完善脑脊液压力并送检自身免疫性脑炎相关抗体、脱髓鞘抗体、寡克隆区带等检查。此外，患者病程长，发热超过3周，亦可考虑行PET/CT检查。

· 中枢神经系统肿瘤：患者头颅MRI平扫未见颅内占位性表现，不支持颅内原发性或转移性实体瘤，外院完善血清副肿瘤抗体全套检查均阴性，需考虑造血系统肿瘤浸润可能，可完善头颅MRI增强，必要时行骨髓穿刺活检及PET/CT检查以明确或排除诊断。

· 组织细胞疾病：患者有神经病变（头晕、肌力减退、肢体可疑感觉异常）、多汗、内分泌改变（尿崩症）、皮肤病变等，需考虑组织细胞疾病，如朗格汉斯细胞组织细胞增生症（Langerhans' cell histiocytosis，LCH）、非朗格汉斯细胞组织细胞增生症、POEMS综合征、罗萨伊-多尔夫曼病等。可完善下肢骨影像学检查明确有无骨质硬化或溶骨性病变表现，或完善PET/CT检查进行系统性评估，病变部位尽早完善活检等组织病理学检查以明确诊断。

进一步检查、诊治过程和治疗反应

■ 诊治过程

1. 2022-07-09 PET/CT（图67-2）：考虑为感染性病变累及多处骨骼（蝶骨、上颌骨、下颌骨、左侧第7前肋软骨、左侧第11后肋、L₁、左侧骶髂关节、双侧尺骨、桡骨、股骨、胫骨及腓骨、左侧跟骨内）、左侧颈总动脉及头臂干可能，垂体未见明显糖代谢异常升高灶。

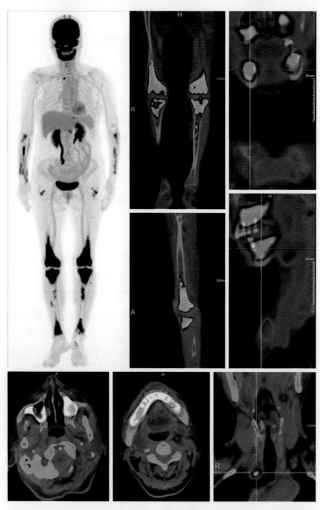

图67-2　2022-07-09 PET/CT，多处骨呈多发斑片状骨质密度增高灶伴糖代谢异常升高，以双侧股骨下段及胫骨上段为著，SUV_max 18.0；左侧颈总动脉上段见局灶性糖代谢异常升高，SUV_max 5.2

2. 2022-07-11血mNGS（2022-07-09采样）：阴性。头颅MRI增强：脑内散在腔隙性梗死缺血灶，右侧基底节区、左侧侧脑室后角旁可疑小强化影。2022-07-11 CT引导下行

右侧股骨下段病灶穿刺活检；骨组织涂片找细菌、真菌及抗酸杆菌均阴性。予左氧氟沙星（0.5 g，口服，qd）+多西环素（0.1 g，口服，q12 h）经验性抗感染。

3. 2022-07-12眼底照相：眼底动脉硬化。神经内科会诊，建议加用甲钴胺、维生素B₁及B₁₂营养神经。

4. 2022-07-12右侧股骨下段病灶活检初步病理：考虑组织细胞增生性病变。

5. 2022-07-12与核医学科及病理科医生沟通，影像学及病理表现均不考虑朗格汉斯细胞组织细胞增生症可能；进一步查阅文献，结合患者临床表现及现有检查结果，高度疑诊埃德海姆-切斯特病，再次与病理科医生沟通，等待免疫组织化学结果。

6. 2022-07-14骨组织mNGS（2022-07-11采样）：阴性。风湿免疫科会诊，考虑左侧颈总动脉及头臂干继发性血管炎可能。

7. 2022-07-15血培养（2022-07-10采样）：阴性。

8. 2022-07-18骨组织细菌、真菌培养（2022-07-11采样）：阴性。激素检测：皮质醇、ACTH、生长因子水平均正常范围。

9. 2022-07-19右侧股骨下段病灶免疫组织化学（图67-3）：增生组织细胞CD68、CD163呈弥漫阳性反应，CD4、溶菌酶（Lysozyme）部分阳性反应，免疫组织化学结果可排除朗格汉斯组织细胞增生症、树突网状细胞肿瘤，未见到罗萨伊-多尔夫曼病证据，为骨髓腔内组织细胞增生性病变；参考其影像学表现，埃德海姆-切斯特病可能存在，建议进一步行BRAF-V600E基因检测。

10. 2022-07-20右侧股骨下段骨髓细胞液突变扩增系统（amplification refractory mutation system，ARMS）法基因检测结果（图67-3）：BRAF-V600E基因可检测到第15外显子存在点突变，综合病理所见及影像学结果，符合埃德海姆-切斯特病。停用左氧氟沙星及多西环素，患者仍间断发热，T_max 38.7℃，予加用非甾体抗炎药（non-steroidal anti-inflammatory drug，NSAID）治疗，体温下降。

11. 2022-07-20出院，至血液科进一步治疗。

■ 出院后随访

2022-08-02至复旦大学附属中山医院血液科参加BRAF-V600E抑制剂的Ⅱ期临床研究。

最后诊断与诊断依据

■ 最后诊断

埃德海姆-切斯特病（累及多处骨、中枢神经系统、血管、皮肤）。

■ 诊断依据

患者为中年女性，既往有特发性尿崩症病史，本次慢性病程，进行性加重，临床表现有全身症状（不规则发热、盗汗、体重减轻）、神经精神表现（头晕、行走不稳、视物重

巨检	股骨下段：灰黄条索状物1条，长1.5 cm，直径0.2 cm，后脱钙。
病理诊断	（经皮CT引导下右侧股骨下段病灶穿刺活检）送检骨穿刺组织，镜下骨组织轻度增生，骨小梁数目稍增多，排列稍紊乱，部分骨小梁间可见大量增生纤维组织，增生纤维组织中可见较多泡沫组织细胞样细胞及少数多核巨细胞，考虑组织细胞增生性病变，正在行免疫组织化学检查以协助诊断。 补充报告1诊断结果：2022-07-14（经皮CT引导下右侧股骨下段病灶穿刺活检）送检骨穿刺组织，镜下骨组织轻度增生，骨小梁间纤维组织增生，增生纤维组织呈编织状排列，其间可见大量增生泡沫组织细胞及少量多核巨细胞，未见到肉芽组织结节，增生组织中散在少数T、B淋巴细胞，未见到淋巴滤泡；免疫组织化学结果示，增生组织细胞CD68、CD163呈弥漫阳性反应，CD4、Lysozyme部分阳性反应，免疫组织化学结果可排除朗格汉斯组织细胞增生症、树突网状细胞肿瘤，未见到罗萨伊-多尔夫曼病证据，为骨髓腔内组织细胞增生性病变，考虑其影像学，埃德海姆-切斯特病可能存在，建议进一步行基因检测。免疫组织化学（N22-015616）22S034960-001：CD138（－）、CD163（＋）、CD1a（－）、CD20（少数+）、CD3（少数+）、CD34（－）、CD56（－）、CD68（PGMI）（+）、CEA（－）、CK{pan}（－）、CK7（－）、Kappa（少数+）、Lambda（少数+）、Langerin（－）、P40（－）、TTF-1（－）。免疫组织化学（N22-015616）22S034960-001：CD21（－）、CD23（－）、CD30（－）、CD35（－）、CD4（＋）、CD45RO（－）、CXCL-13（－）、EBER（－）、HLA-DR（－）、Ki-67（5%阳性）、Lysozyme（部分+）、PDL1（28-8）（肿瘤－、间质－）、S-100（－）。 补充报告2诊断结果：2022-07-20（经皮CT引导下右侧股骨下段病灶穿刺活检）应用骨髓细胞液ARMS法基因检测，*Braf-V600E*基因可检测到第15外显子存在点突变，综合病理所见及影像学结果，符合埃德海姆—切斯特病。 检测项目：*BRAF*。 送检材料：石蜡组织1号。 诊断结果：*BRAF*基因第15外显子存在点突变（V600E）。 备注：1. *BRAF*基因检测的位点：第15外显子V600E。2. 检测方法的局限性：本方法仅能检测试剂盒所包含的已知基因型，阴性结果不能完全排除靶基因突变的存在，扩增反应体系中靶基因浓度低于检测限亦可造成阴性结果；肿瘤组织可能存在较大异质性，不同部位取样可能会得到不同的检测结果。3.注意：①该检测只对本次实验负责；②检测结果需参考病理诊断或咨询医师；③如有疑义，请于一个月内与病理科联系。

图67-3 2022-07-20右侧股骨下段病理及基因检测：符合埃德海姆-切斯特病

影、言语含糊、四肢肌力减退、焦虑、抑郁）、下肢轻微骨痛、皮肤病变（睑黄瘤、腹壁红棕色皮疹）；外周血WBC及中性粒细胞正常，CRP、ESR升高，维生素B$_{12}$水平下降；脑脊液细胞计数、糖及氯化物正常；血及骨组织微生物培养、mNGS均阴性；抗感染治疗无效。PET/CT见多处

对称性骨（长骨、扁平骨）骨质密度升高伴糖代谢异常升高，左侧颈总动脉及头臂干糖代谢升高。头颅MRI增强：右侧基底节区、左侧侧脑室后角旁可疑小强化影。右股骨下段病灶活检组织病理：部分骨小梁间可见大量增生纤维组织，增生纤维组织中可见较多泡沫组织细胞样细胞及少数多核巨细胞，增生组织细胞CD68、CD163呈弥漫阳性反应，CD4、Lysozyme部分阳性反应；骨髓细胞液ARMS法基因检测*BRAF-V600E*基因第15外显子存在点突变。故多系统受累的非朗格汉斯组织细胞增生症埃德海姆-切斯特病诊断成立。

经验与体会

1. 埃德海姆-切斯特病（Erdheim–Chester disease，ECD）是一种罕见、多系统受累的非朗格汉斯组织细胞增生症，旧称"脂质肉芽肿"，2017年版WHO组织细胞疾病和巨噬-树突细胞系肿瘤分类标准中将其与朗格汉斯细胞组织细胞增生症（Langerhans cell histiocytosis，LCH）共同分为L组。ECD的总体发病率不详，目前全球已发表文献报道的病例不足1 000例，其中我国报道百余例，平均诊断年龄为50～60岁，男女发病率无明显差异。

2. ECD几乎可累及全身各个器官、系统，其临床表现因受累部位不同而各异，诊断十分困难，常见诊断延迟或误诊。一项纳入259例经组织学证实的ECD患者的研究数据表明，ECD最常见的临床表现分别为骨痛（26%）、神经系统表现（23%）、尿崩症（22%）和全身症状（20%）；另一项回顾性病例系列研究报道的受累部位为长骨（95%，表现为骨质多灶性硬化，仅约半数患者有骨痛）、上颌窦大血管和腹膜后（各59%）、心脏（57%）、肺（46%）、中枢神经系统（41%，预后差）、皮肤（27%，睑黄瘤、红棕色皮疹）、垂体和眼眶（各22%）。其他少见受累的部位包括肾脏、肝脏、脾脏、乳腺、甲状腺、睾丸、牙龈等。部分患者可能有发热、盗汗、体重减轻等全身症状。本例患者主诉进行性加重的头晕、行走不稳，外院已完善多项中枢神经系统影像学及功能学检查，未能明确病因；且患者近期出现不规则发热、盗汗等全身症状，综合考虑系统性疾病多部位累及可能大，于是完善了PET/CT检查，发现全身多处对称性长骨及扁平骨病变，更提示非感染性病变可能。近年来，PET/CT在复杂疑难疾病中的应用价值不断得到提升，大大缩短了诊断时间。本例患者骨痛并不明显，PET/CT检查快速锁定靶点，助力后续的顺利诊断。此外，该患者虽有发热、炎症标志物升高，但热型不规则，也提示非感染性原因可能。

3. ECD是一种髓系祖细胞恶性肿瘤，目前尚未发现感染或环境因素导致的ECD。ECD的诊断需要结合典型的临床表现、影像学和病理学特征。实验室检查不具特异性，可有炎症标志物CRP、ESR升高，PLT、Fbg升高，以及细胞因

子（如IL-6、IL-8和TNF-α）升高，另外可有受累脏器功能不全、内分泌异常等。病理诊断是金标准，病变组织活检可见大片富含脂质的泡沫样组织细胞，ECD细胞表达CD68和CD163，部分患者S100可以阳性，但不表达CD1a或CD207；电镜无Birbeck颗粒。50%～70%的ECD患者病变组织存在着*BRAF-V600E*突变，10%～20%患者存在着MAPK信号通路中其他的基因突变。本例患者在获得初步病理报告后，临床即考虑到ECD可能，保持与病理科、影像科、血液科医生沟通，利用微生物学检查后剩余的骨组织匀浆完成了*BRAF-V600E*基因检测，避免了再次骨髓穿刺活检以获取用于分子基因检测的非脱钙骨组织。虽患者最终依靠病理获得确诊，但实际上其诊治是多学科合作的过程，也是笔者团队在复杂疑难疾病诊治方面积累大量经验的体现。

4. 并非所有ECD患者都需要治疗，通常仅有症状或有中枢受累或器官功能障碍证据的患者需要治疗。目前尚无适用于所有症状性ECD患者的治疗方案，亦无治愈ECD的已知方案。对于有*BRAF-V600E*突变的患者，建议初始治疗采用BRAF抑制剂（如维莫非尼），但不确定靶向治疗是否

会改变ECD的自然病程，国内近期才开始开展相关临床试验。未检测到突变的患者，建议初始治疗使用大剂量干扰素（600万IU～900万IU，3次/周），而不是靶向治疗或全身性化疗。糖皮质激素对于ECD可能有临床效果，但尚未证实具有生存方面的获益。手术和放疗对ECD的作用有限，主要用于治疗局部和/或机械性并发症。随访时需监测髓系恶性肿瘤（见于0～10%的确诊患者）。

（感谢复旦大学附属中山医院病理科谭云山教授、核医学科郎军涛老师及血液科高如攀老师对本病例的指导和帮助）

参考文献

[1] Goyal G, Young JR, Koster MJ, et al. The Mayo Clinic Histiocytosis Working Group consensus statement for the diagnosis and evaluation of adult patients with histiocytic neoplasms: Erdheim-Chester disease, Langerhans cell histiocytosis, and Rosai-Dorfman disease[J]. Mayo Clin Proc, 2019, 94(10): 2054-2071.

[2] Haroche J, Cohen-Aubart F, Amoura Z. Erdheim-Chester disease[J]. Blood, 2020, 135(16): 1311-1318.

[3] Milne P, Bigley V, Bacon CM, et al. Hematopoietic origin of Langerhans cell histiocytosis and Erdheim-Chester disease in adults[J]. Blood, 2017, 130(2): 167-175.

病例 68 救命用的人工血管感染了，如何是好

作者·方婷婷 金文婷 马玉燕 汪邦芳
审阅·胡必杰 潘珏

● 病史简介 ●

男性，48岁，山东人，2022-03-07收入复旦大学附属中山医院感染病科。

■ 主诉

主动脉夹层术后反复发热7个月。

■ 现病史

1. 2021-07-15患者因"主动脉夹层（Stanford A型）"在当地医院行"主动脉人工血管置换术"。

2. 2021-08术后1个月开始患者出现发热，T_{max} 39.0℃，伴寒战，无胸闷、咳嗽、腹痛、尿急、尿痛等，自服布洛芬效果不佳，仍有反复发热。2021-09当地医院查血培养阴性。

3. 2021-10患者至北京某三甲医院，查血培养示肺炎克雷伯菌（具体不详）。予美罗培南抗感染8天后体温降至正常，改为法罗培南口服1个月。

4. 2021-12-05患者再次出现发热伴寒战，当地行血培养示肺炎克雷伯菌；予哌拉西林/他唑巴坦抗感染，体温降至正常。

5. 2022-02-19患者出现乏力、纳差，无发热。当地医院行PET/CT：① 胸主动脉夹层术后改变，人工血管周围及前

上纵隔内低密度伴糖代谢异常升高、纵隔及右侧锁骨上区多发增大淋巴结伴代谢升高，考虑炎性病变；② 右侧额颞叶脑梗死。2022-02-26头颅MRI：右侧额叶、枕叶急、亚急性脑梗死。未予抗感染治疗。

6. 2022-03-03患者再次出现发热，T_{max} 42℃，伴寒战。查血常规示WBC $10.7×10^9$/L，N% 74.0%；CRP 121.44 mg/L，PCT 0.15 ng/mL。血培养：肺炎克雷伯菌，超广谱β-内酰胺酶（extended-spectrum β-lactamases，ESBL）阳性；敏感药物为哌拉西林/他唑巴坦、头孢替坦、厄他培南、亚胺培南/西司他丁、美罗培南、妥布霉素、阿米卡星、左氧氟沙星；耐药药物为头孢呋辛、头孢曲松、头孢吡肟。予美罗培南抗感染，患者仍发热。为进一步诊治，2022-03-07收入复旦大学附属中山医院感染病科。

7. 病程中，患者精神稍萎靡，胃纳欠佳，大小便正常，体重无明显下降。

■ 既往史及个人史

高血压10年，曾口服非洛地平降压，术后监测血压偏低，已停用降压药物。确诊2型糖尿病2年，不规则服用沙格列汀降糖，未监测血糖。否认肝炎、结核等接触史。

· 入院检查 ·

■ 体格检查

1. T 38.3 ℃，P 98次/分，R 21次/分，BP 118/71 mmHg。

2. 浅表淋巴结未扪及肿大，精神稍软，双肺未闻及明显干湿啰音，心律齐，心瓣膜区未及杂音，腹平软，无压痛，双下肢不肿，神经系统检查阴性。

■ 实验室检查

1. 血常规：WBC 9.5×10^9/L，N% 85.5%，Hb 101 g/L，PLT 198×10^9/L。

2. 炎症标志物：CRP 38.4 mg/L，ESR 48 mm/h，PCT 8.38 ng/mL。

3. 生化：ALT/AST 29/25 U/L，Alb 38 g/L，Cr 64 μmol/L。

4. HbA_1C 7.2%，空腹血糖 7.4 mmol/L。

5. 心脏标志物：c-TnT 0.03 ng/mL，NT-proBNP 400.2 pg/mL。

6. T-SPOT.TB A/B 0/0（阴性/阳性对照 0/180），G试验、血隐球菌荚膜抗原均阴性。

7. 自身抗体、肿瘤标志物、免疫固定电泳均阴性。

■ 辅助检查

1. 心电图：正常心电图。

2. 超声心动图：人工升主动脉前方见不规则回声区，请结合临床；射血分数70%。

· 临床分析 ·

■ 病史特点

患者为中年男性，主动脉夹层人工血管置换术后1个月起出现反复发热、寒战，病程7个月余，有糖尿病基础；WBC、中性粒细胞升高，CRP、PCT升高，外院多次血培养阳性，为肺炎克雷伯菌，抗细菌治疗有效，停药后反复；PET/CT示人工血管周围及前上纵隔内低密度伴糖代谢异常升高，纵隔及右侧锁骨上区多发增大淋巴结伴代谢升高，考虑为炎性病变；考虑主动脉植入物感染诊断明确。此次再次出现发热，美罗培南效果不佳。

■ 诊断分析

1. 肺炎克雷伯菌感染：外院多次血培养为肺炎克雷伯菌，PCT升高，抗感染有效，停药后反复，需考虑该菌所致植入物感染可能；反复发热考虑与疗程不足，过早停用抗菌药物有关。此次再发热，美罗培南效果不佳。患者长期抗菌药物暴露，3个月内反复住院，需警惕耐药菌尤其是碳青霉烯类耐药肺炎克雷伯菌（carbapenem-resistant *Klebsiella pneumoniae*，CRKP）可能；反复血流感染，外院MRI提示脑梗死，菌栓可能性大，入院后需完善腹盆CT增强、胸主动脉CTA等，以排查脏器栓塞情况，应警惕局部脓肿形成。

2. 混合感染或阳性球菌感染：植入物感染的病原体以阳性球菌为主，此次患者再次发热，美罗培南效果不佳，需考虑混合感染尤其是美罗培南无法覆盖的耐药革兰阳性球菌（如耐甲氧西林金黄色葡萄球菌、肠球菌等）。入院后予以复查血培养，完善血 mNGS 排查可能合并的病原体。

3. 其他发热原因：患者亚急性病程，病程7个月余，抗感染后发热反复，外院PET/CT见纵隔及右侧锁骨上区多发增大淋巴结伴代谢升高，需排查非感染性疾病如血管炎、血液系统肿瘤等。必要时可行锁骨上淋巴结活检、骨髓穿刺+活检等病理检查进一步明确。

· 进一步检查、诊治过程和治疗反应 ·

■ 诊治过程

1. 2022-03-07入院后完善血培养，为排除其他致病菌感染，送检血 mNGS；之后立即予厄他培南（1 g，静脉滴注，qd）抗感染，辅以监测血糖，沙格列汀（5 mg，口服，qd）、二甲双胍（0.5 g，口服，bid）降糖等治疗，血糖控制可。

2. 2022-03-08血培养报阳：同时4瓶，报警时间14 h；涂片示找见革兰阴性杆菌。

3. 2022-03-10血培养菌种鉴定：肺炎克雷伯菌肺炎亚种，药敏示产超广谱β-内酰胺酶（ESBL）肺炎克雷伯菌（图68-1）。血 mNGS（2022-03-07送检）：检出肺炎克雷伯菌核酸（种严格序列数383）。胸腹主动脉CTA：主动脉夹层术后，人工升主动脉周围及纵隔气管右前方渗出改变及少量积液可能（图68-2）。

4. 2022-03-11调整治疗方案为美罗培南（1 g，静脉滴注，q8 h）+阿米卡星（0.6 g，静脉滴注，qd）联合抗感染，热峰较前下降；复查WBC 7.59×10^9/L，N% 77.1%；CRP 24.9 mg/L，ESR 49 mm/h，PCT 0.72 ng/mL。

5. 2022-03-14患者再次高热，T_{max} 40.5 ℃，复查血培养、血 mNGS；查CRP 44.9 mg/L，PCT 22.8 ng/mL；加用达托霉素（350 mg，静脉滴注，qd）覆盖可能的耐甲氧西林金黄色葡萄球菌。

6. 2022-03-15患者体温转正常。血培养：同时2瓶，报警时间15 h，涂片示找见革兰阴性杆菌。

7. 2022-03-16血 mNGS（2022-03-14采样）：检出肺炎克雷伯菌核酸（种严格序列数2 512）。

8. 2022-03-17血培养菌种鉴定（2022-03-14采样）：肺炎克雷伯菌肺炎亚种，药敏同前。心脏外科专家会诊：如反复发热、寒战、菌血症，内科保守不佳，可考虑手术治疗，但应告知患者及家属风险较大。与患者家属充分沟通并详细告知相关风险后，患者及家属要求再次尝试内科保守治疗，暂不考虑手术。

9. 2022-03-19患者体温正常，未再发热，无胸痛、胸闷等。随访WBC 7.38×10^9/L，N% 69.2%；CRP 17.0 mg/L，ESR 47 mm/h，PCT 0.86 ng/mL。考虑反复血培养及血 mNGS 无阳性菌感染依据，停达托霉素，继续美罗培南（1 g，静脉滴注，q8 h）+阿米卡星（0.6 g，静脉滴注，qd）联合抗感染。

细菌名称	结果/浓度	参考值	菌落计数
肺炎克雷伯菌肺炎亚种	阳性		

药敏名称	直径	结果	MIC/RAD
阿莫西林/克拉维酸		R耐药	>16/8
阿米卡星		S敏感	≤8
氨曲南		R耐药	>16
氯霉素		R耐药	>16
头孢他啶		R耐药	>16
环丙沙星	6	R耐药	
黏菌素		S敏感	≤0.5
头孢噻肟		R耐药	>32
头孢唑啉	6	R耐药	
头孢吡肟		R耐药	>16
庆大霉素		R耐药	>8
左氧氟沙星（LVX）	10	R耐药	
莫西沙星		R耐药	>4
氨苄西林/舒巴坦		R耐药	>16/8
甲氧苄啶/磺胺异噁唑		R耐药	>2/38
四环素		R耐药	>8
哌拉西林/他唑巴坦		R耐药	>64/4
亚胺培南		S敏感	≤1
美罗培南		S敏感	≤1
头孢西丁	20	S敏感	
头孢呋辛（注射）	6	R耐药	
替加环素		S敏感	2
头孢呋辛（口服）	6	R耐药	
磷霉素	16		
头孢他啶/阿维巴坦	28	S敏感	
头孢哌酮/舒巴坦	18	I中介	

多黏菌素类药物折点参考多黏菌素类药敏方法和报告专家共识，使用时需给予负荷剂量，并根据肾功能给予最大剂量进行治疗；对于肺炎，全身给药亦可能无效；应上海市耐药监测要求加做磷霉素，仅用于流行病学调查。

图68-1　2022-03-10血培养药敏结果

10. 2022-03-24复查血培养转阴。血mNGS：检出肺炎克雷伯菌核酸（种严格序列数97，较前明显减少）。2022-03-30随访胸腹主动脉CTA：较前略吸收、好转。继续抗感

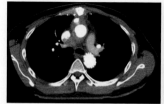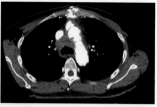

图68-2　2022-03-10胸腹主动脉CTA

染。因新型冠状病毒肺炎疫情原因，于复旦大学附属中山医院感染病科持续住院抗感染。

11. 2022-05-06胸腹主动脉CTA：主动脉夹层术后改变，人工升主动脉周围少许渗出，较2022-03-30片稍有吸收。

12. 2022-05-29患者体温正常，未再发热，无不适。随访WBC 6.72×10⁹/L，N% 56.8%，Hb 127 g/L；CRP 1.9 mg/L，ESR 10 mm/h，PCT 0.07 ng/mL。2022-06-06静脉联合抗感染已满3个月，发热未再反复，血培养、血mNGS转阴，炎症标志物正常，CTA示病灶逐渐吸收；尝试停美罗培南、阿米卡星，改法罗培南（0.2 g，口服，tid）出院。

13. 图68-3为治疗过程中患者体温变化及用药情况。

14. 图68-4为治疗过程中患者炎症标志物变化情况。

■ 出院后随访

1. 患者出院后体温正常，无不适，继续口服法罗培南约40天后自行停药，未再发热。

2. 2022-10-13停药3个月后，复旦大学附属中山医院门诊随访，体重较出院时增加10 kg；炎症标志物、血培养、血mNGS均阴性，胸腹主动脉CTA示主动脉夹层术后改变，人工升主动脉周围少许渗出，较2022-05-16相仿。

3. 图68-5为治疗前后患者胸腹主动脉CTA对比。

最后诊断与诊断依据

■ 最后诊断

1. 人工血管感染继发血流感染（肺炎克雷伯菌）。

2. 主动脉夹层A型（人工血管置换术后）。

3. 脑梗死（右侧额叶、枕叶），2型糖尿病，高血压。

■ 诊断依据

患者为中年男性，主动脉夹层人工血管置换术后1个月起反复发热伴畏寒、寒战；WBC、中性粒细胞升高，CRP、PCT等炎症标志物明显升高，反复血培养阳性均为肺炎克雷伯菌；抗感染有效，停药后反复，药敏显示耐药性逐渐增加；PET/CT及胸主动脉CTA示人工血管周围及前上纵隔内渗出伴糖代谢升高。收入复旦大学附属中山医院感染病科后，根据药敏予长程联合抗感染后体温转正常，炎症标志物降至正常，血培养、血mNGS转阴，血红蛋白、体重上升，CTA见病灶吸收，未再反复。因此人工血管感染继发血流感染（肺炎克雷伯菌引起）诊断明确。

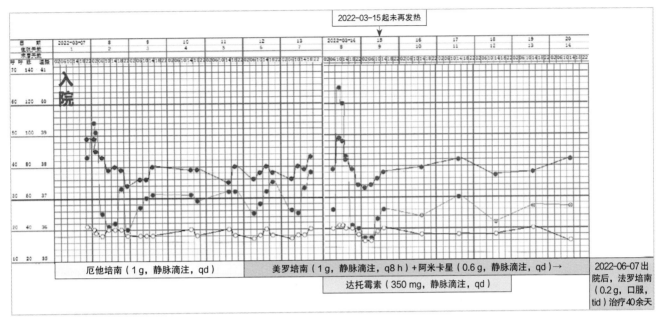

图68-3 治疗过程中患者体温变化及用药情况

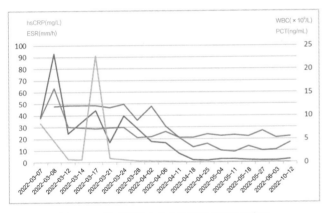

图68-4 治疗过程中患者炎症标志物变化情况

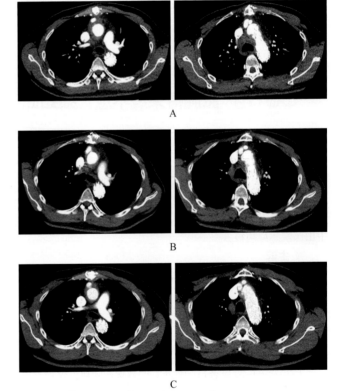

图68-5 治疗前后患者胸腹主动脉CTA对比

A. 2022-03-30病灶较2022-03-10（图68-2）好转；B. 2022-05-16病灶较2022-03-30进一步好转；C. 2022-10-13病灶较2022-05-16有好转

经验与体会

1. 随着动脉腔内支架置入术及人工血管置换技术的不断完善，以及在世界范围内的广泛开展，主动脉夹层、主动脉瘤等危急患者的抢救成功率及存活率大大提高。随之而来的是支架或人工血管感染的日益增多且备受关注。报道显示，人工血管移植物感染发生率为1%～3%。支架移植物置入并与血管壁贴附过程中可导致内皮细胞脱落，使得宿主血细胞和血浆蛋白覆盖其上，有利于细菌侵入动脉壁。目前普遍认为，支架移植物感染与红细胞、血小板和纤维蛋白原黏附在其表面相关。血管腔内支架移植物与传统手术血管移植物相比，更易受细菌污染而发生支架移植物感染，且感染一旦发生，病原体往往毒力更强、感染后果更严重。该患者术后1个月内出现寒战、发热，血培养阳性，首先就应考虑到移植物感染可能。

2. 该病病原体以革兰阳性球菌（如葡萄球菌、链球菌、肠球菌）多见，但1/3的病例可见革兰阴性菌。得到培养结

果之前，通常经验性选用万古霉素联合具有抗革兰阴性菌活性的抗菌药物（如头孢曲松、氟喹诺酮类、哌拉西林/他唑巴坦等）抗感染。50%～85%的主动脉人工血管或支架感染病例血培养可呈阳性；应积极完善病原学检查。由于医源性操作的原因，耐药菌（如耐甲氧西林金黄色葡萄球菌、耐

甲氧西林凝固酶阴性葡萄球菌、产EBSL肠杆菌等）感染的机会日益增多。该患者多次血培养为肺炎克雷伯菌，起初哌拉西拉/他唑巴坦、美罗培南等广谱抗菌药物有效，入院前再发作时，美罗培南效果不佳，需警惕混合感染尤其是耐药革兰阳性球菌感染可能；予完善血mNGS检测，结果未检出阳性球菌及其他病原体依据，更增强了临床加强抗肺炎克雷伯菌的信心，在mNGS结果回报后停用了达托霉素。

3. 人工血管或支架感染一旦发生，后果严重，病死率高。报道称，主动脉血管移植物感染的病死率可达33%～58%。故应重视支架移植物感染的发生，并尽一切可能预防。对已经发生支架移植物感染的患者，需慎重选择保守治疗，必要时果断行外科手术清创修复。遗憾的是，人工血管或支架感染后二次手术难度极大、死亡率高。因此一旦感染，应积极明确病原体及药敏、强效联合抗感染、延长抗菌疗程，增加保守治疗成功率。目前人工血管或支架感染尚无统一的抗菌疗程，疗程长短取决于多种因素，包括患者的免疫力、感染部位、病原体、移植血管来源（自体血管还是人工血管）、原位还是异位血运重建，以及治疗效果（发热、白细胞计数、血流动力学稳定性）。总体来说，主动脉人工血管或支架感染

至少需要6周的静脉用抗菌药物和/或口服抗菌药物。若病原体耐药性强、培养结果持续呈阳性和/或炎症标志物恢复过程缓慢、局部脓肿形成无法清除等，则可能需要较长的疗程，少数患者甚至需终身抗感染。该患者外院抗感染有效，停药后复发，反复数次，考虑与抗感染疗程不足有关。收入复旦大学附属中山医院感染病科明确病原体后，予静脉联合抗感染满3个月，且炎症标志物正常、血培养转阴、随访CTA示病灶明显吸收后，尝试序贯以法罗培南口服，患者未再发热，口服1个月后停药，病情稳定，未再复发。停药4个月后随访，体温正常，体重较前增加，贫血改善，炎症标志物正常，血培养及血NGS阴性，影像学稳定，治疗成功。

参考文献

[1] Guo YL, Lu X, Zhu L, et al. Infective artery rupture of renal allografts: a single-center retrospective study in China[J]. Curr Med Sci, 2022, 42(4): 847-855.

[2] Padmanabhan C, Poddar A. Infections of the aorta[J]. Indian J Thorac Cardiovasc Surg, 2022, 38(Suppl 1): 101-114.

[3] Sixt T, Aho S, Chavanet P, et al. Long-term prognosis following vascular graft infection: a 10-year cohort study[J]. Open Forum Infect Dis, 2022, 9(4): ofac054.

病例69 脓肿得来终不愈，须知此因不一般

作者·王萌冉 金文婷 马玉燕
审阅·胡必杰 潘珏 周春妹

病史简介

男性，72岁，上海人，2023-01-27收入复旦大学附属中山医院感染病科。

主诉

发现右侧髂窝脓肿2个月余。

现病史

1. 2022-11中旬患者开始出现右下腹隐痛，伴发热，T_{max} 38.9℃，无呕吐、腹胀、腹泻、寒战，自服退热药后体温正常。

2. 2022-11-22患者自己触及右侧髂腰部肿块，伴局部红肿、疼痛。遂至当地医院行B超：右腰部红肿处脓肿形成；下方实性占位及髂窝处混合性占位，恶性肿瘤（malignant tumor，MT）伴感染可能。

3. 2022-11-23至复旦大学附属中山医院急诊，查血常规示WBC 22.19×10^9/L，N% 86.2%；CRP > 90.0 mg/L；B超示右腰背部皮下见85 mm×48 mm混合回声区，右下腹回盲区见51 mm×28 mm混合回声团块。腹盆腔CT平扫：回盲部区域实性肿块（阑尾结构不清）累及肠道，炎性可能，邻近腰大肌、髂腰肌、腹壁肌肉脓肿形成伴少量积气，皮下渗

出（图69-1）。予美罗培南+奥硝唑抗感染。2022-11-24介入B超引导下腰背部脓肿穿刺引流，引流出约300 mL脓性液体。

4. 2022-11-29随访腹盆CT增强（图69-2）：右侧髂窝引流术后，右侧腰背部引流管在位，回盲部占位伴周围渗出，邻近腰大肌、髂腰肌、腹壁肌肉脓肿，较2022-11-23片明显缩小。2022-12-01起每日脓液引流50～100 mL。

5. 2022-12-03至复旦大学附属中山医院感染病科门诊就诊，完善T-SPOT.TB A/B 3/0，脓液细菌培养阴性，XPERT.TB阴性；调整为左氧氟沙星（0.5 g，口服，qd）+甲硝唑（0.4 g，口服，tid）抗感染。

6. 2023-01-20复查腹盆CT增强：右侧腰背部引流中，回盲部占位伴周围渗出，邻近腰大肌、髂腰肌、腹壁肌肉脓肿形成，较2022-11-29片范围增大（图69-3）。为明确腰大肌脓肿、回盲部病灶性质，于2023-01-27收入复旦大学附属中山医院感染病科。

7. 追问病史，患者诉2022-05起曾有大便不成形3个月，否认脓血便，未予重视，后自行好转。自患病以来，患者精神可，胃纳可，夜眠可，大小便无殊，体重下降约8 kg。

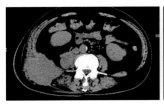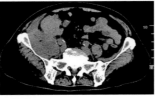

图69-1　2022-11-23腹盆平扫CT

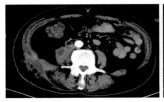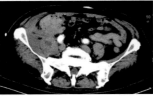

图69-2　2022-11-29腹盆CT增强

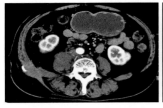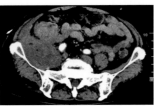

图69-3　2023-01-20腹盆CT增强

既往史及个人史

否认既往高血压、糖尿病等慢性病史。

入院检查

体格检查

1. T 36.6℃，P 80次/分，R 20次/分，BP 134/74 mmHg。
2. 神志清，皮肤、巩膜无黄染；全身浅表淋巴结无肿大；双肺未闻及干湿啰音；心率80次/分，各瓣膜区未闻及明显杂音；腹软，无压痛、反跳痛，右侧髂窝处皮肤红肿、流脓；肝肾区无叩击痛，肠鸣音4次/分。右侧腰部置管引流中，周围皮肤无红肿；双下肢不肿。

实验室检查

1. 血常规：WBC 14.40×10⁹/L，N% 80.2%，Hb 146 g/L，PLT 305×10⁹/L。
2. 尿常规：亚硝酸盐阴性，白细胞酯酶（1+），镜检WBC阴性，隐血阴性，蛋白质阴性。
3. 粪常规：粪隐血（1+）。
4. 炎症标志物：ESR 77 mm/h，hsCRP 68.0 mg/L，PCT 0.06 ng/mL，SAA 284.0 mg/L。
5. 生化：ALT/AST 5/12 U/L，Cr 60 μmol/L，Alb 40 g/L。
6. D-二聚体2.28 mg/L。
7. T-SPOT.TB A/B 1/1（阴性/阳性对照 0/165）。
8. G试验、GM试验、血隐球菌荚膜抗原、EBV-DNA、CMV-DNA结果均阴性。

9. 肿瘤标志物：AFP 4.3 ng/mL，CEA 4.1 ng/mL，CA19-9 2.0 U/mL，CYFRA21-1 7.2 ng/mL。

辅助检查

1. 2023-01-27心电图：正常心电图。
2. 2023-01-27超声心动图：静息状态下未见明显异常。
3. 2023-01-28肺部小结节薄层CT：左肺下叶微小磨玻璃结节，冠状动脉钙化灶，甲状腺改变。

临床分析

病史特点

患者为老年男性，既往体健，发现髂窝及腰背部脓肿2个月；多次查白细胞及炎症标志物明显升高，T-SPOT.TB结果阴性，粪隐血（1+）；腹盆CT提示回盲部占位伴周围渗出，邻近腰大肌、髂腰肌、腹壁肌肉脓肿形成，回盲部与腰大肌窦道形成，腰大肌脓肿与皮下脓肿瘘管形成；脓液细菌培养结果阴性，经抗感染治疗后病灶仍有反复。

诊断分析

1. 肠道肿瘤穿孔后继发感染：患者为老年男性，呈亚急性病程，入院查粪隐血（1+），腹盆CT提示回盲部占位，虽肿瘤标志物结果未见明显异常，但因其为老年男性且病情迁延，仍需首先考虑回盲部肿瘤穿孔后引起继发腹腔感染。可进一步完善肠镜检查，必要时可完善PET/CT检查以明确诊断。

2. 结核感染继发其他细菌性脓肿：腰大肌脓肿为结核常见表现之一。患者脓肿迁延不愈，常规抗细菌治疗后病灶反复，虽入院查T-SPOT.TB结果阴性，仍需考虑结核感染可能。可能为局部结核感染后软组织炎症导致局部瘘管形成引起邻近部位多发脓肿，也不排除肠道结核穿孔后继发腹腔感染可能。

3. 化脓性阑尾炎穿孔伴脓肿形成：患者起病前1周有发热合并右下腹疼痛，查白细胞及炎症标志物明显升高，CT示回盲部周围渗出，需考虑是否存在阑尾炎可能。化脓性阑尾炎穿孔后可继发出现腹腔感染。但患者经广谱抗细菌治疗后效果不佳，必要时可联合外科协同诊治，明确有无阑尾炎症可能。

4. 炎症性肠病继发腹腔脓肿：患者起病前半年曾有大便不成形病史3个月余，发病以来体重下降约8 kg，入院查粪隐血阳性，故需考虑是否存在炎症性肠病可能。但患者为老年男性，既往无类似慢性腹痛、腹泻病史，本次呈亚急性起病，可能性较小。可进一步完善粪便钙卫蛋白检查及肠镜检查以明确诊断。

进一步检查、诊治过程和治疗反应

1. 2023-01-27脓液（图69-4）涂片找细菌、真菌、抗酸杆菌均阴性，XPERT.TB阴性，行脓液细菌培养、真菌培养、mNGS，予美罗培南（1g，静脉滴注，q8h）经验性抗感染。

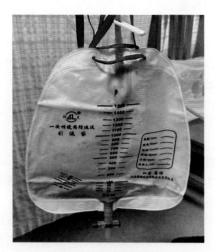

图69-4　患者腰部脓液

2. 2023-01-28臀部软组织MRI增强：右侧髂窝引流术后，回盲部占位伴周围渗出，邻近腰大肌、髂腰肌、腹壁肌肉脓肿形成，回盲部与腰大肌窦道形成，腰大肌脓肿与皮下脓肿瘘管形成（图69-5）。

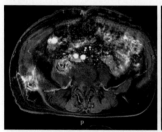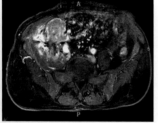

图69-5　2023-01-28臀部软组织MRI增强

3. 2023-01-29脓液mNGS回报（2023-01-27采样）（图69-6）：粪肠球菌（种严格序列数553）。脓液细菌培养（2023-01-27采样）（图69-7）：粪肠球菌（2+）。根据药敏结果降级为哌拉西林/他唑巴坦（4.5g，静脉滴注，q8h）治疗。

4. 2023-01-30普外科会诊：考虑阑尾炎、阑尾脓肿穿孔，形成包裹性脓肿可能，建议CT引导下髂窝脓肿处引流；阑尾恶性肿瘤（malignant tumor，MT）不除外，建议PET/CT除外肿瘤性病变。

细菌名称	结果/浓度	参考值	菌落计数
粪肠球菌	2+		
药敏名称	直　径	结　果	MIC/RAD
青霉素		S敏感	4
氨苄西林		S敏感	≤2
高浓度庆大霉素		R耐药	>500
红霉素		R耐药	≥8
利奈唑胺		S敏感	2
达托霉素		S敏感	2
替考拉宁		S敏感	≤0.5
万古霉素		S敏感	1
替加环素		S敏感	≤0.12
磷霉素	17	S敏感	

图69-7　脓液细菌培养及药敏结果

5. 2023-01-31 CT引导下行髂窝脓肿穿刺引流，术后引流出极微量淡红色脓液；右侧腰部引流管脱位，故予拔除右侧腰部引流管。

6. 2023-02-02 PET/CT：回盲部MT侵犯周围脂肪间隙伴病变肠旁淋巴结转移可能，炎性病变不除外；右侧腹股沟区淋巴结炎；右侧髂窝引流术后改变，右侧腰大肌、髂腰肌、腹壁肌肉脓肿形成；肝脏小囊肿；盆腔少量积液（图69-8）。

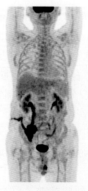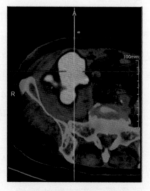

图69-8　2023-02-02 PET/CT：回盲部MT侵犯周围脂肪间隙伴病变肠旁淋巴结转移可能

属			种			
属　名	属相对丰度（%）	属严格序列数	种名（中文）	种名（英文）	种相对丰度（%）	种序列数	种严格序列数
肠球菌属	21.49	559	类肠球菌	*Enterococcus faecalis*	21.29	588	553

图69-6　2023-01-29脓液mNGS结果回报：粪肠球菌

7. 2023-02-06 CT引导下行右髂窝病灶活检，病理：穿刺纤维脂肪组织一端见少量腺癌组织，结合病史、病理形态及免疫组织化学结果，符合转移性肠腺癌（图69-9）。送检髂窝组织涂片找细菌、真菌、抗酸杆菌均阴性，XPERT.TB阴性，细菌、真菌培养阴性。

巨检	右髂窝脓肿：灰白色条索状组织1条，长0.9 cm，直径为0.1 cm。
诊断	2023-02-07（右髂窝脓肿）穿刺纤维脂肪组织一端见少量腺癌组织，结合病史及病理形态，考虑转移性肠来源，正在行免疫组织化学及基因检测以协助诊断。
补充报告	2023-02-08（右髂窝脓肿）穿刺纤维脂肪组织一端见少量腺癌组织，结合病史、病理形态及免疫组化结果，符合转移性肠腺癌。 免疫组化（N23-002539）23S005531-001：CDX2（＋）；CK20（部分＋）；CK7（－）；Her-2（－）；Ki-67（80%阳性）；MLH1（＋）；MSH2（＋）；MSH6（＋）；PDL1（28-8）（肿瘤-，间质1%+）；PDL1（E1L3N）（肿瘤-，间质1%+）；PMS2（＋）；SATB2（少量＋）。

图69-9 2023-02-06右髂窝病灶活检病理：转移性肠腺癌

8. 2023-02-08右髂窝引流管每日引流少许血性液体。复查血常规示WBC 7.79×10^9/L，N% 65.4%；炎症标志物示ESR 19 mm/h，CRP 0.9 mg/L；较前明显好转。

9. 2023-02-10改左氧氟沙星＋甲硝唑口服，带管出院，普外科及肿瘤内科进一步治疗。

最后诊断与诊断依据

■ 最后诊断

1. 回盲部腺癌伴肠周淋巴结转移。
2. 继发脓肿形成（髂窝、腰大肌、髂腰肌），粪肠球菌合并其他病原体感染。

■ 诊断依据

患者为老年男性，髂窝及腰背部多发脓肿；炎症标志物明显升高，T-SPOT.TB结果阴性，脓液培养粪肠球菌阳性；腹盆CT见回盲部占位伴周围渗出，邻近腰大肌、髂腰肌、腹壁肌肉脓肿形成，积极引流及抗感染后好转；PET/CT提示回盲部MT侵犯周围脂肪间隙伴病变肠旁淋巴结转移可能；右侧髂窝病灶活检病理结果示转移性肠腺癌，故可明确诊断。

经验与体会

1. 回盲部位于右下腹髂窝处，以回盲瓣为中心，包括盲肠、阑尾、回肠末端和升结肠起始部，是多种肠道病变（如炎症性肠病、肠结核、恶性肿瘤等）的好发部位。回盲部恶性肿瘤好发于中老年男性，绝大多数为腺癌，约占全部结肠腺癌的25%；起病隐匿，早期多无明显症状，后期随肿瘤不断增大可出现右下腹包块、疼痛、腹胀、黑便、不全性或完全性肠梗阻等，如肿瘤引起肠穿孔或继发感染，亦可出现发热等，临床表现常难以与阑尾炎或阑尾周围脓肿鉴别。临床中有4.8%～25.0%的拟诊阑尾炎或阑尾脓肿患者经诊断证实为回盲部恶性肿瘤。本例患者以发热伴右下腹疼痛起病，白细胞及炎症标志物明显升高，CT检查发现髂窝、腰大肌等多发脓肿形成，经抗感染治疗后部分有效，临床表现极易与腹腔感染混淆，后期经PET/CT及髂窝病灶穿刺活检病理证实为回盲部恶性肿瘤。因此，对于临床中脓肿性疾病，需要警惕肿瘤性病变基础，避免误诊、漏诊。

2. 腰大肌脓肿根据发病机制可以分为原发性脓肿或继发性脓肿，主要由邻近结构（如椎体、腹主动脉、乙状结肠、阑尾、髋关节和髂窝等）的感染累及或远隔部位的感染经血行播散引起。腰大肌脓肿可继发于许多胃肠道疾病，如炎症性肠病、结直肠肿瘤、阑尾炎、溃疡性结肠炎等，也可继发于腹部手术。在克罗恩病中的发病率为0.4%～4.3%，特别是在严重回结肠炎的情况下。本例患者起病即伴有腰大肌脓肿，MRI提示回盲部与腰大肌间窦道形成，故推测为回盲部肿瘤继发感染后累及腰大肌，形成继发性腰大肌脓肿可能。

3. PET/CT在临床中已经被广泛应用于许多疾病的诊治，尤其是肿瘤性疾病。利用肿瘤细胞捕获葡萄糖能力升高的特点，PET/CT不仅可以早期发现和确定恶性肿瘤原发病灶的部位、大小，还可以评估肿瘤的恶性程度。许多肿瘤性疾病起病隐匿，早在引起临床症状之前，已经可以出现可被PET/CT识别的病灶组织细胞的异常代谢，因此PET/CT对于肿瘤性疾病的早期诊断具有重要的价值。本例患者多次CT及MRI均提示回盲部占位伴周围渗出可能，后经PET/CT检查，考虑为回盲部恶性肿瘤伴病变肠旁淋巴结转移可能，最终经病理诊断得到证实。因此，对于临床中的许多疑难、复杂疾病，PET/CT常可以为最终的疾病诊断提供非常重要的信息。

参考文献

[1] Behera BK, Behera CS, Dehury MK, et al. Retrospective analysis of right iliac fossa mass: a single-center study[J]. Cureus. 2022, 29, 14(7): e27465.
[2] Boellaard R, Delgado-Bolton R, Oyen WJ, et al. FDG PET/CT: EANM procedure guidelines for tumour imaging: version 2.0[J]. Eur J Nucl Med Mol Imaging, 2015, 42(2): 328-354.
[3] Ruscelli P, Renzi C, Polistena A, et al. Clinical signs of retroperitoneal abscess from colonic perforation: two case reports and literature review[J]. Medicine, 2018, 97(45): e13176.

作者·缪 青 金文婷 马玉燕 汪邦芳
审阅·胡必杰 潘 珏

病例 70 七旬老人九死一生，多科协作背水一战

· 病史简介 ·

男性，71岁，江西人，2022-03-04收入复旦大学附属中山医院感染病科。

■ 主诉

主动脉瓣置换术后半年，反复发热5个月余。

■ 现病史

1. 2021-08-26患者因"活动后胸闷、气促"就诊，当地医院行超声心动图示主动脉瓣重度关闭不全。2021-08-31行"主动脉瓣生物瓣膜置换术，升主动脉成形术，卵圆孔未闭修补术"。术后出现发热，伤口愈合不佳。2021-10-11行"躯干部皮肤和皮下坏死组织切除清创术，胸大肌移植术"，手术切口有较多淡黄色渗液。2021-10-28血培养：近平滑念珠菌，药敏示氟康唑中介。予氟康唑、甲硝唑、哌拉西林/他唑巴坦、左氧氟沙星抗感染，患者仍反复发热。

2. 2021-11-10患者出现呼之不应，当地医院考虑痰栓堵塞，行气管插管、气管切开术，予呼吸机辅助通气。2021-11-27患者总体情况好转，成功脱机。2022-01-28气管切口处封闭。其间患者仍反复发热，先后予替加环素、头孢哌酮/舒巴坦、伏立康唑抗感染，后因出现肝功能不全，停伏立康唑，改氟康唑口服。2022-02-10血培养转阴，氟康唑（0.3 g，口服，qd）维持，患者仍反复发热。

3. 2022-03-03至复旦大学附属中山医院感染病科就诊。超声心动图示主动脉瓣换瓣术后：① 人工生物主动脉瓣未见明显异常；② 主动脉窦部及升主动脉增宽；③ 左心室整体收缩活动减弱；④ 极少量心包积液。2022-03-04为明确发热原因，收入复旦大学附属中山医院感染病科。

■ 既往史及个人史

痛风病史5年，未服用药物治疗。否认高血压、糖尿病等慢性病史。

· 入院检查 ·

■ 体格检查

1. T 39℃，P 84次/分，R 20次/分，BP 130/101 mmHg。
2. 轮椅入病房，精神萎，胸壁伤口愈合不良（图70-1），皮肤色红。双肺未闻及干湿啰音，心律齐，未闻及瓣膜杂音，腹软，无压痛，双下肢不肿。

■ 实验室检查

1. 血常规：WBC 6.31×10^9/L，N% 67.8%，Hb 104 g/L，PLT 101×10^9/L。

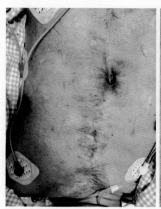
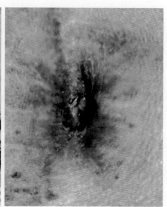

图70-1 2022-03-04患者胸壁伤口愈合不良

2. 炎症标志物：hsCRP 85.6 mg/L，ESR 12 mm/h，PCT 0.63 ng/mL。

3. 生化：ALT/AST 45/101 U/L，Alb 40 g/L，前白蛋白180 mg/L，Cr 102 μmol/L。

4. D-二聚体5.88 mg/L。

5. 心肌标志物：c-TnT 3.92 ng/mL，NT-proBNP 11 320 pg/mL。

6. T-SPOT.TB A/B 0/1，G试验726.5 pg/mL，血隐球菌荚膜抗原、GM试验、CMV-DNA、EBV-DNA均阴性。

7. 自身抗体：ANA颗粒1∶100，抗β_2-糖蛋白抗体62.1 RU/mL，抗SSA抗体（+/-），抗JO-1抗体（+/-），其余阴性。

8. 肿瘤标志物：CEA 2.6 ng/mL，CA19-9 81.1 U/mL，NSE 22.2 ng/mL，其余均阴性。

9. 细胞免疫：CD4/CD8 1.3，B细胞13/μL，T细胞1 070/μL，CD4 602/μL。

10. 细胞因子：TNF 35.3 pg/mL，IL-2R 2 690 U/mL，IL-6 36.2 pg/mL，IL-10 31.1 pg/mL。

■ 辅助检查

2022-03-04心电图：窦性心动过速，ST-T改变。

2022-03-04头颅MRI增强：右侧板卵圆中心亚急性腔隙性梗死灶，脑内多发腔隙性缺血灶。

· 临床分析 ·

■ 病史特点

患者为老年男性，主动脉置换术后反复发热5个月，T_max 39℃，伴术后伤口愈合不佳，伤口渗液较多，外院血培养提示念珠菌血流感染，抗真菌治疗中病情反复，体温波动，同时合并心、肺功能不全，一般情况较差，病情较重。

■ 诊断分析

1. 念珠菌血流感染：患者念珠菌血症明确，感染原因可能和高龄、心脏大手术史、重症监护室诊疗史等高危因素有关。鉴别诊断主要需考虑如下两点。

• 念珠菌心内膜炎：该患者人工心脏瓣膜植入术后，继发真菌性心内膜炎可能性较大，虽外院及复旦大学附属中山医院普通超声心动图均未见瓣膜赘生物，仍需重复专家超声心动图或经食管超声心动图进一步排查。另外，需筛查迁延及隐匿病灶，如泌尿道、骨或关节感染等，可行PET/CT以便全身评估。

• 念珠菌手术部位感染：该患者手术伤口愈合不佳，表面渗液较多，可能合并感染。结合病史，念珠菌可能性大。另需排查医疗相关及皮肤定植菌引起的病原体感染，如心外科手术相关非结核分枝杆菌感染，以及葡萄球菌属、假单胞菌属、不动杆菌属感染等。

2. 合并普通细菌及耐药菌感染：该患者高龄，有心脏大手术史，免疫力较差。外院血培养真菌转阴，但患者仍反复发热，且术后多次气管插管并于重症监护室治疗，不除外合并普通细菌或耐药菌感染可能。需多次重复痰培养、血培养，必要时行分子病原学检测以筛查合并感染的病原体。

进一步检查、诊治过程和治疗反应

1. 2022-03-04完善血培养、血mNGS。联系孔德红教授复查超声心动图示主动脉瓣换瓣后：① 人工生物主动脉瓣瓣叶左心室面中等回声团块（大小约8 mm×8 mm），赘生物可能；② 主动脉窦部及升主动脉增宽；③ 左心室整体收缩活动减弱，射血分数40%；④ 极少量心包积液。

2. 2022-03-04 PET/CT：① 感染性病变累及主动脉瓣术区、胸骨术区、升主动脉及主动脉弓可能；② 左侧锁骨区及颈后三角淋巴结炎，脾脏及骨髓增生性改变可能；③ 两肺慢性炎症，双侧胸腔及心包少量积液（图70-2）。

3. 2022-03-08血mNGS回报（2022-03-04送检）：少量拟平滑念珠菌（种序列数2）。血培养：2瓶，30.4 h报阳，

拟平滑念珠菌；氟康唑耐药，伏立康唑中介，卡泊芬净、米卡芬净、两性霉素B、氟胞嘧啶敏感。根据药敏结果调整为米卡芬净（150 mg，静脉滴注，qd）治疗。

4. 2022-03-11体温及炎症标志物仍有波动，且手术伤口未愈，渗液较多，考虑合并细菌感染可能，抗细菌药物升级为美罗培南（0.5 g，静脉滴注，q12 h）。

5. 2022-03-21血培养仍为拟平滑念珠菌，加用氟胞嘧啶（1.5 g，口服，tid）联合抗念珠菌治疗。胸部伤口未愈，表面仍有渗液。脓液伤口培养示溶血性葡萄球菌，加用达托霉素（0.5 g，静脉滴注，qd）。

6. 2022-03-27因体温反复，血培养持续阳性，考虑抗真菌方案效果不佳，与家属充分沟通后，米卡芬净调整为两性霉素B胆固醇硫酸酯复合物（50 mg逐渐加量至150 mg，静脉滴注，qd），同时予地塞米松（2.5 mg，静脉注射，qd），密切监测肾功能。

7. 2022-03-30伤口较前逐渐愈合，渗液减少，炎症标志物下降，停用达托霉素。

8. 2022-04-11血培养转阴，继续两性霉素B胆固醇硫酸酯复合物（150 mg，静脉滴注，qd）及氟胞嘧啶（1.5 g，口服，tid）联合抗念珠菌。

9. 2022-04-25患者体温正常，一般情况较前好转；炎症标志物明显下降，美罗培南降级为头孢曲松（2 g，静脉滴注，qd）。

10. 2022-05-07胸壁伤口基本愈合（图70-3）。血mNGS拟平滑念珠菌（种序列数3）。转入心外科行手术。

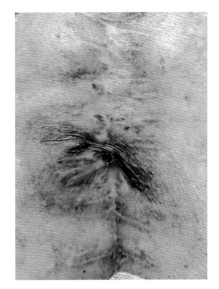

图70-3 2022-05-07胸壁伤口基本愈合

11. 图70-4为治疗过程中患者体温变化及血培养情况。

12. 2022-05-07心外科继续两性霉素B（150 mg，静脉滴注，qd）+氟胞嘧啶（1.5 g，口服，tid）抗念珠菌，辅以抗凝、保肝、护胃、降尿酸等治疗。

13. 2022-05-27全麻下行"再次开胸Wheat术"，术中探

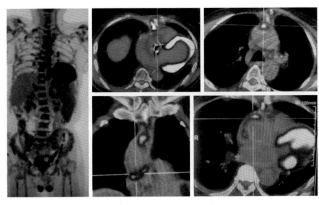

图70-2 2022-03-04 PET/CT：感染性病变累及主动脉瓣术区、胸骨术区、升主动脉及主动脉弓可能

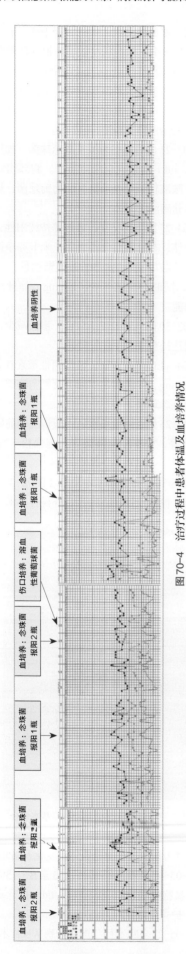

图70-4 治疗过程中患者体温及血培养情况

查见原生物瓣上赘生物形成，无冠瓣为重，术后继续两性霉素B抗真菌。

14. 2022-06-22病情逐渐趋于平稳，予以出院，建议继续卡泊芬净抗真菌治疗。

15. 2023-03-19电话随访，患者于外院卡泊芬净治疗至2022-07-04停药；后续氟康唑+氟胞嘧啶治疗1周，随访Cr 400 μmol/L，予以停用抗真菌药物。目前规律血液透析，未再发热，炎症标志物在正常范围，瓣膜功能良好。

最后诊断与诊断依据

■ 最后诊断

1. 人工瓣膜心内膜炎（拟平滑念珠菌）。
2. 主动脉瓣生物瓣膜置换术后。
3. 胸部手术部位感染。

■ 诊断依据

患者为老年男性，主动脉瓣膜置换术后出现反复发热，多次血培养均提示拟平滑念珠菌感染，超声心动图提示主动脉瓣瓣叶左心室面中等回声团块（大小约8 mm×8 mm），PET/CT见病变累及主动脉瓣术区、胸骨术区、升主动脉及主动脉弓。予以强效抗念珠菌药物治疗，体温及炎症标志物逐渐下降；Wheat术中探查见原生物瓣上赘生物形成，无冠瓣为重，术后继续抗念珠菌治疗，体温及炎症标志物趋于正常，病情稳定，故诊断明确。

经验与体会

1. 念珠菌心内膜炎是念珠菌病最严重的表现之一，也是最常见的真菌性心内膜炎（约占50%）。念珠菌属中，白念珠菌最常见（60%），其次为近平滑念珠菌（15%）。目前普遍认识到，很多念珠菌存在复合群，如近平滑念珠菌复合群包含近平滑念珠菌、似平滑念珠菌和拟平滑念珠菌等。念珠菌心内膜炎的治疗主要分为两个阶段，即急性期的感染控制和巩固期的长疗程维持治疗。在急性期，需抗真菌药物和心脏手术联合治疗，首选棘白菌素类药物单用或联合氟胞嘧啶治疗6周以上，次选两性霉素B/两性霉素B脂质体联合氟胞嘧啶治疗6周以上。急性期治疗病情稳定、血培养阴性后，若为氟康唑敏感菌株，可长期给予氟康唑维持治疗，疗程6个月以上；对于少数氟康唑耐药株，可给予伏立康唑或棘白菌素类药物维持治疗。

2. 对于念珠菌来说，唑类效果弱于两性霉素和棘白菌素。其中，两性霉素有多种制剂，本例患者使用的是两性霉素胶状分散剂，系与胆固醇硫酸酯结合形成的小脂质片状物，盘状颗粒大小为0.122 μm×0.004 μm，适用于因肾损伤或药物毒性而不能使用有效剂量两性霉素B的患者；推荐剂量3～4 mg/kg，肾毒性发生率约为21%，输液反应发生率较高，电解质紊乱发生率较低。本例患者入院时肾功能不全，使用两性霉素2个月余，肾功能维持在较稳定水平，且用药后体温、炎症标志物及血培养逐渐趋于正常，证明了两性霉素胶状分散制剂的有效性及安全性。

3. 本例患者高龄，人工瓣膜置换术后，有重症监护室住院史，是念珠菌心内膜炎的高危人群。近平滑念珠菌复合群为第二常见的念珠菌感染病原体类型，因此诊断相对明确且较容易。但是，患者念珠菌药敏提示耐药，诊治期间多次合并革兰阳性菌及革兰阴性菌感染，且患者心、肝、肾功能不全，内科用药选择非常困难。另外，患者首次主动脉瓣膜置换术后出现伤口严重愈合不良，二次清创修补术后伤口感染严重，一般情况较差；曾出现痰液堵塞继发意识丧失，反复入住重症监护室，外科再次手术面临巨大挑战。复旦大学附属中山医院凭借较强的综合实力，在心外科、重症监护室、

感染科、药剂科、微生物室多科密切协作下，在准确药敏基础上，及时、精准调整抗真菌及抗细菌药物，使患者达到体温、炎症标志物、血培养全部正常；在重症监护室对心、肝、肾等重要脏器进行对症支持的保障下，心外科选择合适的手术条件和时机，最终手术顺利，患者术后无严重并发症，获得较好的预后。

参考文献

[1] Martin-Loeches I, Antonelli M, Cuenca-Estrella M, et al., ESICM/ESCMID task force on practical management of invasive candidiasis in critically ill patients[J]. Intensive Care Med, 2019, 45(6): 789–805.

[2] Qi H, Zhang X, Feng H, et al. Comparative pharmacokinetics of amphotericin B after single- and multiple-dose administration of G-ABCD and conventional amphotericin B deoxycholate to rats[J]. J Glob Antimicrob Resist, 2020, 22: 608–612.

病例71 发热、肺炎、淋巴结大，柳暗花明现病因

作者·方婷婷 金文婷 马玉燕 鲍 容
审阅·胡必杰 潘 珏

· 病史简介 ·

男性，68岁，江西人，2023-02-01收入复旦大学附属中山医院感染病科。

主诉
发热伴乏力、气促5个月余。

现病史

1. 2022-08患者出现低热，T_{max} 38℃，伴乏力、活动后气促。2022-09至当地医院查胸部CT（图71-1A）：两肺多发散在粟粒结节、团片影及肺门纵隔增大淋巴结。支气管镜检查：无异常发现。CT引导下肺穿刺活检，病理：肺泡间隔变窄，肺泡上皮明显增生，间质纤维组织增生显著，较多慢性炎症细胞浸润；特殊染色阴性。予抗感染（具体方案不详），患者低热、乏力、气促等较前缓解，予出院。

2. 2022-10患者再次出现发热。2022-11-03至当地三级医院查WBC 13.56×10⁹/L，Hb 83 g/L，PLT 433×10⁹/L；ESR 55 mm/h，CRP 145.04 mg/L；Alb 29.8 g/L，Cr 65.6 μmol/L；T-SPOT.TB、G试验、GM试验阴性。胸部CT（图71-1B）：两肺结节、斑片、条索影，硅沉着病合并感染可能；纵隔内多发稍大淋巴结。经支气管镜行腔内超声（endobronchial ultrasonography，EBUS）及经支气管镜行针吸活检（trans-bronchial needle aspiration，TBNA），病理：血凝物中见少许淋巴组织，组织聚集伴炭末沉积；另见少许游离的黏膜上皮，细胞未见异型。先后予哌拉西林/他唑巴坦、青霉素、莫西沙星抗感染，发热无好转。

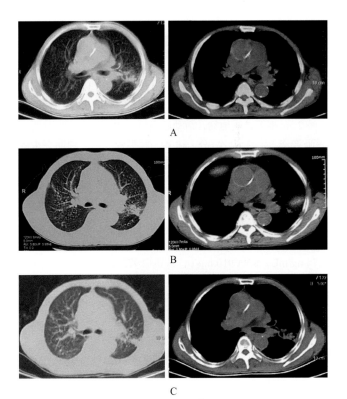

图71-1 外院2022-09-02、2022-11-04及2023-01-17胸部CT平扫
A. 2022-09-02胸部CT：两肺多发散在粟粒结节、团片影及肺门纵隔增大淋巴结；B. 2022-11-04胸部CT：两肺结节、斑片、条索影，纵隔内多发稍大淋巴结；C. 2023-01-17胸部CT：双肺弥漫分布结节及散在斑片状密度增高影；纵隔及右侧心膈角肿大淋巴结

3. 2023-01-11患者仍反复发热，再次至当地三级医院。查WBC 15.76×10⁹/L，Hb 71 g/L，PLT 53×10⁹/L；ESR 68 mm/h，CRP

147.4 mg/L，PCT 4.52 ng/mL；Alb 16.1 g/L。血培养阴性；痰涂片找细菌、真菌、抗酸杆菌阴性，细菌、真菌培养阴性。胸部 CT（图 71-1C）：双肺弥漫分布结节及散在斑片状密度增高影，纵隔及右侧心膈角肿大淋巴结。骨髓穿刺+活检病理：不能排除骨髓增殖性肿瘤，浆细胞比例升高。予头孢曲松（2 g，静脉滴注，qd）+左氧氟沙星（0.5 g，静脉滴注，qd）（2023-01-11 至 2023-01-15）→亚胺培南/西司他丁（1 g，静脉滴注，q8 h）（2023-01-15 至 2023-01-24）→哌拉西林/他唑巴坦（4.5 g，静脉滴注，q8 h）+莫西沙星（0.4 g，静脉滴注，qd）（2023-01-24 至 2023-01-30）。2023-01-19 至 2023-01-28 予甲泼尼龙（40 mg，静脉滴注，qd）抗炎。停用激素后仍有发热，伴乏力、纳差。2023-02-01 为明确发热、肺部病灶、贫血及血小板下降原因，收入复旦大学附属中山医院感染病科。

4. 患病以来，患者精神稍软，纳差，夜眠可，大小便无殊，体重近半年来下降 8 kg。

■ 既往史及个人史

发现酒精性肝硬化 2 年，未予治疗。

第一次住院

（2023-02-01 至 2023-02-10）

入院检查

■ 体格检查

1. T 37.2℃，P 64 次/分，R 20 次/分，BP 125/70 mmHg。

2. 双侧锁骨上窝、腋窝、腹股沟可扪及肿大淋巴结，1～2 cm 不等，质地韧，活动度尚可，边缘清晰；双肺听诊呼吸音清，心率 64 次/分，律齐。腹平软，肝、脾肋下未触及，肝、肾区无叩击痛。双下肢轻度凹陷性水肿。

■ 实验室检查

1. 血常规：WBC 19.88×10⁹/L，N% 90.4%，Hb 70 g/L，PLT 135×10⁹/L。

2. 炎症标志物：CRP 90.4 mg/L，ESR 59 mm/h，PCT 1.75 ng/mL，SAA 910 mg/L，铁蛋白 973 ng/mL。

3. 生化：ALT/AST 12/7 U/L，Alb 32 g/L，Cr 64 μmol/L。

4. 心脏标志物：NT-proBNP 811 pg/mL，c-TnT 阴性。

5. D-二聚体 5.2 mg/L。

6. T-SPOT.TB A/B 1/0（阴性/阳性对照 0/530），G 试验、血隐球菌荚膜抗原、GM 试验、EBV-DNA、CMV-DNA 均阴性。

7. 细胞因子：TNF 36.1 pg/mL，IL-1β 5.7 pg/mL，IL-2R 4 539 U/mL，IL-6 262 pg/mL，IL-10 34.6 pg/mL。

8. 细胞免疫：淋巴细胞 1 274/μL，CD4 749/μL。

9. 肿瘤标记物：CYFRA21-1 4.8 ng/mL，SCC 8.7 ng/mL，其余阴性。

10. 免疫球蛋白、甲状腺功能、自身抗体、免疫固定电泳、抗人类免疫缺陷病毒抗体、梅毒抗体均阴性。

■ 辅助检查

1. 超声心动图：各瓣膜未见赘生物。

2. 浅表淋巴结+肝、脾 B 超：双侧锁骨上窝、腋窝、腹股沟淋巴结肿大，慢性肝病，脾肿大。

3. PET/CT（图 71-2）：① 考虑为血液系统病变累及全身多处（双侧颈部及锁骨区、纵隔、双侧肺门、右侧心膈角、双侧腋窝、肝门区及腹膜后、右侧腹股沟）淋巴结可能，均为炎性淋巴结不除外；② 两肺炎症，两肺多发粟粒样结节；③ 脾大。

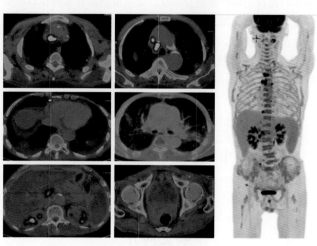

图 71-2 2023-02-02 复旦大学附属中山医院 PET/CT：考虑为血液系统病变累及全身多处（双侧颈部及锁骨区、纵隔、双侧肺门、右侧心膈角、双侧腋窝、肝门区及腹膜后、右侧腹股沟）淋巴结可能，均为炎性淋巴结不除外

临床分析

■ 病史特点

患者为老年男性，慢性病程，以"反复发热伴乏力、气促"为主，既往无明确免疫抑制基础。血白细胞和中性粒细胞比例、ESR、CRP、PCT 升高。PET/CT：双肺弥漫分布结节及散在斑片状病灶，肉芽肿性病变可能大；多发淋巴结肿大伴糖代谢升高（肺门、纵隔、心膈角、腹膜后、腹股沟淋巴结）。常规抗细菌感染无效，Hb 及 PLT 进行性下降。外院骨髓穿刺+活检、EBUS-TBNA、CT 引导下肺穿刺活检均未见肿瘤证据。

■ 诊断分析

1. 感染性疾病：反复发热，病程长达半年，无明确免疫抑制基础，多次查白细胞、中性粒细胞比例、CRP、ESR 及 PCT 均明显升高，要考虑感染性疾病可能。感染部位可能为肺及多处淋巴结。该患者已行超声心动图、PET/CT、头颅 CT 等初步排除了如腹盆腔深部脏器脓肿、心内膜炎、颅脑等隐匿部位的感染；外院广谱抗细菌治疗无效，需考虑特殊病原体引起的慢性感染（如结核或非结核分枝杆菌、诺卡菌、真菌、巴尔通体、病毒、寄生虫等）可能。必要时可行 PET/CT 代谢升高灶处的穿刺活检；另一方面，完善 mNGS 查找病原体。

2. 非感染性疾病：长期反复发热伴全身多发淋巴结肿大，血 Hb、PLT 进行性下降，需警惕淋巴瘤。虽然外院 CT 引导下肺穿刺、EBUS-TBNA 及骨髓活检均未见明确肿瘤依据。但由于疾病进展，组织病理可能发生变化，可根据 PET/CT 检查寻找代谢较高的病变部位再次活检，必要时重复骨髓穿刺明确诊断。

进一步检查、诊治过程

■ 诊治过程

1. 2023-02-03 支气管镜检查：各级支气管通畅，黏膜光滑，未见新生物。送检肺泡灌洗液、肺组织、4R 组纵隔淋巴结：涂片找细菌、真菌、抗酸杆菌阴性。XPERT.TB 阴性。细菌、真菌、曲霉培养均阴性。支气管镜刷检、快速现场评价（rapid on site evaluation, ROSE）、4R 组淋巴结：未见明确恶性肿瘤细胞。

2. 2023-02-06 介入 B 超下右侧腹股沟肿大淋巴结穿刺活检，予甲泼尼龙（40 mg，静脉滴注，bid）抗炎。

3. 2023-02-06 随访血常规：WBC 16.9×10^9/L，N% 85.6%，Hb 55 g/L，PLT 91×10^9/L。

4. 2023-02-09 随访血常规：WBC 9.41×10^9/L，N% 80.2%，Hb 47 g/L，PLT 75×10^9/L。

5. 2023-02-07 肺组织及纵隔淋巴结病理（2023-02-03 送检）：结合免疫组织化学结果，未见肿瘤证据。

6. 2023-02-07 外院骨髓活检请复旦大学附属中山医院病理科会诊（图 71-3）：肿瘤不除外，建议复查。患者及家属拒绝。

7. 2023-02-08 肺泡灌洗液 mNGS：耶氏肺孢子菌（种严格序列数 4 248）；EBV（种严格序列数 381）；CMV（种严格序列数 233）。

8. 2023-02-09 予复方磺胺甲噁唑（0.96 g，口服，bid）抗感染。右侧腹股沟淋巴结病理（2023-02-06 送检）：淋巴结组织增生性病变。

9. 2023-02-10 右侧腹股沟淋巴结（2023-02-06 送检）基因检测：Bcl2、Bcl6、C-myc 基因断裂荧光原位杂交（fluorescence in situ hybridization, FISH）检测均阴性。

10. 患者目前恶病质状态、Hb、PLT 进行性下降，反复与病理科、血液科讨论，考虑血液系统肿瘤不能除外，噬血细胞综合征风险高，且合并肺孢子菌肺炎，病情危重，预后差。反复详细告知患者家属目前患者的病情，建议复查骨髓穿刺 + 活检、完整淋巴结活检以进一步查找病因，因经济原因，拒绝上述检查，要求出院，回当地继续诊治。

11. 2023-02-10 予复方磺胺甲噁唑（0.96 g，口服，bid）+醋酸泼尼松（50 mg，口服，qd）带出院，嘱出院后尽快至当地医院血液科就诊。

■ 出院后随访

1. 2023-02-14 出院后肺组织、纵隔淋巴结、经支气管镜采样痰，以及右侧腹股沟淋巴结、肺泡灌洗液分枝杆菌培

送检材料	202300493-白片 20 张　202300493-HE 2 张，免疫组织化学 3 张，特殊染色 3 张。
会诊意见	（骨髓）骨髓造血组织与脂肪组织比，约占 80%；造血组织三系细胞均可见到，巨核系细胞约占骨髓有核细胞的 5%，细胞轻度增生、大小不等，部分呈簇状分布，个别细胞轻度病态。有核红系细胞约占骨髓有核细胞的 10%，细胞数目减少，造血岛减少，分布稍紊乱。粒系细胞约占骨髓有核细胞的 60%，细胞增生，分布稍紊乱。免疫组织化学结果示淋巴细胞、浆细胞数目轻度增多，浆细胞约占骨髓有核细胞的 15%，未见明显轻链限制性表达。参考病史，骨髓中度纤维化，继发性纤维化可能，有核红细胞及巨核系细胞造血受抑制，造血组织反应性增生，伴有明显浆细胞分化的肿瘤累及骨髓亦不能完全除外，请密切结合临床。 免疫组织化学（N23-002318）23T00214-000：CD10（−）；CD117（个别 +）；CD20（少数 +）；CD23（个别 +）；CD3（少数 +）；CD34（个别 +）；CD5（少数 +）；CD56（个别 +）；CD68{KP1}（组织细胞 +）；CD79a（少数 +）；Cyclin-D1（−）；EMA（个别 +）；Ki-67（50% 阳性）；Lysozyme（部分 +）；MPO（+）；TdT（−）；κ（个别 +）；λ（个别 +）。 外院免疫组织化学：CD235a（+），CD61（巨核细胞 +），CD138（部分 +）。 外院特殊染色：铁染色（+），网状纤维染色（MF-2），PAS（−）。

图 71-3　2023-02-07 外院骨髓活检请复旦大学附属中山医院病理科会诊结果

养：非结核分枝杆菌（non-tuberculous mycobacteria, NTM）阳性。

2. 2023-02-14 右侧腹股沟淋巴结病理（2023-02-06 送检）：衔接蛋白-髓样分化因子 88（myeloid differentiation protein-88, MyD88）基因第 5 号外显子、T/B 基因重排 PCR 阴性。

3. 2023-02-15 电话联系家属，患者出院后仍反复发热，T_{max} 38.5℃，2 天前出现鼻出血，量不大，当地对症处理后血止。告知家属，患者多种类多部位标本 NTM 培养阳性，考虑播散性 NTM 感染，建议尽早返回复旦大学附属中山医院进一步治疗。同时联系微生物室行 NTM 菌种鉴定及药敏检测。

第二次住院
（2023-02-20 至 2023-03-06）

入院检查

■ 实验室检查

1. 血常规：WBC 5.44×10^9/L，N% 83%，Hb 67 g/L，PLT 4×10^9/L。

2. 炎症标志物：CRP 182.3 mg/L，ESR 24 mm/h，PCT

3.32 ng/mL。

3. 生化：ALT/AST 26/6 U/L，ALB 25 g/L，Cr 57 μmol/L。

4. NT–proBNP 3 212 pg/mL。

5. D–二聚体 9.8 mg/L。

■ 辅助检查

2023-02-21 头颅CT平扫+胸腹盆CT增强（图71-4）：脑内少许腔隙灶，两肺弥漫多发病变，纵隔肿大淋巴结，右侧心膈角、腹腔、腹膜后稍大淋巴结；两侧腹股沟区小淋巴结。

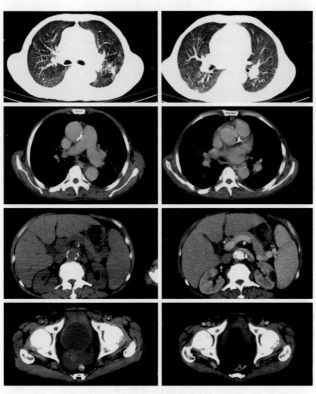

图71-4　2023-02-21复旦大学附属中山医院胸腹盆CT增强

进一步检查、诊治过程

■ 诊治过程

1. 2023-02-20考虑播散性非结核分枝杆菌病、重症感染，且存在血Hb、PLT下降；患者一般状况差、恶病质状态，病情危重，予告病危。同时，予阿奇霉素（0.25 g，口服，qd）+阿米卡星（0.6 g，静脉滴注，qd）[2023-02-24起根据阿米卡星谷浓度调整剂量（0.8 g，静脉滴注，qd）]+左氧氟沙星（0.5 g，静脉滴注，qd）+亚胺培南/西司他丁

（1.0 g，静脉滴注，q12 h）抗NTM，激素逐渐减量。

2. 2023-02-20考虑患者有潜在免疫缺陷可能，予送检外周血抗IFN-γ自身抗体。

3. 2023-02-21患者Hb、PLT下降明显，合并血液系统肿瘤不除外。再次与患者及家属沟通，患者及家属同意行骨髓穿刺+活检。

4. 2023-02-21肺组织及痰分枝杆菌培养菌种鉴定回报（2023-02-06送检）：鸟分枝杆菌。

5. 2023-02-24痰mNGS（2023-02-22送检）：检出EBV（种严格序列数85 984）、HSV-1（种严格序列数4 778）、人细小病毒B-19（种严格序列数358），未再检出耶氏肺孢子菌。

6. 2023-02-25血清抗IFN-γ自身抗体（2023-02-20送检）：阳性，滴度1∶2 500（图71-5）。

7. 2023-02-27骨髓活检病理回报（2023-02-21送检）：B淋巴细胞增生性病变（肿瘤性增生不能完全排除）。

8. 2023-02-27再次与病理科谭云山主任沟通，复习外院骨髓活检切片（病理号BM2023000493）：骨髓造血组织与脂肪比约80%，造血组织明显增生，三系细胞均可见到，三系细胞形态、分布、数目与本次基本相同，网状纤维染色轻至中度增生（MF2），T淋巴细胞、浆细胞反应性增生，B淋巴细胞数目稍增多，约占骨髓有核细胞的10%，呈多灶性分布。复习复旦大学附属中山医院肺穿刺活检病理（病理号23S004804）示镜下为慢性炎；纵隔淋巴结穿刺活检（病理号23S004804）示镜下为血凝块，其间散在少许灶性分布、核深染、挤压变形细胞，因细胞数少，免疫组织化学切片该细胞团不明显，免疫组织化学及特殊染色无异常。复旦大学附属中山医院PET/CT示纵隔等多处见有异常代谢增高病灶。综合上述，骨髓活检为骨髓造血组织三系细胞增生，骨髓轻度纤维化，B淋巴细胞轻度增生，未见肉芽肿结节，B淋巴细胞增生性病变（肿瘤性增生不能完全排除），建议临床密切随访，必要时重新活检骨髓及纵隔异常代谢灶。

9. 2023-02-28患者诉恶心、呕吐明显，停亚胺培南/西司他丁，调整抗NTM方案为阿奇霉素（0.25 g，口服，qd）+阿米卡星（0.8 g，静脉滴注，qd）+左氧氟沙星（0.5 g，静脉滴注，qd）+乙胺丁醇（0.75 g，口服，qd）。经治疗后患者体温下降至正常，胃纳、气促、咳嗽、咳痰、下肢水肿等较前明显好转。

10. 2023-03-03痰分枝杆菌培养（2023-02-21送检）：

项目名称	标本种类	结果（滴度）	参考值（单位）	检验方法
抗IFN-γ自身抗体	血清（血浆）	1∶2 500	阴性/OD < 0.5	ELISA

结果判断：OD值 > 0.5判定为阳性，按照稀释倍数对应的OD值，判断抗体滴度范围。

结果意义：结果阳性提示患者存在抗IFN-γ自身抗体引起的免疫缺陷症，可导致其对多种病原体易感，患者抗体滴度可能与感染程度平行，建议动态监测抗体滴度，具体请结合临床。

图71-5　2023-02-25血清抗IFN-γ自身抗体阳性

非结核分枝杆菌阳性。

11. 2023-03-03鸟分枝杆菌药敏检测初步结果回报（图71-6）。

送检日期	2023-02-21	报告日期	2023-03-03
标本类型	肺组织	菌种类型	鸟分枝杆菌
药物名称	MIC	判	断
克拉霉素（CLA）	4		S
利福布汀（RFP）	2		/
乙胺丁醇（EMB）	8		/
异烟肼（INH）	4		/
莫西沙星（MOX）	4		R
利福平（RIF）	> 8		/
复方新诺明（SXT）	2/38		/
阿米卡星（AMI）	0.5		S
利奈唑胺（LZD）	2		R
环丙沙星（CIP）	4		/
链霉素（STR）	4		/
多西环素（DOX）	16		/
乙硫异烟胺（ETH）	10		/
替加环素（TGC）	8		/

图71-6 2023-03-03鸟分枝杆菌药敏结果

12. 2023-03-06随访血常规示WBC 5.29×10⁹/L，N% 81.7%，Hb 47 g/L，PLT 116×10⁹/L；ESR 6 mm/h，CRP 32 mg/L，PCT 0.52 ng/mL；Alb 39 g/L；D-二聚体4.74 mg/L；NT-proBNP 746 pg/mL；较入院时明显好转。予出院，嘱当地医院继续阿奇霉素（0.25 g，口服，qd）+阿米卡星（0.8 g，静脉滴注，qd）+左氧氟沙星（0.5 g，口服，qd）+乙胺丁醇（0.75 g，口服，qd）方案抗NTM。

■ 出院后随访

1. 出院后患者体温正常，未再发热，乏力、气促、咳嗽、咳痰改善，一般情况明显好转；于当地医院继续阿米卡星（0.8 g，静脉滴注，qd）2周后，自诉因顾忌药物副作用，间断使用阿米卡星（使用1周停用1周），总使用时长约1个月；继续阿奇霉素（0.25 g，口服，qd）+左氧氟沙星（0.25 g，口服，qd）+乙胺丁醇（0.75 g，口服，qd），未间断。

2. 2023-05-23当地医院随访WBC 7.52×10⁹/L，N% 73.3%，Hb 104 g/L（接近正常），PLT 178×10⁹/L；未复查炎症标志物。复查胸部CT：对比前片（2023-01-17），双肺弥漫分布结节及散在斑片状密度增高影，较前进展，考虑肺尘埃沉着病合并感染，结核可能；纵隔淋巴结肿大，右侧心膈角处增大淋巴结，较前相仿；右侧腋窝稍大淋巴结，较前

相仿；原双侧胸腔少量积液，现吸收。

3. 2023-07-03患者返回复旦大学附属中山医院随访，体重较2023-03出院时增加5 kg。查WBC 6.55×10⁹/L，N% 85.2%，Hb 111 g/L，PLT 141×10⁹/L；ESR 88 mm/h，CRP 96.6 mg/L，PCT 0.45 ng/mL；Alb 40 g/L；D-二聚体0.73 mg/L；NT-proBNP 355 pg/mL；痰涂片找细菌、真菌、抗酸杆菌阴性，细菌、真菌培养阴性，分枝杆菌培养结果未回。胸部CT平扫+腹盆CT增强（图71-7）：两肺弥漫多发病变，左肺部分较大结节此次缩小、吸收，余两肺病变较2023-03-03片相仿，纵隔稍大淋巴结，部分较前缩小；右侧心膈角、腹腔、腹膜后稍大淋巴结，较2023-02-21片略缩小。调整抗NTM方案为阿奇霉素（0.25 g，口服，qd）+利福布汀（0.3 g，空腹口服，qd）+乙胺丁醇（0.75 g，口服，qd）。

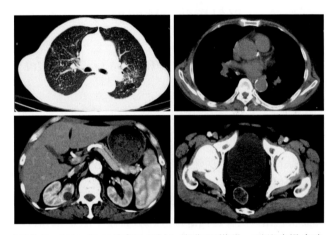

图71-7 2023-07-03胸部CT平扫+腹盆CT增强：两肺弥漫多发病变，左肺部分较大结节此次缩小、吸收，余两肺病变较2023-03-03片相仿，纵隔稍大淋巴结，部分较前缩小；右侧心膈角、腹腔、腹膜后稍大淋巴结，较2023-02-21片略缩小

4. 图71-8为患者第二次入院治疗前后炎症标志物及血小板变化情况。

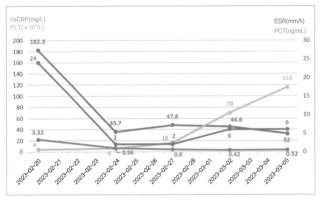

图71-8 患者第二次入院治疗前后炎症标志物及血小板变化情况

5. 图71-9为患者第二次入院治疗前后体温变化及用药情况。

6. 嘱继续抗NTM治疗，门诊随访。

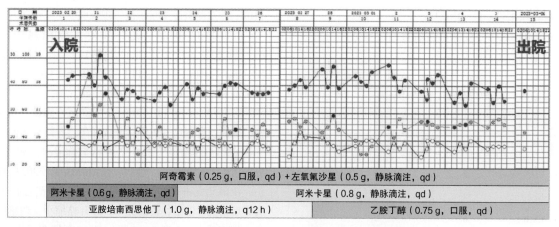

图71-9　患者第二次入院治疗前后体温变化及用药情况

最后诊断与诊断依据

■ 最后诊断

1. 播散性鸟分枝杆菌病：肺和淋巴结（纵隔、腹股沟及腹膜后）。

2. 抗γ-干扰素自身抗体综合征。

■ 诊断依据

患者为老年男性，慢性病程，以"反复发热伴乏力、气促"为主诉，既往无明确免疫抑制基础疾病，血白细胞和中性粒细胞比例、ESR、CRP、PCT水平升高。PET/CT：双肺弥漫分布结节及散在斑片状病灶，肉芽肿性病变可能大；多发淋巴结肿大伴糖代谢升高（肺门、纵隔、心膈角、腹膜后、腹股沟淋巴结）。使用常规抗细菌感染治疗无效，进行性血红蛋白、血小板下降。但其2次骨髓穿刺、2次支气管镜下肺组织活检及纵隔淋巴结活检、CT引导下肺穿刺活检、腹股沟淋巴结活检均未发现明确肿瘤证据。肺组织、肺泡灌洗液、纵隔淋巴结、腹股沟淋巴结、痰分枝杆菌培养均回报阳性，菌种鉴定为鸟分枝杆菌，予抗NTM治疗后，病情好转。播散性鸟分枝杆菌病「肺和淋巴结（纵隔、腹股沟及腹膜后）」诊断明确。血清抗IFN-γ自身抗体阳性，滴度1：2 500，抗IFN-γ自身抗体综合征诊断明确。

经验与体会

1. 非结核分枝杆菌（NTM）是指分枝杆菌属内除结核分枝杆菌复合群和麻风分枝杆菌以外的其他分枝杆菌。非结核分枝杆菌是发热伴全身淋巴结肿大的感染性疾病中的常见病原体。虽然非结核分枝杆菌感染以肺最为多见，但在免疫缺陷的患者中常常会导致散播性非结核分枝杆菌病。大多数非结核分枝杆菌对常用的抗分枝杆菌药物均耐药，治疗较为困难，需联合、足量、全程抗非结核分枝杆菌治疗。尤其是散播性非结核分枝杆菌病，需密切随访感染病灶变化，及时调整治疗药物。本例患者抗NTM治疗近半年，肺内病灶、淋巴结病灶有吸收、好转，取得了一定的治疗效果，后期恢复情况仍需密切随访。

2. 抗IFN-γ自身抗体综合征（anti-IFN-γ auto-antibody syndrome），亦称抗IFN-γ自身抗体阳性的成人免疫缺陷、获得性成人免疫缺陷，见于既往免疫力无异常的成人。患者有可中和IFN-γ的自身抗体，抑制了体内的IFN-γ，影响信号转导及转录活化因子-1（signal transducer and activator of transcription 1，STAT-1）的磷酸化和IL-12的分泌，引起严重的Th1细胞免疫反应缺陷，损害巨噬细胞对胞内菌的杀伤能力，临床出现播散感染。该综合征于2004年首次报道，好发于东南亚国家和地区，无家族遗传性，为散发。患者多在30～50岁起病，常见播散性非结核分枝杆菌、非伤寒沙门菌、巨细胞病毒、马尔尼菲篮状菌、伯克霍尔德菌、水痘-带状疱疹病毒等感染。患者产生抗INF-γ自身抗体的具体原因目前仍不详，可能与遗传因素、特定*HLA*基因有关。抗IFN-γ自身抗体免疫缺陷综合征目前尚无根治方案。对于单纯抗感染治疗无效者，可使用抗CD20单克隆抗体以消除产生抗体的B细胞、降低自身抗体滴度、恢复内源性IFN-γ所介导的免疫功能。文献报道有单独使用利妥昔单抗或联合甲泼尼龙治疗成功的个案。

3. 本例患者使用常规抗细菌感染治疗无效，进行性血红蛋白、血小板下降。但患者2次骨髓穿刺、2次支气管镜下肺组织活检及纵隔淋巴结活检、CT引导下肺穿刺活检、腹股沟淋巴结活检均未发现明确肿瘤证据。肺组织、肺泡灌洗液、纵隔淋巴结、腹股沟淋巴结、痰送检细菌和真菌+抗酸杆菌涂片、XPERT.TB、细菌和真菌培养均阴性，肺泡灌洗液及肺组织mNGS结果提示耶氏肺孢子菌感染，予复方磺胺甲噁唑-甲氧苄啶治疗后患者发热及乏力、气促等症状和相关指标未见好转，仍有难以解释的进行性血红蛋白、血小板下降。直到2周后，通过肺组织、肺泡灌洗液、淋巴结组织、痰分枝杆菌培养均报阳性，才明确了播散性非结核分枝杆菌病的诊断。研究认为，同时感染至少2种机会性感染病原体是患者存在免疫低下的指标。通过进一步筛查抗INF-γ自身抗体，最终确诊了导致患者免疫缺陷的抗IFN-γ自身抗体综合征。对于临床上难以解释的播散性感染，尤其是

NTM 和/或马尔尼菲篮状菌的混合感染，需要高度警惕患者是否存在抗 IFN-γ 自身抗体免疫缺陷综合征。

参考文献

[1] Aoki A, Sakagami T, Yoshizawa K, et al. Clinical significance of interferon-γ neutralizing autoantibodies against disseminated nontuberculous mycobacterial disease[J]. Clin Infect Dis, 2018, 66: 1239–1245.

[2] Varley CD, Winthrop KL. Nontuberculous Mycobacteria: diagnosis and therapy[J]. Clin Chest Med, 2022, 43(1): 89–98.

病例 72 青年男性广泛结节，一波三折艰难定论

作者·李 娜 马玉燕 金文婷
审阅·胡必杰 潘 珏

· 病史简介 ·

男性，36 岁，安徽人，2023-06-26 收入复旦大学附属中山医院感染病科。

■ 主诉

发热 20 天，发现肺部阴影 5 天、全身结节 2 天。

■ 现病史

1. 2023-06-06 患者出现发热，T_{max} 38.5℃，伴全身酸痛、头痛、咳嗽，偶咳少量黄痰，自测新型冠状病毒抗原阳性，服布洛芬、阿莫西林近 2 周，咳嗽、咳痰好转，仍有发热。2023-06-20 新型冠状病毒抗原转阴。

2. 2023-06-20 就诊于复旦大学附属中山医院，查 WBC 6.25×10^9/L，N% 85.3%，L 0.3×10^9/L；hsCRP 22.6 mg/L；T-SPOT.TB A/B 0/0（阴性/阳性对照 0/245）；新型冠状病毒核酸阴性。胸部 CT（图 72-1）：两肺散在致密小结节、粟粒样小结节及结片影，心膈角多发稍大淋巴结。予左氧氟沙星抗感染。

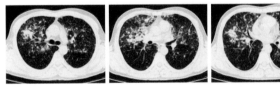

图 72-1 2023-06-20 胸部 CT：两肺散在致密小结节、粟粒样小结节及结片影

3. 2023-06-24 腹盆 CT 增强（图 72-2）：腹腔、腹膜、腹部皮下、背部软组织内、盆腔及盆部皮下多发结节影，转移可能，腰背部皮下水肿。患者仍有发热，体温波动在 37.0 ~ 38.0℃。

4. 2023-06-26 为明确发热原因、肺部阴影及全身广泛结节性质，收入复旦大学附属中山医院感染病科。

5. 病程中，患者精神、胃纳、睡眠稍差，大小便无殊，体重无明显改变。

■ 既往史及个人史

2016 年起出现反复头晕、右下肢僵硬及乏力。2018 年

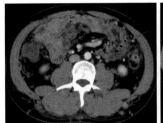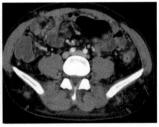

图 72-2 2023-06-24 腹盆 CT 增强：腹腔、腹膜、腹部皮下、背部软组织内、盆腔及盆部皮下多发结节影（单箭头）；腰背部皮下水肿（双箭头）

确诊多发性硬化，之后共发作 3 ~ 4 次，发作时激素冲击治疗，缓解期仍有右下肢活动不利；1 年前停用硫唑嘌呤，甲泼尼龙减量（8 mg，口服，qd）维持，2 个月前因行白内障手术自行停用激素。否认高血压、糖尿病、心脏病病史。

· 入院检查 ·

■ 体格检查

1. T 37.8℃，P 112 次/分，R 20 次/分，BP 125/88 mmHg。

2. 神志清，精神可，全身皮肤及巩膜无黄染；双侧腋下及腹股沟区可触及肿大淋巴结，腹壁、腰背部皮下可触及多发稍大结节，质中，活动度可，无压痛；两肺呼吸音清，未闻及干湿啰音；心律齐，各瓣膜区未闻及病理性杂音；腹平软，无压痛及反跳痛；双下肢无水肿。

■ 实验室检查

1. 血常规：WBC 4.97×10^9/L，N% 90%，Hb 128 g/L，PLT 271×10^9/L。

2. 炎症标志物：CRP 27.5 mg/L，ESR 17 mm/h，PCT 0.09 ng/mL。

3. 血气分析：pH 7.44，$PaCO_2$ 39 mmHg，PaO_2 76 mmHg。

4. 肝肾功能：LDH 415 U/L，其余无殊。

5. D-二聚体 1.86 mg/L。

6. 免疫球蛋白：IgG 5.67 g/L，IgA 0.9 g/L，IgM 0.21 g/L，IgE、IgG4 正常范围。

7. G试验、GM试验、血隐球菌荚膜抗原、CMV-DNA、EBV-DNA均阴性；新型冠状病毒、甲型/乙型流感病毒、呼吸道合胞病毒核酸均阴性。

8. 细胞免疫：总淋巴细胞276/μL，CD4 170/μL。

9. 血管紧张素转化酶：阴性。

10. 甲状腺功能、自身抗体、肿瘤标志物均阴性。

■ 辅助检查

1. 心电图：窦性心动过速，心率106次/分。

2. 超声心动图：静息状态下未见异常。

· 临床分析 ·

■ 病史特点

患者为青年男性，亚急性病程，主要表现为发热、全身多处无痛性淋巴结肿大及广泛结节；外周血中性粒细胞、CRP轻度升高，WBC、ESR、PCT不高；影像学示两肺、腹盆腔、腹膜、腹盆部皮下及腰背部软组织内结节。病程早期合并新型冠状病毒感染，抗原转阴后仍有发热，抗感染（阿莫西林、左氧氟沙星）效果不佳。既往有多发性硬化，长期服用免疫抑制剂及激素。诊断及鉴别诊断考虑如下。

■ 诊断分析

1. 恶性肿瘤：患者为青年男性，主要表现为发热、全身广泛无痛性淋巴结肿大及结节，影像学示病变范围较广，但炎症标志物仅轻度升高，呼吸道症状亦不严重，LDH升高，需考虑恶性肿瘤，尤其是以浸润性病变为特征的血液系统肿瘤可能。可进一步完善浅表淋巴结、皮下结节或肺组织活检送病理检查以明确诊断。

2. 低毒力病原体感染：患者有多发性硬化病史，长期服用免疫抑制剂及激素，有免疫抑制基础。本次亚急性起病，全身广泛部位受累，需考虑低毒力病原体播散性感染可能，如结核/非结核分枝杆菌、诺卡菌、真菌（隐球菌、马尔尼菲篮状菌）等。门诊查T-SPOT.TB阴性，结核感染的可能性相对较小。可行支气管镜肺泡灌洗、肺穿刺活检、浅表淋巴结或皮下结节病灶活检，标本行包括抗酸/弱抗酸染色在内的涂片检查、普通细菌培养（延长培养时间）、真菌和分枝杆菌培养，mNGS及组织病理学检查等以鉴别。

3. 结节病：患者一般情况尚可，炎症标志物仅中性粒细胞、CRP稍有升高，多处（胸内、双侧腋下、腹股沟区）淋巴结肿大，两肺弥漫、腹盆腔、全身多处肌间隙及皮下结节，但入院后查血管紧张素转化酶正常范围，不完全支持结节病，可行病灶组织活检送病理及病原学检查，以明确或排除诊断。

进一步检查、诊治过程和治疗反应

■ 诊治过程

1. 2023-06-26停用左氧氟沙星，予对症退热、止咳。

2. 2023-06-28 PET/CT（图72-3）：考虑血液系统恶性病变累及多处（双侧颈部、锁骨区、胸内）淋巴结、心包膜、胸膜、两肺、腹膜、多处骨骼、全身肌间隙及皮下，脾脏增大，盆腔积液。

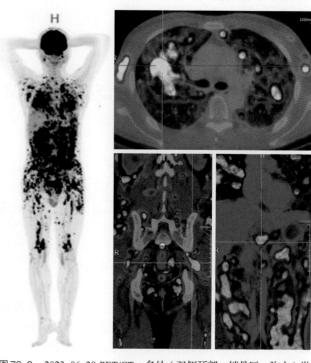

图72-3 2023-06-28 PET/CT：多处（双侧颈部、锁骨区、胸内）淋巴结肿大，多处（心包膜、胸膜、两肺、腹膜、多处骨骼、全身肌间隙及皮下）结节，SUV$_{max}$ 28.7；脾大

3. 2023-06-29头颅MRI增强：脑内多发病灶，较前（2022-08-18）片额顶部部分病灶好转，左侧侧脑室颞角旁部分病灶较前稍明显。神经内科会诊评估：多发性硬化病情平稳。

4. 2023-06-29建议浅表淋巴结或皮下结节病灶完整切除活检，患者及家属对全身麻醉手术存有顾虑，故先CT引导下行右腰大肌旁皮下结节穿刺活检（图72-4）。组织涂片找细菌、真菌及抗酸杆菌阴性，XPERT.TB阴性。

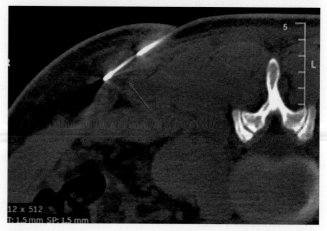

图72-4 2023-06-29 CT引导下右腰大肌旁皮下结节病灶穿刺活检

5. 2023-06-30仍有高热，T_{max} 39.6℃，行骨髓穿刺活检。右腰大肌旁病灶初步病理：肉芽肿性病变。予左氧氟沙星（0.5 g，口服，qd）+多西环素（0.1 g，口服，q12 h）经验性抗感染。复测新型冠状病毒核酸：阳性。予氢溴酸氘瑞米德韦片抗病毒。

6. 2023-07-01骨髓活检初步病理：镜下骨髓造血组织与脂肪组织比约为60%，三系细胞均可见到。血mNGS（2023-06-27采样）：阴性。

7. 2023-07-02痰mNGS（2023-06-27采样）：检出少量HSV-1核酸序列（种严格序列数17）。

8. 2023-07-03右腰大肌旁病灶组织mNGS（2023-06-29采样）、骨髓mNGS（2023-06-30采样）均阴性。骨髓细胞涂片结果：未见明显异常。

9. 2023-07-03复测新型冠状病毒核酸转阴。患者仍高热，T_{max} 40℃，遵神经内科建议，于2023-07-04起再予甲泼尼龙（8 mg，口服，qd）维持，并调整抗感染方案为阿奇霉素（0.25 g，口服，qd）+阿米卡星（0.6 g，静脉滴注，qd）。当日患者体温即降至正常。

10. 2023-07-04骨髓流式细胞检查结果：未见明显异常。

11. 2023-07-05血培养（2023-06-30采样）：阴性。右腰大肌旁病灶组织细菌培养：阴性。主任查房，仍高度怀疑血液系统肿瘤，建议行浅表淋巴结或皮下结节完整切除活检。整形外科评估表示宜活检病灶（腋窝、上腹壁、腰背部皮下）位置均较深，需全身麻醉下操作；但患者及家属存有顾虑，改CT引导下行右肺病灶穿刺活检（图72-5）。肺组织涂片找细菌、真菌及抗酸杆菌阴性，XPERT.TB阴性。

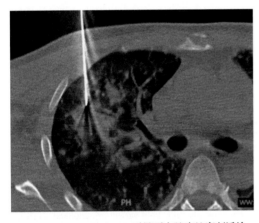

图72-5　2023-07-05 CT引导下右肺病灶穿刺活检

12. 2023-07-06右腰大肌旁病灶病理：肉芽肿性病变；MDM2/CEP12荧光原位杂交（fluorescence in situ hybridization，FISH）、T/B基因重排、衔接蛋白-髓样分化因子88（myeloid differentiation protein-88，MYD88）基因第5号外显子突变检测均阴性。骨髓免疫组织化学：未见明显异常。肺组织初步病理：淋巴组织增生性病变。

13. 2023-07-08肺组织mNGS（2023-07-05采样）：阴性。

14. 2023-07-12肺组织细菌培养：阴性。抗IFN-γ自身抗体检测（2023-07-05采血）：阴性。与病理科沟通，肺组织病理疑诊T细胞肿瘤性增生，但现有标本量确诊证据不足。再次请整形外科评估，当日行局麻下右腹股沟淋巴结切除活检，淋巴结涂片找细菌、真菌及抗酸杆菌阴性，XPERT.TB阴性。

15. 2023-07-13右腰大肌旁皮下结节组织真菌培养：阴性。右肺组织病理：为CD8阴性、CD4阳性T淋巴细胞增生性病变，伴组织细胞明显增生，T淋巴细胞肿瘤性增生待排除；MALT1 FISH、MYD88基因突变均阴性；B淋巴细胞基因出现可疑克隆性重排峰。右腹股沟淋巴结初步病理：淋巴组织和组织细胞增生性病变。

16. 2023-07-16右腹股沟淋巴结mNGS（2023-07-12采样）：阴性。

17. 2023-07-19右腹股沟淋巴结T/B基因重排：T淋巴细胞基因出现克隆性重排峰（图72-6）；ALK FISH、MYD88基因突变均阴性。肺组织真菌培养、右腹股沟淋巴结细菌培养：均阴性。

18. 2023-07-21予出院。

19. 2023-07-24右腹股沟淋巴结病理（图72-6）：为T淋巴细胞肿瘤性增生，考虑淋巴上皮样细胞淋巴瘤（Lennert淋巴瘤）。联系患者至血液科进一步就诊。

最后诊断与诊断依据

■ 最后诊断

1. 淋巴上皮样细胞淋巴瘤（Lennert淋巴瘤）。
2. 多发性硬化。
3. 白内障（术后）。
4. 新型冠状病毒感染后。

■ 诊断依据

患者为青年男性，亚急性病程，主要表现为发热、全身广泛分布的无痛性肿大淋巴结或结节；外周血中性粒细胞、CRP轻度升高，WBC、ESR、PCT不高；影像学示多处（双侧颈部、锁骨区、胸内、腹股沟）淋巴结肿大，两肺弥漫、腹盆腔、腹膜、多处骨骼、肌间隙及皮下结节；血培养及血mNGS阴性，腰大肌旁病灶、肺组织、右腹股沟淋巴结组织细菌、真菌培养及mNGS检测均阴性；腰大肌旁病灶细针穿刺病理为肉芽肿性病变，肺组织病理示CD4阳性T淋巴细胞增生性病变伴组织细胞明显增生；右腹股沟淋巴结切除活检病理示T淋巴细胞基因出现克隆性重排峰，为T淋巴细胞肿瘤性增生。考虑淋巴上皮样细胞淋巴瘤（lymphoepitheloid lymphoma，LEL）诊断明确。

经验与体会

1. 淋巴上皮样细胞淋巴瘤（LEL），或称为Lennert淋巴瘤，是非特指型外周T淋巴细胞淋巴瘤（peripheral T-cell

巨检	淋巴结：灰白灰黄组织，共计大小1 cm×0.8 cm×0.6 cm，对剖。
诊断	2023-07-13（右侧腹股沟淋巴结）送检组织镜下为脂肪组织，脂肪组织中可见灶性分布淋巴细胞和组织细胞，可见多核巨细胞呈肉芽肿样改变，未见到淋巴结结构，为淋巴组织和组织细胞增生性病变。正在行免疫组织化学和基因检测以协助诊断。
补充报告	2023-07-17（右侧腹股沟淋巴结）镜下病变区为增生淋巴组织，未见到淋巴滤泡结构。增生淋巴组织中可见大量增生组织细胞，组织细胞CD68、CD163呈阳性反应，CD1a呈阴性反应，增生组织细胞呈上皮样，部分为多核巨细胞，未形成典型肉芽肿结构，未见组织坏死，呈结节状或弥漫分布，组织细胞可见核仁。增生淋巴细胞为T淋巴细胞，病变组织中仅见个别CD20阳性B淋巴细胞。免疫组织化学显示，T淋巴细胞CD2、CD3、CD4、CD5、CD7、Perforin、TIA-1呈阳性反应，CD56、CD21、EBER呈阴性反应，CD8少数阳性反应，Ki-67细胞增殖指数30%～40%。T/B淋巴细胞基因重排检测显示，T淋巴细胞呈克隆性增生，参考其PET-CT所见，为T淋巴细胞肿瘤性增生，考虑淋巴上皮样淋巴瘤（Lennert淋巴瘤）。 备注：本肿瘤（Lennert淋巴瘤）生物学行为较外周T淋巴细胞淋巴瘤非特指型的其他类型稍好，请结合临床。 免疫组织化学（N23-027648）23S059382-001：CD163（+）；CD1a（-）；CD2（+）；CD20（个别+）；CD21（-）；CD3（+）；D30（个别+）；CD35（-）；CD4（部分+）；CD5（+）；CD56（个别+）；CD68{KP1}（+）；CD7（+）；CD8（少数+）；Granzyme B（个别+）；Ki-67（30%～40%阳性）；Perforin（部分+）；TIA-1（部分+）；原位杂交EBER（-）。 特殊染色（N23-027648）23S059382-001：PAS（-）；六胺银（-）；网状纤维染色（中度增生）；抗酸（-）。

图72-6　2023-07-24右腹股沟淋巴结病理：考虑Lennert淋巴瘤

lymphoma, not otherwise specified，PTCL-NOS）的一种罕见亚型，仅占非霍奇金淋巴瘤的1.4%。男性多见，平均发病年龄约49岁，主要侵犯淋巴结，表现为颈部淋巴结及肝、脾肿大，骨髓受累率为20%，少数可累及皮肤，1/3～1/2的患者有发热、乏力和体重减轻，半数患者LDH升高。PTCL-NOS的临床病程常呈侵袭性，易复发，预后通常较B淋巴细胞非霍奇金淋巴瘤差，但Lennert淋巴瘤的生物学行为较PTCL-NOS的其他类型稍好。

2. 本例患者为青年男性，既往有多发性硬化病史，长期服用免疫抑制剂及激素，存在免疫抑制基础。病程早期表现为高热，新型冠状病毒转阴后仍持续发热，及时行影像学检查有助于甄别病情。此外，患者虽体温较高、胸部CT表现为两肺弥漫浸润性病灶，但炎症指标仅轻度升高、呼吸道症状亦不严重，同时伴有腹盆部及皮下多发无痛性结节，需警惕恶性肿瘤（尤其是血液系统肿瘤）或低毒力病原体感染可能。这类患者尽早行PET/CT检查的意义较大。

3. LEL诊断的难点在于病理，典型的病理特征是小到中等大小的淋巴瘤细胞混杂大量成簇的上皮样组织细胞，淋巴细胞绝大多数为CD4阳性，极少见CD8阳性和B淋巴细胞。LEL是一种排除性诊断，需充分采集活检样本，细针穿刺结果难以解读，因其无法评估淋巴结的结构消失情况，且典型的细胞混合浸润可能类似于反应性病理过程，易造成漏诊。本例最初建议患者行淋巴结完整切除活检，但因患者及家属存有顾虑，故先CT引导下行细针穿刺活检，病理提示肉芽肿而非肿瘤性病变，予经验性抗感染覆盖低毒力病原体，但微生物培养、多样本（血、痰、骨髓、腰大肌旁病灶组织）mNGS均阴性，结合PET/CT表现，仍高度怀疑血液系统肿瘤。经主任查房、血液科专家会诊，再行肺穿刺活检，病理高度疑诊T淋巴细胞肿瘤，与患者及家属充分沟通，最终行腹股沟淋巴结完整切除活检而得以病理确诊。同时肺组织及腹股沟淋巴结的病原学检查为阴性，除外了合并感染的可能。本病例也提示临床医生，组织病理为肉芽肿性病变并不能完全除外恶性肿瘤，需结合临床进行仔细解读、充分沟通，必要时重复活检，并尽可能行淋巴结完整切除或取材较多的其他组织进行活检。

（感谢复旦大学附属中山医院病理科谭云山教授及血液科王伟光老师对本病例的指导和帮助）

参考文献

[1] Campo E, Jaffe ES, Cook JR, et al. The international consensus classification of mature lymphoid neoplasms: a report from the Clinical Advisory Committee[J]. Blood, 2022, 140(11): 1229-1253.

[2] Cho U, Park G, Kim JA, et al. Lymphoepithelioid variant of peripheral T cell lymphoma (Lennert lymphoma): cytologic and histologic features[J]. Diagn Cytopathol, 2021, 49(2): 322-324.

[3] Kouijzer IJE, Mulders-Manders CM, Bleeker-Rovers CP, et al. Fever of unknown origin: the value of FDG-PET/CT[J]. Semin Nucl Med, 2018, 48(2): 100-107.

[4] Yin Y, Liu H, Luo M, et al. Primary extranodal soft tissue Lennert lymphoma (lymphoepithelioid variant of peripheral T-cell lymphoma, unspecified): a case report and review of the literature[J]. Diagn Pathol, 2023, 18(1): 12.

病例73 发热伴急进性肾功能减退为哪般

作者 · 武 渊 金文婷 马玉燕
审阅 · 胡必杰 潘 珏

· 病史简介 ·

女性，69岁，江苏南通人，务农，2023-07-21收入复旦大学附属中山医院感染病科。

■ 主诉

鼻塞3个月，发热6周余。

■ 现病史

1. 2023-04下旬患者出现鼻塞，无脓涕、发热等。外院诊断鼻窦炎，予头孢菌素抗感染后症状稍好转。

2. 2023-06-06起发热，T_{max} 38.4℃，伴双小腿肌肉酸痛、活动乏力，发热时头晕、头痛，热退后可缓解，无咳嗽、咳痰、腹痛、腹泻、尿频、尿急、尿痛、皮疹、关节痛。当地予头孢菌素、血必净等治疗，热峰稍有下降。

3. 2023-06-26于当地医院住院，查血常规示WBC $16.7×10^9$/L，N% 84.5%；炎症标志物示CRP 158 mg/L，ESR 88 mm/h，PCT正常；肝肾功能示ALT/AST 139/65 U/L，Cr 70 μmol/L；血培养阴性、G试验、GM试验、新型冠状病毒核酸、EBV抗体、CMV抗体均阴性；尿常规示隐血（1+）；超声心动图未见异常。2023-07-01胸部CT：两下肺少许渗出，两侧少量胸腔积液，考虑肺部感染。先后予比阿培南、哌拉西林/他唑巴坦抗细菌，更昔洛韦抗病毒。治疗后炎症标志物无明显下降，肌肉酸痛波及大腿，行走乏力加重。2023-07-10复查胸部CT：右下肺病灶较前片有进展。查WBC $11.3×10^9$/L，N% 86.9%；CRP 140 mg/L，PCT正常；ALT/AST 22/21 U/L。2023-07-15予米诺环素（50 mg，口服，bid）+伐昔洛韦（0.3 g，口服，bid）治疗，患者仍有低热。

4. 2023-07-21为明确发热病因，收入复旦大学附属中山医院感染病科。

■ 既往史及个人史

否认高血压、糖尿病、结缔组织病及肿瘤病史。

· 入院检查 ·

■ 体格检查

1. T 37℃，P 97次/分，R 20次/分，BP 149/85 mmHg。

2. 神志清，精神可，双肺未闻及干湿啰音，心律齐，各瓣膜区未闻及心脏杂音，腹软，无压痛，双下肢无水肿，各关节无红肿，足背动脉搏动可。

■ 实验室检查

1. 血常规：WBC $14.09×10^9$/L，N% 83.8%，Hb 91 g/L，PLT $702×10^9$/L。

2. 尿常规：蛋白质（1+），尿隐血（+/-），RBC 6/μL，WBC 23/μL。

3. 粪隐血：阴性。

4. 炎症标志物：ESR > 120 mm/h，CRP 320.6 mg/L，PCT 0.32 ng/mL，铁蛋白1 069 ng/mL，SAA 1 130 mg/L。

5. 生化：ALT/AST 29/23 U/L，Alb 35 g/L，Cr 196 μmol/L，eGFR 22 mL/（min·1.73 m²），K^+ 5.1 mmol/L，CK 25 U/L，CK-MM 18 U/L，LDH 190 U/L。

6. D-二聚体2.27 mg/L。

7. 心肌标志物：NT-proBNP 1 660 pg/mL。

8. T-SPOT.TB A/B 1/0（阴性/阳性对照 0/58）。

9. 病原学检查：血隐球菌荚膜抗原、G试验、GM试验阴性，EBV-DNA、CMV-DNA均阴性，新型冠状病毒核酸阴性，甲型流感病毒、乙型流感病毒、呼吸道合胞病毒核酸均阴性。

10. 甲状腺功能、肿瘤标志物、免疫固定电泳均阴性。

■ 辅助检查

1. 2023-07-21心电图：正常。

2. 2023-07-21超声心动图：各瓣膜及心腔内未见赘生物，射血分数70%。

3. 2023-07-21颞动脉B超：未见异常。

· 临床分析 ·

■ 病史特点

患者为老年女性，鼻塞3个月、发热6周余，伴肌痛、乏力，进行性加重。血WBC、ESR、CRP明显升高，PCT正常，尿蛋白（1+）、尿隐血（1+），血Cr升高。抗感染后仍有发热，炎症标志物无明显下降。

■ 诊断分析

1. 结缔组织疾病：患者发热伴肾脏、鼻窦、肌肉多器官受累表现，抗感染无效，应考虑血管炎等结缔组织病可能。可完善自身抗体、肌电图、鼻窦CT等检查，必要时肾穿刺、肌肉活检协助诊断。

2. 感染性疾病。

· 感染性心内膜炎：患者发热病程长，炎症指标明显升高，NT-proBNP、Cr升高，需考虑感染性心内膜炎可能。但外院血培养阴性、经胸超声心动图未见明显赘生物，可进一步完善经食管超声心动图、重复血培养、完善血mNGS加以明确。

· 结核分枝杆菌感染：患者有较长期发热伴乏力，尿隐血（1+），ESR和CRP升高，不除外结核感染累及肾脏可能。但T-SPOT.TB阴性，必要时行CTU、尿分枝杆菌培养等，以明确或排除诊断。

3. 淋巴瘤：患者发热，抗感染治疗无效，曾因鼻塞而诊断"鼻窦炎"，不除外淋巴瘤累及鼻窦。可完善鼻窦CT、胸腹盆CT、鼻咽镜、浅表淋巴结B超等，如有病灶则可进一步活检以明确。

进一步检查、诊治过程和治疗反应

1. 2023-07-21入院后患者仍有发热，T_{max} 38.9℃，行血培养+血mNGS，予物理降温、抗氧化治疗。

2. 2023-07-22 PET/CT：① 右肺慢性炎性小结节可能，双侧肺门淋巴结非特异性炎症；② 肝脏钙化灶，腹膜后淋巴结炎，子宫肌瘤伴钙化；③ 脾脏反应性增生，双肾显像剂积聚（图73-1A）；④ 左上颌窦软组织密度影（图73-1B）。

3. 2023-07-22自身抗体示ANA颗粒1：100，其余均阴性；c-ANCA阴性，p-ANCA阳性，蛋白酶3 < 2 RU/mL，MPO 134.6 RU/mL；抗GBM抗体阴性。

4. 2023-07-23肾内科会诊：建议肾穿刺。

5. 2023-07-23风湿科会诊：考虑ANCA相关血管炎可能性大，同意肾穿刺；明确病理后，若无禁忌，可考虑糖皮质激素+环磷酰胺治疗。

6. 2023-07-24转入肾内科。24 h尿蛋白定量回报：尿液总量600 mL，尿蛋白定量0.47 g，尿白蛋白36.7 mg。血mNGS（2023-07-21采样）阴性；血培养（2023-07-21采样）阴性。

7. 2023-07-25鼻咽镜未见异常。

8. 2023-07-26行肾穿刺检查，病理诊断：新月体肾炎Ⅲ型，符合MPO-ANCA相关显微镜下多动脉炎肾炎。

9. 2023-07-26起甲泼尼龙治疗（2023-07-26至2023-07-27，360 mg，静脉滴注，qd；2023-07-28，500 mg，静脉滴注，st；2023-07-29，240 mg，静脉滴注，st；2023-

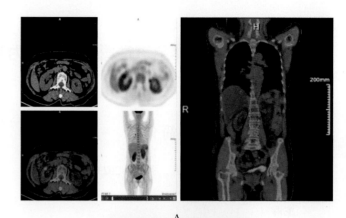

A

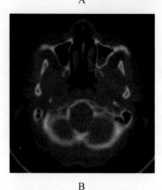

B

图73-1　PET/CT

A. 双肾显像剂积聚；B. 左上颌窦软组织密度影

07-30，160 mg，静脉滴注，st；2023-07-31起40 mg，静脉滴注，qd）。2023-07-31第1次环磷酰胺（0.4 g，静脉滴注，qd）×2天治疗（累积剂量0.8 g）。

10. 2023-08-01予出院，继续泼尼松（30 mg，口服，qd）治疗。

11. 2023-08-15肾内科门诊随访，出院后患者未再发热，下肢肌痛缓解，仍有轻度乏力。复查WBC 9.28×10⁹/L，N% 77.9%；CRP 98.1 mg/L；Cr 257 μmol/L；24 h尿蛋白定量0.46 g；p-ANCA阳性，MPO 83.1 RU/mL，较前下降。予泼尼松减量（25 mg，口服，qd），拟2周后行第2次环磷酰胺治疗。肾内科长期治疗与随访。

12. 图73-2为治疗过程中患者体温变化情况。

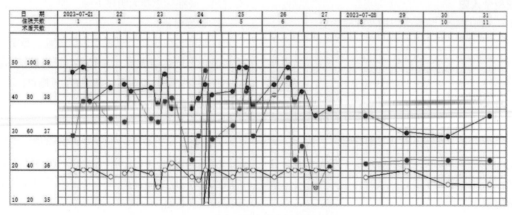

图73-2　治疗过程中患者体温变化情况

· 最后诊断与诊断依据 ·

■ 最后诊断

ANCA相关血管炎（肾、鼻窦）。

■ 诊断依据

患者为老年女性，慢性病程，主要表现为发热、鼻塞、肌痛，p-ANCA、MPO阳性，血Cr进行性升高，肾穿刺活检病理示新月体肾炎Ⅲ型，符合MPO-ANCA相关镜下多血管炎，CT示上颌窦软组织影，故诊断ANCA相关血管炎（肾、鼻窦）。

经验与体会

1. 本例患者发热，外院考虑肺部感染，但抗感染治疗效果不佳，除考虑病原体未覆盖、抗菌药物耐药等因素外，也需要完善全面检查以寻找其他发热病因。对于病原体未覆盖者，积极寻找并明确病原体，尽可能获得培养及药敏结果，对指导抗感染治疗尤为重要。患者入复旦大学附属中山医院感染病科后完善ANCA检测，结果回报阳性，锁定了方向；患者肾脏受累，血Cr进行性升高，后经肾穿刺明确诊断。发热的病因众多，有时并非单一因素所致，临床需谨慎甄别。本例虽然ANCA相关血管炎可以解释发热、炎症指标升高，但免疫抑制治疗前仍需排查是否合并感染或存在潜伏感染，在治疗过程中更应时刻警惕并发感染的可能。

2. ANCA阳性与肉芽肿性多血管炎（granulomatosis with polyangiitis，GPA）、显微镜下多血管炎（microscopic polyangiitis，MPA）、"肾脏局限性"血管炎（无肾外疾病证据的寡免疫性肾小球肾炎）密切相关，其检测对血管炎的诊断至关重要，但也有至少10%的患者为ANCA阴性。此外，

抗GBM抗体病、药物、非血管炎性自身免疫疾病、感染也可出现ANCA阳性。有报道，在亚急性细菌性心内膜炎及菌血症患者中发现ANCA阳性，尤其是c-ANCA和PR3。部分研究发现结核分枝杆菌感染、急性传染性单核细胞增多症、曲霉病患者中也可见ANCA阳性。在新型冠状病毒肺炎患者及新型冠状病毒疫苗接种者中，也有新发ANCA相关血管炎的报道，但关联性尚不明确。所以ANCA阳性患者也需甄别原因，有肾脏、肺部或皮肤受累者可局部活检以明确血管炎诊断。

3. GPA/MPA患者常为非特异性症状，包括发热、肌痛、关节痛、体重减轻等，前驱症状可能持续数周至数月，其间无特定器官受累证据。因此会被误诊为感染、肿瘤或炎症性关节病。GPA/MPA最常累及上/下呼吸道和肾脏。当患者出现全身症状伴肾脏、呼吸道受累的临床证据时，均应疑诊GPA/MPA，ANCA阳性时更应考虑上述诊断。本例患者反复发热，伴肌痛、乏力，肾功能进行性恶化，p-ANCA、MPO均阳性，最终经肾穿刺病理明确诊断。同时患者有鼻塞症状，CT示上颌窦软组织影，考虑ANCA相关血管炎累及鼻窦可能性大，可治疗、随访病灶变化加以明确。

参考文献

[1] Bossuyt X, Cohen Tervaert JW, Arimura Y, et al. Position paper: revised 2017 international consensus on testing of ANCAs in granulomatosis with polyangiitis and microscopic polyangiitis[J]. Nat Rev Rheumatol, 2017, 13(11): 683–692.

[2] Mahr A, Batteux F, Tubiana S, et al. Brief report: prevalence of antineutrophil cytoplasmic antibodies in infective endocarditis[J]. Arthritis Rheumatol, 2014, 66(6): 1672–1677.

[3] Uppal NN, Kello N, Shah HH, et al. De novo ANCA-associated vasculitis with glomerulonephritis in COVID-19[J]. Kidney Int Rep, 2020, 5(11): 2079–2083.

病例74 抗菌药物与感染的"鸡"与"蛋"之争

作者 · 朱贝迪 金文婷 马玉燕
审阅 · 胡必杰 潘珏

· 病史简介 ·

男性，70岁，江苏人，2023-07-21收入复旦大学附属中山医院感染病科。

■ 主诉

发热畏寒1个月余，全身皮疹伴脱屑20余天。

■ 现病史

1. 2023-06-20患者无明显诱因出现寒战、发热，T_{max} 40.3℃，无咳嗽、咳痰、腹痛、腹泻、尿频、尿急、肌肉酸痛等。当地卫生院予抗感染治疗（具体不详），患者仍反复

畏寒、高热。

2. 2023-06-25患者就诊于当地医院，查血常规示WBC $6.64×10^9$/L，N% 61%，Hb 100 g/L，PLT $104×10^9$/L；CRP 14.76 mg/L，ESR 30 mm/h；ASO、RF、抗CCP抗体、ANA、抗dsDNA抗体、ENA均阴性。胸部CT：未见明显异常。予青霉素G静脉滴注，当晚患者出现全身散在红疹，瘙痒明显；立即停用青霉素，改头孢他啶抗感染，加用抗过敏药物，患者红疹逐渐融合、颜色变暗，出现脱屑，体温降至正常，予出院。2天后患者再次出现发热；复查WBC $6.48×10^9$/L，N% 79.3%，Hb 92 g/L，PLT $220×10^9$/L；CRP

25.37 mg/L，PCT 0.11 ng/mL。予莫西沙星抗感染、甲泼尼龙抗炎及抗过敏治疗，患者仍有反复寒战、发热，并出现双下肢水肿，全身皮疹转为暗红色，仍伴明显瘙痒和脱屑。为明确发热、皮疹原因，收入复旦大学附属中山医院感染病科。

3. 患病以来，患者精神可，胃纳可，睡眠欠佳，大小便如常，体重减轻2 kg。

■ 既往史及个人史

2019-05因"重症肺炎"于外院住院治疗1个月余，予抗感染治疗及呼吸支持后肺炎好转；后出现发热、四肢皮疹伴蜕皮、全血细胞下降，于复旦大学附属中山医院住院诊疗。查PET/CT：多处（双侧颈部、纵隔、双侧肺门、双侧腋窝、肝门区、盆腔和双侧腹股沟）淋巴结炎及双侧精囊腺炎症，骨髓、脾脏反应性增生可能，骨髓穿刺见噬血现象，经免疫球蛋白、激素、经验性抗感染及对症支持治疗10天后，病情好转出院。

· 入院检查 ·

■ 体格检查

1. T 38.6℃，P 110次/分，R 22次/分，BP 98/60 mmHg。

2. 神志清，呼吸平稳，浅表淋巴结未触及明显肿大；全身（头面部、躯干及四肢）广泛斑片状暗红色皮疹伴蜕皮（图74-1），累及90%以上皮肤面积，可见四肢抓痕、色素沉着，肢体皱褶部位如臀沟、腹股沟、指（趾）缝可见皮损伴少量渗出，眼结膜及口腔黏膜未见溃疡或糜烂；心律齐，双肺未闻及干湿啰音；腹平软，全腹未及压痛、反跳痛，肝、

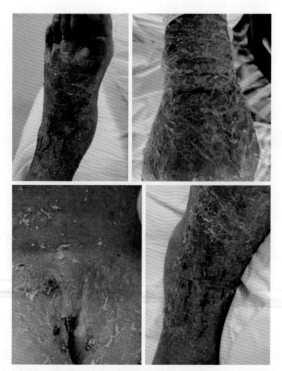

图74-1　患者入院查体见躯干及四肢皮疹伴蜕皮：左足背（左上）、右手背（右上）、腰臀部（左下）、左小腿（右下）

脾肋下未触及。双足背凹陷性水肿。

■ 实验室检查

1. 血常规：WBC 5.1×10⁹/L，N% 61%，Hb 94 g/L，PLT 117×10⁹/L。

2. 炎症标志物：hsCRP 78.2 mg/L，ESR 38 mm/h，PCT 0.62 ng/mL；铁蛋白 > 2 000 ng/mL。

3. 生化：Alb 30 g/L，BUN 7.2 mmol/L，Cr 70 μmol/L。

4. 特定蛋白：IgE 1 463 IU/mL，IgG4 2.29 g/L，补体C3 0.5 g/L，补体C4 0.09 g/L，总补体15.7 IU/mL。

5. 凝血功能：PT 13.9 s，INR 1.17，D-二聚体5.04 mg/L。

6. T-SPOT.TB A/B 0/0（阴性/阳性对照 0/475）；G试验、GM试验、血隐球菌荚膜抗原、EBV-DNA、CMV-DNA阴性。

7. ANA、ENA、ANCA、抗CCP抗体、RF均阴性。

8. 肿瘤标志物：NSE 16.8 ng/mL，SCC > 70 ng/mL，其余均阴性。

9. ASO 259 IU/mL。

■ 辅助检查

1. 心电图：窦性心律，完全性右束支阻滞。

2. 超声心动图：极少量心包积液。

· 临床分析 ·

■ 病史特点

患者为老年男性，以"发热"起病，诊疗过程中出现全身剥脱性红色皮疹，初为潮红色，后出现广泛脱屑及下肢肿胀，皮疹颜色加深，伴有瘙痒，呈红皮病样表现，抗感染治疗效果不佳，仍有反复高热不退，考虑以下病因的鉴别诊断。

■ 诊断分析

1. 药物性红皮病：患者全身皮疹出现与青霉素G使用存在时间相关性，停用可疑药物并予抗过敏、皮肤护理治疗后，皮疹伴瘙痒有所改善，曾短期体温恢复正常，之后反复高热、畏寒，炎症标志物及IgE升高明显。青霉素、磺胺类、头孢菌素类抗菌药物是IgE介导的药物过敏的常见原因，应首先需排除药物性皮炎，并警惕再度暴露于致敏因素引起的全身过敏反应和广泛皮损并发感染的情况。故本例应在皮肤科指导下谨慎使用药物，注意皮肤护理和液体管理、营养支持、无菌操作，密切观察皮疹变化，完善渗出物或血培养以评估并发感染情况。

2. 感染性疾病皮肤表现：如葡萄球菌烫伤样皮肤综合征、β-溶血性链球菌红皮病综合征等。多由细菌毒素引起的皮肤受累，表现为弥漫性红斑和表皮剥脱。进一步行影像学评估有无感染灶，血培养、皮肤渗出液涂片培养及病原学mNGS等有助于明确病原学，但仍需甄别广泛皮损并发血流感染的情况。

3. 皮肤淋巴瘤：本患者2019年曾有发热伴剥脱性皮疹、噬血细胞综合征、淋巴结炎伴脾脏骨髓增生的病史，本次再

次出现类似的临床表现,合并轻度贫血、血小板减少,病程反复,治疗效果不佳,需警惕皮肤T淋巴细胞淋巴瘤(如Sézary综合征)及其他全身性肿瘤等恶性疾病,必要时可复查并比较PET/CT,于影像学指导下行组织活检或皮肤活检进一步明确。

进一步检查、诊治过程和治疗反应

诊治过程

1. 2023-07-21予厄他培南(1 g,静脉滴注,qd)经验性抗感染,辅以营养支持、抑酸、保护胃黏膜、皮肤护理等对症治疗。请皮肤科会诊,考虑"红皮病",予依巴斯汀抗组胺、维生素C及复方甘草酸苷片抗过敏、尿素软膏外涂。

2. 2023-07-22行PET/CT(图74-2B):对比2019-07-02复旦大学附属中山医院PET/CT(图74-2A):多处(双侧颈部及锁骨区、双侧腋窝、左侧胸壁肌间隙、肝门区、腹膜

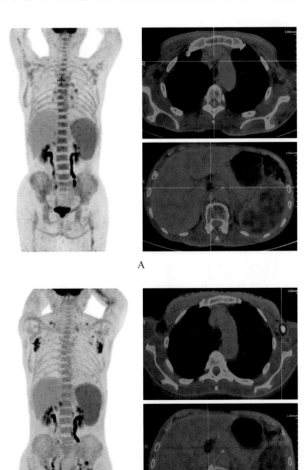

A

B

图74-2 2023-07-22 PET/CT:全身多处淋巴结炎可能,较2019-07增多、增大,糖代谢摄取较2019-07升高(SUV$_{max}$由3.2升至20,位于左侧腋窝)

A. 2019-07-02 PET/CT;B. 2023-07-22 PET/CT

后、盆腔和双侧腹股沟)淋巴结炎可能,较前增多、增大,糖代谢升高;原双侧精囊腺炎症及胸内炎性淋巴结消失;脾脏肿大、骨髓反应性增生,与前相仿;请结合临床,必要时腋窝肿大淋巴结活检以明确病理。

3. 2023-07-23发热时血培养报阳(2023-07-21采样):同侧3瓶,革兰阳性球菌生长(报阳时间为2瓶12 h、1瓶30 h),加用万古霉素(1 g,静脉滴注,q12 h)抗感染。

4. 2023-07-25血培养鉴定:假中间葡萄球菌阳性(图74-3)。Hb进行性下降至57 g/L。患者仍反复发热、畏寒,无新发皮疹,无糜烂或渗出增多,全身暗红色皮疹颜色进一步加深,脱屑明显。

病原体	结果	
假中间葡萄球菌	阳性	
药敏名称	结果	MIC/RAD
头孢西丁筛选	阴性	阴性
青霉素	R耐药	≥0.5
苯唑西林	R耐药	≥4
庆大霉素	R耐药	≥16
左氧氟沙星	R耐药	≥8
莫西沙星	R耐药	2
诱导型克林霉素耐药	阴性	阴性
红霉素	R耐药	≥8
克林霉素	R耐药	≥4
利奈唑胺	S敏感	1
达托霉素	S敏感	≤0.12
替考拉宁	S敏感	1
万古霉素	S敏感	≤0.5
替加环素	S敏感	≤0.12
利福平	S敏感	≤0.5
甲氧苄啶/磺胺异噁唑	S敏感	≤0.5
米诺环素	S敏感	直径21
磷霉素	S敏感	直径28

图74-3 2023-07-21发热时血培养示假中间葡萄球菌(附药敏试验结果)

美国临床实验室标准化协会(Clinical and Laboratory Standards Institute,CLSI):头孢西丁最小抑菌浓度(minimal inhibitory concentration,MIC)或纸片法检测假中间葡萄球菌、施氏葡萄球菌mecA介导的耐药结果不可靠

5. 2023-07-26局部麻醉下行腋窝淋巴结活检。2023-07-27行骨髓穿刺+活检。复查血常规示WBC 4.9×10^9/L,Hb

50 g/L，PLT 141×10⁹/L；炎症标志物示hsCRP 123.5 mg/L，PCT 1.17 ng/mL；Alb 19 g/L。加用甲泼尼龙（40 mg，静脉滴注，qd）抗炎，调整抗感染方案为美罗培南（1 g，静脉滴注，q8 h）+万古霉素（1 g，静脉滴注，q12 h），积极补充白蛋白、输注悬浮红细胞1 U。2023-07-28患者体温降至正常。

6. 2023-07-31腋下淋巴结mNGS及培养阴性；骨髓培养阴性。

7. 2023-08-01骨髓细胞学：骨髓粒、巨两系增生活跃，嗜酸细胞易见，中性粒细胞胞浆内可见毒性颗粒，红系增生尚活跃，可见低色素及脱核迟缓现象，片中偶见吞噬性组织细胞吞噬血细胞现象。骨髓病理：结合流式细胞检查及细胞学，考虑T淋巴细胞反应性增生，有核红细胞增生受抑制。腋窝淋巴结病理：淋巴结结构存在，淋巴滤泡间可见淡染区，其内可见到组织细胞、朗格汉斯细胞及交指突细胞增生，含色素、组织细胞反应，结合免疫组织化学结果及病史，符合皮病性淋巴结炎。

8. 经甲泼尼龙抗炎5天，经验性抗感染治疗1周后，患者体温平稳，皮疹变淡，脱屑减少，皮损及抓痕愈合。2023-08-01调整治疗方案：左氧氟沙星（0.5 g，静脉滴注，qd）+万古霉素（1 g，静脉滴注，q12 h），甲泼尼龙减量（30 mg，静脉滴注，qd）。

9. 2023-08-03患者体温反跳，测鼻拭子新型冠状病毒核酸阳性（Ct值示*ORF1ab*基因28/*N*基因28），予先诺特韦/利托那韦抗病毒。

10. 2023-08-07复查Hb恢复、炎症标志物下降（图74-4）：WBC 4.7×10⁹/L，N% 62%，Hb 87 g/L，PLT 127×10⁹/L；hsCRP 3.6 mg/L，PCT 0.09 ng/mL，ESR 2 mm/h；IgE 834 IU/mL。患者全身皮疹及脱屑基本消退（图74-5），体温平稳（图74-6），抗感染满2周余，予出院，继续口服甲泼尼龙并逐渐减量。

最后诊断与诊断依据

■ 最后诊断

1. 红皮病（药物性皮炎可能性大）合并皮病性淋巴结炎。

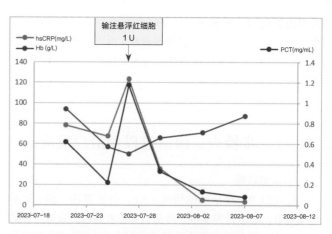

图74-4　患者炎症标志物和Hb变化情况

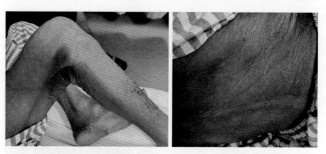

图74-5　患者出院时皮疹消退，遗留色素沉着

2. 耐甲氧西林假中间葡萄球菌（methicillin-resistant *Staphylococcus pseudintermedius*，MRSP）血流感染？

■ 诊断依据

患者为老年男性，因"发热、畏寒1个月余，全身皮疹伴脱屑20余天"入院，患者"发热"起病，在使用青霉素G后即突发全身皮疹伴瘙痒，累及超过90%皮肤面积，停用可疑致敏药物并予抗过敏、皮质类固醇及对症治疗后，皮疹呈好转趋势。根据临床表现、皮疹和用药间的关系，可诊断红皮病（药物性皮炎可能性大）。后半病程出现反复畏寒、高热、贫血加重，血检指标及骨髓尚不满足噬血细胞综合征评分标准，淋巴结活检病理可明确诊断皮病性淋巴结炎。其间发热，血培养示假中间葡萄球菌阳性，考虑患者存在皮肤免

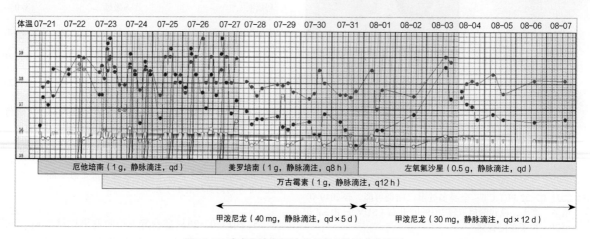

图74-6　患者住院期间治疗方案与体温变化情况

疫屏障破坏，MRSP血流感染可能。

经验与体会

1. 红皮病（剥脱性皮炎）是一种临床征象，表现为累及全身皮肤的弥漫性红斑和脱屑，多为其他疾病的皮肤表现，如许多皮肤病、全身性疾病（包括银屑病和特应性皮炎）和药物超敏反应，少见如感染、结缔组织病及罕见 Sézary 综合征。本病最常见并发感染、血流动力学和代谢紊乱。研究表明，红皮病患者可并发金黄色葡萄球菌脓毒症和疱疹病毒感染。一项回顾性数据表明，我国每 100 000 例因皮肤病而就诊的患者中，红皮病患者仅占 13 例。该病更好发于中老年人和男性。

2. 红皮病最常定义为累及 90% 及以上体表面积的皮肤发红（亮粉到暗红色），伴有皮温升高、瘙痒或剧烈疼痛，皮肤外表现可有畏寒、高热或低体温、外周水肿及低蛋白血症等，临床诊断不难，但需评估基础疾病（或诱因）和并发症。药物超敏反应多由 IgE 介导，突发起病，以青霉素类、磺胺类、别嘌醇、抗癫痫药物、血管紧张素转换酶抑制剂（angiotensin-converting enzyme inhibitor, ACEI）类药物常见。本例快速起病，与青霉素 G 的使用存在时间关系，IgE 升高明显，停药后皮疹未进一步进展，使用皮质类固醇后皮疹明显消退，考虑药物相关性红皮病最为可能。

3. 皮病性淋巴结炎（dermatopathic lymphadenitis, DL）是一种罕见的良性淋巴增生，早期也叫脂肪黑色素增生性网状细胞增多症或 Pautrier-Woringer 病，常继发于慢性皮肤炎症性病变，主要与剥脱性皮炎或类湿疹性皮炎有关，淋巴结病理可明确。DL 发病机制不明，有学说认为，表皮和真皮间黑色素代谢障碍及淋巴腺内 T 淋巴细胞对指突状网状细胞处理递呈皮肤抗原的增生性反应参与了 DL 的发展。研究表明，皮病性淋巴结炎和皮疹的关系并不一定平行（以一项乳腺癌淋巴结活检队列为例），可以不明原因发热伴无痛性淋巴结肿大为主要特征，可伴发噬血细胞综合征、病毒感染等，故 DL 被报道为"淋巴瘤"的模仿者。PET/CT 通常难以区分两者，但可以提供敏感的活检靶点，同时评估伴发疾病。DL 呈自限性，随着原发疾病的好转可恢复。

4. 在一项病例报告中，EBV 相关噬血细胞综合征的患者同时出现了全身性红皮病和皮病性淋巴结炎。本例集感染、红皮病、淋巴结炎、骨髓脾脏受累（噬血倾向）于一身，这些提示我们，感染、皮肤黏膜屏障、免疫炎症和造血系统存在密不可分的关系。在本例的临床思考中，抗菌药物是"搅局者"，抑或感染是罪魁祸首，仍值得推敲。

5. 假中间葡萄球菌凝固酶不确定（多为凝固酶阳性），多定植在宠物的皮肤和口鼻，可引起动物皮肤化脓性感染，也可定植或感染人类。本例同侧血培养 MRSP 报阳，考虑患者全身皮肤屏障破坏，为预防感染危重化，根据药敏予万古霉素抗感染 2 周。

参考文献

[1] Hadj OEAE, Bouhajja L, Goucha A, et al. Pautrier-woringer disease: lipomelanotic reticulosis/dermatopathic lymphadenitis[J]. Our Dermatology Online / Nasza Dermatologia Online, 2017, 8(1): 98-99.

[2] Hu N, Tan YL, Cheng Z, et al. Dermatopathic lymphadenitis[J]. Chi Med J(Engl), 2015, 128(22): 3121-3122.

[3] Lee WJ, Lee DW, Kim CH, et al. Dermatopathic lymphadenitis with generalized erythroderma in a patient with epstein-barr virus-associated hemophagocytic lymphohistiocytosis[J]. Am J Dermatopathol, 2010, 32(4): 357-361.

[4] Zhan Y, Jiao Z, Niu L. Clinicopathologic features of invasive breast carcinoma with dermatopathic lymphadenitis: a retrospective analysis[J]. Int J Clin Exp Pathol, 2020, 13(9): 2289-2296.

病例 75 真相只有一个：揪出肝内病灶真凶

作者 · 苑菲菲 金文婷 马玉燕
审阅 · 胡必杰 潘珏

病史简介

女性，75岁，安徽人，2023-08-26收入复旦大学附属中山医院感染病科。

主诉

纳差乏力3个月，发热2周。

现病史

1. 2023-05 患者无诱因下出现纳差、乏力，偶伴胸闷，否认发热、咳嗽、咳痰、腹痛、腹泻等。外院腹部B超无特殊。胃镜（2023-06-01）：慢性浅表性胃炎，胃角、胃窦病变。予对症治疗，无改善。

2. 2023-08-10收入当地三甲医院。查 WBC 4.83×10^9/L，N% 75.8%；CRP 129.1 mg/L；CA125 49.8 U/mL，CA19-9 52.4 U/mL；胸腹盆CT增强：肝右叶包块累及右肾上极，考虑肝脓肿可能，恶性不除外。予抗感染（具体药物及剂量不详）、营养支持治疗，无好转。2023-08-14上腹部MRI增强：肝右叶占位累及右肾上腺，考虑恶性或并发感染可能；双侧肾周渗出；左侧肾上腺占位（图75-1）。2023-08-14 CT引导下行肝占位穿刺活检术，病理：肝细胞气球变性，局部可见坏死和肉芽肿组织形成，免疫组化考虑EBV阳性的淋巴组织增生性疾病。住院期间患者反复发热，T_max 39℃，伴腹胀、双下肢凹陷性水肿。2023-08-22起予头孢哌酮/舒巴坦抗感染，以及利尿、护胃等治疗，患者仍反复高热，于2023-08-26出院。

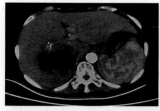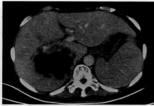

A

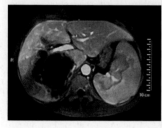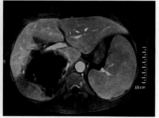

B

图75-1 2023-08-11腹部CT增强及2023-08-14腹部MRI增强
A. 2023-08-11腹部CT增强：右肝巨大占位；B. 2023-08-14腹部MRI增强：肝右叶占位

3. 为明确发热病因及肝内病灶性质，收入复旦大学附属中山医院感染病科。

■ 既往史及个人史

2型糖尿病十余年，目前门冬胰岛素注射液三餐前7U-5U-3U+甘精胰岛素睡前17U皮下注射控制血糖。

· 入院检查 ·

■ 体格检查

1. T 36.5℃，P 75次/分，R 20次/分，BP 120/70 mmHg。

2. 神志清，双肺未闻及明显干湿啰音；心律齐，心前区未闻及杂音；腹部稍膨隆，叩诊鼓音，移动性浊音阳性，肝、脾肋下未触及，肝区轻度压痛；双下肢凹陷性水肿。

■ 实验室检查

1. 血常规：WBC 3.61×10^9/L，N% 81.1%，Hb 83 g/L，PLT 79×10^9/L。

2. 炎症标志物：hsCRP 121.2 mg/L，ESR 35 mm/h，PCT 0.09 ng/mL。

3. 生化：ALT/AST 14/28 U/L，ALb 39 g/L，Cr 39 μmol/L。

4. 凝血功能：PT 13.6 s，D-二聚体2.35 mg/L。

5. 肿瘤标志物：CA19-9 46.1 U/mL，CA125 134 U/mL，NSE 37.6 ng/mL，CYFRA21-1 3.4 ng/mL。

6. T-SPOT.TB A/B 0/0（阴性/阳性对照0/270），G试验、GM试验、血隐球菌荚膜抗原、CMV-DNA均阴性。

7. 血浆 EBV-DNA 6.63×10^3/mL，单个核细胞EBV-DNA $< 5.0 \times 10^3$/mL。

8. 自身抗体：ANA、ANCA均阴性。

9. 尿常规：蛋白质（1+），隐血（2+），RBC计数9/μL，WBC计数39/μL，WBC镜检4～6/HP。

■ 辅助检查

1. 心电图：窦性心律，T波改变（Ⅰ、aVL、Ⅱ、Ⅲ、aVF、V_6导联低平、双相）。

2. 腹部B超：肝右叶实质占位，考虑脓肿可能；脾肿大；右肾轻度积水。

· 临床分析 ·

■ 病史特点

患者为老年女性，纳差、乏力3个月余，发热2周。外院查炎症标志物、肿瘤标志物升高，腹部影像学提示肝右叶占位累及右肾上腺，感染可能。抗感染治疗后症状无显著改善，行肝肿物穿刺病理考虑EBV阳性的淋巴组织增生性疾病。

■ 诊断分析

1. 肝脓肿：通常是由来源于肠道的革兰阴性杆菌所引起的肝脏化脓性病变，多见于中老年、局部或全身免疫功能受损人群，右叶多见。临床表现为急性病程、寒战、高热、肝区疼痛等。典型者腹部CT增强常表现为脓肿壁明显强化，即"环靶征"。该患者老年女性，亚急性病程，发热伴炎症标志物升高，但抗感染治疗效果不佳，且腹部影像学未见强化的脓肿壁，肝肿物病理未提示急性炎症改变。必要时可再次行肝穿刺活检，通过组织病理或脓液病原学结果明确或排除诊断。

2. 肝脏淋巴瘤：属结外淋巴瘤，发病率低，部分患者伴慢性肝炎或肝硬化，其临床表现、实验室检查、影像学表现无明显特异性。该患者纳差、乏力伴发热，肿瘤标志物升高，血浆EBV-DNA阳性，影像学提示肿瘤/感染可能，肝肿物穿刺活检考虑EBV阳性的淋巴组织增生性疾病。必要时需再次穿刺活检，结合病理免疫组织化学及基因重排结果以明确诊断。

3. 肝内胆汁瘤：常见病因包括医源性、创伤性或自发性病因，临床表现无特异性，部分患者有右上腹钝痛、黄疸和低热，穿刺可抽出胆汁，腹部CT示占位边界清楚、密度较低，可通过经内镜逆行胰胆管造影术明确诊断。本例患者无肝脏损伤病史，有发热，外院肝肿物病理提示EBV阳性的淋巴组织增生性疾病，可行肝肿物造影、胆管造影明确。

4. 肝胆管细胞癌：常有CEA、CA19-9等升高，肝左叶多见，常伴邻近肝脏的萎缩，肝内胆管扩张；增强早期病灶通常无明显强化，病灶中心可有延迟强化，门脉早期出现消退，延迟期可显著廓清。该患者肿瘤标志物升高，但腹部影像学表现不典型，结合外院病理组织化学结果，暂不考虑本病。必要时再次行肝肿块活检以鉴别。

进一步检查、诊治过程和治疗反应

诊治过程

1. 2023-08-28 PET/CT：考虑感染性病变累及肝脏、右肾、双侧肾上腺和多处（腹腔、腹膜后、膈上心周及纵隔）淋巴结，伴肝、肾脓肿形成；腹盆腔腹膜增厚，脾肿大，右肾囊肿，子宫肌瘤，腹盆腔积液；两肺慢性炎症，右肺上叶小气囊，双侧胸腔积液；甲状腺双侧叶结节（图75-2）。

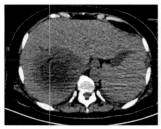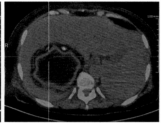

图75-2　2023-08-28 PET/CT：肝右叶糖代谢异常增高的囊实性低密度灶，内见少许气体密度影，边界欠清

2. 2023-08-28 B超引导下行肝肿块穿刺活检+置管引流术。引流液为大量褐色胆汁样（图75-3），送检常规未找到红细胞、白细胞；引流液ADA 18 U/L；引流液CA19-9 > 10 000 IU/mL；引流液涂片见胆汁样物，未找到肿瘤细胞；涂片找细菌、真菌、抗酸杆菌阴性，XPERT.TB阴性。2023-08-30肝肿块活检标本初步病理：大部分为坏死组织，见少量肝组织，肝窦扩张，肝脏边缘见少量增生淋巴组织。

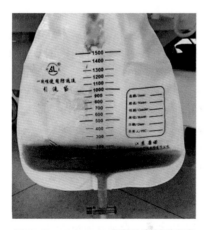

图75-3　2023-08-28肝肿块穿刺引流液

3. 2023-08-29起予哌拉西林/他唑巴坦（4.5 g，静脉滴注，q8 h）经验性抗感染。

4. 2023-08-30引流液细菌、真菌培养阴性。血mNGS（2023-08-28采样）：检出EBV（核酸序列数934）。

5. 2023-08-31肝引流液mNGS（2023-08-28采样）：检出EBV（核酸序列数2 159）。

6. 2023-09-01肝肿块组织mNGS（2023-08-28采样）：检出EBV（核酸序列数724）。

7. 2023-09-01行肝脏肿物+胆管造影：肝内胆管未显示。

8. 2023-09-04上腹部MRI增强+MRCP：肝右叶、右肾、右肾上腺区、腹腔、腹膜后、部分胸椎及腰椎多发病灶，考虑肝右叶肝内胆管细胞癌伴感染可能，累及右肾、肾上腺及部分椎体，腹腔后腹膜多发转移性淋巴结可能（图75-4）。

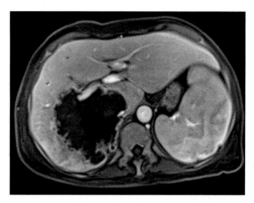

图75-4　2023-09-04上腹部MRI增强：肝右叶团块状异常信号影，增强后呈环状强化

9. 2023-09-05外院肝肿物穿刺白片会诊：考虑EBV阳性的弥漫大B细胞淋巴瘤。

10. 2023-09-05复旦大学附属中山医院肝肿物穿刺病理免疫组织化学：EBV阳性的淋巴组织增生性疾病，B细胞性，结合同一病例形态和免疫组织化学结果及基因重排结果，考虑EBV阳性的弥漫大B细胞淋巴瘤（图75-5和图75-6）。

巨检	肝脓肿：灰白条索样组织1条，长1.0 cm，直径0.1 cm。
诊断	2023-08-30（超声引导下肝右叶肿块活检）穿刺组织大部分为坏死组织，见少量肝组织，肝窦扩张，肝脏边缘见少量增生的淋巴组织，正在行免疫组织化学及基因检测以协助诊断。
补充报告	2023-08-31（超声引导下肝右叶肿块活检）穿刺组织大部分为坏死组织，见少量肝组织，肝窦扩张，肝脏边缘见少量增生的淋巴组织，结合免疫组织化学结果，为EBV阳性淋巴组织增生性疾病，B细胞性，结合同一病例形态和免疫组织化学结果（23P03369）及基因重排结果，考虑EBV阳性弥漫大B细胞淋巴瘤。 免疫组化（N23-035712）23S076835-001：Bcl-2（部分淋巴细胞+）；Bcl-6（部分淋巴细胞+）；CD10（-）；CD138（-）；CD19（部分淋巴细胞+）；CD20（++）；CD21（-）；CD23（-）；CD3（少量淋巴细胞+）；CD5（少量淋巴细胞+）；CD79a（少量淋巴细胞+）；Cyclin-D1（少量+）；Ki-67（50%阳性）；MUM-1（部分+）；PD-1（1%+）；原位杂交EBER（+）。

图75-5　2023-09-05肝肿物组织病理免疫组织化学结果

检查项目：T/B 基因重排。

送检材料：石蜡组织 1 号。

检测方法：一代测序。

试剂信息：一代测序试剂盒。

病变描述：详见病理诊断报告单。

质量控制：样本量　合格。

　　　　　信　号　合格。

　　　　　对　照　合格。

检测结果：基于本次实验数据，检测结果发现该患者 B 淋巴细胞基因出现克隆性重排峰。

T/B 基因重排 PCR 结果

检测项目	基因扩增类型	扩增产物有效范围	检测结果
B 淋巴细胞基因	IGH Tube A	FR1-JH 310～360	－
	IGH Tube B	FR2-JH 250～295	－
	IGH Tube C	FR3-JH 100～170	－
	IGK Tube A	Vk-Jk 120～160，190～210，260～300	＋
	IGK Tube B	Vk-Kde-intron-Kde 210～250，270～300，350～390	＋
T 淋巴细胞基因	TCRB Tube A	Vβ-Jβ 240～285	－
	TCRB Tube B	Vβ-Jβ 240～285	－
	TCRB Tube C	Dβ-J 170～210，285～325	－
	TCRG Tube A	Vγ1-8、Vγ10、Jγ 145～255	－
	TCRG Tube B	Vγ9、Vγ11-Jγ 80～220	－

图 75-6　2023-09-05 肝肿物组织 T/B 基因重排结果

11. 2023-09-06 与患者家属详细沟通病情后，转至血液科进一步治疗。

转科后随访

1. 患者转至血液科后 2023-09-08 行骨髓穿刺+活检（病理免疫组织化学未见明确病变）。2023-09-09 起予第一周期化疗，具体方案为利妥昔单抗（600 mg，静脉滴注，d1）+维泊妥珠单抗（80 mg，静脉滴注，d3）+泽布替尼（160 mg，口服，bid）。

2. 2023-09-16 复查血 WBC $2.26×10^9$/L，N% 80.1%，Hb 74 g/L，PLT $49×10^9$/L；hsCRP 65.5 mg/L。

3. 经治疗后，患者一般情况较前好转，体温趋于正常，胃纳可，于 2023-09-18 出院。

最后诊断与诊断依据

最后诊断

弥漫大 B 细胞淋巴瘤（累及肝、肾、肾上腺、腹膜后淋巴结、胸腰椎）。

诊断依据

患者为老年女性，纳差、乏力伴发热；血 WBC 不高，CRP 升高、CA19-9、CA125 升高，血浆 EBV-DNA 阳性，血、肝肿物、肝脓液 mNGS 均检出大量 EBV；PET/CT 提示肝右叶糖代谢异常升高的囊实性低密度灶。复旦大学附属中山医院行肝肿物穿刺活检，病理、免疫组织化学及基因重排提示 EBV 阳性的淋巴组织增生性疾病，B 细胞性，考虑 EBV 阳性的弥漫大 B 细胞淋巴瘤。转血液科予第一周期 ZPR 方案化疗后，病情好转，体温趋于正常，故本病诊断可以确立。

经验与体会

1. 弥漫性大 B 细胞淋巴瘤（diffuse large b-cell lymphoma，DLBCL）是一种来源于成熟 B 细胞的侵袭性肿瘤，是最常见的非霍奇金淋巴瘤，约占非霍奇金淋巴瘤的 25%～50%。DLBCL 临床异质性较大，患者通常有颈部、腹部进行性增大的无痛性肿物；累及结外者，根据累及部位（如胃肠道、中枢神经系统、骨骼，肝、肺、肾脏等受累较罕见）而有相应症状。DLBCL 的诊断需依靠活检组织病理学检查，通过细胞免疫组织化学明确。

2. 肝淋巴瘤分为原发性和继发性，常见症状有发热、消瘦、夜间盗汗等。原发性肝淋巴瘤罕见，起源于肝脏、无肝外侵犯及淋巴结肿大，以非霍奇金淋巴瘤多见。继发性肝淋巴瘤相对原发性多见，常有肝外病灶及非引流区淋巴结肿大，霍奇金和非霍奇金淋巴瘤占比无明显差异。本病例患者有发热、纳差，肝右叶可见孤立性巨大肿块，PET/CT提示多处淋巴结（腹腔、腹膜后、膈上心周及纵隔）受累，考虑为继发性淋巴瘤可能性较大。

3. 肝淋巴瘤由于发病率较低，且临床表现、影像学检查无特异性，在临床工作中易漏诊或误诊。有报道表明，肝淋巴瘤发病前有9.6%～44%的患者伴慢性肝炎或肝硬化，推测可能与局部慢性炎症、肝炎病毒损害有关；此外获得性免疫缺陷综合征（艾滋病）与自身免疫病在该病的发生中也有重要作用。本例患者乏力、发热起病，腹部影像学提示肝占位，考虑肝脓肿可能性大，但抗感染治疗后患者症状无显著

好转。患者肿瘤标志物升高，影像学表现无特异性且有全身多处器官累及，需警惕恶性肿瘤可能。病理是肝淋巴瘤诊断的金标准，本例外院肝肿物穿刺病理示EBV阳性的淋巴组织增生性疾病，由于临床发病率低，为明确诊断及避免抗菌药物滥用，故积极予再次穿刺行活组织病理检查。

参考文献

[1] Alves AMA, Torres US, Velloni FG, et al. The many faces of primary and secondary hepatic lymphoma: imaging manifestations and diagnostic approach[J]. Radiol Bras, 2019, 52(5): 325-330.

[2] Forlenza CJ, Chadburn A, Giulino-Roth L. Primary mediastinal B-cell lymphoma in children and young adults[J]. J Natl Compr Canc Netw, 2023, 21(3): 323-330.

[3] Ippolito D, Porta M, Maino C, et al. Diagnostic approach in hepatic lymphoma: radiological imaging findings and literature review[J]. J Cancer Res Clin Oncol, 2020, 146(6): 1545-1558.

病例 76 持续的高热，迟到的皮疹

作者 · 李 娜 马玉燕 金文婷
审阅 · 胡必杰 潘 珏 高晓东

病史简介

女性，34岁，上海人，2023-10-09收入复旦大学附属中山医院感染病科。

主诉

发热12天。

现病史

1. 2023-09-28出现发热，T_{max} 40.8℃，伴畏寒、寒战、头痛、全身肌肉酸痛、乏力、咽痛，偶有咳嗽，咳少许白痰。予对症退热治疗，无好转。

2. 2023-10-05患者就诊于上海某三甲医院，查WBC 7.5×10^9/L，N% 87%，PLT 266×10^9/L；CRP < 10 mg/L；尿WBC（2+）。2023-10-06就诊于复旦大学附属中山医院发热门诊，查甲型/乙型流感病毒及呼吸道合胞病毒核酸阴性；胸部CT未见异常。予头孢唑肟+左氧氟沙星抗感染2天，无好转，并出现呕吐、腹泻1次。

3. 2023-10-08患者就诊于上海另一家三甲医院，查WBC 1.8×10^9/L，PLT 96×10^9/L；CRP 23.5 mg/L，PCT 0.2 ng/mL；ALT/AST 47/158 U/L；新型冠状病毒核酸阴性。予头孢曲松+甲硝唑抗感染，患者仍有高热。

4. 2023-10-09患者就诊于第四家三甲医院，喉镜检查：双侧扁桃体Ⅱ度肿大，表面未见脓性分泌物，诊断"急性咽炎"。

5. 2023-10-09患者就诊于复旦大学附属中山医院急诊，予厄他培南（1 g，静脉滴注，qd）抗感染、地塞米松（5 mg，静脉注射，st）抗炎。为明确发热原因，当日收入复旦大学附属中山医院感染病科。

6. 病程中，患者精神、胃纳、睡眠稍差，小便无殊，腹泻1次，无黑便，体重无明显改变。

既往史及个人史

确诊2型糖尿病4年，二甲双胍、度拉糖肽降糖，血糖控制尚可；有高脂血症；否认高血压、心脏病病史。2023-08-21至2023-08-23于广东惠州出差，2023-09-13至2023-09-15于广东深圳出差。本次发病前否认至野外草地、疫水接触和蚊虫叮咬史等。

入院检查

体格检查

1. T 39.2℃，P 111次/分，R 20次/分，BP 107/72 mmHg。

2. 神志清，精神可；咽部充血，双侧扁桃体Ⅱ度肿大，未见脓点；全身皮肤无皮疹，无出血点、瘀点、瘀斑等；未扪及浅表淋巴结肿大；两肺呼吸音清，未闻及干湿啰音；心律齐，各瓣膜区未闻及病理性杂音；腹软，无压痛及反跳痛；双下肢无水肿。

实验室检查

1. 血常规：WBC 2.57×10^9/L，N% 71.6%，L% 23.7%，Hb 146 g/L，PLT 64×10^9/L。

2. 炎症标志物：CRP 36.7 mg/L，ESR 7 mm/h，PCT 0.2 ng/mL，铁蛋白 > 2 000 ng/mL。

3. 尿常规：蛋白质（1+），隐血弱阳性。

4. 生化：ALT/AST 105/439 U/L，Cr 58 μmol/L，Na^+ 132 mmol/L，K^+ 3.4 mmol/L。

5. 凝血功能：Fbg 162 mg/dL，D-二聚体 > 40 mg/L。

6. 心肌标志物：CK 3732 U/L，CK-MB 74 U/L，CK-MM 3 658 U/L。

7. 甲状腺功能：FT_3 2.2 pmol/L，TSH 0.127 μIU/mL。

8. 免疫球蛋白：IgE 325 IU/mL，其余正常范围。

9. 细胞免疫：CD4 333/μL。

10. 细胞因子：TNF 28.9 pg/mL，IL-2R 3 515 U/mL，IL-6 29.1 pg/mL，IL-10 138 pg/mL。

11. T-SPOT.TB A/B 0/0（阴性/阳性对照 0/468）；G试验、GM试验、血隐球菌荚膜抗原均阴性。

12. 自身抗体均阴性。

■ 辅助检查

超声心动图：正常。

临床分析

■ 病史特点

患者为青年女性，有糖尿病基础，急性起病，主要表现为高热、畏寒、寒战、伴头痛、肌肉酸痛、乏力、咳嗽、咽痛、呕吐和腹泻；外周WBC及PLT明显降低，炎症标志物轻度升高，肝酶、心肌酶、凝血功能明显异常，新型冠状病毒及甲型/乙型流感病毒核酸阴性；胸部CT、超声心动图无异常；抗菌药物治疗无效。起病前2周有广东出差史。诊断及鉴别诊断考虑如下。

■ 诊断分析

1. 感染性疾病。

• 病毒感染：患者为青年女性，主要表现为急性高热、肌肉酸痛、乏力等全身症状，以及头痛、呼吸道及消化道症状，伴WBC及PLT明显减少、脏器功能受损（肝脏、心脏），炎症标志物仅轻度升高，需高度怀疑系统性病毒感染，如新型布尼亚病毒、登革病毒等，可进一步送检病毒核酸及抗原、抗体检测以明确诊断。

• 其他病原体感染：包括东方恙虫立克次体、人粒细胞无形体、钩端螺旋体等，亦可引起发热、PLT下降等表现。但该患者无相关流行病学史，无典型皮疹、焦痂，临床表现和过程也不支持，故暂不考虑，可进一步行相关病原体核酸或抗体检测以排除诊断。

2. 非感染性疾病：药物相关性疾病、风湿免疫性疾病、血液系统疾病等也可出现发热伴WBC、PLT减少。该患者起病前无特殊用药史，高热等表现由药物引起的可能性小。自身抗体无异常发现，需考虑成人斯蒂尔病或自身抗体阴性的风湿免疫性疾病。如患者仍持续高热，常规检查未能发现感染灶，可考虑完善骨髓穿刺活检甚至PET/CT以排除血液系统疾病。

进一步检查、诊治过程和治疗反应

■ 诊治过程

1. 2023-10-09入院后停所有抗菌药物，行血培养，予退

热、升WBC及PLT、保肝、补钾、预防性抗凝等治疗，监测并控制血糖。

2. 2023-10-10患者出现面色潮红，躯干及四肢散在、较淡的片状红斑，腹泻2次。教授查房，高度怀疑系统性病毒感染，立即送检血mNGS（DNA+RNA）检查。

3. 2023-10-11血mNGS（2023-10-09采样）：检出登革病毒1型核酸序列（种序列数16 870）。腹部B超：肝右叶2枚实质占位，考虑血管瘤可能性大。血管B超：双下肢静脉血流通畅。

4. 2023-10-12上报防保科及疾病预防控制中心（Center for Disease Control and Prevention, CDC），留取血标本送CDC行登革病毒核酸及抗原、抗体检测。

5. 2023-10-12双下肢出现猩红热样皮疹，不高出皮面，压之可褪色，疹间有少量正常皮肤，即呈"皮岛"样表现（图76-1）。随访WBC 4.96×10⁹/L，PLT 66×10⁹/L；CRP 22.4 mg/L，PCT 0.38 ng/mL，铁蛋白 > 2 000 ng/mL；ALT/AST 183/481 U/L，γ-GT 683 U/L，LDH 1 950 U/L；Na⁺ 128 mmol/L；CK 6 477 U/L，CK-MB 98 U/L，CK-MM 6 379 U/L，cTnT 0.059 ng/mL；D-二聚体3.53 mg/L。予加强保肝及对症支持治疗。

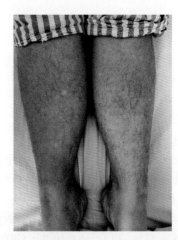

图76-1 2023-10-12患者双下肢猩红热样皮疹，疹间少量正常皮肤，即呈"皮岛"样表现

6. 2023-10-13患者体温降至正常，症状好转。CDC检测结果回报：登革病毒1型核酸阳性，NS1抗原阳性，IgM抗体及IgG抗体均阳性。

7. 2023-10-15随访PLT 222×10⁹/L，恢复至正常；ALT/AST 286/295 U/L；铁蛋白 > 2 000 ng/mL，其余炎症标志物及心肌标志物下降。血培养（2023-10-09采样）：阴性。上腹部MRI增强：肝脏多发血管瘤。

8. 2023-10-18复查ALT/AST 138/74 U/L；铁蛋白793 ng/mL，其余炎症标志物、心肌酶正常。患者体温正常已5天（图76-2），予出院，嘱休息，口服药保肝治疗。

■ 出院后随访

患者出院后未再发热，下肢皮疹逐渐消退。

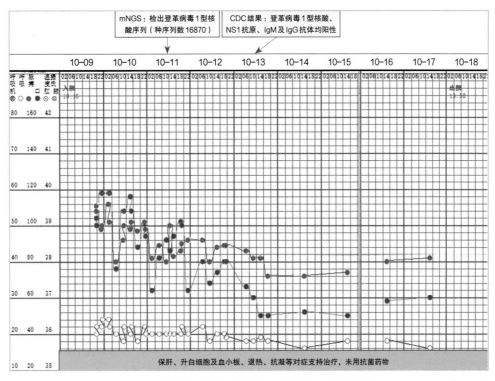

图 76-2　患者体温变化及治疗情况（全程仅对症支持治疗）

最后诊断与诊断依据

■ 最后诊断

1. 登革热。

2. 2型糖尿病。

■ 诊断依据

患者为青年女性，有糖尿病基础，急性病程，起病前2周有广东出差史；主要表现为高热、畏寒、寒战、头痛、肌肉酸痛、乏力、咳嗽、咽痛、呕吐、腹泻、双下肢猩红热样充血性皮疹伴有"皮岛"样表现；外周血WBC、PLT明显减少，炎症标志物轻度升高，脏器功能受损（肝脏、心脏、凝血功能）；血mNGS检出大量登革病毒1型核酸序列，CDC登革病毒核酸及抗原、抗体检测示登革病毒1型核酸、NS1抗原、IgM抗体及IgG抗体均阳性；前期抗菌药物治疗无效，后期对症支持治疗后体温及症状好转，实验室指标也逐步恢复正常。故登革热诊断明确。

经验与体会

1. 登革病毒属于黄病毒科黄病毒属，是小型包膜病毒，基因组为单股正链RNA，由其引起的登革热在我国属于法定乙类传染病。本病主要通过伊蚊叮咬传播，流行于全球热带/亚热带地区。近年来，我国登革热疫情以境外输入引发本地传播为主，报告病例主要分布在广东、云南和浙江等南部地区，但登革病毒传播的媒介（伊蚊）分布广泛。该患者起病前曾至广东出差2次，末次时间在潜伏期（3～14天）内，虽无确切蚊虫叮咬史，但不能完全排除本病。

2. 登革热是一种急性发热性疾病，高热多持续2～7天，可伴头痛、骨骼肌肉或关节疼痛、眶后痛、乏力、出血性表现、胃肠道症状（纳差、恶心呕吐、腹痛和腹泻）、呼吸道症状（咳嗽、咽痛）等。通常病程早期可在颜面、四肢出现充血性皮疹或点状出血疹、一过性面部红斑，主要由于毛细血管扩张所致；发热3～7天出现第二次皮疹，表现为斑丘疹或麻疹样爆发；退热期可出现全身斑丘疹，部分融合成片，但疹间皮肤正常，即"皮岛"，为登革热较为特异的皮肤表现，有助于诊断。该患者高热持续2周，在病程第15天才出现典型皮疹，且上海并非登革热流行地区，目前也非登革热高发季节，若临床医生对本病认知不足、警惕性不高，极容易漏诊、误诊。

3. 登革热通常呈自限性，无特效抗病毒药，以对症支持治疗为主。该患者虽无出血表现，但PLT下降明显，肝酶、心肌标志物持续升高，D-二聚体 > 40 mg/L，且此时患者已高热近2周，进展为重症的风险极高，这可能与其糖尿病基础有关。因此临床送检了全流程血mNGS检查，尽早甄别了病因，增强了治疗信心，也有利于避免抗菌药物尤其是高级、广谱抗菌药物的滥用。另外，登革热患者应避免服用阿司匹林（乙酰水杨酸）和其他非甾体抗炎药（如布洛芬等），因为它们具有抗凝血特性，可使用对乙酰氨基酚降温。

4. 病程第1周内可通过RT-PCR法检测登革病毒核酸或行抗原检测。病毒特异性IgM抗体、IgG抗体分别在起病第

4天、第7天后出现，但既往曾感染登革病毒或接种过疫苗的个体IgG亦可能呈阳性。

5. 登革热发病1～3天内传染性最强，发病最初5天应防止患者受蚊类叮咬，以免传播；另外，要做好防蚊和灭蚊工作，推荐使用驱避剂、纱门、纱窗等进行个人防护。本例患者确诊时病程已2周，当时体温热峰已下降，且非蚊子密度较高的夏季，病区除了加强防蚊、灭蚊措施外，未予单间隔离。经对症支持治疗后患者症状好转，各项指标恢复，予以出院。

参考文献

[1] Alliance D. Treatments for dengue: a global dengue alliance to address unmet needs[J]. Lancet Glob Health, 2023, 11(11): e1680-e1681.

[2] Silva MMO, Tauro LB, Kikuti M, et al. Concomitant transmission of dengue, Chikungunya, and Zika viruses in Brazil: clinical and epidemiological findings from surveillance for acute febrile illness[J]. Clin Infect Dis, 2019, 69(8): 1353-1359.

[3] World Health Organization. Dengue guidelines, for diagnosis, treatment, prevention and control[M/OL]. Geneva: World Health Organization, 2009[2024-04-24]. http://www.who.int/news-room/fact-sheets/detail/dengue-and-severe-dengue.

病例 77　损肝伤肺，我该拿什么拯救你

作者·吴秋萍　金文婷　马玉燕　单玉璋
审阅·胡必杰　潘珏

· 病史简介 ·

■ 主诉

男性，44岁，上海人，2023-12-18收入复旦大学附属中山医院感染病科。

发热、咳嗽伴呕吐3周。

■ 现病史

1. 2023-11-28患者出现发热，T_{max} 39.1℃，伴干咳，自觉心悸，进食后有恶心、呕吐，无腹痛、腹泻，自服非甾体抗炎药（non-steroidal anti-inflammatory drug, NSAID）退热，效果不佳。

2. 2023-12-05上海某二甲医院查WBC 14.78×10^9/L，N% 92.6%；CRP 37.06 mg/L；D-二聚体4.64 mg/L；甲型流感病毒抗原阳性。腹部B超：肝内囊实性包块，肝脓肿不除外。腹部CT：肝右叶类圆形混杂密度影，T_{11}椎体及双侧髂骨高密度影，胰腺体后部密度可疑减低。予抗感染治疗（具体不详），无好转。

3. 2023-12-15就诊于复旦大学附属中山医院急诊。查WBC 10.87×10^9/L，N% 89.1%，PLT 50×10^9/L；CRP > 90 mg/L，PCT 14.31 ng/mL；胸部CT平扫（图77-1A）：两肺感染，伴肺脓肿可能性大，两侧胸腔少量积液，两下肺膨胀不全。腹部CT平扫（图77-1A）：肝右叶脓肿待排除，腹腔少许渗出，腹壁皮下软组织水肿。肺动脉CTA：左肺动脉分支栓塞。予美罗培南（1 g，静脉滴注，q12 h）+万古霉素（1 g，静脉滴注，q12 h）抗感染，体温高峰未下降。2023-12-18为明确肺、肝病灶性质和进一步治疗，收入复旦大学附属中山医院感染病科。

■ 既往史及个人史

糖尿病史2年，服用格列美脲降糖，血糖控制差，空腹血糖12.8 mmol/L，随机血糖最高22.8 mmol/L。

· 入院检查 ·

■ 体格检查

1. T 38.4℃，P 117次/分，R 30次/分，BP 117/67 mmHg。

2. 神志清，皮肤及黏膜无黄染，局部见红色皮疹及出血点；呼吸急促，双肺听诊可闻及哮鸣音，未闻及明显湿性啰音；心律齐，心前区未闻及杂音；腹平软，全腹未及压痛、反跳痛。双下肢凹陷性水肿。

■ 实验室检查

1. 血气分析（鼻导管吸氧3 L/min）：pH 7.52，$PaCO_2$ 43.1 mmHg，PaO_2 74.3 mmHg；PaO_2/FiO_2 225 mmHg。

2. 血常规：WBC 8.09×10^9/L，N% 80.9%，Hb 88 g/L，PLT 142×10^9/L。

3. 炎症标志物：hsCRP > 90 mg/L，ESR 3 mm/h，PCT 7.57 ng/mL。

4. 肝肾功能：ALT/AST 16/16 U/L，Alb 23 g/L，Cr 45 μmol/L。

5. 随机血糖17.5 mmol/L，HbA_1C 12.3%。

6. D-二聚体2.78 mg/L。

7. 甲型流感病毒RNA阳性，乙型流感病毒、呼吸道合胞病毒RNA均阴性。

8. T-SPOT.TB A/B 0/0，G试验、GM试验、血隐球菌荚膜抗原、EBV-DNA、CMV-DNA均阴性。

9. 细胞免疫：CD4 520/μL，CD8 284/μL，CD4/CD8 1.8。

10. SCC 3.2 ng/mL，其余肿瘤标志物、免疫固定电泳、甲状腺功能、自身抗体均阴性。

■ 辅助检查

1. 2023-12-19胸腹CT（图77-1B）：两肺感染，伴肺脓肿可能性大，两肺渗出，两侧胸腔积液伴两下肺膨胀不全较前进展。肝右叶脓肿可能性大，较前（2023-12-15）片相仿，腹腔少许渗出，腹壁皮下软组织水肿。

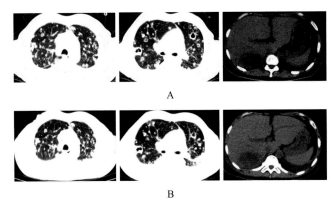

A

B

图77-1 2023-12-15及2023-12-19胸部及腹部CT平扫

A. 2023-12-15胸部CT平扫示两肺感染、伴肺脓肿可能性大，两侧胸腔少量积液，两下肺膨胀不全；腹部CT平扫示肝右叶脓肿待排除；B. 2023-12-19胸部CT平扫示两侧胸腔积液较前稍增加，肺内病灶相仿；腹部CT平扫示肝右叶病灶较前相仿

2. 超声心动图：未见赘生物。

临床分析

病史特点

患者为中年男性，亚急性病程，主要表现反复高热、干咳、呕吐。炎症标志物明显升高，胸部CT见两肺多发结节及团片影伴多发空洞形成，腹部CT示肝右叶低密度占位性病变。入院前多种抗感染疗效欠佳，病灶逐渐进展。综合目前资料，肝脏占位并双肺多发结节性病变的诊断和鉴别诊断考虑如下。

诊断分析

1. 肝脓肿伴血行播散性肺脓肿：患者以高热伴咳嗽起病，亚急性起病，有糖尿病基础，入院查炎症标志物显著升高，尤其是PCT高达7.57 ng/mL，肝脏CT均可见低密度占位，胸部CT见双肺多发空洞、结节及斑片影。首先考虑社区获得性肝脓肿伴血行播散性肺脓肿。可能的病原体方面，在亚洲人群中肝脓肿常见为细菌感染，包括革兰阴性菌，尤其是肺炎克雷伯菌。它在糖尿病患者中的感染比例有上升趋势，最为常见。其余肝脓肿病原体包括大肠埃希菌、变形杆菌及假单胞菌等，革兰阳性球菌则以葡萄球菌、肠球菌、链球菌等多见。可进行血液及病灶穿刺物或脓液细菌培养或mNGS等病原学检测以明确诊断。

2. 肝脓肿合并肺癌：患者有免疫力低下基础，结合起病的症状及实验室辅助检查，首先考虑社区获得性肝脓肿。胸部CT见双肺多发结节伴有空洞，间隔4天复查影像学无明显变化，考虑是否存在肺恶性肿瘤可能。但患者入院时查肿瘤标志物无明显升高，急诊胸部CTA（2023-12-15）影像阅片未见肺部病灶肿瘤强化影，因此肿瘤诊断依据不足，必要时完善肺穿刺活检明确。

3. 肝癌合并肺部感染：患者腹部CT见肝脏右叶低密度占位，为单发病灶，不排除肝脏恶性肿瘤。同时患者以高热

伴咳嗽起病，感染中毒症状明显，炎症指标升高，肺部多发空洞、结节及斑片影，考虑合并肺部感染可能。但该患者无肝病基础，AFP无升高，肝脏肿瘤依据不足，必要时完善肝脏穿刺活检明确。

4. 肝癌伴肺转移癌：患者影像学胸腹CT平扫提示肝脏单发占位性病变合并双肺多发结节及团片影，抗感染疗效欠佳，应注意肝脏原发恶性肿瘤合并肺转移可能。但患者发病以感染中毒症状为主，查炎症标志物显著升高，肿瘤标志物无明显升高，必要时完善CT增强及病理穿刺活检进一步明确。

进一步检查、诊治过程和治疗反应

诊治过程

1. 2023-12-18入院后予心电监护、告病危；抽取血培养、血mNGS；予美罗培南（1.0 g，静脉滴注，q8 h）抗感染、低分子肝素抗凝、玛巴洛沙韦（40 mg，口服，st）抗甲型流感病毒，辅以补充白蛋白、胰岛素降血糖、营养支持等治疗。

2. 2023-12-19介入B超引导下行肝脓肿穿刺引流术，术后引流出灰黄色脓液共约300 mL（图77-2）。脓液涂片找细菌、真菌、抗酸杆菌阴性，XPERT.TB阴性。

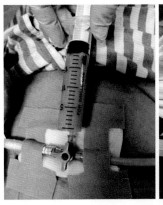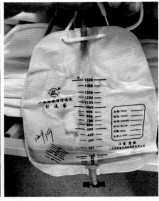

图77-2 肝脓肿引流液

3. 2023-12-20脓液细菌培养（2023-12-19采样）：肺炎克雷伯菌（2+）。患者觉乏力、胸闷、下肢水肿等症状较前好转，但仍有发热，双下肢皮疹及出血点较前增多，请皮肤科会诊，考虑紫癜样皮炎。调整美罗培南为厄他培南（1.0 g，静脉滴注，qd）抗感染，辅以抗过敏、补充维生素等处理。

4. 2023-12-21脓液细菌培养药敏回报：肺炎克雷伯菌（2+），对受试抗菌药物均敏感。

5. 2023-12-21肝脓液mNGS（2023-12-19采样）：肺炎克雷伯菌（序列数13 550）。

6. 2023-12-21血mNGS（2023-12-18采样）：肺炎克雷伯菌（序列数342）。

7. 2023-12-22联系微生物室行拉丝试验：阳性（图77-3）。

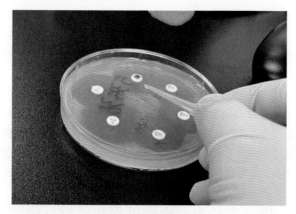

图77-3　拉丝试验阳性

8. 2023-12-23血培养（2023-12-18采样）回报：阴性。

9. 2023-12-24送检痰（入院时患者干咳为主，无痰，未能留取标本送检）涂片找细菌、真菌、抗酸杆菌阴性，XPERT.TB阴性；同时送检细菌+真菌培养，均为阴性。复查咽拭子甲型流感病毒核酸为阴性。患者T_{max}由入院时的39.5℃降至37.5℃，咳嗽、气促好转，无呕吐、腹痛、腹泻等。

10. 2023-12-26考虑高毒力肺炎克雷伯菌（hypervirulent *Klebsiella pneumoniae*，hvKP）侵袭性感染，加用左氧氟沙星（0.5 g，口服，qd）联合抗感染。

11. 2023-12-27痰mNGS（2023-12-25采样）：肺炎克雷伯菌（序列数4 406）、屎肠球菌（序列数1 091）。

12. 2023-12-28体温热峰再次上升，T_{max} 38.6℃。复查甲型流感病毒/乙型流感病毒/呼吸道合胞病毒RNA：甲型流感病毒阳性。予奥司他韦（75 mg，口服，q12 h）抗病毒，体温于2024-01-01起逐渐下降。

13. 2024-01-02复查胸腹CT（图77-4）：肺部病灶明显吸收，两侧胸腔积液增多；肝右叶病灶缩小。

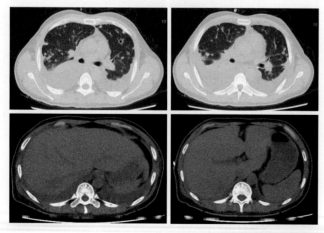

图77-4　2024-01-02胸部及腹部CT平扫：对比2023-12-19片，肺部病灶明显吸收，两侧胸腔积液增多；肝脏脓肿灶较前明显缩小

14. 2024-01-03介入B超引导下行右侧胸腔积液穿刺引流，引流量共约690 mL。胸腔积液常规：WBC 2 333×10⁶/L，

单个核细胞百分比58%，多个核细胞百分比39%；胸腔积液生化：白蛋白24.76 g/L，LDH 452 U/L，ADA 9 U/L；胸腔积液肿瘤标志物为阴性。胸腔积液涂片找细菌、真菌、抗酸杆菌阴性。考虑肺炎旁胸腔积液。

15. 2024-01-04患者再次高热，T_{max} 39.5℃。复查WBC 9.00×10⁹/L，N% 61.9%；ESR 81 mm/h，CRP 74.8 mg/L，PCT 0.08 ng/mL，较前无明显升高，继续原方案抗感染及对症支持治疗，3天后患者体温逐渐下降。

16. 2024-01-05腹部B超：引流管周围未见脓液，予拔管。左侧胸腔积液超声见40 mm无回声区，介入B超引导下予左侧胸腔积液穿刺引流，引流量共约540 mL。胸腔积液常规：WBC 1 869 1×10⁶/L，单个核细胞百分比12%，多个核细胞百分比87%；胸腔积液生化：白蛋白23.08 g/L，LDH 401 U/L，ADA 27 U/L；胸腔积液肿瘤标志物为阴性。胸腔积液涂片找细菌、真菌、抗酸杆菌阴性，考虑肺炎旁胸腔积液。

17. 2024-01-09患者体温正常，无咳嗽、气促、呕吐等不适。复查胸腹CT（图77-5）：双肺病灶显著吸收，肝脏病灶缩小。

18. 2024-01-10予出院，改为左氧氟沙星（0.5 g，口服，qd）单药抗感染。

19. 2024-01-22电话随访：出院后患者体温正常，无特殊不适，继续口服左氧氟沙星抗感染，门诊随访。

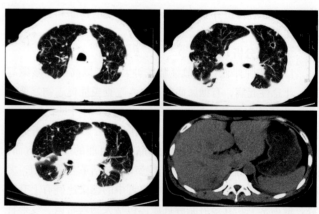

图77-5　2024-01-09胸部及腹部CT平扫：对比2023-12-15片，肺部病灶及胸腔积液明显吸收；肝右叶脓肿灶明显吸收

20. 图77-6为治疗过程中患者体温变化及用药情况。

21. 图77-7为治疗过程中患者炎症标志物变化情况。

最后诊断与诊断依据

■ 最后诊断

1. 肝脓肿伴血行播散性肺脓肿：高毒力肺炎克雷伯菌引起。

2. 甲型流行性感冒。

3. 2型糖尿病。

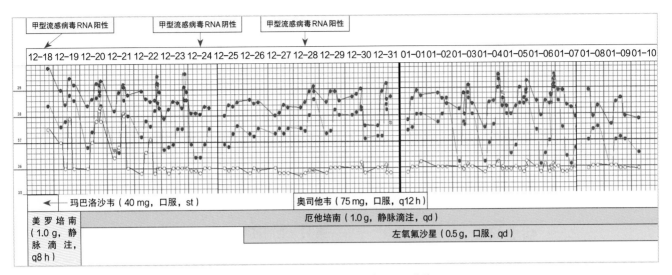

图77-6 治疗过程中患者体温变化及用药情况

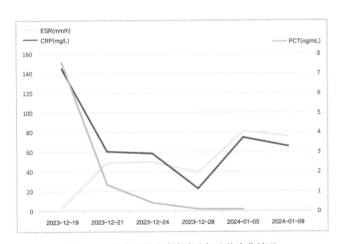

图77-7 治疗过程中患者炎症标志物变化情况

■ 诊断依据

患者为中年男性，亚急性起病，有糖尿病史且血糖控制不佳，本次高热伴干咳、呕吐起病；炎症标志物尤其PCT明显升高，甲型流感病毒RNA为阳性；胸腹CT示两肺多发空洞、结节及斑片影，肝右叶脓肿形成。脓液培养：肺炎克雷伯菌肺炎亚型（2+），血、脓液及痰mNGS检测均检出肺炎克雷伯菌。抗感染+抗病毒+穿刺引流治疗后症状好转，炎症标志物下降，两肺及肝脏病灶明显吸收，故诊断明确。

经验与体会

1. 肺炎克雷伯菌（*Klebsiella pneumoniae*），为革兰阴性杆菌，广泛存在于水和土壤等自然环境中，在健康人群中是定植于上呼吸道及胃肠道的正常菌群。当机体抵抗力下降时，肺炎克雷伯菌可引起多种感染性疾病，包括尿路感染、菌血症、肺炎和肝脓肿，是临床上常见的条件致病菌之一。亚洲人群中以肺炎克雷伯菌感染的肝脓肿高发，可能与肠道定植的是K1/K2血清型肺炎克雷伯菌有关。结合该例患者有糖尿病基础，临床诊断肝脓肿合并肺部感染明确，考虑由于高毒力病原体隐匿性感染形成肝脓肿，因未及时诊治，进一步恶化导致肝外侵袭综合征，随后引起肺部感染。

2. 高毒力肺炎克雷伯菌（hypervirulent *Klebsiella pneumoniae*，hvKP）于1986年由中国台湾首次报告，是一类高侵袭性、高致病性的肺炎克雷伯菌，常表现为社区获得性感染，可在机体中引起严重感染。最常见的侵袭部位包括眼、肺、肝、全身软组织和中枢神经系统，临床上称为侵袭综合征。糖尿病患者由于机体内代谢紊乱及免疫功能受损，是侵袭性感染的独立危险因素。有研究表明，hvKP的高毒力与菌株的血清型相关，K1/K2血清型hvKP抗吞噬作用及毒力明显强于其他血清型。在表型上，相比其他肺炎克雷伯菌株，hvKP菌株具有高黏特性，主要与菌株产生大量的荚膜多糖有关，表现为拉丝实验阳性。结合本例患者病变累及肺部及肝脏，病灶多发，病情危重，菌落拉丝试验为阳性，考虑临床诊断hvKP感染所致脓毒血症。

3. hvKP侵袭性感染的治疗方面，目前国际上研究较多的是耐药hvKP的治疗方案，无针对非耐药hvKP感染的具体方案。治疗上主要结合患者的感染部位及药敏结果来选择抗菌药物，其次主要是针对受损靶器官的对症支持治疗。临床观察发现，对于hvKP感染导致的侵袭综合征，单药治疗疗效欠佳，建议采用联合抗感染治疗。对于hvKP肝脓肿，首选穿刺引流+抗菌药物治疗。本例患者有糖尿病基础，病灶累及多器官，有感染性休克的风险，首选碳青霉烯类抗感染，先后予美罗培南、厄他培南+左氧氟沙星抗感染，联合肝脓液穿刺引流，疗效较好。抗感染疗程建议4～6周，治疗后期口服抗菌药物的选择可依据病原体培养和药敏试验结果，选用敏感的药物。

参考文献

[1] 童朝阳，朱长清，等.细菌性肝脓肿诊治急诊专家共识[J].中华急诊医学杂志，2022，31（3）：8.
[2] 中国老年医学学会检验医学分会，上海市医学会检验医学专科分会，

上海市微生物学会临床微生物学专业委员会.高毒力肺炎克雷伯菌实验室检测专家共识［J］.中华检验医学杂志，2023，46（11）：1164-1172.

［3］Kim JH, Jeong Y, Lee CK, et al. Characteristics of Klebsiella pneumoniae isolates from stool samples of patients with liver abscess caused by hypervirulent K. pneumoniae[J]. J Korean Med Sci, 2020, 35(2): e18.

［4］Yu SCH, Ho SSM, Lau WY, et al. Treatment of pyogenic liver abscess: prospective randomized comparison of catheter drainage and needle aspiration[J]. Hepatology, 2004, 39(4): 932-938.

病例 78 反复发热为哪般，这个病因不可忽略

作者·田 甜 金文婷 马玉燕 崔一忻
审阅·胡必杰 潘 珏

· 病史简介 ·

女性，54岁，江苏人，2024-01-23收入复旦大学附属中山医院感染病科。

■ 主诉

间断发热2个月。

■ 现病史

1. 2023-11起患者无诱因出现发热，T_{max} 39℃，伴干咳、肌肉酸痛。

2. 2023-11-17当地医院查WBC 6.28×10^9/L，hsCRP 39.5 mg/L，甲型和乙型流感病毒抗原阴性；予以头孢他啶+莫西沙星治疗2天后体温正常，后停药。

3. 2023-11-22患者出现发热，T_{max} 39℃。2023-11-25胸部CT：右肺炎症。予莫西沙星（0.4 g，口服，qd）抗感染1周，体温正常。

4. 2023-12-16患者再次出现发热，T_{max} 39.2℃。复查胸部CT：两肺多发结节。予莫西沙星口服，体温正常。2023-12-26复查WBC 9.8×10^9/L，CRP 32.98 mg/L，甲状腺功能正常。

5. 2024-01-18患者出现高热，偶有干咳。当地查WBC 7.78×10^9/L，hsCRP 37.26 mg/L，甲型和乙型流感病毒抗原阴性。予非甾体抗炎药（non-steroidal anti-inflammatory drug, NSAID）退热，之后体温正常。

6. 2024-01-23患者再次发热，T_{max} 38.5℃，至复旦大学附属中山医院门诊就诊。为明确发热病因，收入感染科。

7. 病程中，患者无咳痰、咯血、胸痛、尿频、尿急、腹痛、腹泻等症状。

■ 既往史及个人史

体健，否认有高血压、糖尿病等。

· 入院检查 ·

■ 体格检查

1. T 37.5℃，P 114次/分，R 18次/分，BP 134/73 mmHg。

2. 神志清，精神尚可，全身浅表淋巴结无明显肿大，两肺未闻及明显干湿啰音。心前区无隆起，心律齐，胸骨左缘第3、4肋间可闻及Ⅳ级全收缩期杂音，腹平软，全腹未及压痛、反跳痛，下肢无水肿。

■ 实验室检查

1. 血常规：WBC 5.87×10^9/L，N% 79.2%，Hb 108 g/L，PLT 140×10^9/L。

2. 炎症标志物：hsCRP 38.6 mg/L，ESR 29 mm/h，PCT 0.24 ng/mL。

3. 生化：ALT/AST 12/16 U/L，Alb 31 g/L，Cr 64 μmol/L。

4. 心肌标志物：NT-proBNP 105 pg/mL。

5. T-SPOT.TB A/B 1/0（阴性/阳性对照组 0/140），G试验、GM试验、EBV-DNA、CMV-DNA均阴性。

6. 肿瘤标志物均阴性；自身抗体示ANA均质1:320，ANA浆纤维1:100，其余均阴性。

7. 细胞免疫：CD4/CD8 2.7，CD4 394/μL，CD8 147/μL。

■ 辅助检查

1. 心电图：窦性心动过速。

2. 超声心动图：先天性心脏病，膜部瘤伴室间隔缺损（左向右分流），建议经食管超声心动图进一步评估严重程度。

· 临床分析 ·

■ 病史特点

患者为中年女性，亚急性病程，主要表现为反复发热、干咳；抗感染后热退，停药后再发，无尿频、尿急、皮疹、关节肿痛、腹痛、腹泻等症状。hsCRP升高。CT示右肺炎症，两肺多发结节。超声心动图提示膜部瘤伴室间隔缺损（左向右分流）。

■ 诊断分析

1. 感染性疾病。

• 肺部感染：以反复低热为主要表现的慢性肺部感染性疾病，常见病原体包括结核或非结核分枝杆菌、隐球菌或曲霉、诺卡菌等。该患者病初CT示右肺炎症，抗感染后复查CT见两肺多发结节；T-SPOT.TB、G试验、GM试验阴性，病原学阳性提示不多；入院后可复查胸部CT以明确病灶变化情况，同时完善痰涂片、痰培养、XPERT.TB、痰mNGS

等进一步明确诊断。

- 感染性心内膜炎：多亚急性起病，常发生于有器质性心脏病的患者中。本例患者反复发热，抗感染后可好转，停药后再发，心脏听诊可闻及病理性杂音，超声心动图提示膜部瘤伴室间隔缺损（左向右分流），有器质性心脏病基础，需警惕右心感染性心内膜炎肺部播散可能。需进一步完善血培养、血mNGS、经食管超声心动图等明确诊断。

- 其他感染性疾病：如肺外结核、尿路感染、布鲁菌病等。目前暂无相关临床表现和实验室检查的提示。

2. 非感染性疾病。

- 风湿性疾病：患者为中年女性，反复发热2个月，自身抗体ANA均质1∶320，需考虑自身免疫性疾病可能。但患者无明显皮疹、光敏感、脱发、口腔黏膜溃疡、关节痛等表现，抗感染治疗有效，依据不足。

- 肿瘤性疾病：淋巴瘤是不明原因发热中最常见的肿瘤性疾病。无痛性、进行性淋巴结肿大和局部肿块为其特征性临床表现。该患者无消瘦、盗汗等全身消耗性症状，查体未见浅表淋巴结、肝脾肿大，肿瘤标志物阴性，无其他部位肿瘤提示。必要时可行PET/CT、胃肠镜、骨髓穿刺活检以明确或排除诊断。

进一步检查、诊治过程和治疗反应

■ 诊治过程

1. 2024-01-23 T_{max} 39℃，抽血送细菌培养及mNGS。

2. 2024-01-24血培养（图78-1）：同时4瓶，10.3 h报阳。涂片：找见革兰阳性球菌。予万古霉素（1 g，静脉滴注，q12 h）抗感染。

细菌名称	结果/浓度
血培养涂片	找见革兰阳性球菌
血培养报阳瓶数	同时四瓶
血培养仪报警时间	10.39 h

图78-1　2024-01-24血培养4瓶同时报阳：革兰阳性球菌

3. 2024-01-24经食管超声心动图（图78-2）：室间隔缺损右心室面赘生物形成可能。头颅MRI：脑内散在缺血灶。

4. 2024-01-25心外科会诊：建议充分抗感染4周后评估手术治疗指征。

5. 2024-01-25胸部CT（图78-3）：两肺多发小结节，部分磨玻璃影；右中肺少许慢性炎症。腹盆CT增强：肝囊肿，右肾囊肿，脾稍大，双肾微小结石可能，膀胱可疑微小结石，子宫密度局部欠均，请结合临床随访。

表现	二维及三维经食管超声示： 　1. 左心房内径正常，左心房内血流回声未见异常，多切面探查未见附壁血栓形成。 　2. 房间隔未见回声缺失，彩色多普勒未见心房水平分流。室间隔缺损右心室面粗糙、增厚，部分呈隧道样，表面部分呈团块及条絮状。室间隔膜部瘤样膨出，大小约10 mm×8 mm，其上见回声缺失5～6 mm，彩色多普勒示左向右分流，膜部瘤上缘疑见回声缺失1～2 mm，彩色多普勒示水平左向右分流。 　3. 其余超声表现见体表。
影像学诊断	1. 经食管超声心动图未见左心房内附壁血栓形成；2. 先天性心脏病，膜部瘤伴室间隔缺损（左向右分流），室间隔缺损右心室面赘生物形成可能，请结合临床。

图78-2　2024-01-24经食管超声心动图：先天性心脏病，膜部瘤伴室间隔缺损（左向右分流），室间隔缺损右心室面赘生物形成可能

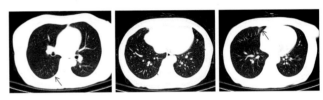

图78-3　2024-01-25胸部CT：两肺多发小结节，部分磨玻璃影

6. 2024-01-26血培养菌种鉴定+药敏（图78-4）：社区获得性耐甲氧西林金黄色葡萄球菌（community acquired methicillin-resistant *Staphylococus aureus*，CA-MRSA）。予加用左氧氟沙星（0.5 g，静脉滴注，qd）+利福平（0.45 g，空腹口服，qd）。

7. 2024-01-27体温正常，干咳有好转，无气促、下肢水肿；血mNGS：检出金黄色葡萄球菌（核酸序列数94）。随访WBC $3.51×10^9$/L，N% 57.0%，Hb 100 g/L；炎症标志物示hsCRP 22.0 mg/L，ESR 27 mm/h，PCT 0.16 ng/mL；NT-proBNP 235.0 pg/mL；较前好转。

8. 2024-01-29患者体温正常，予以出院。继续左氧氟沙星（0.5 g，口服，qd）+利福平（0.45 g，空腹口服，qd），感染病科及心外科门诊随访。

9. 图78-5为住院期间患者体温变化及用药情况。

■ 出院后随访

2024-03-25电话随访：患者体温正常，无咳嗽等。左氧氟沙星（0.5 g，口服，qd）+利福平（0.45 g，空腹口服，qd）用至2024-03-13（满6周），之后停抗感染治疗。2024-03-06当地复查WBC $3.51×10^9$/L；CRP 1 mg/L，ESR 10 mm/h；血培养阴性。超声心动图：室间隔膜部瘤伴缺损，右心室内异常团块考虑赘生物可能，三尖瓣轻度反流。目前未再发热，建议尽早至复旦大学附属中山医院感染病科及心外科门诊评估和确定进一步治疗方案。

细菌名称	结果/浓度	参考值	菌落计数
金黄色葡萄球菌	阳性 注：此菌为多重耐药菌，建议隔离		
药敏名称	直　径	结果	MIC/RAD
头孢西丁筛选		阳性	阳性
青霉素		R 耐药	≥0.5
苯唑西林		R 耐药	0.5
头孢洛林		S 敏感	0.25
庆大霉素		S 敏感	≤0.5
左氧氟沙星		S 敏感	0.5
莫西沙星		S 敏感	≤0.25
诱导型克林霉素耐药		阴性	阴性
红霉素		S 敏感	0.5
克林霉素		S 敏感	0.25
利奈唑胺		S 敏感	4
达托霉素		S 敏感	1
替考拉宁		S 敏感	4
万古霉素		S 敏感	2
替加环素		S 敏感	≤0.12
利福平		S 敏感	≤0.5
甲氧苄啶/磺胺异噁唑		S 敏感	≤0.5
磷霉素	20	S 敏感	
米诺环素	24	S 敏感	

图78-4　2024-01-26血培养（2024-01-23采样）：金黄色葡萄球菌（CA-MRSA）

最后诊断与诊断依据

■ 最后诊断

1. 感染性心内膜炎（右心）：CA-MRSA引起，伴肺部播散可能。

2. 先天性心脏病：室间隔缺损。

■ 诊断依据

患者为中年女性，亚急性病程，主要表现为反复发热，hsCRP升高，抗感染有效，但停抗感染后反复；血培养及mNGS检出金黄色葡萄球菌（CA-MRSA）。超声心动图：膜部瘤伴室间隔缺损（左向右分流），室间隔缺损右心室面赘生物形成可能，抗感染后体温正常，血培养转阴，故诊断成立。

经验与体会

1. 本例患者不明原因反复发热，外院查hsCRP增高，抗感染治疗有效，停药后再发。应积极寻找并明确发病原因。患者入复旦大学附属中山医院感染病科后，通过体格检查及超声心动图检查锁定方向，通过血培养及血mNGS检测明确诊断。不明原因发热中，感染性心内膜炎常常容易被忽略。本病如未及时诊断，死亡率高、预后差。当患者表现为原因不明的发热，需将感染性心内膜炎纳入考虑。此外，还应注意牙痛，以及胃肠道、泌尿道表现等提示菌血症来源的局部症状。

2. 本例患者以发热起病，病程2个月左右，通过血培养及血mNGS同时检出金黄色葡萄球菌。目前，感染性心内膜炎病原学诊断依赖于血培养及赘生物培养。mNGS是一种快速、高敏的新兴技术，几乎不受抗菌药物使用的影响，能早期确定病原菌，对治疗具有重要意义。在本例患者的诊治中，血培养起到了极其重要的作用，通过迅速、及时的药敏

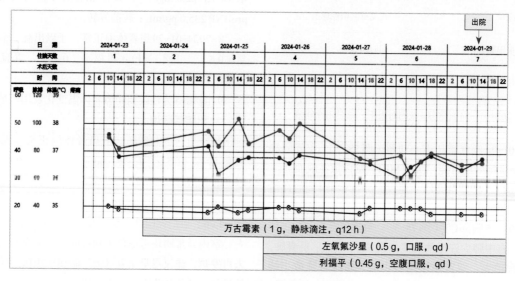

图78-5　患者住院期间体温变化及用药情况

结果，实现对病原菌的精准治疗。

3. 该患者早期有肺部感染症状，不能排除心脏赘生物脱落引起的肺部感染。但因患者病初胸部CT片无法提供，影响了感染性心内膜炎伴肺部播散的临床判断。当然，感染性心内膜炎伴肺部播散应与原发性肺部感染相鉴别，以避免误诊、漏诊。

4. 金黄色葡萄球菌是全球不少地区感染性心内膜炎的重要病原体，但若是MRSA，用药较为困难。本例患者在血培养10.3 h报阳，提示革兰阳性球菌后使用万古霉素，使患者体温得到及时控制；再根据培养出CA-MRSA的药敏，降阶梯至口服左氧氟沙星+利福平抗感染，实现了精准治疗。患者未再发热，且复查血培养阴性，治疗效果良好；建议后期可行手术治疗原发病以预防感染复发。

参考文献

［1］ Fowler VG, Durack DT, Selton-Suty C, et al. The 2023 Duke-International Society for Cardiovascular Infectious Diseases criteria for infective endocarditis: updating the modified Duke criteria[J]. Clin Infect Dis, 2023, 77(4): 518-526.

［2］ Haddad SF, DeSimone DC, Chesdachai S, et al. Utility of metagenomic next-generation sequencing in infective endocarditis: a systematic review[J]. Antibiotics, 2022, 11(12): 1798.

［3］ McDonald EG, Aggrey G, Tarik-Aslan A, et al. Guidelines for diagnosis and management of infective endocarditis in adults: a wikiguidelines Group consensus statement[J]. JAMA Netw Open, 2023, 6(7): e2326366.

第五章
咳嗽与咳痰

病例 79 咳嗽、咳痰 30 年，这次的病原体好像不一般

作者·黄英男 金文婷 马玉燕 贾漫琳
审阅·胡必杰 潘珏

· 病史简介 ·

男性，57岁，江苏人，2020-11-05收入复旦大学附属中山医院感染病科。

■ 主诉

咳嗽、咳痰2个月。

■ 现病史

1. 2020-06-01无明显诱因出现咳嗽、咳痰、痰中带血，无发热、气促等，就诊于社区医院，行胸部CT（图79-1）见两肺散在感染，以右肺中叶为主。头孢菌素+左氧氟沙星抗感染3周余。2020-06-29复查胸部CT：两肺感染性病变，右肺中叶节段性实变伴支气管扩张，较治疗前新增左侧少许病灶。

2. 2020-07-03就诊于当地市中医院查血WBC 5.34×10^9/L，N% 60.7%。痰细菌、真菌涂片及培养阴性。莫西沙星、哌拉西林/他唑巴坦抗感染，症状无好转。2020-07-09行支气管镜：各级管腔未见明显狭窄及新生物，右肺上叶较多分泌物。灌洗液mNGS：尖端赛多孢（种严格序列数60）。考虑合并真菌感染可能，给予伏立康唑+环丙沙星抗感染。2020-07-27复查胸部CT与前相仿。2020-08-04咳嗽、咳痰症状好转。2020-08-07出院，继续使用伏立康唑抗真菌。

3. 2020-09-07复查胸部CT（图79-2）：两肺多发支气管扩张伴感染，右侧与2020-07-27大致相仿，左侧有新增病灶。2020-09-12考虑抗真菌效果不佳，停用伏立康唑。

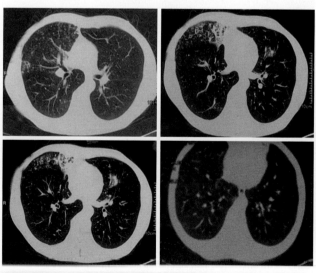

图79-2 2020-09-07外院胸部CT：两肺多发支气管扩张伴感染，右侧与2020-07-27大致相仿，左侧有新增病灶

4. 2020-11-04复旦大学附属中山医院查血WBC 5.38×10^9/L，N% 62.2%；ESR 18 mm/h，CRP 2.6 mg/L；T-SPOT.TB A/B 4/4（阴性/阳性对照：0/778），血隐球菌荚膜

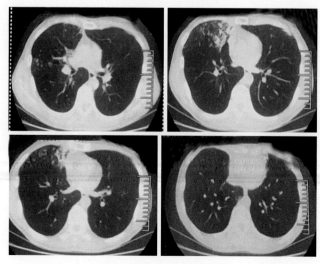

图79-1 2020-06-01外院胸部CT：两肺散在炎症，以右肺为主

抗原、G试验均阴性，为进一步诊治收入感染病科。

既往史及个人史

支气管扩张病史30余年。2002年曾患肺结核，抗结核治疗1年半。否认高血压、糖尿病、心脏病等病史。

· 入院检查 ·

体格检查

1. T 36.8℃，P 82次/分，R 22次/分，BP 136/97 mmHg。

2. 精神可，浅表淋巴结未及肿大，明显干湿啰音，心前区未闻及杂音，腹平软，无压痛，双下肢无水肿。

实验室检查

1. 血气分析（不吸氧）：PaO_2 69.0 mmHg，$PaCO_2$ 20.0 mmHg。

2. 血常规：WBC 6.87×10^9/L，N% 75.7%，Hb 132 g/L，PLT 219×10^9/L。

3. 炎症标志物：ESR 47 mm/h，hsCRP 16 mg/L，PCT 0.03 ng/mL。

4. 生化：ALT/AST/AKP/GGT 8/17/90/20 U/L，Cr 86 μmol/L。

5. 肿瘤标志物、自身抗体均阴性。

6. 细胞免疫：CD4/CD8 1.7，CD4 323/μL，CD8 185/μL。

辅助检查

1. 心电图：正常。

2. 超声心动图：未见瓣膜赘生物。

3. 胸部CT（图79-3）：两肺多发结片灶（部分磨玻璃影），炎性病变可能，两肺局部支气管扩张伴感染。

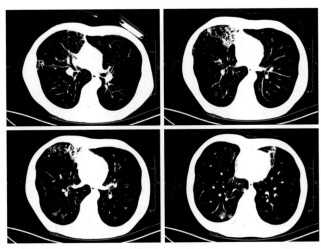

图79-3　2020-11-05胸部CT：两肺多发结片灶（部分磨玻璃影），炎性病变可能，建议治疗后短期复查排除其他，两肺局部支气管扩张伴感染，随访

· 临床分析 ·

病史特点

患者为中年男性，慢性病程，主要表现为咳嗽、咳痰及少量痰血；炎症标志物轻度升高，胸部CT见两肺支气管扩

张伴感染；常规抗感染效果不佳；支气管镜灌洗液mNGS提示尖端赛多孢菌，伏立康唑治疗后吸收不明显，既往有支气管扩张病史，诊断及鉴别诊断考虑如下。

诊断分析

1. 支气管扩张伴感染。

• 真菌感染：患者慢性病程，肺泡灌洗液提示尖端赛多孢菌，需考虑真菌感染可能。但尖端赛多孢菌广泛存在于环境中，主要感染免疫抑制人群。本例患者伏立康唑治疗后效果肺部渗出吸收不明显，不排除检测结果为污染菌可能，需进一步完善痰涂片+培养、痰mNGS检测等进一步明显病原体。

• 细菌性肺炎：患者有支气管扩张病史，需考虑肺炎克雷伯菌、铜绿假单胞菌等细菌感染，但患者喹诺酮类及哌拉西林/他唑巴坦治疗后无明显好转，为不支持点，但也不排除耐药菌感染。可进一步完善痰培养等检查寻找病原学依据。

• 分枝杆菌感染：患者慢性咳嗽、咳痰，痰中带血，既往曾有肺结核病史，需考虑结核及非结核分枝杆菌感染，但患者T-SPOT.TB阴性，影像学表现无典型粟粒性病灶或树芽征等，外院肺泡灌洗液未提示检出相关序列，支持依据不多，入院后可反复送检痰抗酸涂片及分枝杆菌培养、痰mNGS进一步寻找分枝杆菌感染依据。

• 诺卡菌、放线菌感染：两者均可以引起慢性感染。诺卡菌感染一般发生于免疫抑制者，弱抗酸染色阳性；放线菌是人体正常菌群，感染可发生免疫正常者，多为混合感染的一部分；病灶为特征性的坚硬的炎性包块，需依据病理诊断。可进一步完善病原病理学检查以明确。

2. 肺肿瘤合并感染：中年男性，反复咳嗽、咳痰，痰中带血，需警惕肺肿瘤引起支气管阻塞合并感染可能，但患者肿瘤标志物不高，外院支气管镜未见明显新生物，无明确肿瘤提示，暂不考虑。

进一步检查、诊治过程和治疗反应

1. 2020-11-06留取痰标本送检微生物涂片+培养全套。

2. 2020-11-07留取痰标本送检mNGS。

3. 2020-11-10留取痰标本送检微生物涂片+培养全套。

4. 2020-11-11行支气管镜：气管及各支气管管腔通畅，黏膜光滑。于右中叶内侧段行肺泡灌洗，灌洗液送微生物涂片+培养全套及mNGS检测。

5. 2020-11-11痰mNGS（2020-11-07采样，科研标本检验略有延迟）：尖端赛多孢霉（种严格序列数30）。伏立康唑（0.2 g，静脉滴注，bid）抗真菌。

6. 2020-11-13痰曲霉培养（2020-11-06采样）：阴性。

7. 2020-11-14痰（2020-11-10采样）（图79-4）和支气管灌洗液（2020-11-11采样）（图79-5）曲霉培养：尖端赛多孢。灌洗液（2020-11-11采样）mNGS：尖端赛多孢霉

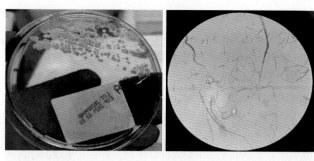

图79-4　2020-11-14痰（2020-11-10采样）曲霉培养菌落形态及镜下形态

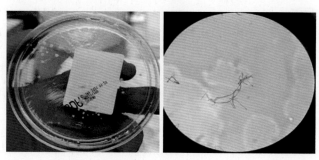

图79-5　2020-11-14灌洗液（2020-11-11采样）曲霉培养菌落形态及镜下形态

（种严格序列数108）。

8. 2020-11-17伏立康唑谷浓度：0.8 mg/L。次日调整用药为伏立康唑（0.3 g，静脉滴注，bid）。痰（2020-11-13采样）曲霉培养：尖端赛多孢。

9. 2020-11-22复查伏立康唑谷浓度：2.4 mg/L。咳嗽、咳痰明显好转。

10. 2020-11-26出院，继续伏立康唑（0.3 g，口服，bid）。

11. 2020-12-11门诊随访，咳嗽、咳痰进一步好转，未再出现痰血。胸部CT（图79-6）：两肺多发结片灶，两肺局部支气管扩张伴感染，较2020-11-06右下肺病灶有所吸收

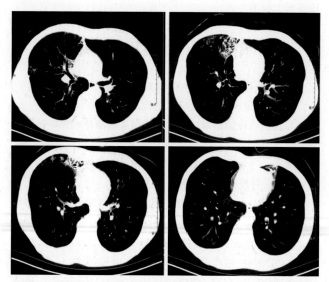

图79-6　2020-12-11胸部CT：两肺多发结片灶（部分磨玻璃影），两肺局部支气管扩张伴感染，较2020-11-06右下肺病灶有所吸收

肺局部支气管扩张伴感染，较2020-11-06右下肺病灶有吸收。

12. 图79-7为治疗过程中患者炎症标志物变化情况。

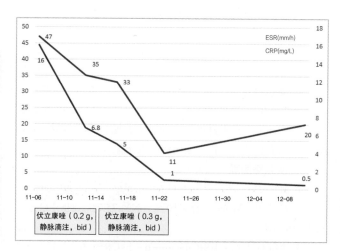

图79-7　炎症标志物变化情况

13. 2020-12-15送检痰曲霉培养阴性。继续抗真菌，门诊随访。

最后诊断与诊断依据

■ 最后诊断

支气管扩张伴感染（尖端赛多孢菌引起）。

■ 诊断依据

患者为中年男性，有支气管扩张基础；慢性病程，主要表现为咳嗽、咳痰及少量痰血；炎症标志物轻度升高，胸部CT见两肺支气管扩张伴感染；一般抗感染效果不佳；反复痰培养、灌洗液培养及mNGS均检出尖端赛多孢菌；外院抗真菌效果不佳考虑跟药物浓度低有关，调整伏立康唑剂量后症状好转，炎症标志物下降，复查胸部CT见病灶吸收，故支气管扩张伴尖端赛多孢菌感染诊断成立。

经验与体会

1. 尖端赛多孢菌是赛多孢子菌属中引起人类感染的主要病原体，该属其他成员还包括微孢假阿利什菌、橙黄赛多孢子菌、波氏假阿利什菌（波氏赛多孢子菌、有性型尖端赛多孢子菌）和德氏赛多孢子菌。不同的菌种药敏性不同，故需鉴定到种。尖端赛多孢菌在环境中广泛分布，如沼泽、池塘和土壤里等等。

2. 尖端赛多孢菌可以引起肺炎，播散性感染及溺水患者的脑脓肿。感染主要通过吸入分生孢子引起，也可以通过皮肤或眼睛直接接种引起。在免疫正常的人群中，尖端赛多孢菌主要引起局部感染，如足菌肿及角膜接触引起的角膜炎；对于血液系统恶性肿瘤、实体器官或造血干细胞移植的患者，以及接受糖皮质激素治疗的患者，尖端赛多孢菌具有血

管侵袭性，可引起肺炎及广泛播散的脓肿。在移植患者中，尖端赛多孢子菌为非曲霉性真菌感染常见机会性真菌病原体，占25%，仅次于毛霉和镰刀菌。本例患者无肿瘤等免疫抑制基础，但肺部存在支气管扩张，局部免疫力有下降，可能是尖端赛多孢均感染的重要因素。查阅文献，囊性纤维化及非囊性纤维化支气管扩张患者均有本菌感染的报道。

3. 尖端赛多孢菌引起的肺部感染症状不具有特异性，常为咳嗽、咳痰、痰中带血丝等，重症可有发热、咯血等症状。影像学上，结节、空洞和肺叶浸润是常见的表现，与曲霉感染类似。诊断依赖于受累组织中的生长，以及病理学检查证实组织中有隔菌丝的侵袭：由于组织中赛多孢菌属与曲霉难以鉴别，故培养证据必不可少。由于环境病原体可能仅为污染或定植，组织入侵的证据也是必要的。本例患者新进有咯血症状，影像学提示病灶进展，反复病原学检测均仅提示本菌［培养半定量结果为（1+）～（2+）］，伏立康唑治疗后好转，尖端赛多孢菌感染证据充分，唯一缺憾为未行组织病理学检查。

4. 侵袭性尖端赛多孢菌感染死亡率约为50%。尖端赛多孢菌对两性霉素，棘白菌素和部分唑类具有耐药性。伏立康唑是赛多孢子菌属的首选药物，泊沙康唑也可以用于该感染。基于体外数据，伏立康唑联合特比萘芬具有协同作用。伏立康唑治疗期间，药物谷浓度需大于2 mg/L，用药时间至少6个月，但有效率因感染部位而异。本例患者外院用药时间较短，未及病灶明显吸收即停药，导致患者病情反复。进一步明确病原学诊断，并通过药物浓度检测调整用药剂量后，患者病情明显好转。

5. 近年来，复旦大学附属中山医院感染病科共收治4例尖端赛多孢菌感染患者，mNGS均快速精准地检出了本病原体的核酸序列，除1例因入院前已使用伏立康唑治疗外，其余3例均经过真菌培养验证，显示出很高的敏感性及特异性。尤其是对于本例患者外院伏立康唑治疗效果不佳的情况，明确的病原学诊断给治疗增添了信心，指导抗菌药物合理应用。由于本病原体感染不常见，临床通常对其认识度不高，希望能通过本例患者提高各位同道对本病原体感染的警惕。

参考文献

［1］Chen SC, Blyth CC, Sorrell TC, et al. Pneumonia and lung infections due toemerging and unusual fungal pathogens[J]. Semin Respir Crit Care Med, 2011, 32(6): 703–716.

［2］Cuthbertson L, Felton I, James P, et al. The fungal airway microbiome in cystic fibrosis and non-cysticfibrosis bronchiectasis[J]. J Cyst Fibros, 2021, 20(2): 295–302.

［3］Lackner M, de Hoog GS, Verweij PE, et al. Species-specific antifungal susceptibility patterns of Scedosporium and Pseudallescheria species[J]. Antimicrob Agents Chemother, 2012, 56(5): 2635–2642.

［4］Seidel D, Meißner A, Lackner M, et al. Prognostic factors in 264 adults with invasive Scedosporium spp. and Lomentospora prolificans infection reported in theliterature and FungiScope[J]. Crit Rev Microbiol, 2019, 45(1): 1–21.

病例 80 多发结节抗感染无效，结果出人意料

作者·马玉燕 金文婷
审阅·胡必杰 潘珏 胡莉娟

· 病史简介 ·

男性，49岁，安徽人，2020-10-12收入复旦大学附属中山医院感染病科。

■ 主诉

咳嗽、痰血1个月。

■ 现病史

1. 2020-09无诱因出现咳嗽伴痰中带血丝，偶有胸痛、喉部异物感，无发热、乏力、盗汗、消瘦、头痛、腹泻等。

2. 2020-09-21外院住院查血WBC 7.7×10⁹/L，N% 51.6%；hsCRP 13.32 mg/L，ESR 15 mm/h，PCT 0.08 ng/mL。痰细菌+真菌涂片及培养均阴性，涂片找抗酸杆菌阴性。胸部CT（图80-1）：左下肺多发斑片结节病灶，左肺胸腔积液。考虑为肺部感染。利巴韦林、哌拉西林/他唑巴坦、左氧氟沙星抗感染，咳嗽、痰血较前好转。

3. 2020-10-01复查胸部CT（图80-2）：左下肺病灶部分吸收，部分进展，左侧胸腔积液减少。改莫西沙星（0.4 g，口服，qd），门诊随访。

4. 2020-10-10再次出现咳嗽、痰中带血，复旦大学附属中山医院查血WBC 7.32×10⁹/L，N% 64.3%；hsCRP 4.3 mg/L，ESR 16 mm/h，IgE ＜ 10 U/mL。为明确肺内病灶性质2020-10-12收入感染病科。

5. 病程中，患者食眠可，大小便无殊，体重无明显减轻。

■ 既往史及个人史

2020-06因左肺恶性肿瘤行左上肺舌段切除术（图80-3），术后病理示浸润性肺腺癌，未行放化疗。否认高血压、糖尿病等慢性病史。吸烟30年余，20支/天，戒烟1年。

· 入院检查 ·

■ 体格检查

1. T 36.7℃，P 86次/分，R 12次/分，BP 115/85 mmHg。

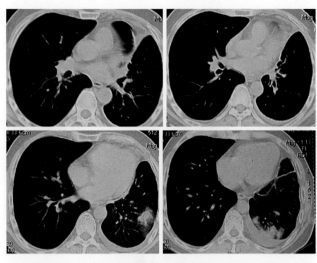

图 80-1　2020-09-21 胸部 CT：左下肺多发斑片结节病灶

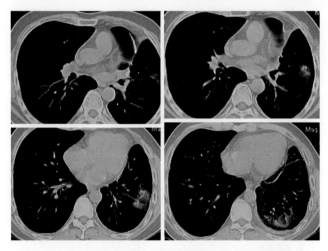

图 80-2　2020-10-01 胸部 CT：左下肺病灶部分吸收，部分进展

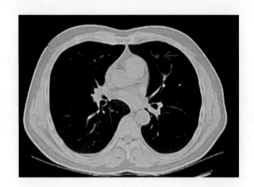

图 80-3　2020-06-12 左上肺舌段磨玻璃影，术后病理为腺浸润性肺腺癌

2. 精神可，双肺未闻及明显干湿啰音，心律齐，心瓣膜区未闻及杂音，腹平软，无压痛，双下肢不肿。

■ **实验室检查**

1. 血气分析（不吸氧）：pH 7.46，PaO_2 96 mmHg，$PaCO_2$ 41 mmHg。

2. 血常规：WBC 7.52×10^9/L，N% 61.5%，Hb 139 g/L，PLT 293×10^9/L。

3. 尿常规：WBC 阴性，RBC 阴性，蛋白质阴性。

4. 炎症标志物：hsCRP 3.5 mg/L，ESR 13 mm/h，PCT < 0.02 ng/mL。

5. 生化：ALT/AST 20/18 U/L，Alb 46 g/L，Cr 72 μmol/L，CK/CK-MM 58/46 U/mL。

6. T-SPOT.TB A/B 5/1，G 试验、血隐球菌荚膜抗原阴性。

7. 肿瘤标志物：CA72-4 22.2 U/mL，余均阴性。

8. 自身抗体：均阴性。

■ **辅助检查**

1. 心电图：正常。

2. 超声心动图：静息状态下未见异常。

3. 胸部增强 CT（图 80-4）：左上肺恶性肿瘤术后改变；左下肺多发斑片结节灶，炎症机会大；左侧少量胸腔积液。

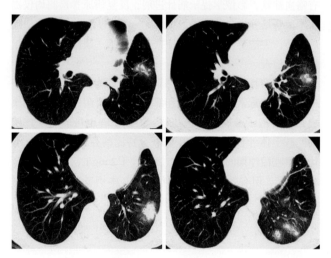

图 80-4　2020-10-13 胸部 CT：左下肺多发斑片结节灶，总体病灶范围较 2020-10-01 增多

───── **临床分析** ─────

■ **病史特点**

患者为中年男性，亚急性病程，主要表现咳嗽、痰中带血；无发热、消瘦等毒性症状，血 WBC、ESR、CRP、PCT 等炎症标志物大致正常，胸部 CT 示左肺多发斑片结节灶，外院抗细菌后部分病灶吸收部分进展。4 个月前因肺浸润性腺癌行手术治疗，肿瘤标志物基本阴性。

■ **诊断分析**

1. 肺结核：患者咳嗽伴痰中带血，喹诺酮类抗感染后症状好转，病灶部分吸收部分加重，需考虑结核感染可能。但患者无发热、盗汗、消瘦等全身毒性症状，T-SPOT.TB 阴性，ESR 正常，胸部 CT 未见斑点样病灶、树芽征、空洞、卫星灶等典型影像学表现，外院痰涂片找抗酸杆菌阴性，结核支持依据不多。入院后可行肺活检、痰或活检组织 mNGS 进一步明确。

2. 肺曲霉病：曲霉感染容易侵蚀血管出现咯血。患者痰中带血，CT 见左肺多发斑片结节病灶，外院抗细菌似有效部分病灶吸收不除外肺泡出血吸收所致假象，三次随访总体来看病灶范围有增多，故需考虑肺曲霉感染可能。但随访CT未见明显空洞形成，痰真菌培养阴性，肺曲霉感染诊断依据不足。入院后可完善GM试验、反复送检痰真菌涂片+培养、痰mNGS，必要时行支气管镜或CT引导下肺活检进一步寻找病原学依据。

3. 肉芽肿性血管炎：患者反复痰中带血，病原学检查阴性，病灶沿支气管血管束分布，抗感染效果不佳，总体进行性增大，需考虑非感染性疾病如肉芽肿性血管炎可能。但患者单肺病灶，无发热、耳痛、血尿等表现，肌酐正常范围，ANCA阴性，病灶未见空洞及液平，为不支持点。可行病灶穿刺行病理学检查明确诊断。

4. 肺多发转移瘤：既往有肺癌病史，痰中带血，左肺多发病灶，需要考虑肺多发转移可能；但患者为早期肺癌术后，影像学上病灶为单侧，形态不规则伴周围渗出，进展快速，非典型转移性肿瘤影像学表现。可完善痰脱落细胞、肺活检进一步明确病灶性质。

进一步检查、诊治过程和治疗反应

诊治过程

1. 2020-10-13行CT引导下左下肺病灶穿刺活检，穿刺后患者出现咯鲜血，量约50 mL，复查CT见肺穿刺处出血，嘱患者左侧卧位，保持呼吸道通畅，吸氧、对症止血后，咯血好转，生命体征平稳。

2. 2020-10-13经验性左氧氟沙星（0.6 g，静脉滴注，qd）抗感染治疗。

3. 2020-10-16痰细菌+真菌涂片及培养阴性，涂片找抗酸杆菌阴性。肺组织细菌+真菌涂片及培养阴性，涂片找抗

酸杆菌阴性；肺组织mNGS阴性。

4. 2020-10-16肺穿刺病理回报：符合上皮样血管内皮瘤（图80-5），要求出院至复旦大学附属肿瘤医院就诊。

出院后随访

1. 2020-10-18肺活检病理外送至复旦大学附属肿瘤医院会诊：符合肺上皮样血管内皮瘤。

2. 2020-11-17外院再次行经支气管镜肺活检，病理仍考虑肺上皮样血管内皮瘤。

3. 2020-11-28外院考虑肺上皮样血管内皮瘤诊断明确，行化疗，咯血较前好转。外院治疗与随访。

最后诊断与诊断依据

最后诊断

1. 左肺上皮样血管内皮瘤。

2. 左上肺腺癌术后。

诊断依据

患者为中年男性，主要表现咳嗽伴痰血，无发热等，炎症标志物基本正常，CT见左肺多发斑片结节样病灶，虽部分似有吸收，但总体病灶范围不断增加，抗感染效果不佳，病原学检查（包括mNGS检测）无阳性发现，CT引导下行左下肺病灶活检病理示左肺上皮样血管内皮瘤，故诊断明确。影像学上结节周围渗出考虑肺泡出血填充所致，出血吸收后渗出样病灶有吸收减少。

经验与体会

1. 上皮样血管内皮瘤（epithelioid hemangioendothelioma，EHE）是一种极为罕见的起源于血管内皮细胞的低度恶性

巨检	肺穿刺：灰白色条索状物1条，长0.8 cm，直径为0.1 cm。
病理诊断	（CT引导下肺穿刺）穿刺肺组织镜下肺泡间隔增宽，肺泡间隔内短梭/卵圆形细胞弥漫增生，考虑为肿瘤性病变，正在行免疫组化检查以协助诊断。 2020-10-15补充报告： （CT引导下肺穿刺）穿刺肺组织镜下肺泡间隔增宽，肺泡间隔内短梭/卵圆形细胞弥漫增生，结合免疫组化结果，符合上皮样血管内皮瘤 免疫组化（2020-N28059）20S56833-001：SMA（肌+），Ki-67（2%阳性），CK{pan}（上皮+），CK7（上皮+），CAM5.2（上皮+），TTF-1（个别+），F8（+），NapsinA（上皮+），p40（−），Vim（+），ERG（+），CD31（+），CD34（+）。 2020-10-20补充报告： 双色荧光原位杂交（FISH2020-7601）　　　　　　　　　　　　　　　　　　　　　　　　　检测蜡块：20S56833-001

指标	计数异型细胞数	阳性细胞数	基因状态	比值	FISH检测结果
CAMTA1	100个	10	分离、单独红色信号、单独绿色信号	10%	阳性倾向，请结合免疫组化及形态学综合考虑
TFE3	100个	0	未见分离	/	阴性

图80-5　2020-10-24肺活检病理：符合上皮样血管内皮瘤，CD31阳性，CD34阳性，CAMTA（1+）

的交界性肿瘤，介于良性的血管瘤及高度恶性的血管肉瘤之间，多累及肺、肝、骨、皮肤。累及肺称为肺上皮样血管内皮瘤（pulmonary epithelioid hemangioendothelioma，PEH），以前又称为血管内细支气管肺泡瘤（intravascular bronchioloalveolar tumor, IVBAT），自Dail于1975年首次以双肺多发结节影为特征报道以来，全世界目前仅报道了百余例，国内数十例。主要发病年龄在20～60岁，中位年龄40岁；女性多见，占70%～80%。

2. 目前发病机制仍未明确，近几年对该病的分子遗传学研究有了突破性进展，发现约90%患者存在*CAMTA1-WWTR1*基因融合（经典型），而剩下10%是*YAP1-TFE3*基因融合，即罕见易位，表现出独特的形态学特征，如血管形成良好，成熟的管腔内有上皮样细胞，嗜酸性胞质丰富，主要出现在年轻患者身上。在病理及免疫组化诊断困难时，*CAMTA1-WWTR1*或*YAP1-TFE3*融合基因可作为有用的诊断工具。此外，关于发病机制的另一种推测认为慢性巴尔通体感染与这种恶性血管肿瘤的发生有因果关系，巴尔通体是目前已知能引起内皮细胞增殖的唯一细菌属。巴尔通体侵入人体后，会诱导红细胞和内皮细胞长期感染，诱导血管内皮生长因子，从而引起血管内皮细胞增殖，可能有助于血管内皮瘤的发展。本例患者病理原位杂交结果显示检出少量表达*CAMTA1*基因的组织，符合PEH。

3. 文献报道，PEH的影像学表现较为多样，相对有特点的是两肺多发沿支气管血管束的结节影（图80-6），以双下肺为主，周围可见片状磨玻璃样密度增高影，考虑出血或肺组织受浸润所致，形成"晕征"（图80-7和图80-8）；少数为单发肿块（图80-9）；病灶形态不规则，境界不清；病灶内常可见钙化及骨化改变，可有胸腔积液或心包积液。本例患者影像学上为多发沿支气管血管束的斑片结节影，伴周围渗出，虽为单肺受累，但形态学比较符合PEH的影像学特点。

4. 临床症状无特异性，可有咳嗽、呼吸困难、胸痛、咯血、乏力、消瘦等，相当一部分患者并无任何症状，部分可同时伴发肝脏病变、胸腔积液、肺动脉血栓等。本病术前很难做出准确性诊断，多需依靠活检等病理组织学检查才能确诊。目前几乎所有文献报道均是通过免疫组化标记血管内皮

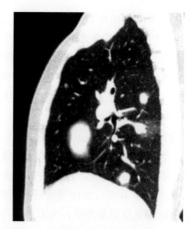

图80-7 女性36岁，右肺多发结节伴周围磨玻璃影，穿刺病理确诊PEH

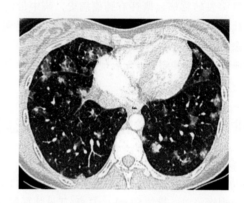

图80-8 女性23岁，双肺多发磨玻璃结节，病理确诊PEH

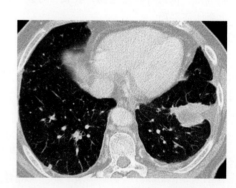

图80-9 女性67岁，左下肺占位，病理确诊PEH

细胞标志物来判定肿瘤细胞来源而最终确诊PEH的，常用的比较特异的标志物包括因子Ⅷ相关抗原（FⅧRag）、CD31、CD34、CD105等。本例患者反复痰中带血，抗感染效果不佳，病原学检测无阳性结果，最终靠病理确诊该罕见病。

5. 由于本病罕见，目前尚缺乏统一的治疗方案。部分可出现自发缓解或处于稳定状态，生存期最长可达20余年，中位生存期为5年左右。消瘦、贫血、严重肺部症状、肿瘤远处转移、胸膜浸润、血性胸腔积液等均提示预后不良，中位生存时间常＜1年。对于单发或病灶较少的病例，应首选外科手术治疗，但术后复发率为10%～20%。多种化疗药物无明确疗效。文献报道阿帕替尼有效，但用药2个多月后疾病进展。

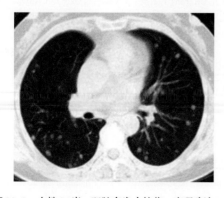

图80-6 女性54岁，双肺多发小结节，病理确诊PEH

参考文献

[1] 林航, 程远大, 张春芳, 等. 肺上皮样血管内皮瘤的研究进展[J]. 中国肺癌杂志, 2019, 22（7）: 470-476.

[2] Amin RM, Hiroshima K, Kokubo T, et al. Risk factors and independent predictors of survival in patients with pulmonaryepithelioid haemangioendothelioma. Review of the literature and a casereport[J]. Respirology, 2006, 11(6): 818-825.

[3] Epelboym Y, Engelkemier DR, Thomas-Chausse F, et al. Imaging findings in epithelioid hemangioendothelioma[J]. Clin Imaging, 2019, 11(58): 59-65.

[4] Xiong W, Wang Y, Ma X, et al. Multiple bilateral pulmonary epithelioid hemangioendothelioma mimicking metastatic lung cancer: case report and literature review[J]. J Int Med Res, 2020, 48(4): 1-5.

[5] 李蒙, 吴宁, 刘瑛. 肺上皮样血管内皮瘤的影像学表现[J]. 癌症进展, 2012, 10（5）: 450-456.

[6] Epelboym Y, Engelkemier DR, Thomas-Chausse F, et al. Imaging findings in epithelioid hemangioendothelioma[J]. Clin Imaging, 2019, 58: 59-65.

[7] Mesquita RD, Sousa M, Trinidad C, et al. New insights about pulmonary epithelioid hemangioendothelioma: review of the literature and two case reports[J]. Case Rep Radiol, 2017, 2017(0): 5972940.

病例 81 中年女性"肺炎"咳嗽，精准分析—"镜"定"病"

作者·王萌冉 金文婷 马玉燕
审阅·胡必杰 潘珏

· 病史简介 ·

女性, 46岁, 江苏人, 2021-03-08收入复旦大学附属中山医院感染病科。

■ 主诉

胸闷伴咳嗽、咳痰32个月。

■ 现病史

1. 2020-12 "上呼吸道感染"后开始胸闷, 以夜间为主, 伴咳嗽、咳痰, 痰液呈白色; 无发热、胸痛、气急、咯血等不适。自行服用头孢菌素、阿奇霉素等治疗, 症状无明显好转。

2. 2021-01-04出现暗红色血痰一口, 遂至当地医院查胸部CT: 两肺胸膜下磨玻璃影, 左上肺磨玻璃样结节（图81-1）。CRP及呼吸道病原体检查（流感病毒、支原体、衣原体、呼吸道合胞病毒、嗜肺军团菌、腺病毒）等结果均为阴性。头孢克肟、奥司他韦、克拉霉素、左氧氟沙星等抗感染, 未再咯血, 仍有咳嗽, 咳白色痰。

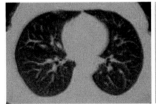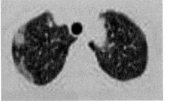

图81-1　2021-01-04胸部CT: 两肺胸膜下磨玻璃影, 左上肺磨玻璃样结节

3. 2021-01-28随访胸部CT: 两肺病灶较前无明显吸收（图81-2）。2021-02-01就诊于复旦大学附属中山医院, 停用抗感染药物, 给予复方甲氧那明、孟鲁司特等对症治疗, 患者咳嗽症状稍有缓解。

4. 2021-03-01复查胸部CT: 两上肺炎症, 左肺小结节,

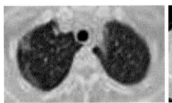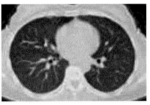

图81-2　2021-01-28胸部CT: 两上肺磨玻璃影较前相仿

与外院2021-01-28相仿（图81-3）。2021-03-08为明确肺部病灶原因收入感染病科。

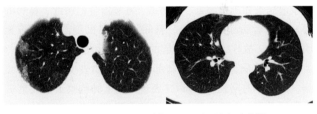

图81-3　2021-03-01胸部CT: 两上肺磨玻璃影

5. 病程中, 患者精神可, 胃纳可, 大小便无殊, 体重无明显改变。

■ 既往史及个人史

否认高血压、糖尿病、冠心病等慢性病史; 否认结核病史。

· 入院检查 ·

■ 体格检查

1. T 37℃, P 96次/分, R 20次/分, BP 102/67 mmHg。

2. 神志清, 气平; 双肺呼吸音清, 未闻及明显干湿啰音; 心律齐; 腹平软, 无压痛、反跳痛; 双下肢无明显水肿。

■ 实验室检查

1. 血常规: Hb 112 g/L, WBC 6.12×10^9/L, N% 58.9%, EOS% 0.8%, PLT 174×10^9/L。

2. 炎症标志物：hsCRP 0.5 mg/L，ESR 4 mm/h，PCT 0.06 ng/mL。

3. 血气分析：pH 7.43，PaO_2 99 mmHg，$PaCO_2$ 38 mmHg。

4. 尿常规：蛋白质阴性，RBC（1+），WBC阴性。

5. 肝肾功能、心脏标志物、出凝血：均正常。

6. T-SPOT.TB A/B 14/16，血隐球菌荚膜抗原、G试验均阴性。

7. 自身抗体：抗RNP抗体弱阳性，ANA阴性，ANCA阴性，抗GBM抗体阴性。免疫球蛋白全套、补体：均正常。

8. 肿瘤标志物：均阴性。

9. 细胞免疫检查：CD4/CD8 1.1，CD4 587/μL。

■ 辅助检查

2021-03-08心电图：正常心电图。

· 临床分析 ·

■ 病史特点

患者为中年女性，慢性病程，胸闷伴咳嗽、咳痰，以白色黏痰为主，曾咳暗红色血痰一口；血常规及炎症标志物正常，抗RNP抗体弱阳性，T-SPOT.TB轻度升高；胸部CT表现为以两上肺为主胸膜下磨玻璃影，间隔2个月的胸部CT（2021-01-04和2021-03-01）病灶无明显变化；常规抗感染治疗后症状无明显好转。

■ 诊断分析

1. 呼吸道病毒感染：起病前有感冒病史，以呼吸道症状为主，胸部CT表现为两上肺胸膜下多发磨玻璃影，需考虑呼吸道病毒如流感病毒、腺病毒、呼吸道合胞病毒、鼻病毒等；但患者病程时间较长，且间隔2个月的胸部CT影像无明显变化，故呼吸道病毒引起的病变基本可能排除。

2. 特殊病原体引起的肺部感染：主要表现为咳嗽、咳痰，病程中有咯血，胸部CT表现为两上肺胸膜下多发磨玻璃影，间隔2个月的胸部CT影像无明显变化，T-SPOT.TB轻度升高，常规抗细菌感染治疗效果不佳，故需考虑低度毒力的特殊病原体引起的感染，如非结核分枝杆菌、真菌、寄生虫等，可行支气管镜检查、肺泡灌洗和肺活检，送涂片、培养、微生物二代基因测序等检查以明确或排除诊断。

3. 肺腺癌：中年女性，既往体健，慢性病程，主要表现胸闷和咳嗽、咳痰，胸部CT表现为肺磨玻璃影，以右上肺为主，间隔2个月病灶无明显变化；多次查血常规及炎症标志物均正常，需要考虑肺腺癌可能，可行支气管镜下或经皮穿刺肺活检和组织病原学检查，以明确诊断。

4. 肺泡蛋白沉积症：胸部CT表现为以两上肺为主肺外带的磨玻璃影，间隔2个月随访CT病灶无明显变化，血常规及炎症标志物正常，多种抗感染药物治疗无效。详细询问病史，患者描述咳出的痰不多，时呈乳白色牛奶样。需要考虑处于病程极早期阶段的肺泡蛋白沉积症，确诊有赖于肺泡灌洗液（bronchoalveolar lavage fluid, BALF）的相关检查。

病程中虽有痰血，但仅为一过性症状，不除外因咽喉部炎症所致。

· 进一步检查、诊治过程和治疗反应 ·

1. 2021-03-09行支气管镜检查，镜下见气管及各级支气管管腔通畅，未见新生物；于右肺上叶尖段行肺泡灌洗，灌入生理盐水150 mL，回收液静置数分钟后仍显浑浊，无沉淀（图81-4）；BALF及肺组织匀浆送检微生物学及mNGS检查，右上叶尖段行经支气管镜肺活检术（transbronchial lung biopsy, TBLB）。

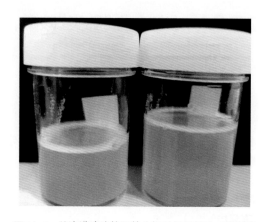

图81-4 肺泡灌洗液静置数分钟后仍显浑浊，无沉淀

2. 2021-03-10右肺上叶尖段肺组织活检病理回报：送检肺泡组织大量肺泡腔扩张，其间可见嗜伊红物沉着；结合特殊染色：PAS染色阳性；考虑肺泡蛋白沉积症（图81-5）。痰和BALF细菌、真菌涂片及培养，均阴性；涂片找抗酸杆菌阴性；BALF送mNGS检测：阴性。

巨检	肺组织右上尖：灰红色碎组织一堆，共计直径为0.4 cm。
病理诊断	（肺组织右上尖）送检肺泡组织，大量肺泡腔扩张，其间可见嗜伊红物沉着，结合特殊染色结果PAS阳性，考虑肺泡蛋白沉积症。 特殊染色　21S15169-001：PAS（＋）。

图81-5 2021-03-10右上叶尖段肺组织病理：考虑肺泡蛋白沉积症

3. 2021-03-11考虑肺泡蛋白沉积症诊断明确，但疾病处于极早期，动脉血气分析正常，肺功能未受明显影响，出院。嘱定期门诊随访，包括胸部CT。

· 最后诊断与诊断依据 ·

■ 最后诊断

肺泡蛋白沉积症。

■ **诊断依据**

患者为中年女性，慢性病程，主要表现为胸闷伴咳嗽、咳痰，痰不多，时呈乳白色牛奶样，胸部CT表现为以两上肺为主肺外带的磨玻璃影，间隔2个月随访CT病灶无明显变化，血常规及炎症标志物正常，多种抗感染药物治疗无效。BALF静置数分钟后仍显浑浊，微生物检查阴性，肺组织活检病理见大量肺泡腔扩张，其间可见嗜伊红物沉着，PAS染色阳性。综合上述资料，故肺泡蛋白沉积症诊断明确。

经验与体会

1. 肺泡蛋白沉积症（pulmonary alveolar proteinosis，PAP）是一种弥散性肺部疾病，典型的发病年龄为40～50岁，男性发病率约为女性的2倍。其主要病因分为自身免疫性、先天性及继发性（如大量粉尘暴露、血液系统肿瘤、干细胞移植后等）三大类，其中自身免疫性PAP为成人最常见类型，主要是由于粒-巨噬细胞集落刺激因子（granulocyte macrophage-colony stimulating factor，GM-CSF）信号传导紊乱所致肺泡巨噬细胞对表面活性物质的过度清除。本例患者为中年女性，既往体健，无相关高危病史；且入院后查自身抗体见抗RNP抗体弱阳性，故而考虑为自身免疫性PAP。

2. PAP在成人中通常呈隐匿性发病，约1/3患者无明显表现。主要临床症状包括进行性劳力性呼吸困难（52%～94%）、咳嗽（23%～66%）、咳痰（1%～4%）、乏力（0～50%）及低热（1%～15%），在数周至数月内发生，干咳较为常见，偶有咯稠厚的胶冻样痰。体格检查往往无异常发现，少数患者可闻及湿啰音，约25%的患者可见杵状指和发绀。典型的胸部X线片常表现为中下肺野双侧对称性肺泡影；高分辨率CT常显示磨玻璃样不透光区，以均匀分布为主，部分可伴有小叶间隔增厚呈多边形，称为铺路石征，地图样的铺路石征改变常见于自身免疫性PAP患者。本例患者胸部CT主要表现为两上肺胸膜下多发磨玻璃影，非上述典型表现，可能与病变处于极早期有关。

3. 确诊成人PAP依赖组织病理学特征：终末细支气管和肺泡中充满PAS染色阳性的絮状和颗粒状脂蛋白样物质；自身免疫性PAP的确诊在此基础上，需要在血清中检测到抗GM-CSF抗体，其滴度升高对于诊断自身免疫性PAP的敏感性为100%，特异性为91%～98%；肺泡灌洗液中的抗体滴度升高可能与病情的严重程度更相关。

4. PAP的治疗方案选择取决于疾病的严重程度。对于无症状且几乎无生理损害的患者，以及有轻度症状、静息时血氧正常或轻度低氧血症的患者，无需立即治疗，可以随访观察；对于中重度患者，可选择进行全肺灌洗，30%～50%的患者仅需接受1次灌洗，部分患者可能需要6～12个月为间隔重复进行。对于临床无法耐受全肺灌洗的患者，可通过雾化吸入或皮下注射重组GM-CSF，两者之中，雾化吸入治疗更为方便且有效率可能更高。对于上述治疗后仍出现进行性呼吸系统损害的患者，目前尚无确定有效的治疗方法。抗CD20单克隆抗体（利妥昔单抗）、治疗性血浆置换及肺移植对于少数患者可能有效，但复发率较高。糖皮质激素或其他免疫抑制剂对于PAP的初始治疗并无作用，并且可能会增加患者死亡率。

5. PAP是一种罕见疾病，貌似肺炎但非感染性疾病，是"类肺炎"需要鉴别诊断的一类重要疾病。临床漏诊误诊率高，抗感染和皮质激素治疗无效。临床有怀疑行支气管镜检查时，需要与相关医生沟通并进行PAS特殊染色，否则容易漏诊。本例虽然是极早期的PAP，影像学表现很不典型，但由于入院检查前对疾病的精准分析、感染病科与支气管镜检查医生和病理科医生的精诚合作，入院第3天便明确此罕见疾病的诊断。

参考文献

[1] Gay P, Wallaert B, Nowak S, et al. Efficacy of whole-lung lavage in pulmonary alveolar proteinosis: a multicenter international study of GELF[J]. Respiration, 2017, 93(3): 198-206.

[2] Kumar A, Abdelmalak B, Inoue Y, et al. Pulmonary alveolar proteinosis in adults: pathophysiology and clinical approach[J]. Lancet Respir Med, 2018, 6(7): 554-565.

[3] Suzuki T, Trapnell BC. Pulmonary alveolar proteinosis syndrome[J]. Clin Chest Med, 2016, 37(3): 431-440.

[4] Tazawa R, Ueda T, Abe M, et al. Inhaled GM-CSF for pulmonary alveolar proteinosis[J]. N Eng J Med, 2019, 381(10): 923-932.

病例 82 断续咳嗽 20 年，两肺竟然长 "树芽"

作者·刘海霞 金文婷 马玉燕 袁 征
审阅·胡必杰 潘 珏

病史简介

男性，46岁，上海人，2020-11-04收入复旦大学附属中山医院感染病科。

■ **主诉**

反复咳嗽、咳痰20余年。

■ **现病史**

1. 20年前患者劳累受凉后出现咳嗽、咳黄色脓痰，无发热盗汗、乏力、消瘦、气促、咯血等，每1～2年发作1～3次，当地医院考虑为肺炎、支气管扩张症，阿奇霉素、左氧氟沙星或莫西沙星治疗后症状可好转。2013年外院行胸部CT：支气管扩张伴感染（胶片未见），未长期用药治疗。

2. 2020-08-24外院胸部CT：两肺广泛树芽征，右中下肺少许支气管扩张。2020-08-26复旦大学附属中山医院门诊查血WBC 8.1×10⁹/L，N% 67.2%；CRP 4.7 mg/L，ESR 23 mm/h，PCT 0.04 ng/mL；T-SPOT.TB A/B 5/3；痰涂片找抗酸杆菌阴性，痰分枝杆菌培养：非结核分枝杆菌（nontuberculous mycobacteria，NTM）阳性（2020-10-09回报）。2020-11-04为进一步明确诊治收入感染病科。

3. 病程中，精神、胃纳、睡眠尚可，大小便无殊，体重无明显变化。

■ 既往史及个人史

否认高血压、糖尿病、结核病史。

入院检查

■ 体格检查

1. T 36.5℃，P 78次/分，R 18次/分，BP 127/76 mmHg，SpO₂ 97%（不吸氧）。

2. 双肺未闻及干湿啰音；心律齐，未闻及病理性杂音。

■ 实验室检查

1. 血常规：WBC 7.54×10⁹/L，N% 68%，Hb 156 g/L，PLT 264×10⁹/L。

2. 尿常规：阴性。粪常规及隐血：阴性。

3. 炎症标志物：hsCRP 16 mg/L，ESR 36 mm/h，PCT 0.03 ng/mL。

4. 生化：ALT/AST 15/23 U/L，Alb 48 g/L，Cr 88 μmol/L。

5. 血隐球菌荚膜抗原、G试验均阴性。

6. 自身抗体：ANA颗粒1：320，浆颗粒1：100，余均阴性。

7. 细胞免疫：CD4/CD8 1.2，CD4 594/μL。

■ 辅助检查

1. 心电图：正常。

2. 胸部CT（图82-1）：两肺多发感染，广泛树芽征，部分支气管扩张；纵隔稍大淋巴结。

临床分析

■ 病史特点

患者为中年男性，慢性病程，主要表现为反复咳嗽、咳黄痰；炎症标志物轻度升高；胸部CT见两肺多发感染，树芽征明显，部分伴支气管扩张；T-SPOT.TB阴性，痰培养非结核分枝杆菌阳性，病原学考虑如下。

■ 诊断分析

1. 非结核分枝杆菌感染：患者慢性咳嗽、咳痰，病程

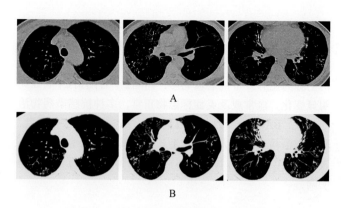

图82-1 2020-08-24及2020-11-04胸部CT平扫

A. 2020-08-24外院胸部CT平扫：两肺见多发斑片、絮片状模糊阴影，可见树芽征；B. 2020-11-04复旦大学附属中山医院胸部CT平扫：两肺见多发斑片、絮片状模糊阴影；较前两肺斑点斑片病灶稍增多

长，有支气管扩张症病史，影像学表现有典型的树芽征，T-SPOT.TB阴性，需考虑非结核分枝杆菌感染。门诊痰培养非分枝杆菌阳性1次，痰抗酸涂片阴性，单次痰培养阳性不除外环境污染可能，入院后需反复送检痰抗酸涂片及分枝杆菌培养、痰mNGS等进一步寻找分枝杆菌感染依据。

2. 诺卡菌、放线菌感染：两者均可以引起慢性感染。诺卡菌感染一般发生于免疫抑制者，弱抗酸染色阳性；放线菌是人体正常菌群，感染可发生免疫正常者，多为混合感染的一部分，病灶为特征性的坚硬的炎性包块，镜下可见硫磺颗粒，需依据病理诊断。与本例患者不甚相符，可进一步完善病原病理学检查以明确。

3. 支气管扩张伴普通细菌感染：患者有支气管扩张，反复咳黄色脓痰，需考虑铜绿假单胞菌、肺炎克雷伯菌等细菌感染，但患者既往多次痰细菌培养阴性，且炎症标志物轻度升高，无发热、盗汗、消瘦等毒性症状，胸部CT上仅右中下叶少量支气管扩张，程度不重，支气管扩张基础上伴发反复普通细菌感染的证据不足，可进一步完善痰培养等检查寻找病原学依据。

进一步检查、诊治过程和治疗反应

■ 诊治过程

1. 2020-11-04至2020-11-09因患者原因未行有创检查，完善痰微生物学检查。痰抗酸涂片、细菌及真菌培养均为阴性。

2. 2020-11-09行支气管镜：气管及各支气管管腔通畅，黏膜光滑。于右中叶内侧段行肺泡灌洗，灌洗液送微生物学检查，于右肺中叶及右肺上叶后段阴影处行TBLB及刷检。

3. 2020-11-09刷检、BALF、肺组织抗酸涂片均为阴性。

4. 2020-11-10病理：镜下见肺组织，间质纤维组织增生，炎症细胞浸润，考虑为炎症性病变。

5. 2020-11-11综合考虑非结核分枝杆菌感染可能性大，阿奇霉素（0.25 g，口服，qd）+莫西沙星（0.4 g，静脉滴

注，qd）+阿米卡星（0.6 g，静脉滴注，qd）抗感染。

6. 2020-11-12口服阿奇霉素后出现心悸、眩晕症状，改用克拉霉素（0.5 g，口服，q12 h）。

7. 2020-11-16 BALF、肺组织细菌培养阴性；BALF、肺组织真菌培养：阴性（2020-11-23回报）。

8. 2020-11-17复查血WBC 6.91 × 10⁹/L，N% 57.6%；ESR 30 mm/h，hsCRP 1 mg/L，PCT 0.08 ng/mL，调整为克拉霉素（0.5 g，口服，q12 h）+利福喷丁（0.6 g，空腹口服，biw）+莫西沙星（0.4 g，口服，qd）出院。

■ 出院后随访

1. 出院后继续上述方案口服，未再咳嗽、咳痰。

2. 2020-12-02联系微生物室痰培养行分枝杆菌菌种鉴定：胞内分枝杆菌（2020-08-26采样，2020-10-09培养阳性）。

3. 2020-12-16随访血WBC 5.44 × 10⁹/L，N% 56.4%；ESR 7 mm/h，CRP 1.2 mg/L；肝功能ALT/AST 17/21 U/L；胸部CT（图82-2A）：双肺炎症较2020-11-04明显吸收。

4. 2020-12-19肺组织、灌洗液分枝杆菌培养（2020-11-09送检）：阴性。

5. 2020-12-22痰分枝杆菌培养：阴性（2020-11-04采样）。

6. 2020-12-23 BALF、肺组织分枝杆菌培养：阴性（2020-11-09采样）。

7. 2021-02-19随访胸部CT（图82-2B）：双肺炎症较2020-12-16部分病灶进一步吸收好转。

8. 图82-3为治疗过程中患者炎症标志物变化情况。

· 最后诊断与诊断依据 ·

■ 最后诊断

1. 非结核分枝杆菌肺病（nontuberculous mycobacteria-pulmonary disease，NTM-PD）。

2. 支气管扩张症。

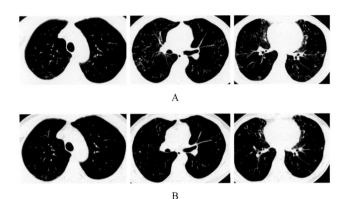

图82-2　2020-12-16及2021-02-19胸部平扫CT

A. 2020-12-16胸部平扫CT：双肺炎症较2020-11-04明显吸收；
B. 2021-02-19胸部平扫CT：双肺炎症较2020-12-16进一步好转

■ 诊断依据

1. 患者为中年男性，慢性病程，主要表现为反复咳嗽、咳痰，血WBC和中性粒细胞正常，CRP和ESR轻度升高。胸部CT：双肺多发树芽征，伴支气管扩张。门诊痰分枝杆菌培养阳性1次，菌种鉴定为胞内分枝杆菌。克拉霉素+利福喷丁+莫西沙星抗NTM治疗后咳嗽、咳痰好转，肺内病灶明显吸收，故考虑为NTM-PD。

2. 2020年IDSA指南中，NTM-PD的微生物学标准需至少2次咳出痰培养阳性或至少1次支气管冲洗或灌洗液培养阳性。本例患者仅1次痰培养阳性，虽未达到指南标准，但结合患者慢性病程、轻度炎症反应、影像学典型的树芽征表现，以及抗NTM治疗后病灶明显吸收好转情况，考虑该诊断成立。

· 经验与体会 ·

1. NTM分快速生长型和缓慢生长型两大类，本病例中胞内分枝杆菌属于Ⅲ组中的鸟分枝杆菌复合群（*Mycobacterium avium* complex，MAC），属慢生长型NTM。

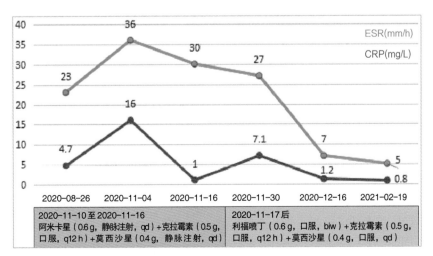

图82-3　炎症标志物变化情况

有肺部基础疾病，如肺结核、支气管扩张症、慢性阻塞性肺疾病、囊性纤维化、尘肺、原发性纤毛运动障碍、α_1-抗胰蛋白酶缺乏症、过敏性支气管肺曲霉病、胸廓畸形、胸部肿瘤及肺移植术后等人群易患 NTM 肺病。

2. 对于 NTM 的诊断，因其广泛存在于水、土壤、灰尘等自然环境中，可以因环境污染从呼吸道标本中分离出。2020 年 IDSA 指南中建议微生物学诊断标准需至少 2 次咳出痰培养阳性（若结果不确定，考虑重复抗酸染色及培养），或至少 1 次支气管冲洗或灌洗液培养阳性，或经支气管/其他方法的肺活检病理符合分枝杆菌组织学特征（肉芽肿性炎症或抗酸杆菌阳性）并且 NTM 培养阳性，或活检符合分枝杆菌组织学特点并且 1 次或以上痰或支气管冲洗液 NTM 培养阳性。本病例中，患者痰培养 1 次阳性，但结合患者慢性病程、影像学典型树芽征表现及治疗效果综合分析，NTM 肺病诊断成立。

3. 对于诊断 NTM 肺病患者，尤其是伴有痰涂片抗酸杆菌阳性和/或空洞型肺病的情况下，指南建议立即启动治疗。对大环内酯类药物敏感的鸟胞分枝杆菌复合群肺病患者，推荐包含大环内酯类药物的三药治疗方案，对于结节-支气管扩张型鸟胞分枝杆菌复合群肺病，推荐阿奇霉素/克拉霉素+利福平/利福布丁+乙胺丁醇的三药联合方案。鉴于阿奇霉素具有良好的耐受性、较少的药物相互作用、较低的药片负担、每日单次给药。专家组认为阿奇霉素优于克拉霉素，本例患者既往阿奇霉素治疗有效，因此初始选用阿奇霉素联合方案，但治疗过程中出现阿奇霉素不耐受，故选用克拉霉素

替代。由于暂无利福布丁和利福平，故选用利福喷丁替代。本例患者反复咳嗽、咳脓痰症状明显、双肺弥漫病灶、炎症标志物升高，考虑病情偏重，故选用莫西沙星替代乙胺丁醇。

4. 根据指南建议鸟胞分枝杆菌复合群肺病患者在培养阴转后至少接受 12 个月的治疗，本例患者目前已抗 NTM 治疗 5 个月，随访症状、炎症指标及胸部影像学均明显好转，后续需持续随访痰培养，治疗疗程需持续至少 1 年。

5. NTM 肺病影像学表现常见支气管扩张，而支气管扩张症也是 NTM-PD 的主要基础疾病之一。因此，临床上对于 NTM 肺病与支气管扩张症伴发反复感染难以鉴别，正如本例患者前期治疗中，对非结核分枝杆菌病认识的不足导致其长期被误诊为支气管扩张症伴发感染，无法进行病原体针对性治疗，导致治疗不规范，延误患者最佳治疗时机，严重者病情迁延可能导致出现耐药菌感染、毁损肺等严重的临床结局。希望通过以上案例引起相关医务人员对非结核分枝杆菌病的重视，提高影像学鉴别诊断的能力，及时发现 NTM 肺病，早期规范诊断，减轻患者的治疗负担。

参考文献

[1] 中华医学会结核病学分会.非结核分枝杆菌病诊断与治疗指南（2020年版）[J].中华结核和呼吸杂志，2020，43（11）：918-946.

[2] Charles LD, Jonathan MI, Christoph L, et al. Treatment of nontuberculous mycobacterial pulmonary disease: an official ATS/ERS/ESCMID/IDSA clinical practice guideline[J]. Clin Infect Dis, 2020, 14, 71(4): 905-913.

病例 83 咳嗽、咳痰、肺结节，别的不怕，就怕得癌

作者·姚雨濛 金文婷 马玉燕 马艳
审阅·胡必杰 潘珏

病史简介

男性，49 岁，江西人，2021-01-07 收入复旦大学附属中山医院感染病科。

■ 主诉

咳嗽、咳痰 1 个月余。

■ 现病史

1. 2020-11 无诱因出现咳嗽，阵发性，伴咳少量灰色痰，无发热、咯血、盗汗、消瘦等，未就诊。2020-12-15 咳嗽无好转，至当地市立医院呼吸科就诊，查胸部 CT（图 83-1A）：右肺下叶炎症。头孢克肟抗感染 10 天，仍咳嗽。

2. 2020-12-26 当地住院，查血 Hb 140 g/L，WBC 5.81×10⁹/L，N% 55.3%；CRP 3 mg/L，ESR 4 mm/h，PCT 0.048 ng/mL；痰涂片找抗酸杆菌阴性。哌拉西林/舒巴坦

联合左氧氟沙星、后联合莫西沙星抗感染，咳嗽、咳痰稍好转。2021-01-04 复查胸部 CT 示右下肺结节，较前稍增大（图 83-1B）。

3. 2021-01-07 为进一步诊治收入复旦大学附属中山医院感染病科。

4. 病程中，精神睡眠可，大小便如常，体重下降不明显。

■ 既往史及个人史

否认高血压、糖尿病等慢性病史。哥哥因结肠恶性肿瘤去世。

入院检查

■ 体格检查

1. T 36.4℃，P 96 次/分，R 12 次/分，BP 117/82 mmHg。

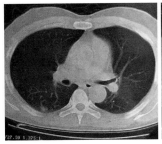 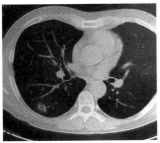

A   B

图 83-1   2020-12-15 及 2021-01-04 胸部 CT

A. 2020-12-15 胸部 CT：右下肺结节，边缘稍模糊；B. 2021-01-04 胸部 CT 平扫：右下肺结节，较前片稍增大

2. 精神可，心律齐，未闻及杂音，双肺未闻及明显干湿啰音，腹软，无压痛、反跳痛。

实验室检查

1. 血常规：WBC 7.35×10^9/L，N% 51.9%，Hb 146 g/L，PLT 227×10^9/L。

2. 炎症标志物：hsCRP < 0.3 mg/L，ESR 13 mm/h，PCT 0.06 ng/mL。

3. 生化：ALT/AST 17/19 U/L，Alb 47 g/L，Cr 76 μmol/L。

4. 出凝血功能、D-二聚体：正常。

5. T-SPOT.TB A/B 4/2，血隐球菌荚膜抗原阴性。

6. 肿瘤标志物：均阴性。

7. 自身抗体：ANA 1 ∶ 100，余 ENA、ANCA 均阴性。

辅助检查

1. 心电图：正常心电图。

2. 胸部 CT 增强：右下肺结节（图 83-2A）。

· 临床分析 ·

病史特点

患者为中年男性，亚急性病程，主要表现为咳嗽、咳痰，无发热等毒性症状，胸部 CT 见第右下肺结节，长径约 2.1 cm，呈实性、类圆形，伴血管穿行，查血 WBC、ESR、CRP、PCT 在正常范围，ANA 1 ∶ 100，余自身抗体均阴性，肿瘤标志物、T-SPOT.TB、G 试验、血隐球菌荚膜抗原等均阴性，先后给予头孢克肟、哌拉西林/舒巴坦+左氧氟沙星、哌拉西林/舒巴坦+莫西沙星抗感染治疗共 3 周，病灶稍增大。慢性孤立肺结节的诊断与鉴别诊断如下。

诊断分析

1. 原发性肺癌：患者中年、亚急性起病，无发热，炎症标志物正常，胸部影像学提示孤立实性肺结节，直径 > 2 cm，虽肿瘤标志物正常，原发性肺癌等肺恶性肿瘤不排除。但病灶短期内稍增大，为不支持点。可进一步行病灶活检以明确诊断。根据病灶部位、大小与可及性，可选择经皮肺穿刺活检。

2. 肺隐球菌病：本患者无发热等中毒症状，肺内病变

为位于胸膜下的孤立结节，缓慢生长，虽隐球菌荚膜抗原阴性，肺隐球菌病不排除。肺组织活检送病理及 PAS、六胺银染色、真菌培养、病原学 mNGS 可帮助明确诊断。

3. 其他肺真菌病：如肺曲霉病、组织胞浆菌病、粗球孢子菌病等。可无明显毒性症状，也可表现为缓慢生长的孤立肺结节。本例患者无美洲等地旅游史，组织胞浆菌病、球孢子菌病可能性很小。明确或排除诊断，有赖于肺结节病灶活检送组织病理、真菌培养、微生物 mNGS 检测等技术。

4. 分枝杆菌肺病（结核或非结核分枝杆菌）：患者一般情况良好，抗细菌治疗后病灶无好转，肺结核或非结核分枝杆菌肺病不排除，但 T-SPOT.TB 阴性，且病灶非多发性、无卫星灶，分枝杆菌肺病可能性小，可进一步行痰涂片找抗酸杆菌、痰分枝杆菌培养、肺组织活检送病理、抗酸染色及分枝杆菌培养、PCR 等协诊。

5. 肺良性肿瘤：患者一般情况良好，抗感染后病灶无明显改变，较常见的错构瘤及较少见的纤维瘤、平滑肌瘤、肺细胞瘤等肺良性肿瘤不排除，明确诊断依赖组织病理检查。

进一步检查、诊治过程和治疗反应

1. 2021-01-08 CT 引导下行经皮肺穿刺活检，病灶组织送检微生物涂片+培养、病原学 mNGS。术后出现咯血，共咯鲜血 50 mL，止血治疗后咯血停止。

2. 2021-01-08 痰找脱落细胞，未见明确恶性肿瘤细胞。

3. 2021-01-09 右下肺病灶初步病理回报：肉芽肿性病变，其间见可疑孢子样结构。2021-01-11 病理补充报告：肉芽肿性病变，其间见可疑孢子样结构，特殊染色查见阳性菌（六胺银染色阳性），符合真菌感染，倾向于隐球菌感染。

4. 2021-01-12 肺组织 mNGS：新生隐球菌（核酸序列数 220）。

5. 2021-01-12 考虑为肺隐球菌病，氟康唑（500 mg，口服，qd；6 mg/kg），出院治疗，门诊随访。

6. 治疗后咳嗽、咳痰好转，未再咯血，无其他不适。

7. 2021-01-25 肺组织（2021-01-08 采样）真菌培养回报：新生隐球菌生长。氟康唑对隐球菌的最小抑菌浓度（minimal inhibitory concentration，MIC）为 16 mg/L，为剂量依赖性敏感（susceptible-dose dependent，SDD）。

8. 2021-02-03 复查血常规、炎症标志物、肝肾功能均在正常范围。氟康唑谷浓度为 16.7 mg/L（参考值：6 ~ 20 mg/L）。胸部 CT：右下肺结节，较 2021-01-07 缩小（图 83-2B）。

9. 联系微生物实验室复核药敏试验结果。2021-02-10 微生物室实验室回复：肺组织真菌培养鉴定及药敏试验结果同前。因患者肺内病灶较前吸收好转，故继续氟康唑（500 mg，口服，qd）治疗。

10. 2021-04-26 胸部 CT：右下肺结节（长径约为 1 cm），较 2021-02-03 进一步吸收缩小（图 83-2C）。

11. 2021-05-24 继续氟康唑抗感染，门诊随访。

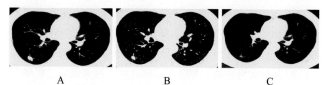

图83-2　2021-01-07，2021-02-03 及 2021-04-06 胸部 CT

A. 2021-01-07 胸部增强 CT：右下肺见类圆形实性结节，长径约为 2.1 cm，伴血管穿行，与外院 2021-01-04 相仿；B. 2021-02-03 胸部 CT：右下肺结节（长径约为 1.4 cm），较前缩小；C. 2021-04-26 胸部 CT：右下肺结节（长径约为 1 cm），较前进一步吸收缩小

最后诊断与诊断依据

■ 最后诊断

肺新生隐球菌病。

■ 诊断依据

患者为中年男性，亚急性起病，主要表现咳嗽、少许灰痰，无发热等毒性症状。胸部 CT 示右下肺类圆形结节灶。肺穿刺病理为肉芽肿性病变，其间见孢子样结构，PAS 阳性。肺组织 mNGS 检出新生隐球菌（种严格序列数 220）；肺组织培养新生隐球菌阳性；抗细菌治疗无效，经氟康唑抗真菌后，右肺病灶逐渐吸收好转，故诊断。

经验与体会

1. 本例患者亚急性起病，无发热等中毒症状，胸部影像学表现为孤立肺结节，短期内稍增大，需与肺恶性肿瘤、其他感染性肉芽肿及肺良性肿瘤相鉴别，早期进行组织病理学检查对明确诊断意义大。可惜本例早期按社区获得性肺炎抗细菌治疗，而未按肺结节进行鉴别诊断。

2. 隐球菌病是由酵母样真菌新型隐球菌或哥特隐球菌引起的侵袭性真菌感染，引起的疾病谱主要包括中枢神经系统感染和肺部感染，少数情况下可引起皮肤软组织感染。由于肺隐球菌病在免疫功能正常的患者中影像学表现多样，常表现为胸膜下单发或多发、无钙化的结节，大叶性肺炎、肺

门或纵隔淋巴结肿大，单发肺结节不多见，易因疑诊为肺癌而接受不必要的外科手术切除。本例通过直接经皮肺穿刺活检，避免了更有创伤性的外科手术活检，最终通过组织病理学及联合微生物学检测快速得到了确诊。

3. 除组织病理、真菌培养和基因检测外，本病的诊断技术还包括隐球菌抗原检测。对于免疫抑制患者的新型隐球菌肺病，以及所有免疫功能的哥特隐球菌肺病患者，血清隐球菌抗原检测往往阳性（人类免疫缺陷病毒感染者抗原基本均阳性，其他免疫抑制状态者阳性率为 56% ～ 70%）。然而正如本例患者中见到的，对于免疫正常的新生隐球菌肺炎病例，血清隐球菌抗原检测敏感性较差。此外，研究提示监测抗原滴度也不能用于指导治疗疗程。

4. 隐球菌病的治疗需依据感染部位和免疫状态等综合评估选择。对于无肺外播散的轻-中度肺隐球菌病患者，首选氟康唑（6 mg/kg，口服，qd）治疗，疗程为 6 ～ 12 个月。本例遵指南推荐意见，根据患者体重，选择了氟康唑（500 mg，口服，qd）治疗，并进行了药物谷浓度监测，尽管隐球菌体外药敏结果显示氟康唑 MIC 值为 16 mg/L，系剂量依赖性敏感（SDD），但我们采用稍高的常规剂量，在短期内也取得了很好的临床治疗效果。当然，根据体外药敏试验结果，今后类似病例如采用较低 MIC 的伏立康唑或伊曲康唑，是否能在更短时间取得更佳的治疗效果，值得研究。

参考文献

[1] Baddley JW, Perfect JR, Oster RA, et al. Pulmonary cryptococcosis in patients without HIV infection: factors associated with disseminated disease[J]. Eur J Clin Microbiol Infect Dis, 2008, 27(10): 937–943.

[2] MacMahon H, Naidich DP, Goo JM, et al. Guidelines for management of incidental pulmonary nodules detected on CT images: from the Fleischner Society 2017[J]. Radiology, 2017, 284(1): 228–243.

[3] Mazzone PJ, Gould MK, Arenberg DA, et al. Management of lung nodules and lung cancer screening during the COVID-19 pandemic: CHEST expert panel report[J]. Chest, 2020, 158(1): 406–415.

[4] Perfect JR, Dismukes WE, Dromer F, et al. Clinical practice guidelines for the management of cryptococcal disease: 2010 update by the infectious diseases society of america[J]. Clin Infect Dis, 2010, 50(3): 291–322.

病例 84　肺炎 7 个月，活检 3 次终确诊

作者·王青青　金文婷　马玉燕　黄小强
审阅·胡必杰　潘珏

病史简介

男性，67 岁，浙江人，2021-05-14 收入复旦大学附属中山医院感染病科。

■ 主诉

咳嗽、咳痰伴反复发热 6 个月，加重 1 个月。

■ 现病史

1. 2020-10 中旬患者无诱因出现咳嗽、咳黄色痰，无痰中带血，2020-10-27 出现发热，T_{max} 39 ℃，当地医院查血 WBC 6.86×10^9/L，N% 79.2%，CRP 188 mg/L。胸部 CT（图 84-1A）：右肺下叶炎症，左肺下叶类圆形等密度影。哌拉西林他唑巴坦（4.5 g，静脉滴注，q8 h）+左氧氟沙星

（0.5 g，静脉滴注，qd）抗感染，体温降至正常，咳嗽稍好转。2020-11-10复查CRP 4 mg/L；胸部CT：右肺下叶炎症，较2020-10-27略吸收。2020-11-12改口服左氧氟沙星出院。2020-12再次出现咳嗽、咳白色痰，未就诊。

2. 2021-03-26咳嗽加重，伴咳黄色痰、胸闷、气促。2021-03-29出现发热，T_{max} 39.5 ℃，至上级医院测血压82/50 mmHg，WBC $15.8×10^9$/L，N% 89%，Hb 87 g/L，PLT $358×10^9$/L；CRP 387 mg/L，ESR 89 mm/h，PCT 1.37 ng/mL；GM阴性，T-SPOT.TB阴性；糖化血红蛋白13.7%，随机血糖35.57 mmol/L；痰细菌涂片及培养阴性，真菌培养：白假丝酵母菌。胸部CT（图84-1B）：右下肺占位性病变伴右下肺不张及右侧胸腔积液，两肺多发结节。考虑肺部感染、感染性休克可能，美罗培南（0.5 g，静脉滴注，q8 h）+利奈唑胺（0.6 g，静脉滴注，q12 h）抗感染，并进行平喘、降糖治疗。2021-03-31查B超：双侧胸腔积液；胸腔穿刺置管引流，引流出脓性胸腔积液（图84-2），每天约800 mL。胸腔积液常规：WBC $18\ 720×10^6$/L，李凡他试验（3+）。生化：总蛋白35.4 g/L，ADA 50 U/L，LDH 4 489 U/L。胸腔积液细菌真菌涂片培养均阴性；脱落细胞：见大量中性粒细胞。胸腔积液细胞学检查：见少量非典型性细胞，免疫组化考虑间皮细胞非典型性增生。抗感染后体温降至正常。

3. 2021-04-04复查胸部CT（图84-1C）：右肺多发实变影，内伴多发空洞和坏死，炎性可能大，双侧胸膜下多发钙化、结节状影，炎症可能大，右侧液气胸引流术中，部分呈包裹性；左侧少量胸腔积液。2021-04-13行PET/CT：右肺上叶后段占位，糖代谢增高，考虑感染性大于肿瘤性，余右肺散在多发病变，糖代谢不均匀弥散增高，考虑感染性病变；右侧胸腔积液引流术后，右侧中等量积液，并多发积气、纵隔淋巴结炎性增生。脾、全身骨髓糖代谢弥漫增高，考虑为继发性改变。2021-04-20行支气管镜，外院出院小结表述为右肺下叶支气管狭窄，黏膜肿胀，右中间支气管旁病灶；右下肺支气管毛刷+灌洗液，见非典型性细胞；右中间支气管旁新生物活检，少量游离黏膜上皮细胞及炎细胞，抗酸染色阴性。2021-04-20复查WBC $3.3×10^9$/L，PLT $76×10^9$/L，Hb 60 g/L下降明显，考虑停用利奈唑胺骨髓抑制，改用万古霉素，辅以解痉平喘，补充白蛋白、输血治疗，后气促、胸闷症状好转。

4. 2021-05-01当地医院查WBC $6.75×10^9$/L，N% 74%，Hb 75 g/L，PLT $404×10^9$/L；CRP 75 mg/L。哌拉西林/他唑巴坦抗感染，仍咳嗽、咳痰。2021-05-08胸部CT（图84-1D）：右肺上、下叶实性影，较前进展，左肺下叶类圆形等密度影，与前相仿。

5. 2021-05-14病程中体重下降10 kg。为明确肺内病灶原因收入复旦大学附属中山医院感染病科。

■ 既往史及个人史

高血压20余年，不规律口服降压药物。痛风20余年，

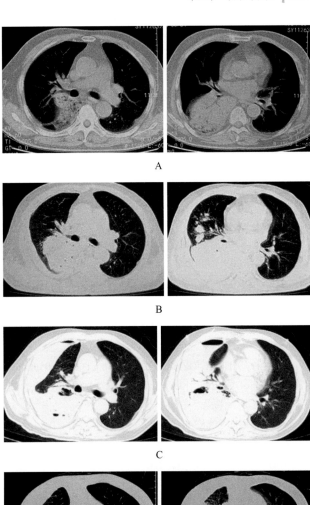

图84-1 2020-10-27、2021-03-26、2021-04-04及2021-05-08胸部CT平扫

A. 2020-10-27外院胸部CT：右肺下叶炎症，左肺下叶类圆形等密度影；B. 2021-03-26外院胸部CT：右下肺占位性病变伴右下肺不张及右侧胸腔积液，两肺多发结节；C. 2021-04-04外院胸部CT：较2021-03-26右肺实变新增多发空洞，胸腔积液增多；D. 2021-05-08外院胸部CT：与2021-04-04相仿

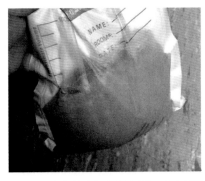

图84-2 2021-03-31右侧胸腔积液穿刺引流，见大量脓性胸腔积液

疼痛发作时口服止痛药物。2021-03-26外院发现血糖升高，予以胰岛素治疗。

入院检查

体格检查

1. T 37℃，P 80次/分，R 20次/分，BP 120/80 mmHg。

2. 神志清，精神可，右肺呼吸音低，未闻及明显啰音；心律齐，各瓣膜区未闻及杂音；腹部平软，无压痛，肝、脾肋下未及。

实验室检查

1. 血常规：WBC 9.28×10^9/L，N% 78.9%，Hb 77 g/L，PLT 298×10^9/L。

2. 炎症标志物：hsCRP 101.1 mg/L，ESR 61 mm/h，PCT 0.19 ng/mL。

3. 血气分析（不吸氧）：pH 7.4，PaO_2 85 mmHg，$PaCO_2$ 34 mmHg。

4. 生化：ALT/AST 8/12 U/L，ALB 38 g/L，Cr 90 μmol/L，UA 417 μmol/L，Na^+ 135 mmol/L，K^+ 4.1 mmol/L，Cl^- 102 mmol/L。

5. D-二聚体：3.87 mg/L。

6. 心脏标志物：NT-proBNP 166 pg/mL，c-TnT 0.017 ng/mL。

7. 尿常规、粪常规：均阴性。

8. T-SPOT.TB A/B 0/0（阴性/阳性对照：0/365）；血隐球菌荚膜抗原、CMV-DNA、EBV-DNA均阴性。

9. 甲状腺功能：FT_3 2.7 pmol/L，FT_4 11.6 pmol/L，TSH 2.47 U/mL。

10. 细胞免疫：CD4 360/μL，CD8 740/μL，CD4/CD8 0.5。

11. 肿瘤标志物：AFP 3.1 ng/mL，CEA 5.1 ng/mL，CA19-9 135 U/mL，NSE 28.7 ng/mL，CYFRA21-1 9.1 ng/mL。

12. 自身抗体：阴性。

辅助检查

1. 心电图：正常。

2. 超声心动图：正常，未见心包积液。

临床分析

病史特点

患者为老年男性，咳嗽、咳痰伴发热7个月，加重1个月入院，病程较长，进展较缓慢，呈逐渐加重，炎症标志物升高，外院胸部CT及气管镜结果示右肺占位性病变伴肺不张，胸腔积液。哌拉西林/他唑巴坦、左氧氟沙星、碳青霉烯类、利奈唑胺、万古霉素等抗感染治疗，效果不佳。

诊断分析

1. 细菌性肺炎伴胸腔感染：有咳嗽、咳黄色痰和高热病史，胸部CT示右下肺炎伴胸腔积液，病程中曾有血白细胞分类升高（WBC 15.8×10^9/L，N% 89%），炎症标志物明显升高（CRP 387 mg/L，ESR 89 mm/h，PCT 1.37 ng/mL），并引流出脓性胸腔积液，胸腔积液常规WBC $18\,720 \times 10^6$/L呈脓胸表现，首先考虑细菌性肺炎伴胸腔感染。但抗感染治疗后临床表现显著改善后，肺部病灶吸收差，胸腔积液持续存在，单纯以细菌性肺炎伴胸腔积液，不能解释整个病程。

2. 肺结核：对于合并糖尿病的老年患者，肺部病灶伴胸腔积液，病程长达7个月，炎症指标明显升高，胸腔积液ADA升高（50 U/L），常规抗感染治疗效果不佳，需警惕肺和胸腔结核。但该患者多次查痰、胸腔积液及肺泡灌洗液、刷检涂片找抗酸杆菌均阴性，T-SPOT.TB阴性，故此诊断可能性较小。

3. 低度毒力病原体引起的肺和胸腔感染：除了肺结核外，尚需考虑诺卡菌、放线菌、真菌如曲霉等引起的感染，但迄今痰、支气管灌洗液、胸腔积液行细菌真菌的涂片和培养检查，均阴性。气管镜病理未见丝状真菌。

4. 肺恶性肿瘤伴阻塞性肺炎：本例患者为老年男性，咳嗽、咳痰和反复发热7个月，病程较长，胸部CT示右肺病变，有体重减轻、贫血，多个肿瘤标志物升高，气管镜见右肺上叶管腔狭窄，右肺中叶支气管旁新生物（外院出院小结表述），经抗感染后病灶仍进展，需警惕肺癌。但气管镜刷检及灌洗液未见肿瘤细胞，需再次行肺组织活检及病理检查，协助诊断。

进一步检查、诊治过程和治疗反应

诊治过程

1. 2021-05-14咳嗽，咳半透明水样痰（图84-3），胸部增强CT（图84-4）：右肺大片实变不张，两肺多发结节，右侧胸腔积液。B超：少量胸腔积液，不宜穿刺。多西环素（0.1 g口服q12 h）+左氧氟沙星（0.6 g静脉滴注qd）抗感染。

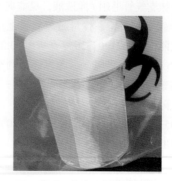

图84-3 入院时咳半透明水样痰

2. 2021-05-15痰脱落细胞：未见肿瘤细胞。痰细菌、真菌涂片阴性，涂片找抗酸杆菌阴性，细菌培养阴性，真菌培养阴性（2021-05-22回报）。痰mNGS（2021-05-18回报）：阴性。

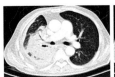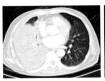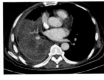

图84-4　2021-05-14胸部增强CT：右肺大片实变不张，右侧胸膜增厚，右侧胸腔积液，右侧胸腔少许积气

3. 2021-05-17咳嗽无好转，CT引导下行右下肺病灶穿刺，肺组织细菌、真菌涂片及培养均阴性；肺组织mNGS（2021-05-20回报）：阴性。

4. 2021-05-20痰脱落细胞（2021-05-18送检）：未见肿瘤细胞。

5. 2021-05-21肺组织病理：坏死渗出组织，特殊染色未查见阳性菌。

6. 2021-05-21胸部CT病灶进行性增多，考虑肺肿瘤基础上合并感染可能大，建议再次气管镜或肺组织活检，家属拒绝。

7. 2021-05-25继续抗感染，复查WBC 5.18×10⁹/L，N% 69.6%；CRP 54.8 mg/L，ESR 58 mm/h；外院病理复旦大学附属中山医院会诊：少量黏膜细胞及炎细胞，未见肿瘤细胞依据，建议必要时重新活检。

8. 2021-05-26痰脱落细胞（2021-05-22送检）：涂片见少量异型细胞；再次与患者家属沟通后，同意再次活检。当日CT引导下行右下肺穿刺活检。

9. 2021-05-27肺组织初步病理：低分化癌，正在行免疫组化及基因检测以协助诊断。家属要求出院，待正式病理报告，拟至当地肿瘤内科治疗。

10. 2021-06-03肺组织病理正式报告：低分化腺癌，结合免疫组化结果，考虑为低分化腺癌。K-ras第2外显子存在突变。

■ **出院后随访**

2021-06-28电话随访：当地化疗，体温降至正常，咳嗽、咳痰较前稍好转，仍有气促。

最后诊断与诊断依据

■ **最后诊断**

1. 右肺恶性肿瘤（低分化癌）合并肺和胸腔感染。

2. 糖尿病。

■ **诊断依据**

患者为老年患者，慢性咳嗽、咳痰，胸部CT示右肺下叶实变，多个肿瘤标志物升高，多次痰脱落细胞见异型细胞，第三次肺组织活检病理示低分化癌，故肺恶性肿瘤诊断明确。同时，病程中患者反复发热，曾有血白细胞及中性粒细胞升高，炎症标志物包括CRP和PCT明显升高，右侧胸腔引流出脓性胸腔积液，抗感染治疗后，体温正常，炎症标志物好转，故合并细菌性肺炎伴胸腔感染的诊断，也可以确立。

· 经验与体会 ·

1. 不吸收肺炎（nonresolving pneumonia）指经恰当抗感染后肺部病灶进展、吸收缓慢（治疗2周后病灶吸收小于50%）或未达到完全吸收（一般治疗1个月后评估）的一类肺炎。本例患者7个月内反复抗感染效果不佳，属于此类病例。

2. 寻找病灶未吸收或进展的原因很重要。常见原因包括宿主相关因素（如老年、免疫抑制、气道阻塞或肿瘤、化疗等）及其他病原体感染（如病毒、军团菌、结核、真菌、诺卡菌等）。统计资料显示在不吸收的社区获得性肺炎病例中，约20%由非感染性因素引起，包括恶性肿瘤、淋巴瘤、血管炎、结节病等。

3. 肿瘤可以通过以下两种方式发生不吸收性肺炎：① 肿瘤引起气道堵塞，从而导致阻塞性肺炎，如支气管癌及类癌肿瘤较多见；② 浸润性肿瘤，常与感染性肺炎难以区分，因不堵塞气道，可出现支气管充气征的影像学表现，如支气管肺泡癌、淋巴瘤等。本例患者右肺大片实变影，影像学及气管镜均示支气管狭窄、堵塞；同时经皮肺穿刺病理示低分化癌，故考虑以上两种方式同时存在。

4. 支气管镜下肺组织活检是用于评估不吸收肺炎原因的首选方法。但在气管镜无法诊断时，往往需要其他方法进行肺组织活检。CT引导下经皮肺穿刺活检（CT-guided percutaneous transthoracic needle biopsies，PTNB）是发展较为成熟、较安全的用于肺部病变诊断的操作。研究发现，PTNB诊断肺实变的准确率达83%，而诊断肺肿瘤病变的敏感性为95%，特异性为100%。本案例中患者经历两次PTNB，得以诊断，可能与合并阻塞性肺炎相关。此外，本病患者在临床上多项线索提示存在肿瘤的可能性，但在病程中前两次肺活检病理均不支持肿瘤病变。此时不仅需要医生团队良好的诊断能力，同时也考验着医患沟通能力，才得以进行第三次肺组织活检，最终找到"隐秘的真凶"。

5. 痰脱落细胞检测仍是对于肺恶性肿瘤有诊断价值的初步诊断方法。值得注意的是，本例患者入院后查痰脱落细胞检测阴性，但因临床仍高度怀疑肿瘤，多次送检后出现异型细胞。因此，为提高阳性率，要求痰液必须从肺部咳出，不得混入唾液、食物残渣等，而且需要尽快涂片固定（1 h内），防止细胞自溶。在此提醒临床医生在留取痰脱落细胞标本时做应到多次、有效、及时送检。

参考文献

［1］Arab T, Malekzadegan MR, Morante J, et al. Nonresolving pneumonia in the setting of malignancy[J]. Curr Opin Pulm Med, 2019, 25(4): 331-335.

［2］Kim J, Lee KH, Cho JY, et al. Usefulness of CT-guided percutaneous transthoracic needle lung biopsies in patients with suspected pulmonary infection[J]. Korean J Radiol, 2020, 21(5): 526-536.

［3］Kiranantawat N, McDermott S, Fintelmann FJ, et al. Clinical role, safety and diagnostic accuracy of percutaneous transthoracic needle biopsy in the evaluation of pulmonary consolidation[J]. Respir Res, 2019, 20(1): 23.

作者·李 娜 金文婷 马玉燕 沈佳瑾
审阅·胡必杰 潘 珏

病例85 伤肝又动肺，一波未平一波又起

病史简介

女性，72岁，上海人，2021-06-24收入复旦大学附属中山医院感染病科。

主诉

反复咳嗽、咳痰10年，伴发热12天。

现病史

1. 患者确诊支气管扩张症10年，未规范治疗。2020-11起多次因支气管扩张症伴感染就诊。2021-02起因治疗支气管扩张服用中药（北沙参、党参、甘草、银柴胡、鸡内金、茯苓、黄芪、蒲公英、蛤壳、木香、白术、防风、南沙参、阳春砂等）。

2. 2021-05-03起发热，T_{max} 38.4℃，伴乏力、纳差明显，2021-05-16出现皮肤黄染，2021-05-17某三甲医院消化科查TBiL/DBiL 162.8/126.8 μmol/L，ALT/AST 1 063/1 209 U/L；自身抗体ANA 1：1 000。2021-05-24复旦大学附属中山医院胸部CT（图85-1）：两肺部分支气管扩张伴感染。腹盆CT：胆囊结石，胆囊壁水肿。考虑药物性肝损伤可能大，合并自身免疫性肝损伤不除外，予以保肝，先后以头孢曲松、头孢唑肟+奥硝唑抗感染，2021-05-20体温降至正常。

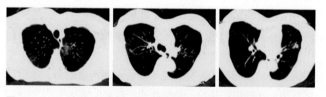

图85-1　2021-05-24胸部CT：两肺部分支气管扩张伴感染，以双肺尖、右肺中叶及左肺上叶舌段为明显

3. 2021-05-27甲泼尼龙（40 mg，静脉滴注，qd）×7天，2021-06-04调整为泼尼松龙（40 mg，口服，qd），纳差、皮肤黄染逐渐好转，肝功能改善；2021-06-05停用抗菌药物；2021-06-08出院时泼尼松龙减量（25 mg，口服，qd）。

4. 2021-06-12再次发热，T_{max} 39.0℃，伴畏寒、咳嗽、咳黄色黏痰、气促、全身乏力。2021-06-16复旦大学附属中山医院消化科查WBC 23.26×10⁹/L，N% 93.4%；门诊给予左氧氟沙星（0.5 g，口服，qd）+头孢克肟（0.2 g，口服，bid）抗感染，仍有发热，并逐渐出现双下肢水肿。

5. 2021-06-23咳嗽、咳痰、气促加重，复旦大学附属中山医院急诊查WBC 11.58×10⁹/L，N% 91.2%；CRP ＞ 90 mg/L；TBiL/DBiL 66.1/51.3 μmol/L，Alb 21 g/L，ALT/

AST 28/48 U/L；血气分析（不吸氧）PaO_2 69.1 mmHg；胸部CT（图85-2）：两肺多发感染灶伴局部支气管扩张，较2021-05-24进展。急诊先后给予头孢曲松+左氧氟沙星、头孢哌酮/舒巴坦抗感染，辅以平喘、保肝、护胃、补充白蛋白等治疗，体温热峰较前稍下降，但仍有咳嗽、咳痰、气促。为进一步诊治2021-06-24收入感染病科。

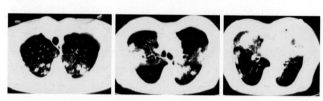

图85-2　2021-06-23胸部CT：两肺多发感染灶伴局部支气管扩张，较2021-05-24进展

6. 病程中，精神、胃纳、睡眠欠佳，大小便无殊，体重无明显改变。

既往史及个人史

高血压20年，左旋氨氯地平片（2.5 mg，口服，qd）治疗，血压控制可。确诊干燥综合征6个月，未治疗。2020-09头部带状疱疹，目前遗留枕骨后皮肤疼痛。否认糖尿病、冠心病等慢性病史。

入院检查

体格检查

1. T 36.1℃，P 136次/分，R 22次/分，BP 152/88 mmHg。

2. 神志清，精神萎，急性病病容，呼吸稍促；两肺可闻及散在湿啰音；心律齐，瓣膜区未闻及病理性杂音；腹平软，上腹部轻压痛，无反跳痛；双下肢轻度凹陷性水肿；病理征阴性。

实验室检查

1. 血常规：WBC 4.18×10⁹/L，N% 91.1%，Hb 104 g/L，PLT 84×10⁹/L。

2. 炎症标志物：hsCRP 193.3 mg/L，ESR 22 mm/h，PCT 10.1 ng/mL，铁蛋白1 053 ng/mL。

3. 血气分析（吸氧6 L/min）：PaO_2 116 mmHg，$PaCO_2$ 37 mmHg。

4. 生化：TBiL/DBiL 59.3/53.7 μmol/L，ALT/AST 15/29 U/L，Alb 23 g/L，K⁺ 3.2 mmol/L。

5. 心脏标志物：c-TnT 0.013 ng/mL，NT-proBNP 1 055 pg/mL。

6. 出凝血功能：PT 19.4 s，INR 1.75，D-二聚体7.08 mg/L。

7. CMV-DNA 4.2×10³/mL，T-SPOT.TB A/B 0/0；G试

验、血隐球菌荚膜抗原、EBV-DNA均阴性。

8. 肿瘤标志物：CA19-9 39.8 U/mL，CA12-5 98.6 U/mL，余肿瘤标志物无殊。

9. 细胞因子：TNF 33.7 pg/mL，IL-1β 26.2 pg/mL，IL-2R 3 749 U/mL，IL-6 > 1 000 pg/mL，IL-8 2 718 pg/mL，IL-10 24.3 pg/mL。

10. 细胞免疫：总淋巴细胞249.0/μL，CD4 108/μL，CD8 75/μL。

11. 肝炎标志物：HBsAb阳性，HBcAb阳性；HBsAg、HBeAg、HBeAb、甲型肝炎、丙型肝炎、戊型肝炎抗体均阴性。

12. 甲状腺功能：T_3 0.6 nmol/L，T_4 38.3 nmol/L，FT_3 1.2 pmol/L，FT_4 9.7 pmol/L，TSH 0.210 μU/mL；甲状腺球蛋白3.05 ng/mL，余甲状腺抗体阴性。

13. 自身抗体：ANA 1 : 320，抗SSA抗体弱阳性。

14. 免疫固定电泳：阴性。

■ 辅助检查

1. 心电图：窦性心动过速，频发室性早搏（期前收缩）。

2. 超声心动图：中度肺动脉高压（52 mmHg）；少量心包积液。

3. 下肢血管B超：双下肢静脉血流通畅。

· 临床分析 ·

■ 病史特点

患者为老年女性，支气管扩张症病史10年，确诊干燥综合征6个月，起病前因急性肝损伤接受大量皮质激素治疗，此过程中急性起病；主要表现为发热、咳嗽、咳黄色黏痰、气促；血WBC、中性粒细胞、CRP及PCT明显升高，细胞免疫功能差；胸部CT示两肺多发结节、团片病灶，较1个月前迅速进展；考虑感染性原因可能大，但氟喹诺酮类、第三代头孢菌素抗感染效果欠佳。病原体鉴别诊断考虑如下。

1. 感染性疾病。

• 普通细菌感染：社区获得性肺炎常见病原体，如链球菌、流感嗜血杆菌等，通常急性起病，胸部影像学典型表现为肺段或肺叶实质性病变。结合患者病程及肺部影像学改变，需考虑该类病原体，但氟喹诺酮类、第三代头孢菌素抗感染治疗效果差，暂不考虑。患者有支气管扩张基础，近半年多次因支气管扩张伴感染就诊，本次查PCT明显升高，病灶短期内迅速进展，需警惕其他病原体，如耐药金黄色葡萄球菌、肺炎克雷伯菌或其他肠杆菌科细菌等，可进一步行痰微生物检测以协助诊断。

• 肺真菌感染：如曲霉等真菌可引起慢性进展的包块、实变病灶，短期内吸入大量真菌孢子也可致急性起病。本例患者属免疫抑制人群、既往有支气管扩张症病史，本次急性起病，肺内病灶迅速进展，抗细菌治疗效果欠佳，需考虑真菌感染可能，可行痰或肺活检获取组织、肺泡灌洗液标本进行真菌涂片及培养、mNGS、病理等检查以明确或排除诊断。

• 诺卡菌感染：通常亚急性起病，多见于有基础肺部疾病或免疫功能受损者，可表现为高热、炎症标志物明显升高，常见合并皮肤软组织、中枢神经系统等部位感染。CT表现为肺部坏死或空洞性炎症，病理表现为化脓性或肉芽肿性病灶。本例患者有支气管扩张基础，因肝损伤接受糖皮质激素治疗期间起病，实验室检查示细胞免疫功能差，结合影像学表现，需考虑诺卡菌感染可能，可行痰或肺活检组织、肺泡灌洗液标本送检弱抗酸染色及微生物培养、mNGS检查以明确或排除诊断。

• 非结核分枝杆菌（non-tuberculous mycobacteria，NTM）感染：患者老年女性，支气管扩张史10年，既往不规范诊治，近半年多次因急性加重就诊，多次查T-SPOT.TB阴性，胸部CT示两肺多发性斑片病灶，以右肺中叶及左肺上叶舌段为明显，影像学表现不能排除NTM菌感染可能，快生长NTM如脓肿分枝杆菌感染可以表现为肺部病灶快速进展。可进一步行痰、肺组织或肺泡灌洗液涂片找抗酸杆菌、分枝杆菌培养或mNGS检测以明确诊断。

2. 非感染疾病：风湿免疫系统疾病如血管炎，亦可表现为两肺多发病变且进展迅速，本例患者有干燥综合征病史，本次病程中抗感染效果不佳，需警惕免疫相关血管炎，但患者ANCA等自身抗体均阴性，必要时可考虑气管镜下肺组织活检送病理检查以协助诊断及鉴别。

进一步检查、诊治过程和治疗反应

■ 诊治过程

1. 2021-06-24教授查房，结合患者病史及影像学，考虑肺诺卡菌感染可能大，美罗培南（1 g，静脉滴注，q8 h）+多西环素（0.1 g，口服，q12 h）抗感染，并联系微生物室进行痰标本延长培养。

2. 药物性肝损伤、自身免疫性肝炎不排除，继续醋酸泼尼松龙（25 mg，口服，qd），以及保肝退黄、营养支持、升血小板、降压等治疗。

3. 2021-06-25消化科会诊，考虑"肝功能损伤：药物性？自身免疫性？"，建议继续目前糖皮质激素治疗方案，每周减量1片。

4. 仍咳嗽，痰不易咳出，气促明显，2021-06-25复查胸部CT（图85-3）：两肺多发感染灶伴局部支气管扩张，较2021-06-23进展。痰涂片找抗酸杆菌、弱抗酸杆菌均阳性。

5. 2021-06-26随访血WBC $4.56×10^9$/L，N% 81.6%；CRP 164.4 mg/L，ESR 17 mm/h，PCT 6.67 ng/mL；TBiL/DBiL 48.1/33.6 μmol/L，Alb 32 g/L；K^+ 2.1 mmol/L。加强补钾治疗。

6. 2021-06-27痰涂片找细菌、真菌培养、找抗酸杆菌均阴性，弱抗酸染色阴性。

7. 2021-06-27痰mNGS（2021-06-24采样）：大量盖尔森基兴诺卡菌（核酸序列数4 156）、HSV-1（核酸序列数

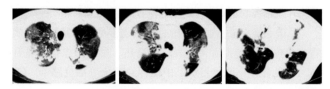

图85-3 2021-06-25胸部CT：两肺多发感染灶伴局部支气管扩张，较2021-06-23稍进展

3 604）和EBV（核酸序列数2 113）。血mNGS（2021-06-24采样）：中量盖尔森基兴诺卡菌（核酸序列数318）和CMV（核酸序列数78）。

8. 2021-06-27再次高热，T_{max} 39.3℃。2021-06-28因胆红素升高停用多西环素，调整为美罗培南（1 g，静脉滴注，q8 h）+阿米卡星（0.4 g，静脉滴注，qd）。

9. 2021-06-28腹盆CT增强（2021-06-25摄片）：胆囊结石，胆囊炎，胆囊窝积液，腹盆腔积液，肠系膜及腹膜后渗出，胰腺炎待排除。但患者无腹痛，查体无急腹症，急查淀粉酶53 U/L，脂肪酶35 U/L。暂禁食、生长抑素治疗。消化科专家门诊第二次随访，建议泼尼松龙片减量（15 mg，口服，qd），因禁食，改为甲泼尼龙（10 mg，静脉滴注，qd）。

10. 2021-06-29随访炎症标志物进一步降低，但PLT进行性下降至49×10⁹/L，加用重组血小板生成素注射液升血小板治疗。血培养（2021-06-24采样）：阴性。头颅MRI增强：老年脑，右额部皮下小结节，脑实质各叶未见异常信号灶。

11. 2021-06-30痰涂片找抗酸杆菌、弱抗酸色染色均阴性。痰培养（2021-06-27采样）：盖尔森基兴诺卡菌（即乔治教堂诺卡菌）（3+）。2021-07-01药敏试验结果回报（图85-4）。

标本种类	痰		采样时间	2021-06-27 08：50
申请时间	2021-06-27 06：00		申请单号	
细菌名称			结果/浓度	
乔治教堂诺卡菌			3+	
药敏名称			直径	
阿米卡星			30	
阿莫西林/克拉维酸			14	
头孢曲松			35	
环丙沙星			6	
左氧氟沙星			6	
亚胺培南			35	
美罗培南			28	
利奈唑胺			32	
米诺环素			28	
妥布霉素			23	
甲氧苄啶/磺胺异噁唑			10	

图85-4 2021-07-01盖尔森基兴诺卡菌（即乔治教堂诺卡菌）药敏试验结果

12. 患者咳嗽、咳痰、气促明显好转，2021-07-01随访炎症标志物进一步下降，肝功能较前好转，淀粉酶（238 U/L）、脂肪酶（34 U/L）较前升高。调整阿米卡星剂量（0.6 g，静脉滴注，qd），并继续生长抑素治疗。

13. 2021-07-02血培养（2021-06-27采样）：阴性。

14. 2021-07-03痰培养（2021-06-30采样）：盖尔森基兴诺卡菌（3+）。

15. 2021-07-04随访血常规、炎症标志物、肝功能好转：WBC 11.07×10⁹/L，N% 47.1%；CRP 20.5 mg/L，ESR 2 mm/h，PCT 0.42 ng/mL；TBiL/DBiL 48.2/28 μmol/L，ALT/AST 22/23 U/L，Alb 36 g/L；K⁺ 4.7 mmol/L；淀粉酶、脂肪酶降至正常。继续禁食，停生长抑素。

16. 2021-07-06随访腹盆CT增强，仍提示肠系膜及腹膜后渗出，胰腺炎待排除。但患者始终无腹部不适主诉及急腹症，消化科专家门诊考虑目前胰腺炎诊断依据不足，给予加强胃肠外营养支持，密切随访。

17. 2021-07-07随访胸部CT（图85-5）：两肺病灶较前吸收。

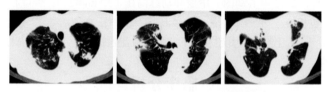

图85-5 2021-07-07胸部CT：两肺多发感染灶伴局部支气管扩张，较2021-06-26稍好转

18. 2021-07-10停用美罗培南，改为头孢曲松（2 g，静脉滴注，qd）联合阿米卡星抗感染，但体温出现反跳，再次调整为美罗培南+阿米卡星。2021-07-11随访血常规、炎症标志物、胆红素进一步降低，血小板恢复：WBC 11.09×10⁹/L，N% 46.8%，Hb 90 g/L，PLT 159×10⁹/L；CRP 14.1 mg/L，ESR 2 mm/h，PCT 0.13 ng/mL；TBiL/DBiL 24/13.7 μmol/L，ALT/AST 28/34 U/L。

19. 2021-07-13出院，当地医院继续美罗培南+阿米卡星抗感染；醋酸泼尼松龙10 mg，qd。

■ 出院后随访

1. 当地医院继续美罗培南（1 g，静脉滴注，q8 h）+阿米卡星（0.6 g，静脉滴注，qd）；无再发热、咳嗽、咳痰、气促明显好转。

2. 2021-07-16血培养（2021-07-11采样）：阴性。

3. 2021-07-22外院随访胸部CT（图85-6）：两肺病灶

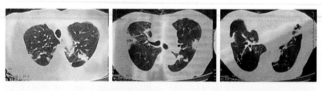

图85-6 2021-07-22外院胸部CT：两肺多发感染灶伴局部支气管扩张，较2021-07-07进一步吸收

进一步吸收；CRP 10 mg/L，ESR 2 mm/h，PCT 0.07 ng/mL。

4. 2021-07-23复旦大学附属中山医院消化科专家门诊随访，醋酸泼尼松龙减量为 5 mg，qd。

5. 图85-7为治疗过程中患者炎症标志物变化情况。

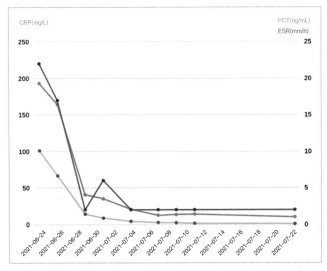

图85-7　炎症标志物变化情况

最后诊断与诊断依据

■ 最后诊断

1. 肺诺卡菌病（盖尔森基兴诺卡菌）。
2. 支气管扩张症。
3. 肝功能不全（药物性？自身免疫性？）。
4. 干燥综合征。

■ 诊断依据

患者为老年女性，有支气管扩张症10年、干燥综合征6个月，因肝损伤接受大剂量糖皮质激素治疗期间起病，主要表现为发热、咳嗽、咳痰、气促；血WBC、中性粒细胞、CRP和PCT明显升高，细胞免疫功能较差；胸部CT示两肺多发结节、团片病灶，短期内进展，头孢菌素类联合氟喹诺酮类抗菌药物治疗效果欠佳。痰及血mNGS检出大量盖尔森基兴诺卡菌核酸序列，痰培养分离出盖尔森基兴诺卡菌。根据体外药敏试验结果予以美罗培南及阿米卡星抗诺卡菌治疗，两肺病灶逐渐吸收，炎症标志物降至正常。故盖尔森基兴诺卡菌引起的肺诺卡菌病诊断成立。

经验与体会

1. 诺卡菌是一种革兰阳性杆菌，属于需氧放线菌目，广泛存在于土壤、腐烂蔬菜和水体环境中，可通过空气播散，吸入是最常见的感染途径，也可通过胃肠道、破损皮肤黏膜引起感染，属于机会致病病原体。有基础肺病或免疫抑制患者（如长期使用糖皮质激素或免疫抑制剂、恶性肿瘤、器官移植、造血干细胞移植和人类免疫缺陷感染）患病率较高。本例患者有支气管扩张症病史10年，起病前因肝损伤（药物性？自身免疫性？）接受大剂量糖皮质激素治疗，仅半个月内即起病，主要表现为发热及呼吸道症状，实验室检查示炎症标志物明显升高、细胞免疫功能差，符合诺卡菌感染的特点。肺部诺卡菌病可表现为类似潜在肺部疾病的加重，可能会延误诺卡菌感染的诊断，基础疾病使用糖皮质激素进行治疗可能诱发或加重诺卡菌感染。因此，临床上遇到有基础肺部疾病或免疫抑制的患者，在常规抗感染治疗失败或效果不佳时，应将诺卡菌列为需要鉴别诊断的重要感染病原体。

2. 诺卡菌感染几乎能播散到任何器官，最常累及肺、皮肤、脑等脏器，当感染病灶累及大于1个部位时，需考虑到血行播散的可能性，尤其对于免疫功能抑制的患者。部分中枢神经系统诺卡菌病没有临床症状，有时可在确诊前持续存在数年，因此患者即使无相应症状及体征，仍可能存在中枢神经系统感染。本例患者入院时一般情况较差，无皮肤感染及中枢神经系统症状体征，常规进行头颅MRI增强检查，幸运的是未见颅内感染病灶。

3. 诺卡菌生长缓慢，实验室容易漏诊，且不同的诺卡菌种具有不同的致病和耐药特点，因此诺卡菌鉴定到种并获得药敏试验信息非常重要。本例患者在入院时，我们根据临床及影像学表现，即考虑到诺卡菌感染可能，并与微生物室保持沟通，要求延长培养，很快获得了微生物培养结果及药敏，为后续指导治疗提供了强有力的依据。mNGS由于其时效性，较培养更早获得结果，虽不能提供药敏试验信息，但对指导后续诊疗仍具有重要价值。1995—2004年美国CDC的765个诺卡菌分离株中，盖尔森基兴诺卡菌（即乔治教堂诺卡菌）占13%，排在第四位，而西班牙一项回顾性研究2005—2014年的1 119株诺卡菌中，盖尔森基兴诺卡菌占25%，排在第一位。

4. 诺卡菌非常容易复发或进展，目前复方磺胺甲噁唑仍是治疗诺卡菌的首选药物，但其对皮疽诺卡菌耐药率较高（53.8%），其他具有抗诺卡菌活性的药物包括阿米卡星、亚胺培南、美罗培南、第三代头孢菌素类（头孢曲松和头孢噻肟）、超广谱氟喹诺酮酮类药物（如莫西沙星）、米诺环素、利奈唑胺等，盖尔森基兴诺卡菌通常对复方磺胺甲噁唑、亚胺培南、头孢曲松和阿米卡星敏感。免疫功能正常的单纯皮肤感染患者可单药治疗，疗程为3～6个月；重症或播散感染患者推荐2种或3种抗菌药物联合治疗，疗程为6～12个月或更长。本例患者入院前左氧氟沙星及第三代头孢抗感染治疗效果不佳，且因肝损伤未能加用复方磺胺甲噁唑，故予以碳青霉烯类（美罗培南）+阿米卡星联合抗感染治疗，选择的药物与药敏试验结果敏感性一致，治疗2周后曾考虑降阶梯治疗，但患者出现体温反跳，故调整回原方案继续用药，但因纸片法药敏试验非美国临床实验室标准化协会（Clinical and Laboratory Standards Institute，CLSI）推荐的标准药敏试验法，故在无法采用肉汤稀释法时，可将其作为替代参考方法。治疗仅1个月，病灶已有明显吸收，更加明确了诊断及治疗。

参考文献

［1］Margalit I, Lebeaux D, Tishler O, et al. How do I manage nocardiosis?[J]. Clin Microbiol Infect, 2021, 27(4): 550–558.

［2］Valdezate S, Garrido N, Carrasco G, et al. Epidemiology and susceptibility to antimicrobial agents of the main Nocardia species in Spain[J]. J Antimicrob Chemother, 2017, 72(3): 754–761.

［3］Zia K, Nafees T, Faizan M, et al. Ten year review of pulmonary nocardiosis: a series of 55cases[J]. Cureus, 2019, 11(5): e4759.

病例 86 双肺阴影竟为它？小小细节解谜团

作者·蔡思诗 金文婷 马玉燕 袁 征
审阅·胡必杰 潘 珏

· 病史简介 ·

男性，59岁，河南人，2021-07-13收入复旦大学附属中山医院感染病科。

■ 主诉

咳嗽、咳痰2个月。

■ 现病史

1. 2021-05上旬无明显诱因出现咳嗽、咳白色痰；2021-05-23发热，T_{max} 39℃，有畏寒，无明显寒战。2021-05-24复旦大学附属中山医院门诊查血WBC 2.9×10^9/L，N% 72%；hsCRP 139.5 mg/L，左氧氟沙星（0.5 g，口服，qd）+甲硝唑（0.4 g，口服，tid）3天后体温降至正常。

2. 2021-05-26行胸部CT（图86-1A）：两肺散在斑片影，炎性病变可能大；左上肺微小结节。2021-05-27复查血WBC 3.32×10^9/L，N% 74.7%；ESR 43 mm/h，hsCRP 41.8 mg/L，莫西沙星（0.4 g，口服，qd）6天，咳嗽、咳白色痰无好转，未再发热。2021-06-07血WBC 7.57×10^9/L，N% 84.4%；ESR 43 mm/h，hsCRP 1.1 mg/L。

3. 2021-06-09复查胸部CT（图86-1B）：两肺散在斑片影，炎性病变可能大，较2021-05-26稍好转；左上肺微小结节，与前相仿。

4. 2021-07-12因咳嗽、咳痰无好转，复旦大学附属中山医院胸部CT（图86-1C）：两肺散在斑片影，较2021-06-09左肺病变增多、右肺病变部分略吸收；左上肺微小结节较前相仿。为进一步诊治收入感染病科。

5. 患病以来，精神可，纳可，夜眠可，大小便无殊，体重无明显下降。

■ 既往史及个人史

2020-08出现鼻塞、颈部肿大，外院鼻咽镜活检病理示非角化型鳞状细胞癌；2021-01开始于耳鼻喉科行5个周期化疗；2021-03-16至2021-05-07于放疗科行33次放疗；2021-05中旬开始程序性死亡受体1（programmed cell death 1, PD-1）免疫治疗2个疗程。糖尿病史1年，饮食控制，血糖控制可。

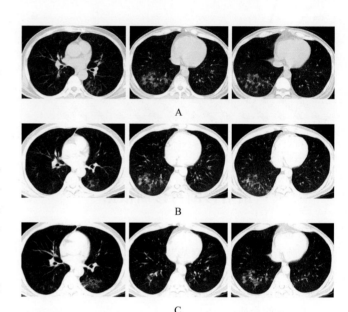

图86-1 2021-05-26、2021-06-09及2021-07-12胸部CT平扫

A. 2021-05-26外院胸部CT：两肺散在斑片影，炎性病变可能大；B. 2021-06-09外院胸部CT：两肺散在斑片影，炎性病变可能大，部分较2021-05-26稍好转；C. 2021-07-12复旦大学附属中山医院胸部CT：两肺散在斑片影，较2021-06-09左肺病变增多进展、右肺病变部分略吸收

· 入院检查 ·

■ 体格检查

1. T 36℃，P 88次/分，R 16次/分，BP 119/80 mmHg。

2. 神志清，精神可，皮肤、巩膜无黄染，全身浅表淋巴结无肿大，双肺听诊未闻及干湿啰音。心率88次/分，心律齐。腹部平软，肝、脾肋下未及，肝肾区无叩击痛。

■ 实验室检查

1. 血常规：WBC 5.19×10^9/L，N% 81.2%，Hb 83 g/L，PLT 206×10^9/L。

2. 炎症标志物：hsCRP 23 mg/L，ESR 47 mm/h，PCT 0.12 ng/mL。

3. 生化：ALT/AST 9/10 U/L，Cr 144 μmol/L，CK/CK-MB/CK-MM 30/19/11 U/L。

4. T-SPOT.TB A/B 6/10（阴性/阳性对照：0/205），血隐球菌荚膜抗原、EBV-DNA、CMV-DNA均阴性。

5. 细胞免疫：淋巴细胞629/μL，CD4 131/μL。

6. 自身抗体：ANA 1：100，其余自身抗体、免疫球蛋白、肿瘤标志物均阴性。甲状腺功能：正常。

7. D-二聚体：0.97 mg/L。

8. 血糖：空腹血糖5.9 mmol/L，糖化血红蛋白5.2%。

9. 痰涂片找细菌、真菌、抗酸杆菌阴性，痰细菌、曲霉培养阴性，痰真菌培养：白念珠菌（1+）。

■ **辅助检查**

2021-07-14心电图：窦性心律，V2导联r波递增不良。

临床分析

■ **病史特点**

患者为中年男性，亚急性病程，主要表现为咳嗽、咳白色痰，ESR、CRP升高，胸部CT示双肺多发斑片影；病程中有发热，使用喹诺酮类抗感染后体温均可降至正常、炎症标志物也有下降，但咳嗽、咳痰无好转，胸部CT双肺病灶部分吸收、部分进展。综合目前资料，诊断和鉴别诊断考虑如下。

■ **诊断分析**

1. 普通细菌性肺炎：中年男性，亚急性起病的咳嗽、咳痰伴发热、炎症标志物升高，胸部CT多发斑片影，首先应考虑常见的普通细菌性肺炎，但患者先后使用左氧氟沙星、莫西沙星，肺部病灶仍有进展；喹诺酮类通常能够覆盖大多数常见的社区获得性肺炎病原体，在此案例却效果不佳，故还需考虑其他的鉴别诊断。

2. 特殊病原体感染：双肺多发斑片影、全身症状不重、整体炎症反应不剧烈，肺部病灶经喹诺酮治疗后部分有吸收，故需考虑是否有结核或非结核分枝杆菌（nontuberculous mycobacteria，NTM）感染的可能；入院查T-SPOT.TB仅轻度升高，更应重视NTM感染的鉴别诊断。虽血隐球菌荚膜抗原阴性，但仍需考虑肺隐球菌病可能。患者为鼻咽癌放疗后，免疫功能差，CD4仅131/μL，需排查有无肺孢子菌、诺卡菌、曲霉等病原体。针对这些特殊病原体感染，需要进一步完善支气管镜检查或肺穿刺活检，结合培养、mNGS、病理等综合鉴别诊断。

3. 非感染性疾病：患者经常规抗感染后肺部病灶仍部分进展，需考虑非感染性疾病，如血管炎或其他风湿免疫系统疾病累及肺部、鼻咽癌肺转移、淋巴瘤或其他血液系统疾病。此外，患者三次胸部CT双肺病灶虽有变化，但病灶均位于支气管较远端，故也需考虑是否为吸入因素引起。

进一步检查、诊治过程和治疗反应

■ **诊治过程**

1. 2021-07-14胡必杰教授查房，仔细阅读患者胸部CT，

考虑是否为吸入性因素引起肺部病变，尤其是油性滴鼻剂或石蜡油的误吸。详细追问病史，患者诉因鼻咽癌放化疗期间鼻腔内时有坏死物流出，2021-05初开始使用薄荷脑樟脑滴鼻液（2～3滴，滴鼻，tid）2周，滴鼻时多为平卧位，偶有呛入、误吸滴鼻。

2. 2021-07-15行支气管镜检查：气管及各级支气管管腔通畅，黏膜光滑，未见新生物。于右下叶后基底段行活检；于右下叶后基底段灌入生理盐水40 mL，冲洗液送细菌、真菌及结核涂片和培养。快速现场评估（rapid on site evaluation，ROSE）见较多组织细胞，内见可疑脂质空泡，结合病史，脂质性肺炎不能排除。

3. 2021-07-16 TBLB初步病理：（右肺后叶基底段）镜下为支气管及肺组织，部分肺泡腔内可见泡沫状组织细胞，可能为脂质性肺炎。

4. 2021-07-16结合病史及支气管镜TBLB病理，考虑脂质性肺炎诊断基本明确，甲泼尼龙（24 mg，口服，qd）带药出院，辅以护胃、补钙等治疗，嘱门诊密切随访，调整激素用量。

5. 2021-07-19支气管镜TBLB正式病理回报（图86-2）：（右肺后叶基底段）镜下为支气管及肺组织，部分肺泡腔内可见泡沫状组织细胞，参考其病史（患者曾应用薄荷脑樟脑滴鼻液），符合脂质性肺炎。

巨检	右下后基底段：灰白灰褐碎组织一堆，共计直径为0.4 cm。
病理诊断	（右肺后叶基底段）镜下为支气管及肺组织，部分肺泡腔内可见泡沫状组织细胞，脂质性肺炎可能，建议到病理科提供病史并行免疫组化检查以协助诊断。 补充报告（2021-07-19）： （右肺后叶基底段）镜下为支气管及肺组织，部分肺泡腔内可见泡沫状组织细胞，参考其病史（患者曾应用薄荷脑樟脑滴鼻液），符合脂质性肺炎。 免疫组化（2021-N22103）21S51366-001：CD68（KP1）（组织细胞+），CK{pan}（上皮+）。 特殊染色 21S51366-001：PAS（-），抗酸（-），六胺银（-），网染（-）。

图86-2 2021-07-19支气管镜TBLB正式病理：部分肺泡腔内可见泡沫状组织细胞，参考病史，符合脂质性肺炎

■ **出院后随访**

1. 2021-07-23甲泼尼龙减量（20 mg，口服，qd）维持治疗。

2. 2021-07-29随访血WBC 3.9×10⁹/L，N% 73.8%；ESR25 mm/h，hsCRP 2.7 mg/L；咳嗽、咳痰情况较前明显好转，无发热，择期复查胸部CT后调整激素剂量；门诊随访。

3. 图86-3为治疗过程中患者炎症标志物变化情况。

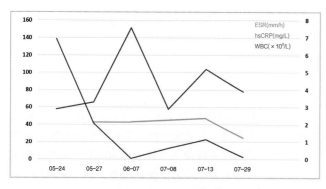

图 86-3　炎症标志物变化情况

最后诊断与诊断依据

■ 最后诊断

1. 脂质性肺炎合并感染。
2. 鼻咽恶性肿瘤放化疗后。

■ 诊断依据

患者为中年男性，亚急性起病，起病前较长时间使用薄荷脑樟脑滴鼻液滴鼻史。主要表现为咳嗽、咳白色痰，胸部CT见双肺散在斑片影，以两肺底为主，炎症标志物轻度升高，常规抗感染后双肺病灶部分好转、部分进展。支气管镜TBLB病理：部分肺泡腔内可见泡沫状组织细胞，符合脂质性肺炎。使用糖皮质激素治疗后患者咳嗽、咳痰明显好转。综上，脂质性肺炎诊断明确。患者病程早期有发热伴炎症标志物升高，喹诺酮类抗感染后体温正常、炎症标志物下降，但肺部病灶部分好转、部分进展，考虑当时为脂质性肺炎合并感染。

经验与体会

1. 脂质性肺炎是由肺内脂质性物质沉积引起的肺炎，可分为内源性和外源性。内源性脂质性肺炎发病机制尚不明确，可能与胆固醇代谢及肺泡上皮分泌异常相关。外源性脂质性肺炎相对更常见，多见于吸入石蜡油、凡士林等油剂，或油性滴鼻剂引起。鼻窦炎术后、鼻息肉术后、鼻咽部肿瘤患者常使用油性滴鼻剂，肠梗阻或长期便秘患者常口服石蜡油，这些人群均可能发生油剂的误吸，尤其在卧位、夜间更

易发生。本例患者基础疾病为鼻咽MT放化疗后，放化疗过程中鼻腔内时有坏死物流出，故患者使用薄荷脑樟脑滴鼻液2周，且多为平卧位滴鼻，滴鼻后偶有呛咳，引起脂质性肺炎。由此案例我们可以得到的经验是，临床医生在给予患者油剂滴鼻或口服时一定要提醒患者，避免卧位使用，用药时多加小心，谨防误吸。接诊类似的患者时，一定要详细询问病史，以免漏掉诊断的关键线索。

2. 发生外源性脂质性肺炎的高危因素为高龄、咽喉部解剖学异常或功能障碍、神经肌肉疾病等。外源性脂质性肺炎临床特征可表现为呼吸困难、低氧血症、咳嗽、咳痰、胸闷、气促，可伴发热，病情轻重程度往往与吸入油剂的量和种类相关；在胸部CT上可表现为多发斑片影（如本案例）、磨玻璃影，也可表现为小叶间隔增厚、间质纤维化、铺路石征或团块样病灶。在组织病理学上，脂质性肺炎患者的肺泡腔内可见大量泡沫样组织细胞，这是巨噬细胞吞噬脂类物质后的结果；还可见纤维组织增生、多核巨细胞反应、胆固醇裂隙，也可有炎症细胞浸润、肺泡结构破坏。病理学诊断对脂质性肺炎的明确诊断具有重要价值。

3. 脂质性肺炎的诊治关键在于早期诊断、及时停止油剂的继续吸入。部分患者在停止油剂吸入后症状可逐步自行缓解，胸部影像学异常也可在数月内好转。对于吸入油剂量较多、肺部病灶范围广的患者，可使用糖皮质激素及肺泡灌洗治疗；对伴有继发感染的患者可同时使用抗感染药物。通过详细的病史采集和胸部影像学阅片，及时联想到该疾病、早期识别、尽早停止吸入，是脂质性肺炎诊治、改善预后的关键。本例患者入院后3天即明确了诊断并给予糖皮质激素治疗，随后患者症状明显好转，相信会有相对较好的预后。

参考文献

［1］张颖，徐晨，刘亚岚，等.脂质性肺炎3例并文献复习［J］.临床与实验病理学杂志，2017, 33（6）：3.
［2］Jeelani HM, Sheikh MM, Sheikh B, et al. exogenous lipoid pneumonia complicated by mineral oil aspiration in a patient with chronic constipation: a case report and review[J]. Cureus, 2020, 20, 12(7): e9294.
［3］Osman GA, Ricci A, Terzo F, et al. Exogenous lipoid pneumonia induced by nasal decongestant[J]. Clin Respir J, 2018, 12(2): 524–531.
［4］Shimizu T, Nakagawa Y, Iida Y, et al. The diagnosis of exogenous lipoid pneumonia caused by the silent aspiration of vegetable oil using a lipidomic analysis[J]. Intern Med, 2020, 59(3): 409–414.

病例 87　发现"痰栓"一年，仅留"一线"的呼吸

作者·骆煜　杨婉琴　金文婷　马玉燕
审阅·胡必杰　潘珏

病史简介

女性，48岁，江苏人，2021-07-05收入复旦大学附属

中山医院感染病科。

■ 主诉

咳嗽1年余，间歇性少量咯血半年。

现病史

1. 2020-03体检时发现左肺阴影，之后间歇性出现咳嗽、咳痰，痰为黄色黏稠，不易咳出，间歇性口服抗感染药物（具体不详）无好转。

2. 2020-08上海某三甲医院查血WBC 4.13×10⁹/L，N% 44.5%；ESR 9 mm/h，CRP 0.5 mg/L，PCT 0.05 ng/mL。胸部CT平扫（图87-1A）：左肺上叶支气管黏液栓形成可能。2020-08-27行支气管镜检查：各管腔通畅，外周超声未探及病灶。建议外科手术，患者及家属考虑后决定暂缓。

3. 2021-02开始出现咯血，无发热、胸痛，口服乙酰半胱氨酸、切诺（桉柠蒎肠溶液软胶囊）后仍持续咳出血块、坏死物、脓痰等。

4. 2021-06出现阵发性胸闷，2021-06-23复旦大学附属中山医院查胸部CT增强（图87-1B）：左上肺占位，恶性肿瘤可能；左肺门淋巴结肿大，左肺上叶少许炎症。近2天胸闷加重，并出现胸背部疼痛，俯卧位稍缓解，为进一步诊疗收入感染病科。

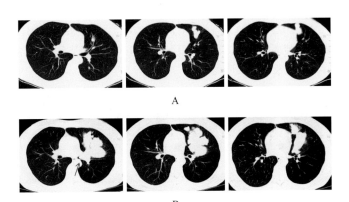

图87-1 患者2020-08-13和2021-06-23胸部CT平扫

A. 2020-08-13胸部CT平扫：左肺上叶前端支气管黏液栓形成可能（密度增浓影最大范围约2.3 cm×3.8 cm）；B. 2021-06-23胸部CT平扫：左上肺占位，恶性肿瘤可能

既往史及个人史

2016-09外院行腹腔镜下特殊肝段切除术，术后病理：肝细胞肝癌，Ⅱ～Ⅲ级，肝切缘未见癌累及。周围肝组织未见结节性肝硬化（G2S2）。既往有乙型肝炎病史20余年，术后服用恩替卡韦（0.5 mg，口服，qd）。否认高血压、糖尿病等慢性病史。否认结核史、药物过敏史。

入院检查

体格检查

1. T 37℃，P 80次/分，R 20次/分，BP 120/80 mmHg。

2. 神志清，痛苦表情，精神尚可，浅表淋巴结未及肿大，呼吸平稳，右肺呼吸音粗，左肺呼吸音低，未闻及明显啰音，心率80次/分，心律齐，未及杂音。腹平软，无压痛或反跳痛，肝、脾肋下未及，双下肢无水肿。

实验室检查

1. 血常规：WBC 5.12×10⁹/L，N% 57%，L% 35%，Hb 111 g/L，PLT 200×10⁹/L。

2. 炎症标志物：CRP 16.2 mg/L，ESR 51 mm/h，PCT 0.05 ng/mL，铁蛋白197 ng/mL。

3. 生化：ALT/AST 7/13 U/L，Alb 37 g/L，TBiL/DBiL 3.3/1.6 μmol/L，Cr 62 μmol/L，Na⁺/K⁺ 140/4.3 mmol/L，LDH 136 U/L。

4. T-SPOT.TB A/B 0/3，G试验、血隐球菌荚膜抗原、CMV-DNA、EBV-DNA均阴性。

5. 免疫球蛋白：IgG 8.91 g/L，IgM 0.49 g/L，IgE < 10 U/mL。

6. 心肌标志物、甲状腺功能：正常。

7. 自身抗体、补体均阴性。

8. 肿瘤标志物：AFP 75.2 ng/mL，NSE 19.5 ng/mL，余均阴性。

9. 细胞免疫：CD4/CD8 2.6，CD4 325/μL，CD8 127/μL。

10. 动脉血气（不吸氧）：pH 7.45，PaO₂ 59 mmHg，PaCO₂ 39 mmHg。

辅助检查

1. 心电图：正常。

2. 超声心动图：轻度肺动脉高压。

临床分析

病史特点

患者为中年女性，发现肺部阴影1年余，诉有咳嗽，偶有咳黄色脓痰，无发热。近半年出现咯血，血WBC及PCT正常，ESR及CRP轻度升高，T-SPOT.TB A/B 0/3。胸部CT：左上肺占位，逐渐进展。

诊断分析

1. 肺曲霉病：患者2020年胸部CT显示左肺上叶团块影，密度高，边界较清晰，需考虑痰栓形成可能，常见原因为变应性支气管肺曲霉病（allergic bronchopulmonary aspergillosis，ABPA）。本病通常表现为外周血嗜酸性粒细胞升高、血IgE升高、炎症标志物升高，但本例除ESR及CRP升高外，其余正常，可行支气管镜检查等以明确。

2. 肺恶性肿瘤：近半年出现咯血，伴坏死物和脓痰，2020年胸部CT报告有左侧肺部阴影，后肺内病灶逐渐增大增多，持续进展，需考虑中央型肺癌和远端阻塞性炎症可能。但2020-08曾行支气管镜检查，显示各管腔通畅，不足1年，从叶支气管的管腔正常发展至管腔阻塞，病灶进展太快，不太符合原发性支气管肺癌的病程。不过，患者既往有肝细胞癌病史，目前血AFP升高，肺内病灶是否为肝细胞癌肺转移，需要考虑。

3. 异物阻塞，远端感染：患者为中年女性，出现咳嗽、咳痰，炎症标志物升高，胸部CT提示左主支气管内见软组织影，管腔明显狭窄，需考虑异物阻塞合并阻塞性肺炎可能；但患者无发热，病程较长，为不支持点；可进一步行支气管镜检查。

进一步检查、诊治过程和治疗反应

1. 2021-07-05胸部CT（图87-2）：左主支气管见软组织肿块影阻塞管腔，左肺部分不张，左肺恶性肿瘤伴左侧锁骨上、左肺门及纵隔淋巴结转移机会大，较（2021-06-23）有进展，左肺动脉、左侧胸膜受侵，纵隔向左移位。腹部、盆腔CT增强：肝恶性肿瘤术后，腹部盆腔未见复发灶。

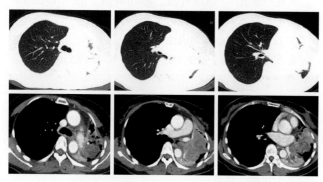

图87-2　2021-07-05胸部CT：左主支气管见软组织肿块影阻塞管腔，左肺部分不张，左肺恶性肿瘤伴左侧锁骨上、左肺门及纵隔淋巴结转移机会大，较2021-06-23有进展，左肺动脉、左侧胸膜受侵，纵隔向左移位

2. 2021-07-06痰涂片找细菌、真菌及抗酸杆菌阴性；2021-07-07 GM试验0.103。

3. 2021-07-08全麻下行支气管镜检查：左主支气管见新生物堵塞整个管腔，予以圈套器套扎后电切后取出送病理，见新生物由左上叶长出，左下叶管腔通畅，吸出大量脓性分泌物。

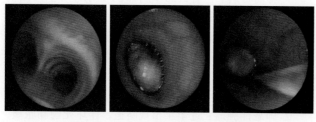

图87-3　2021-07-08全麻支气管镜检查

4. 2021-07-08细针穿刺快速现场评估（ROSE）见恶性肿瘤细胞。

5. 2021-07-10头颅MRI增强：未见转移灶。

6. 2021-07-10 PET/CT（图87-4）：① 左肺上叶恶性肿瘤伴左肺上叶部分不张，左侧胸膜、心包膜受累可能；② 余左肺慢性炎症，左侧胸腔少量积液；③ 肝脏囊肿；左侧肾上腺良性病变。

7. 2021-07-14肺活检病理报告：肝细胞癌肺转移。

8. 2021-07-22至肝肿瘤科内科参与临床研究，行免疫及

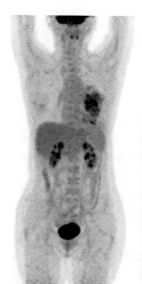
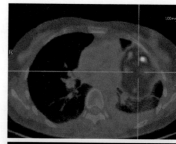
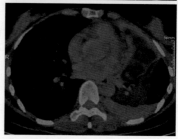

图87-4　2021-07-10 PET/CT：左肺上叶恶性肿瘤伴左肺上叶部分不张，左侧胸膜、心包膜受累可能

靶向抗肿瘤治疗。

9. 2021-08-03复查胸部CT（图87-5）：左肺恶性肿瘤伴做左上肺部分不张，左下肺复张（2021-07-08经支气管镜治疗后左主支气管已通）。

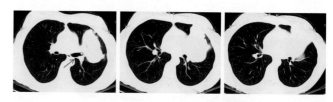

图87-5　2021-08-03胸部CT：左肺恶性肿瘤伴左上肺部分不张，左下肺复张

最后诊断与诊断依据

■ 最后诊断

肝细胞癌左肺上叶支气管及肺转移。

■ 诊断依据

患者为中年女性，既往有肝细胞癌手术史，发现肺部阴影1年余，咯血半年，诉有咳嗽，偶有咳痰，ESR及CRP轻度升高，血AFP升高，常规抗感染治疗效果不佳。胸部CT表现为左上肺占位，持续进展，左主支气管见软组织样病灶伴管腔狭窄、阻塞，伴多发淋巴结肿大，左肺动脉、左侧胸膜受侵。经支气管镜见左主支气管新生物堵塞整个管腔，新生物组织病理：肝细胞癌肺转移，故诊断明确。

经验与体会

1. 本例患者起病初期的肺部影像学表现为左肺上叶前段支气管中远端管腔扩张、其内见密度增浓影充填，怀疑支气

管黏液栓形成可能，容易被误诊为ABPA，但无发热、盗汗等毒性症状，抗感染治疗效果不佳，随访CT病灶不吸收，且逐渐进展。虽患者曾行支气管镜检查见各管腔通畅，但外周超声未探及病灶，故未能早期明确。

2. 肝细胞癌切除术后，多数复发位于肝内，可表现为局部复发或新的第二原发性肿瘤。20%左右的疾病复发会出现肝外转移，尽管很多局部消融治疗方法可用于治疗肝内复发，但针对肝外病变的全身性治疗效果仍不理想，其整体预后较差。虽然本例患者定期随访腹部CT或MRI未见肝内复发征象，且AFP水平升高不明显，仍需保持对肿瘤性疾病的警惕性。两次支气管镜检查仅相差11个月，左主支气管新生物堵塞整个管腔，生长速度太快，支气管肺癌不支持，但转移癌可出现。故临床医生应积极采集组织病理学标本和/或多种微生物标本，以尽快明确疾病诊断，并进行针对性治疗。

3. 肺转移灶切除术应仅用于不存在肝内病变不受控证据、无胸外转移灶且胸部CT证实可行完全切除术的患者，且对生存率有一定益处。在接受完全切除的患者中，报道的5年生存率为12%～67%。患者2020年发现肺部病灶时，无复发间期＞24个月、肺转移灶＜3个、血清AFP水平在转移灶切除术前＜500 ng/mL、转移灶的最大直径＜3 cm等预后相关有利的因素，可考虑行根治性手术。非常遗憾，未能活检到肿块明确病例，患者及家属暂不考虑手术，且患者未规律复查胸部CT，未能更早诊断，已发生胸膜、心包转移，错失手术机会。

参考文献

[1] Cho S, Ryu KM, Hwang YJ, et al. Prognostic factors for pulmonary metastasectomy in the treatment of hepatocellular carcinoma[J]. J Thorac Oncol, 2010, 5(8): 1251-1254.

[2] Raju S, Ghosh S, Mehta AC. Chest CT signs in pulmonary disease: a pictorial review[J]. Chest, 2017, 151(6): 1356-1374.

[3] Zheng J, Chou JF, Gönen M, et al. Prediction of hepatocellular carcinoma recurrence beyond milan criteria after resection: validation of a clinical risk score in an international cohort[J]. Ann Surg, 2017, 266(4): 693-701.

[4] Zhigang Hu, Wenbin Li, Pinbo Huang, et al. Therapeutic significance and indications of pulmonary metastasectomy for hepatocellular carcinoma following liver resection[J]. Int J Surg, 2017, 48: 23-31.

病例 88 似结核，非结核，启用"魔药"辨真凶

作者·骆 煜 金文婷 马玉燕
审阅·胡必杰 潘 珏 胡莉娟

· 病史简介 ·

男性，47岁，上海人，2021-09-06收入复旦大学附属中山医院感染病科。

■ 主诉

咳嗽4个月余。

■ 现病史

1. 2021-05出现咳嗽，否认咳痰、发热、乏力、盗汗。2021-05-28至上海某医院就诊，查胸部CT平扫（图88-1）：两肺上叶、左肺下叶背段散在感染灶，纵隔多发淋巴结肿大。

2. 2021-05-31复旦大学附属中山医院门诊查痰涂片找细菌、真菌、抗酸杆菌均阴性，T-SPOT.TB A/B 27/16。诊断性抗结核：口服利福平（0.45 g，空腹口服，qd）+异烟肼（0.3 g，口服，qd）+吡嗪酰胺（1 g，口服，qd）+乙胺丁醇（0.75 g，口服，qd）。用药期间躯干出现红色皮疹，考虑与乙胺丁醇相关，2021-06-23起停用乙胺丁醇，继续口服利福平、异烟肼、吡嗪酰胺。

3. 2021-08-05外院复查胸部CT提示肺部病灶及纵隔淋巴结肿大无明显好转，调整方案为利福平（0.6 g，空腹口服，qd）+异烟肼+左氧氟沙星（0.5 g，口服，qd）治疗1个月，仍有咳嗽，为进一步诊治收入感染病科。

■ 既往史及个人史

2019-09外院行腰椎间盘突出手术。否认高血压、糖尿病等慢性病史。乙胺丁醇过敏。

· 入院检查 ·

■ 体格检查

1. T 36℃，P 86次/分，R 18次/分，BP 121/88 mmHg。

2. 神志清，精神尚可，浅表淋巴结未及肿大，呼吸平稳，双肺呼吸音粗，未闻及明显啰音，心率86次/分，心律齐，未及杂音。腹平软，无压痛或反跳痛，肝、脾肋下未及，双下肢无水肿。

■ 实验室检查

1. 血常规：WBC 6.06×10^9/L，N% 70%，L% 15%，Hb

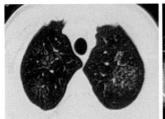
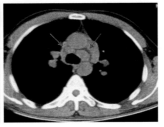

图88-1 2021-05-28胸部CT：两肺上叶、左肺下叶背段散在感染，纵隔多发淋巴结肿大

156 g/L，PLT 251 × 10⁹/L。

2. 炎症标志物：hsCRP 0.7 mg/L，ESR 3 mm/h，PCT 0.05 ng/mL，铁蛋白 70 ng/mL。

3. 生化：ALT/AST 19/19 U/L，Alb 46 g/L，TBiL/DBiL 12/4.8 μmol/L，Cr 67 μmol/L，Na⁺/K⁺ 143/3.9 mmol/L，LDH 164 U/L。

4. T-SPOT.TB A/B 48/21；G试验、血隐球菌荚膜抗原、CMV-DNA、EBV-DNA均阴性。

5. 免疫球蛋白：IgG 8.01 g/L，IgM 0.6 g/L，IgE < 10 U/mL。

6. 肿瘤标志物：NSE 21.5 ng/mL，余均阴性，自身抗体阴性。心肌标志物、甲状腺功能：正常。

7. 细胞免疫：CD4/CD8 1.8，CD4 333/μL，CD8 186/μL。

8. 动脉血气（不吸氧）：pH 7.39，PaO₂ 83 mmHg，PaCO₂ 50 mmHg。

■ 辅助检查

1. 心电图：正常。

2. 超声心动图：未见异常。

3. 胸部CT增强（图88-2）：两肺散在片状模糊阴影，伴纵隔及肺门淋巴结肿大。

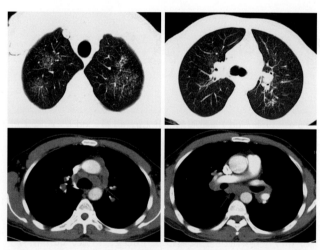

图88-2　2021-09-06胸部CT增强：两肺散在片状模糊阴影，以两肺上叶为著，伴纵隔及肺门淋巴结肿大（与外院2021-05-28基本相仿）

· 临床分析 ·

■ 病史特点

患者为中年男性，咳嗽4个月余，无明显发热、咳痰，血WBC、ESR、CRP、PCT不高，胸部CT示两肺上叶、左肺下叶背段散在斑点、渗出病灶，纵隔多发淋巴结肿大，诊断和鉴别诊断考虑如下。

■ 诊断分析

1. 结核感染：患者诉有咳嗽，无发热、盗汗，T-SPOT.TB阳性，双肺病灶均为结核好发部位，伴纵隔淋巴结肿大，虽痰找抗酸杆菌阴性，但仍需考虑结核感染。患者诊断性抗结核治疗3个月效果不佳，可进一步行支气管镜肺组织活

检/经支气管镜腔内超声（endobronchial ultrasonography，EBUS）等检查以明确。

2. 结节病：本例患者一般情况较好，炎症标志物均正常，肺门及纵隔多发淋巴结肿大，但两肺病灶以散在斑片影为主，且T-SPOT.TB阳性，为不支持点。完善血ACE及支气管镜检查，同时行病原学检查，排除分枝杆菌、真菌、病毒等感染因素。

3. 淋巴瘤：患者起病时无明显发热、盗汗、体重减轻，淋巴结肿大以肺门及纵隔为主，考虑可能性小，可行EBUS-TBNA组织病理以排除，必要时行PET/CT检查。

进一步检查、诊治过程和治疗反应

1. 2021-09-08行支气管镜检查：左上叶支气管和尖段支气管黏膜散在小结节样突起，右肺上叶尖段后支管腔黏膜见局部隆起，直视下于该处活检，余各支气管管腔通畅，黏膜光滑，未见新生物。B超所见：中央超声探及7组淋巴结直径约为26.6 mm，超声引导下行TBNA共5次，标本送液基细胞学及组织病理学检查（图88-3）。

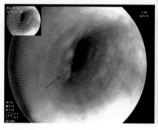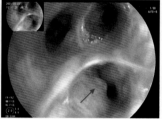

图88-3　2021-09-08支气管镜检查

A. 左上叶前段管口；B. 右上叶支气管

2. 2021-09-08灌洗液及肺组织涂片找细菌、真菌及抗酸杆菌均阴性。灌洗液及肺组织XPERT.TB阴性。利福平（0.45 g，空腹口服，qd）+异烟肼（0.3 g，口服，qd）+左氧氟沙星（0.5 g，口服，qd）治疗。

3. 2021-09-09血管紧张素转化酶：122.3 U/L。肺组织活检病理报告:（右上叶尖段）支气管肺泡组织，间质内纤维组织略增生，少量淋巴细胞浸润，组织细胞反应，个别可疑肉芽肿结节，未见凝固性坏死，抗酸染色阴性。纵隔淋巴结病理报告：镜下见少许支气管腺体，小淋巴细胞及灶性肉芽肿结节，未见凝固性坏死，抗酸染色阴性。

4. 2021-09-10 BALF及肺组织mNGS：阴性。考虑结节病可能，加用甲泼尼龙（40 mg，口服，qd），辅以护胃、补钙治疗，继续口服利福平、异烟肼、左氧氟沙星预防性抗结核，出院。

■ 出院后随访

1. 出院后甲泼尼龙（40 mg，口服，qd）× 1周，减量（32 mg，口服，qd）× 1周，减量（24 mg，口服，qd）× 1

周，减量（20 mg，口服，qd）×1周，同时利福平+异烟肼+左氧氟沙星治疗。

2. 2021-10-12复查CRP 1.2 mg/L，ESR 2 mm/h；胸部CT：两肺多发病灶，较前2021-09-06吸收好转，两肺门及纵隔淋巴结较前缩小（图88-4）。

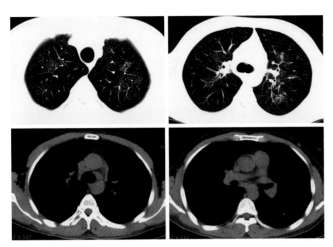

图88-4　2021-10-12胸部CT：两肺多发病灶较前吸收好转，两肺门及纵隔淋巴结较前缩小

最后诊断与诊断依据

最后诊断

1. 结节病。

2. 结核：潜伏感染？

诊断依据

1. 中年男性，咳嗽4个月余，无发热、咳痰，血WBC、ESR、CRP、PCT正常，血管紧张素转化酶升高。胸部CT示两肺上叶、左肺下叶背段散在斑点、渗出病灶，纵隔多发淋巴结肿大。经支气管镜见支气管黏膜散在小结节样突起，灌洗液抗酸涂片及mNGS阴性。纵隔淋巴结病理：镜下见少许灶性肉芽肿结节，未见凝固性坏死，抗酸染色阴性。肺组织病理：间质内纤维组织略增生，少量淋巴细胞浸润，组织细胞反应，个别可疑肉芽肿结节，未见凝固性坏死，抗酸染色阴性。使用激素后1个月，肺内病灶明显吸收，淋巴结快速缩小，结合影像学、病理、微生物结果及治疗反应，考虑为两肺广泛斑点病灶、纵隔肿大淋巴结和支气管黏膜下的小结节样突起，为结节病所致。

2. 虽然患者肺内病灶为结核好发部位，但肺活检标本XPERT.TB阴性，之前抗结核治疗3个月，病灶无吸收，故T-SPOT.TB阳性的原因考虑为潜伏结核感染可能大。

经验与体会

1. 结节病是一种原因不明的、多系统受累的肉芽肿性疾病，病理特征为受累器官存在非干酪样肉芽肿。可侵犯全身各个脏器，肺部和淋巴系统最常受累。本病通常累及年轻成人，约1/2的病例是在无症状人群中因意外发现胸部影像学异常（如双侧肺门淋巴结肿大、网状阴影）而检出。本例患者为中年男性，以咳嗽起病，行胸部CT检查而发现。

2. 结节病的诊断主要依靠临床、影像学和病理学检查进行综合判断，需要具备以下要素：临床和影像学表现符合结节病、排除其他可能表现相似的疾病，以及组织病理学检查发现非干酪样肉芽肿。不同结节病患者的受累组织或器官、临床表现、治疗反应及预后都具有较大的异质性，大多数患者预后良好，部分呈现自限性病程，约25%的患者表现为慢性、进展性病程，最终导致肺纤维化、肝硬化、致死性心律失常、失明等不可逆病变，严重影响患者的生活质量和寿命。

3. 结节病的病因及发病机制尚未明确，但现已发现众多微生物可能是结节病的病原体，尤其是分枝杆菌和丙酸杆菌。有meta分析结果表明，结节病中分枝杆菌分子诊断阳性率为26.4%，是正常人群检出率的9倍。因结节病的临床特征及病理学表现与结核分枝杆菌感染具有相似性，但两者的治疗方案完全相反，故鉴别诊断非常重要。结节病的诊断是排他性诊断，缺乏特异性的实验室指标，且分枝杆菌培养困难，在临床上两者往往难以鉴别。本例虽然肺内病灶为结核好发部位，肺组织、纵隔淋巴结病理肉芽肿性病灶均见肉芽肿，但无凝固性坏死、抗酸染色阴性，且肺组织及灌洗液涂片找抗酸杆菌、XPERT.TB、mNGS均无结核证据，故考虑活动性结核感染诊断不足，更符合结节病诊断，故予以激素治疗。激素使用后1个月，肺内病灶即吸收明显，纵隔淋巴结缩小，考虑激素使用有效，故结节病诊断明确。

4. 结节病治疗的主要药物是糖皮质激素，初始剂量为泼尼松每日0.3～0.6 mg/kg，剂量范围通常为20～40 mg/d。病变局限的无症状者或早期患者可自行缓解。因T-SPOT.TB阳性，故考虑合并潜伏结核感染，因糖皮质激素可诱发潜伏结核进展为活动性结核，也不乏在使用糖皮质激素治疗过程中出现影像学进展，故本例在激素使用的同时未停用抗结核治疗。

参考文献

[1] Crouser ED, Maier LA, Wilson KC, et al. Diagnosis and detection of sarcoidosis. An official American Thoracic Society clinical practice guideline[J]. Am J Respir Crit Care Med, 2020, 201(8): e26-e51.

[2] Gupta D, Agarwal R, Aggarwa AN, et al. Molecular evidence for the role of mycobacteria in sarcoidosis: a meta-analysis[J]. Eur Respir J, 2007, 30(3): 508-516.

[3] Spagnolo P, Rossi G, Trisolini R, et al. Pulmoanry sarcoidosis[J]. Lancet Respir Med, 2018, 6(5): 389-402.

病例89 年轻女性广泛肺部炎症，此物最可疑

作者·缪 青 金文婷 马玉燕 王苏珍
审阅·胡必杰 潘 珏

病史简介

女性，36 岁，企业技术人员，2022-08-01 收入复旦大学附属中山医院感染病科。

主诉

咳嗽 2 周，发热伴气急 1 天。

现病史

1. 2022-07-15 无诱因出现干咳，夜间为著，未诊治，自服止咳橘红口服液，无明显好转。

2. 2022-07-31 出现发热，T_{max} 39.3℃，伴畏寒、寒战、胸闷、气急，久咳及夜间平卧时明显，复旦大学附属中山医院门诊测指尖氧饱和度 96%，查血 WBC 11.2 ×10^9/L，N% 87.4%，L% 8.3%；CRP 10.6 mg/L，PCT 0.05 ng/mL；D-二聚体 0.44 mg/L，NT-proBNP 690.8 pg/mL。胸部 CT：两肺弥漫性病变，伴间质改变（图 89-1）。美罗培南+左氧氟沙星抗感染。

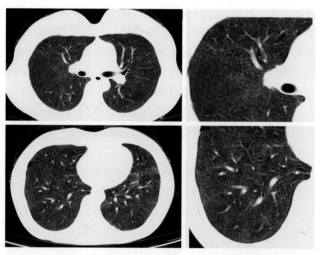

图 89-1 2022-07-31 胸部 CT 两肺弥漫性病变，炎症渗出可能，伴间质性改变

3. 2022-08-01 为明确两肺病灶原因，收入感染病科。

既往史及个人史

否认高血压、糖尿病等慢性病史。青霉素过敏，芒果过敏。

入院检查

体格检查

1. T 36.7℃，P 80 次/分，R 19 次/分，BP 120/80 mmHg。

2. 皮肤巩膜无黄染；两肺未闻及干湿啰音，心脏听诊未闻及杂音，腹软，无压痛。

实验室检查

1. 血气分析（不吸氧）：pH 7.45，PaO_2 79.9 mmHg，$PaCO_2$ 37.51 mmHg。

2. 血常规：WBC 8.05 × 10^9/L，N% 82.4%，L% 9.6%，EOS% 1.2%。

3. 炎症标志物：hsCRP 13.7 mg/L，SAA 144.0 mg/L，ESR 17 mm/h，PCT 0.07 ng/mL。

4. 尿常规、粪常规：正常。

5. 细胞免疫：CD4/CD8 0.7，CD4 315/μL。

6. T-SPOT.TB A/B 1/0，血隐球菌荚膜抗原、GM 试验、G 试验、EBV-DNA、CMV-DNA、HIV 抗体及梅毒抗体均阴性。

7. 自身抗体、ANCA、肿瘤标志物均阴性。

8. 免疫球蛋白：IgE 17 U/mL，IgM 1.64 g/L，IgA 1.82 g/L，IgG 9.4 g/L。

辅助检查

1. 2022-08-02 胸腹盆 CT：两肺弥漫性病变，炎症渗出可能，伴间质性改变，总体较 2022-07-31 变化不明显。两侧附件饱满伴囊性灶，宫颈稍厚，肝小血管瘤。

2. 2022-08-02 超声心动图：正常。

临床分析

病史特点

患者为年轻女性，既往体健，免疫力基本正常。亚急性起病，主要表现为发热伴呼吸道症状；辅助检查提示血 WBC、CRP 偏高，G 试验、GM 试验、T-SPOT.TB 均为阴性，影像学检查提示双肺弥漫性病变。

诊断分析

1. 特殊病原体感染：患者气促、发热起病，双肺弥漫性低密度肺泡渗出影，传统病原体检测结果阴性，需要考虑肺孢子菌肺炎、CMV 肺炎等特殊感染，但不支持点是此类感染多见于免疫抑制人群，如移植、AIDS、血液系统肿瘤、大剂量使用糖皮质激素患者等。本例患者虽无免疫抑制基础，但鉴于肺部影像学特点，仍需完善呼吸道标本 mNGS、多重 PCR 等进一步排除。此外，非典型病原体，如支原体、衣原体和立克次体等病原体引起的肺部感染，也需要考虑。

2. 非感染性疾病：患者肺部影像学表现为双肺弥漫性磨玻璃影，需要鉴别各种非感染疾病如肺泡出血、肺水肿、朗

格汉斯细胞综合征、肺黏液腺癌、淋巴瘤等。因此，需积极从肺外及全身检查中寻找证据，条件允许时，需积极行支气管镜下肺活检或CT下穿刺病理学检查明确诊断。

3. 过敏性肺炎：本例患者既往青霉素及芒果过敏，本次以肺内弥漫性肺泡渗出为主的病灶，不排除少见真菌孢子等引起的过敏性炎症，需完善过敏原检测等寻找线索，同时积极排除其他疾病。

进一步检查、诊治过程和治疗反应

1. 2022-08-01多西环素（0.1 g，口服，q12 h）经验性抗感染。

2. 2022-08-03咽拭子mNGS（2022-08-01送检）：无特殊发现。行支气管镜：各管腔通畅，无明显分泌物，行支气管肺泡灌洗及TBLB右上肺活检。肺泡灌洗液送检隐球菌夹膜抗原、涂片找细菌、真菌、抗酸杆菌均阴性，肺泡灌洗液XPERT.TB阴性。

3. 2022-08-04肺泡灌洗液及肺组织mNGS阴性。

4. 2022-08-05肺组织活检病理：少量支气管壁及肺组织，散在淋巴细胞浸润，呈慢性炎，PAS及特殊染色阴性。

5. 2022-08-05胡必杰教授查房，追问病史，患者过敏体质，无法入住新装修房屋，1年前搬家，家中环境潮湿，地面积水和靠近地面的墙壁缝隙有长蘑菇（图89-2）。

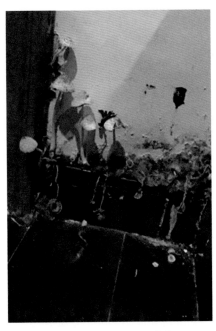

图89-2　患者家中墙上蘑菇

6. 综合考虑感染性疾病、肿瘤及风湿疾病无明显依据，过敏性肺炎可能性大，予以甲泼尼龙（40 mg，静脉滴注，qd）抗炎。

7. 2022-08-08体温降至正常，气急较前好转，复查胸部CT：两肺弥漫渗出改变较前有吸收；甲泼尼龙逐渐减量。

8. 2022-08-15胸部CT：两肺磨玻璃影，较2022-08-08有吸收（图89-3）；改用甲泼尼龙（24 mg，口服，qd），出院，感染病科门诊随访。

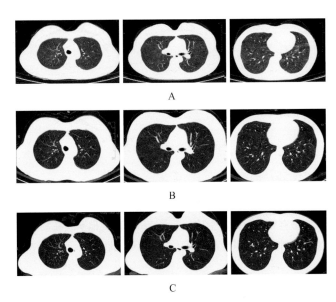

图89-3　胸部CT结果

A. 2022-07-31胸部CT：两肺弥漫性病变，炎症渗出可能，伴间质性改变；B. 2022-08-08：两肺弥漫性渗出性改变较前明显吸收；C. 2022-08-15：两肺磨玻璃影，较2022-08-08基本吸收

9. 2022-08-17患者家中蘑菇送微生物室培养：真菌菌落生长，多次鉴定失败（图89-4）。

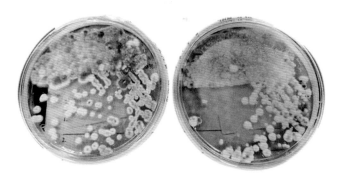

图89-4　蘑菇培养见真菌菌落，无法鉴定具体菌种

10. 2022-08-21患者家中蘑菇送检mNGS：多种环境真菌序列。

11. 图89-5为治疗过程中患者炎症标志物变化。

最后诊断与诊断依据

■ 最后诊断
过敏性肺炎（蘑菇孢子引发可能大）（真菌感染?）。

■ 诊断依据
患者为年轻女性，以干咳为首发症状，影像学检查示双肺弥漫性肺泡渗出影，肺泡灌洗液微生物检查均阴性，肺

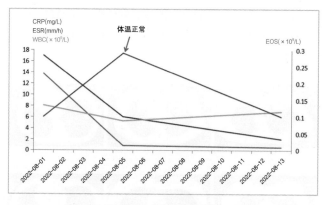

图 89-5　炎症标志物变化

组织病理为慢性炎症，糖皮质激素治疗后双肺病灶短期内吸收，结合患者既往过敏体质，考虑过敏性肺炎诊断成立。家中墙壁有较多菌菇类生长，考虑过敏为菇类孢子或在潮湿环境下同时生长的其他丝状真菌等诱发可能性大。

经验与体会

1. 过敏性肺炎（hypersensitivity pneumonitis，HP），也称外源性过敏性肺泡炎（extrinsic allergic alveolitis，EAA），是一种累及肺实质和小气道的炎性和/或纤维性疾病，易感人群暴露于已知或未知抗原后，诱发机体非IgE介导的细胞免疫和体液免疫。因此，正如本例患者，虽然IgE及嗜酸性粒细胞数均不高，仍然需要考虑HP，对HP的理解需要进一步深入学习。过敏性肺炎由反复吸入非人类蛋白质引起，这些蛋白质可来自自然植物或动物，也可由某种化学物质和人呼吸道蛋白（如白蛋白）结合而成。随着致病抗原暴露频率、持续时间和强度的不同，HP的严重程度、临床表现及自然病程复杂多变，而不是一种单一的疾病。HP的放射影像学特征取决于诊断时所处的疾病阶段，因组织病理学的改变而不同，但是特征性表现是以中上肺野为主的小叶中心性磨玻璃样或结节样不透光区伴空气潴留征。

2. 双肺弥漫性病变除了考虑感染，还要考虑非感染性疾病，因此对感染病科医生的鉴别诊断能力及知识的广度提出挑战。本例患者在经验性广谱抗感染药物使用后症状无明显好转，在甲泼尼龙抗炎有效后及时停用抗菌药物，最终在保证抗菌药物合理使用的同时解决患者临床问题。从另一方面来说，虽然HP的影像学有一些特征性表现，但仍然无法根据临床特征进行直接诊断，再次强调有创操作活检的必要性，原位组织送检病原学及病理检测，特别是在非感染性疾病的诊治中，为临床诊疗提供更直接的依据，同时进一步排除感染性疾病。因此，在疑难复杂肺炎病例的诊治中，需要强调获取病原学、组织病理学证据的重要性，特别是涉及有创操作时，建议积极评估患者自身条件，权衡风险与获益，努力推动精准诊疗及基于证据的靶向治疗模式。

3. 过敏性肺曲霉病比较常见的是变应性支气管肺曲霉病，临床上表现为控制不佳的哮喘和其他呼吸道症状。由曲霉引起的EAA病例报道包括接触了发霉的干草、麦芽和挖井，本例患者家中长出菌菇，可以认为是一种高危暴露。但需要注意的是，暴露于大量真菌孢子环境中可能不仅仅是过敏反应，更可能导致感染，或者感染和过敏同时出现，因此在临床诊疗中要注意区分，掌握抗真菌治疗的用药指征。

4. 复旦大学附属中山医院感染病科收治了140余例曲霉病患者，包括慢性肺曲霉病、侵袭性肺曲霉病、变应性支气管肺曲霉病等，根据我们的临床经验，根据宿主不同的免疫状态，曲霉感染可表现出远多于以上3类的临床特征，同时由于曲霉病的种类较多，鉴定困难，给诊断增加了难度，需要临床医生有意识地不断积累经验，改进诊疗实践。

参考文献

[1] Costabel U, Miyazaki Y, Pardo A, et al. Hypersensitivity pneumonitis[J]. Nat Rev Dis Primers, 2020, 6(1): 65.

[2] Gomes ML, Morais A, Cavaleiro Rufo J. The association between fungi exposure and hypersensitivity pneumonitis: a systematic review[J]. Porto Biomed J, 2021, 6(1): e117.

病例 90　肺炎迁延不愈，穿刺一锤定因

作者·骆 煜　金文婷　马玉燕
审阅·胡必杰　潘 珏　胡莉娟

病史简介

女性，53岁，江西人，2023-03-20收入复旦大学附属中山医院感染病科。

■ 主诉

反复咳嗽、咳痰1年。

■ 现病史

1. 2022-03无诱因出现反复咳嗽、咳痰，以白色泡沫痰为主，伴低热，无胸闷、气促。2022-03-07当地医院行胸部CT：肺炎，予以抗感染1周（具体方案不详），复查CT未见明显改变，未进一步诊治。

2. 2022-10仍有咳嗽、咳痰。2022-10-04外院胸部CT

（图90-1）：左肺下叶炎症。2022-10-10行支气管镜检查，肺泡灌洗液（BALF）：TB-DNA PCR阴性。BALF mNGS检出金黄色葡萄球菌（核酸序列数100）和脓肿分枝杆菌（核酸序列数4），考虑金黄色葡萄球菌引起社区获得性肺炎可能。抗感染10天自诉无明显好转。

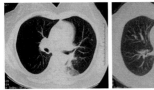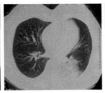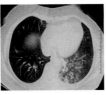

图90-1　2022-10-04胸部CT：左肺下叶炎症

3. 2023-02咳嗽、咳痰加重，白色泡沫痰，伴气促。2023-02-01当地行胸部CT（图90-2）：左下肺大片实变及磨玻璃影，内见大囊腔影，见气液平，感染性病变可能，符合坏死性肺炎，脓肿形成。痰细菌培养：阴沟肠杆菌。2023-02-21行支气管镜检查，BALF mNGS及培养阴性。痰脱落细胞：见柱状上皮细胞与组织细胞，未见恶性肿瘤细胞。外院考虑Ⅰ型呼吸衰竭，重症肺炎，肺脓肿，先后予以莫西沙星、头孢哌酮/舒巴坦、依替米星、阿奇霉素、亚胺培南/西司他丁、利巴韦林、替加环素、利奈唑胺、氟康唑等抗感染；气促、咳嗽、咳痰缓解不明显。2023-03-06复查CT无好转。

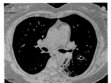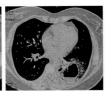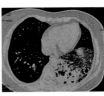

图90-2　2023-02-01胸部CT：左下肺大片实变及磨玻璃影，内见大囊腔影，见气液平

4. 2023-03-18复旦大学附属中山医院急诊查血WBC 8.75×10⁹/L，N% 69.9%；CRP > 90 mg/L，PCT 0.14 ng/mL，D-二聚体0.79 mg/L。胸部CT（图90-3）：两肺炎症，左下肺脓肿可能。腹盆CT：肝及左肾囊性灶。美罗培南抗感染，仍有咳嗽、咳痰，伴气促，为明确肺部病灶病因收入感染病科。

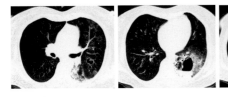

图90-3　2023-03-18胸部CT：两肺多发囊腔、磨玻璃影，左下肺大片实变及磨玻璃影，内见大囊腔影

5. 患病以来，精神、胃纳一般，大小便无殊，体重近1年下降8 kg。

既往史及个人史

否认高血压、糖尿病等慢性病史。否认结核、乙型肝炎等。否认手术、药物过敏、吸烟等。

入院检查

体格检查

1. T 36.9℃，P 100次/分，R 20次/分，BP 116/80 mmHg。

2. 神志清，精神尚可，全身皮肤、黏膜无黄染，左下肺可闻及湿啰音，心率100次/分，心律齐，未闻及杂音。腹平软，无压痛、反跳痛，双下肢无水肿。

实验室检查

1. 血常规：WBC 5.82×10⁹/L，N% 47.4%，Hb 83 g/L，PLT 259×10⁹/L。

2. 炎症标志物：hsCRP 19.5 mg/L，ESR 80 mm/h，PCT 0.06 ng/mL，铁蛋白685 ng/mL。

3. 血气分析（不吸氧）：pH 7.41，PaO₂ 98 mmHg，PaCO₂ 43 mmHg。

4. 生化：ALT/AST 31/31 U/L，Alb 32 g/L，Cr 48 μmol/L，LDH 197 U/L。

5. 肿瘤标志物：CA19-9 91.5 ng/mL，NSE 20.4 ng/mL，余均阴性。D-二聚体：1.36 mg/L。

6. T-SPOT.TB A/B 0/0，G试验、GM试验、血隐球菌荚膜抗原、EBV-DNA、CMV-DNA、甲型流感病毒RNA、乙型流感病毒RNA均阴性。

7. 自身抗体：ANA颗粒1∶100，抗RNP阳性，抗Sm抗体弱阳性，余均阴性。

8. 细胞免疫：CD4/CD8 2.9，CD4 808/μL，CD8 281/μL。

辅助检查

心电图：窦性心动过速。

临床分析

病史特点

患者为中年女性，慢性病程，病程1年，以咳嗽、咳痰为主要表现，胸部CT起初表现为左下肺磨玻璃影，后肺部病灶逐渐增大，伴大小不等囊性改变，ESR及CRP升高，常规抗细菌及真菌感染治疗效果不佳，疾病诊断和鉴别诊断考虑如下。

诊断分析

1. 分枝杆菌感染：本例患者病情进展较慢，应考虑慢性低毒力病原体感染，TSPOT.TB阴性，外院曾行支气管镜检查，BALF mNGS检出脓肿分枝杆菌（核酸序列数4），后未进行规律治疗，故需考虑。可获取病灶部位标本进行微生物培养、mNGS检测。

2. 慢性细菌感染：患者病史长达1年，病程中多无发热，在常规抗感染治疗效果不佳时需考虑为特殊细菌感染，尤其是诺卡菌、放线菌，不考虑普通细菌或厌氧菌感染。明确诊断依靠痰、BALF或肺组织涂片与细菌培养、组织病理学等。

3. 曲霉感染：左下肺表现为空洞性病灶，不能排除曲霉病。曲霉病本身进展较快，且长达1年的病程中未有曲霉球的形成，不符合此患者缓慢进展的临床表现。入院查G试验及GM试验阴性，可进一步完善病原学检测。

4. 肺癌：影像学检查提示肺内病灶逐渐增大增多，持续进展，整个病程中每个病灶从未吸收缩小过，形态上表现为磨玻璃病变伴囊性病灶，虽然CEA正常，仍需考虑肺恶性肿瘤。可行痰找脱落细胞、支气管镜肺活检或CT引导下肺穿刺活检以进一步明确。

进一步检查、诊治过程和治疗反应

1. 2023-03-21痰涂片找细菌、真菌、抗酸杆菌阴性，XPERT.TB阴性，亚胺培南/西司他丁（1 g，静脉滴注，q12 h）+阿米卡星（0.6 g，静脉滴注，qd）+多西环素（0.1 g，口服，q12 h）抗感染。

2. 2023-03-24痰分枝杆菌菌种PCR：阴性。

3. 2023-03-30行支气管镜检查：管腔通畅，于左肺下叶外基底段行灌洗及刷检，灌洗液涂片找细菌、真菌、抗酸杆菌阴性，XPERT.TB阴性。支气管镜刷检：涂片见少量退化的核大深染细胞。痰脱落细胞涂片：见多堆乳头状增生的腺上皮细胞，肿瘤性病变不能排除，已制备细胞块，进一步行病理检查。

4. 2023-04-03痰脱落细胞蜡块病理回报：散在游离菌丝及孢子样物，PAS阳性，符合真菌菌丝及孢子。改用伏立康唑（0.2 g，口服，q12 h）抗真菌治疗。

5. 2023-04-05复查CRP 2.1 mg/L，ESR 79 mm/h，PCT 0.06 ng/mL。BALF mNGS无特殊发现，灌洗液细菌、真菌培养阴性。

6. 2023-04-10复查胸部CT：两肺病灶未见好转。

7. 2023-04-12经皮CT引导下行左肺下叶病灶穿刺活检，肺组织涂片找细菌、真菌、抗酸杆菌、XPERT.TB阴性。

8. 2023-04-13病理：（经皮CT引导下肺穿刺活检组织）浸润性黏液腺癌，停用伏立康唑。诊断明确，至呼吸科拟行抗肿瘤治疗。

最后诊断与诊断依据

■ 最后诊断

肺黏液腺癌。

■ 诊断依据

患者为中年女性，慢性病程，以咳嗽、咳痰为主要表现，伴体重减轻，血CA19-9及NSE升高，胸部CT初期表现为左下肺磨玻璃影，抗感染治疗效果不佳。后肺部病灶进展为两肺多发囊腔及磨玻璃影，左下肺大片实变伴磨玻璃影，内见大囊腔影，部分囊腔见气液平。经CT引导下肺穿刺活检，病理报告提示浸润性黏液腺癌，故诊断明确。

经验与体会

1. 肺炎型肺癌（pneumonic-type lung carcinoma）是一种特殊类型的肺癌，肺部影像类似于肺炎，以咳嗽、咳痰为主要临床表现，可间歇性有发热，可能为合并感染所致。抗感染后肺内病灶无明显吸收，且逐渐进展，患者出现咳大量白色泡沫样痰，痰量可高达200～500 mL/d。这类肺腺癌发病初期由于难以与肺部感染鉴别，往往导致诊断延误。因此，对于本例患者起病初期表现为左肺下叶磨玻璃影，形似"肺炎"，经抗感染治疗效果不佳，且持续咳嗽、咳白色泡沫痰，应警惕肺炎型肺癌的可能，应积极获取病理学诊断。

2. 肺炎型肺癌的影像学表现以磨玻璃影或实变影为特征，由于肺泡腔内肿瘤细胞及黏液的填充，少有肿块。囊泡样改变对于恶性病变有一定的提示意义，可能由于肿瘤细胞对于肺结构的破坏或细支气管-肺泡阻塞产生活瓣效应，引起在磨玻璃或实变影中出现囊样破坏或多发空洞样融合。后期还可出现同侧或对侧肺的多发转移性结节。

3. 肺炎型肺癌主要病理亚型是浸润性黏液腺癌，绝大部分患者有肺内转移，但常见的肺腺癌驱动基因（如*EGFR*、*ALK*）突变的发生率低。有明确驱动基因的患者积极采用相应的靶向治疗。对于无驱动基因的患者，化疗可延长生存期，并减少咳痰症状。

4. 复旦大学附属中山医院感染病科收治许多影像学酷似肺炎而实为非感染引起的所谓"类肺炎"案例，包括淋巴瘤、黏液腺癌、结节病、肺泡蛋白沉积症、结缔组织病肺部浸润等。临床上遇到患者抗感染治疗效果不佳，需同时考虑非感染性疾病的可能，并非不断升级抗菌药物，或一味更换各种抗感染药物。对于疑难复杂病例，临床医生应积极采集多种微生物和/或组织病理学标本。本例患者虽外院曾行气管镜检查，但未行TBLB，未能明确。CT引导的肺穿刺检对肺炎型肺癌具有很高的诊断率。若部分患者就诊时已有呼吸衰竭，无法进行有创操作，痰找肿瘤细胞可作为一种策略，反复留取，诊断率可达45%。

参考文献

[1] Liu YJ, Li J, et al. Advanced pneumonic-type lung carcinoma: a retrospective study of clinical-radiological-pathological characteristics with survival analysis in a single Chinese Hospital[J]. Zhongguo Fei Ai Za Zhi, 2019, 22(6): 329-335.

[2] WHO Classification of Tumours Editorial Board, Thoracic tumours[M]// WHO classification of tumours. 5th ed. Lyon: IARC Publications, 2021. Vol 5.

[3] Zhang S, Yu XX, Huang Y, et al. Pneumonic-type invasive mucinous adenocarcinoma and infectious pneumonia: clinical and CT imaging analysis from multiple centers[J]. BMC Pulm Med, 2022, 22(1): 460-468.

[4] Zong Q, Zhu F, Wu SM, et al. Advanced pneumonic type of lung adenocarcinoma: survival predictors and treatment efficacy of the tumor[J]. Tumori, 2021, 107(3): 216-225.

病例 91 肺部病灶，一波未平，一波又起

作者 · 苑菲菲 金文婷 马玉燕
审阅 · 胡必杰 潘 珏 周春妹

· 病史简介 ·

男性，65岁，福建人，2023-06-28收入复旦大学附属中山医院感染病科。

■ 主诉

反复咳嗽、咳痰10余年，声音嘶哑2周。

■ 现病史

1. 10余年前患者因咳嗽于当地医院查胸部CT：右肺空洞。2012—2014年随访病灶与前相仿，未治疗。2020-12及2021-02当地随访胸部CT平扫、胸部CT增强：右肺下叶囊性腔病变，边缘实性成分可见明显强化。

2. 2021-06出现咳嗽伴黄色痰，晨起为著，无发热、气促、盗汗、消瘦、乏力等。2021-08就诊于某医院，查血WBC 7.5×10⁹/L，N% 66.1%；CRP 10.29 mg/L，ESR 44 mm/h；胸部增强CT：右肺下叶空洞性占位，纵隔淋巴结多发轻度肿大。

3. 第一次住院（2021-08-19至2021-08-26）。2021-08-19复旦大学附属中山医院感染病科查血WBC 8.04×10⁹/L，N% 69.4%；ESR 26 mm/h，CRP 25.9 mg/L；NSE 18.9 ng/mL，余肿瘤标志物正常；G试验、GM试验、血隐球菌荚膜抗原阴性，T-SPOT.TB A/B 5/0（阴性/阳性对照：6/518）。胸部平扫CT：右下肺空洞性病灶，周围肺组织少许实变不张，两肺肺气肿伴肺大疱（图91-1A）。2021-08-23行支气管镜检查：管腔通畅。肺组织病理：炎症性改变，抗酸、六胺银和PAS染色均阴性；痰、肺组织及BALF涂片找细菌、真菌、抗酸杆菌阴性，XPERT.TB阴性，细菌、真菌培养阴性；痰mNGS检出鲍曼不动杆菌；肺组织及BALF mNGS阴性，考虑肺部慢性细菌性感染可能，结核及肿瘤不排除。复方磺胺甲噁唑（0.96 g，口服，bid）+多西环素（0.1 g，口服，q12 h）+左氧氟沙星（0.5 g，口服，qd）抗感染。

4. 2021-09痰分枝杆菌培养4次均为胞内分枝杆菌（送检日期2021-08-20、2021-08-21、2021-08-23、2021-08-24）。2021-09-13胸部CT：右下肺空洞性病灶伴周围炎症，较前进展。调整抗感染方案为阿奇霉素（0.25 g，口服，qd）+乙胺丁醇（0.75 g，口服，qd）+利福平（0.45 g，空腹口服，qd）+左氧氟沙星（0.5 g，口服，qd）四联抗非结核分枝杆菌（non-tuberculous mycobacteria，NTM）。

5. 2021-10 BALF（2021-08-23采样）培养为胞内分枝杆菌，肺组织分枝杆菌培养阴性；2021-10至2022-10随访痰分枝杆菌培养阳性（2022-08-31送检）。胸部CT：右肺病灶较前有好转，后范围继续扩大，局部少许吸收（图91-1B、C）。患者仍四联抗NTM方案治疗。

6. 第二次住院（2022-10-13至2022-10-25）。2022-10-13因病灶渗出再次增多入院，患者因经济原因，要求简单复查。2022-10-13痰分枝杆菌培养阳性，mNGS检出胞内分枝杆菌，耐药基因检测：大环内酯类、氨基糖苷类耐药基因均未检出。考虑四联抗NTM治疗1年，病灶近期有增加且胃纳差，调整为阿奇霉素（0.25 g，口服，qd）+利福布汀（0.3 g，空腹口服，qd）+乙胺丁醇（0.75 g，口服，qd）+利奈唑胺（0.6 g，口服，qd）+阿米卡星（0.4 g，雾化吸入，bid）抗NTM。

7. 2022-11至2023-04复旦大学附属中山医院感染病科门诊随访痰分枝杆菌培养多次阳性；胸部CT：两肺多发病变，病灶部分吸收，部分增多进展。根据患者药物耐受情况及2023-02-02痰分枝杆菌药敏试验结果（表91-1）给予多次调整用药，2023-04起阿奇霉素（0.25 g，口服，qd）+乙胺丁醇（0.75 g，口服，qd）+利福平（0.45 g，空腹口服，qd）+阿米卡星（0.6 g，静脉滴注，qd+0.4 g，雾化吸入，qd）抗NTM治疗。

8. 2023-06-27胸部CT：右下肺病灶部分较2023-04-25缩小，纵隔稍肿大淋巴结，部分较前增大（图91-1D）。患者2周前出现声音嘶哑，饮水、进食后咳嗽加重，外院电子喉镜：右侧声带麻痹。为明确肺内病灶性质收入院。

9. 自患病以来，患者精神可，胃纳差，夜眠可，小便无殊，便秘，体重下降8 kg。

■ 既往史及个人史

1. 高血压病史7年余，最高血压160/100 mmHg，目前苯磺酸氨氯地平（2.5 mg，口服，qd），血压控制可。2型糖尿病病史6年余，目前二甲双胍（0.5 g，口服，tid）+达格列净（10 mg，口服，qd）控制血糖。否认冠心病等。

2. 否认结核及传染病史。

3. 吸烟40余年，约40支/日，戒烟1年余。

· 入院检查 ·

■ 体格检查

1. T 36.8℃，P 80次/分，R 20次/分，BP 138/83 mmHg。

2. 神志清，呼吸稍促，双肺未闻及明显干湿啰音、哮鸣音；心律齐；腹平软，全腹未及压痛、反跳痛，下肢不肿，四肢活动可。

■ 实验室检查

1. 血常规：WBC 5.36×10⁹/L，N% 64.8%，Hb 142 g/L，

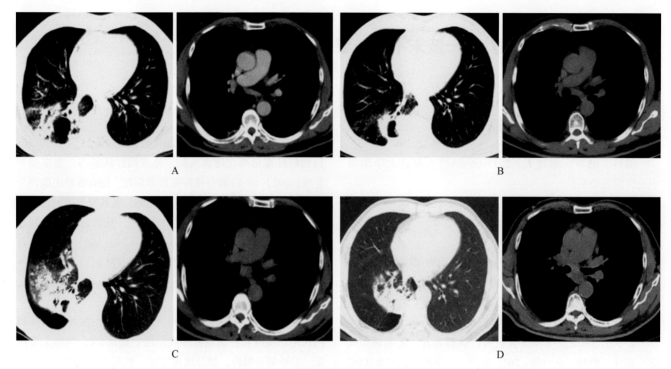

图91-1 2021-08至2023-06胸部CT随访结果

A. 2021-08-20胸部CT：右下肺空洞性病变，周围肺组织少许实变不张；B. 2022-01-26胸部CT：右下肺空洞性病变伴周围炎症，范围较前缩小；C. 2022-08-31胸部CT：右中下肺病灶部分实变内见空洞伴条片状高密度影，范围较前扩大；D. 2023-06-27胸部CT：右下肺病灶实变内见空洞、斑片影，较前缩小；纵隔淋巴结增大

表91-1 胞内分枝杆菌药敏试验结果

	送检日期	2021-08-13	送检日期	2022-08-31	送检日期	2023-02-02
	标本类型	肺泡灌洗液	标本类型	痰 液	标本类型	痰 液
	菌种类型	胞内分枝杆菌	菌种类型	胞内分枝杆菌	菌种类型	胞内分枝杆菌
中 文 名	MIC	判 断	MIC	判 断	MIC	判 断
克拉霉素（CLA）	2	S	2	S	2	S
阿米卡星（AMI）	8	S	8	S	8	S
利奈唑胺（LZD）	32	R	32	R	32	R
莫西沙星（MOX）	2	I	2	I	2	I
多西环素（DOX）	> 16	/	> 16	/	> 16	/
复方新诺明（SXT）	2/38	/	2/38	/	2/38	/
环丙沙星（CIP）	4		4		4	
利福布汀（RFP）	0.5		0.5		0.5	
乙胺丁醇（EMB）	2		2		2	
异烟肼（INH）	4		4		4	
利福平（RIF）	4		4		4	
链霉素（STR）	16		16		16	
乙硫异烟胺（ETH）	10		5		10	

PLT 196×10^9/L。

2. 炎症标志物：hsCRP 21 mg/L，ESR 41 mm/h，PCT 0.04 ng/mL。

3. 生化：Cr 81 μmol/L，余正常。

4. 出凝血功能：阴性。

5. 心脏标志物：c-TnT 0.017 ng/mL，NT-proBNP 417 pg/mL。

6. 糖代谢HbA1c 6.5%，随机血糖8.6 mmol/L。

7. 肿瘤标志物：CEA 23.2 ng/mL，NSE 18.9 ng/mL，CYFRA21-1 3.8 ng/mL。

8. G试验、GM试验、血隐球菌荚膜抗原均阴性。

9. 甲状腺功能、细胞免疫：正常。

■ 辅助检查

心电图：窦性心律，左心室肥大。

临床分析

■ 病史特点

患者为老年男性，慢性病程，以反复咳嗽、咳痰为主，既往肺非结核分枝杆菌病（胞内分枝杆菌）诊断明确，抗NTM治疗近2年，随访肺部病灶未完全吸收。近日患者诉声音嘶哑，胸部CT提示纵隔淋巴结部分较前增大，入院查CEA显著升高，需考虑是否合并其他疾病。

■ 诊断分析

1. 非结核分枝杆菌感染：患者为老年男性，2型糖尿病病史，咳嗽、咳痰10余年，随访胸部CT示两肺多发病变，右下肺空洞性病灶伴周围炎症。既往痰（多次）、灌洗液培养分枝杆菌阳性，菌种鉴定及mNGS均检出胞内分枝杆菌，抗菌药物抗NTM治疗有效。本次肺部病灶表现为双肺多发病变，病灶部分实变内见空洞伴条片、结节、斑片状高密度影（右下肺为著），仍需考虑胞内分枝杆菌感染可能，可通过完善痰培养、痰mNGS、支气管镜送检肺组织及灌洗液培养及mNGS进一步明确诊断。

2. 社区获得性肺炎：包括以肺炎链球菌、流感嗜血杆菌为代表的细菌及其他不典型病原体（支原体、衣原体、军团菌）引起的肺炎，通常起病急，有寒战、高热、咳嗽、咳痰、呼吸困难等不适，影像学上可呈肺叶、段实变影、斑片影等。该患者慢性病程，无发热，近期咳嗽、咳痰无明显加重，入院查白细胞及炎症标志物均无明显升高，肺部病灶以实变伴空洞、斑片影为主，可送检痰细菌涂片、培养、mNGS检测以协助诊断。

3. 肺恶性肿瘤：患者肺部病灶10余年，既往肺非结核分枝杆菌病（胞内分枝杆菌）诊断明确，根据药敏试验结果给予抗菌药物治疗，近2年肺部病灶时好时坏，但未完全吸收。本次入院查CEA明显升高，需警惕肺部病灶系NTM感染的基础上合并肿瘤可能；同时患者近日声嘶明显，纵隔淋巴结较前增大，不排除由肿瘤发生淋巴结转移，肿大淋巴结压迫喉返神经所致，需进一步完善支气管镜检查行肺组织及

淋巴结病理活检明确诊断。

进一步检查、诊治过程和治疗反应

■ 诊治过程

1. 2023-06-28入院后继续给予抗NTM治疗；2023-06-29痰涂片找细菌、真菌、抗酸杆菌阴性，XPERT.TB阴性，细菌、真菌培养阴性。

2. 2023-06-29全麻下行支气管镜检查：右下叶背段开口狭窄，黏膜光滑，未见新生物，右下肺背段行灌洗+活检，探及7组淋巴结直径约24.5 mm，超声引导下行TBNA（经支气管镜针吸活检术）共3次：肺组织、BALF涂片找抗酸杆菌、细菌、真菌均阴性，XPERT.TB阴性，肺组织、BALF细菌+真菌培养均阴性。现场快速评估技术（ROSE）：（右肺下叶背段）涂片见恶性肿瘤细胞及大量坏死（大部分为凝固型坏死），倾向于非小细胞癌，腺癌可能，合并肉芽肿行病变不能完全排除。（7组淋巴结）涂片见恶性肿瘤细胞，倾向于腺癌。肺组织病理：（右肺下叶背段）镜下为大量坏死组织，伴少量类上皮细胞反应，局部见少许大核细胞（后免疫组化及特殊染色回报，符合肺腺癌伴肉芽肿性病变及坏死，特殊染色未见阳性菌）；（7组淋巴结）血凝块内见少量核大异型细胞（后免疫组化回报符合转移性肺腺癌）。

3. 2023-06-30 PET/CT（图91-2）：右肺下叶背段恶性肿瘤伴右侧肺门、纵隔及右侧锁骨区淋巴结转移，T_{11}转移伴病理性骨折；两肺多发囊腔型及空洞型结节，不排除恶性肿瘤。头颅MRI增强：未见转移灶。

4. 2023-07-10患者肺恶性肿瘤诊断明确，至呼吸内科进一步抗肿瘤治疗；既往肺NTM感染诊断明确，继续口服药物抗感染治疗：阿奇霉素（0.25 g，口服，qd）+乙胺丁醇（0.75 g，口服，qd）+利福喷丁（0.6 g，空腹口服，biw）（利福平缺货）。

■ 出院后随访

2023-07-05患者mNGS结果回报：BALF及肺组织均检出胞内分枝杆菌（种严格序列数分别为1和24）。

最后诊断与诊断依据

■ 最后诊断

1. 肺部恶性肿瘤（腺癌）。

2. 肺非结核分枝杆菌病（胞内分枝杆菌）。

3. 2型糖尿病。

■ 诊断依据

患者为老年男性，慢性病程，因反复咳嗽、咳痰10余年，声音嘶哑2周入院，既往肺非结核分枝杆菌病诊断明确（痰及灌洗液菌种鉴定及mNGS均提示胞内分枝杆菌），抗NTM治疗近2年，长期随访肺部病灶时好时坏，但未完全吸收，近日患者声音嘶哑明显，随访血炎症标志物无明显升高，胸部CT提示右下肺病灶较2023-04-25稍小，纵隔淋巴

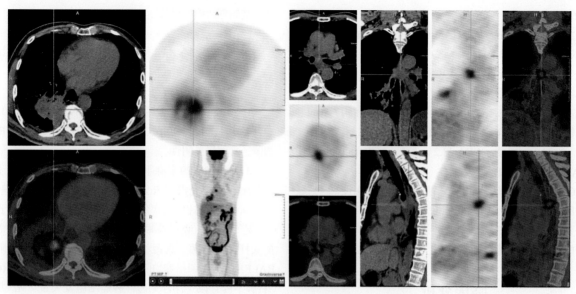

图91-2　2023-06-30 PET/CT：右肺下叶背段恶性肿瘤伴右侧肺门、纵隔及右侧锁骨区淋巴结转移

结部分较前增大。入院查CEA显著升高，完善支气管镜检查，ROSE及正式病理结果提示肺腺癌，淋巴结转移性肺腺癌，PET/CT提示右肺下叶背段恶性肿瘤伴右侧肺门、纵隔及右侧锁骨区淋巴结转移，T₁₁转移伴病理性骨折；同时送肺组织及BALF mNGS均检出胞内分枝杆菌，结合患者既往史，故上述诊断明确。

经验与体会

1. 非结核分枝杆菌是指分枝杆菌属内除结核分枝杆菌复合群和麻风分枝杆菌以外的其他分枝杆菌。非结核分枝杆菌广泛存在于水、土壤等自然环境中，可通过呼吸道、胃肠道等感染机体，以非结核分枝杆菌肺病最为多见。大多数非结核分枝杆菌对常用的抗分枝杆菌药物均耐药，治疗较为困难，需联合、足量、全程抗非结核分枝杆菌治疗，密切随访肺部病灶变化，及时调整治疗药物。本例患者抗NTM治疗近2年，肺内病灶断续有吸收、进展，需考虑是否存在菌株耐药的情况，或合并其他非感染性疾病

可能。

2. 临床上有少部分患者在既往肺部疾病（炎症、结核、机化性肺炎等）的基础上病灶发生癌变，早期症状无或轻微，可表现为刺激性咳嗽加剧、淋巴结肿大等，影像学诊断较为困难，需要密切随访、动态对比肺内病灶的变化。患者本次随访胸部CT示肺内病灶较初次治疗未完全吸收，且出现声音嘶哑表现，肿瘤标志物明显升高，肺内病灶不排除NTM感染合并肿瘤可能。入院后尽快完善支气管镜检查，肺组织及灌洗液均检出胞内分枝杆菌，肺组织病理符合肺腺癌伴肉芽肿性病变及坏死，故肺内病灶以二元论来解释，临床上实属罕见。

参考文献

[1] Kumar K, Loebinger MR. Nontuberculous mycobacterial pulmonary disease: clinical epidemiologic features, risk factors, and diagnosis: the nontuberculous mycobacterial series[J]. Chest, 2022, 161(3): 637–646.

[2] Kusumoto T, Asakura T, Suzuki S, et al. Development of lung cancer in patients with nontuberculous mycobacterial lung disease[J]. Respir Investig, 2019, 57: 157–164.

病例92 肺内脓肿，这次有点不一样

作者·钱奕亦　金文婷　马玉燕
审阅·胡必杰　潘珏　胡莉娟

病史简介

男性，26岁，浙江人，2023-09-06收入复旦大学附属中山医院感染病科。

■ **主诉**

反复干咳1个月余。

■ **现病史**

1. 2023-08出现干咳，伴鼻塞、乏力，自觉发热，未测

体温,未诊治。

2. 2023-08-18当地医院查胸部CT:左肺下叶支气管扩张伴感染,并空洞形成,脓肿待排除(图92-1A)。法罗培南(0.2 g,口服,tid)+奈诺沙星(0.5 g,口服,qd)治疗。

3. 2023-08-25住院,查血WBC 8.05×10⁹/L,N% 57.6%;CRP 0.8 mg/L,PCT 0.02 ng/mL。哌拉西林/他唑巴坦+左氧氟沙星抗感染。2023-08-26胸部CT增强:左肺下叶支气管扩张伴感染,局部脓肿形成,与前相仿(图92-1B)。2023-08-26行支气管镜,左下肺BALF靶向宏基因组测序(tNGS):检出结核分枝杆菌复合群核酸序列数2 709,脓肿诺卡菌核酸序列数79,黑曲霉复合群核酸序列数337。建议转上级医院,2023-09-06为明确左下肺病灶性质收入复旦大学附属中山医院感染病科。

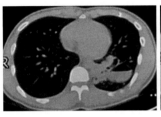
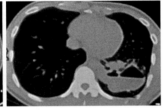
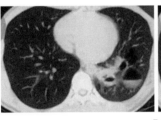
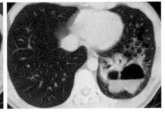

图92-1 患者胸部CT平扫

A. 2023-08-18胸部CT平扫:左肺下叶支气管扩张伴感染,并空洞形成;
B. 2023-08-31胸部CT平扫:左肺下叶支气管扩张伴感染,脓肿形成

■ 既往史及个人史

体健。

· 入院检查 ·

■ 体格检查

1. T 36℃,P 80次/分,R 18次/分,BP 95/42 mmHg。

2. 神志清,双肺未闻及干湿啰音,心律齐,心前区未闻及杂音,腹软,无压痛,双下肢不肿。

■ 实验室检查

1. 血常规:WBC 8.36×10⁹/L,N% 67.5%,Hb 132 g/L。

2. 炎症标志物:CRP < 0.3 mg/L,ESR 2 mm/h,PCT 0.03 ng/mL。

3. 生化:ALT/AST 9/19 U/L,Alb 48 g/L,Cr 107 μmol/L。

4. T-SPOT.TB A/B 9/2(阴性/阳性对照:0/268),血隐球菌荚膜抗原、G试验、GM试验、EBV-DNA、CMV-DNA均阴性。

5. 自身抗体、肿瘤标志物均阴性。

· 临床分析 ·

■ 病史特点

患者为青年男性,干咳1个月,血常规及炎症标志物未见明显升高,胸部CT示左肺下叶支气管扩张伴感染,局部脓肿形成,外院BALF tNGS示结核分枝杆菌、脓肿诺卡菌、黑曲霉。综合目前资料,考虑诊断如下。

■ 诊断分析

1. 肺脓肿等感染性肺空洞病变:肺脓肿(金黄色葡萄球菌、肺炎克雷伯菌等感染)表现为含脓液的厚壁肺空洞性病灶,但多表现为高热、黄色脓痰、血象及炎症指标升高等急性感染表现,本例患者不符合。余感染病原体如结核分枝杆菌、丝状真菌、诺卡菌等,也可形成空洞或慢性脓肿病灶,空洞壁厚薄不均,内部可含液体、霉菌球、坏死物等。本例BALF tNGS检出结核分枝杆菌、黑曲霉、诺卡菌序列,支持该诊断,但胸部CT示空腔壁偏薄、均匀;tNGS的靶向扩增性质,且检出病原体较杂,须谨慎判读,仍待进一步检查诊断。

2. 肺囊肿性病变:指肺内生理腔隙的异常扩张,壁厚度一般 < 2 mm,如肺隔离症、支气管源性囊肿、先天性肺气道畸形等发育异常疾病,内含囊液,可并发感染,出现发热、咯血、咳嗽等症状。本例为26岁男性,胸部CT病灶特点符合囊肿性病变,需考虑该类诊断,可行肺部血管造影或重建等评估肺部解剖结构。

3. 肺肿瘤:肿瘤坏死液化可形成厚壁、厚薄不均的空洞样病灶。但患者为年轻男性,既往体健,且胸部CT以厚度均匀的薄壁空腔为特点,入院查肿瘤标志物阴性,该诊断可能小。

· 进一步检查、诊治过程和治疗反应 ·

■ 诊治过程

1. 2023-09-07行支气管镜检查:气管、各叶段支气管管腔通畅,于左肺下叶基底段灌洗、刷检及TBLB肺活检。快速现场评估(ROSE):(左下基底)部分纤毛细胞、淋巴细胞、组织细胞及少量中性粒细胞。支气管刷检未见恶性肿瘤细胞。

2. 2023-09-08肺组织初步病理:支气管壁及肺组织,支气管壁纤维组织增生伴少量炎症细胞浸润,部分肺泡间隔增宽,肺泡腔积血。肺组织及BALF细菌、真菌、抗酸涂片及XPERT.TB阴性。左氧氟沙星(0.5 g,静脉滴注,qd)经验性抗感染。

3. 2023-09-08教授查房考虑先天性肺发育不全可能大。完善胸部CT增强示左肺下叶支气管扩张伴感染,并空洞形成，肺隔离症待排除（图 92-2）。请放射科张兴伟教授读片，考虑肺隔离症合并发育畸形可能。

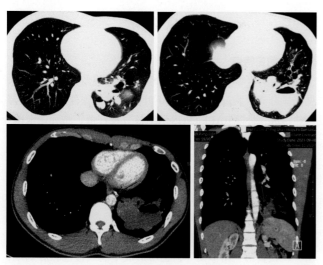

图 92-2　2023-09-08 胸部 CT 增强及重建：左肺下叶支气管扩张伴感染，并空洞形成，隔离症合并发育畸形可能（箭头为疑似体循环血管分支）

4. 2023-09-09 肺组织病原学 mNGS 回报（2023-09-07 采样）：阴性。BALF mNGS 回报（2023-09-07 采样）：EBV（种序列数 521 条）、铜绿假单胞菌（种序列数 26 条）。

5. 2023-09-10 胸外科葛棣教授会诊，建议手术切除。

6. 2023-09-11 BALF 微生物学检查回报：细菌、真菌培养阴性。

7. 2023-09-18 转入胸外科。

8. 2023-09-20 行左下肺切除术，术中分离左侧肺下韧带，见韧带内体循环动脉分支汇入肺实质。完整移除左下肺标本，冰冻检查倾向肉芽肿，支气管切缘见类似病变。

9. 2023-09-25 出院。

■ **出院后随访**

1. 2023-09-28 病理回报：肉芽肿性病变，周围肺泡上皮增生伴支气管扩张，支气管黏膜上皮增生。

2. 2023-11-09 门诊随访，诉无发热、咳嗽等不适；胸部 CT 示术区包裹性积液（术后改变）（图 92-3）。查血常规、CRP、ESR 正常。

最后诊断与诊断依据

■ **最后诊断**

先天性肺发育不良（肺隔离症合并发育畸形可能）伴感染。

■ **诊断依据**

1. 青年男性，干咳 1 个月余，血常规及炎症标志物未见明显升高，胸部 CT 左下肺空腔性病灶伴气液平。入院后完善气管镜检查，病原学筛查未见结核、真菌、肿瘤等依据。胸部 CT 增强示肺隔离症合并发育畸形可能。胸外科行左下

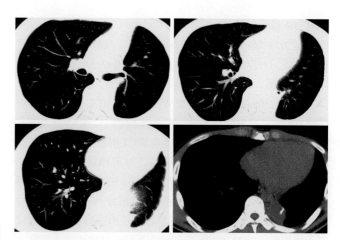

图 92-3　2023-11-09 胸部 CT：术区包裹性积液（术后改变）

肺切除术，术中见左侧肺下韧带内体循环动脉分支汇入肺实质，故诊断明确。

2. 此次干咳起病，伴囊肿内囊液形成，术后病理示肉芽肿性病变，不排除合并急慢性感染可能。但目前无确切微生物依据，且病灶已完整切除，随访无发热、咳嗽、咳痰等症状，血炎症标志物正常，综合考虑后暂不予以抗感染治疗。

经验与体会

1. 面对以局部空腔病灶为特点的肺部疾病，需对病灶性质进行初步归类，是囊肿还是非囊肿病变，后者包括空洞、肺大疱、支气管囊样扩张等（表 92-1）。本例 CT 表现为形态规则的薄壁空腔，符合囊肿特点，但因伴随周围支气管扩张和高密度影，被误判为空洞、脓肿。

表 92-1　以局部空腔为特点的肺部疾病

类　型	鉴　别　点
囊肿	与正常肺实质的界面清晰，壁厚度均匀，通常较薄（＜2 mm）
空洞	在实变、肿块或结节中出现的透亮区，壁相对厚而形态不规则，可出现在急慢性感染、慢性系统性疾病及原发性或转移性恶性肿瘤
肺大疱	几乎看不到壁，通常位于胸膜下，而非肺实质内；常伴随着邻近的肺气肿
支气管囊样扩张	在横截面上被误认为囊肿，通过仔细检查连续的 CT 图像可以区分

2. 在遇到肺慢性囊肿样病灶时，应考虑到先天性肺发育不全，包括先天性囊性腺瘤样畸形、支气管源性肺囊肿、先天性大叶性肺气肿、肺隔离症等一系列因肺在不同发育阶段形成畸形、肺组织发育不良所致疾病，诊断可通过薄层 CT 和增强重建、MRA 检查、血管造影评估异常供血动脉、与

影像科医生充分沟通等方法达成。本例患者行胸部CT增强、由临床和放射科充分沟通，从而发现异常的体循环供血动脉而确诊肺隔离症。

3. 肺隔离症是由于胚胎发育时主动脉的异常分支动脉残存，供应并牵引部分胚胎肺组织，形成一部分发育不全且无肺功能的肺。在肺肿块或囊性病变的基础上可并发支气管扩张和感染，从而出现发热、咳嗽等症状。其分为叶内型和叶外型（根据是否有完整脏层胸膜，叶内型较多），好发于左下肺基底段。有合并真菌感染、肿瘤的报道。本例为典型部位的叶内型肺隔离症。对于引起症状、范围较大的肺隔离症患者，应行外科手术切除。

4. 本例患者术后病理示肉芽肿性病变，尽管外院BALF

行tNGS见结核分枝杆菌、曲霉、诺卡菌序列，但因tNGS靶向扩增的特性，解读和处理时须谨慎；而BALF行微生物检查未见结核等病原体感染依据。目前病灶已完整切除，且随访无发热、咳嗽、咳痰等症状，血炎症标志物正常，综合考虑后暂不予以抗感染治疗，密切随访。

（感谢复旦大学附属中山医院放射科张兴伟教授及胸外科葛棣教授对本病例的帮助）

参考文献

[1] Pederiva F, Rothenberg SS, Hall N, et al. Congenital lung malformations[J]. Nat Rev Dis Primers, 2023, 9(1): 60.

[2] Ren S, Yang L, Xiao Y, et al. Pulmonary sequestration in adult patients: a single-center retrospective study[J]. Respir Res, 2023, 12, 24(1): 13.

病例93 壮年小伙肺内巨块，会是什么

作者·钱奕亦 金文婷 马玉燕 张羽仪
审阅·胡必杰 潘珏

病史简介

男性，43岁，安徽人，2023-12-06收入复旦大学附属中山医院感染病科。

■ 主诉

干咳8个月，发现肺部阴影2个月。

■ 现病史

1. 2023-03起出现干咳，夜间明显，无咳痰、咯血、胸痛、胸闷、发热、盗汗等，未予以重视。

2. 2023-10体检胸部X线片见右肺占位（未见片）。

3. 2023-11-06当地医院查胸部平扫CT：右肺上叶实性团块，肿瘤性病变可能。

4. 2023-11-15查血WBC 12.8×10^9/L，N% 64.2%，EOS% 15.5%，EOS 1.98×10^9/L；CEA、NSE、SCC阴性。PET/CT（图93-1）：右肺上叶占位，环形糖代谢升高（SUV$_{max}$ 10.1），

恶性肿瘤可能，伴阻塞性肺炎；右侧锁骨区、纵隔及右侧肺门淋巴结恶性肿瘤可能（SUV$_{max}$ 7.6）。行支气管镜，右肺上叶后段刷检：见黏膜上皮细胞，纤维样细胞及散在组织细胞，恶性依据不足；肺组织活检病理：支气管黏膜组织，伴炎性细胞及嗜酸性粒细胞浸润。

5. 2023-11-29 CT引导下行右肺肿块穿刺，病理：坏死纤维组织增生，散在个别多核巨细胞反应。2023-12-06为明确肺部病灶性质收入复旦大学附属中山医院感染病科。

■ 既往史及个人史

体健。

入院检查

■ 体格检查

1. T 36.6℃，P 98次/分，R 20次/分，BP 110/90 mmHg。

2. 神志清，双肺未闻及干湿啰音；心律齐，心前区未闻及杂音；腹软无压痛，双下肢不肿。

■ 实验室检查

1. 血常规：WBC 9.65×10^9/L，N% 46.4%，EOS% 24.5%，EOS 2.36×10^9/L。

2. 炎症标志物：CRP 27.6 mg/L，ESR 13 mm/h，PCT 0.07 ng/mL。

3. 生化：ALT/AST 24/21 U/L，Alb 38 g/L，Cr 72 μmol/L。

4. T-SPOT.TB A/B 0/0（阴性/阳性对照：0/130），血隐球菌荚膜抗原、G试验、GM试验、EBV-DNA、CMV-DNA均阴性。

5. 细胞免疫：CD4 860/μL。

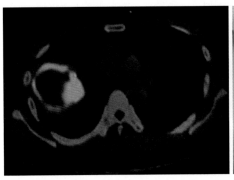
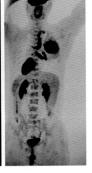

图93-1　2023-11-15 PET/CT：右肺上叶占位，环形糖代谢升高伴阻塞性肺炎。右侧锁骨区、纵隔及右侧肺门淋巴结恶性肿瘤可能

6. 免疫球蛋白：IgG4 11.9 g/L（正常范围：0.03 ~ 2 g/L），IgE 17 042 U/mL。

7. 自身抗体、肿瘤标志物均阴性。

辅助检查

胸部CT增强（2023-12-06）：右上肺支气管开口处见增多软组织影，右肺上中叶见片絮片状模糊影，右下肺斑片样模糊影，右上肺见团片样低密度影，增强后边缘强化，最大截面约77 mm×75 mm。右肺门及纵隔内见多枚肿大淋巴结（图93-2）。

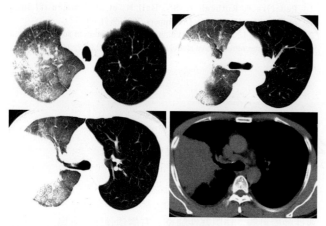

图93-2　2023-12-06胸部CT：右上肺占位伴右肺广泛炎症（以上中叶为主），右肺门及纵隔多发淋巴结肿大

临床分析

病史特点

患者为中年男性，因肺部巨大占位入院。血嗜酸性粒细胞、血IgE和IgG4明显升高，胸部CT及PET/CT提示右肺上叶实性团块伴周围炎症，伴右锁骨区、肺门及纵隔淋巴结肿大。气管镜病理示炎性细胞及嗜酸性粒细胞浸润；经皮肺穿刺病理示坏死纤维组组织增生，散在个别多核巨细胞反应，恶性依据不足。应考虑以下疾病。

诊断分析

1. 肺恶性肿瘤：本例以肺部占位伴引流区淋巴结肿大为特点，PET/CT示代谢值明显升高，均倾向于肺恶性肿瘤。某些实体肿瘤及淋巴瘤等血液系统肿瘤也可引起嗜酸性粒细胞增多。患者年轻，既往体健，查肿瘤标志物无殊，外院已2次行病灶组织活检及病理检查，均无恶性依据，故该诊断可能小。

2. 寄生虫感染：本例以嗜酸性粒细胞及血清IgE显著升高为特点，需考虑寄生虫感染，如包虫、肺吸虫等。但前者表现为囊性病灶，后者为游走性斑片影，与本例不符，且患者无不洁饮食、牧区旅行等相关病史。可完善寄生虫血清学及病灶组织病理和病原学筛查进行排查。

3. ANCA相关性血管炎：包括嗜酸性肉芽肿性多血管炎，可累及全身多器官，常见主诉为哮喘、鼻窦炎、周围神经病，肺部是最常受累的器官，表现为肺部阴影伴嗜酸性粒细胞增多、结节、胸腔积液等。本例患者肺部病灶伴嗜酸性粒细胞增多，需考虑该诊断。但嗜酸性肉芽肿性多血管炎的典型肺部病灶多为游走性磨玻璃影，少见肿块样病灶；本例ANCA检查阴性。可进一步完善病理诊断。

4. 肺真菌感染：毛霉肺部感染可表现为肺部巨大占位，多伴空洞形成，而真菌感染的超敏性或可解释嗜酸性粒细胞及IgE升高。曲霉很少引起巨大肿块，隐球菌则多见小结节病灶，可能性小。但毛霉感染绝大多数见于免疫抑制人群，本例患者既往体健，无糖尿病等病史。可进一步完善病灶穿刺后的微生物检验。

进一步检查、诊治过程和治疗反应

诊治过程

1. 2023-12-06经皮CT引导下行右上肺病灶穿刺活检。肺组织涂片找细菌、真菌、抗酸杆菌阴性，XPERT.TB阴性。

2. 2023-12-07肺组织初步病理：肺组织实变，间质内可见较多的嗜酸性粒细胞及浆细胞浸润，局灶区见个别肉芽肿样结节。

3. 2023-12-09肺组织mNGS（2023-12-06采样）：检出大量小孢根霉核酸序列（图93-3）。追问病史：1年前起所住出租屋环境潮湿，房间中墙壁、衣柜、厨房、卧室等多处严重霉变。

4. 2023-12-10泊沙康唑（300 mg，口服，qd）（首日300 mg，口服，q12 h）。

5. 2023-12-12教授查房，考虑肺毛霉病诊断明确，调整抗真菌方案为两性霉素B脂质体（300 mg，静脉滴注，qd）。同时完善副鼻窦增强CT，结果示左侧上颌窦少许炎症。

6. 2023-12-13行寄生虫血清学检查。

7. 2023-12-14肺组织最终病理：肺组织实变，可见坏死性肉芽肿结节，间质内可见较多的嗜酸性粒细胞及浆细胞浸

属			种				
属　名	属相对丰度（%）	属严格序列数	种名（中文）	种名（英文）	种相对丰度（%）	种序列数	种严格序列数
根霉属	25.6	4 614	小孢根霉	*Rhizopus–microsporus*	25.24	5 035	4 516

图93-3　2023-12-06肺组织mNGS（2023-12-09回报）：小孢根霉4 516条

润，坏死物中可见到少量宽带状及卵圆形结构，六铵银染色及PAS呈阳性反应，考虑真菌菌丝，伴嗜酸性粒细胞浸润及IgG4阳性浆细胞数目增多。

8. 2023-12-15寄生虫抗体回报（2023-12-13采样）：阴性。

9. 2023-12-20肺组织细菌、真菌、曲霉培养结果回报（2023-12-06采样）：阴性。

治疗反应

1. 2023-12-25干咳好转，复查血WBC 8.25×10⁹/L，EOS% 1.3%，EOS 0.11×10⁹/L；ESR 11 mm/h，CRP 10.3 mg/L；IgE 15 745 U/mL，IgG4 8.58 g/L。胸部CT：右上肺占位伴右肺炎症（以上中叶为主），右肺门及纵隔稍大淋巴结，较前缩小（图93-4A）。

2. 2023-12-26改用艾沙康唑（200 mg，口服，qd）（前2日，200 mg，口服，q8 h），带药出院。

出院后随访

1. 2024-01-16复查胸部CT：右上肺占位伴右肺炎症较前好转；右肺门及纵隔稍大淋巴结与前相仿（图93-4B）。

2. 2024-01-29电话回访：无咳嗽、咯血等。艾沙康唑（200 mg，口服，qd）继续治疗，随访中。

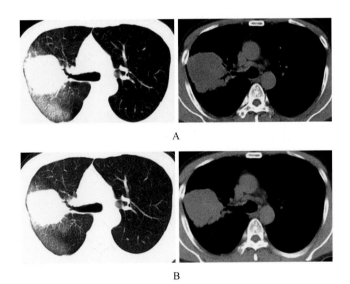

图93-4 胸部CT对比

A. 2023-12-25胸部CT：右上肺占位伴右肺炎症较前好转；右肺门及纵隔大淋巴结，部分较前缩小；B. 2024-01-17胸部CT：右上肺占位伴右肺炎症、肺门及纵隔稍大淋巴结，较前进一步缩小

最后诊断与诊断依据

最后诊断

肺毛霉病（小孢根霉）。

诊断依据

患者为中年男性，因肺部巨大占位入院。血嗜酸性粒细胞、血IgE和IgG4明显升高，胸部CT及PET/CT提示右肺上叶实性团块伴周围炎症，伴右锁骨区、肺门及纵隔淋巴结肿

大，肿瘤待排除。经皮肺穿刺病理见坏死性肉芽肿结节，间质内较多嗜酸性粒细胞及IgG4阳性浆细胞浸润，可见疑似真菌菌丝。肺组织mNGS，检出大量小孢根霉核酸序列。经两性霉素B脂质体序贯艾沙康唑治疗，随访胸部CT示病灶逐步吸收，随访血相关指标示血嗜酸性粒细胞、血IgE和IgG4下降。据此，肺毛霉病（小孢根霉）诊断成立。

经验与体会

1. 近年来，复旦大学附属中山医院感染病科已收治近20例非血液病化疗基础的肺毛霉病患者，绝大多数有免疫抑制的背景疾病（以糖尿病最多），也有极个别未发现基础病的患者。实际上，关于这部分免疫正常毛霉病患者的报道也逐渐增多，本例患者就是一个例子。肺毛霉病的影像学特点包括结节、肿块、实变、空洞、反晕轮征等，而在我们的队列中肺内巨大肿物占据了相当比例，反而如典型的反晕轮征则较少见到，这可能是血液病化疗毛霉感染人群和其他人群的差异。因此，临床上遇到肺内巨块，尤其是有糖尿病等疾病者，除恶性肿瘤外，也应考虑毛霉感染。当取病理组织检查时，建议同步完善相应的微生物学检查。

2. 和许多病原体类似，毛霉造成的病理改变没有特征性，比如肉芽肿性病变或坏死均可能出现。但镜下见粗大、直角分枝及无横隔的真菌菌丝是毛霉诊断的金标准之一。但这也对病理科医生的阅片能力提出了挑战。由于组织研磨的过程中会破坏毛霉菌丝，因此毛霉的组织常规培养阳性率不高，常在25%以下，这和我们团队的经验是一致的。无靶标、针对核酸的病原学宏基因组测序确实大大提高了检出率。

3. 对于毛霉病的治疗，一般建议完整地切除病灶，辅以有效的抗真菌治疗。但证据多来自鼻窦、皮肤等浅表部位感染，而肺毛霉病多因咯血而行的急诊手术。对此，我们的经验是对于病灶范围巨大、不适合切除且病情许可的患者，使用强有效的抗真菌治疗也许是足够的。本例患者经1个月抗毛霉治疗后病灶即有明显吸收。治疗方案则可根据药物可及性、患者耐受性和疗效观察选择两性霉素制剂，以及三唑类药物中的泊沙康唑和艾沙康唑。

参考文献

[1] Cornely OA, Alastruey-Izquierdo A, Arenz D, et al. Mucormycosis ECMM MSG Global Guideline Writing Group. Global guideline for the diagnosis and management of mucormycosis: an initiative of the European Confederation of Medical Mycology in cooperation with the Mycoses Study Group Education and Research Consortium[J]. Lancet Infect Dis, 2019, 19(12): e405-e421.

[2] Muthu V, Agarwal R, Dhooria S, et al. Has the mortality from pulmonary mucormycosis changed over time? A systematic review and meta-analysis[J]. Clin Microbiol Infect, 2021, 27, (4): 538-549.

[3] Ren S, Yang L, Xiao Y, et al. Pulmonary sequestration in adult patients: a single-center retrospective study[J]. Respir Res, 2023, 24(1): 13.

病例94 两肺多发病灶伴淋巴结肿大，看似简单，却不简单

作者·胡涛 金文婷 马玉燕
审阅·胡必杰 潘珏 胡莉娟

● 病史简介

患者，男性，58岁，江苏人，2024-02-20收入复旦大学附属中山医院感染病科。

■ 主诉

活动后气促伴咳嗽3个月。

■ 现病史

1. 2023-12无明显诱因出现活动后胸闷、气促，伴干咳，无胸痛、下肢水肿、发热、盗汗、消瘦等，未诊治。

2. 2024-02-11活动后气促加重，至当地医院查胸部CT（图94-1）：两肺部分斑点、小结节，两侧胸腔积液伴两下肺膨胀不全；心包积液。超声心动图：射血分数54%，左心室舒张功能减退。肝肾功能正常，NT-proBNP 289 pg/mL；肿瘤标志物（CEA、AFP、NSE、SCC、CYFRA21-1）、自身抗体均阴性。

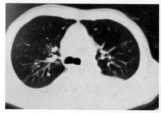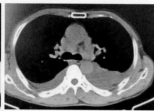

图94-1 2024-2-11胸部CT：两侧部分斑片渗出影，两侧胸腔积液伴两下肺膨胀不全，纵隔淋巴结肿大

3. 2024-02-14当地行左侧胸腔积液穿刺置管，3天内共引流约2 000 mL淡黄色澄清胸腔积液，胸腔积液常规：颜色淡黄，细胞计数820×10⁶/L（单核80%，多核20%）。胸腔积液生化：总蛋白质54.1 g/L，ADA 0.3 U/L。胸腔积液CEA 0.89 ng/mL，脱落细胞阴性，胸腔积液涂片找抗酸杆菌阴性，胸腔积液XPERT.TB阴性。未能明确胸腔积液病因，2024-02-16出院，建议转诊上级医院。

4. 2024-02-20为明确肺内病灶性质及胸腔积液病因收入复旦大学附属中山医院感染病科。

■ 既往史

银屑病史10余年，靶向治疗（具体用药不详），目前控制可。否认高血压、糖尿病史。

● 入院检查

■ 体格检查

1. T 37℃，P 120次/分，R 20次/分，BP 125/75 mmHg。

2. 神志清，精神尚可。带入左侧胸腔引流管1根，管口处无渗血渗液；右下肺呼吸音低，两肺未闻及明显干湿啰音；心律齐，腹平软，全腹未及压痛、反跳痛，下肢无水肿。

■ 实验室检查

1. 血气分析（不吸氧）：pH 7.42，$PaCO_2$ 39 mmHg，PaO_2 86 mmHg。

2. 血常规：WBC 4.17×10⁹/L，N% 67.4%，Hb 134 g/L，PLT 131×10⁹/L。

3. 炎症标志物：hsCRP 47.5 mg/L，ESR 36 mm/h，PCT 0.06 ng/mL。

4. 生化：ALT/AST 25/35 U/L，Alb 41 g/L，Cr 79 μmol/L。

5. D-二聚体：2.44 mg/L。

6. 心脏标志物：c-TnT 0.037 ng/mL，NT-proBNP 177 pg/mL。

7. T-SPOT.TB A/B 37/52（阴性/阳性对照：0/220），G试验、GM试验、EBV-DNA、CMV-DNA阴性。

8. 血管紧张素转化酶：69.8 U/L。

9. 肿瘤标志物（CEA、AFP、CA19-9、SCC、CYFRA 21-1、NSE、ProGRP）阴性。

10. 自身抗体、免疫固定电泳阴性。

11. 细胞免疫：CD4/CD8 2.0，CD4 272/μL，CD8 136/μL。

■ 辅助检查

1. 心电图：窦性心动过速，部分导联T波改变。

2. 超声心动图（2024-02-21）：极少量心包积液。

● 临床分析

■ 病史特点

患者为中老年男性，两肺多发结节、多发淋巴结肿大、胸腔及心包积液，胸腔积液为渗出液，肿瘤标志物正常，脱落细胞阴性，T-SPOT.TB A/B 37/52。综合目前资料，两肺多发结节、多发淋巴结肿大及胸腔、心包积液原因鉴别诊断如下。

■ 诊断分析

1. 结核病：两肺多发结节，部分呈典型树芽征表现，伴胸腔及心包积液，锁骨上、纵隔多发淋巴结肿大；T-SPOT.TB阳性；胸腔积液为渗出液，首先考虑结核病累及肺、淋巴结、胸膜心包可能。但患者无低热、盗汗、消瘦等毒性症状，胸腔积液ADA不高，且成人锁骨上淋巴结结核少见，入院后可行肺活检或支气管镜及EBUS-TBNA明确病灶性质，活检标本行涂片找抗酸杆菌、XPERT.TB、mNGS、分枝杆菌培养等寻找结核病原学依据。

2. 肺癌：中老年男性，两肺多发病灶，最大者位于左下肺，呈结节状，似有分叶、毛刺，伴锁骨上及纵隔多发淋巴结肿大；虽血清及胸腔积液肿瘤标志物阴性，胸腔积液脱落细胞未见肿瘤性细胞；仍需警惕肺癌伴肺、淋巴结转移，可行左下肺结节穿刺活检以明确病理。

3. 肺癌合并肺结核：肺结核患者的肺癌发病率明显高于非结核患者。两上肺多发树芽征样表现可符合结核肉芽肿性病变，但中老年男性，左下肺结节较大且似有分叶、毛刺，锁骨上及纵隔多发淋巴结肿大，要警惕肺结核合并肺癌可能，可行病理活检以明确。

4. 其他疾病：如肺结节病，多以中青年发病为主，肺内结节多位于胸膜下。本例患者影像学特点不符合典型的结节病表现，血管紧张素转化酶、血钙正常，故可能性小。其次，患者多发淋巴结肿大伴多浆膜腔积液，需警惕淋巴瘤，但患者血LDH正常，免疫固定电泳阴性，淋巴瘤诊断依据不多。可行PET/CT、淋巴结活检、肺内病灶活检进一步排除。

进一步检查、诊治过程和治疗反应

■ 诊治过程

1. 2024-02-20外院带入左侧胸腔引流管1根，每日引流出淡黄色澄清胸腔积液约600 mL。胸腔积液常规：黄色，微浊，蛋白质定性试验（1+），比重1.030，RBC 1 700×10⁶/L，WBC 2 093×10⁶/L，多核细胞10.0%，单核细胞89.0%，嗜酸性粒细胞1.0%。生化：蛋白质53.71 g/L，白蛋白31.03 g/L，葡萄糖5.6 mmol/L，LDH 155 U/L；ADA 27.0 U/L；胸腔积液CEA 1.3 ng/mL；CA 19-9＜2 U/mL。

2. 2024-02-21胸腔积液涂片找细菌、真菌、抗酸杆菌阴性，XPERT.TB阴性。细菌培养：阴性。胸腔积液脱落细胞×2次：均未见明确的恶性肿瘤细胞。

3. 2024-02-22胸部CT（图94-2）：两肺多发结节，两肺门、纵隔、右侧腋下及左侧锁骨上多发肿大淋巴结，两侧胸腔积液伴右肺部分不张，心包增厚伴积液。腹盆CT增强：肝小囊肿，双肾小囊肿；脾多发小低密度灶，脉管瘤可能；前列腺增生伴钙化；盆腔少量积液。

4. 2024-02-22考虑结核病临床诊断明确，不论是否合并肿瘤性病变，均需要抗结核治疗：异烟肼（0.3 g，口服，qd）+利福平（0.45 g，空腹口服，qd）+阿米卡星（0.6 g，静脉滴注，qd）+左氧氟沙星（0.5 g，口服，qd）抗结核。

5. 2024-02-23胸腔积液mNGS回报（2024-02-20采样）：阴性。

6. 2024-02-23左下肺结节病灶考虑肿瘤性病变不排除，故CT引导下行左下肺病灶穿刺活检。

7. 2024-02-24肺组织涂片找细菌、真菌、抗酸杆菌阴性，XPERT.TB阴性。

8. 2024-02-24肺穿刺初步病理：低分化癌，待组化及基因结果。

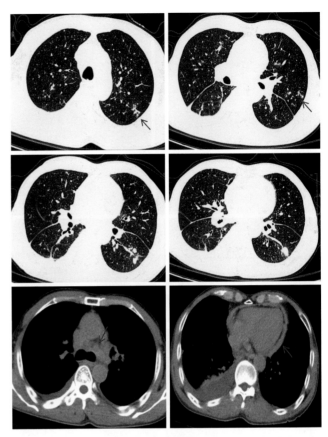

图94-2　2024-02-22胸部CT：两肺多发结节，两肺门、纵隔、右侧腋下及左侧锁骨上多发肿大淋巴结，两侧胸腔积液伴右肺部分不张，心包增厚伴积液

9. 2024-02-26为明确淋巴结性质，B超引导下行右锁骨上淋巴结穿刺活检。

10. 2024-02-26右锁骨上淋巴结穿刺初步病理：为彻底凝固性坏死及多核巨细胞，倾向于肉芽肿性病变。

11. 2024-02-26淋巴结组织涂片找细菌、真菌、抗酸杆菌阴性；组织XPERT.TB：阳性（极低浓度）。

12. 2024-02-27 PET/CT（图94-3）：左肺下叶恶性肿瘤（分叶状实性结节，大小约20.0 mm×17.0 mm，SUV_{max} 7.8）；多处（双肺门、纵隔、右侧腋窝、双侧锁骨区及颈部、膈上心周、右侧肋间、腹腔及腹膜后，心包增厚伴糖代谢异常增高，SUV_{max} 10.9；右锁骨区肿大淋巴结大小25.3 mm×14.3 mm，SUV_{max} 5.9）淋巴结、双肺、纵隔血管间隙及心包感染性病变合并转移可能。

13. 2024-02-27右锁骨上淋巴结穿刺病理（2024-02-25采样）：肉芽肿性病变，抗酸（可疑+）。

14. 2024-02-28肺穿刺病理组化及酶标（2024-02-24采样）：低分化鳞状细胞癌。

15. 2024-02-28肺组织、右锁骨上淋巴结组织细菌培养阴性，真菌、分枝杆菌培养未归。右锁骨上淋巴结组织mNGS回报（2024-02-26采样）：检出结核分枝杆菌复合群（核酸序列数16条）。

16. 2024-02-28患者体温降至正常，胸腔积液引流每日

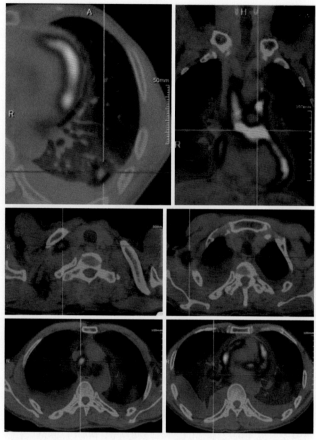

图94-3 2024-02-27 PET/CT：左肺下叶恶性肿瘤；多处淋巴结、双肺、纵隔血管间隙及心包感染性病变合并转移可能

少于200 mL，拔管出院，继续异烟肼（0.3 g，口服，qd）+利福平（0.45 g，空腹口服，qd）+乙胺丁醇（0.75 g，空腹口服，qd）+吡嗪酰胺（1 g，空腹口服，qd）抗结核。PET/CT提示腋窝、肺门、纵隔淋巴结代谢增高均位于右侧，考虑结核病累及多处淋巴结可能大，肺鳞状细胞癌淋巴结转移可能小，临床分期考虑T1N0M0可能，嘱至呼吸科、胸外科评估肺癌治疗。

■ 出院后随访

2024-03-04电话随访，已至胸外科、呼吸内科门诊就诊，待结核感染好转后限期行肿瘤相关治疗。

最后诊断与诊断依据

■ 最后诊断

1. 结核病（肺、淋巴结、胸膜及心包?）。

2. 左下肺低分化鳞癌，淋巴结转移?

■ 诊断依据

患者为老年男性，活动后气促伴咳嗽3个月。胸部CT：两肺多发结节，双侧锁骨上、右腋下、肺门、纵隔多发肿大淋巴结，两侧胸腔积液、心包增厚伴积液。PET/CT：左肺下叶结节病灶代谢增高考虑恶性肿瘤；多处（双肺门、纵隔、右侧腋窝、双侧锁骨区及颈部、膈上心周、右侧肋间、

腹腔及腹膜后）淋巴结、双肺、纵隔血管间隙及心包感染性病变合并转移可能。左下肺结节穿刺病理为低分化鳞癌。右侧锁骨上淋巴结穿刺病理为肉芽肿性病变，抗酸染色可疑阳性，组织XPERT.TB阳性、mNGS检出结核分枝杆菌复合群。故考虑结核病累及肺、淋巴结明确，胸膜及心包累及可能；合并左下肺低分化鳞状细胞癌可能大，淋巴结转移不除外。

经验与体会

1. 肺结核患者的肺癌发病率是非肺结核人群的2～4倍，而肺癌患者免疫功能抑制，可导致患者体内休眠期的结核分枝杆菌重新激活。肺结核合并肺癌的患者有相似的临床表现及影像学特点，通常容易误诊、漏诊、延迟诊断，给临床诊疗工作带来诸多挑战。

2. 本例患者T-SPOT.TB阳性（A/B 37/52），胸部CT检查两肺多发结节，部分有典型树芽征改变，多发淋巴结肿大、心包及胸腔积液。临床考虑结核病累及肺、淋巴结、胸膜及心包可能，也诊断性应用了抗结核治疗。但患者无结核毒血症状，胸腔积液ADA不高，左下肺结节呈团块状，似有毛刺、分叶，如果漏诊肺癌仅当成肺结核进行治疗，则错过了肺癌的最佳治疗时机。因此，行左下肺病灶穿刺，明确为低分化鳞癌。

3. 在临床工作中，我们也要警惕陷入一元论的思维，因病理确诊而单一诊断为某一疾病，认为肺部多发结节及远处淋巴结肿大为转移灶，忽略了合并有其他疾病的可能。仔细阅CT片，本例患者肺部其他病灶更倾向于肺结核表现，T-SPOT.TB阳性，且患者PET/CT检查见肺门、纵隔、腋窝、锁骨上淋巴结明显高代谢的均位于右侧，不符合左下肺癌常见转移部位，因此针对右侧锁骨上淋巴结进行了穿刺活检，病理提示肉芽肿性变，抗酸染色可疑阳性，XPERT.TB弱阳性，考虑淋巴结结核诊断明确，也间接支持其他淋巴结为结核。

4. 肺癌合并活动性肺结核应同时进行抗肿瘤和抗结核治疗以提高临床获益。目前认为标准四联抗结核治疗2～3周后进行手术或化疗较安全。本例患者出院后继续标准抗结核四联治疗，针对肺癌分期可至专科进一步行EBUS-TBNA明确纵隔及肺门淋巴结性质，或者行规范抗结核治疗4周后复查胸部CT增强，了解肺内病灶及淋巴结变化，决定下一步治疗。

参考文献

[1] Hwang SY, Kim JY, Lee HS, et al. Pulmonary tuberculosis and risk of lung cancer: a systematic review and meta-analysis[J]. Clin Med, 2022, 11(3): 765.

[2] Ye MF, Su S, Huang ZH, et al. Efficacy and safety of concurrent anti-tuberculosis treatment and chemotherapy in lung cancer patients with co-existent tuberculosis[J]. Ann Transl Med, 2020, 8(18): 1143.

[3] Yu S, Yang L, Wang MY, et al. Role of tuberculosis in the pathogenesis of lung cancer[J]. Chin J Clin Oncol, 2020, 47(15): 798-802.

病例 95 反复咳嗽、气喘、发热为哪般，答案竟在这里面

作者·孙悦姣 金文婷 马玉燕
审阅·胡必杰 潘珏 胡莉娟

病史简介

男性，47岁，浙江人，2024-04-03收入复旦大学附属中山医院感染病科。

主诉

咳嗽、咳痰4个月，反复发热1个月余。

现病史

1. 2023-12出现咳嗽、咳痰，白色黏痰，无发热，自服止咳药物未见好转。

2. 2024-02出现发热，T_{max} 38.5℃，伴畏寒。2024-02-07至当地县医院就诊，查血WBC 9.3×10^9/L，N 7.04×10^9/L；ESR 52 mm/h，hsCRP 39.4 mg/L，总IgE 121.7 U/mL。新型冠状病毒、甲型流感病毒核酸均阴性。胸部CT（图95-1）：两肺下叶感染，支气管镜检查未见异常改变，诊断为支气管哮喘、肺部感染。莫西沙星（0.4 g，静脉滴注，qd，2024-02-07至2024-02-15）、头孢曲松（2.0 g，静脉滴注，qd）＋多西环素（0.1 g，口服，bid）（2024-02-16至2024-02-17）抗感染及甲泼尼龙（40 mg，静脉滴注，qd）抗炎。

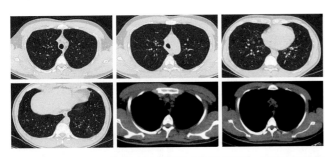

图95-1 2024-02-16胸部CT：两下肺多发磨玻璃影，纵隔窗气管管壁未见明显增厚

3. 2024-02-17体温正常，仍有咳嗽、咳痰，并出现胸闷、气喘，转至当地市级医院入院，查hsCRP 14.21 mg/L，PCT正常，痰涂片找细菌、真菌、抗酸杆菌阴性，痰细菌、真菌培养阴性。莫西沙星（0.4 g，静脉滴注，qd）、甲泼尼龙（40 mg，静脉滴注，qd）及雾化等治疗，症状好转，于2024-02-24出院。出院后甲泼尼龙（16 mg，口服，qd，每周减1片）及吸入氟替卡松/沙美特罗治疗，甲泼尼龙共口服4周。

4. 2024-03-23停甲泼尼龙第2天再次出现发热，T_{max} 39.1℃。至当地市级医院就诊，莫西沙星（0.4 g，口服，qd）治疗6天，仍有发热。

5. 2024-03-28复旦大学附属中山医院门诊查血WBC 9.92×10^9/L，N% 87.9%；ESR 45 mm/h，hsCRP 47.0 mg/L，PCT 0.03 ng/mL。ASO、抗CCP抗体、RF、抗核抗体、ANCA均阴性。肺功能：中重度阻塞性通气功能障碍，FeNO 15ppb。予以奈诺沙星口服，仍有发热。为明确发热原因于2024-04-03收入感染病科。

既往史及个人史

支气管哮喘病史40余年，30岁后发作频繁，长期氟替卡松/沙美特罗吸入治疗。慢性乙型肝炎病史，口服恩替卡韦治疗。否认高血压、糖尿病等。吸烟史：20支/天×20余年。

入院检查

体格检查

1. T 36.7℃，P 106次/分，R 20次/分，BP 121/85 mmHg。

2. 神志清，精神尚可，全身浅表淋巴结无明显肿大，双肺未闻及明显干湿啰音；心律齐，腹平软，全腹未及压痛、反跳痛，下肢无水肿。

实验室检查

1. 血常规：WBC 7.86×10^9/L，N% 73.3%，Hb 128 g/L，PLT 328×10^9/L。

2. 血气分析（未吸氧）：pH 7.42，$PaCO_2$ 38 mmHg，PaO_2 101 mmHg。

3. 炎症标志物：hsCRP 99.5 mg/L，ESR 68 mm/h，PCT 0.09 ng/mL，铁蛋白704.0 ng/mL。

4. 生化：ALT/AST 64/33 U/L，Cr 84 μmol/L，IgE 170 U/mL。

5. T-SPOT.TB A/B 0/0（阴性/阳性对照：0/110），G试验、GM试验、EBV-DNA、CMV-DNA均阴性。

6. 呼吸道病原体六联检测（甲型流感病毒、乙型流感病毒、鼻病毒、呼吸道合胞病毒、腺病毒、肺炎支原体）核酸阴性；新型冠状病毒核酸阴性。

7. 肝炎标志物：HBsAg阳性，2843COI；HBsAb＜2 mU/mL，HbeAg阴性，HBeAb阳性，0.014COI，HBcAg阳性，0.007COI，HBV-DNA：阴性。

8. 肿瘤标志物、血管紧张素转化酶均阴性。

9. 细胞免疫：CD4/CD8 1.7，CD4 576/μL，CD8 348/μL。

辅助检查

1. 心电图：正常。

2. 超声心动图：未见赘生物。

3. 颞动脉B超：血流通畅。

临床分析

■ 病史特点

患者为中年男性，慢性病程，主要表现为咳嗽、咳痰、胸闷、气促、发热，胸部CT提示两肺多发磨玻璃影，查CRP升高，喹诺酮类抗感染效果不佳，激素治疗有效，减停后再次发热。

■ 诊断分析

1. 支原体肺炎：可表现为明显刺激性咳嗽，以干咳为主，伴发热，肺部影像学可表现为斑片影、磨玻璃影，多伴有树芽征。本例患者入院后查支原体核酸阴性，莫西沙星、奈诺沙星治疗无效，可能性不大，必要时进一步行痰或肺泡灌洗液mNGS明确。

2. 病毒性肺炎：临床可表现为发热、咳嗽、咳痰伴有炎症标志物升高，胸部影像学双侧多见，出现磨玻璃样或间质样的改变。本例患者持续发热，胸部CT示少量磨玻璃小斑片病灶，与新型冠状病毒、流感病毒肺炎的通常表现不符，但有些病毒如水痘-带状疱疹病毒肺部感染，则可有类似改变，必要时可完善RNA和DNA双检二代测序以排查其他呼吸道病毒。

3. 变应性支气管肺曲霉病（allergic bronchopulmonary aspergillosis, ABPA）：可表现为喘息、发热、咳嗽、咳痰、咯血等，伴有IgE明显升高，影像学可表现为反复性、游走性肺浸润影，肺功能多为阻塞性通气功能障碍，糖皮质激素治疗往往有效。本例患者合并支气管哮喘，激素治疗似乎有效，减停后再发，虽未测烟曲霉特异性IgE，但血清总IgE升高不明显，血嗜酸性粒细胞计数也正常，故不太符合典型的ABPA表现。

4. 其他肺部炎症：如过敏性肺炎、隐源性机化性肺炎、嗜酸性粒细胞性肺炎等，可表现为双肺多发游走性病灶，伴发热，抗感染效果不佳，激素治疗通常有效。本例患者嗜酸性粒细胞数不高，IgE轻度升高，ANCA阴性，可能性不大。更少见的疾病，包括复发性多软骨炎、淀粉样变性等，累及肺部时可出现咳嗽、气喘、发热等症状，本例患者入院后胸部CT示气管管壁明显增厚，是否提示气管软骨炎症，必要时可做进一步检查。

进一步检查、诊治过程和治疗反应

1. 2024-04-03抽血送血培养，留痰送微生物学检查。

2. 2024-04-04 T_{max} 39.1℃，美罗培南（1g，静脉滴注，q12h）抗感染。

3. 2024-04-05 PET/CT（图95-2）：① 复发性多软骨炎累及气管、左右主支气管及段支气管、双侧肋软骨可能，请结合临床；② 两肺炎性病变，建议抗炎治疗后复查。痰涂片找细菌、真菌、抗酸杆菌阴性，XPERT.TB阴性，细菌、真菌培养阴性。

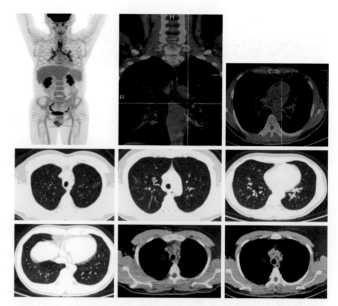

图95-2 PET/CT：复发性多软骨炎累及气管、左右主支气管及段支气管、双侧肋软骨可能；两上肺炎症较前新发，两下肺炎症吸收；纵隔窗气管管壁较前明显增厚

4. 2024-04-06考虑复发性多软骨炎，停用美罗培南，塞来昔布胶囊（0.2g，口服，q12h），T_{max} 37.5℃。血培养（2024-04-03采样）：阴性。

5. 2024-04-09行支气管镜检查（图95-3）：气管上段软骨环存在，中下段软骨环变浅，吸引后管腔稍塌陷，气管中下段黏膜充血水肿，呈鱼鳞样改变，未见新生物。右侧支气管：各支气管管腔稍狭窄，黏膜充血、水肿，未见新生物。左侧支气管：各支气管黏膜充血、水肿，以左主支气管远端及左上叶管口明显，未见新生物。各支气管远端管腔狭窄，吸引后管腔塌陷明显。于左上叶支气管管口黏膜肿胀处行活检及刷检，于左上叶舌段灌洗。

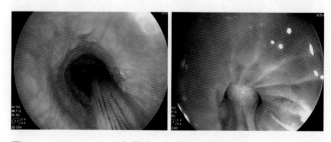

图95-3 2024-04-09支气管镜：气管中下段黏膜充血水肿，呈鱼鳞样改变（左图）；左上叶管口黏膜充血、水肿，远端管腔狭窄（右图）

6. 2024-04-09支气管镜后再次发热，T_{max} 39℃。复查血WBC 7.11×10^9/L，N% 74.4%；hsCRP 62.0 mg/L，ESR 105 mm/h，PCT 0.04 ng/mL。停用塞来昔布，予以甲泼尼龙（40 mg，静脉滴注，qd）+多西环素（0.1 g，口服，q12h）。

7. 2024-04-10体温正常，咳嗽、咳痰较前好转。肺泡灌洗液、气管壁黏膜组织涂片找细菌、真菌、抗酸杆菌阴性，XPERT.TB均阴性；灌洗液GM试验阴性。

8. 2024-04-10支气管镜活检病理：镜下为支气管壁组织，黏膜内见淋巴细胞、浆细胞浸润及个别多核巨细胞，未见支气管软骨等结构，请结合临床。

9. 2024-04-11风湿科会诊：考虑复发性多软骨炎可能。建议甲泼尼龙（120 mg，静脉滴注，qd）×3天后改为泼尼松（50 mg，口服，qd），加用来氟米特（10 mg，口服，bid）和沙利度胺（50 mg，口服，qn）；加用恩替卡韦（0.5 mg，口服，qd）抗乙型肝炎病毒。2周后随访ESR和CRP，如仍有增高或出现呼吸道梗阻表现，可换用生物制剂或小分子靶向药物治疗。

10. 2024-04-13未再发热，咳嗽、咳痰明显好转，无气促，停用多西环素。复查血WBC 11.2×10⁹/L，N% 73.4%；hsCRP 10.6 mg/L，ESR 61 mm/h。2024-04-15体温正常，无明显不适，出院。出院后治疗方案：泼尼松（50 mg，口服，qd）+来氟米特（10 mg，口服，bid）+沙利度胺（50 mg，口服，qn）。

11. 图95-4为治疗过程中患者体温变化情况。

12. 图95-5为治疗过程中患者炎症标志物变化情况。

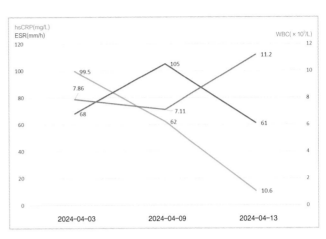

图95-5　炎症标志物变化

管及各支气管黏膜充血水肿，吸引后管腔塌陷。激素治疗后体温正常，咳嗽、咳痰、气促好转，炎症标志物下降；故诊断成立。

最后诊断与诊断依据

■ 最后诊断

1. 复发性多软骨炎（累及气管、左右主支气管及段支气管、双侧肋软骨）。

2. 慢性乙型肝炎病毒感染。

■ 诊断依据

患者为中年男性，亚急性起病；主要表现为发热、咳嗽、咳痰，伴有胸闷、气促；CRP、ESR升高。PET/CT示复发性多软骨累及气管、左右主支气管及段支气管、双侧肋软骨可能，两肺炎性病变。支气管镜下见软骨环变浅，气

经验与体会

1. 复发性多软骨炎（relapsing polychondritis，RP）是一种免疫介导的全身炎症性疾病，主要累及软骨及富含蛋白聚糖成分的组织，如耳、鼻、气道、眼和关节等，特征性表现为耳和鼻软骨炎症、畸形，如菜花耳、鞍鼻。研究发现RP发病率为（0.35～9.0）/100万，好发于40～60岁，无明显性别差异。

2. RP可有发热、乏力等全身症状，累及不同部位时临床表现不同。约50%的RP患者可出现气道受累，表现为咳嗽、咳痰、气短、喘憋等，极易被误诊为慢性阻塞性肺疾病、哮喘等呼吸系统常见病。RF易继发肺部感染，引起呼吸衰竭，是RP患者死亡的常见原因。故临床医生对于反复

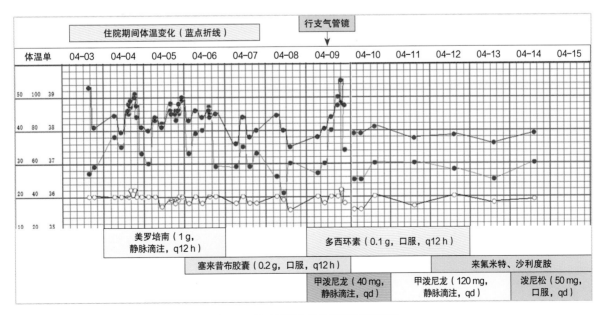

图95-4　治疗过程中患者体温及用药情况

发生的肺部感染，伴有不符合影像学特点的呼吸困难患者，需警惕RP可能。

3. RP的胸部CT可显示气道管壁增厚、气道软骨变形、狭窄、塌陷、钙化，气管后壁常不受累，但放射科医生及临床医生常常忽略此情况，容易造成漏诊。PET/CT可看到受累部位软骨呈高代谢活性，明显提高RP检出率，亦可用于评估患者疾病活动性。临床上非常关注和重视PET/CT在肿瘤性疾病的诊断与评估中的应用，其实在某些感染与非感染的炎症性疾病的诊断与鉴别诊断中，PET/CT也具有很好的应用价值。对于病程长、病因不明的患者，及时行PET/CT检查，可避免漏诊、误诊。对本例患者而言，其症状体征不典型，PET/CT极大程度地帮助了早期诊断和及时治疗。

4. 轻症RP患者可选择非甾体抗炎药或秋水仙碱。糖皮质激素是急性发作期基本治疗用药，常用剂量为0.5～1.0 mg/（kg·d），应逐渐减量至最小有效剂量，直至病情稳定至少3个月后考虑减停。本例患者首次使用激素时因疾病未得到确诊，故而4周即减停激素，疗程过短，导致疾病反复。可联合使用免疫抑制剂，病情严重时可予以激素冲击治疗，对难治性或复发性RP可考虑生物制剂，气道塌陷者可考虑植入气道支架。

参考文献

[1] Arnaud L, Costedoat CN, Mathian A, et al. French practical guidelines for the diagnosis and management of relapsing polychondritis[J]. Rev Med Interne, 2023, 44(6): 282-294.

[2] Handa H, Ooka S, Shimizu J, et al. Evaluation of airway involvement and treatment in patients with relapsing polychondritis[J]. Sci Rep, 2023, 13(1): 8307.

[3] Kumagai K, Tsuruoka H, Morikawa K, et al. Pre-treatment bronchoscopic evaluation in a case of relapsing polychondrits[J]. BMC Pulm Med, 2023, 23(1): 108.

[4] Xu J, Wang DD, Shi GX, et al. Recommendations of diagnosis and treatment of relapsing polychondritis in China[J]. Chin J Intern Med, 2022, 61(5): 525-530.

第六章
脓肿或皮疹

作者·李 娜 金文婷 马玉燕
审阅·胡必杰 潘 珏 陈璋璋

病例 96 花季少女盆腔脓肿，谁在作怪

·病史简介·

女性，13岁，广西人，学生，2020-07-30收入复旦大学附属中山医院感染病科。

■ 主诉

反复腰骶部疼痛8个月余。

■ 现病史

1. 2019-11患者无明显诱因出现腰骶部疼痛，呈持续性，弯腰困难，无发热。患者未予重视，症状持续3～4周后自行好转。

2. 2020-04患者再次出现腰骶部疼痛，症状及性质同前，伴发热，T_{max} 39.6℃，发热时疼痛明显，不能耐受。2020-04-16就诊于当地某三甲医院，查WBC $7.98×10^9$/L，N% 44.4%；CRP 12.83 mg/L，ESR 48 mm/h。腰椎MRI（图96-1）：S_1骨质破坏并周围囊性肿块（慢性骨感染并周围脓肿形成？肿瘤性病变？）。腰椎CT：S_1椎体感染性病变并周围脓

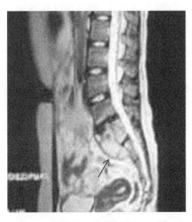

图96-1 2020-04-16外院腰椎MRI（术前）：S_1骨质破坏（慢性骨感染并周围脓肿形成？肿瘤性病变？）

肿形成。

3. 2020-04-27于广西某三甲医院行"全身麻醉下脊柱结核病灶清除术＋肠粘连松解术"，术中脓液涂片找抗酸杆菌（1+）。术后病理：纤维结缔组织内见炎症细胞反应，组织挤压严重，六胺银、PAS及抗酸染色均阴性。当地医院予利福平＋异烟肼＋乙胺丁醇抗结核治疗，服药1周后患者出现轻度肝功能损害，调整方案为利福喷丁＋吡嗪酰胺。术后患者未再发热，腰痛明显好转。

4. 202005-24复查腰椎MRI（图96-2）：S_1椎体前脓肿病灶较前缩小。

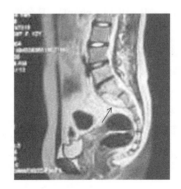

图96-2 2020-05-24外院腰椎MRI（术后）：脓肿病灶较术前稍缩小

5. 2020-06-09术中脓液培养（202-04-27采样）：非结核分枝杆菌（non-tuberculous mycobacteria，NTM）阳性，结核分枝杆菌阴性。2020-06-18调整抗感染方案为利福平＋乙胺丁醇＋头孢西丁，2020-06-29再次调整方案为克拉霉素＋利福平＋乙胺丁醇。

6. 2020-07-28就诊于复旦大学附属中山医院门诊，查T-SPOT.TB A/B 0/0。为进一步明确腰骶及盆腔脓肿病因，2020-07-30收入复旦大学附属中山医院感染病科。

7. 病程中，患者精神、睡眠、胃纳尚可，大小便无殊，体重无明显变化。

▣ 既往史及个人史

2018 年因车祸致颅脑外伤，CT 示"少量脑出血"（未见报告），当时未做腰椎穿刺及其他有创操作，当地医院保守治疗后痊愈。无针灸史。

· 入院检查 ·

▣ 体格检查

1. T 36.8℃，P 88 次/分，R 20 次/分，BP 100/58 mmHg。
2. 神志清，精神可，呼吸平稳；双肺呼吸音清，未闻及干湿啰音；心律齐，各瓣膜区未闻及病理性杂音；腹平软，无压痛或反跳痛；双下肢无水肿；四肢脊柱无明显畸形，活动度可。

▣ 实验室检查

1. 血常规：WBC $6.21×10^9$/L，N% 43.4%，L% 43.6%，Hb 137 g/L，PLT $372×10^9$/L。
2. 炎症标志物：hsCRP 1 mg/L，ESR 21 mm/h，PCT 0.02 ng/mL。
3. 肝肾功能、电解质、凝血功能、免疫球蛋白及补体无特殊。
4. 免疫固定电泳：阴性。
5. 自身抗体：阴性。
6. 肿瘤标志物：NSE 20.0 ng/mL，proGRP 68.1 pg/mL，其余肿瘤标志物正常。
7. 甲状腺功能：TSH 6.860 μIU/mL，T_3、T_4、FT_3、FT_4 正常。
8. 细胞因子：IL-1β 18.8 pg/mL，其余细胞因子均在正常范围。
9. 细胞免疫：CD4 987/μL。

▣ 辅助检查

1. 心电图：正常。
2. 超声心动图：正常。
3. 胸部 CT：未见异常。

· 临床分析 ·

▣ 病史特点

患者为青少年女性，反复腰骶部痛 8 个月余，病程中有发热；CRP 及 ESR 轻度升高，PCT 正常；影像学示腰骶椎骨感染性病变并周围脓肿形成；术中标本涂片找抗酸杆菌阳性，后培养结果证实为非结核分枝杆菌。疾病诊断和鉴别诊断考虑如下。

▣ 诊断分析

1. 结核分枝杆菌感染：我国是结核病高发国家，肺外结核中，骨结核尤其是椎体结核相对多见。本患者病变

部位为腰骶椎体及周围组织，表现为骨质破坏、冷脓肿形成，术中脓液标本找抗酸杆菌阳性，可符合骨结核感染的表现。但外院培养为 NTM，虽然分枝杆菌培养阳性后胶体金检测 MPB64 抗原存在假阴性的可能，但复旦大学附属中山医院查 T-SPOT.TB 阴性，结核分枝杆菌感染证据不足。有条件应再获取病灶部位的标本（脓液、周围软组织甚至骨组织）送检病理、涂片找抗酸杆菌、微生物培养、XPERT.TB、mNGS 检查，以明确或排除诊断。

2. 非结核分枝杆菌（NTM）感染：患者 T-SPOT.TB 阴性，外院手术获取标本涂片抗酸杆菌阳性，培养结果为 NTM，似乎诊断明确。但此部位的 NTM 感染较罕见，且患者并无免疫抑制基础，无播散性感染证据，应完善细胞免疫功能评估患者免疫状态，若有条件，应再获取病灶部位标本反复进行微生物培养，并完善菌种鉴定及药敏检测。

3. 其他病原体：青少年女性出现腰骶椎体及周围组织感染、盆腔脓肿，需考虑常见病原体（如金黄色葡萄球菌），以及肠道革兰阴性杆菌、厌氧菌、铜绿假单胞菌等感染。但本例患者为慢性病程，且起病前并无局部外伤、手术、穿刺史，亦无脓毒血症的表现，外院术中脓液也未培养出普通细菌，因此上述病原体引起的血源性播散或有创操作导致的外源性感染可能性不大。此外，影像学未见病灶累及子宫及附件，暂不考虑考虑妇科疾病导致的可能。外院术中见肠粘连，不除外肠道菌群易位导致感染的可能，但患者病程中并无腹痛、腹泻等不适。可获取病灶部位标本进行微生物培养、mNGS 检查以明确或排除诊断。

· 进一步检查、诊治过程和治疗反应 ·

▣ 诊治经过

（一）第一次住院

1. 2020-08-03 行腰椎、骶骨 MRI 增强（图 96-3）：$L_5 \sim S_1$ 椎间盘、L_5 及 S_1 感染伴骶前冷脓肿形成（较 2020-05-24 外院片病灶范围扩大）。

2. 2020-08-04 起予阿奇霉素（0.25 g，口服，qd）+利福布汀（0.3 g，口服，qd）+乙胺丁醇（0.75 g，口服，qd）+阿米卡星（0.4 g，静脉滴注，qd）抗 NTM 治疗。

3. 2020-08-05 多学科协作诊疗（multi-disciplinary treatment, MDT）考虑：目前腰骶部感染经验性药物治疗效果不佳，可考虑行手术治疗，但因脓肿位置较深，且与邻近脏器有粘连，手术风险较大（如出血、脓肿破裂、继发感染等）。反复与患者家属沟通，获知情理解，拟行手术获取深部标本以助进一步诊治。

4. 2020-08-09 患者出现发热，T_{max} 39.4℃。2020-08-10 查 WBC $2.8×10^9$/L，N% 56.4%。予停用利福布汀，转入骨科病房。

5. 2020-08-11 全身麻醉下行前路 $L_5 \sim S_1$ 椎间隙及骶前脓肿病灶清除术。术中见 $L_5 \sim S_1$ 椎间隙前方前纵韧带下骶

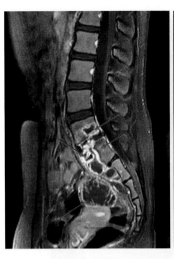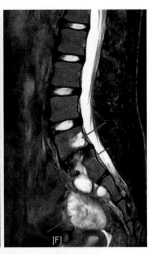

图96-3　2020-08-03腰椎、骶骨MRI增强：$L_5 \sim S_1$椎间盘、L_5及S_1椎体见片状异常信号，呈T_1WI低、T_2WI高信号，增强后可见边缘强化；骶前部及盆腔见异常软组织信号，大小分别为17 mm×45 mm和33 mm×52 mm，可见互相连续，呈T_1WI低、T_2WI高信号，增强后呈边缘强化；盆腔少量积液

前脓肿，穿刺抽出约15 mL稀薄米黄脓液，予切开脓肿壁约2 cm探查，见脓腔向上通入$L_5 \sim S_1$椎间隙及L_5椎体，向下通入盆腔。予清除脓液、刮除脓肿壁脓苔，冲洗后放置引流。术后患者体温正常。

6. 2020-08-11骶前脓液XPERT.TB：阴性。

7. 2020-08-13骶前脓液分枝杆菌基因多重PCR检测结果（2020-08-11采样）：脓肿分枝杆菌阳性（图96-4）。

8. 2020-08-14转回感染病科，予调整针对脓肿分枝杆菌的抗感染方案：阿奇霉素（0.25 g，口服，qd）+多西环素（0.1 g，口服，q12 h）+头孢美唑（2 g，静脉滴注，q8 h）+阿米卡星（0.6 g，静脉滴注，qd）。

9. 2020-08-15骶前脓液mNGS（2020-08-11采样）：检出脓肿分枝杆菌核酸序列（种严格序列数2）。

10. 2020-08-17患者体温升至38.3℃，诉伤口引流处及腰骶尾部疼痛。复查WBC 9.77×10⁹/L，N% 68.5%；hsCRP 16.3 mg/L，ESR 52 mm/h。

11. 2020-08-18复查盆腔MRI增强（图96-5）：$L_5 \sim S_2$椎体及相应椎间隙、骶前及盆腔、右侧髂窝感染伴冷脓肿形成，较2020-08-03片稍缩小。

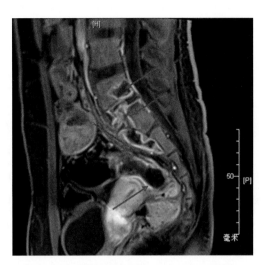

图96-5　2020-08-18盆腔MRI增强：$L_5 \sim S_2$椎体及骶前、盆腔脓肿病灶，较2020-08-03片稍缩小

12. 2020-08-19骶前脓液分枝杆菌培养结果：分枝杆菌属（1+）。

13. 2020-08-21手术病理结果：（$L_5 \sim S_1$椎间隙及骶前脓肿）肉芽肿性病变伴坏死，部分区可见大量急慢性炎症细胞浸润。特殊染色未查见明确阳性病原体，结核不能完全除外。

检测内容：鉴定22种常见的致病性分枝杆菌。

检测方法：DNA提取、PCR、反向斑点杂交。

检测结果：本次检测结果显示，该样本有脓肿分枝杆菌的感染。

菌种	中文名称	结果	菌种	中文名称	结果	菌种	中文名称	结果
MSM	耻垢分枝杆菌	/	MTC	结核分枝杆菌复合群	/	MTR	次要分枝杆菌	/
MIN	胞内分枝杆菌	/	MAV	鸟分枝杆菌	/	MGO	戈登分枝杆菌	/
MKA	堪萨斯分枝杆菌	/	MSC	瘰疬分枝杆菌	/	MGA	胃分枝杆菌	/
MCH	龟分枝杆菌	/	MAB	脓肿分枝杆菌	√	MUA	母牛分枝杆菌	/
MMA	海分枝杆菌	/	MXE	蟾蜍分枝杆菌	/	MSZ	苏尔加分枝杆菌	/
MFO	偶发分枝杆菌	/	MGI	浅黄分枝杆菌	/	MDI	迪氏分枝杆菌	/
MTE	土分枝杆菌	/	MPH	草分枝杆菌	/	MSI	猿猴分枝杆菌	/
MNO	不产色分枝杆菌	/	/	/	/	/	/	/

图96-4　2020-08-13骶前脓液分枝杆菌菌种鉴定结果：脓肿分枝杆菌

14. 2020-08-25起加用利奈唑胺（0.6 g，口服，q12 h）抗感染。2020-08-27复查炎症标志物降至正常。

15. 2020-08-28予出院，回当地继续抗感染：阿奇霉素（0.25 g，口服，qd）+多西环素（0.1 g，口服，q12 h）+利奈唑胺（0.6 g，口服，q12 h）+阿米卡星（0.6 g，静脉滴注，qd）；2020-09-01起利奈唑胺减量（0.6 g，口服，qd）。

■ 第一次出院后随访

1. 2020-09-04抗IFN-γ自身抗体检测结果：阴性。

2. 2020-09-16（骶前脓液）脓肿NTM菌株药敏结果回报（图96-6）。

标　本	200851036		标本类型	脓液
菌　名	脓肿分枝杆菌			
缩　写	中文名		MIC	判断（d5）
SXT	复方新诺明		8	R
CIP	环丙沙星		4	R
MXF	莫西沙星		8	R
FOX	头孢西丁		32	I
AMI	阿米卡星		4	S
DOX	多西环素		16	R
TGC	替加环素		0.25	/
CLA	克拉霉素		0.06/8	S
LZD	利奈唑胺		32	R
IMI	亚胺培南		32	R
FEP	头孢吡肟		> 32	/
AUG	阿莫西林/克拉维酸钾		> 64	/
AXO	头孢曲松		> 64	/
MIN	米诺环素		> 8	/
TOB	妥布霉素		8	R

注：d14（第14天）时CLA为R（提示产生诱导耐药）。

图96-6　2020-09-16脓肿分枝杆菌药敏结果

（二）第二次住院

1. 2020-09-23患者第二次住院，查WBC 5.92×10⁹/L，N%34.2%；hsCRP < 0.3 mg/L，ESR 17 mm/h，PCT 0.02 ng/mL；肝肾功能无特殊；细胞免疫功能正常。依据药敏结果予停利奈唑胺。

2. 2020-09-24腰椎MRI平扫、盆腔MRI增强（图96-7）：L₅～S₁椎体及相应椎间隙、骶前及盆腔脓肿病灶（30～40 mm），较2020-08-18片病灶范围缩小。

3. 2020-09-28起调整抗感染方案为阿奇霉素（0.25 g，

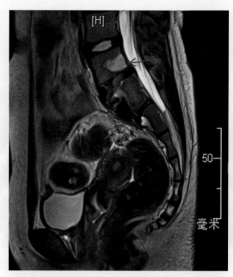

图96-7　2020-09-24腰椎MRI平扫、盆腔MRI增强：L₅～S₁椎体及相应椎间隙、骶前脓肿病灶（长径30～40 mm），较2020-08-18片缩小

口服，qd）+头孢美唑（2 g，静脉滴注，q8 h）+阿米卡星（0.6 g，静脉滴注，qd）+替加环素（50 mg，静脉滴注，q12 h）。患者使用替加环素后出现恶心、呕吐、腹部不适，考虑不耐受，于2020-09-29停用。

4. 2020-10-11复测脓肿NTM药敏结果回报与2020-09-16基本相仿。继续抗感染方案：阿奇霉素（0.25 g，口服，qd）+头孢美唑（2 g，静脉滴注，q8 h）+阿米卡星（0.6 g，静脉滴注，qd）。其间随访炎症标志物正常、肝肾功能无特殊。

5. 2020-10-13出院，回当地医院继续治疗。因当地无头孢美唑，暂调整方案为阿奇霉素+头孢西丁+阿米卡星。

（三）第三次住院

1. 2020-12-10患者第三次住院，查WBC 6.67×10⁹/L，N%39.1%；hsCRP < 0.3 mg/L，ESR 32 mm/h，PCT 0.04 ng/mL；肝肾功能无特殊；细胞免疫功能正常。

2. 2020-12-10腰椎MRI平扫、盆腔MRI增强（图96-8）：L₅～S₁感染伴骶前脓肿综合治疗后改变（大小28 mm×15 mm），较2020-09-24前片略改善。患者回当地医院继续阿奇霉素（0.25 g，口服，qd）+头孢美唑（2 g，静脉滴注，q8 h）+阿米卡星（0.6 g，静脉滴注，qd）抗NTM治疗。

·最后诊断与诊断依据·

■ 最终诊断

肺外NTM病（腰椎、骶椎、盆腔）：脓肿分枝杆菌感染引起。

■ 诊断依据

患者为少女，以腰骶痛起病，病程中有发热，无盗汗、咳嗽、咳痰、体重减轻。炎症标志物ESR、CRP轻度升高，T-SPOT.TB阴性。影像学示腰骶椎体感染及骶前、盆腔脓肿

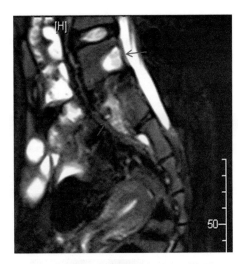

图96-8　2020-12-10腰椎MRI平扫、盆腔MRI增强：L₅～S₁椎体及骶前脓肿病灶（28 mm×15 mm），较2020-09-24片稍缩小，盆腔病灶已基本消失

病灶。外院术中脓液涂片找抗酸杆菌阳性，培养为非结核分枝杆菌。复旦大学附属中山医院再次清创术，术后病理示肉芽肿性病变伴坏死；术中脓液送分枝杆菌培养，结果阳性，菌种鉴定为脓肿分枝杆菌，脓液mNGS也检出脓肿分枝杆菌核酸序列。予抗脓肿分枝杆菌治疗后，椎体及盆腔病灶逐渐吸收，故考虑由脓肿分枝杆菌感染引起的肺外NTM病（累及腰椎、骶椎、盆腔）诊断明确。

经验与体会

1. NTM感染最常见的临床表现是肺部疾病，但仍有约10%的患者表现为肺外疾病，统称为肺外NTM病（extrapulmonary NTM disease），常见类型为NTM淋巴结病、皮肤病、软组织和/或骨骼感染，免疫功能低下者可表现为播散性NTM感染。肺外NTM病常通过呼吸道、胃肠道、创伤或侵入性手术直接接种的方式而感染。骨和骨髓NTM感染以海分枝杆菌和鸟-胞内分枝杆菌复合群多见，其次为脓肿分枝杆菌、偶发分枝杆菌、龟分枝杆菌和堪萨斯分枝杆菌。本例患者病灶集中在腰、骶椎，骶前及盆腔冷脓肿形成，肺部未见病灶，外院及复旦大学附属中山医院手术标本均培养出分枝杆菌，菌种鉴定为脓肿分枝杆菌，mNGS也检出脓肿分枝杆菌核酸序列；结合复旦大学附属中山医院手术病理提示肉芽肿性病变伴坏死，肺外NTM病（累及腰椎、骶骨、盆腔）诊断明确。

2. 因为非专科医生对NTM病认识不足、有时病变部位难以取到病理标本、缺乏NTM相关细菌学等实验室诊断设备和技术等原因，NTM病的诊断往往延误，有时甚至长期被误诊为结核病。该患者外院第一次手术标本涂片找抗酸杆菌阳性，经验性抗结核治疗效果不佳。后来得到培养结果提示NTM，但因NTM不同菌种之间药敏谱相差较大，且国内目前无法常规开展NTM菌种鉴定及药敏试验，故经验性选择克拉霉素+利

福平+乙胺丁醇治疗，病灶仍持续进展。患者入复旦大学附属中山医院时影像学检查提示病灶较外院明显增大、增多，内科治疗无效，是否外科手术治疗？此时病原学诊断更为重要；但病灶部位较深，且受骨骼及肠道的影响，以介入超声的方式获取标本较困难，经MDT讨论后考虑行手术治疗。由于患者较年轻，病灶位置深，囊壁薄，手术风险较大，术中根据情况仅进行了脓肿病灶清除及置管引流，但术中获取的标本为后续病原学诊断、获取药敏信息及病理诊断奠定了基础。

3. 脓肿分枝杆菌有3个亚种，脓肿亚种、bolletii亚种和马赛亚种，针对亚种的最佳治疗方案尚未形成专家共识，专家对判断敏感或耐药的最小抑菌浓度（minimal inhibitory concentration，MIC）阈值也尚未达成一致。具有可靠活性的口服药物为氯法齐明，其他可能有活性的口服药物包括大环内酯类、环丙沙星、莫西沙星和利奈唑胺，通常有体外活性的胃肠外药物有阿米卡星、头孢西丁、亚胺培南、美罗培南和替加环素。

4. 脓肿分枝杆菌的脓肿亚种和bolletii亚种含有可诱导的大环内酯类耐药基因erm。尽管体外药敏试验显示大环内酯类有活性（如克拉霉素在初始体外药敏试验中可达100%），但其在体内可能没有活性。应在含克拉霉素的培养基延时培养（如14 d）前后，检测克拉霉素MIC值，以确定分离株是否含有活性erm基因。一项针对脓肿分枝杆菌分离株的研究指出，与阿奇霉素相比，克拉霉素诱导的erm表达水平更高，因此，阿奇霉素可能对脓肿分枝杆菌感染更有效。所以患者在入复旦大学附属中山医院时，临床即将方案中的克拉霉素改为阿奇霉素，后期药敏试验也证实该患者的脓肿分枝杆菌菌株确实诱导克拉霉素耐药。脓肿分枝杆菌在所有分枝杆菌中对利奈唑胺耐药率最高，敏感性仅约23%。但因患者未满18周岁，暂不能予氟喹诺酮类治疗（且后期药敏也证实该患者的脓肿分枝杆菌菌株对氟喹诺酮类耐药），可选择的药物不多，故在药敏结果出来前也予加用了利奈唑胺，后期药敏证实耐药后即停用该药。大多数脓肿分枝杆菌对多西环素耐药，而替加环素普遍对脓肿亚种MIC值较低，但与临床疗效的关系尚不明。该患者虽替加环素敏感，但因不能耐受也不能使用。最终依据2次药敏结果制订了方案，病灶逐步吸收，也证实了药敏对指导NTM治疗的重要性。但应注意的是，有研究提示很多NTM体外药敏试验结果与临床疗效无关，因此临床医生在使用这些数据时应了解药敏试验的局限性。

参考文献

［1］中华医学会结核病学分会.非结核分枝杆菌病诊断与治疗指南（2020年版）[J].中华结核和呼吸杂志，2020，43（11）：918-946.

［2］Daley CL, Iaccarino JM, Lange C, et al. Treatment of nontuberculous mycobacterial pulmonary disease: an official ATS/ERS/ESCMID/IDSA clinical practice guideline[J]. Eur Respir J, 2020, 56(1): 200053.

［3］Tortoli E, Kohl TA, Brown-Elliott BA, et al. Emended description of Mycobacterium abscessus, Mycobacterium abscessus subsp. abscessus and Mycobacteriumabscessus subsp. bolletii and designation of Mycobacteriumabscessus subsp. massiliense comb. nov[J]. Int J Syst Evol Microbiol, 2016, 66(11): 4471-4479.

病例 97 脖子长了大"鸡蛋"，凶手叫人真意外

作者·钱奕亦 金文婷 马玉燕 单玉璋
审阅·胡必杰 潘珏

· 病史简介 ·

男性，56岁，江苏人，2020-12-09收入复旦大学附属中山医院感染病科。

■ 主诉

发现颈部肿块伴发热1个月。

■ 现病史

1. 2020-11-10因右侧颈部疼痛而发现局部肿块，鸡蛋大小，质硬，伴触痛，无局部皮肤发红、破溃等表现。2020-11-14起患者发热，T_{max} 41℃，伴畏寒、寒战，无咳嗽、咳痰、尿频、尿急、尿痛、腹痛、腹泻等不适。就诊于当地医院，查WBC 7.62×10⁹/L，N% 66.8%；PCT 2.85 ng/mL。颈部B超：右侧颈部肿块（考虑为肿大淋巴结）。

2. 2020-11-17颈胸CT增强：右侧颈部团块影（肿大淋巴结？）；颈内静脉可疑充盈缺损；左侧咽隐窝欠清晰，其余双侧颈部、颌下多发小淋巴结影；两肺下叶条索影（图97-1）。2020-11-14行血培养（2020-11-17报告）：肺炎克雷伯菌（对受试抗菌药物均敏感）。予头孢西丁（2.0 g，静脉滴注，q8 h）治疗3天，仍间断发热，调整为亚胺培南/西司他丁（1.0 g，静脉滴注，q8 h）治疗。

3. 2020-11-20患者体温恢复正常，自觉颈部疼痛好转。2020-11-22复查WBC 9.92×10⁹/L，N% 75.5%；PCT 0.54 ng/mL，hsCRP 19.9 mg/L。

4. 2020-12-08因患者仍有淋巴结肿大，为明确诊断，来复旦大学附属中山医院感染病科门诊，次日收治入院。

■ 既往史及个人史

糖尿病6年，血糖餐后最高为17 mmol/L，目前门冬胰岛素（诺和锐）（早16U-中5U-晚14U，皮下注射）+甘精胰岛素（来得时）（20U，皮下注射，qn）+阿卡波糖（50 mg，口服，tid）降糖，自诉血糖控制可。2014年发现乙型病毒性肝炎及肝硬化，2016年起口服恩替卡韦（0.5 mg，口服，qn）抗病毒治疗至今。2017年因脾肿大行脾切除术。

· 入院检查 ·

■ 体格检查

1. T 37.2℃，P 84次/分，R 18次/分，BP 133/81 mmHg。

2. 神志清，精神可。右侧颈部胸锁乳突肌外缘可扪及肿大淋巴结（图97-2），直径5 cm左右，质软，边界清晰，活动度可，表面无明显发红、破溃，无明显压痛，其余全身浅表淋巴结未扪及肿大。双肺听诊呼吸音清。心前区无隆起，心界不大，心率84次/分，律齐。腹部平软，无压痛。

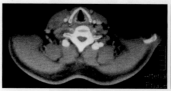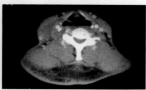

图97-1 颈部软组织CT增强（2020-11-17）：右侧颈部团块影（肿大淋巴结？）；颈内静脉可疑充盈缺损

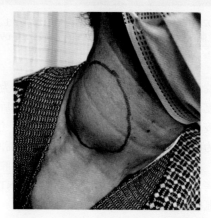

图97-2 2020-12-09患者入院时右侧颈部肿块

■ 实验室检查

1. 血常规：WBC 3.02×10⁹/L，N% 25.8%，L% 53.3%，PLT 163×10⁹/L。

2. 炎症标志物：hsCRP 1.4 mg/L，ESR 24 mm/h，PCT 0.06 ng/mL，铁蛋白861.0 ng/mL。

3. 生化：ALT/AST 44/48 U/L，Alb 40 g/L，Na⁺/K⁺/Cl⁻ 142/3.7/105 mmol/L，Cr 49 μmol/L，ACE 41.7 U/L。

4. HbA₁C 8.1%，随机血糖15.7 mmol/L。

5. T-SPOT.TB A/B 0/0（阴性/阳性对照0/253）。

6. G试验、血隐球菌荚膜抗原、EBV-DNA、CMV-DNA均阴性；EBV壳抗体IgA阳性/IgM阴性。

7. 乙型病毒性肝炎标志物：HBsAg阳性，HBeAg阴性，HBeAb阳性，HBcAb阳性。

8. 肿瘤标志物、血管紧张素转化酶、自身抗体：阴性。

· 临床分析 ·

■ 病史特点

患者为中年男性，颈部淋巴结肿大1个月伴发热，有糖尿病、乙型病毒性肝炎肝硬化、脾切除基础。外院查CRP、PCT明显升高，血培养为肺炎克雷伯菌，予头孢西丁治疗效果欠佳，换用亚胺培南/西司他丁抗感染3天后体温降至正

常，炎症标志物也显著下降，颈部疼痛好转，但淋巴结缩小不明显。综合目前资料，考虑淋巴结肿大原因如下。

■ 诊断分析

1. 分枝杆菌感染（结核/非结核分枝杆菌）：淋巴结肿大伴发热，病程超过1个月者，在我国需考虑淋巴结结核及非结核分枝杆菌感染的可能。但患者毒性症状明显，有高热和炎症标志物（PCT）明显升高，T-SPOT.TB正常，血培养发现肺炎克雷伯菌，查体淋巴结质软，外院抗感染治疗未有效覆盖分枝杆菌但患者体温明显下降，故本病可能性小。

2. 肿瘤淋巴结转移/淋巴瘤：患者为56岁男性，既往吸烟史，出现颈部淋巴结肿大需考虑引流区恶性肿瘤可能。但患者病程较短，发热峰值高但抗感染治疗后体温能降至正常，淋巴结疼痛缓解，查体淋巴结质软，血肿瘤标志物正常，均为不支持点。可行淋巴结穿刺活检以明确或排除诊断。

3. 肺炎克雷伯菌感染：患者血培养见肺炎克雷伯菌，不伴有肺炎、尿路感染或腹腔感染等其他引起菌血症的感染病灶，按照"一元论"解释，肺炎克雷伯菌菌血症需考虑颈淋巴结感染来源的可能。但肺炎克雷伯菌多累及肺、肝等器官，单独淋巴结感染相对较少。可行病灶淋巴结活检及病原体检测，以明确诊断。

· 进一步检查、诊治过程和治疗反应 ·

■ 诊治过程

1. 2020-12-10胸腹CT：两肺微小结节，右侧颈根部锁骨区稍大淋巴结；肝硬化，门静脉高压，脂肪肝，胆囊结石，胰头小囊性灶。

2. 2020-12-10头颈部软组织肿块MRI平扫+增强：右侧淋巴结肿大累及邻近胸锁乳突肌（图97-3）。

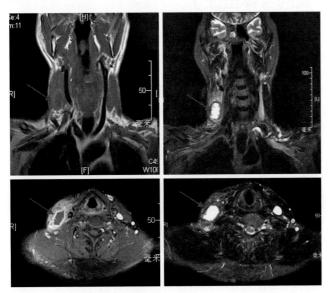

图97-3　颈部软组织MRI增强（2020-12-10）：右侧颈部中下部皮下见椭圆形异常信号影，T_1WI中央稍低信号、边缘略高信号，T_2WI中央明显高信号，增强后边缘强化；考虑右侧颈部淋巴结肿大累及邻近胸锁乳突肌

3. 2020-12-10考虑肺炎克雷伯菌感染，予哌拉西林/他唑巴坦（4.5 g，静脉滴注，q8 h）抗感染；强化控制血糖。

4. 2020-12-11 B超引导下行淋巴结活检，淋巴结组织行细菌、真菌、分枝杆菌涂片+培养、病理及mNGS检测。

5. 2020-12-12淋巴结初步病理：胶原纤维组织增生，其间散在成熟淋巴细胞、浆细胞及中性粒细胞浸润，组织细胞反应，现有病理学形态倾向炎症性病变。2020-12-14淋巴结病理正式报告：考虑炎症性病变。

6. 2020-12-13颈淋巴结组织（2020-12-11采样）培养：肺炎克雷伯菌。次日药敏试验回报：除氨苄西林外，对其余受试抗菌药物均敏感。

7. 2020-12-15 mNGS：检出肺炎克雷伯菌（核酸序列数12 830）。

8. 2020-12-18患者体温正常，自觉颈部肿块较前缩小。复查炎症标志物：ESR 18 mm/h，CRP 6.1 mg/L，PCT 0.06 ng/mL。

9. 2020-12-18予出院，调整抗感染方案为头孢克肟（100 mg，口服，tid）+左氧氟沙星（0.5 g，口服，qd），辅以降糖、抗乙型肝炎病毒等治疗。

■ 出院后随访

2020-12-31电话随访：患者无发热，自觉肿块进一步缩小，未复查炎症标志物、B超等，门诊随访。

· 最后诊断与诊断依据 ·

■ 最后诊断

1. 颈淋巴结感染：肺炎克雷伯菌引起，伴菌血症。

2. 2型糖尿病。

3. 慢性乙型病毒性肝炎，肝硬化。

4. 脾切除状态。

■ 诊断依据

患者为中年男性，主要表现为单侧颈淋巴结肿大伴发热，CRP、PCT明显升高，血培养为肺炎克雷伯菌，不伴肺部感染、腹腔感染或尿路感染。外院予亚胺培南/西司他丁治疗后体温下降，症状改善，但淋巴结未缩小。本次入院后，淋巴结活检病理为炎症性病变，未见肿瘤证据；组织培养为肺炎克雷伯菌；淋巴结组织mNGS检出大量肺炎克雷伯菌核酸序列，未发现其他病原体。予哌拉西林/他唑巴坦抗感染，后降为口服头孢克肟+左氧氟沙星门诊抗感染治疗，患者未再出现发热，炎症标志物基本正常，颈部疼痛消失，肿块持续缩小，故肺炎克雷伯菌引起的颈淋巴结感染诊断明确。本例病程迁延的原因，考虑与患者有糖尿病、肝硬化、脾切除等多种疾病，导致其免疫功能状态较差有关。

· 经验与体会 ·

1. 引起发热伴淋巴结肿大的疾病众多，可遵循国际上通用的"CHICAGO"原则进行鉴别诊断，即肿瘤（cancers，C）、变态反应性疾病（hypersensitivity syndromes，H）、感染（infections，I）、结缔组织病（connective tissue disorders，C）、非典型淋巴组织增生性疾病（atypical lymphoproliferative disorders，A）、肉芽肿性疾病（granulomatous，G）、其他（others，O）。而不同诊断之间往往"异病同症"，确诊需要直捣病灶核心，在最明确的部位进行组织病理学和病原学检测。本例尽管外院血培养已检出肺炎克雷伯菌（Klebsiella pneumoniae，KP），但治疗效果欠佳。考虑到KP引起单个淋巴结病灶甚为少见，于是临床行淋巴结组织穿刺，进一步完善证据链并明确诊断。

2. 糖尿病是KP的易感因素之一。该患者有糖尿病史，HbA₁C 8.1%，血糖控制并不理想。我国台湾的一项研究显示，颈深部软组织感染的病原体分布中，糖尿病患者以KP最为常见，而非糖尿病患者则是链球菌为主。另一方面，患者有脾切除术史，脾切除可导致吞噬细胞和免疫球蛋白减少，降低机体对含多糖荚膜结构的病原体［包括细菌（肺炎链球菌、脑膜炎奈瑟菌、流感嗜血杆菌等）、原虫（疟原虫、巴贝虫等）］的免疫，从而造成血流感染等多种感染，严重者可引起脾切除后凶险感染（overwhelming post-splenectomy infection，OPSI）。而在亚洲，KP也是引起脾切除后菌血症的重要原因。这可能都是患者KP播散感染的基础。

3. 治疗方面，因社区获得性KP除了对氨苄西林天然耐药外，一般对头孢菌素、酶抑制剂复合剂、氨基糖苷类、氟喹诺酮类、碳青霉烯类等均敏感。选用药物时应同时兼顾药物代谢动力学（pharmacokinetics，PK）/药物效应动力学（pharmacodynamics，PD），选择组织穿透性强的药物。本例中，住院期间选用哌拉西林/他唑巴坦，既覆盖KP，又兼顾头颈部软组织感染常见的链球菌及厌氧菌；在病原学明确后，出院时调整为口服头孢克肟+左氧氟沙星，保证了使用便捷性及组织渗透性。

4. 对于脓肿性病灶，外科引流是必要的。该患者入院后曾尝试B超下置管引流，因颈部病灶B超下呈混合回声，无法置管引流，予穿刺活检。目前对于该类患者，抗感染疗程并没有统一的意见，建议密切随访炎症标志物及颈部影像学，以评估疗效并决定治疗疗程。值得注意的是，头颈部的KP感染可能有"复发"或"再燃"的倾向，即在本次感染治愈后一段时间，再次出现相同部位或远处的感染灶。但是，这属于同一次感染的延续抑或另一次新的感染，还不清楚。这提示临床，在治疗时应充分评估潜在的其余感染灶，并对患者进行后续的严密随访。

参考文献

［1］ Chang CM, Lu FH, Guo HR, et al. Klebsiella pneumoniae fascial space infections of the head and neck in Taiwan region: emphasis ondiabetic patients and repetitive infections[J]. J Infect, 2005, 50(1): 34-40.
［2］ Sun B, Singhal S, Winslow DL, et al. Suppurative lymphadenitis caused byhypermucoid-variant Klebsiella in a Polynesian woman: a case report[J]. Diagn Microbiol Infect Dis, 2020, 98(4): 115-166.
［3］ Tahir F, Ahmed J, Malik F, et al. Post-splenectomy sepsis: a review of the literature[J]. Cureus, 2020, 12(2): e6898.

病例 98 腰、背、关节痛到无法站立，我的身体里住了一个"吸血鬼"

作者·王青青 金文婷 马玉燕
审阅·胡必杰 潘珏 周春妹

· 病史简介 ·

男性，80岁，江苏人，2021-02-03收入复旦大学附属中山医院感染病科。

■ 主诉

腰、腿、右肩疼痛3周，气促1周，发热4天。

■ 现病史

1. 2021-01上旬患者无明显诱因出现腰痛，活动时加重。当地诊所考虑腰部损伤，予局部按摩，居家休息，症状无好转。患者逐渐出现右上臂、右肩关节及右下肢疼痛，难以站立、行走，右上肢活动明显受限，被迫卧床。

2. 2021-01-27患者腰、腿疼痛逐渐加重，并出现气急，偶有咳嗽，咳白黏痰，无发热、咯血、胸痛。2021-01-28就诊于当地中医院，查Hb 107 g/L，WBC 18.09×10⁹/L，N% 88.3%；hsCRP 229.96 mg/L，ESR 137 mm/h，PCT 0.784 ng/mL；胸腰椎MRI平扫：L₄～L₅椎间盘条状长T₂信号，L₄椎体后缘、L₅～S₁椎体平面椎管右后部囊性病灶，考虑感染性病变，合并脓肿？腰大肌内侧及右侧髂肌内侧囊性灶，脓肿？L₃～L₄、L₄～L₅、L₅～S₁椎间盘膨出。胸部CT：两侧胸腔积液，左侧包裹性积液。予抗感染治疗（具体不详）后疼痛无好转。

3. 2021-01-31患者出现发热，T_max 38.6℃，转至当地上级医院。查Hb 83 g/L，WBC 16.3×10⁹/L，N% 91.5%；hsCRP 263 mg/L，PCT 1.101 ng/mL；Alb 21 g/L。2021-02-01腹盆MRI增强（图98-1）：右侧腰椎旁、腰大肌、髂肌、髂腰肌、臀小肌、梨状肌、耻骨肌、闭口内肌、闭口外肌等处多发感染灶。予比阿培南（0.6 g，静脉滴注，q12 h）+莫西沙星（0.4 g，静脉滴注，qd）+氟康唑（0.2 g，静脉滴注，qd）抗感染，并予吸氧、营养支持等治疗，腰痛未见好转，体温高峰无下降。为

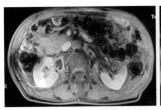 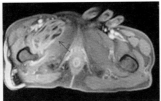

图98-1 2021-02-01腹盆MRI增强：右侧腰椎旁、腰大肌、髂肌、髂腰肌、臀小肌、梨状肌、耻骨肌、闭口内肌、闭口外肌等处多发感染灶

进一步诊治，收入复旦大学附属中山医院感染病科。

4. 追问病史，患者6个月前右手示指被淡水中的竹屑刺伤后局部出现肿胀，持续2周，口服抗菌药物（具体不详）后好转。

▉ 既往史及个人史

否认高血压、糖尿病、心脏病等。

· 入院检查 ·

▉ 体格检查

1. T 38.5℃，P 110次/分，R 20次/分，BP 144/82 mmHg。

2. 神志清，精神萎，轮椅推入病房。双下肺呼吸音低，未闻及明显啰音；心律齐，各瓣膜区未及杂音；腹部平软，无压痛，肝脾肋下未触及。右髋关节被迫屈曲，无法伸直，右腹股沟、右臀部及骶尾部有压痛，右侧上臂上举及外展受限；局部未见肿块，无明显发红，无皮温升高。

▉ 实验室检查

1. 血常规：WBC 10.87×10^9/L，N% 89.8%，Hb 71 g/L，PLT 114×10^9/L。

2. 炎症标志物：hsCRP 166.1 mg/L，ESR 32 mm/h，PCT 0.49 ng/mL。

3. 血气分析（鼻导管吸氧2 L/min）：pH 7.43，PaO_2 77 mmHg，$PaCO_2$ 47 mmHg。

4. 生化：ALT/AST 40/60 U/L，Alb 19 g/L，Cr 76 μmol/L，UA 223 μmol/L，Na^+ 152 mmol/L，K^+ 3.1 mmol/L，Cl^- 119 mmol/L。

5. D-二聚体4.34 mg/L。

6. 心脏标志物：NT-proBNP 1 546.0 pg/mL，c-TnT 0.031 ng/mL，CK 22 U/L，CK-MM 15 U/L。

7. 尿常规：尿隐血阳性，尿RBC 24/μL；粪隐血阴性。

8. 病毒检测：CMV-IgG > 500 U/mL，CMV-IgM阴性，CMV-DNA 6.03×10^2/mL；EBV-DNA阴性。

9. T-SPOT.TB A/B 4/5。

10. 甲状腺功能：FT_3 2.5 pmol/L，FT_4 12.2 pmol/L，TSH 5.62 IU/mL。

11. HbA_1C 6.3%。

12. 贫血相关指标：铁蛋白1 894 ng/mL，血清铁1.8 μmol/L，总铁结合力16 μmol/L，不饱和铁结合力14 μmol/L，维生素B_{12} 1 377 pg/mL，叶酸13.2 ng/mL，EPO 30.2 mIU/mL。

13. 细胞免疫：CD4 251/μL，CD8 70/μL，CD4/CD8 3.6。

14. 肿瘤标志物：均阴性。

15. 自身抗体：ANA浆颗粒1：320，ENA阴性。

▉ 辅助检查

1. 心电图：正常。

2. 超声心动图：极少量心包积液。

· 临床分析 ·

▉ 病史特点

患者为老年男性，腰痛3周余，发热4天入院。急性起病，疾病进展迅速，结合外院腹盆MRI结果，考虑腰椎及盆腔肌群病变伴脓肿形成，抗感染效果不佳。

▉ 诊断分析

1. 感染性疾病。

· 金黄色葡萄球菌感染：常经破损皮肤而感染金黄色葡萄球菌，引起全身毒性症状，如高热、乏力等，严重者可出现全身播散病灶，多伴有病灶化脓。β-内酰胺类、碳青霉烯类对大多数金黄色葡萄球菌感染有效，但对于耐甲氧西林金黄色葡萄球菌（methicillin-resistant *Staphylococus aureus*，MRSA）无效。该例患者疾病进展迅速，伴发热，有脓肿形成，需警惕金黄色葡萄球菌（尤其MRSA）感染，可进一步行血、组织或脓液细菌培养协助诊断。

· 布鲁菌病：患者务农，出现腰痛、多关节疼痛伴发热，需警惕布鲁菌感染。该病多由接触病畜（如羊、牛）或其排泄物而传播，人感染后可出现发热、多关节痛、睾丸炎、头痛等症状，少见脓肿形成，该病原体对四环素类、喹诺酮类敏感，但需足量、联合、足疗程用药。本例患者曾使用莫西沙星治疗，但疗程较短，故尚不能排除本病，可进一步查布鲁菌抗体及核酸协助诊断。

· 非结核分枝杆菌或诺卡菌感染：该患者既往被池塘中的竹子刺破皮肤，且肿胀持续半个月，需警惕水源性感染的相关病原体，如非结核分枝杆菌或诺卡菌等。此类感染多慢性病程，全身症状可不明显，可伴脓肿形成。但该例患者起病急，且当时刺破伤口无明显流脓，目前已愈合，诊断依据不足，可进一步行血、脓液微生物检测协助诊断。

2. 非感染性疾病。

· 恶性肿瘤：该例患者为老年男性，无诱因出现腰部、盆腔软组织病变，需警惕恶性实体肿瘤或淋巴瘤，需进一步行组织活检病理协助诊断。

· 进一步检查、诊治过程和治疗反应 ·

▉ 诊疗过程

1. 2021-02-03入院体温38.5℃，予退热对症处理，暂停抗菌药物。完善病原学检查：行血培养、血mNGS，并查血布鲁菌抗体及核酸（2021-02-07报告阴性）。予补充白蛋白（20 g，静脉滴注，qd）、加强肠内营养、补液、纠正电解质紊乱及补铁促红细胞生成以纠正贫血等对症治疗。

2. 2021-02-04考虑全身多处疼痛伴发热，病灶广泛且病情复杂，行PET/CT：考虑为炎性病变累及全身多处关节、多处肌肉和软组织、多处（双侧锁骨区、双侧膈脚后、腹膜后）淋巴结及双侧胸膜可能（图98-2）。头颅MRI增强：腔隙性缺血梗死灶，老年脑。

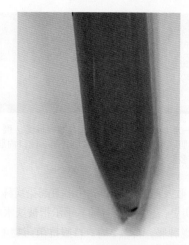

图98-3 2021-02-05于腹股沟引流出黄色脓液

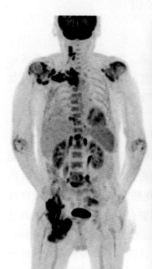
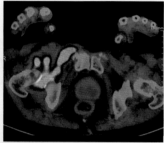
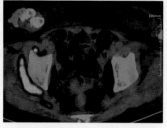

图98-2 2021-02-04 PET/CT：考虑为炎性病变累及全身多处关节、多处肌肉和软组织、多处（双侧锁骨区、双侧膈脚后、腹膜后）淋巴结及双侧胸膜可能

3. 2021-02-04血培养：1瓶21 h报阳，涂片为革兰阳性球菌。予厄他培南（1 g，静脉滴注，qd）+万古霉素（100万U，静脉滴注，q12 h）抗感染。

4. 2021-02-05患者体温、疼痛无好转，考虑半年前有被淡水中的竹子刺伤史，需警惕合并非结核分枝杆菌、诺卡菌等低毒力致病菌感染的可能；因病情严重，予调整为阿奇霉素（0.5 g，静脉滴注，qd）+美罗培南（2 g，静脉滴注，q8 h）+利奈唑胺（0.6 g，静脉滴注，q12 h）+莫西沙星（0.4 g，静脉滴注，qd）抗感染。

5. 2021-02-05介入B超下行右侧腹股沟区脓肿置管引流，引流出黄色脓液（图98-3）。行脓液常规检查示WBC 80/HP；完善脓液细菌+真菌涂片及培养（培养时间延长至2周）、涂片找抗酸杆菌、分枝杆菌培养及mNGS检测。

6. 2021-02-06患者仍有发热，体温高峰稍有下降。血培养（2021-02-03留取）菌种鉴定为甲氧西林敏感金黄色葡萄球菌（methicillin sensitive *Staphylococcus aureus*，MSSA）（图98-4）。血mNGS（2021-02-03留取）：检出金黄色葡萄球菌（核酸序列数323）、EBV（核酸序列数13）。

7. 2021-02-06患者反复出现高钠，监测血钠152～

申请时间	2021-02-03 15：00	采样时间	2021-02-03 16：00
应上海市耐药监测要求，加做磷霉素，仅用于流行病学调查。			

细菌名称		结果/浓度	菌落计数
金黄色葡萄球菌		阳性	
药敏名称	直径	结果	MIC/RAD
头孢西丁筛选			阴性
青霉素		R 耐药	≥0.5
苯唑西林		S 敏感	0.5
头孢洛林		S 敏感	0.25
庆大霉素		S 敏感	≤0.5
左氧氟沙星		S 敏感	≤0.12
莫西沙星		S 敏感	≤0.25
诱导型克林霉素耐药			阴性
红霉素		R 耐药	≥8
克林霉素		S 敏感	0.25
利奈唑胺		S 敏感	2
达托霉素		S 敏感	0.5
替考拉宁		S 敏感	≤0.5
万古霉素		S 敏感	1
替加环素		S 敏感	≤0.12
利福平		S 敏感	≤0.5
甲氧苄啶/磺胺异噁唑		S 敏感	≤0.5
米诺坏素	30	S 敏感	
磷霉素	42		

报告时间	2021-02-06 08：57	检验接收时间	2021-02-03 17：20

图98-4 2021-02-06血培养菌种鉴定（MSSA）及药敏结果

155 mol/L；24 h尿钠89 mmol，偏低；24 h尿蛋白定量0.22～0.3 g；肾、输尿管B超未见明显异常。肾内科会诊考虑容量不足，建议补液、多饮白开水，限制钠盐摄入，加强营养。

8. 2021-02-07脓液细菌培养回报：MSSA（1+）。脓液mNGS：检出金黄色葡萄球菌（核酸序列数33 045）。

9. 2021-02-07患者夜间精神兴奋，无法入睡，考虑莫西沙星引起，予停用。根据药敏，调整为头孢唑林（2 g，静脉滴注，q8 h）+多西环素（0.1 g，口服，q12 h）抗MSSA；患者恶心、纳差明显，予对症治疗。D-二聚体进行性升高（4.34 mg/L升至9.56 mg/L），下肢静脉B超示血流通畅，肺动脉CTA阴性，予低分子肝素预防性抗凝。双侧胸腔积液考虑为低白蛋白引起，因患者体位受限（无法屈髋保持坐位），无法行胸腔积液穿刺引流，予补充白蛋白、利尿等治疗。

10. 2021-02-08患者仍高热，T_{max} 39.3℃，腹股沟引流管引流量30 mL。予调整为哌拉西林/他唑巴坦（4.5 g，静脉滴注，q8 h）+利奈唑胺（0.6 g，静脉滴注，q12 h）+多西环素（0.1 g，口服，q12 h）抗感染。自觉肩关节及髋关节疼痛稍好转，之后体温高峰较前下降，但患者仍精神萎，有恶心、纳差。

11. 2021-02-15患者T 37.8℃。复查WBC 7.75×10⁹/L，N% 77.0%；hsCRP 119.7 mg/L，ESR 30 mm/h，Na⁺ 144 mmol/L，恢复正常。患者恶心、纳差明显，伴呕吐胃内容物1次，停多西环素；发病以来血红蛋白进行性下降，予停利奈唑胺及低分子肝素，并加用克林霉素（0.6 g，口服，q8 h）。

12. 2021-02-18仍有低热。复查胸部CT：两肺炎症，两肺部分实变不张，两侧胸腔积液（部分包裹）（图98-5）。臀部软组织MRI增强：盆腔多处肌肉为主的炎性病变或脓肿，伴右侧髋关节化脓性关节炎及治疗后改变（图98-6）。超声引导下行右侧腰大肌脓肿置管引流，见少量黄色脓液。2021-02-22脓液细菌培养（2021-02-18送检）：MSSA（1+）。

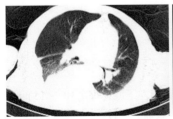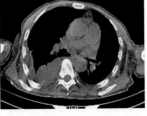

图98-5　2021-02-18胸部CT：两肺炎症，两肺部分实变不张，两侧胸腔积液（部分包裹），右下肺局部支气管扩张；双侧胸膜增厚

13. 2021-02-19患者仍恶心、纳差，予停克林霉素。监测T_{max}再次升至39.2℃，继续哌拉西拉/他唑巴坦抗感染；根据药敏结果，加用米诺环素（0.1 g，口服，q12 h）、磷霉素（4 g，静脉滴注，q8 h），后因血钠明显升高，停用磷霉素。患者右侧髋关节化脓性炎症，骨科会诊考虑目前严重贫

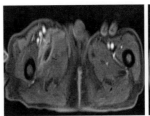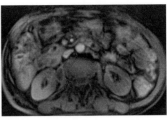

图98-6　2021-02-18臀部软组织MRI增强：盆腔多处肌肉及右侧髋关节炎性病变或脓肿，腹股沟脓肿较2021-02-01缩小，腰大肌脓肿较前相仿

血、消瘦，且高龄，无手术条件，建议继续抗感染。

14. 2021-02-20考虑全身多处软组织及关节MSSA感染伴菌血症诊断明确，但多种敏感药物使用效果不佳或不良反应大，与家属反复沟通病情后，同意试用达托霉素（0.5 g，静脉滴注，qd），继续米诺环素抗MSSA。予输注少浆血1U。

15. 2021-02-24抗感染（达托霉素+米诺环素）治疗已5天。监测体温正常，Hb逐渐上升（74 g/L），炎症指标下降（WBC 7.89×10⁹/L，N% 68.2%，CRP 50.8 mg/L，ESR 62 mm/h）；脓腔引流管无液体流出，超声下未见脓液，予拔出。患者精神好转，髋关节及肩关节疼痛明显好转，活动范围扩大。

16. 2021-03-02患者体温正常，精神佳。查体右髋关节伸展度可，可下地行走；右上臂可上举至头顶，复查臀部软组织MRI增强示较前相仿。

17. 图98-7为治疗过程中患者炎症标志物变化情况。

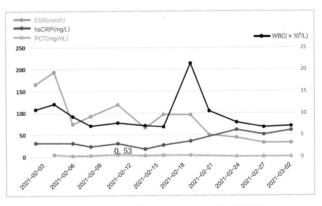

图98-7　治疗过程中患者炎症标志物变化情况

18. 2021-03-03出院，建议转至当地医院，继续上述方案［苯唑西林（2 g，静脉滴注，q6 h）+米诺环素（0.1 g，口服，q12 h）］抗感染治疗。

最后诊断与诊断依据

■ 最后诊断

1. MSSA致多发性关节（肩关节、肘关节、胸锁关节）和全身广泛肌群感染伴脓肿形成和菌血症。

2. 重度低白蛋白血症。

■ 诊断依据

患者为老年患者，亚急性病程，表现为腰背疼痛、发热，疾病进展较快；炎症标志物明显升高，影像学示多发肌肉、关节炎症伴脓肿形成，血培养、脓液培养及mNGS均提示金黄色葡萄球菌，药敏为MSSA；脓液引流及抗MSSA治疗后体温正常，疼痛好转，一般情况改善，故该诊断明确。

经验与体会

1. 该病例的诊断为金黄色葡萄球菌所致多处骨骼肌及关节感染伴菌血症，但尚未找到明确的感染来源。金黄色葡萄球菌引起的软组织和肌肉感染是一类较难治愈的疾病，不仅给患者带来巨大的经济负担，也存在复发及肢体残疾的风险。原发性肌脓肿或肌炎可能与肌肉损伤背景下出现短暂菌血症有关，大多为单一肌肉病变，但也有16.6%患者存在多肌肉受累。较常见的感染部位为股四头肌、髂腰肌和腰大肌。而早期穿刺引流是治疗肌脓肿或肌炎的关键，有文献报道，在较小（直径＜3.0 cm）的脓肿中，脓液引流的疗效与单药抗菌疗效相当。一般抗感染治疗需要2～3周。当累及关节时，疗程延长至6周。该例患者存在右侧髋关节受累，故疗程需延长。

2. 肌脓肿的首选影像学检查是MRI，超声或CT也可帮助诊断。而在诊断评估骨、软组织感染病灶的范围方面，PET/CT具有更大的优势，其敏感性达95%，特异性75%～99%。该例患者入院时诉多处关节、肌肉疼痛，伴发热，此时行PET/CT可帮助迅速评估病情，寻找隐匿病灶，将该检查的价值发挥至最大。

3. 根据血及脓液培养及药敏结果，可确定该例患者感染的是甲氧西林敏感金黄色葡萄球菌（MSSA），一般情况下仅需要使用窄谱抗菌药物抗感染。但该例患者高龄，一般状况差，加之入院时考虑合并非结核分枝杆菌感染不除外，故病初予美罗培南、利奈唑胺等抗菌药物加强抗感染治疗，同时积极进行脓肿穿刺引流；但感染控制效果仍不佳，最终升级为达托霉素治疗后体温才被控制。出现该情况的主要原因可能包括：① 该患者高龄，体弱、消瘦，药物不良反应较大，且贫血严重，利奈唑胺无法耐受；② 该患者的感染部位广泛且均在较深的关节、肌肉组织，但具有较好的软组织渗透能力的药物并不多，如利奈唑胺、达托霉素等。本例中，MSSA对磺胺类敏感，但患者年龄大，且口服抗菌药物后胃肠道反应较大，考虑到磺胺类的肾毒性及可引起胃肠道反应的特点故未予使用。而达托霉素属于环脂肽类抗菌药物，通过破坏细菌细胞膜起到杀菌作用，主要用于MRSA引起的血流感染、皮肤和软组织感染等，但金黄色葡萄球菌引起的肺部感染除外；可作为万古霉素的替代药物，尤其是在万古霉素使用无效或出现肾毒性时。

4. 值得注意的是，该例患者入院时白蛋白仅有19 g/L（正常值35～45 g/L），且有效血容量不足、处于高钠状态，经过积极支持治疗后低白蛋白血症及高钠状态逐渐被纠正，机体免疫功能也得到恢复。因此，对于重症感染患者而言，加强营养、补液及平衡电解质是有效抗感染的基石，也是感染病科医生的必备技能。

参考文献

［1］ Idelevich EA, Kreis C, Löffler B, et al. Staphylococcus aureus-associated musculoskeletal infections[J]. Curr Top Microbiol Immunol, 2017, 409: 229–261.

［2］ John J Jr. The treatment of resistant staphylococcal infections[J]. F1000Res, 2020, 9: F1000.

［3］ Wischmeyer PE. Nutrition therapy in sepsis[J]. Crit Care Clin, 2018, 34(1): 107–125.

病例99 正骨推拿竟敲出巨大"血肿"，辗转1年终揭开惊人谜底

作者·蔡思诗 金文婷 马玉燕 鲍容
审阅·胡必杰 潘珏

病史简介

女性，36岁，上海人，2021-02-18收入复旦大学附属中山医院感染病科。

■ 主诉

腰痛2年，左臀部及大腿肿胀9个月。

■ 现病史

1. 2019年初患者开始出现腰酸、腰痛，弯腰时加重。就诊于上海某中医院，考虑腰肌劳损，未进一步诊治。2020-04因腰部酸痛症状反复，于上海某私人诊所"正骨推拿"，推拿方式为使用铁锤敲击腰部及左下肢，每次10～15 min，每周2次，正骨推拿后腰酸、腰痛无好转。

2. 2020-05起患者出现左侧臀部肿胀，表面皮肤无发红、发热，触之稍痛，行走稍受限。2020-07-21于上海某三甲医院查髋关节MRI：左髋关节周围大片血肿，行物理康复及电刺激治疗。2020-09-03下肢B超：左臀部肌层囊实性占位，考虑血肿可能。2020-10-31左下肢软组织MRI平扫（图99-1）：左下肢、臀部、腹股沟区、左侧盆壁处血肿。

3. 2021-01患者自觉左侧臀部肿胀好转，但左侧大腿皮下至左腹股沟出现肿胀，表面加压后肿胀好转。2021-01-

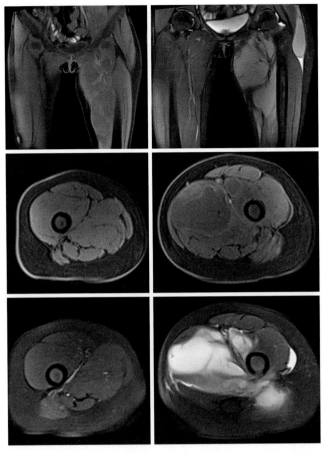

图99-1 2020-10-31左下肢软组织MRI平扫（T_2）：左下肢、臀部、腹股沟区、左侧盆壁处血肿

25 B超：左侧大腿皮下囊性占位，考虑血肿伴局部少量机化可能。2021-01-30左下肢软组织MRI平扫（图99-2）：左下肢、臀部、腹股沟区、左侧盆壁处不规则囊样灶，较前（2020-10-31）形态、范围相仿，皮下软组织稍肿胀。2021-02-03下肢动脉CTA（图99-3）：左下肢动脉CTA未见异常；L_3～L_4椎体病变，左下肢、臀部、腹股沟区、左侧髂腰肌、双侧腰大肌较大范围囊样灶，结核伴冷脓肿待排除。

4. 2021-02-18为明确诊断和进一步治疗，收入复旦大学附属中山医院感染病科。病程中，患者无明显发热、盗汗、体重减轻；起病来，精神可，胃纳、睡眠可，大小便无殊。

■ 既往史及个人史

否认高血压、糖尿病、冠状动脉粥样硬化性心脏病。否认结核及接触史。

入院检查

■ 体格检查

1. T 36.8℃，P 80次/分，R 14次/分，BP 117/80 mmHg。

2. 神志清，精神尚可，皮肤、巩膜无黄染，全身浅表淋巴结无肿大。双肺叩诊清音，听诊呼吸音清。心率80次/分，律齐。腹部平软，肝、脾肋下未触及，肝、肾区无叩击痛。左侧大腿明显较右侧肿胀，皮温正常，皮肤表面无发

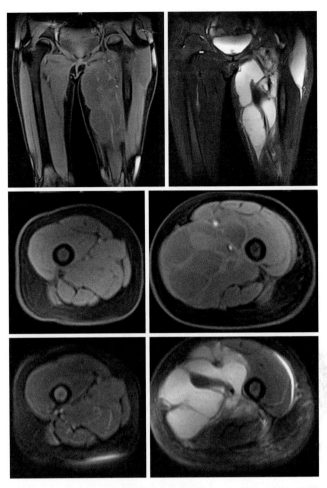

图99-2 2021-01-30左下肢软组织MRI平扫：左下肢、臀部、腹股沟区、左侧盆壁处不规则囊样灶，较前（2020-10-31）形态、范围相仿，皮下软组织稍肿胀

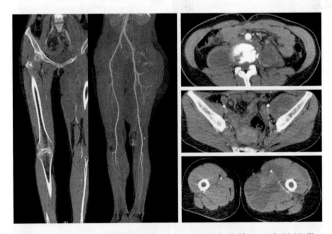

图99-3 2021-02-03下肢动脉CTA：左下肢动脉CTA未见异常；L_3～L_4椎体病变，左下肢、臀部、腹股沟区、左侧髂腰肌、双侧腰大肌较大范围囊样灶，结核伴冷脓肿待排除

红、破溃，有轻度触痛（图99-4）。

■ 实验室检查

1. 血常规：WBC $12.55×10^9$/L，N% 77.3%，Hb 84 g/L，PLT $527×10^9$/L。

2. 炎症标志物：hsCRP 33.6 mg/L，ESR 86 mm/h，PCT

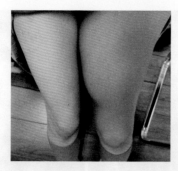

图 99-4 入院时患者左侧大腿明显肿胀

0.15 ng/mL。

3. 生化：ALT/AST 12/12 U/L，Cr 35 μmol/L。

4. D-二聚体 0.52 mg/L。

5. 细胞免疫：淋巴细胞 1 813/μL，CD4 785/μL。

6. T-SPOT.TB A/B 24/37（阴性/阳性对照 0/275），血隐球菌荚膜抗原、CMV-DNA、EBV-DNA 阴性。

7. 免疫球蛋白、肿瘤标志物、自身抗体、甲状腺功能正常。

辅助检查

1. 2021-02-19 心电图：窦性心动过速。

2. 2021-02-19 超声心动图：未见异常。

3. 2021-02-19 胸部 CT：两肺少许陈旧灶，肺门及纵隔小淋巴结伴钙化。

4. 2021-02-19 腹盆 CT 增强（图 99-5）：$L_3 \sim L_4$ 椎体病变，左腹股沟区、左侧髂腰肌、双侧腰大肌较大范围囊样灶，结核伴冷脓肿可能；盆腔少量积液，右侧肾上腺钙化灶。

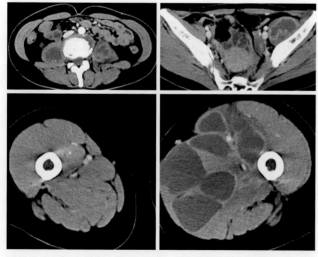

图 99-5 2021-02-19 腹盆增强 CT：$L_3 \sim L_4$ 椎体病变，左腹股沟区、左侧髂腰肌、双侧腰大肌较大范围囊样灶，结核伴冷脓肿可能

· 临床分析 ·

病史特点

患者为青年女性，慢性病程，病初表现为腰酸、腰痛，

经"正骨推拿"后腰痛无好转，且出现左下肢进行性肿胀。多次 B 超、MRI 均提示左下肢血肿，经物理康复、电刺激治疗无好转。后至复旦大学附属中山医院门诊，查下肢动脉 CTA 提示腰椎、左大腿、臀部、腹股沟区、左侧髂腰肌、双侧腰大肌结核伴冷脓肿待排除。入院后查血示 hsCRP、ESR 升高，T-SPOT.TB 阳性。综合目前资料，诊断和鉴别诊断考虑如下。

诊断分析

1. 腰椎、髂腰肌、腰大肌、臀部、左下肢结核：患者慢性病程，主要表现为腰酸、腰痛伴下肢肿胀，查 ESR、hsCRP 升高，T-SPOT.TB 阳性，下肢动脉 CTA 可见 $L_3 \sim L_4$ 椎体骨质破坏伴椎旁多发脓肿，需首先考虑腰椎及软组织结核感染。应穿刺引流脓液或行腰椎活检，送微生物学培养、mNGS 检测及病理学检查，以明确诊断。

2. 左大腿血肿伴感染：患者有明确的诊所"正骨推拿"病史，据患者回忆，推拿时铁锤敲击力度较大，故不能除外患者左下肢及腰背部的病损为物理外伤后出现的血肿，并在血肿基础上伴发感染。因病程长、病情进展较慢，应考虑一些慢性低毒力病原体（如诺卡菌、放线菌、非结核分枝杆菌等）感染。但患者左下肢 CTA 影像上所见的腰椎椎体骨质破坏似乎难以通过外伤后血肿伴感染来解释。故需进一步检查以明确诊断。

3. 肿瘤性疾病：患者表现为慢性腰痛、下肢肿胀，下肢动脉 CTA 可见腰椎椎体骨质破坏，不能除外腰椎肿瘤性病变，下肢肿胀也不除外皮肤、软组织淋巴瘤、肉瘤等肿瘤性疾病。需完善穿刺引流或活检明确诊断，必要时可行 PET/CT。

—— 进一步检查、诊治过程和治疗反应 ——

诊治过程

1. 2021-02-18 骨科会诊：建议完善腰椎 MRI，患肢制动。

2. 2021-02-19 B 超引导下左大腿脓肿穿刺引流（图 99-6），引出黄色黏稠脓液。因脓液极稠厚、引流不畅，2021-

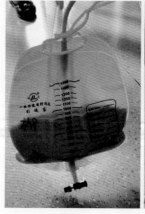
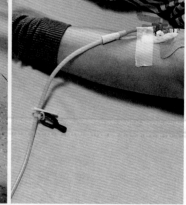

图 99-6 2021-02-19 左大腿脓肿穿刺引流出脓液

02-22再次于介入B超室更换为12F猪尾巴引流管，当日引流出1 100 mL黄色浓稠脓液。脓液细菌、真菌涂片及培养阴性，涂片找抗酸杆菌阴性；脓液常规示WBC 200/HP。

3. 2021-02-19起予异烟肼（0.3 g，口服，qd）+利福喷丁（0.6 g，空腹口服，biw）+左氧氟沙星（0.6 g，静脉滴注，qd）+阿米卡星（0.6 g，静脉滴注，qd）抗结核。

4. 2021-02-20腰椎MRI平扫（图99-7）：L$_3$～L$_4$椎体结核伴两侧腰大肌及左侧髂腰肌冷脓肿机会大。

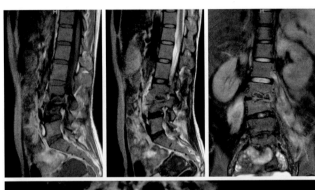

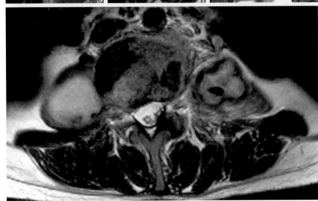

图99-7　2021-02-20腰椎MRI平扫：L$_3$～L$_4$椎体结核伴两侧腰大肌及左侧髂腰肌冷脓肿机会大

5. 2021-02-21左大腿脓液mNGS（2021-02-19留取）：检出结核分枝杆菌复合群核酸序列数1。

6. 2021-02-22骨科随访：考虑腰椎结核伴腰大肌脓肿形成，建议严格卧床制动。

7. 2021-02-22左大腿脓液再次送检mNGS（图99-8）：检出结核分枝杆菌复合群（核酸序列数5）。

8. 2021-02-22左大腿脓液送脱落细胞涂片：大量凝固性坏死，少量可疑类上皮细胞，肉芽肿性病变。

9. 2021-02-23 B超引导下右侧腰大肌脓肿穿刺置管引流，引出黄色脓液。2021-02-23和2021-02-24每日均引流300 mL脓液。

10. 2021-02-24介入B超引导下左臀部下内侧脓肿穿刺抽液，抽出30 mL棕色脓液，送细菌、真菌涂片及培养阴性，涂片找抗酸杆菌阴性。

11. 2021-02-25右侧腰大肌脓液mNGS（2021-02-23送检）：检出结核分枝杆菌复合群（核酸序列数1）。

12. 2021-02-25查阿米卡星血药浓度：谷浓度＜1.0 μg/mL，峰浓度28.3 μg/mL（参考值为阿米卡星峰浓度＞35 μg/mL）。予调整阿米卡星剂量（0.8 g，静脉滴注，qd），并加用乙胺丁醇（0.75 g，口服，qd）抗结核，辅以胸腺法新（1.6 mg，皮下注射，qd）增强免疫力。

13. 2021-03-01腰椎三维重建（图99-9）：腰椎结核脓

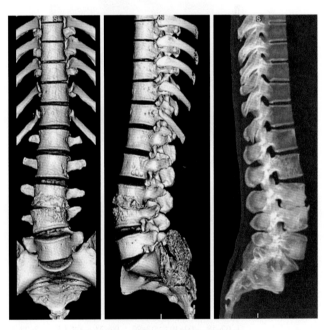

图99-9　2021-03-01腰椎三维重建

属			种			
属　名	属相对丰度(%)	属严格序列数	种　名	种相对丰度(%)	种序列数	种严格序列数
结核分枝杆菌复合群	2.02	5	牛分枝杆菌	0.39	1	0
			卡内蒂分枝杆菌	0.39	1	0
			山羊分枝杆菌	0.41	1	0
			B分枝杆菌	0.41	1	0
			鳍脚分枝杆菌	0.41	1	0

图99-8　2021-02-22左下肢脓液mNGS：检出结核分枝杆菌复合群（核酸序列数5）

肿穿刺抽液术后，右腰大肌病灶基本吸收，左腰大肌及左侧髂腰肌冷脓肿，较2021-02-19片稍减少；$L_3 \sim L_4$椎体骨质破坏伴死骨形成，$L_3 \sim L_4$椎间盘受侵。

14. 2021-03-02复查右侧腰大肌引流管尖端附近未见明显积液，予拔除引流管；左下肢引流管引流通畅，予继续留管。住院期间，左大腿共引流脓液近2 000 mL，右侧腰大肌共引流脓液近50 mL。

15. 2021-03-03左大腿肿胀较前明显好转（图99-10），脓液基本引流干净，体温正常，胃纳佳。随访WBC 9.74×10^9/L，N% 75.3%；炎症标志物较前下降，ESR 62 mm/h，hsCRP 7.1 mg/L。患者体温正常，调整抗结核方案为异烟肼（0.3 g，口服，qd）+利福喷丁（0.6 g，空腹口服，biw）+乙胺丁醇（0.75 g，口服，qd）+吡嗪酰胺（1 g，口服，qd）+左氧氟沙星（0.6 g，口服，qd）；予左下肢带管出院，门诊随访。

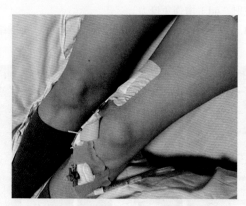

图99-10 出院前患者左下肢肿胀较前已明显好转

■ 出院后随访

1. 2021-03-10门诊复查，左大腿置管引流处可抽出的脓液量很少；B超见左大腿肌层水肿、增厚，内未见明显无回声区。予拔管。

2. 2021-03-11左大腿脓液分枝杆菌培养（2021-02-19送检）：结核分枝杆菌生长。

3. 2021-03-12左大腿脓液分枝杆菌培养（2021-02-22送检）：结核分枝杆菌生长。

4. 2021-03-15左臀下内侧脓液分枝杆菌培养（2021-02-24送检）：结核分枝杆菌生长。

5. 2021-03-24复查WBC 7.23×10^9/L，N% 70.2%，Hb 113 g/L；hsCRP 20.8 mg/L，ESR 43 mm/h；较前进一步好转。

6. 2021-03-29电话随访：患者体温正常，腰痛及左大腿肿胀较前好转；继续异烟肼（0.3 g，口服，qd）+利福喷丁（0.6 g，空腹口服，biw）+乙胺丁醇（0.75 g，口服，qd）+吡嗪酰胺（1 g，口服，qd）+左氧氟沙星（0.6 g，口服，qd）抗结核，门诊随访中。

7. 图99-11为治疗过程中患者体温变化及用药情况。

8. 图99-12为治疗过程中患者炎症标志物变化情况。

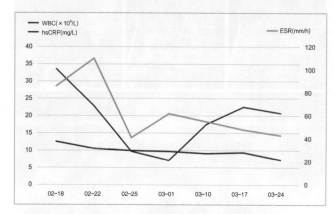

图99-12 患者炎症标志物变化情况

最后诊断与诊断依据

■ 最后诊断

腰椎及腰大肌结核伴流注脓肿。

■ 诊断依据

患者为青年女性，慢性病程，表现为腰痛及左大腿肿胀，ESR、hsCRP升高，T-SPOT.TB阳性，CT及MRI均提

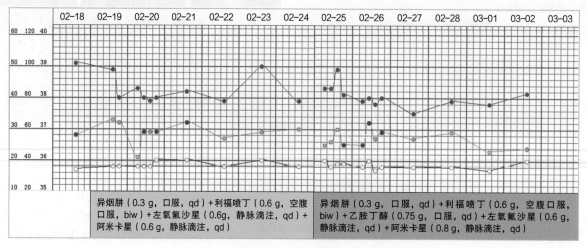

图99-11 治疗过程中患者体温变化及用药情况

示腰椎、髂腰肌、腰大肌、左下肢结核冷脓肿可能。行左下肢、左臀部、右腰大肌穿刺抽脓,脓液送病理脱落细胞涂片见大量凝固性坏死,少量可疑类上皮细胞,肉芽肿性病变;脓液mNGS均检出结核分枝杆菌复合群;多次脓液分枝杆菌培养均有结核分枝杆菌生长。经脓液引流和抗结核治疗后,患者腰痛及左大腿肿胀明显好转,炎症标志物逐步下降。故腰椎及腰大肌结核伴流注脓肿诊断明确。

经验与体会

1. 每年3月24日是"世界防治结核病日"。这是全球性活动,旨在提高公众对结核病的认识,为预防和治疗该疾病做出努力。2024年"世界防治结核病日"的主题是"你我共同努力,终结结核流行"。值得一提的是,肺外结核是结核病中不可忽略的部分。WHO数据显示,2018年中国上报至WHO的结核病例中,95%是肺结核,其中病原学确诊的仅37%,可见肺外结核的诊断率非常低。肺外结核因涉及多系统、多部位、多脏器,诊断较肺结核困难,容易漏诊、误诊,造成治疗上的延误。目前,结核病诊治均在定点医院,综合性医院临床医生对结核病的诊断能力明显滑坡,影像科医生鉴别结核特异性影像表现的能力有所下降,导致诊断延迟、总体诊断率低。

2. 脊柱结核是常见的肺外结核,约占全身骨、关节结核的50%～75%,常继发于肺结核或泌尿生殖系统结核导致的血行播散。脊柱结核早期病变多位于脊柱椎体,其中腰椎受累最为常见,其次是胸椎和颈椎,尾椎罕见。结核感染造成骨质、椎间盘破坏,如不能及时诊治,可逐步累及椎旁肌肉;组织坏死后可形成结核脓肿,脓肿因重力作用沿椎旁间隙蔓延,流注至其他部位。本例患者腰痛2年、臀部及左大腿肿胀近1年,一直被"正骨推拿"的病史误导,考虑为推

拿后血肿,未进一步检查;随后腰椎结核病灶逐步进展,脓肿蔓延,累及左侧髂腰肌、双侧腰大肌并向下流注至腹股沟区、臀部、左下肢,脓肿病灶范围之广、引流出的脓液量之多(共超过2 000 mL),着实惊人。可见临床医生需要对结核病有充分的认识和警惕,尽早进行结核相关的检查以确诊。

3. 由于脊柱结核大多起病隐匿,部分患者仅稍有腰酸、腰痛,不一定有发热、盗汗等全身中毒症状,临床表现轻微,往往容易被漏诊,故影像学检查对于脊柱结核的诊断具有非常重要的价值。本例患者CT准确显示了腰椎椎体的骨质破坏,评估了椎间盘破坏、椎间隙消失/狭窄的程度,而MRI则在显示椎间盘、椎旁软组织破坏情况上展现出了更多优势。本例患者由于左下肢肿胀明显,出于排除下肢血管栓塞的目的,进行了下肢动脉CTA检查。结果下肢动脉通畅、无异常,却意外发现了椎体破坏、椎旁蔓延至下肢的广泛脓肿病灶,提示了临床结核脓肿的诊断。

4. 诊断为脊柱结核后的首要治疗是抗结核用药,如有脓肿形成,应及时引流脓液。对于骨质破坏严重、脓肿灶范围广泛,或者已出现脊柱畸形、不稳或神经功能受损的患者,需考虑骨科手术治疗,病情较轻的患者可尝试单纯抗结核药物治疗。抗结核用药是治疗脊柱结核、防止复发的基础和关键。

参考文献

[1] Dunn RN, Ben Husien M. Spinal tuberculosis: review of current management[J]. Bone Joint J, 2018, 100-B(4): 425-431.
[2] Wang B, Gao W, Hao D. Current study of the detection and treatment targets of spinal tuberculosis[J]. Curr Drug Targets, 2020, 21(4): 320-327.
[3] Wang P, Liao W, Cao G, et al. Characteristics and management of spinal tuberculosis in tuberculosis endemic area of Guizhou Province: a retrospective study of 597 patients in a teaching hospital[J]. Biomed Res Int, 2020: 1468457.

病例100 跨越十年的下肢烂疮,竟然"犯上"作乱

作者·钱奕亦 张顺鹏 金文婷 马玉燕
审阅·胡必杰 潘珏

病史简介

男性,52岁,河南人,2021-02-23收入复旦大学附属中山医院感染病科。

主诉

左膝关节反复破溃、流脓10年,疼痛加重2年。

现病史

1. 10年前,患者无诱因出现左侧膝关节反复破溃,伴流脓,无发热、盗汗、咳嗽、咳痰等。多次于当地医院行抗

感染治疗(具体不详),创面可暂时愈合,停药后反复出现破溃。

2. 2019年患者左下肢创面愈合困难,伴左侧膝关节及左下肢疼痛,逐渐加重,伴活动障碍。多次就诊于骨科,考虑慢性骨髓炎,建议保守治疗。予吲哚美辛(25 mg,口服,qd)控制症状。

3. 2021-02-15因左耳听力下降,当地医院考虑"神经性耳鸣"。行胸部CT:两肺急性血行播散型肺结核;T_7椎体骨折破坏,T_7～T_8椎间隙稍变窄,考虑骨结核。头颅MRI

（2021-02-15）：双侧大脑半球多发环形异常信号，结合胸部CT，考虑脑结核。现为进一步诊治，收入复旦大学附属中山医院感染病科。

4. 患者近1年来胃纳差，大小便如常，体重下降5～6 kg。

▦ 既往史及个人史

有高血压史，氯沙坦钾/氢氯噻嗪片（50 mg/12.5 mg，口服，qd）治疗，血压控制可。2型糖尿病5年，目前二甲双胍（0.25 g，口服，qd）治疗，血糖控制可。父亲为肺结核患者。

· 入院检查 ·

▦ 体格检查

1. T 36.6℃，P 84次/分，R 18次/分，BP 140/88 mmHg。

2. 神志清，全身浅表淋巴结无肿大。颈软，脑膜刺激征阴性。左耳听力下降，右耳听力正常。双肺呼吸音清。心律齐。腹软，无压痛。左侧膝关节肿胀，表面可见两处创面，局部有黄色液体渗出，少许脓苔（图100-1）。

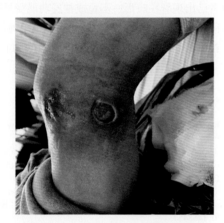

图100-1　2021-02-23左侧膝关节创口

▦ 实验室检查

1. 血常规：WBC 6.40×10^9/L，N% 72.4%，L% 11.9%。

2. 炎症标志物：hsCRP 99 mg/L，ESR 80 mm/h，PCT 0.12 ng/mL。

3. 生化：ALT/AST 16/18 U/L，Alb 36 g/L，Cr 134 μmol/L。

4. HbA_1C 5.6%。

5. T-SPOT.TB A/B 85/62（阴性/阳性对照0/251）。

6. G试验、血隐球菌荚膜抗原、EBV-DNA、CMV-DNA均阴性。

7. 细胞免疫：CD4/CD8 2.1，CD4 340/μL。

8. 自身抗体及肿瘤标志物：均阴性。

▦ 辅助检查

1. 2021-02-24胸部CT（图100-2）：两肺弥漫分布微小结节及条絮影，两肺多发结片及钙化灶。

2. 2021-02-24头颅MRI平扫+增强（图100-3）：双侧大脑半球多发小结节样异常信号，呈T_1WI等信号、T_2WI及

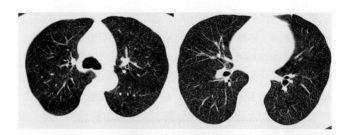

图100-2　2021-02-24胸部CT：两肺弥漫分布微小结节及条絮影，两肺多发结片及钙化灶

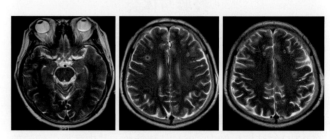

图100-3　2021-02-24头颅MRI平扫+增强：双侧大脑半球多发小结节样异常信号，可见靶征，增强后环形强化

DWI高信号，可见靶征，增强后环形强化：多发炎性结节或脓肿，结核瘤可能。

3. 2021-02-25左下肢软组织MRI平扫+增强（图100-4）：左膝关节间隙变窄、消失，膝关节构成骨关节面下见多发小囊状T_1WI等信号、T_2WI高信号影，周围软组织肿胀，见片絮状T_1WI等信号、T_2WI高信号影，增强后见环形明显强化；左膝关节炎性病变。

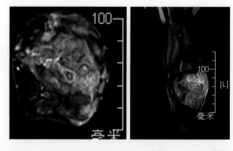

图100-4　2021-02-25左下肢MRI平扫+增强：左膝关节间隙变窄、消失，周围软组织肿胀，增强后见环形明显强化

4. 2021-03-02胸椎MRI平扫+增强（图100-5）：T_7～T_8椎体见片状异常信号，T_1WI为稍低信号，T_2WI为等稍低信号，T_2WI压脂为稍高信号，增强呈较明显强化，T_7椎体略呈楔形改变；T_7～T_8椎体炎性改变，T_7椎体压缩性骨折。

· 临床分析 ·

▦ 病史特点

患者为中年男性，局灶骨关节及周围软组织反复破溃、化脓，病程达10年。查CRP、ESR升高，T-SPOT.TB阳性。

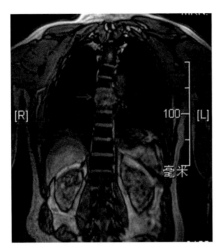

图100-5 2021-03-02胸椎MRI平扫+增强：$T_7 \sim T_8$椎体见片状异常信号，增强强化，T_7椎体略呈楔形改变

颅内见多发占位，双肺粟粒样病灶，胸椎炎性病灶伴压缩性骨折。外院经验性抗感染治疗效果欠佳。综合目前资料，考虑原因如下。

■ 诊断分析

1. 结核分枝杆菌感染：在迁延不愈的慢性骨关节及软组织感染中，结核分枝杆菌是重要病原菌。同时，患者有双肺特征性的粟粒样病灶，颅内、椎骨等全身多发播散灶，需警惕血行播散性结核的可能。应进一步完善相关脏器评估，并行病原学检查以明确诊断。

2. 诺卡菌感染：皮肤诺卡菌多因伴随土壤污染的皮肤外伤而来，表现为蜂窝织炎、皮下结节伴溃疡形成或化脓等。脓液弱抗酸染色可呈阳性，延长培养可见诺卡菌。播散型诺卡菌亦可累及肺部、颅内、皮肤、骨、关节等几乎所有系统器官，形成亚急性脓肿。该患者以慢性皮肤、软组织感染伴多器官累及起病，需重点鉴别诺卡菌感染可能，病原学检查是诊断的核心。

3. 细菌播散感染：如金黄色葡萄球菌、链球菌，以及糖尿病患者中相对常见的肠杆菌科细菌、铜绿假单胞菌等，亦可引起软组织化脓性病灶伴远处播散灶。但患者病程较长，毒血症状不明显，血白细胞、中性粒细胞比例、降钙素原升高不明显，且经外院抗感染治疗后病情反复，此为不支持点。关键仍在于明确局灶感染的病原学。

4. 肿瘤转移：52岁男性，出现全身多发病灶（包括肺、骨、颅内），伴消耗症状，需考虑肿瘤转移可能。但患者病程较长，疾病进展较慢，影像学均提示感染性病灶可能大，且以皮肤、软组织化脓性病变起病的肿瘤相对较少，故本病可能性小。必要时行病灶活检以排除诊断。

·进一步检查、诊治过程和治疗反应·

■ 诊疗过程

1. 2021-02-23行血mNGS，膝关节创面脓液行涂片找细菌、真菌、分枝杆菌，细菌、真菌、分枝杆菌培养及mNGS检测。

2. 2021-02-23脓液涂片找抗酸杆菌（1+）。予抗结核治疗：异烟肼（0.3 g，口服，qd）+利福平（0.45 g，空腹口服，qd）+乙胺丁醇（0.75 g，口服，qd）+左氧氟沙星（0.6 g，静脉滴注，qd）+利奈唑胺（0.6 g，口服，q12 h）。当天因眼科检查示右眼黄斑病变，右眼视网膜神经上皮脱离，停乙胺丁醇。

3. 2021-02-25脓液拭子mNGS回报：检出结核分枝杆菌复合群（序列数529）。血mNGS回报：检出结核分枝杆菌复合群（序列数1）。

4. 2021-02-25行腰椎穿刺。脑脊液压力175 mmH$_2$O；脑脊液常规示RBC 15×10^6/L，WBC 1×10^6/L；脑脊液生化示蛋白质0.38 g/L，葡萄糖3.2 mmol/L；脑脊液涂片找细菌、真菌及抗酸杆菌阴性，细菌、真菌培养阴性，分枝杆菌培养阴性（2021-04-11回报），脑脊液隐球菌荚膜抗原阴性，脑脊液mNGS阴性。

5. 2021-03-11脓液分枝杆菌培养回报（图100-6）：阳性，结核分枝杆菌复合群特异性抗原MPB64阴性；后经XPERT.TB确认为结核分枝杆菌。

细菌名称	结果 / 浓度
分枝杆菌培养	阳性
结核分枝杆菌复合群特异性抗原MPB64	阴性

图100-6 2021-03-11脓液培养（2021-02-23送检）：阳性，结核分枝杆菌复合群特异性抗原MPB64阴性；后经XPERT.TB确认为结核分枝杆菌

6. 2021-03-16痰分枝杆菌培养回报：结核分枝杆菌阳性。

7. 2021-03-23患者自觉左下肢疼痛好转。复查CRP 43.3 mg/L，ESR 75 mm/h。予改用异烟肼（0.3 g，口服，qd）+利福喷丁（0.6 g，空腹口服，biw）（因利福平缺货而换药）+左氧氟沙星（0.6 g，口服，qd）+利奈唑胺（0.6 g，口服，qd），并予出院。

8. 2021-04-02门诊随访，患者诉左下肢疼痛进一步好转，渗液明显减少（图100-7）；胃纳好转，1个月内体重回升约6 kg。复查ESR 50 mm/h，CRP 35.0 mg/L。

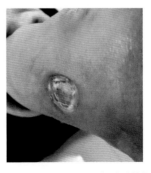

图100-7 2021-04-26左侧膝关节创口

最后诊断与诊断依据

最后诊断

1. 血行播散型结核（累及双肺、左膝关节及周围软组织、脑、胸椎）。

2. 2型糖尿病。

3. 高血压。

4. 慢性肾功能不全。

诊断依据

患者为中年男性，反复骨、关节感染及周围软组织破溃、化脓，病程达10年。外院经验性抗感染治疗效果欠佳。入院后查CRP、ESR升高，T-SPOT.TB阳性。取脓液及痰标本行抗酸涂片阳性，脓液mNGS检出大量结核分枝杆菌复合群序列，未发现其他病原体；最终分枝杆菌培养阳性，证实为结核分枝杆菌。全身多脏器影像学评估见两肺弥漫分布微小结节及条絮影，考虑粟粒样肺结核；双侧大脑半球多发小结节样异常信号，考虑结核瘤可能；T_7、T_8椎体见炎性改变，伴T_7椎体压缩性骨折；左膝关节间隙变窄、消失，周围软组织肿胀。予抗结核治疗后症状好转，炎症标志物逐渐下降，故血行播散性结核（累及双肺、左膝关节及周围软组织、脑、胸椎）诊断明确。

经验与体会

1. 骨关节/软组织感染是临床常见的感染类型，常见病原体包括金黄色葡萄球菌、链球菌等。我国是结核大国，当临床遇到病程迁延不愈、常规抗感染治疗效果不佳的骨关节/软组织感染时，应考虑到以结核分枝杆菌为代表的特殊病原体，以免耽误诊治。血行播散型结核是指结核分枝杆菌由原发灶随血流播散至机体其他部位的结核病临床类型。多见于儿童或细胞免疫低下的成人（如获得性免疫缺陷综合征患者或免疫抑制剂使用者），但免疫正常者也可出现。临床表现主要取决于累及的部位，常见有肺部、颅内、骨关节、脉络膜等。临床遇见双肺呈粟粒样病灶者，需高度怀疑血行播散型结核。此时应注意进行多脏器评估，排查可能的感染部位，如中枢神经系统、眼底、肝脾、脊柱、骨关节等；尽早完善病原学检查并启动规范抗结核治疗，以改善预后。

2. 本例患者下肢慢性感染10年，未行有效的病原学诊断，仅予经验性抗感染治疗；其肺部、颅内及胸椎病灶考虑为近阶段发生，可能是下肢结核因未行规范抗结核治疗而引起血行播散所致。若能重视下肢慢性感染的病原学诊断，及时进行抗结核治疗，血行播散很可能因此得以避免。这也反映出当前临床对于结核感染及以病原学为导向的抗感染治疗认识不足的问题。

3. 本例病原学诊断中出现了一个插曲：综合临床判断及mNGS结果，均提示结核分枝杆菌感染，但脓液及痰培养得到分枝杆菌后进一步鉴定的结果却提示结核分枝杆菌复合群特异性抗原——分泌蛋白MPB64阴性，指向非结核分枝杆菌，令人困惑。实际上，虽然MPB64检测在结核分枝杆菌的诊断中敏感性可达98.5%，特异性达100%，但仍可能因MPB64编码基因突变或样本生长指数较低等原因而出现假阴性结论。因此，当出现MPB64结果与临床考虑相悖时，应进一步通过镜检形态或其他方式鉴别。本例中，最终通过XPERT.TB对菌株行分子鉴定，确证为结核分枝杆菌。

参考文献

[1] 卡斯珀，福西.哈里森感染病学[M].胡必杰，潘珏，高晓东，主译.上海：上海科学技术出版社，2019.

[2] 易俊莉，杨新宇，张洁，等.三种检测技术鉴别结核分枝杆菌复合群与非结核分枝杆菌的效能评价[J].结核与肺部疾病杂志，2020，1(4)：240-244.

[3] Rai VM, Shenoi SD, Gowrinath. Tuberculous gluteal abscess coexisting with scrofuloderma and tubercular lymphadenitis[J]. Dermatol Online J, 2005, 11(3): 14.

[4] World Health Organization. Global tuberculosis report 2019[R/OL]. (2019-10-28)[2024-04-24]. https://www.who.int/tb/publications/global_report/en/.

病例 101 青年男性发热、背痛，竟然是它惹的祸

作者·王萌冉 金文婷 马玉燕
审阅·胡必杰 潘珏 周春妹

病史简介

男性，27岁，上海人，2021-05-11收入复旦大学附属中山医院感染病科。

主诉

背痛10天，发热伴气促3天。

现病史

1. 2021-05-01患者无诱因自觉左侧肩胛下区疼痛，呈阵发性抽痛，每天发作1～2次，每次持续约数秒钟，当时无明显气急，无其他不适，未诊治。

2. 2021-05-08患者开始出现午后发热，T_{max} 39℃，伴气促，左侧背痛较前加重。至区中心医院就诊，查WBC

15.56×10^9/L，N% 84.3%；CRP未查，PCT 5.21 ng/mL。胸部CT：左侧胸腔少量积液（图101-1）。予比阿培南+莫西沙星抗感染，体温转平，但背痛及气促等症状无缓解。

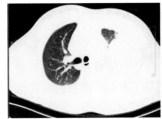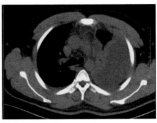

图101-2 2021-05-11胸部CT：左侧大量胸腔积液

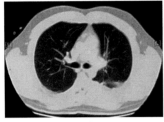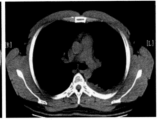

图101-1 2021-05-08胸部CT：左侧少量胸腔积液

3. 2021-05-11气促加重，SpO_2 90%（未吸氧）。胸腔积液B超：左侧胸腔见大量无回声区（深度108 mm），内见大量分隔，无法穿刺。为行胸腔积液穿刺引流并明确胸腔积液原因，2021-05-11收入复旦大学附属中山医院感染病科。

4. 病程中，患者无明显咳嗽、咳痰、咯血等不适，精神稍萎，饮食、睡眠尚可，大小便无异常，体重无明显变化。

既往史及个人史

否认近期外伤史及口腔操作史，否认近期龋齿及牙痛，否认高血压、糖尿病史，否认结核及接触史。

入院检查

体格检查

1. T 36.3℃，P 108次/分，R 20次/分，BP 120/76 mmHg。
2. 左下肺未闻及明显呼吸音，右肺呼吸音粗，未闻及明显干湿啰音；心尖部未闻及杂音；腹平软，无压痛、反跳痛；双下肢无明显水肿。

实验室检查

1. 血气分析（吸氧3 L/min）：PaO_2 67 mmHg，PaO_2/FiO_2 203 mmHg。
2. 血常规：Hb 139 g/L，WBC 25.28×10^9/L，N% 89.6%。
3. 炎症标志物：hsCRP 456.6 mg/L，ESR 106 mm/H，PCT 2.18 ng/mL。
4. 生化：ALT/AST 10/9 U/L，BUN 5.5 mmol/L，Cr 97 μmol/L，UA 294 μmol/L。
5. 凝血功能：Fbg > 1 400 mg/dL，D-二聚体4.08 mg/L。
6. T-SPOT.TB A/B 1/3（阴性/阳性对照0/329）。
7. G试验、血隐球菌荚膜抗原阴性。
8. 肿瘤标志物、自身抗体均阴性。

辅助检查

1. 2021-05-11心电图：正常心电图。
2. 2021-05-11超声心动图：未见异常。
3. 2021-05-11胸部CT：左侧大量胸腔积液伴肺不张（图101-2）。

临床分析

病史特点

患者为青年男性，既往体健，急性起病，主要表现为反复肩胛下区疼痛，伴发热及气促。血常规白细胞计数及炎症标志物明显升高，WBC 25.28×10^9/L，N% 89.6%；CRP 456.6 mg/L，PCT 5.21 ng/mL；低氧血症明显。胸部CT显示短期内出现左侧大量胸腔积液。T-SPOT.TB阴性。

诊断分析

1. 感染性胸腔积液：本例患者急性病程，发热伴胸痛，WBC升高，CRP及PCT明显升高，故需考虑细菌感染所致胸腔积液可能。感染性胸腔积液常为混合感染引起，厌氧菌感染多见，可表现为脓胸。可进一步通过胸腔积液穿刺引流以明确诊断。

2. 肺炎旁胸腔积液：多继发于肺炎，老年人多见，多合并明显全身毒性症状。该患者为青年男性，病程中无明显咳嗽、咳痰，查体未闻及明显湿啰音，胸部CT检查未见肺炎表现，仅仅表现为单侧胸腔积液伴肺不张，故考虑该诊断可能较小。

3. 结核性胸膜炎：为青年人单侧胸腔积液最常见的感染性病因，系结核分枝杆菌及其代谢产物刺激胸膜而引起的胸膜炎症及渗出。该患者T-SPOT.TB结果阴性，全身毒性症状较重，尤其是WBC、CRP及PCT升高明显，故可能性较小。可进一步通过胸腔积液常规、生化、ADA、XPERT.TB、抗酸涂片及分枝杆菌培养等检查明确。

4. 癌性胸腔积液继发感染：如肺癌胸膜转移或胸膜恶性肿瘤所致的胸腔积液，可继发感染而引起发热等全身症状。但该患者为青年男性，起病时主要表现为反复肩胛下区疼痛，胸部CT提示为单侧胸腔积液且未见明显占位性病变依据，血清肿瘤标志物阴性，抗感染治疗后体温好转。可待胸腔积液充分引流后随访胸部影像学检查，明确有无肺内或胸膜内隐匿性肿瘤病灶，必要时进一步完善PET/CT检查。

5. 其他非感染性原因：如结缔组织病、血胸、乳糜胸等。需考虑有无自发性血胸或乳糜胸可能。但该患者近期无明确外伤史，既往无相关慢性疾病史及胸部手术史，故该可能性较小。可进一步通过胸腔积液穿刺引流明确诊断。

进一步检查、诊治过程和治疗反应

诊治过程

1. 2021-05-11 B超引导下行左侧胸腔积液穿刺置管，引流出黄色胸腔积液540 mL（图101-3）。胸腔积液常规：WBC 1 527×10⁶/L，多个核细胞百分比86.0%；脱落细胞阴性；胸腔积液涂片找细菌、真菌、抗酸杆菌阴性。予左氧氟沙星（0.6 g，静脉滴注，qd）+阿米卡星（0.6 g，静脉滴注，qd）抗感染。

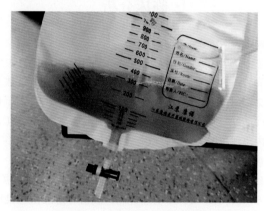

图101-3　胸腔引流出黄色胸腔积液

2. 2021-05-13继续引流，共引流出1500 mL胸腔积液。胸腔积液细菌培养：混淆魏斯菌、微小微单胞菌（图101-4）。胸腔积液ADA 42.0 U/L。予停阿米卡星，调整为哌拉西林/他唑巴坦（4.5 g，静脉滴注，q8 h）+左氧氟沙星（0.6 g，静脉滴注，qd）抗感染。胸腔积液引流不畅，予尿激酶（3万U，胸腔注入，qd）减少局部粘连。

细 菌 名 称	结果/浓度
混淆魏斯菌	阳性
微小微单胞菌	阳性

图101-4　2021-05-13胸腔积液细菌培养结果

3. 2021-05-14胸腔积液mNGS回报（2021-05-11送检）：混合厌氧菌（图101-5）。

4. 2021-05-14随访D-二聚体14.63 mg/L，较入院时升高；双下肢深静脉B超示血流通畅，未见血栓。予低分子肝素预防性抗凝。

5. 2021-05-15混淆魏斯菌药敏结果（图101-6）：左氧氟沙星抑菌圈直径14 mm、青霉素抑菌圈直径22 mm，继续哌拉西拉/他唑巴坦+左氧氟沙星抗感染。

细 菌 名 称	结果/浓度
混淆魏斯菌	阳性
药 敏 名 称	直 径
左氧氟沙星	14
氯霉素	21
甲氧苄啶/磺胺异噁唑	6
万古霉素	6
青霉素	22
克林霉素	26
头孢吡肟	15
红霉素	25
头孢曲松	15

图101-6　混淆魏斯菌药敏结果

6. 2021-05-17随访胸部CT：左侧胸腔积液较前明显减少（图101-7）。静脉滴注哌拉西林/他唑巴坦后患者出现腹部散在斑丘疹伴瘙痒，考虑药物过敏可能性大；予停用哌拉西林/他唑巴坦，调整为左氧氟沙星（0.6 g，静脉滴注，qd）+左奥硝唑（1 g，静脉滴注，qd）抗感染，同时予抗过敏治疗。

7. 2021-05-23随访WBC 9.99×10⁹/L，N% 59.9%；ESR 65 mm/h，hsCRP 28.7 mg/L，PCT 0.07 ng/mL；较入院时明显好转。胸腔引流管未引流出明显胸腔积液，随访B超见左侧少量胸腔积液，予拔管。

8. 2021-05-24改左氧氟沙星（0.5 g，口服，qd）+甲硝唑（0.4 g，口服，tid）治疗，并予出院。

出院后随访

1. 2021-06-23随访胸部CT：左侧少量胸腔积液，较

属 名	属相对丰度（%）	属严格序列数	种 名	种相对丰度（%）	种序列数	种严格序列数
卟啉单胞菌属	18.01	1 238	牙龈卟啉单胞菌	17.52	1 359	1 206
梭杆菌属	1.73	105	具核梭杆菌	1.62	115	63
产线菌属	1.18	65	龈沟产线菌	1.18	71	65
密螺旋体属	0.52	33	解卵磷脂密螺旋体	0.48	35	31
魏斯菌属	0.01	1	食窦魏斯菌	0.01	1	1

图101-5　2021-05-14胸腔积液mNGS结果：混合厌氧菌

前明显好转；左侧胸膜增厚（图101-8）。随访血常规示WBC 6.65×10⁹/L，N% 37.3%；炎症标志物示ESR 11 mm/h，hsCRP 1.0 mg/L，PCT 0.02 ng/mL。考虑左侧胸膜有增厚，继续予以左氧氟沙星+甲硝唑抗感染。

2. 图101-9为治疗过程中患者炎症标志物变化情况。

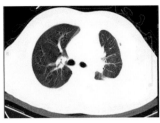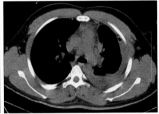

图101-7　2021-05-17胸部CT：左侧胸腔积液较前减少

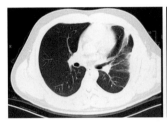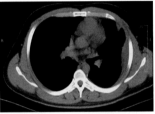

图101-8　2021-06-23胸部CT：左侧胸腔积液进一步吸收，左侧胸膜增厚

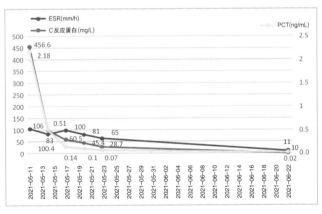

图101-9　治疗过程中患者炎症标志物变化情况

最后诊断与诊断依据

■ 最后诊断

脓胸，以厌氧菌为主的混合感染。

■ 诊断依据

患者为青年男性，急性病程，发热、背痛伴低氧血症；血常规WBC升高，炎症标志物明显升高（WBC 25.28×10⁹/L，N% 89.6%；hsCRP 456.6 mg/L，PCT 5.21 ng/mL）；T-SPOT.TB阴性；胸部CT提示快速进展的单侧为主的胸腔积液；胸腔积液常规示WBC升高，达1 527×10⁶/L，以多个核细胞为主；细菌培养及mNGS结果示以厌氧菌（卟啉单胞菌、具核梭杆菌等）为主的混合感染；使用左氧氟沙星+甲硝唑抗感染治疗获得良好疗效，故本病诊断明确。

经验与体会

1. 脓胸是指胸腔积液出现明显的化脓性改变，多是由于细菌感染侵入胸膜腔所致，可继发于细菌性肺炎或肺炎旁胸腔积液，也可由病原体经血行或淋巴管播散至胸膜腔而引起。肺炎旁胸腔积液可见于约40%的细菌性肺炎患者，其中5%～10%可进展为脓胸。临床表现取决于起病时间、患者的免疫功能是否正常及具体的病原体毒力。常见临床特征包括发热、咳嗽、咳痰、胸膜炎性胸痛、气促、呼吸困难等。可引起脓胸的病原微生物谱与细菌性肺炎相似，包括链球菌、金黄色葡萄球菌及肠杆菌科细菌。但胸膜腔内的无氧环境可能导致厌氧菌感染的比例更高，常见包括具核梭杆菌、普氏菌、消化链球菌和产黑色素拟杆菌。本例患者的胸腔积液mNGS检出大量的牙龈卟啉单胞菌、具核梭杆菌等厌氧菌核酸序列，故考虑混合厌氧菌感染。

2. 脓胸的治疗需要在充分引流的基础上联合全身抗菌药物的使用。由于脓胸患者中厌氧菌感染多见，故经验性治疗应同时覆盖需氧菌及厌氧菌。常用的经验性治疗抗菌药物包括克林霉素、β-内酰胺类/β-内酰胺酶抑制剂（如阿莫西林/克拉维酸、氨苄西林/舒巴坦或哌拉西林/他唑巴坦）和碳青霉烯类（如亚胺培南/西司他丁、美罗培南）。细菌性脓胸的抗菌药物疗程取决于患者的具体情况，影响因素包括微生物对抗菌药物的敏感性、初始治疗的效果、肺实质和胸膜病变的范围、引流是否充分（评估标准是放射影像学缓解和胸腔引流管停止流液）和宿主因素（如免疫状态与临床效果）。对于部分难治性脓胸患者，可联合胸腔内冲洗。本例患者入院后即予胸腔积液穿刺引流，在获得了厌氧菌培养及胸腔积液mNGS检查结果后，快速调整为哌拉西林/他唑巴坦治疗；虽出现过敏反应，但后续调整为左奥硝唑联合左氧氟沙星治疗，效果满意，治疗6周后胸部影像学基本吸收。

3. 由于化脓性改变，引流液的黏稠度一般较高，且临床大多使用的是Arrow管，通常管径较细，因此引流管堵塞的情况较为多见。英国胸科学会指南建议定期冲洗胸腔引流管，有助于维持其通畅，如通过三通阀使用30 mL无菌生理盐水冲管，每6 h 1次。有研究表明，胸膜腔内早期使用纤溶药物可减少局部粘连及分隔形成，提升引流效果。常用的纤溶药物包括链激酶、尿激酶和组织纤溶酶原激活剂等。胸膜腔内给予纤溶药物的副作用包括胸痛、发热、变态反应和胸膜腔出血。本例患者早期应用了尿激酶胸腔注射，保证了局部胸腔积液的充分引流。

参考文献

[1] Livingston MH, Mahant S, Connolly B, et al. Effectiveness of intrapleural tissue plasminogen activator and dornase alfa vs tissue plasminogen

activator alone in children with pleural empyema: a randomized clinical trial[J]. JAMA Pediatr, 2020, 174(4): 332-340.

[2] Mummadi SR, Stoller JK, Lopez R, et al. Epidemiology of adult pleural disease in the United States[J]. Chest, 2021, 160(4): 1534-1551.

[3] Shen KR, Bribriesco A, Crabtree T, et al. The American Association for Thoracic Surgery consensus guidelines for the management of empyema[J]. J Thorac Cardiovasc Surg, 2017, 153(6): e129-e146.

病例 102　小小足癣，埋下祸根引大病

作者·张 尧 金文婷 马玉燕 陈 翔
审阅·胡必杰 潘 珏

· 病史简介 ·

男性，50岁，江苏人，2021-06-17收入复旦大学附属中山医院感染病科。

■ 主诉

左足红肿、破溃2个月。

■ 现病史

1. 2021-04-17患者出现左足第四足趾红肿，伴部分趾甲上翘，自行局部消毒后拔除上翘趾甲，后有出血、疼痛。2021-04-18患处流脓，自行局部消毒，无好转。

2. 2021-04-20当地社区医院考虑"甲沟炎"，予头孢菌素静脉滴注3天，无好转。2021-04-24行左侧第四足趾拔甲术，并予中草药局部外敷隔天1次×1个月，创面进行性增大至足底。

3. 2021-05-16转诊至镇江某医院，足底脓液培养示金黄色葡萄球菌（药敏不详）。予利奈唑胺（0.6 g，静脉滴注，q12 h）抗感染、局部消毒换药，创面仍进行性增大。

4. 2021-05-31转诊至江苏某三甲医院，查WBC 9.23×10⁹/L，N% 72%；PCT 0.03 ng/mL，ESR 41 mm/h，hsCRP 25.1 mg/L。予莫西沙星（0.4 g，口服，qd）抗感染、局部清创、生物胶＋复方黄柏液喷剂治疗，创面仍进行性增大（至脚踝），逐渐出现整个左足肿胀、起疱、破溃、结痂。近1周右足趾出现类似表现。为明确诊断和治疗，于2021-06-17收入复旦大学附属中山医院感染病科。

5. 病程中，患者无发热、皮疹、关节痛、头晕、头痛等，精神、胃纳尚可，大小便无异常，体重无明显变化。否认发病前局部外伤史。

■ 既往史

有足癣史，未治疗。否认近期双足外伤史及动物咬伤史。否认高血压、糖尿病等慢性病史。

· 入院检查 ·

■ 体格检查

1. T 37.0℃，P 84次/分，R 20次/分，BP 128/85 mmHg。

2. 左足踝以下部位高度肿胀，足侧缘可见大疱、脓疱、

足背、足底、足趾结褐色痂壳并呈树皮样改变，局部破溃伴脓性渗出。右足掌前端、足趾水肿，第一、二足趾水疱破溃伴脓性渗出（图102-1）。

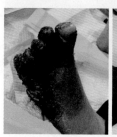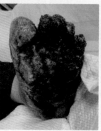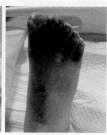

图102-1　患者足部皮损，分别为左足背（左）、左足底（中）、右足背（右）

■ 实验室检查

1. 血常规：Hb 136 g/L，WBC 4.38×10⁹/L，N% 63.8%，EOS% 10%。

2. 炎症标志物：hsCRP 28.9 mg/L，ESR 27 mm/h，PCT 0.03 ng/mL。

3. 凝血功能：Fbg 590 mg/dL，D-二聚体1.05 mg/L。

4. T-SPOT.TB A/B 52/65，G试验、血隐球菌荚膜抗原阴性。

5. 细胞免疫功能、自身抗体、免疫球蛋白、补体均阴性。

■ 辅助检查

1. 心电图：正常。

2. 超声心动图：正常。

3. 胸腹盆CT：两肺微小结节；肝脏小囊肿，两侧髂血管旁稍大淋巴结。

4. 左下肢软组织MRI增强（图102-2）：左小腿及左足软组织感染性病变。

· 临床分析 ·

■ 病史特点

患者为中年男性，亚急性病程，既往有双足足癣。发病初期有拔甲史，之后出现局部红肿，当地医院给予中药外敷，并予静脉抗菌药物治疗，病情加重，皮损逐渐扩散，整

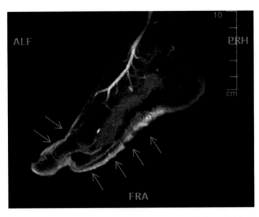

图102-2 2021-06-17下肢MRI增强：左小腿下端及左足（足底为主）软组织肿胀、增厚，皮下见弥漫性T₂压脂高信号影，边界清，T₁WI呈低信号，增强后轻度异常强化影

个足部肿胀、起疱、破溃、结痂。近1周右足趾出现类似现象。无发热。辅助检查提示外周血EOS增加，ESR、CRP轻度升高，T-SPOT.TB阳性。该患者双足红肿、破溃，原因需考虑以下疾病可能。

■ 诊断分析

1. 感染性疾病。

· 一般细菌感染：虽然金黄色葡萄球菌、肺炎克雷伯菌、铜绿假单胞菌等，均可引起局部组织红肿、破溃、脓液等，但临床上免疫功能正常的人群出现类似皮肤病变者甚为罕见。本患者病程中脓液培养金黄色葡萄球菌，但清创和头孢菌素、喹诺酮类、利奈唑胺抗感染治疗后，病灶仍进行性增大，故可能性小。是否为金黄色葡萄球菌以外的其他病原体或混合感染，可行局部脓液及皮肤活检组织微生物学检查明确。

· 皮肤癣菌、念珠菌感染：患者既往有甲癣史，未治疗。此次局部红肿、拔甲后出现红肿扩散伴破溃、脓液，需警惕真菌感染扩散的可能。可行局部脓液及皮肤活检组织真菌涂片+培养明确诊断。

· 结核分枝杆菌感染：病程呈亚急性，T-SPOT.TB阳性，外院头孢菌素抗细菌治疗效果不佳，需警惕皮肤结核分枝杆菌感染。确诊有赖于皮肤活检及微生物检查结果。

· 其他低度毒力的病原体感染：如诺卡菌、非结核分枝杆菌、隐球菌、马尔尼菲篮状菌、孢子丝菌等，可出现播散性感染，多数发生在免疫功能抑制的患者中。该患者无免疫抑制基础，且病灶较局限，似不太支持这些低度毒力病原菌的感染，可行皮肤活检及微生物学检查明确诊断。

2. 坏疽性脓皮病：可表现为炎性丘疹或脓疱，可进展为疼痛性溃疡并向四周不断扩大，边缘皮肤呈紫红色，半数以上的患者伴发系统性疾病，如炎症性肠病、血液系统疾病和关节炎等。该患者的皮损表现需考虑坏疽性脓皮病，但患者无系统性疾病的表现，可进一步行皮肤活检协助诊断。

3. 血管炎：患者外周血EOS升高，也需警惕肉芽肿性多血管炎、结节性多动脉炎等疾病。但患者除双足病变外，无其他血管炎的临床表现。确诊有赖于皮肤活检。

4. 皮肤淋巴瘤：亚急性病程，皮损表现为进展快且严重，外周血EOS升高，需警惕皮肤淋巴瘤的可能。但患者无发热、淋巴结肿大等其他的淋巴瘤表现。确诊也有赖于皮肤活检。

进一步检查、诊治过程和治疗反应

1. 2021-06-17行局部脓液拭子微生物检查。予哌拉西林/他唑巴坦（4.5 g，静脉滴注，q8 h）抗感染+局部消毒换药、新霉素灭菌溶液湿敷。

2. 2021-06-18行左足背皮肤活检。

3. 2021-06-19脓液拭子mNGS回报（2021-06-17采样）：肺炎克雷伯菌（种严格序列数64 154）（图102-3）。

4. 脓液拭子细菌培养：肺炎克雷伯菌（3+），哌拉西林/他唑巴坦耐药。予调整为美罗培南（1 g，静脉滴注，q8 h）治疗。

5. 2021-06-22皮肤活检组织mNGS回报（2021-07-18采样）：肺炎克雷伯菌、近平滑念珠菌（图102-4）。脓液拭子真菌培养、皮肤活检组织真菌培养：近平滑念珠菌（图102-5）。予加用氟康唑（0.4 g，静脉滴注，qd）抗真菌。

6. 2021-06-22皮肤活检病理：送检皮肤表皮内可见微脓肿，上皮脚下延，其间毛细血管增生，较多中性粒细胞浸

属 名	属相对丰度(%)	属严格序列数	种 名	种相对丰度(%)	种序列数	种严格序列数
克雷伯菌属	93.96	184 704	肺炎克雷伯菌	70.77	175 391	64 154

图102-3 2021-06-19脓液拭子mNGS：检出大量肺炎克雷伯菌核酸序列（2021-06-17送检）

属 名	属相对丰度(%)	属严格序列数	种 名	种相对丰度(%)	种序列数	种严格序列数
克雷伯菌属	79.44	79 585	肺炎克雷伯菌	59.03	75 198	27 190
肠球菌属	1.17	763	粪肠球菌	1.14	833	740
念珠菌属	77.66	1 544	近平滑念珠菌	77.18	1 575	1 502

图102-4 2021-06-22皮肤组织mNGS：肺炎克雷伯菌、近平滑念珠菌（2021-06-18送检）

细菌名称	结果/浓度	参考值	菌落计数
近平滑念珠菌	1+		
两性霉素B		≤0.5	
氟康唑	S敏感	≤1	
伏立康唑	S敏感	≤0.06	

图102-5 2021-06-22皮肤组织真菌培养：近平滑念珠菌（2021-06-18采样）

润，真皮浅层及附属器可见微脓肿形成，皮下脂肪组织局灶变性、坏死伴血管增生较明显。特殊染色：网状纤维染色、PAS、六胺银染色、抗酸染色均阴性。

7. 2021-06-24皮肤科胡东艳教授会诊，复习病理切片：表皮高度增生，真皮浅层高度水肿；真皮全层血管及附属器周围较多嗜酸性粒细胞、淋巴细胞，少许中性粒细胞浸润；考虑足部感染并发感染性湿疹。根据会诊意见，加用甲泼尼龙（8 mg，口服，tid）；局部复方多黏菌素B软膏外敷→去除痂壳→消毒→阿米卡星0.2 g+生理盐水250 mL破溃处湿敷→特比萘芬（适量，外涂，bid）。双下肢皮损逐渐好转（图102-6），甲泼尼龙逐渐减停（2021-06-29至2021-06-30 8 mg，口服，bid；2021-07-01至2021-07-03 8 mg，口服，qd；后停药）。

8. 2021-07-07调整抗感染方案为复方磺胺甲噁唑（0.96 g，口服，bid）、氟康唑（0.4 g，口服，qd），于出院并嘱门诊随访。

最后诊断与诊断依据

最后诊断

1. 双足皮肤软组织感染：念珠菌合并肺炎克雷伯菌感染。
2. 感染性湿疹。

诊断依据

患者为中年男性，亚急性病程，发病初期有局部拔甲史，之后出现局部红肿。当地医院予中药外敷并静脉抗菌药物治疗，病情加重，逐渐发展至整个足部肿胀、起疱、破溃、结痂，局部时有瘙痒、刺痛，无发热。辅助检查提示ESR、CRP轻度升高；脓液拭子、活检皮肤组织培养示近平滑念珠菌、肺炎克雷伯菌，故近平滑念珠菌合并肺炎克雷伯菌感染诊断明确。患者皮肤活检病理见较多嗜酸性粒细胞、淋巴细胞，少许中性粒细胞浸润；外周血嗜酸性粒细胞增多。考虑感染继发湿疹，在抗感染的基础上短期加用激素治疗，渗出明显减少、皮损好转，诊断明确。

经验与体会

1. 念珠菌广泛存在于自然界，如土壤、水源和鸟类

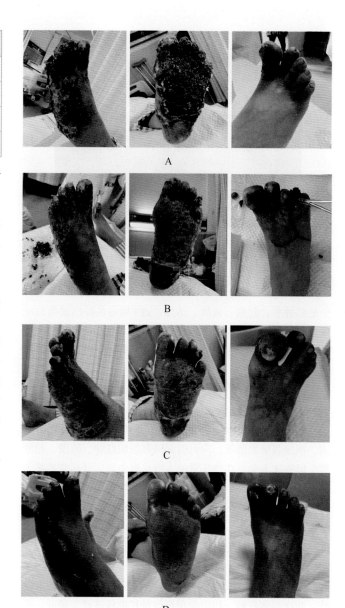

图102-6 患者双足皮损逐渐好转

A. 2021-06-24痂壳部分剥离；B. 2021-06-26痂壳完全剥离；C. 2021-06-28渗出减少；D. 2021-07-05出院当天皮损情况

粪便中，也存在于健康人体的皮肤、阴道、口腔和消化道等部位；当机体抵抗力下降或局部环境发生改变时引起病变，属于条件致病菌。皮肤念珠菌的感染可能由物理、化学、局部或全身性免疫缺陷诱发，主要的危险人群包括早产儿、糖尿病患者、人类免疫缺陷病毒感染者、器官移植者及接受化疗的患者。本例患者并无相关危险因素，但既往有长期足癣史，未治疗，局部皮肤免疫屏障受损，继而导致念珠菌皮肤、软组织感染，同时起病后多次予中草药外敷，不排除操作不当引起的继发感染。

2. 肺炎克雷伯菌可引起重度蜂窝织炎，并可进展为可能致命的坏死性筋膜炎或坏死性肌炎。我国台湾的一项研究表明，在社区获得性皮肤、软组织感染中，肺炎克雷伯菌是重要的病原体，常见于肝硬化、恶性肿瘤或

酗酒的患者。本例患者无免疫抑制、糖尿病、肝硬化等基础疾病，同时合并近平滑念珠菌和肺炎克雷伯菌感染，实属罕见。

3. 感染和湿疹可以互相影响，细菌的定植和感染会引起或加重湿疹。本例患者在感染后因局部处理不当，导致感染加重，继发湿疹，引起局部渗出严重，加之中药外敷后未及时将残留在皮肤上的中药残渣清洗干净，使病灶表面形成厚厚的痂皮，给后续的治疗带来了极大的困难。

4. 对于疑难感染的诊断和治疗，往往需要多学科合作。感染病科会面对大量的合并皮肤病损表现的患者，本例患者正是在感染科、皮肤科、病理科和微生物室的共同努力下得以明确诊断，在积极治疗后得到好转。这再一次说明多学科合作的必要性和重要性。

（感谢复旦大学附属中山医院皮肤科
胡东艳教授的专业指导）

参考文献

[1] Ameen M. Epidemiology of superficial fungal infections[J]. Clin Dermatol, 2010, 28(2): 197-201.

[2] Chang CM, Lee HC, Lee NY, et al. Community-acquired Klebsiella pneumoniae complicated skin and soft-tissue infections of extremities: emphasis on cirrhotic patients and gas formation[J]. Infection, 2008, 36(4): 328-334.

[3] Luo DQ, Yang W, Wu LC, et al. Interdigital ulcer: an unusual presentation of Candida infection[J]. Mycoses, 2011, 54(6): e780-e784.

[4] Palese E, Nudo M, Zino G, et al. Cutaneous candidiasis caused by Candida albicans in a young non-immunosuppressed patient: an unusual presentation[J]. Int J Immunopathol Pharmacol, 2018, 32: 1-4.

病例 103 全身"破绽"百出，究竟是何方"妖孽"

作者·黄英男 金文婷 马玉燕 沈佳瑾
审阅·胡必杰 潘珏

病史简介

男性，52岁，安徽人，2021-06-23收入复旦大学附属中山医院感染病科。

■ 主诉

发现腹壁、手背肿物1个月。

■ 现病史

1. 2021-05月底患者出现左侧腹壁肿块并进行性增大，无疼痛，后肿块溃破，流出黄色脓液。当地予抗感染（具体不详），无明显好转。2021-06月初左手背出现类似肿块，未溃破。2021-06-08血常规示 WBC $12.02 \times 10^9/L$，N% 90.4%，Hb 113 g/L；ESR 58 mm/h，CRP 43.8 mg/L。予头孢米诺静脉滴注3天，无明显好转。

2. 2021-06-13当地随访，查体：左上腹部红肿，可见一破口，约5 mm×5 mm，挤压后有脓性分泌物溢出。查血常规示 WBC $8.4 \times 10^9/L$，N% 92.2%，Hb 89 g/L；hsCRP 78.52 mg/L，PCT 0.43 ng/mL；HbA$_1$C 11.4%。腹部CT平扫+增强（图103-1）：双肾多发强化结节，胰头囊性灶，考虑脓肿可能性大，左肾静脉血栓形成，右肾结石，左中腹壁脓肿治疗后。胸部CT（图103-2）：慢性支气管炎伴两肺多发感染，轻度肺气肿，双侧胸膜肥厚、粘连。行腹壁脓肿及左手肿块切开引流术，引流出黄色脓液（未行微生物学检查），先后予左氧氟沙星、美洛西林、莫西沙星抗感染。其间患者仍反复发热，T$_{max}$ 39.2℃。为明确病灶及发热原因，收入复旦大学附属中山医院感染病科。

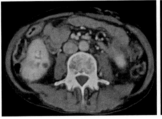
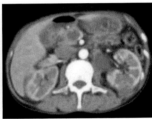

图103-1　2021-06-18外院腹部CT平扫+增强：双肾多发强化结节，胰头囊性灶，考虑脓肿可能性大，左肾静脉血栓形成，右肾结石，左中腹壁脓肿治疗后

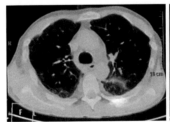
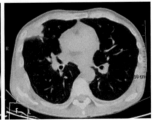

图103-2　2021-06-14外院胸部CT：慢性支气管炎伴两肺多发感染，轻度肺气肿，双侧胸膜肥厚、粘连

■ 既往史及个人史

2020-05曾先后出现左右下颌肿物，不伴疼痛。当地医院予切除左侧颌下肿物，病理为颌下腺良性病变（具体不详）；右侧下颌肿物未予特殊处理，自行消失。2021-03因胰腺炎反复发作，于风湿科诊断为IgG4相关疾病，予醋酸泼尼松+硫唑嘌呤+硫酸羟氯喹治疗。2021-04诊断为糖尿病，目前胰岛素控制血糖。否认高血压、冠状动脉粥样硬化性心

脏病病史。否认结核等传染病史。

入院检查

■ 体格检查

1. T 36.7℃，P 80次/分，R 20次/分，BP 113/80 mmHg。

2. 神志清，精神可，浅表淋巴结未扪及肿大，腹壁及左侧手背可见脓肿溃破（图103-3），双肺未闻及明显干湿啰音，心前区未闻及杂音，腹平软，无压痛，双下肢无水肿。

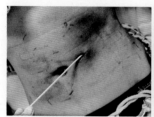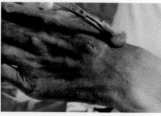

图103-3 腹壁及左侧手背脓肿溃破

■ 实验室检查

1. 血常规：WBC $9.93 \times 10^9/L$，N% 91.5%，L% 6%，Hb 93 g/L，PLT $375 \times 10^9/L$。

2. 凝血功能：PT 11.3 s，Fbg 473 mg/dL，D-二聚体 1.19 mg/dL。

3. 炎症标志物：ESR 42 mm/h，hsCRP 8.1 mg/L，PCT 0.04 ng/mL。

4. T-SPOT.TB A/B 0/1，G试验、血隐球菌荚膜抗原均阴性。

5. IgG/IgG4 11.89/4.15 g/L。

6. 肿瘤标志物、自身抗体均阴性。

7. 细胞免疫：CD4 345/μL。

■ 辅助检查

1. 心电图：正常。

2. 超声心动图：正常。

临床分析

■ 病史特点

患者为中年男性，因IgG4相关疾病口服激素及免疫抑制剂，本次以皮肤脓肿起病，病程中曾有发热。实验室检查提示血白细胞及中性粒细胞升高、ESR和CRP轻中度升高，PCT基本正常，一般抗感染效果不佳。胸部CT见两肺多发感染灶；腹盆CT见肾脏多发脓肿，胰头囊性灶。疾病诊断考虑如下。

■ 诊断分析

1. 感染性疾病。

· 诺卡菌感染：患者有免疫抑制基础，皮肤、肾脏、胰腺见多发脓肿病灶，炎症标志物轻度升高，一般抗感染效果不佳，考虑诺卡菌感染可能。可进一步完善病灶的病原学

检查，并完善头颅影像学以明确有无病原体血行播散累及中枢。

· 金黄色葡萄球菌感染：多部位脓肿需考虑金黄色葡萄球菌引起的可能。但患者毒性症状不明显，炎症标志物仅轻度升高，常规抗感染效果不佳，可能性不大。可进一步完善病灶病原学检查以排除。

· 非结核分枝杆菌感染：患者免疫力低下，皮肤多发脓肿破溃，有肺部病变。某些非结核分枝杆菌（如脓肿分枝杆菌），也可能有类似表现。可进一步完善病灶的病原学检测以明确。

· 真菌感染：患者有免疫抑制基础，有多发病灶，一般抗感染效果不佳，需考虑真菌（如隐球菌）感染。但患者否认动物接触史，隐球菌抗原阴性，可进一步完善病灶的病原学检查以排除。

2. 非感染性疾病。

· 坏疽性脓皮病：脓疱型坏疽性脓皮病可表现为皮肤脓疱，常伴发热，抗感染无效。但本病常伴发系统性疾病，如溃疡性结肠炎、克罗恩病（Crohn病）、急性粒细胞性白血病、多发性骨髓瘤、淋巴瘤等。另外本患者合并双肾脓肿及肺部病灶，似乎无法用坏疽性脓皮病来解释。

进一步检查、诊治过程和治疗反应

1. 2021-06-23胸部CT（图103-4）：右肺实变影，炎症伴节段性不张机会大，两肺偏慢性炎症；部分肋骨局部骨质密度增高。

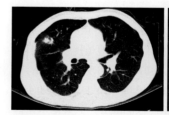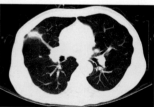

图103-4 2021-06-23胸部CT：右肺实变影，炎症伴节段性不张机会大

2. 2021-06-23腹盆CT增强（图103-5）：双肾实质慢性炎性病变（IgG4相关改变可符合），双肾及左侧肾周多发脓肿，左肾静脉栓子；右肾复杂囊肿，右肾结石；胰头囊性灶，建议MRI检查；肝小囊肿，肝内胆管轻度扩张。

3. 2021-06-23上腹部MRI（图103-6）：双肾及左肾周多发脓肿，左肾静脉栓子形成，胰头囊性灶（脓肿可能）；肝门区胆管轻度扩张。

4. 2021-06-24 B超：肾动静脉血流通畅。但查D-二聚体升高（1.19 mg/dL），予低分子肝素（4 100 IU，皮下注射，qd）预防性抗凝治疗。

5. 2021-06-24左手背及左侧腹壁脓液涂片弱抗酸染色（2021-06-23送检）：阴性。

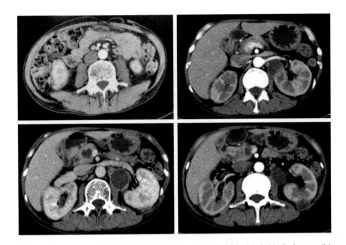

图103-5 2021-06-23腹盆CT增强：双肾实质慢性炎性病变，双肾及左侧肾周多发脓肿，左肾静脉栓子；右肾复杂囊肿，右肾结石；胰头囊性灶，肝内胆管轻度扩张

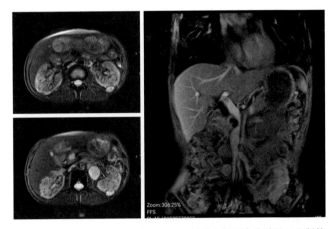

图103-6 2021-06-23上腹部MRI：双肾及左肾周多发脓肿，左肾静脉栓子形成，胰头囊性灶（脓肿可能）；肝门区胆管轻度扩张

6. 2021-06-24考虑化脓性病原体感染，诺卡菌不除外，由于病情广泛而严重，且患者为免疫受损宿主，予左氧氟沙星（0.6 g，静脉滴注，qd）+阿米卡星（0.6 g，静脉滴注，qd）+多西环素（0.1 g，口服，q12 h）+利奈唑胺（0.6 g，口服，q12 h）治疗；皮肤伤口予新霉素溶液湿敷。

7. 2021-06-25 B超引导下左肾脓肿穿刺，抽出黄色脓性液体2 mL。

8. 2021-06-26血mNGS（2021-06-24采样）：皮疽诺卡菌（种严格序列数34）。

9. 2021-06-27肾周脓液mNGS（2021-06-25采样）：皮疽诺卡菌（种严格序列数4 142）。

10. 2021-06-28肾周脓液培养（2021-06-25送检）菌种鉴定：皮疽诺卡菌（1+），待进一步药敏报告。

11. 2021-06-28 B超：左肾静脉局部血栓可能；左肾静脉腹主动脉前方段内径较细，考虑左肾静脉压迫综合征（又称"胡桃夹综合征"，系左肾静脉受到外压，导致肾静脉压力升高而引起的一系列临床症候群）可能。肾内科会诊建议抗凝，故抗凝治疗调整为低分子肝素（4 100 IU，皮下注射，

q12 h）。

12. 2021-06-29头颅MRI增强未见明显感染灶。

13. 2021-06-29风湿科会诊，予停用硫唑嘌呤，激素减量。

14. 2021-06-30左手背及左侧腹壁脓液培养（2021-06-23送检）阴性。

15. 2021-06-30左手背皮肤脓液拭子mNGS（2021-06-23采样）：检出皮疽诺卡菌（种严格序列数3）。左侧腹壁脓肿引流条mNGS（2021-06-24采样）：检出皮疽诺卡菌（种严格序列数2）。

16. 2021-07-01肾周脓液培养（2021-06-25送检）药敏报告回报（图103-7）。

细 菌 名 称	结果/浓度
皮疽诺卡菌	阳 性
药 敏 名 称	直 径
阿米卡星	25
头孢曲松	25
亚胺培南	32
阿莫西林/克拉维酸	22
环丙沙星	28
左氧氟沙星	27
美罗培南	23
利奈唑胺	34
甲氧苄啶/磺胺异噁唑	10
妥布霉素	6
米诺环素	30

图103-7 2021-07-01肾周脓液培养药敏报告

17. 2021-07-02复旦大学附属中山医院病理科会诊外院左侧颌下肿物切片：符合IgG4相关硬化性病变。

18. 2021-07-03治疗后患者体温逐渐降至正常，腹壁和手背伤口逐渐愈合。血常规示WBC 7.37×10⁹/L，N% 70.2%，L% 24.2%，Hb 86 g/L，PLT 277×10⁹/L；炎症标志物示ESR 4 mm/h，hsCRP 2.2 mg/L，PCT 0.02 ng/mL。

19. 2021-07-06予出院，调整抗感染方案为利奈唑胺（0.6 g，口服，q12 h）+左氧氟沙星（0.5 g，口服，qd），调整抗凝治疗为利伐沙班口服，嘱门诊随访。

20. 2021-07-23患者体温正常，腹壁及手部脓肿病灶愈合。复查炎症标志物正常。胸部及部分肾脓肿病灶较前好转。因Hb较前明显下降，考虑利奈唑胺引起的骨髓抑制，予停利奈唑胺，调整为左氧氟沙星（0.5 g，口服，qd）+多西环素（0.1 g，口服，bid）+阿米卡星（0.6 g，静脉滴注，qd）抗感染，并加用促红细胞生成素及铁剂等治疗。

21. 2021-07-27 B超：肾动静脉血流通畅。

22. 2021-07-29根据风湿科意见，予加用来氟米特，激素减量。

23. 2021-08-30体温正常，腹壁及手部脓肿病灶愈合（图103-8）。复查炎症标志物正常范围（图103-9），Hb回升至116 g/L。肾脓肿病灶部分进一步好转，右肺病灶稳定（图103-10）。继续左氧氟沙星+多西环素+阿米卡星抗感染治疗。

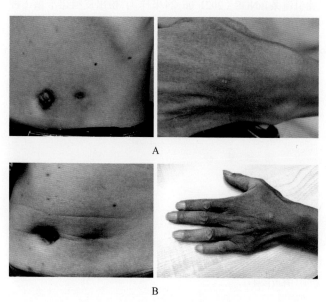

图103-8　2021-07-23及2021-08-30腹壁及手背脓肿病灶，示病灶愈合

A. 2021-07-23腹壁及手背病灶；B. 2021-08-30腹壁及手背病灶

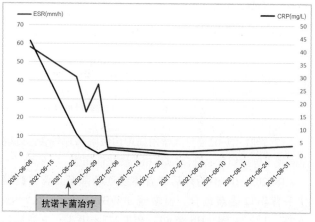

图103-9　患者炎症标志物变化情况

（纵轴左 ESR(mm/h)，纵轴右 CRP(mg/L)；箭头：抗诺卡菌治疗）

最后诊断与诊断依据

■ 最后诊断

1. 播散性诺卡菌病（皮肤、软组织、肾、胰腺、肺）。

2. 左肾静脉压迫综合征、肾静脉血栓形成、肾结石、复杂性肾囊肿。

3. IgG4相关疾病。

4. 类固醇性糖尿病。

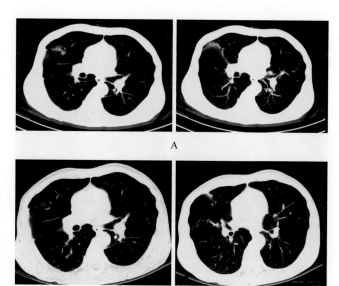

图103-10　2021-07-24及2021-08-30胸部CT示右肺实变病灶逐渐吸收

A. 2021-07-24胸部CT；B. 2021-08-30胸部CT

■ 诊断依据

患者为中年男性，因IgG4相关疾病口服激素及免疫抑制剂，本次以皮肤脓肿起病，病程中曾有发热。实验室检查提示炎症标志物轻度升高，影像学见肾、胰腺及肺多发病灶，血、皮肤脓液及肾周脓液培养及mNGS均提示皮疽诺卡菌。针对性抗诺卡菌治疗后炎症标志物降至正常，皮肤脓肿病灶均吸收，肾脏脓肿病灶、胰腺囊性灶及肺部病灶亦吸收。考虑播散性诺卡菌病诊断成立。

·经验与体会·

1. 诺卡菌是一种革兰阳性杆菌，属于需氧放线菌目，广泛存在于土壤、腐烂蔬菜和水体环境中，可通过空气播散；吸入是最常见的感染途径，创伤（被树枝刺伤或碎片损伤，或被动物抓伤或咬伤）可导致微生物直接侵入进而引起皮肤感染。

2. 诺卡菌感染好发于免疫抑制的患者中。播散性诺卡菌病最常累及肺、皮肤、脑等脏器，肾脏、胰腺受累较为少见。诺卡菌的肾脏累及多发生在移植肾，自体肾脏发生诺卡菌感染的仅有少量报道。本患者除皮肤脓肿外，尚有自体双肾脓肿、胰腺可疑脓肿，且经过检测，证实了患者多处脓肿病灶均为诺卡菌感染。本病例属于罕见病例，提示患者免疫状况差。

3. 诺卡菌生长缓慢，实验室容易漏诊。复旦大学附属中山医院感染病科已收治二十余例诺卡菌感染患者，对本病有高度警惕性。该患者入院时，医生根据临床及影像学表现即考虑到诺卡菌感染的可能，在第一时间送检病原学检测，并与微生物室保持沟通，要求延长培养，很快获得了微生物培养结果及药敏，为后续针对性治疗提供了强有力的依据。mNGS由于其时效性，较培养更早获得结果，虽不能提供药敏信息，但对指导后续诊疗仍具有重要价值。

4. 诺卡菌不同菌种的药敏特点差异较大，药敏报告意义重大。本患者初始治疗时，由于不排除合并非结核分枝杆菌等慢性低毒力病原体感染的可能，故首先联合使用4种药物以求广覆盖；得到药敏报告后，再及时降阶梯治疗，以避免抗菌药物的滥用。诺卡菌治疗需保证足疗程，否则容易复发。对于免疫功能正常的单纯皮肤诺卡菌感染患者，可单药治疗，疗程3~6个月；而免疫抑制患者或全身播散者，推荐2种或3种抗菌药物联合治疗，疗程需要6~12个月或更长。

参考文献

[1] Valdezate S, Garrido N, Carrasco G, et al. Epidemiology and susceptibility to antimicrobial agents of the main Nocardia species in Spain[J]. J Antimicrob Chemother, 2017, 72(3): 754-761.

[2] Yu X, Han F, Wu J, et al. Nocardia infection in kidney transplant recipients: case report and analysis of 66 published cases[J]. Transpl Infect Dis, 2011, 13(4): 385-391.

病例104 一条鱼带来的灾难

作者·王青青 金文婷 马玉燕
审阅·胡必杰 潘珏 周春妹

病史简介

男性，46岁，浙江人，2021-06-12收入复旦大学附属中山医院。

主诉

鱼刺伤后右上肢肿胀伴发热3天。

现病史

1. 2021-06-09患者至河边钓鱼，徒手抓鱼时右手指被鱼刺伤，未见明显伤口，未予处理。

2. 2021-06-10受伤处肿胀明显，有麻木，右上肢肿胀进行性加重，范围逐渐扩大至右前臂；出现发热，T_{max} 39℃，呕吐胃内容物1次。

3. 2021-06-11于当地医院就诊，查右上肢CTA：右上臂、前臂软组织肿胀，前臂为著，伴软组织缺损、积气，右侧尺动脉闭塞，右侧骨前动脉近端可疑闭塞。当地医院行右上臂切开减压术，联合创面封闭式负压引流术（vacuum sealing drainage，VSD），同时予万古霉素抗感染（具体剂量不详）。术中麻醉诱导后患者血压下降，予大剂量去甲肾上腺素维持。患肢肿胀情况无好转，并出现皮肤水疱。2021-06-12至复旦大学附属中山医院急诊，查WBC 4.91×10⁹/L，N% 91.5%，Hb 103 g/L，PLT 5×10⁹/L；hsCRP > 90 mg/L，PCT 28.69 ng/mL。予美罗培南+万古霉素治疗，病情无好转。2021-06-12复旦大学附属中山医院感染病科会诊，行伤口引流液培养并送检血mNGS，予调整抗菌药物为头孢吡肟（2 g，静脉滴注，q8 h）+多西环素（首剂0.2 g，后续0.1 g，口服，q12 h）+万古霉素（1 g，静脉滴注，q12 h）。因病情危重，2021-06-12收入复旦大学附属中山医院重症监护室。

既往史及个人史

乙型病毒性肝炎病史30余年，合并肝硬化，长期口服恩替卡韦。否认结核病史。2020-10因车祸行左下肢骨折内

固定术。

入院检查

体格检查

1. T 38.3℃，P 94次/分，R 13次/分，BP 124/73 mmHg。

2. 神志清，精神可，两肺未闻及明显啰音；心律齐，各瓣膜区未闻及杂音；腹部平软，无压痛，肝、脾肋下未触及。右上肢明显肿胀，前臂长段切开，VSD吸引中（图104-1）；右手感觉麻木，手指无自主活动，肌力0级。

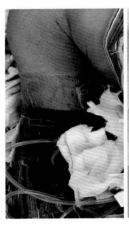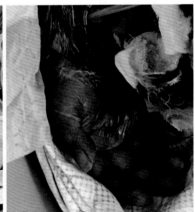

图104-1 2021-06-12患者入院时右前臂伤口负压吸引中；右上臂及腋下皮肤红肿

实验室检查

1. 血常规：WBC 4.72×10⁹/L，N% 86.4%，Hb 95 g/L，PLT 11×10⁹/L。

2. 炎症标志物：hsCRP 223.0 mg/L，PCT 20.62 ng/mL。

3. 生化：TBiL 63.8 μmol/L，DBiL 1.5 μmol/L，ALT/AST 35/41 U/L，Alb 23 g/L，Cr 62 μmol/L，UA 229 μmol/L，Na⁺

135 mmol/L，K⁺ 3.8 mmol/L，Cl⁻ 109 mmol/L，CK 467 U/L，CK-MM 453 U/L。

4. D-二聚体 1.7 mg/L，PT 12.9 s。

5. 心肌标志物：NT-proBNP 1 694 pg/mL，c-TnT 0.012 ng/mL。

6. 细胞免疫：CD4 142/μL，CD8 58/μL，CD4/CD8 2.4。

7. 血培养阴性。

8. 自身抗体阴性。

■ 辅助检查

1. 心电图：正常。

2. 上肢动脉CTA：右侧尺动脉上段充盈欠佳，管腔轻度狭窄；右前臂软组织肿胀伴积气，右侧肘部及前臂掌侧皮肤及软组织部分缺如。

3. 腹部B超：肝硬化，脾肿大。

临床分析

■ 病史特点

患者为中年男性，有肝硬化基础，鱼刺伤后出现右上肢红、肿、热、痛，伴发热3天入院。起病急，病情进展迅速，并出现感染性休克。血WBC无明显升高，PCT及CRP明显升高。右上肢CTA示软组织肿胀、积气，累及筋膜层及肌肉组织；肱动脉闭塞。外院予清创，万古霉素+美罗培南抗感染，仍发热，病灶持续扩大。结合临床表现及实验室检查结果，考虑皮肤、软组织坏死性感染。

■ 诊断分析

1. 弧菌属感染：可感染皮肤、筋膜、肌肉组织，其中创伤弧菌多见，此类菌出现在沿海水域。感染常发生于合并有肝硬化的患者，发病前曾有海水或贝类接触史；感染后病情进展迅速，可出现血性大疱、皮肤坏死等，可出现低血压，血白细胞可偏低；常用多西环素加第三代头孢菌素治疗。该例患者有乙型病毒性肝炎肝硬化，有鱼刺伤，结合临床表现及用药情况，高度怀疑该诊断。

2. 气单胞菌属感染：其中嗜水气单胞菌、豚鼠气单胞菌和温和气单胞菌是人类发生感染的主要病原体。好发于免疫抑制患者，常发生在接触淡水后。患者病情进展快，死亡率极高。大多数对第二代或第三代头孢菌素、碳青霉烯类及氨基糖苷类敏感。结合患者鱼刺伤史及临床表现，不能排除该诊断。

3. A组链球菌感染：A组链球菌是坏死性筋膜炎最常见的病原体之一，常通过浅表皮肤伤口（如虫咬或水疱等）进入深层组织内而发生感染。最初可只表现为浅表、轻微的红斑，但在24～72 h内可迅速扩大，并出现大疱，同时可出现菌血症。青霉素类、头孢菌素类及碳青霉烯类治疗有效。结合该例患者症状及病程，需考虑。但外院使用抗感染效果不佳，仍要进一步行病原学检查协助诊断。

4. 金黄色葡萄球菌感染：金黄色葡萄球菌也是引起坏死性筋膜炎的病原体，常好发于皮肤有擦伤或慢性溃疡及糖尿病患者。常伴有高热、全身症状，局部有化脓，白细胞

升高明显。该例患者疑似皮肤破损，病情进展迅速，需警惕该菌，但其病程中白细胞不高，万古霉素治疗效果不佳等，不支持该菌感染。需进一步行组织或脓液微生物检测协助诊断。

进一步检查、诊治过程和治疗反应

1. 2021-06-12入院当晚22时许行右前臂清创术、封闭式负压引流更换术。术中见创口内右前臂掌侧前壁肌肉裸露，创面大小约15 cm×25 cm，周围皮肤较多血疱、水肿；掌桡侧皮肤尚有感觉和血供；掌尺寸侧皮肤筋膜层与肌膜脱离、坏死，无痛觉，无血供（图104-2）。术中取创面脓液行微生物学检测（后续回报细菌、真菌涂片阴性，涂片找抗酸杆菌阴性）。予头孢吡肟（2 g，静脉滴注，q8 h）+万古霉素（1 g，静脉滴注，q12 h）抗感染，并予营养支持、维持水和电解质平衡、输血等对症支持治疗。

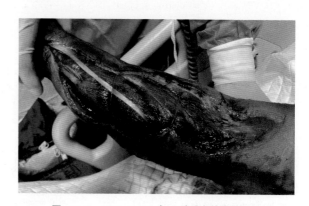

图104-2 2021-06-12晚22时手术前患肢照片

2. 2021-06-13仍有发热，T_max 38.3℃，右上肢红肿无好转。复查CRP 174.3 mg/L，PCT 8.52 ng/mL。停用万古霉素，继续多西环素、头孢吡肟治疗。

3. 2021-06-15患肢肿胀情况无好转，再次行扩创清创手术，行伤口渗出液微生物学检测。伤口渗出液细菌培养初步鉴定（2021-06-12送检）：创伤弧菌。加用莫西沙星（0.4 g，静脉滴注，qd）治疗。

4. 2021-06-16脓液细菌培养药敏结果回报。血mNGS（2021-06-12送检）结果：中量检出创伤弧菌核酸序列。继续头孢吡肟+莫西沙星+多西环素抗感染治疗。

5. 2021-06-18患者仍发热，上肢肿胀无好转。随访WBC 8.19×10⁹/L，PLT 104×10⁹/L；CRP 88.8 mg/L，PCT 1.32 ng/mL，较前好转。伤口渗出液真菌培养（2021-06-15送检）：白念珠菌，考虑定植菌。再次行清创术，清除明显发黑、坏死的皮肤筋膜、肌肉和肌腱组织；探查右手小鱼际皮肤软组织变黑，无血供，予以清除。2021-06-21调整为头孢吡肟+多西环素抗感染，停用莫西沙星。

6. 2021-06-22 T_max 38℃。查WBC 5.05×10⁹/L，hsCRP 66.9 mg/L，PCT 0.32 ng/mL。患者炎症标志物进一步下降，但

右上肢红肿及渗出症状无好转。考虑右上肢创伤弧菌感染；前臂血管血栓，肌肉、神经广泛坏死，上臂部分肌肉坏死。与患者及家属沟通后，行右肘关节离断术+清创+VSD。

7. 2021-06-26行残肢清创术+VSD。2021-06-29停多西环素，加用左氧氟沙星，继续头孢吡肟抗感染治疗。监测体温高峰下降。

8. 2021-07-06残肢断端颜色鲜红，肉芽生长尚可，少许渗液（图104-3）；再次行残肢清创术+VSD。

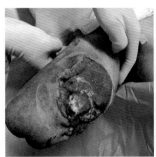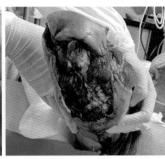

图104-3　2021-07-06残肢清创前照片

9. 2021-07-08转复旦大学附属中山医院感染病科进一步治疗。患者仍有发热，T_{max} 38.8℃，予多西环素（0.1 g，口服，q12 h）+左氧氟沙星（0.5 g，静脉滴注，qd）+头孢曲松（2 g，静脉滴注，qd）抗感染，继续VSD，并予恩替卡韦抗病毒，以及升血小板、营养支持等治疗。

10. 2021-07-13仍有发热，考虑目前抗感染效果不佳，停头孢曲松，改用头孢他啶（2 g，静脉滴注，q8 h）。

11. 2021-07-14残肢逐渐愈合，部分区域仍有血性液体渗出（图104-4）。再次清创+VSD，行坏死组织细菌、真菌培养示阴性，坏死组织mNGS示创伤弧菌（种严格序列数7 870）。继续上述抗感染治疗。

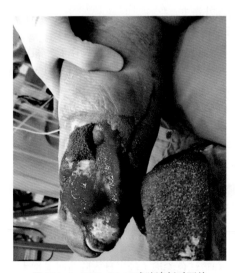

图104-4　2021-07-14残肢清创时照片

12. 2021-07-21考虑患者患肢残端骨坏死可能，行肢体缩短手术+清创术+VSD；术中考虑骨梗死。清除的坏死骨

组织送细菌培养（后续结果回报阴性）。

13. 2021-07-23行高压氧治疗5天，持续负压吸引，患者体温正常。

14. 2021-07-28转至骨科，行右上肢清创+带蒂筋膜组织瓣转移。2021-07-31复查WBC 2.76×10⁹/L；hsCRP 1.1 mg/L，PCT 0.06 ng/mL；伤口渗出减少。2021-08-04调整抗菌药物为头孢克肟+多西环素+左氧氟沙星，予带口服药物出院治疗。

15. 2021-09-25电话随访：继续口服抗菌药物治疗，患者无发热，伤口无明显红肿、渗出，门诊随访。

最后诊断与诊断依据

■ 最后诊断

1. 右上肢坏死性软组织感染：创伤弧菌。
2. 骨筋膜室综合征。
3. 肝硬化失代偿期。

■ 诊断依据

患者为中年男性，有乙型病毒性肝炎肝硬化病史。鱼刺伤后右手及前臂红、肿、热、痛，伴发热，病情进展迅速，并出现低血压。血WBC不高，CRP及PCT明显升高；影像学示右前臂软组织肿胀伴积气明显。患肢渗出液细菌培养及血mNGS均示创伤弧菌。予积极清创、截肢，联合头孢他啶、多西环素及左氧氟沙星抗感染后，体温好转，炎症标志物降至正常，患肢感染得到控制。符合创伤弧菌引起的坏死性软组织感染诊断。病初患者出现右手及前臂肿胀明显，并有麻木症状，手臂发绀，上肢CTA示尺桡动脉闭塞，考虑骨筋膜室综合征诊断成立。患者有慢性乙型病毒性肝炎30年，入院查B超示肝硬化、脾肿大，故肝硬化失代偿期诊断成立。

经验与体会

1. 坏死性软组织感染（necrotizing soft-tissue infection，NSTI）是一种危及生命的侵袭性软组织感染，范围可累及从真皮浅层和皮下组织到深筋膜和肌肉的任何一层。NSTI发生率为0.3～15/10万，死亡率20%～30%，部分病原体如气单胞菌等的感染死亡率更高。根据感染深度，NTSI可分为坏死性蜂窝织炎（真皮和皮下组织）、坏死性筋膜炎（筋膜层）和坏死性肌炎（肌肉）。结合该病例，考虑为坏死性筋膜炎合并坏死性肌炎。此外，根据病原体与不同的临床特征，也可将NSTI分为以下三类：①Ⅰ型，多种细菌混合感染，包括革兰阳性菌和阴性杆菌、需氧菌、厌氧菌等在内的多种细菌定植创面而发病；②Ⅱ型，单一病原体感染，病原体包括β-溶血性链球菌或社区获得性耐甲氧西林金黄色葡萄球菌；③Ⅲ型，单一病原体感染，继发于某种致病杆菌，如弧菌属、气单胞菌等。Ⅲ型好发于糖尿病、肥胖、免疫抑制患者。有研究发现，肝病（如肝硬化）是创伤弧菌感染的常见危险因素。该例患者属于Ⅲ型NSTI，并且存在肝硬化这一易感因素。

2. 该例患者在接触淡水及被鱼刺伤后发病，需考虑引起水源性感染的病原体。最常见的是定植于皮肤表面的金黄色葡萄球菌和链球菌。此外应警惕水生病原体感染，如弧菌属、嗜水气单胞菌、迟缓爱德华菌、猪红斑丹毒丝菌及海分枝杆菌，其中前3种菌可引起急性侵袭性强的皮肤和软组织感染，需要引起临床医生的警惕。

3. NSTI患者的预后很大程度上取决于是否早期识别并干预。因此，这就要求临床医生及时、尽早识别此类疾病。坏死性感染的早期诊断可能受到以下因素的干扰：① 无发热症状，可能服用退热药；索氏梭菌感染不会出现发热；② 深部软组织感染初期可不出现皮肤感染症状；③ 误将局部疼痛归因于创伤或操作，而剧烈疼痛常是患者坏死性感染的关键表现；④ 影像学表现不特异等。医生必须意识到这些潜在的隐患，避免诊断和治疗的延误。

4. NTSI的治疗原则是早期识别、早期手术干预及治疗。

对于该类患者，一方面外科医生需要每1～2天对病灶进行检查、清创，直至坏死组织不再出现；同时需进行负压吸引、高压氧等辅助治疗以促进伤口愈合。另一方面是进行有效的抗感染治疗。针对这例患者感染的创伤弧菌，多推荐使用多西环素联合第三代头孢菌素抗感染治疗。与此同时，在合并脓毒血症时，补液、纠正低白蛋白血症等支持治疗也尤为重要。该例患者先后接受10次清创（截肢）手术，联合有效的抗感染治疗，最终好转出院。这也得益于多学科的合作。总而言之，"早期手术干预、抗感染、支持治疗"是挽救NTSI重症患者生命的三大基石，而多学科合作管理在复杂重症患者的诊治中必不可少。

参考文献

[1] Sartelli M, Guirao X, Hardcastle TC, et al. 2018 WSES/SIS-E consensus conference: recommendations for the management of skin and soft-tissue infections[J]. World J Emerg Surg, 2018, 13: 58.

[2] Stevens DL, Bryant AE. Necrotizing soft-tissue infections[J]. N Engl J Med, 2017, 377(23): 2253-2265.

[3] Vasagar B, Jain V, Germinario A, et al. Approach to aquatic skin infections[J]. Prim Care, 2018, 45(3): 555-566.

病例 105 毒菌为何安了家？血糖飙升助了它

作者·方婷婷 金文婷 马玉燕 汪小欢
审阅·胡必杰 潘珏

病史简介

男性，49岁，上海人，从事水产行业，2021-12-27收入复旦大学附属中山医院感染病科。

主诉

左足红肿、疼痛1周。

现病史

1. 2021-12-20晨起做水产批发工作时，左足浸泡于水产品养殖用水中2 h左右。2021-12-21左足背出现红肿，皮温升高，有疼痛感，无发热、头晕、头痛、恶心、呕吐、畏寒、寒战等不适。自行予膏药外贴，左足部疼痛加重。

2. 2021-12-24就诊于某中医院，考虑"急性痛风"，予以金黄膏、复方紫荆消伤巴布膏外敷，口服依托考昔消炎、止痛。疼痛减轻，但左足背红肿逐渐加重，肿胀、麻木感加重，第二跖趾关节红肿明显，可见一个约黄豆大小的暗红色囊泡。

3. 2021-12-26就诊于复旦大学附属中山医院急诊，查WBC 18.22×10⁹/L，N% 87.2%，L% 5%，Hb 110 g/L，PLT 226×10⁹/L；PCT 5.24 ng/mL，hsCRP > 90 mg/L；随机血糖21.2 mmol/L；D-二聚体2.06 mg/L；UA 259 μmol/L。考虑左足部软组织感染，予左氧氟沙星（0.5 g，静脉滴注，qd）+

头孢曲松（2 g，静脉滴注，qd）抗感染。左足红、肿、热、痛症状无明显改善，第二跖趾关节暗红色囊泡较前增大（图105-1）。

4. 病程中，患者无寒战、发热，精神、胃纳尚可。否认发病前局部外伤史。

既往史及个人史

有痛风病史10年余，每年急性发作2～3次，间断服用双氯芬酸钠缓释胶囊治疗。患者体检诊断2型糖尿病4年余，曾行胰岛素、口服降糖药治疗2个月余，后自行停药，近期未监测血糖。有甲癣病史。

入院检查

体格检查

1. T 36.8℃，P 90次/分，R 20次/分，BP 132/89 mmHg。

2. 精神尚可，呼吸平稳；左侧足背红肿，皮温高于对侧足背，皮肤未见破溃，有轻度触痛，第二跖趾关节处可见直径1 cm左右暗红色囊泡（较当日入院前明显增大），周围有波动感，左足背动脉搏动可（图105-1）。

实验室检查

1. 血常规：WBC 20.21×10⁹/L，N% 92.7%，Hb 119 g/L。

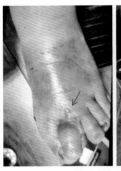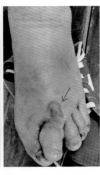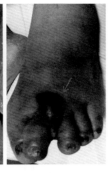

图105-1 患者足部病灶进展迅速,时间分别为2021-12-26(左)、2021-12-27上午(中)、2021-12-27下午(右)

2. 炎症标志物:ESR > 120 mm/h,hsCRP 261.8 mg/L,PCT3.8 ng/mL,铁蛋白554 ng/mL,SAA 1 400 mg/L。

3. 生化:ALT/AST 9/272 U/L,γ-GT/ALP 166/272 U/L,Alb 37 g/L,TBiL/DBiL 12/8.1 μmol/L,Cr 110 μmol/L,估算eGFR 68 mL/(min·1.73 m²),UA 226 μmol/L,Na⁺/K⁺ 135/4.3 mmol/L,LDH 229 U/L。

4. 随机血糖32.5 mmol/L,HbA₁C 7.6%。

5. 凝血功能:Fbg 1 044 mg/dL,D-二聚体1.36 mg/L。

6. T-SPOT.TB A/B 5/3(阴性/阳性对照 0/82),EBV-DNA、CMV-DNA阴性。

7. 自身抗体:阴性。

8. 细胞免疫:CD4/CD8 1.5,淋巴细胞583.6/μL,CD4 183/μL,CD8 120/μL。

■ 辅助检查

1. 心电图:正常心电图。

2. 超声心动图:左心房增大,升主动脉增宽,未见瓣膜赘生物。

3. 左下肢软组织MRI增强:左足肌肉、软组织广泛感染,左距骨踝关节面下损伤、骨髓水肿,第二跖骨骨髓水肿,左踝关节积液(图105-2)。

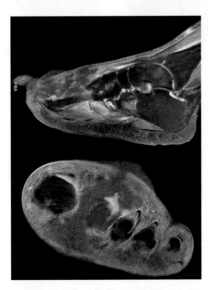

图105-2 2021-12-28左下肢软组织MRI增强

· 临床分析 ·

■ 病史特点

患者为中年男性,有糖尿病病史,血糖控制不佳。患者本次急性起病,以"左足红、肿、热、痛"为主要表现,在口服解热镇痛药基础上,测体温正常;炎症标志物明显升高;左下肢软组织MRI增强示左足肌肉、软组织广泛感染,左距骨踝关节面下损伤、骨髓水肿,第二跖骨骨髓水肿,左踝关节积液。查体示左侧足背红肿,皮温高于对侧足背,皮肤未见破溃,有轻度触痛,第二足趾关节处可见直径1 cm左右暗红色囊泡,第一、二足趾间积脓,周围有波动感,左足背动脉搏动。结合临床表现及实验室检查结果,诊断为皮肤、软组织感染。病原体考虑如下。

■ 诊断分析

1. 金黄色葡萄球菌:皮肤软组织感染大多数为金黄色葡萄球菌感染引起,可有深部软组织、刺伤、压疮等复杂感染,也可有单纯性皮肤及软组织感染。患者有糖尿病史,血糖控制不佳,为该菌易感人群,足部表现及进展速度可符合金黄色葡萄球菌感染。需进一步行局部脓液的微生物学检查以明确。

2. 创伤弧菌:是海水中的常见细菌,可感染皮肤、筋膜、肌肉组织,通常更易感染免疫抑制人群。感染可能迅速播散,引起严重的肌炎和坏死性筋膜炎,类似于气性坏疽,患者可出现低血压、血白细胞偏低。此例患者发病前曾有水产接触史,感染后病情进展迅速,出现血性大疱、皮肤坏死等;但其全身毒性症状较轻,且有糖尿病史,结合临床表现及用药情况,无法完全排除该菌。需进一步行组织或脓液微生物学检测以协助诊断。

3. 海分枝杆菌:海分枝杆菌软组织感染好发于免疫力低下的患者,该菌毒力较低,故通常表现为亚急性或慢性病程。本例患者有糖尿病史和海水水产接触史,需考虑海分枝杆菌引起感染的可能。但本例为急性病程,红、肿、热、痛及化脓明显,病程进展较快,为不支持点。

4. 气单胞菌属:为革兰阴性杆菌,广泛分布在淡水、河口和海洋环境中。其中,嗜水气单胞菌、豚鼠气单胞菌和温和气单胞菌是人类发生感染的主要病原体。该菌属感染好发于免疫抑制患者,常发生在接触淡水后;进展快,死亡率极高;大多数对第二代或第三代头孢菌素、碳青霉烯类及氨基糖苷类敏感。结合患者海水水产品接触史及临床表现,不能完全排除该诊断,待病原学进一步明确。

5. 混合厌氧菌等:此类病原体可引起皮肤、软组织感染;因海水中的微生物组成复杂,不能除外混合病原体(如合并厌氧菌等)感染的可能,需进一步行微生物学检查以明确。

· 进一步检查、诊治过程和治疗反应 ·

■ 诊治过程

1. 2021-12-27入院后查血培养,左足第二跖趾关节处囊泡液送涂片、培养及mNGS。涂片找细菌、真菌、抗酸杆菌回报阴性。予利奈唑胺（0.6 g，口服，q12 h）+左氧氟沙星（0.5 g，静脉滴注，qd）经验性抗感染治疗；辅以控制血糖、消炎、止痛等对症治疗。

2. 2021-12-28患者发热，T_{max} 38.6℃，左足红肿、疼痛感较前加重，自觉左足皮温较右足偏低，左足病灶较前明显进展，足背、足底新发脓疱（图105-3 A）。予抽取血培养、足底脓疱液床边接种血培养瓶（需氧瓶）送微生物培养。加用美罗培南（1 g，静脉滴注，q8 h）+阿米卡星（0.6 g，静脉滴注，qd）抗感染治疗。

3. 2021-12-29患者体温正常，左足颜色较前发红、发紫，第二趾红肿较前明显伴周围脓性水疱形成，皮温较低，足背动脉搏动可触及，皮肤张力较高，可见深部液化化脓倾向，触痛较前明显。再次抽取足背脓疱液行全套微生物学检查。考虑病灶进展迅速，请整形外科会诊，急行局部麻醉下左足感染病灶足背及足底切开清创引流术。术中见大量脓血性液体流出，可见软组织部分坏死。予消毒、清创（图105-3B），纱条填塞引流，并送检清创脓液拭子微生物学涂片、培养及mNGS。

4. 2021-12-29囊泡液培养初步鉴定为金黄色葡萄球菌（2021-12-27采样）；囊泡液培养回报金黄色葡萄球菌（2021-12-28采样）；清创脓液拭子细菌涂片找见少量革兰阳性球菌。

5. 2021-12-30囊泡液mNGS（2021-12-27采样）：检出金黄色葡萄球菌（种严格序列数42）。药敏显示为甲氧西林敏感金黄色葡萄球菌。调整抗菌方案：利奈唑胺（0.6 g，口服，q12 h）+美罗培南（1 g，静脉滴注，q8 h）；每日早、晚2次换药。患者体温正常，左足肿胀较前明显改善，疼痛减轻，皮温较有所回升，第二趾稍有发紫，有触觉。创面换药可见外敷敷料有少量脓血性渗出。

6. 2021-12-31清创脓液拭子mNGS（2021-12-29采样）：检出大量金黄色葡萄球菌（种严格序列数1 375）。左足每日换药，未见脓液增多，肿胀、疼痛较前好转，无新增的脓疱（图105-3C），足背动脉搏动可。下午患者出现发热，T_{max} 38.4℃，双膝关节、右手中指掌指关节疼痛伴皮温稍高。予抽血培养，复查炎症指标示较前明显下降，结合既往痛风病史及尿酸水平，考虑痛风发作，予解热镇痛及降尿酸治疗，继续当前抗感染方案。

7. 2022-01-03患者体温正常，左足每日2次换药，未见脓液增多，未见新发红肿、脓疱。复查炎症指标较前下降。抗感染方案降级为利奈唑胺（0.6 g，口服，q12 h）+哌拉西林/他唑巴坦（4.5 g，静脉滴注，q8 h）；继续每日2次换药，碘伏纱条填塞引流，以及控制血糖、消炎、止痛等对症治疗。

8. 2022-01-05血细菌、真菌培养阴性（2022-12-31采样）。

9. 2022-01-07患者体温平稳，血糖控制可（空腹血糖5.2～5.4 mmol/L），炎症指标下降；患足创面无明显坏死及脓液，可见新生肉芽组织。调整抗菌药物方案为利奈唑胺（0.6 g，口服，q12 h）+左氧氟沙星（0.5 g，口服，qd）。予出

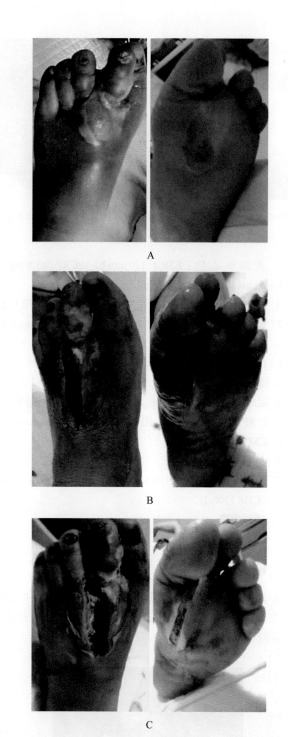

图105-3 2022-12-28、2022-12-29及2022-12-31患者左足病灶变化情况

A. 2022-12-28足背脓疱进展，足底新发脓疱；B. 2022-12-29足背、足底切开清创引流；C. 2021-12-31足背、足底伤口情况

院，出院后于外科门诊定期换药，并继续上述方案抗感染治疗。

10. 图105-4为治疗过程中患者体温变化及用药情况。

11. 图105-5为治疗过程中患者炎症标志物变化。

■ 出院后随访

1. 外科门诊定期换药。口服降糖药及皮下注射胰岛素控制血糖。

2. 2022-01-19随访：左足敷料清洁、干燥，切开伤口可

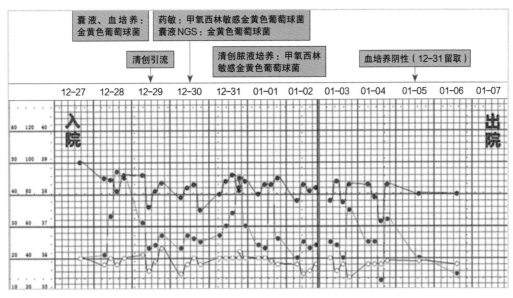

图 105-4 治疗过程中患者体温变化及用药情况

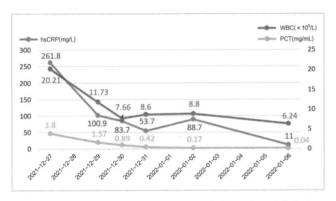

图 105-5 治疗过程中患者炎症标志物变化情况

见新鲜肉芽组织，无明显出血及脓液，予换药（图 105-6）。查血常规示 Hb 109 g/L，PLT 234×10⁹/L，WBC 4.30×10⁹/L，N% 55.1%；炎症标志物示 PCT 0.04 ng/mL，ESR 38 mm/h，hsCRP 19.3 mg/L；Cr 133 μmol/L，估算 eGFR 54 mL/（min·1.73 m²），空腹血糖 5.4 mmol/L，肝功能、凝血功能、D-二聚体未见明显异常。继续予利奈唑胺（0.6 g，口服，q12 h）+左氧氟沙星（0.5 g，口服，qd）口服抗感染。

3. 2022-02-15 随访：左足伤口干燥，无渗血、渗液（图 105-6），较前明显好转。查血常规示 Hb 85 g/L，PLT 169×10⁹/L，WBC 3.57×10⁹/L，N% 59.1%；炎症标志物示 hsCRP 7.4 mg/L，ESR 30 mm/h，PCT 0.03 ng/mL；肾功能示 Cr 108 μmol/L，eGFR 69 mL/（min·1.73 m²），UA 577 μmol/L。随访 Hb 为 85 g/L，较前下降，予停用利奈唑胺，继续予左氧氟沙星（0.5 g，口服，qd）抗感染，门诊随访。

最后诊断与诊断依据

■ 最后诊断

1. 甲氧西林敏感金黄色葡萄球菌感染（左足软组织感

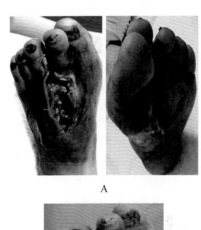

A

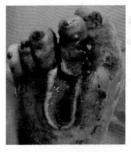

B

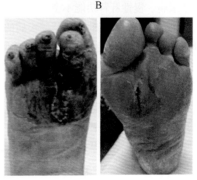

C

图 105-6 2023-01-04、2023-01-19 及 2023-02-15 左足病灶变化情况
A. 2023-01-04 足背、足底伤口情况；B. 2023-01-19 足背伤口情况；C. 2023-02-15 足背、足底伤口情况

染、菌血症、左足骨髓炎）。

2. 2型糖尿病。

■ 诊断依据

患者为中年男性，因"左足红肿、疼痛1周"入院，有糖尿病病史，血糖控制不佳；本次急性病程，起病前有明确的水产养殖用水接触史，主要表现为左足红、肿、热、痛，足部病灶进展迅速，第二跖趾关节处暗红色囊泡逐渐增大形成脓疱，第一、二足趾间积脓，周围有波动感，足底脓疱形成。外周血白细胞、中性粒细胞、CRP、ESR、PCT升高。左足软组织MRI增强示左足肌肉、软组织广泛感染，左距骨踝关节面下损伤、骨髓水肿，第二跖骨骨髓水肿，左踝关节积液。多次外周血培养及脓液培养均为甲氧西林敏感金黄色葡萄球菌，脓液mNGS均检出金黄色葡萄球菌。经切开引流及抗菌治疗有效，故诊断明确。患者既往2型糖尿病病史4年余，曾行胰岛素、口服降糖药治疗2个月余，后自行停药，入院前未监测血糖；入院后随机血糖高达32.5 mmol/L，HbA$_1$C 7.6%，故2型糖尿病诊断明确。

经验与体会

1. 本例患者为伴有菌血症的左足皮肤、软组织感染及骨髓炎，病原体以金黄色葡萄球菌常见，但患者有海产品养殖用水接触史，需鉴别创伤弧菌和非结核分枝杆菌（non-tuberculous mycobacteria, NTM）感染。因此病初经验性治疗在覆盖阳性菌的同时，加用覆盖创伤弧菌及NTM的抗菌药物，旨在迅速控制病情和防止严重并发症的发生。

2. 金黄色葡萄球菌引起的皮肤和软组织感染通常表现为化脓或脓肿，部分进展迅速，病情凶险，通过对脓性物质的培养可确诊。治疗方法包括局部伤口护理、清创和使用有效抗菌药物。金黄色葡萄球菌菌血症患者可出现各种并发症，最初可能难以识别，因此会加重病情。本例患者虽入院时全身毒性症状较轻，但血培养金黄色葡萄球菌阳性，局部皮肤、软组织继发血流感染，若不及时处理，可出现病情进一步加重，如发生脓毒症休克等。

3. 对有糖尿病、慢性肝肾功能不全、肿瘤、获得性免疫缺陷综合征、原发性免疫功能缺陷等基础疾病的患者，以及接受免疫抑制治疗（激素、免疫抑制剂、生物制剂、放疗、化疗等）的人群，金黄色葡萄球菌造成感染的风险大大增加，且感染易播散。本例患者有2型糖尿病，且长期血糖控制不佳，故易出现金黄色葡萄球菌的局部软组织感染，甚至侵袭到骨髓及骨组织；患者虽无明确皮肤、软组织创伤史，但起病前其左足接触水产养殖用水，可能是此次感染的重要诱因。本次患者急性左足红、肿、热、痛起病，之后短时间内形成脓疱、脓肿，病灶进展迅速，需警惕坏死性软组织感染的发生；同时，患者存在菌血症，需警惕转移性感染可能，如感染性心内膜炎、菌栓致脾梗死、菌栓致肾梗死、腰肌脓肿、脑脓肿等。因此，强效抗菌药物早期控制病情、及时切开引流、及时病情评估和识别极为重要。

4. 本例为伴有菌血症的皮肤、软组织感染，且左足MRI增强显示左距骨踝关节面下损伤、骨髓水肿，第二跖骨骨髓水肿，左踝关节积液。因此，骨髓炎可诊断，骨关节感染不能除外。血培养及病灶标本分离的细菌和体外药敏试验，对临床选择敏感抗菌药物具有良好的指导意义。然而，本例起初急诊使用左氧氟沙星＋头孢曲松治疗效果欠佳，可能与局部化脓性病灶、骨髓和骨组织中药物浓度不高及疗程短有关。利奈唑胺作为新型抗革兰阳性菌药物，在局部软组织、骨髓及骨关节组织中浓度高，同时口服生物利用度高。虽然其为抑菌剂，并不作为血流感染首选药物，但本例为软组织感染基础上继发的血流感染，故选择以利奈唑胺为基础的联合方案，快速控制了病情，防止了并发症的发生，获得了非常好的疗效。

5. 对于复杂感染的诊断和治疗，往往需要多学科合作。感染病科会面对大量的合并皮肤、软组织病损甚至骨髓、骨组织感染的患者。本例患者是在感染病科和微生物室的共同努力下得以明确病原体诊断，除有效的抗感染药物外，整形外科及时、充分地清创引流至关重要，后续使用有效的抗感染治疗、加强伤口换药，最终获得明显的治疗效果。

参考文献

[1] Chen H, Du Y, Xia Q, et al. Role of linezolid combination therapy for serious infections: review of the current evidence[J]. Eur J Clin Microbiol Infect Dic, 2020, 39(6): 1043-1052.

[2] Lowy FD. Staphylococcal infections[M]//Kasper DL, Fauci AS. Harrison's Infectious Diseases. 3rd ed. New York: McGraw-Hill Education Medical, 2017: 410-420.

[3] Miller LG, Eells SJ, David MZ, et al. Staphylococcus aureus skin infection recurrences among household members: an examination of host, behavioral, and pathogen-level predictors[J]. Clin Infect Dis, 2015, 60(5): 753-763.

作者·张 尧 金文婷 马玉燕
审阅·胡必杰 潘 珏 周春妹

病例 106 脖子肿块，是"发炎"了吗

病史简介

女性，24岁，安徽人，长期在上海工作，2021-09-06收入复旦大学附属中山医院感染病科。

主诉

左侧面颈部肿痛1周余。

现病史

1. 2021-08-31患者左面部受撞击后出现左侧下颌区、颈部肿胀，伴疼痛和发热，T_{max} 39℃，无局部皮肤破损、牙龈肿痛、寒战等。

2. 2021-09-01于当地医院就诊，查血WBC 15.1×10^9/L，N% 78.7%；hsCRP 48.0 mg/L。颈部B超：左侧颈部低回声团块，大小 4.2 cm×1.7 cm；左侧颈部淋巴结增大，较大者 1.1 cm×0.7 cm，考虑反应性增生。上下颌骨CT平扫：左侧颌下腺外后方软组织肿胀，周围脂肪间隙模糊，感染可能性大。予头孢曲松+甲硝唑抗感染，效果不佳，颈部肿胀进行性加重。

3. 2021-09-04至复旦大学附属中山医院就诊，查血WBC 11.58×10^9/L，N% 76.8%；hsCRP 128.7 mg/L，ESR 53 mm/h，PCT 0.04 ng/mL，肝肾功能正常。予莫西沙星（0.4 g，口服，qd）+多西环素（0.1 g，口服，q12 h）抗感染，颈部疼痛好转，但肿胀无明显改善。为明确颈部肿胀原因，收入复旦大学附属中山医院感染病科。

既往史及个人史

否认高血压、糖尿病、肝炎、结核等病史。否认饲养宠物史。

入院检查

体格检查

1. T 37.0℃，P 86次/分，R 20次/分，BP 100/60 mmHg。

2. 左侧下颌角及颈部红肿，局部皮温升高，无破溃，边界欠清晰，触之质韧、略有波动感（图106-1）。扁桃体无肿大。心、肺、腹部查体阴性。

实验室检查

1. 血常规：WBC 16.16×10^9/L，N% 82.2%，L% 10.9%。

2. 外周血异常白细胞分类：阴性。

3. 炎症标志物：hsCRP 107.5 mg/L，ESR 47 mm/h，PCT 0.07 ng/mL。

4. 肝肾功能：ALT/AST 13/16 U/L，Alb 41 g/L，Cr 49 μmol/L。

5. T-SPOT.TB A/B 0/0。

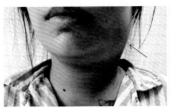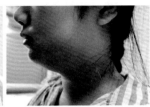

图 106-1 入院查体示左侧下颌角及颈部红肿，局部皮温升高，无破溃

6. 血培养、G试验、血隐球菌荚膜抗原、CMV-DNA、EBV-DNA均阴性。

7. 自身抗体阴性；甲状腺功能正常。

辅助检查

胸部CT平扫：未见明显异常。

临床分析

病史特点

患者为年轻女性，急性病程，表现为左面部及颈部肿痛，病程中有发热；辅助检查提示外周血WBC、hsCRP、ERS等炎症标志物明显升高，G试验、GM试验、T-SPOT.TB均阴性；影像学检查提示左侧颌下腺外后方软组织肿胀；抗细菌治疗效果不佳。诊断和鉴别诊断需考虑以下疾病。

诊断分析

1. 感染性病变：患者为年轻女性，短期内出现左侧面部及颈部肿痛、发热，辅助检查和影像学检查提示血炎症标志物升高、左侧颌下腺外后方软组织肿胀，首选考虑感染性病变。病原体考虑如下，有待进一步行局部软组织活检或穿刺脓液送检微生物学检查以明确。

• 一般细菌：β-溶血性链球菌、金黄色葡萄球菌、肺炎克雷伯菌、铜绿假单胞菌，甚至厌氧菌，均可引起皮肤、软组织的感染和局部脓肿。但该患者病程中抗细菌治疗效果不佳，为不支持点，需警惕混合感染或不典型病原体感染的可能。

• 结核分枝杆菌：可引起淋巴结结核，表现为淋巴结肿大、破溃，为慢性或亚急性病程，常合并肺结核。患者急性病程，T-SPOT.TB阴性，且病灶较为局限，为不支持点。

• 其他低度毒力的病原体：非结核分枝杆菌、诺卡菌、马尔尼菲篮状菌、孢子丝菌等也可引起皮肤、软组织感染，但多数引起免疫抑制患者的播散性感染。该患者无免疫抑制基础，且病灶较局限，不支持这些低度毒力的病原体感染。

• 与动物抓伤或咬伤相关的病原体：如巴尔通体（猫抓病）。患者无相关流行病学史，暂不支持。

2. 肿瘤性病变：患者急性病程，需警惕淋巴瘤、软组织肿瘤可能。良性肿瘤如淋巴管瘤、神经纤维瘤等较为少见，且多为慢性病程。需进一步行局部软组织活检病理学检查以明确。

进一步检查、诊治过程和治疗反应

■ 诊治过程

1. 2021-09-07头颈部软组织MRI增强（图106-2）：左侧颈部软组织炎性病变可能性大，伴左颈部多发稍大淋巴结。

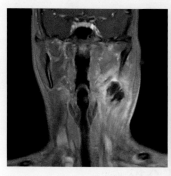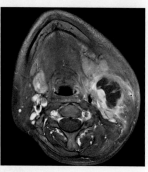

图106-2　2021-09-07颈部软组织MRI增强：左侧颈部软组织肿胀（自皮下达颈血管旁），上至左侧腮腺下极水平，下至锁骨上水平，边界不清，增强扫描不均匀强化

2. 2021-09-07予哌拉西林/他唑巴坦（4.5 g，静脉滴注，q8 h）+左氧氟沙星（0.5 g，静脉滴注，qd）抗感染。B超引导下行颈部脓肿置管引流，术后共引出黄绿色脓液约30 mL。

3. 2021-09-08颈部脓液涂片找细菌、真菌、抗酸杆菌阴性，颈部脓液弱抗酸染色阴性。

4. 2021-09-09颈部脓液细菌、真菌培养阴性。

5. 2021-09-10颈部脓液mNGS（2021-09-07采样）：检出大量坏死梭杆菌核酸序列（图106-3）。

6. 2021-09-10患者颈部肿痛较前好转。复查颈部B超：左侧颈部脓肿较前明显减少。当天拔除引流管，调整抗感染治疗方案：阿莫西林（0.5 g，口服，tid）+甲硝唑（0.4 g，口服，tid）。

7. 2021-09-12随访血WBC 5.78×10^9/L，N% 52.7%；hsCRP 4.1 mg/L，ESR 14 mm/h，较前明显好转。予出院，继续口服阿莫西林+甲硝唑治疗。

■ 出院后随访

1. 出院后继续口服阿莫西林+甲硝唑治疗2周。当地医院复查颈部B超：未见明显异常。予停药。

2. 2022-07-11电话随访：患者停药后病情无反复，情况良好。

3. 图106-4为治疗过程中患者炎症标志物变化及用药情况。

属			种			
属　名	属相对丰度(%)	属严格序列数	种　名	种相对丰度(%)	种序列数	种严格序列数
梭杆菌属	99.08	6 049	坏死梭杆菌	96.24	6 261	5 699
产线菌属	0.92	9	龈沟产线菌	0.92	48	9

图106-3　2021-09-10颈部脓液mNGS（2021-09-07采样）：检出坏死梭杆菌核酸序列数5 699

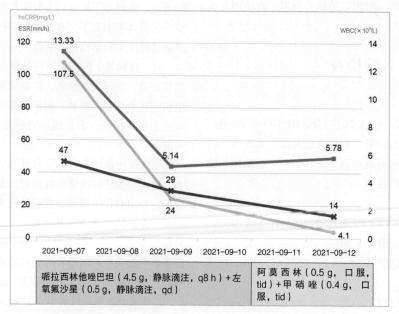

图106-4　治疗过程中患者炎症标志物变化及用药情况

最后诊断与诊断依据

■ 最后诊断

左颈部化脓性软组织感染（坏死梭杆菌）。

■ 诊断依据

患者为年轻女性，急性起病，出现左面部及颈部肿痛，病程中有发热。外周血 WBC、hsCRP、ERS 等炎症标志物明显升高，颈部 B 超及 MRI 提示左侧颈部软组织肿胀、皮下脓肿。穿刺引流出黄绿色脓液，脓液 mNGS 检出大量坏死梭杆菌核酸序列，经充分引流及抗感染治疗后病灶完全吸收。故诊断明确。

经验与体会

1. 坏死梭杆菌属于梭杆菌属，是厌氧的革兰阴性杆菌，广泛存在于人的口腔、胃肠道及泌尿生殖道中，可引起局部脓肿、咽喉和口腔感染，以及危及生命的全身性疾病（如 Lemierre 综合征、坏死性杆菌病）。坏死梭杆菌感染通常发生在以往健康的儿童和年轻人中。本例患者为年轻女性，无慢性病史，此次出现颈部较为局限的化脓性感染，穿刺脓液经 mNGS 检测为坏死梭杆菌，实属罕见。坏死梭杆菌引起感染的病因尚不明确，多数认为与黏膜破损后定植菌入血有关。追问病史，该患者发病前左颜面部受撞击后曾出现口腔黏膜破损，推测可能是口腔内的细菌入血所致。

2. 在颈部脓肿的病例中，最常见的病原体是葡萄球菌（金黄色葡萄球菌和表皮葡萄球菌），其次为链球菌属、肠杆菌科、拟杆菌属和梭杆菌属。本病例在治疗初期经验性使用哌拉西林/他唑巴坦+左氧氟沙星以覆盖常见的病原体，明确感染病原体后调整为阿莫西林+甲硝唑，取得了良好的效果。

3. 坏死梭杆菌需要在严格的厌氧条件下长时间培养，培养的阳性率极低，而 mNGS 可以快速、全面、精准、无偏倚地检出病原体。本病例即通过 mNGS 技术得以明确病原体，为后续的精准抗感染治疗提供了依据。

4. 颈深部的感染需要及时、有效的处理，包括有效的抗菌药物治疗、适时的手术干预。研究表明，对于无并发症的颈部脓肿，穿刺引流可作为开放手术引流的替代治疗，并且具有创伤小、并发症少的优点。该病例早期抗菌药物治疗效果不佳，可能与未及时引流有关，入院后在 B 超引导下穿刺置管引流，治疗获得成功。

5. 研究表明，对于颈部感染和脓肿的影像学诊断，MRI 的阳性预测值高于 CT。因此，临床怀疑颈部感染的病例，应尽可能选择 MRI 检查，以获得较高的准确性。

参考文献

[1] Brazier JS. Human infections with Fusobacterium necrophorum[J]. Anaerobe, 2006, 12(4): 165–172.
[2] Bulgurcu S, Arslan IB, Demirhan E, et al. Neck abscess: 79 cases[J]. North Clin Istanb, 2015, 2(3): 222–226.
[3] Nurminen J, Velhonoja J, Heikkinen J, et al. Emergency neck MRI: feasibility and diagnostic accuracy in cases of neck infection[J]. Acta Radiol, 2021, 62(6): 735–742.
[4] Tucci FM, Santarsiero S, Sitzia E, et al. Needle aspiration of lateral neck abscess in children: a simple and effective treatment[J]. Int J Pediatr Otorhinolaryngol, 2021, 149: 110850–110853.

病例 107　内外科携手：共治脐部病灶

作者·朱贝迪　金文婷　马玉燕　黄小强
审阅·胡必杰　潘　珏

病史简介

男性，31岁，重庆人，居于上海，2022-06-30 收入复旦大学附属中山医院感染病科。

■ 主诉

脐部肿痛伴渗液 20 天。

■ 现病史

1. 2022-06-10 患者无诱因出现脐部疼痛，程度不重，较局限，局部皮肤无红肿、瘙痒等症状。

2. 2022-06-16 早晨患者发现脐部红肿伴少量清亮渗液，就诊于外院。查 WBC 9×10^9/L，CRP 7 mg/L。腹部 CT 平扫：脐部低密度灶（2.1 cm × 1.9 cm），脓肿待排除。考虑脐炎，予局部换药、氨曲南静脉抗感染（具体剂量不详）5 天，

效果不佳；建议手术，患者拒绝。2022-06-17 起脐部每日有少量黄白色脓液渗出，且量逐渐增多并伴臭味。

3. 2022-06-23 就诊于复旦大学附属中山医院感染病科门诊，查体见脐部较多脓液渗出，周围皮肤略红肿（图 107-1）。完善脐部脓液涂片找细菌、真菌、抗酸杆菌，查细菌、真菌培养。结果均为阴性；另外，送检脓液 mNGS。

4. 2022-06-25 行腹部 CT 增强（图 107-2）：前腹壁近脐区皮下筋膜层软组织局限性增厚（2.2 cm × 3.1 cm），增强后病变环形为主渐进强化。脓液 mNGS（2022-06-23 送检）：检出大量混合厌氧菌序列（普雷沃菌为主）。考虑脐炎，予左氧氟沙星（0.5 g，口服，qd）+甲硝唑（0.4 g，口服，tid）治疗，脐部伤口每日换药。2022-06-27 予加用多西环素（0.1 g，口服，q12 h）覆盖不典型病原体，2022-06-30

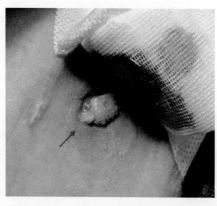

图107-1　2022-06-23门诊查体：脐部破溃伴脓液渗出，周围皮肤略红肿

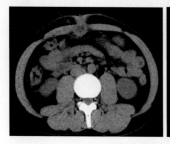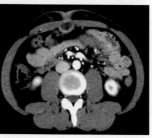

图107-2　2022-06-25腹部CT增强：前腹壁近脐区皮下筋膜层软组织局限性增厚（2.2 cm×3.1 cm）伴环形强化

因出现明显餐后恶心而停用。脐部每日仍有较多脓液渗出，2022-06-30收入院。

既往史及个人史

足月顺产，未婚、未育，家人体健。过敏史：头孢菌素过敏（幼年用药后出现皮疹）；青霉素皮试阳性。

入院检查

体格检查

T 36.6℃，发育良好。心肺查体未见明显异常。脐部红肿，伴黄白色脓液，红色软组织暴露（图107-3），有波动感，伴有压痛。其余腹部无压痛、反跳痛。

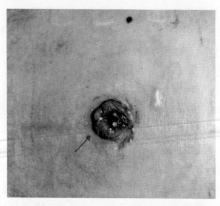

图107-3　2022-06-30查体：脐部红肿，红色软组织暴露，有波动感伴压痛

实验室检查

1. 血常规：WBC 8.1×10⁹/L，N% 59.4%；尿常规、粪常规+粪隐血均阴性。

2. 炎症标志物：hsCRP 3.2 mg/L，ESR 10 mm/h，PCT 0.02 ng/mL。

3. 凝血功能：PT 13.5 s，D-二聚体3.28 mg/L。

4. 肝肾功能：ALT/AST 10/21 U/L，Alb 41 g/L，Cr 79 μmol/L。

5. T-SPOT.TB A/B 2/0（阴性/阳性对照0/218），G试验、GM试验、血隐球菌荚膜抗原均阴性。

辅助检查

心电图：窦性心动过速。

临床分析

病史特点

患者为青年男性，以"脐部肿痛伴流脓"为主要表现，CT提示脐区皮下筋膜层软组织局限性炎性病灶。初步诊断考虑如下。

诊断分析

1. 脐炎：是一种多微生物引起的脐和脐周蜂窝组织炎，其特点是脐带残端排出脓性分泌物、脐周变硬、发红和压痛。脐炎主要见于新生儿，与低出生体重、滞产、破膜时间过长、母体感染或分娩不当有关；成人脐炎则与不良的卫生习惯有关。金黄色葡萄球菌、化脓性链球菌、革兰阴性杆菌（大肠埃希菌、肺炎克雷伯菌、奇异变形杆菌）多见，亦可由混合厌氧菌引起。本例临床表现和影像学特点符合"脐炎"，但该患者无诱因起病，抗感染效果欠佳，需进一步鉴别诊断。

2. 肠瘘：患者脐部化脓性感染进展快，病原学检测提示混合厌氧菌，需排除肠道与脐之间外瘘形成。本病例病程短，无相关消化道症状，未见明显肠内容物从脐部病灶流出，既往无溃疡性结肠炎、克罗恩病、肠道肿瘤、结核病史，无腹部手术、异物外伤史，其他如脐疝、回结肠憩室、脐肠瘘则暂无影像学提示，潜在的小瘘管可进一步行胃肠道造影加以排除。

3. 脐部肿瘤：良性肿瘤包括错构瘤、肉芽肿、皮肤或神经纤维瘤、脂肪瘤，恶性肿瘤可有黑素瘤、脐尿管黏液腺癌、鳞状细胞癌和基底细胞癌。本病例为短期内进展的脐部肿物形成，有红肿、化脓，肿瘤依据不足，病理检查可加以排除。

进一步检查、诊治过程和治疗反应

1. 2022-07-01予左氧氟沙星（0.5 g，口服，qd）+奥硝唑（0.5 g，静脉滴注，q12 h）经验性抗感染。

2. 2022-07-03腹部软组织肿块MRI增强（图107-4）：脐部炎症伴脓肿形成机会大。

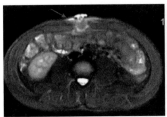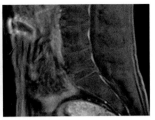

图107-4　2022-07-03腹部软组织MRI增强：脐部团片异常信号灶，低T₁WI、高T₂WI信号，增强后边缘强化、中央无强化，周围软组织略增厚，见斑片T₂WI稍高信号伴轻度强化

3. 2022-07-03脐部脓液（2022-07-01送检）细菌培养：鸟肠球菌（1+），涂片找真菌、抗酸杆菌阴性。真菌培养阴性。

4. 2022-07-05请整形外科会诊，考虑脐尿管囊肿伴感染，全身麻醉下行脐尿管囊肿切除及清创术（图107-5）。送检脐部清创组织涂片找细菌、真菌、抗酸杆菌（结果为阴性），并查XPERT.TB（阴性）和细菌、真菌培养（阴性）。

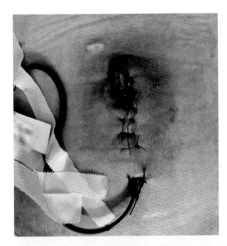

图107-5　2022-07-05整形外科行脐尿管囊肿切除及清创术

5. 2022-07-06脓液细菌培养药敏：鸟肠球菌（1+），青霉素、氨苄西林、磷霉素、高浓度庆大霉素、替考拉宁、万古霉素、利奈唑胺均敏感。

6. 2022-07-08清创组织mNGS（2022-07-05送检）：检出少量混合厌氧菌核酸序列。非结核分枝杆菌（nontuberculous mycobacteria，NTM）-PCR（2022-07-05送检）：阴性。清创组织病理：见部分区域皮肤破溃、坏死，肉芽组织增生，延伸至真皮深层；脐肿物（灰白、灰褐色组织4 cm×2.5 cm×0.6 cm）镜下皮肤组织部分区域见较多急慢性炎症细胞浸润，伴组织细胞及多核巨细胞反应，考虑炎症性病变。

7. 2022-07-11术后每日换药，充分引流，缝线伤口愈合良好，无红肿、渗液，予拔出负压引流管。改左氧氟沙星（0.5 g，口服，qd）+甲硝唑（0.4 g，口服，tid），并予出院。

8. 2022-08-10拆线后伤口愈合良好（图107-6）。复查腹部软组织MRI增强（图107-7）：脐部术后，病灶吸收良好。

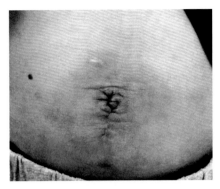

图107-6　2022-08-10术后伤口愈合良好

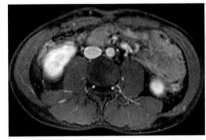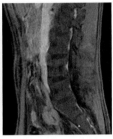

图107-7　2022-08-10腹部软组织MRI增强：脐部术后，病灶吸收良好

最后诊断与诊断依据

■ 最终诊断

脐尿管囊肿合并感染伴脐脓肿形成。

■ 诊断依据

患者为青年男性，无诱因下短期内脐部红肿、流脓进展，病原学多次检出混合厌氧菌，影像学及手术提示囊性肿物伴脓液，术后病理为炎症病变，手术及抗感染治疗后好转，故该诊断成立。

经验与体会

1. 脐尿管为胚胎时期连接尿囊和脐部的管状结构，位于腹横筋膜与腹膜之间（即Retzius间隙；该间隙也是腹股沟疝腹腔镜修补手术需要游离的重要结构，以及泌尿生殖手术的重要入路），出生后退化为临床熟悉的脐正中韧带。

2. 脐尿管病变多在婴幼儿期发现，少数成年期检出，男性多于女性，约占泌尿系统疾病的1.6%。根据脐尿管退化不完全程度，分为开放性脐尿管（脐尿管窦）、脐息肉、脐尿管憩室、脐尿管囊肿。脐尿管病变合并感染可出现腹痛、皮肤红肿、脐部分泌物等，累及泌尿系可出现血尿、排尿困难、脐部漏尿。由于其特殊的解剖学特点，一般不难定位，结合B超或CT可早期诊断，多层螺旋CT（multislice spiral CT）轴位+多平面重组、经腔窦造影可显示较复杂的脐尿管畸形。类似的脐部病变也可由脐肠系膜管退化不全引起，形成脐部"气孔"、脐息肉、Meckel憩室、脐肠系膜管囊肿、脐－回肠纤维条索，引起肠内容物流出、小肠梗阻、血便、局部感染。

3. 脐尿管囊肿占儿科脐尿管畸形的10%～35%，是脐尿管退化不全，形成两端闭合、中段开放的管壁上皮分泌液储积扩张而成；影像学表现为脐尿管走行区内的囊性病灶，囊壁完整、光滑，不伴强化，囊内容物密度均匀。该病幼年可无症状，之后可逐渐形成脐下包块，压迫腹盆腔组织可出现腹痛、排尿不畅、尿频、尿急、尿痛，合并感染可出现脐区局部红肿、压痛、渗出或流脓，影像学可显示囊壁增厚伴强化，内容物不均匀或呈多房，周围脂肪层软组织模糊、增厚。

4. 本病例病灶位于脐下筋膜间隙，直径约3 cm，以脐周的局灶感染为主，无泌尿系统相关表现，病灶贴近腹壁，首选外科手术切除。贴近膀胱处较小的脐尿管残留则可选择随

访。需要注意的是，成年期发现的脐尿管畸形，需警惕泌尿生殖道其他异常并留意病理检查以排除肿瘤。

5. 感染性疾病在注重探寻病原学、选择抗菌药物、调节宿主免疫的同时，部分和解剖学关系密切，异常结构的手术根治、安全充分的引流，都助力了感染的痊愈。本例也为临床带来了相应的经验和启发。

参考文献

[1] 张绍祥，张雅芳. 局部解剖学[M]. 3版. 北京：人民卫生出版社，2015.
[2] Gleason JM, Bowlin PR, Bagli DJ, et al. A comprehensive review of pediatric urachal anomalies and predictive analysis for adult urachal adenocarcinoma[J]. J Urol, 2015, 193(2): 632–636.
[3] Hsu CC, Liu YP, Lien WC, et al. Urachal abscess: a cause of adult abdominal pain that cannot be ignored[J]. Am J Emerg Med, 2005, 23(2): 229–230.
[4] Kasiakou SK, Rafailidis PI, Rosmarakis ES, et al. Recurrent omphalitis in adults[J]. Scand J Gastroenterol, 2009, 39(10): 1021–1024.

病例 108 撸猫被咬，伤口流脓，元凶是谁

作者·刘海霞 金文婷 马玉燕 黄声雷
审阅·胡必杰 潘珏

· 病史简介 ·

女性，61岁，上海人，2022-07-30收入复旦大学附属中山医院感染病科。

■ 主诉
左小腿内侧猫咬伤后6天。

■ 现病史
1. 2022-07-24夜间患者被家养宠物猫咬伤及抓伤双下肢。左小腿内踝处可见明显牙痕，伴红、肿、热、痛、流血不止，右小腿外踝处可见两道抓痕，无畏寒、发热。至附近医院予伤口清理，狂犬病疫苗＋破伤风疫苗注射。

2. 2022-07-25患者出现发热，T_{max} 39℃，无寒战。至附近医院，予头孢类口服（具体种类及剂量不详）抗感染。2022-07-27起体温转正常，但咬伤处红肿加重，并流出透明、腥臭液体。为治疗下肢伤口，收入复旦大学附属中山医院感染病科。

3. 病程中，患者精神可，胃纳、睡眠可，大小便无殊。

■ 既往史及个人史
否认高血压、糖尿病、肝炎、结核等病史。

· 入院检查 ·

■ 体格检查
1. T 36.8℃，P 86次/分，R 19次/分，BP 140/86 mmHg。
2. 精神可，心、肺、腹部查体未见明显异常。左小腿内

侧见局部皮肤、软组织红肿伴窦道形成，少量渗出，压痛明显（图108-1）。

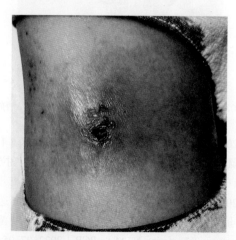

图108-1 左小腿内侧见局部皮肤、软组织红肿伴窦道形成，少量渗出，压痛明显

■ 实验室检查
1. 血常规：WBC $4.36×10^9$/L，N% 43.4%。
2. 炎症标志物：hsCRP 7 mg/L，ESR 23 mm/h，PCT 0.03 ng/mL。
3. 尿常规、粪常规阴性。
4. D-二聚体 0.94 mg/L。
5. 肝肾功能：ALT/AST 20/25 U/L，Alb 42 g/L，Cr 67 μmol/L。
6. T-SPOT.TB A/B 0/0（阴性/阳性对照0/420），G试验、

GM试验、血隐球菌荚膜抗原均阴性。

7. 随机血糖：4.8 mmol/L，HbA₁C 5.6%。

8. 细胞免疫：CD4 786/μL，CD8 704/μL，CD4/CD8 1.1。

■ 辅助检查

心电图：窦性心律，Ⅰ度房室传导阻滞。

临床分析

■ 病史特点

患者为老年女性，左下肢猫咬伤后红肿、渗液伴发热近1周，炎症标志物升高，左下肢软组织感染诊断明确。予头孢类抗菌药物治疗后虽发热症状好转，但左下肢伤口感染愈合不佳。综合目前资料，引起伤口感染的病原体考虑如下。

■ 诊断分析

1. 革兰阳性球菌：如β-溶血性链球菌、金黄色葡萄球菌等，可引起全身毒性症状，如高热、乏力等；伤口局部红、肿、热、痛症状明显，可伴化脓，严重者可累及骨髓。该例患者伤口脓液渗出，病程中有高热，需完善伤口常规微生物检查以明确或排除。

2. 厌氧菌：该类细菌引起的感染通常进展较快，多表现为发热、寒战等全身症状，皮肤局部红、肿、热、痛明显，感染部位可有腐臭味出现。患者为猫咬伤，脓液有腥臭味，且头孢类抗感染效果不佳，需警惕合并口腔厌氧菌感染，可行脓液厌氧培养或mNGS检测，以明确感染的可能病原体。

3. 巴斯德菌：如多杀巴斯德菌，是猫和狗口腔的正常菌群，咬伤后常迅速引起软组织的感染，表现为伤口红、肿、热、痛，伴有化脓；若穿透滑膜或骨组织可致脓毒性关节炎和骨髓炎，也可能发生菌血症、脑脓肿和心内膜炎等。青霉素或第二、第三代头孢菌素类往往治疗有效。但该患者经验性头孢类抗感染后效果不佳，需完善伤口常规微生物检查和mGNS检测以协助诊断。

4. 巴尔通体：巴尔通体感染为猫咬伤后重要的迟发后果。通常为亚急性病程，典型表现为咬伤或接触后数日至2周内咬伤部位或周围无痛性红斑丘疹或脓疱，伴淋巴结肿痛，部分出现化脓。本例需排查巴尔通体感染可能，入院后可行脓液mNGS检测进一步明确。

5. 二氧化碳嗜纤维菌：为犬、猫类口腔的正常细菌，难以培养，易漏诊。该病原体具有高毒力和高侵袭性，咬伤后的感染可致菌血症和致死性脓毒症，尤其是无脾、酗酒或有基础肝病的患者。该例患者伤口病灶局限，入院后全身症状较轻，该病原体引起的可能性不大。

6. 分枝杆菌感染：皮肤、软组织损伤后的感染伤口迁延不愈，特别是常规微生物培养阴性，普通抗菌药物治疗效果不佳时，需要排除分枝杆菌等特殊病原体引起感染的可能性。该患者咬伤后急性起病，出现发热症状，考虑该病原体引起的可能性小。

进一步检查、诊治过程和治疗反应

■ 诊治过程

1. 2022-07-31请整形外科会诊，予清创；见窦道深及肌层，肌肉表面间隙见坏死组织。留取伤口组织行mNGS，伤口分泌物拭子涂片找细菌、真菌、抗酸杆菌均阴性，XPERT.TB阴性。予哌拉西林/他唑巴坦（4.5 g，静脉滴注，q8 h）+多西环素（0.1 g，口服，q12 h）经验性抗感染。

2. 2022-08-02伤口分泌物拭子细菌、真菌培养阴性。

3. 2022-08-02左下肢软组织MRI平扫+增强（图108-2）：左踝关节前部皮下少许炎性改变，双踝关节退行性病变伴少量积液。

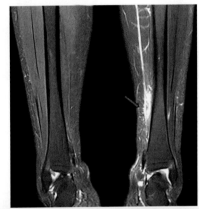

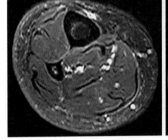
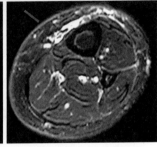

图108-2 2022-08-02 MRI：左踝关节前部皮下少许炎性改变

4. 2022-08-03伤口组织mNGS回报（2022-07-31送检）：检出大量多杀巴斯德菌、混合厌氧菌核酸序列。

5. 2022-08-04患者体温正常，伤口渗液较前逐渐减少，疼痛缓解。复查WBC 5.2×10⁹/L；hsCRP 3.5 mg/L，ESR 9 mm/h，PCT 0.03 ng/mL。予出院，调整为口服抗感染方案：左氧氟沙星片（0.5 g，口服，qd）+甲硝唑（0.4 g，口服，tid）；嘱出院后保持伤口清洁、干燥，定期换药。

■ 出院后随访

1. 2022-08-10门诊随访，患者伤口渗液明显减少，部分愈合。复查WBC 4.76×10⁹/L，N% 56%；hsCRP 1.2 mg/L，ESR 16 mm/h。2022-08-13抗菌药物使用满2周，伤口愈合后停药。

2. 图108-3为治疗前后患者伤口情况。

3. 图108-4为治疗过程中患者炎症标志物变化情况。

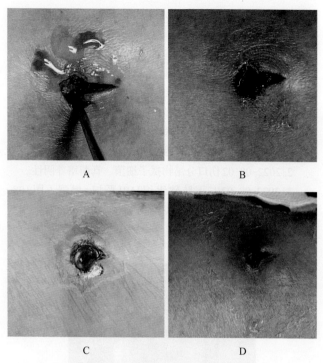

图108-3　治疗前后患者伤口情况

A. 2022-07-31入院清创后伤口情况；B. 2022-08-03伤口情况；C. 2022-08-13伤口情况；D. 2022-08-22伤口情况

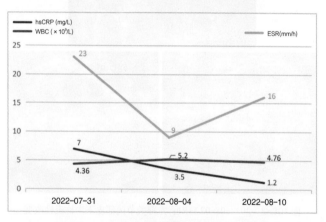

图108-4　治疗过程中患者炎症标志物变化情况

最后诊断与诊断依据

■ 最后诊断

猫咬伤相关左下肢软组织感染（多杀巴斯德菌合并混合厌氧菌感染）。

■ 诊断依据

患者为老年女性，左下肢猫咬伤后红、肿、热、痛，伴流脓、发热，经验性抗感染后伤口愈合不佳，MRI见左踝关节前部皮下少许炎性改变。伤口组织mNGS检出大量多杀巴斯德菌、混合厌氧菌，予多西环素联合哌拉西林/他唑巴坦抗感染、清创后体温正常，伤口渗出逐渐减少；出院后予左氧氟沙星＋甲硝唑继续抗感染，伤口愈合，故诊断明确。

经验与体会

1. 动物咬伤在全球常见。据统计，北美每年发生200万～500万例动物咬伤；在我国，仅北京市每年动物致伤可达18万例左右，其中犬或猫咬伤占到90%。虽然猫咬伤比犬咬伤创口少，但其所致感染病例占所有病例的一半以上。犬或猫咬伤后软组织感染多为混合感染，感染病原体多来自动物口腔或人类皮肤，包括巴斯德菌、二氧化碳噬纤维菌、β-溶血性链球菌和葡萄球菌。另外，还包括厌氧菌，如放线菌、梭杆菌、普雷沃菌和卟啉单胞菌。

2. 该例患者猫咬伤后伤口脓液传统微生物培养阴性，伤口清创组织mNGS检出多杀巴斯德菌、混合厌氧菌，针对性抗感染治疗后症状明显好转，诊断较为明确。对于动物咬伤后的感染伤口，伴全身毒性症状、经验性抗感染效果欠佳者，需尤其重视病原学的快速、精准检测。考虑动物咬伤后多为混合感染，且常见病原体的培养阳性率较低，因此非培养依赖的分子检测技术在此类感染的病原体诊断中具有较高的应用价值。本例患者入院后立即同时送检伤口脓液培养及伤口组织病原体mNGS以增加检出阳性率，对早期控制病情、改善患者预后具有重要意义。

3. 对于此类动物咬伤存在临床感染证据者，其伤口通常不建议一期愈合。治疗应包括破伤风和狂犬病预防治疗、感染组织清创、清除异物、伤口培养（免疫功能低下或有全身感染征象者还需血培养）及抗菌药物治疗。感染伤口在清创后应保持开放，尽量使伤口边缘对合，以便二期愈合。一期愈合仅适用于面部伤口、大面积撕裂和损容性伤口。清创后，应每天检查伤口以评估感染迹象。

4. 动物咬伤后的软组织感染，经验性抗菌药物治疗推荐采用阿莫西林/克拉维酸钾，对于口服治疗失败、不耐受或较严重感染患者，推荐使用氨苄西林/舒巴坦、哌拉西林/他唑巴坦、碳青霉烯类或者第三代头孢菌素联合甲硝唑。对于巴斯德菌引起的单一微生物感染，首选青霉素治疗，替代药物包括氨苄西林、阿莫西林和头孢呋辛。对于混合感染者，除覆盖巴斯德菌，还要覆盖伤口标本中检出的其他病原体。本例患者mNGS同时检出多杀巴斯德菌及多种口腔厌氧菌，且病程中出现高热，因此临床采用静脉哌拉西林/他唑巴坦、口服多西环素联合抗感染方案。需注意的是，即使无法进行培养或培养中未分离出巴斯德菌，仍需使用覆盖巴斯德菌的方案，避免头孢氨苄、克林霉素或大环内酯类单药治疗。

5. 动物咬伤感染的抗菌药物疗程通常为10～14天，但治疗反应需密切监测。如果疗效不佳，应考虑其他诊断，并进行手术评估以充分引流或清创。并发症，如骨髓炎或化脓性关节炎等，需要更长的治疗时间。

参考文献

[1] Abrahamian FM. Dog bites: bacteriology, management, and prevention[J]. Curr Infect Dis Rep, 2000, 2(5): 446-453.

[2] Kimberlin DW, Barnett ED, Lynfield R, et al. Red book: 2021-2024 report of the Committee on Infectious Diseases[M]. 32nd ed. Itasca: American Academy of Pediatrics, 2021.

[3] Talan DA, Citron DM, Abrahamian FM, et al. Bacteriologic analysis of infected dog and cat bites. Emergency Medicine Animal Bite Infection Study Group[J]. N Engl J Med, 1999, 340(2): 85-92.

病例 109 通红滚烫的中指

作者 · 钱奕亦 金文婷 马玉燕
审阅 · 胡必杰 潘珏 周春妹

· 病史简介 ·

男性，67岁，上海人，2022-08-19收入复旦大学附属中山医院感染病科。

■ 主诉

左手中指红肿伴发热3天。

■ 现病史

1. 2022-08-15患者无诱因左手中指指腹侧出现一个紫黑色包块，绿豆大小，伴肿、痛，用缝针消毒后挑破。当晚出现发热，T_{max} 40℃，左手中指红、肿、热、痛加重，破溃处渗液，部分皮肤发黑，伴左上肢疼痛（图109-1）。自服安乃近退热，效果不佳。

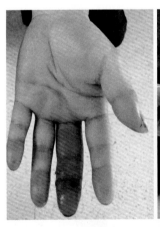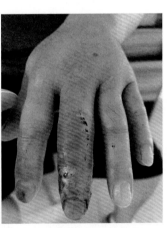

图109-1 2022-08-19入院时病灶

2. 2022-08-16至当地医院，查WBC 29.92×10⁹/L，N% 88.8%；CRP 51.78 mg/L，SAA 1321.92 ng/L。行左手中指渗液分泌物培养及血培养。左手CT：指关节未见明显异常。予头孢呋辛（1.5 g，静脉滴注，bid）+甲硝唑（1 g，静脉滴注，qd）×1天，效果不佳，调整为亚胺培南/西司他丁（1 g，静脉滴注，q12 h）+万古霉素（1 g，静脉滴注，q12 h）×1天，并予清创。患者体温渐降至37.2℃，局部肿痛稍好转。为明确病原体并进一步治疗，收入复旦大学附属中山医院感染病科。

3. 起病前1天，患者左手拇指被菜刀割伤，伤口已愈合、结痂，已予破伤风人免疫球蛋白（250 IU，皮下注射，

st）治疗。

■ 既往史及个人史

有肝硬化、门静脉高压病史18年；2007年行脾切除术+联合断流术。2021-10行肝内门-体静脉吻合术、门静脉支架置入术、食管-胃底静脉栓塞术、门静脉球囊扩张成形术。2021-08因R-R长间歇行心脏起搏器植入。

· 入院检查 ·

■ 体格检查

1. T 37℃，P 100次/分，R 20次/分，BP 121/63 mmHg。

2. 左手中指红肿，皮温升高，有触痛，左上肢前臂肿胀。心、肺查体阴性。腹软，无压痛。

■ 实验室检查

1. 血常规：WBC 17.00×10⁹/L，N% 81.6%，L% 6.1%。

2. 炎症标志物：hsCRP 172.5 mg/L，ESR 70 mm/h，PCT 2.02 ng/mL。

3. 生化：ALT/AST 22/41 U/L，Alb 32 g/L，Cr 85 μmol/L。

4. T-SPOT.TB A/B 0/0（阴性/阳性对照0/134）。

5. 细胞免疫检查：CD4/CD8 3.1，CD4 330/μL。

■ 辅助检查

上肢CT平扫+增强：左手中指周围软组织肿胀，炎性病变可能。

· 临床分析 ·

■ 病史特点

患者为老年男性，因"左手中指红肿伴发热3天"就诊。查体见左手中指红肿、渗液明显。白细胞计数及炎症标志物升高明显，上肢CT增强示左手中指周围软组织肿胀。综合目前资料，考虑诊断如下。

■ 诊断分析

1. 革兰阳性球菌感染：如化脓性链球菌、金黄色葡萄球菌等。因细菌进入破损的皮肤屏障引起感染，可导致包括毛囊炎、蜂窝织炎、皮肤脓肿乃至肌炎、骨髓炎等在内的皮肤、软组织及深部感染。起病急，表现为病灶局部的红、肿、热、痛，以及发热、寒战等系统毒性症状，重者可并发

血流感染及远处播散病灶。实验室检查可见血象和炎症标志物的升高。该患者起病前有皮肤外伤，临床表现类似，需考虑该类病原体感染，应完善病原学检查。

2. 创伤弧菌感染：因伤口暴露于被创伤弧菌污染的咸水（常与处理海鲜相关）而引起。表现为迅速进展的大疱性皮损及严重的肌炎、坏死性筋膜炎和败血症。该患者起病前有菜刀割伤，不能除外该菌感染可能；但其起病相对此病较缓，病灶局限，该诊断可能性较小，应完善病原学检查以排除。

3. 海分枝杆菌感染：该菌存在于淡水和盐水环境中，人可因接触含有该菌的水源而感染。皮损主要表现为化脓性肉芽肿性炎症，起病缓慢，系统毒性症状相对轻。该患者起病相对此感染为急，该诊断可能性较小，应完善病原学检查以排除。

4. 其他水产品相关病原体感染：包括气单胞菌、红斑丹毒丝菌、迟缓爱德华菌等，均存在于水生环境中，经破损皮肤感染人体后可引起各种急性皮肤、软组织感染表现。该患者有相关病史，重点应根据病原学检查来明确。

进一步检查、诊治过程和治疗反应

诊治过程

1. 2022-08-19伤口渗液拭子及伤口引流条涂片找细菌、真菌阴性，涂片找抗酸杆菌阴性，XPERT.TB阴性，行细菌+真菌培养、分枝杆菌培养、mNGS。

2. 2022-08-19予哌拉西林/他唑巴坦（4.5 g，静脉滴注，q8 h）+万古霉素（100万U，静脉滴注，q12 h）经验性抗感染。

3. 2022-08-19请整形外科会诊，予左手肿胀伤口清创及双氧水、碘伏冲洗，见表皮下坏死脓性组织（图109-2）。

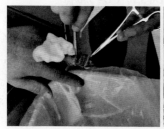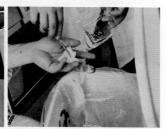

图109-2 整形外科予清创及双氧水冲洗

4. 2022-08-21左手伤口渗出液拭子mNGS回报（2022-08-19留取）：检出威隆气单胞菌（核酸序列数95）。左手伤口渗出液拭子+引流条细菌、真菌培养阴性。

5. 2022-08-21追问外院脓液培养结果：温和气单胞菌（氨苄西林/舒巴坦耐药，其余敏感）。索取外院菌株至复旦大学附属中山医院转种后行菌种鉴定及药敏。调整治疗方案为哌拉西林/他唑巴坦（4.5 g，静脉滴注，q8 h）+阿米卡星（0.4 g，静脉滴注，qd）。

6. 2022-08-22伤口引流条mNGS回报：检出威隆气单胞菌（核酸序列数500）。

7. 2022-08-24血mNGS回报（2022-08-19留取）：阴性。

8. 2022-08-24外院培养菌株的进一步鉴定：温和气单胞菌，药敏示亚胺培南/西司他丁、厄他培南中介，其余均敏感。

9. 2022-08-30起予左氧氟沙星注射液患处浸泡（图109-3），整形外科定期清创。

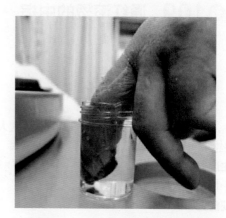

图109-3 左氧氟沙星注射液患处浸泡

10. 2022-09-06治疗后左手前臂、手部及中指肿胀显著好转（图109-4A），监测炎症指标明显降低。予出院，左氧氟沙星（0.5 g，口服，qd）抗感染。

出院后随访

2022-09-15门诊随访，患者左手中指肿胀及伤口较前明显好转（图109-4B），继续左氧氟沙星（0.5 g，口服，qd）抗感染，定期整形外科换药。

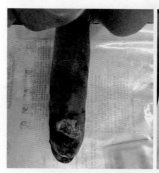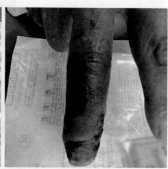

A

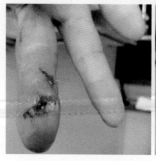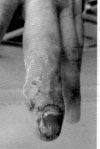

B

图109-4 随访病灶变化情况

A. 2022-09-06出院前病灶；B. 2022-09-15病灶

最后诊断与诊断依据

■ 最后诊断

1. 软组织感染（左上肢，温和气单胞菌）。
2. 肝硬化、食管-胃底静脉曲张、脾切除术后。
3. 心脏起搏器植入术后。

■ 诊断依据

1. 患者为老年男性，因"左手中指红肿伴发热3天"就诊。查体见左手中指红肿、渗液明显。炎症标志物升高，外院渗出物培养示温和气单胞菌，mNGS检出气单胞菌属核酸序列，予哌拉西林/他唑巴坦+阿米卡星抗菌治疗及整形外科清创后体温正常，红肿缓解，随访炎症标志物持续好转。故温和气单胞菌软组织感染诊断成立。

2. 患者有肝硬化、食管-胃底静脉曲张、脾切除术后、心脏起搏器植入术后病史，诊断明确。

经验与体会

1. 气单胞菌属下有30多个种及亚种，形成3个复合群：嗜水气单胞菌复合群（代表种为嗜水气单胞菌）、豚鼠气单胞菌复合群（代表种为豚鼠气单胞菌）和威隆气单胞菌复合群［代表种为威隆气单胞菌（*Aeromonas. veronii*），其他种包括简达气单胞菌、舒伯特气单胞菌、脆弱气单胞菌等］。本例微生物培养鉴定为温和气单胞菌，mNGS示威隆气单胞菌，这是因为通过表型鉴定到种水平存在困难，前者实际为威隆气单胞菌温和生物型。气单胞菌属广泛分布于自然界的土壤、水环境中，可感染水生生物，也可引起人类肠道感染和肠道外感染，如菌血症、软组织感染等。软组织感染多继发于被水体所污染的外伤伤口感染，可由轻至重，引起包括蜂窝织炎、肌坏死、坏死性筋膜炎等形式的软组织感染。其中，嗜水气单胞菌、威隆气单胞菌和舒伯特气单胞菌是最常从伤口分离的菌种。本例感染的来源推测可能是被处理过水产品而污染的菜刀割伤所导致的细菌播散。

2. 水源性皮肤、软组织感染的病原体应引起重视。病原谱包括创伤弧菌、海分枝杆菌、气单胞菌、红斑丹毒丝菌、类鼻疽伯克霍尔德菌等，不一而足。若治疗不及时，可能导致严重后果。例如，创伤弧菌因高毒力著称，容易发展为严重伤口感染、败血症和多器官衰竭。其他的急性感染病原体，如本例中的气单胞菌，已有众多引发坏死性筋膜炎、气性坏疽、脓毒症等严重感染，导致截肢、休克乃至死亡等严重后果的病例报道，尤其是存在高危因素的人群（如肝硬化、糖尿病、免疫功能受损等）。因此，尽早启动有效的抗感染治疗十分关键。准确的病原学诊断和药敏试验有助于合理、有效地制定方案，避免高级别抗菌药物的滥用，而当下的核酸检测技术是很好的补充。本例积极利用渗出液拭子、引流条等多种标本，灵活进行病原学探查，并将外院培养菌株转种以进一步行药敏测试，使治疗尽可能精准、高效。

3. 大多数气单胞菌菌株对青霉素、氨苄西林耐药，对喹诺酮类、第二/三代头孢菌素、四环素类、复方磺胺甲噁唑、氨基糖苷类等药物敏感。因此，对于气单胞菌软组织感染的经验性治疗，美国感染病学会推荐多西环素+环丙沙星/头孢曲松，不建议氨苄西林或第一代头孢菌素，后续可根据药敏试验调整。疗程则无统一认识，应视治疗反应而定，一般在7～10天。本例有肝硬化、脾切除病史，具备重症感染的危险因素，且起病时炎症指标高，血流感染不除外，故首先采取了积极的静脉治疗和外科清创，待病情明显好转后改为口服治疗，疗程也适当延长。

参考文献

［1］Stevens DL, Bisno AL, Chambers HF, et al. Practice guidelines for the diagnosis and management of skin and soft tissue infections: 2014 update by the Infectious Diseases Society of America[J]. Clin Infect Dis, 2014, 59(2): 147-159.

［2］Sun Y, Zhao Y, Xu W, et al. Taxonomy, virulence determinants and antimicrobial susceptibility of Aeromonas spp. isolated from bacteremia in southeastern China[J]. Antimicrob Resist Infect Control, 2021, 10(1): 43.

病例 110 屋漏又逢连夜雨：播散病灶里的玄机

作者·钱奕亦　金文婷　马玉燕
审阅·胡必杰　潘珏　高晓东

病史简介

男性，62岁，上海人，2022-07-18收入复旦大学附属中山医院感染病科。

■ 主诉

肝肿瘤术后1年，发热、咳痰伴肝多发占位半个月余。

■ 现病史

1. 2022-07-02患者无诱因出现发热，T_{max} 38.2℃，伴咳嗽，咳黄脓痰，偶有痰中带血。

2. 2022-07-03外院查WBC $12.22×10^9$/L，N% 83.2%；PCT 0.91 ng/mL，hsCRP 184.24 mg/L。2022-07-07胸腹CT：右肺下叶团块影并周围感染；肝内多发占位，十二

指肠区结节金属影，部分肝内胆管积气，盆腔积液。予美罗培南+环丙沙星抗感染后体温逐渐降至正常，咳痰略好转。

3. 2022-07-13痰培养：肺炎克雷伯菌（亚胺培南、哌拉西林/他唑巴坦、阿米卡星敏感，氨曲南、环丙沙星、头孢曲松耐药）。2022-07-15随访胸部CT：病灶较前略吸收。予头孢克肟+莫西沙星口服。仍有咳嗽、咳痰，偶有痰中带血。为进一步诊治，收入复旦大学附属中山医院感染病科。患者近期纳差，半个月来体重下降2 kg。

■ **既往史及个人史**

有高血压及糖尿病病史10年，西格列汀/二甲双胍+卡格列净降糖，运动饮食控制血压，血压、血糖控制可。2020-01行胆总管结石ERCP术。2020-02行胆囊切除术。2021-07确诊肝细胞肝癌，2021年于外院行经导管动脉化疗栓塞（transcatheter arterial chemoembolization, TACE）治疗3次，2022-3行肝恶性肿瘤射频消融术，现仑伐替尼（8 mg，口服，qd）治疗中。否认肝炎病史。

入院检查

■ **体格检查**

1. T 36℃，P 128次/分，R 20次/分，BP 106/84 mmHg。
2. 皮肤、巩膜无黄染，右下肺呼吸音低，双肺未闻及干湿啰音，心律齐，腹软，无压痛，双下肢不肿。

■ **实验室检查**

1. 血常规：WBC 10.7×10^9/L，N% 74.6%。
2. 炎症标志物：hsCRP 46.2 mg/L，ESR 84 mm/h，PCT 0.17 ng/mL。
3. 生化：ALT/AST 26/42 U/L，Alb 32 g/L，Cr 61 μmol/L。
4. T-SPOT.TB A/B 8/0（阴性/阳性对照0/480），隐球菌荚膜抗原、G试验、GM试验均阴性。
5. 细胞免疫：CD4 881/μL。
6. 肿瘤标志物：阴性。
7. HbA_1C 6.5%，空腹血糖7.9 mmol/L。

■ **辅助检查**

胸腹CT增强：右下肺脓肿形成，两肺散在炎症；肝恶性肿瘤（malignant tumor, MT）术后，术区包裹性积液，肝右叶脓肿形成机会大（合并MT不除外），肝右后叶病灶，部分胆管结石伴扩张（图110-1）。

临床分析

■ **病史特点**

患者为老年男性，因"肝肿瘤术后1年，发热、咳痰伴肝多发占位半个月余"就诊。白细胞计数及炎症标志物升高，胸腹CT示右下肺脓肿及肝区占位、包裹性积液形成。综合目前资料，考虑诊断如下。

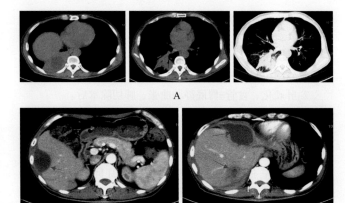

A

B

图110-1　2022-07-18患者胸腹CT增强

A. 胸部CT：右下肺脓肿；B. 腹部CT增强：肝右叶、肝左叶及肝右后叶包裹性积液及脓肿形成

■ **诊断分析**

1. 肝脓肿。

• 肝肿瘤手术相关性肝脓肿：继发于经导管动脉化疗栓塞（TACE）或射频消融术后，多见于有糖尿病、胆道结构异常的患者。病原体有大肠埃希菌、肺炎克雷伯菌、肠球菌等肠道和胆道定植菌。该患者1年来先后行TACE及射频消融术，近期出现感染表现及肝区占位（脓肿可能性大），且有糖尿病及胆囊切除等高危因素，需考虑该诊断。

• 社区获得性肝脓肿：常见病原体包括以肺炎克雷伯菌为代表的肠杆菌科细菌、肠球菌和厌氧菌，也包括血行播散的金黄色葡萄球菌和链球菌等；在免疫低下人群中还可见念珠菌、结核分枝杆菌等；寄生虫（如溶组织阿米巴性肝脓肿）目前较少见。高毒力肺炎克雷伯菌所致侵袭综合征可经血行播散而同时引起肝、肺、眼等多部位感染。该患者同时发现肺部、肝脏多发液性病灶，外院痰培养见肺炎克雷伯菌，经针对性治疗后体温好转，故需考虑该诊断。需行病灶部位穿刺引流，取标本行病原学检测以明确。

2. 肺脓肿：可由误吸（厌氧菌等）、化脓性细菌（如金黄色葡萄球菌）的肺部感染等引起，也可由他处病灶的血行播散导致（如高毒力肺炎克雷伯菌等）。该患者既往无误吸等诱因，同时肝内有疑似脓肿病灶，外院痰培养见肺炎克雷伯菌，因此需考虑血行播散性肺脓肿的可能。患者有肝肿瘤手术病史，CT示右下肺脓肿贴近膈肌，毗邻肝右后叶病灶，需考虑手术所致膈肌损伤引起感染并直接蔓延的可能。

进一步检查、诊治过程和治疗反应

1. 2022-07-18送检痰涂片+培养、痰mNGS。予哌拉西林/他唑巴坦（4.5 g，静脉滴注，q8 h）抗感染。

2. 2022-07-20痰涂片找细菌、真菌、抗酸杆菌阴性，XPERT.TB阴性，细菌培养阴性。考虑患者基础状况差，有多发脓肿，病情偏重，调整抗感染方案为美罗培南（1 g，静脉滴注，q8 h）。

3. 2022-07-21 痰 mNGS：未检出明确致病菌。

4. 2022-07-23 B 超引导下行肝脓肿穿刺。B 超：① 肝右后叶近膈顶区域可见稍高回声团块，直径约 2 cm，可见与肺部病灶相连通；② 肝右叶包膜下混杂回声，大小约 5.6 cm×3.2 cm；③ 肝左叶切缘低回声团块。B 超引导下穿刺至肝右叶病灶内，共抽出约 50 mL 黄色脓液；穿刺至肝左叶切缘病灶，抽出 20 mL 脓液，留置引流管；穿刺至肝右后叶近膈顶区域病灶内，调整位置，反复抽吸，无脓液抽出（图 110-2）。脓液行细菌、真菌涂片和培养、mNGS 检查。

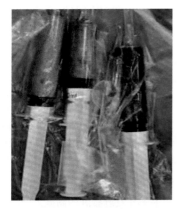

图 110-2　2022-07-23 B 超引导下肝脓肿穿刺抽脓（黄色脓液来自肝右叶病灶，深色脓液来自肝左叶病灶）

5. 2022-07-24 考虑肝脏射频消融术后多发肝脓肿、肝右叶包膜下病灶，有手术并发膈肌损伤，并继发右下肺脓肿可能。因肺脓肿病灶不大且抗感染有效，穿刺引流后胸膜瘘概率高，故未行肺脓肿穿刺。

6. 2022-07-24 肝脓液培养初步鉴定：肺炎克雷伯菌（1+）。

7. 2022-07-26 药敏回报（图 110-3）。继续美罗培南抗感染治疗。

8. 2022-07-27 肝右叶病灶脓液 mNGS（2022-07-25 采样）：肺炎克雷伯菌。

9. 2022-07-29 肝左叶病灶脓液 mNGS（2022-07-25 采样）：肺炎克雷伯菌及混合厌氧菌（图 110-4）。

肺炎克雷伯菌	1+		
药敏名称	直 径	结 果	MIC/RAD
哌拉西林/他唑巴坦		I 中介	32
头孢他啶		R 耐药	≥64
头孢哌酮/舒巴坦		S 敏感	≤8
头孢吡肟			8
氨曲南		R 耐药	≥64
亚胺培南		S 敏感	1
美罗培南		S 敏感	≤0.25
阿米卡星		R 耐药	≥64
妥布霉素		R 耐药	≥16
环丙沙星		R 耐药	≥4
左氧氟沙星		R 耐药	≥8
多西环素		R 耐药	≥16
米诺环素		R 耐药	≥16
替加环素		S 敏感	2
黏菌素		S 敏感	≤0.5
甲氧苄啶/磺胺异噁唑		R 耐药	≥16
阿莫西林/克拉维酸	6	R 耐药	
磷霉素	6	R 耐药	
庆大霉素	6	R 耐药	
头孢西丁	6	R 耐药	
氨苄西林/舒巴坦	6	R 耐药	
氨苄西林	6	R 耐药	
碳青霉烯酶检测		N 阴性	
头孢他啶/阿维巴坦	26	S 敏感	

图 110-3　药敏报告

属			种			
属 名	属相对丰度(%)	属严格序列数	种 名	种相对丰度(%)	种序列数	种严格序列数
克雷伯菌属	49.05	17 095	肺炎克雷伯菌	37.35	16 173	6 014
普雷沃菌属	35.17	6 901	栖牙普雷沃菌	16.08	3 929	2 540
戴阿李斯特菌属	7.33	894	浑浊戴阿李斯特菌	7.32	1 067	888
拟杆菌属	3.18	383	化脓拟杆菌	0.41	112	50
梭杆菌属	0.58	81	具核梭杆菌	0.47	88	57

图 110-4　2022-07-29 肝左叶脓液 mNGS（2022-07-27 送检）：检出大量肺炎克雷伯菌及混合厌氧菌

10. 2022-08-06复查胸腹CT增强（图110-5）：右下肺脓肿，术区及右侧膈下包裹性积液，肝内病灶较前片不同程度吸收。

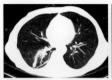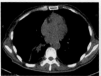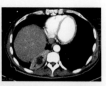

A

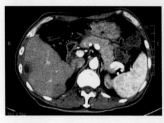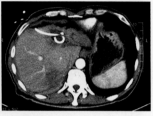

B

图110-5　2022-08-06胸腹CT增强

A. 胸部CT：右下肺病灶吸收；B. 腹部CT增强：术区及右侧膈下包裹性积液，肝内病灶较前片不同程度吸收

11. 患者体温正常，咳嗽、咳痰好转，无痰中带血、腹痛等；肝脓液引流通畅，引流量由每天40 mL逐渐减少至每天20 mL。

12. 密切监测外周血炎症标志物，提示逐步下降。

13. 2022-08-12予出院，嘱出院后继续抗感染治疗，密切随访。

最后诊断与诊断依据

■ 最后诊断

1. 肝脓肿，合并肺脓肿。

2. 肝恶性肿瘤（综合治疗后）。

3. 2型糖尿病。

■ 诊断依据

1. 患者为老年男性，肝肿瘤术后1年，发热、咳痰伴肝多发占位半个月余。白细胞及炎症标志物升高，胸腹影像学见肝右叶多发脓肿、肝右叶包膜下病灶、右下肺脓肿。行肝穿刺引流，脓液培养为肺炎克雷伯菌，mNGS检出大量肺炎克雷伯菌及混合厌氧菌核酸序列。经介入探查后发现肺内病

灶与肝脏病灶相通，疑似肝肿瘤射频消融术并发膈肌损伤而引起。予美罗培南抗感染治疗及脓肿引流后，病灶缩小、炎症标志物正常。故肝脓肿合并肺脓肿诊断成立。

2. 患者既往肝恶性肿瘤（综合治疗后）、高血压及糖尿病诊断明确。

经验与体会

1. 本例为一名肝肿瘤经TACE及射频消融术后发生肝、肺多发脓肿的患者。近年来，介入及射频消融术因其微创、安全、疗效可靠，已广泛应用于肝肿瘤的治疗。其手术并发症也逐渐引起临床重视，包括出血、邻近器官损伤、血气胸、感染等。

2. 手术相关感染包括肝脓肿，发生率在0.66% ~ 2.4%。由于胆道正常生理功能的破坏，肠道菌群更容易逆行定植，故有胆道异常（如胆管切除、胆肠吻合术后）或糖尿病的患者有更高的发生率。感染的病原体多为肠道或胆道来源的细菌，如大肠埃希菌、肠球菌等。该病可见于术后短期内或长达5个月后，严重者可继发脓毒血症。因此，有学者认为高危患者应在术时预防性抗感染治疗。本例患者有胆囊切除和糖尿病病史，是手术并发肝脓肿的高危人群。术后出现多发脓肿，与当地诊治不及时有关。这提示临床，对这类患者应提高警惕、早期发现，并及时、针对性处理。

3. 邻近器官（如肠道、肾脏、膈肌等）的损伤也是射频消融术的常见并发症之一。膈肌损伤一般出现在肝右叶靠近膈顶的肿瘤消融后。值得指出的是，本例患者以肺炎症状起病，CT示右下肺脓肿，病灶贴近膈肌，与肝脏病灶毗邻；入院后经介入探查，发现肺内病灶与肝脏病灶相通。尽管经抗感染治疗后痰培养阴性，但复旦大学附属中山医院肝脓液培养与外院痰培养相吻合，均提示肺炎克雷伯菌，由此推测是手术并发的邻近膈肌损伤而引起的肝内病灶直接蔓延至肺部，而非原发肺部感染或血行播散性肺脓肿。

参考文献

[1] Cecchini A, Othman A, Burgess R, et al. Liver abscess formation after laparoscopic radiofrequency ablation of metastatic colon cancer[J]. Cureus, 2022, 14(8): e27556.

[2] Yoshihara S, Yamana H, Akahane M, et al, Association between prophylactic antibiotic use for transarterial chemoembolization and occurrence of liver abscess: a retrospective cohort study[J]. Clin Microbiol Infect, 2021, 27(10): 1514.e5-1514.e10.

病例 111　佳肴竟成"凶器"，此菌不可忽视

作者·蔡思诗　金文婷　马玉燕
审阅·胡必杰　潘　珏　周春妹

病史简介

男性，71岁，上海人，2023-07-11收入复旦大学附属中山医院感染病科。

主诉

右足背被鱼刺扎伤后红、肿、热、痛9天。

现病史

1. 2023-07-03患者于菜场鱼摊旁，右足背被黄颡鱼（俗称"昂刺鱼""黄辣丁"）意外砸中而被鱼刺扎伤，至社区卫生所消毒、包扎伤口，予注射破伤风抗毒素，克林霉素（150 mg，口服，qid）抗感染，当天夜间右足背出现红肿、疼痛。

2. 2023-07-04患者开始发热，T_{max} 40℃，伴畏寒、寒战。2023-07-05至某三级医院就诊，予青霉素静脉滴注。右足背肿痛加剧，局部皮肤青紫，伴破溃、渗出，进行性加重。

3. 2023-07-06至复旦大学附属中山医院门诊，查血常规示Hb 103 g/L，WBC 9.57×10⁹/L，N% 85.6%；hsCRP > 90 mg/L，PCT 0.60 ng/mL；D-二聚体1.21 mg/L。骨科会诊：暂无急诊切开、清创引流指征。予哌拉西林/他唑巴坦（4.5 g，静脉滴注，q8 h）（2023-07-06至2023-07-11）抗感染。

4. 2023-07-07右足B超：右足背皮下软组织层、肌层局部水肿、增厚，回声分布不均。复查WBC 7.29×10⁹/L，N% 83.2%；hsCRP > 90 mg/L，PCT 0.44 ng/mL。右足肿痛较前相仿，小腿皮温升高，无麻木，体温波动于38.5℃。2023-07-10右足软组织MRI（图111-1）：右足诸骨退行性改变，部分小关节腔少量积液，外侧足背为主软组织炎性改变可能。复查WBC 4.89×10⁹/L，N% 64.9%；hsCRP 47.4 mg/L，PCT 0.12 ng/mL；D-二聚体1.85 mg/L。经过较长时间抗感染治疗，右足背肿痛仍未见明显好转。为进一步明确右足

背肿痛原因及针对性治疗，收入复旦大学附属中山医院感染病科。

5. 患病以来，患者精神、胃纳、睡眠可，大小便无特殊，体重无明显变化。

既往史及个人史

否认高血压、糖尿病等慢性病史。

入院检查

体格检查

1. T 36.2℃，P 72次/分，R 20次/分，BP 136/78 mmHg。

2. 神志清，全身未见皮疹及出血点。双肺呼吸音清，心率72次/分，律齐，未闻及杂音。腹平软，无压痛。右足背红肿，局部青紫，皮温升高，外侧可见一1 cm×1 cm破口，伴脓苔形成（图111-2），有少量血性渗出，无明显波动感，局部压痛阳性，右足背动脉搏动可。

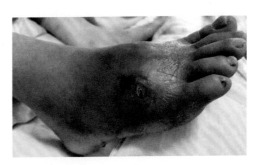

图111-2　患者入院时右足背红肿、破溃

实验室检查

1. 血常规：WBC 5.58×10⁹/L，N% 61.1%，Hb 98 g/L，PLT 195×10⁹/L。

2. 炎症标志物：hsCRP 19.5 mg/L，ESR 89 mm/h，PCT 0.08 ng/mL。

3. 肝肾功能：ALT/AST 55/21 U/L，LDH 158 U/L，Alb 34 g/L，Cr 83 μmol/L。

4. 粪常规及尿常规：正常。

5. T-SPOT.TB A/B 12/0（阴性/阳性对照0/532），血隐球菌荚膜抗原、G试验、GM试验均阴性。

6. 细胞免疫：CD4 703/μL，CD4/CD8 1.5。

7. 肿瘤标志物、自身抗体阴性，甲状腺功能正常。

辅助检查

心电图：① 窦性心动过缓；② 逆钟向转位；③ 左心室肥大伴ST段改变。

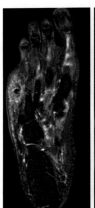
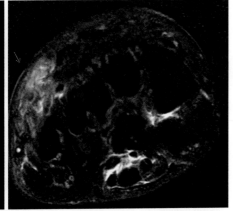

图111-1　2023-07-10右足软组织MRI：外侧足背为主软组织炎性改变可能

临床分析

病史特点

患者为老年男性，右足被黄颡鱼刺扎伤后红、肿、热、痛 9 天，发热 8 天；WBC、CRP、ESR、PCT 升高，右足 MRI 提示外侧足背为主的软组织炎性改变，复旦大学附属中山医院哌拉西林/他唑巴坦经验性抗感染有效。综合目前资料，考虑为右足软组织感染，病原学诊断和鉴别诊断考虑如下。

诊断分析

1. 皮肤定植菌感染：各种革兰阳性球菌，如金黄色葡萄球菌、各种凝固酶阴性葡萄球菌、链球菌等是鱼刺伤相关感染最常见的病原体。本病例使用哌拉西林/他唑巴坦经验性抗感染效果有限，病情迁延，提示可能为其他病原体感染，应进一步完善病原体培养及 mNGS。

2. 水源性病原体感染。

• 淡水病原体：嗜水气单胞菌、迟缓爱德华菌等是淡水相关感染常见的革兰阴性杆菌，常见于淡水鱼及爬行动物、两栖动物体表及体内，可引起胃肠炎及皮肤和软组织感染，严重者进展为坏死性筋膜炎、软组织脓肿，甚至并发血行感染播散全身，与本病例较为符合，应进一步完善病原学检查。

• 海水病原体：如创伤弧菌。创伤弧菌广泛存在于海水中，毒力强、病情进展迅猛，常引起严重的皮肤和软组织感染、坏死性筋膜炎，甚至进展为脓毒症，病死率高。相较于创伤弧菌，本病例患者病程相对较缓，且黄颡鱼为淡水鱼，创伤弧菌可能性小。

3. 其他病原体感染：如铜绿假单胞菌、大肠埃希菌、肺炎克雷伯菌、念珠菌、曲霉等。常见于慢性伤口感染，如烧伤后皮肤和软组织感染、糖尿病足等。本病例患者有明确的淡水鱼刺伤史，且病程较短，似不符合。应进一步完善病原学检查明确诊断。

进一步检查、诊治过程和治疗反应

1. 2023-07-11 右足脓液拭子涂片找细菌、真菌、抗酸杆菌阴性，予哌拉西林/他唑巴坦（4.5 g，静脉滴注，q8 h）经验性抗感染，同时每天碘伏消毒、换药、油纱布填塞伤口。

2. 2023-07-14 右足脓液 mNGS（2023-07-11 送检，图

111-3）：检出嗜水气单胞菌（种严格序列数 6 746）。调整抗感染方案为头孢曲松（2 g，静脉滴注，qd）+（左氧氟沙星 0.5 g，静脉滴注，qd）。

3. 2023-07-14 右足脓液（2023-07-11 送检）细菌培养：弗劳地柠檬酸杆菌（2+），考虑为污染。

4. 2023-07-15 右足脓液（2023-07-11 送检）细菌培养：温和气单胞菌（2+）。

5. 2023-07-18 右足脓液（2023-07-11 送检）真菌培养：阴性。

6. 2023-07-26 患者体温正常，右足肿痛逐步缓解，伤口干燥、无渗出（图 111-4）。随访 WBC 4.40×10⁹/L；hsCRP 1.6 mg/L，ESR 21 mm/h，PCT 0.05 ng/mL；均正常。予出院，停头孢曲松，嘱门诊继续左氧氟沙星（0.5 g，口服，qd）抗感染。

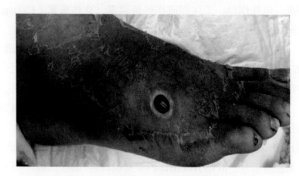

图 111-4 2023-07-26 患者右足肿痛逐步缓解，伤口渗出减少

7. 2023-07-31 电话随访：患者右足肿痛进一步好转，触地后基本无疼痛，继续左氧氟沙星抗感染，感染病科门诊随访。

8. 图 111-5 为治疗过程中患者体温变化及用药情况。

9. 图 111-6 为治疗过程中患者炎症标志物变化情况。

最后诊断与诊断依据

最后诊断

右足软组织气单胞菌感染。

诊断依据

患者为老年男性，淡水鱼刺伤后右足急性肿痛伴发热，炎症标志物升高，右足 MRI 示外侧足背为主的软组织炎性改变，伤口脓液培养及 mNGS 均显示气单胞菌，先后使用哌拉西林/他唑巴坦、头孢曲松＋左氧氟沙星后体温正常，右足肿痛明显好转，炎症标志物较前下降，诊断明确。

属			种				
属 名	属相对丰度（%）	属严格序列数	种名（中文）	种名（英文）	种相对丰度（%）	种序列数	种严格序列数
气单胞菌属	69.81	35 157	嗜水气单胞菌	*Aeromonas hydrophila*	30.32	17 687	6 746

图 111-3 2023-07-14 右足脓液 mNGS：检出嗜水气单胞菌

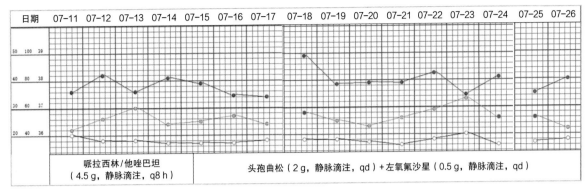

图111-5 治疗过程中患者体温变化及用药情况

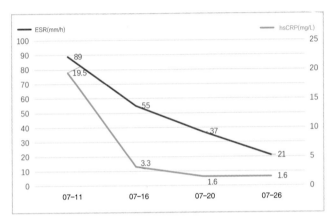

图111-6 治疗过程中患者炎症标志物变化情况

经验与体会

1. 气单胞菌属包括嗜水气单胞菌、温和气单胞菌、豚鼠气单胞菌等14个种，为革兰阴性、兼性厌氧的短小杆菌，广泛存在于自然界淡水、潮湿的土壤中；是水源性感染的常见病原体，可引起感染性腹泻、软组织感染、坏死性筋膜炎等，严重者可有坏疽、骨髓炎甚至脓毒症。患者伤口可有红肿、脓性渗出，伴发热、寒战等全身症状，受累组织可出现缺血、坏死、溃烂。本病例患者在逛菜场时路过鱼摊，摊主正在清洗鱼缸，扔出的黄颡鱼不巧砸中了患者的右足背，遂被鱼刺扎伤，造成了较为严重的软组织感染。收入复旦大学附属中山医院感染病科后完善病原学检查，明确了病原学诊断并予针对性用药，疗效显著，红肿好转，没有进展为坏死性筋膜炎、骨髓炎等，取得了较好的预后。脓液mNGS显示为嗜水气单胞菌，脓液培养为温和气单胞菌，两者略有差异，可能与病原学检测方法的不同有关。

2. 气单胞菌通常对喹诺酮类、氨基糖苷类、第三代或第四代头孢菌素类、碳青霉烯类敏感，对磺胺类、四环素类存在不同程度的耐药。在获得药敏结果前，经验性用药建议喹诺酮类或者第三代头孢菌素，必要时可联合使用。而严重的

软组织感染则需要外科充分清创和脓液引流。本病例脓液培养药敏结果显示对头孢噻肟、左氧氟沙星等均敏感，针对性抗感染用药后患者体温及炎症指标逐步降至正常，右足肿痛好转，取得了令人满意的疗效。

3. 水源性伤害和暴露相关感染是临床上常见且重要的话题，大致可分为海水暴露后感染和淡水暴露后感染。海水暴露后感染的常见病原体为创伤弧菌、海分枝杆菌等。创伤弧菌毒力强，病情进展迅速，又被称为"食肉菌"；如不及时抗感染治疗及清创，很可能引起组织坏死而不得不截肢，甚至发展为脓毒症，病死率高。而海分枝杆菌则属于慢生长非结核分枝杆菌，起病慢；其引起的皮肤和软组织感染常表现为四肢肢端的散在、孤立、无痛性皮肤结节（又被称为"鱼缸肉芽肿"），是水产从业者和游泳爱好者的常见病。淡水暴露后感染的病原体除了最常见的链球菌、葡萄球菌、肠球菌、混合厌氧菌等外，还有气单胞菌、迟缓爱德华菌、猪红斑丹毒丝菌等特殊病原体。淡水暴露后感染轻则造成皮肤和软组织感染，重则引起坏死性筋膜炎、局部脓肿、骨髓炎、脓毒症、血流感染；需尽早完善病原学检查、明确诊断，并在诊疗的第一时间积极抗感染，必要时清创以改善预后。本病例患者在收入院的第一时间，临床就预想到很可能是特殊病原体感染，立即进行了脓液培养和mNGS检测，并积极抗感染治疗。随后的病原学检查印证了临床猜想，抗感染也取得了很好的疗效。

参考文献

[1] Diaz JH, Lopez FA. Skin, soft tissue and systemic bacterial infections following aquatic injuries and exposures[J]. Am J Med Sci, 2014, 349(3): 269-275.

[2] Diaz JH. Skin and soft tissue infections following marine injuries and exposures in travelers[J]. J Travel Med, 2014, 21(3): 207-213.

[3] Spadaro S, Berselli A, Marangoni E, et al. Aeromonas sobria necrotizing fasciitis and sepsis in an immunocompromised patient: a case report and review of the literature[J]. J Med Case Rep, 2014, 8: 315.

[4] Ugarte-Torres A, Perry S, Franko A, et al. Multidrug-resistant Aeromonas hydrophila causing fatal bilateral necrotizing fasciitis in an immunocompromised patient: a case report[J]. J Med Case Rep, 2018, 12(1): 326.

病例 112 与猫相伴的"危机"

作者·骆 煜 金文婷 马玉燕 黄声雷
审阅·胡必杰 潘 珏

病史简介

女性，28岁，上海人，2023-09-12收入复旦大学附属中山医院感染病科。

主诉

左手示指猫咬伤后红肿伴疼痛5天。

现病史

1. 2023-09-07患者左手示指不慎被猫咬伤，示指肿胀、少量出血。就诊于某区中心医院，予破伤风疫苗、狂犬病疫苗及清创治疗。次日示指肿胀逐渐加重，伴疼痛，予左氧氟沙星抗感染、间苯三酚止痛，未见好转。

2. 2023-09-11改口服头孢呋辛+局部外涂多黏菌素抗感染，左手示指处仍红肿，伴皮温升高，压痛明显，局部渗出液较前显著增多，呈脓血性。为明确示指感染的病原体和进一步治疗，2023-09-12收入复旦大学附属中山医院感染病科。

既往史及个人史

否认高血压、糖尿病等。否认结核、乙型肝炎等。否认药物过敏史。

入院检查

体格检查

1. T 36.5℃，P 72次/分，R 22次/分，BP 120/73 mmHg。

2. 神志清，精神尚可，全身浅表淋巴结无明显肿大，双肺呼吸音清，未闻及明显干湿啰音。心率72次/分，律齐，未闻及杂音。腹平软，无压痛、反跳痛，双下肢无水肿。左手示指红肿，皮温升高，压痛明显，局部少量渗血（图112-1）。

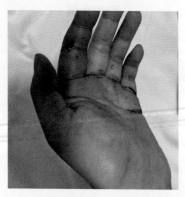

图112-1 2023-09-12左手示指红肿，皮温升高，压痛明显，伴局部渗血

实验室检查

1. 血常规：WBC 6.31×10^9/L，N% 53.1%，Hb 120 g/L，PLT 219×10^9/L。

2. 炎症标志物：hsCRP 20.2 mg/L，ESR 33 mm/h，PCT 0.02 ng/mL。

3. 生化：ALT/AST 16/16 U/L，Alb 45 g/L，Cr 54 μmol/L，CK 48 U/L。

4. D-二聚体0.24 mg/L。

5. NT-proBNP 136 pg/mL。

6. 血糖、自身抗体正常。

7. T-SPOT.TB A/B 0/0，G试验、GM试验、血隐球菌荚膜抗原、EBV-DNA、CMV-DNA均阴性。

8. 细胞免疫：CD4/CD8 1.2，CD4 699/μL，CD8 607/μL。

辅助检查

心电图：正常。

临床分析

病史特点

患者为青年女性，不慎被猫咬伤，左手示指红肿、渗血伴疼痛5天，查白细胞及中性粒细胞比例正常，hsCRP轻度升高，疾病诊断和鉴别诊断考虑如下。

诊断分析

1. 巴尔通体：汉赛巴尔通体是猫抓病的病原体，可由猫抓伤或咬伤而感染，特别是幼猫和长跳蚤的猫。巴尔通体感染主要表现为微生物侵入部位附近的局限性皮肤和淋巴结病变，可完善渗液病原学检测以明确。

2. 巴斯德菌：如多杀巴斯德菌，是猫咬伤后引起软组织感染的常见病原体，通常会迅速引起伤口周围红、肿、热、痛，可伴脓性分泌物、淋巴管炎和区域性淋巴结肿大。但该患者喹诺酮类及第二代头孢菌素治疗效果不佳，可进一步行渗液或拭子微生物学检查。

3. 二氧化碳噬纤维菌：是构成猫和犬口腔正常菌群的苛养革兰阴性杆菌，具有高毒力和高侵袭性。严重感染者可引起脓毒症、脑膜炎，尤其在无脾者或酗酒者中，死亡率较高。其在微生物培养基中生长缓慢，常常漏诊。

4. 革兰阳性球菌：如β-溶血性链球菌、金黄色葡萄球菌（包括耐甲氧西林金黄色葡萄球菌）等，可引起全身毒性症状，如高热、乏力等；伤口局部红、肿、热、痛症状明显，可伴化脓，严重者可累及骨髓。该患者无明显发热，考虑可能性小。

进一步检查、诊治过程和治疗反应

■ 诊治过程

1. 2023-09-12予莫西沙星（0.4 g，静脉滴注，qd）+多西环素（0.1 g，口服，q12 h）抗感染。

2. 2023-09-13左手MRI增强：左手示指软组织炎性改变（图112-2）。渗出液涂片找细菌、真菌、抗酸杆菌阴性，XPERT.TB阴性。渗出液细菌培养阴性。

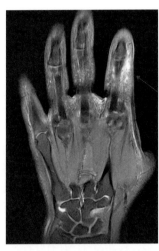

图112-2　2023-09-13左手MRI增强：左手示指软组织肿胀，增强后呈斑片状强化

3. 2023-09-15渗出液mNGS回报（2023-09-13采样）：检出大量多杀巴斯德菌核酸序列（种严格序列数1 890）。左手示指处渗液明显减少，局部肿胀较前减轻（图112-3）。

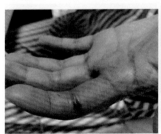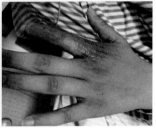

图112-3　2023-09-15左手示指处渗液明显减少，局部肿胀较前减轻

4. 2023-09-15复查WBC 7.37×10⁹/L，N% 43.6%；hsCRP 4.4 mg/L，ESR 4 mm/h。予出院，继续口服莫西沙星治疗，感染病科门诊随访。

■ 出院后随访

2023-09-24左手示指处局部肿胀基本消退，无渗液。复查hsCRP 1.9 mg/L，ESR 2 mm/h。停抗感染药物。

最后诊断与诊断依据

■ 最后诊断

手指软组织感染：多杀巴斯德菌引起。

■ 诊断依据

患者为青年女性，左手示指不慎被猫咬伤，以左手食指红肿、脓血性渗液伴疼痛起病，炎症标志物示CRP轻度升高，左手MRI增强示示指软组织炎性改变。行渗出液mNGS检测到多杀巴斯德菌核酸序列数1 890，予莫西沙星联合多西环素抗感染治疗后，左手示指处局部肿胀基本消退，无渗液，愈合良好。结合临床表现、检查结果及抗感染治疗有效，故明确诊断。

经验与体会

1. 巴斯德菌（Pasteurella）属于革兰阴性球杆菌，主要为动物的共生菌或致病菌，可导致多种人类感染，通常由于猫抓伤、猫/犬咬伤或舔舐引起。多杀巴斯德菌（*Pasteurella multocida*）是其中最常见的致病菌种。在禽类和哺乳动物中，多杀巴斯德菌为上呼吸道正常菌群的组成部分，其携带率在猫和犬中最高，分别为70%～90%和20%～50%。

2. 多杀巴斯德菌感染可分为4类：① 动物（猫或犬）咬伤或抓伤后发生的软组织感染（包括蜂窝织炎），其引起的伤口感染主要表现为初始损伤后24 h内迅速出现的强烈炎症反应，疼痛和肿胀明显；约40%的患者会出现脓性分泌物，约20%会出现淋巴管炎，约10%会出现区域性淋巴结肿大；咬伤和抓伤也可导致脓肿和坏死性筋膜炎；② 化脓性关节炎和骨髓炎；③ 呼吸道感染，通常发生于有慢性肺部疾病的患者；④ 通常与动物咬伤无关的严重侵袭性感染，如脑膜炎、脓毒症、心内膜炎或腹膜炎，尤其是对于婴幼儿和免疫功能低下的宿主。该患者在猫咬伤后出现左手软组织感染，应考虑巴斯德菌感染可能，在培养物中分离出该菌即可诊断。巴斯德菌易在绵羊血琼脂培养基上生长。本例渗出液细菌培养阴性，考虑与采样前已应用抗菌药物有关。以往，猫咬伤后软组织感染常经验性应用抗菌药物，往往忽略采集病原学样本。本例通过mNGS检测到多杀巴斯德菌序列，从而快速诊断。

3. 治疗动物咬伤相关的巴斯德菌软组织感染时，应首先处理伤口，清理感染组织和脓液，评估是否存在狂犬病或破伤风的暴露后预防。巴斯德菌通常对多种抗菌药物敏感，其精准治疗应以伤口培养药敏结果为依据。对于巴斯德菌所致单一微生物感染，青霉素是首选药物。其他可替代药物包括阿莫西林/克拉维酸、第三代/第四代头孢菌素类、喹诺酮类、复方磺胺甲噁唑、多西环素等。局部感染通常治疗7～10天，更严重的感染则需要10～14日。大多数软组织感染在给予适当的口服抗菌药物治疗和必要时伤口引流或清创后可消退。该患者早期应用喹诺酮类及第二代头孢疗效不佳，考虑同时合并其他病原体感染可能，故使用莫西沙星联合多西环素治疗。

4. 虽然猫可将多杀巴斯德菌传播给主人，但与猫接触而感染疾病的风险较低，且可通过简单的预防措施进一步降低风险，如定期修剪指甲以降低猫抓伤主人的风险。活动限于室内的猫，其风险比在户外活动的猫低。对于在户外活动的猫，应定期检查其是否携带蜱虫或跳蚤。若主人不慎被猫咬伤，应及时清洗及消毒伤口。

参考文献

[1] Christenson ES, Ahmed HM, Durand CM. Pasteurella multocida infection in solid organ transplantation[J]. Lancet Infect Dis, 2015, 15(2): 235–240.

[2] Kimberlin DW, Barnett ED, Lynfield R, et al. Red book: 2021-2024 report of the Committee on Infectious Diseases[M]. 32nd ed. Itasca: American Academy of Pediatrics, 2021.

[3] Rybolt LE, Sabunwala S, Greene JN. Zoonotic bacterial respiratory infections associated with cats and dogs: a case series and literature review[J]. Cureus, 2022, 14(4): e24414.

[4] Stevens DL, Bisno AL, Chambers HF, et al. Practice guidelines for the diagnosis and management of skin and soft tissue infections: 2014 update by the Infectious Diseases Society of America[J]. Clin Infect Dis, 2014, 59(2): e10–e52.

病例113 和野猪的一次"亲密接触"

作者·蔡思诗 金文婷 马玉燕 黄声雷
审阅·胡必杰 潘珏

病史简介

男性，65岁，安徽人，2023-12-07收入复旦大学附属中山医院感染病科。

主诉

被野猪戳伤后发热2周。

现病史

1. 2023-11-19患者在田间为阻止野猪掠食庄稼而迎面抱住猪头，随后遭其攻击，两肋下被野猪獠牙戳入，伴全身多处挫伤。至当地医院急诊。查体见右肋缘10 cm开放性伤口，可见肋骨；左上臂、右下肢、左下肢多处软组织挫伤；左下腹可见长约8 cm挫裂伤口；左下腰背部可见长约10 cm挫裂伤口，伤口深，可见肌层断裂伴出血。头胸腹CT：右侧多发肋骨骨折伴胸壁积气，右侧液气胸。诊断为右侧多发肋骨骨折、肺挫裂伤、多处皮肤和软组织挫裂伤。

2. 2023-11-19全身麻醉下行右胸开放伤胸腔镜探查术+右侧膈肌修补术+右侧多发性肋骨骨折切开复位内固定术+右侧多发性胸壁伤口清创缝合术+左下腹腹壁伤口清创缝合术+右侧胸腔闭式引流术+左侧髂腰部开放伤清创及断裂肌肉吻合修补术+左上臂、左小腿、右小腿开放伤口清创缝合术（图113-1）。术后伤口愈合可，缝线逐步拆除。

3. 2023-11-21胸腹CT（图113-2）：右侧多发肋骨骨折术后改变，右侧气胸较前吸收，两下肺实变伴左下肺不张，两侧胸腔少量积液，左侧腰大肌旁腹膜后间隙血肿及少量积气。2023-11-25随访胸腹CT：右侧肋骨骨折术后改变，两肺少许条片状实变不张，两侧胸腔少量积液，左侧腰大肌旁腹膜后间隙团块影，较2023-11-21有好转。

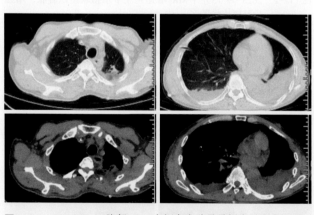

图113-2 2023-11-21胸部CT：右侧多发肋骨骨折术后改变，两下肺实变伴左下肺不张，两侧胸腔少量积液

4. 2023-11-26起患者寒战、发热，T_max 40.7 ℃，伴咳嗽、咳黄痰，当时未行流感病毒等呼吸道病原学检测。2023-11-29 T_max降至38℃。复查胸部CT：左侧腰大肌旁腹膜后间隙团块影较前相仿，双下肺实变伴左下肺不张，两侧胸腔少量积液较前吸收。2023-12-03查WBC 17.87×10^9/L，N% 92.7%；CRP 118 mg/L，PCT 3.17 ng/mL。予亚胺培南/西司他丁（1 g，静脉滴注，q8 h）抗感染。2023-12-07仍发热，T_max 38℃。为明确发热原因，收入复旦大学附属中山医院感染病科。患者近2周体重下降2 kg。

既往史及个人史

否认高血压、糖尿病等慢性病史。

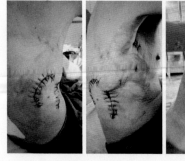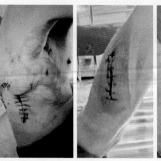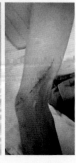

图113-1 2023-11-19外院清创缝合术后

入院检查

体格检查

1. T 36.4℃，P 112次／分，R 20次／分，BP 101/75 mmHg。

2. 神志清，精神可，全身皮肤及黏膜无黄染，未见皮疹及出血点。双肺未闻及明显干湿啰音；心率112次／分，律齐，无杂音。腹平软，肝、脾肋下未触及，肝、肾区无叩击痛。双侧腰背部可见多发清创缝合后瘢痕（图113-3），已愈合，左腰背部皮下可扪及5 cm×5 cm包块，伴压痛，稍有波动感。神经系统检查无殊。

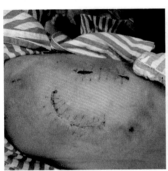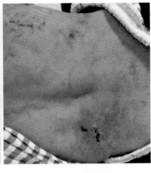

图113-3　入院体检：双侧腰背部伤口愈合后情况

实验室检查

1. 血常规：WBC 13.6×10⁹/L，N% 84.9%，Hb 89 g/L，PLT 441×10⁹/L。

2. 炎症标志物：hsCRP 158.5 mg/L，ESR 56 mm/h，PCT 2.24 ng/mL。

3. 肝肾功能：ALT/AST 18/6 U/L，Alb 31 g/L，Cr 82 μmol/L。

4. D-二聚体2.39 mg/L。

5. 粪常规及尿常规：正常。

6. T-SPOT.TB A/B 13/6（阴性/阳性对照0/165）；G试验、GM试验、新型冠状病毒核酸、EBV-DNA、CMV-DNA均阴性。

7. 细胞免疫：CD4 446/μL，CD4/CD8 2.8。

8. 自身抗体、肿瘤标志物、甲状腺功能正常。

辅助检查

1. 2023-07-12心电图：正常心电图。

2. 2023-07-14超声心动图：未见赘生物。

3. 2023-12-07胸部CT（图113-4）：右侧肋骨术后改变，两肺炎症（左下肺为著）。腰盆CT：腰背部感染性病变可能性大。

4. 2023-12-07腹部软组织MRI增强（图113-5）：左侧侧后腹壁及腹膜后肌肉为主的损伤炎性改变；骨盆诸骨骨髓腔散在轻度水肿。

临床分析

病史特点

患者为65岁男性，被野猪攻击、全身多发伤后发热2

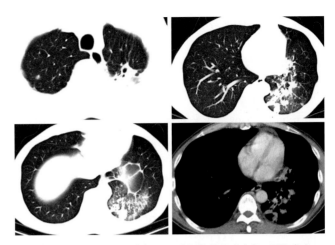

图113-4　2023-12-07胸部CT：右侧肋骨术后改变，两肺炎症

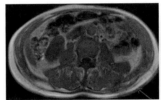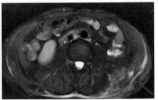

图113-5　2023-12-07腹部软组织MRI增强：左侧侧后腹壁及腹膜后肌肉为主的损伤炎性改变

周，WBC、CRP、ESR、PCT明显升高，左腰背部可扪及包块伴压痛、波动感，亚胺培南/西司他丁抗感染后体温高峰有所下降，但入院PCT仍较高（2.24 ng/mL）。综合目前资料，考虑为左侧腰背部软组织感染、肺部感染。

诊断分析

1. 针对肺部感染：需考虑肺炎克雷伯菌、金黄色葡萄球菌、流感嗜血杆菌、链球菌、支原体等常见病原体，应进一步完善痰病原学检查，必要时行支气管镜并完善支气管肺泡灌洗液（bronchoalveolar lavage fluid，BALF）、肺组织培养和mNGS。

2. 针对腰背部软组织感染：病原学诊断和鉴别诊断考虑如下。

• 动物口腔菌群来源：动物口腔菌群中常见的厌氧菌、巴斯德菌、二氧化碳噬纤维菌等均纳入考虑。该类感染后可表现为发热、寒战，伤口周围红、肿、热、痛，可伴流脓。其中巴斯德菌易引起淋巴管炎和区域性淋巴结肿大。二氧化碳噬纤维菌具有高毒力、高侵袭性，如不及时治疗，其引起的软组织感染易进展为血流感染，病死率高。该患者左腰背部皮下包块如可穿刺并抽吸脓液，可行脓液培养、mNGS以明确致病菌。

• 患者皮肤菌群来源：各种链球菌、金黄色葡萄球菌、凝固酶阴性葡萄球菌等常见的皮肤定植菌也需纳入考虑，可引起寒战、高热，伤口红、肿、热、痛伴化脓。应完善脓液培养+mNGS以鉴别。

• 环境土壤菌来源：猪獠牙可能沾有泥土，故需考虑土壤中常见的病原微生物如诺卡菌、放线菌、厌氧菌、真菌等。应进一步行病原学检查以明确。

进一步检查、诊治过程和治疗反应

■ 诊治过程

1. 2023-12-08痰涂片找细菌、真菌、抗酸杆菌阴性，XPERT.TB阴性，细菌、真菌培养阴性。

2. 2023-12-08支气管镜：左主支气管口狭窄、部分瘢痕样改变，其余各支气管管腔通畅，黏膜光滑，未见新生物；于左肺下叶后基底段灌洗及经支气管镜肺活检术（transbronchial lung biopsy，TBLB），刷检未见恶性肿瘤细胞。肺组织及BALF涂片找细菌、真菌阴性，XPERT.TB阴性。

3. 2023-12-08经皮CT引导下左腰病灶穿刺活检：抽吸出少许脓液，活检组织送病理及病原学检查。脓液及组织匀浆涂片找细菌、真菌、抗酸杆菌阴性，XPERT.TB阴性。

4. 2023-12-09左腰病灶活检病理：大部分为炎性肉芽组织，其间见大量多核巨细胞反应，符合慢性炎症改变。灌洗液、肺组织、脓液、左腰病灶活检组织（2023-12-08采样）细菌、真菌培养阴性，分枝杆菌培养结果未出。

5. 2023-12-09起予哌拉西林/他唑巴坦（4.5 g，静脉滴注，q8 h）+复方磺胺甲噁唑（0.96 g，口服，bid）抗感染。

6. 2023-12-10患者体温降至正常，左腰背部皮下肿块压痛缓解。

7. 2023-12-10灌洗液mNGS（2023-12-07采样）：阴性。肺组织mNGS（2023-12-07采样）：阴性。

8. 2023-12-11下肢B超：左小腿肌间静脉血栓形成。予那屈肝素钙（4 100 IU，皮下注射，q12 h）抗凝。

9. 2023-12-12肺组织病理：（左下后基底段）支气管壁组织、血凝块及游离脱落的纤毛柱状上皮，间质个别淋巴细胞浸润，未见肉芽肿及肿瘤，其余未见特殊，请结合临床。

10. 2023-12-13腰大肌脓液mNGS：阴性。腰大肌活检组织mNGS（图113-6）：检出大芬戈尔德菌（种严格序列数232）。

11. 2023-12-14肺动脉CTA（图113-7）：右肺动脉部分分支内栓子形成，左下肺炎症较前稍吸收。改用利伐沙班（15 mg，口服，bid）抗凝。

12. 2023-12-15随访血常规示WBC 6.92×10⁹/L，N% 77.1%；ESR 46 mm/h，hsCRP 19.5 mg/L，PCT 0.12 ng/mL，较前下降；ALT/AST 69/55 U/L，Cr 118 μmol/L。因肝酶和血肌酐升高，停用复方磺胺甲噁唑，加用谷胱甘肽、多烯磷

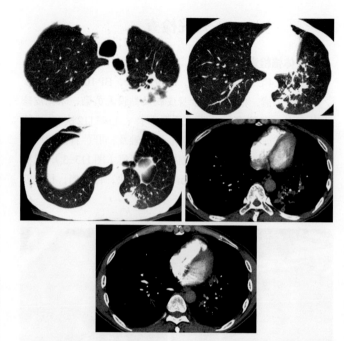

图113-7　2023-12-14肺动脉CTA：右肺动脉部分分支内栓子形成（箭头），左下肺炎症较前稍吸收

脂酰胆碱保肝护肾。

13. 2023-12-19患者体温正常，左腰背部压痛好转。复查血常规示WBC 7.74×10⁹/L，N% 78.4%；ESR 41 mm/h，hsCRP 13 mg/L，PCT 0.08 ng/mL，较前进一步下降；ALT/AST 80/31 U/L，Cr 101 μmol/L，肝肾功能较前有好转。予出院，嘱继续头孢地尼（0.1 g，口服，tid）+甲硝唑（0.4 g，口服，tid）抗感染。

14. 图113-8为治疗过程中患者体温变化及用药情况。

15. 图113-9为治疗过程中患者炎症标志物变化情况。

■ 出院后随访

2023-12-25电话随访：患者未再发热，左腰伤口无疼痛。

最后诊断与诊断依据

■ 最后诊断

1. 左侧腰背部软组织感染（大芬戈尔德菌引起）。

2. 肺部感染（支气管狭窄及瘢痕基础上并发细菌性感染可能性大）。

3. 下肢静脉血栓形成、肺动脉栓塞。

■ 诊断依据

1. 患者为65岁男性，被野猪攻击、全身多发伤后发热2周，WBC、CRP、ESR、PCT明显升高，MRI示左侧侧后腹

属			种			
属名	属相对丰度（%）	属严格序列数	种名（中文）	种名（英文）	种相对丰度（%）	种序列数	种严格序列数
芬戈尔德菌属	0.7	232	大芬戈尔德菌	*Finegoldia magna*	0.7	263	232

图113-6　2023-12-13腰大肌活检组织mNGS：检出大芬戈尔德菌

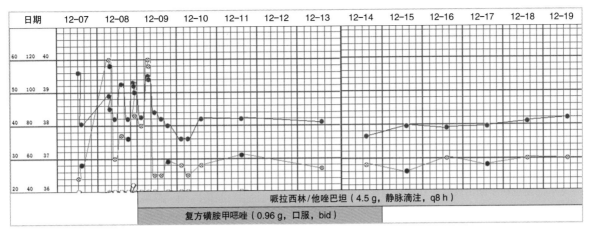

图 113-8 治疗过程中患者体温变化及用药情况

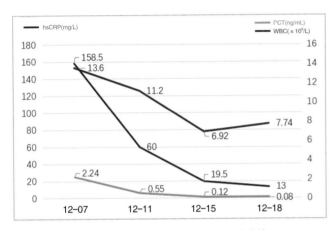

图 113-9 治疗过程中患者炎症标志物变化情况

壁及腹膜后肌肉为主的损伤炎性改变。左侧腰大肌皮下肿块活检组织 mNGS 检出大芬戈尔德菌，病理示慢性炎症改变。哌拉西林/他唑巴坦、复方磺胺甲噁唑抗感染后好转，体温正常，炎症标志物下降。左侧腰背部软组织感染（大芬戈尔德菌引起）诊断明确。

2. 患者胸部 CT 见两肺炎症（左下肺为主），支气管镜见左主支气管口狭窄、部分瘢痕样改变。肺活检病理：支气管壁组织、血凝块及游离脱落的纤毛柱状上皮，间质个别淋巴细胞浸润，未见肉芽肿及肿瘤。哌拉西林/他唑巴坦、复方磺胺甲噁唑抗感染后左下肺炎症稍有吸收，炎症标志物下降，考虑在左主支气管狭窄及瘢痕基础上并发细菌性肺部感染可能性大。

3. 根据下肢静脉 B 超、肺动脉 CTA 结果，下肢静脉血栓形成、肺动脉栓塞诊断明确。

经验与体会

1. 有研究显示，猪咬伤相关感染的常见致病菌为猪放线杆菌、厌氧菌（如脆弱拟杆菌等）、无乳链球菌、金黄色葡萄球菌、巴斯德菌（产气巴斯德菌、多杀巴斯德菌等）、大肠埃希菌、变形杆菌等（表 113-1），可表现为混合感染。本病例中的大芬戈尔德菌属于厌氧球菌，考虑为野猪口腔菌

群，在患者遭到野猪獠牙戳伤时被带入体内的可能性大。患者病程中曾有一过性 40℃ 的高热，考虑流行性感冒等病毒性感染可能性大，当时未行相关病原学检测，难以追溯确诊。后续其体温徘徊于 38℃，考虑为大芬戈尔德菌引起软组织感染所致。

表 113-1 猪咬伤引起的人类感染中分离所得的细菌

猪放线杆菌
拟杆菌属，包括脆弱拟杆菌
大肠埃希菌
Ⅱb 类黄杆菌
需氧巴斯德菌
多杀巴斯德菌
变形杆菌
金黄色葡萄球菌（耐甲氧西林）
葡萄球菌属（凝固酶阴性）
无乳链球菌
停乳链球菌

来源：译自 Abrahamian FM, Goldstein EJ. Microbiology of animal bite wound infections [J]. Clin Microbiol Rev, 2011, 24（2）: 231-246.

2. 大芬戈尔德菌（*Finegoldia magna*）曾被称为马格努斯消化链球菌，后因与消化链球菌表型特征和物种遗传特点显著不同而被重新分类，成为一个新属，即芬戈尔德菌属。大芬戈尔德菌是革兰阳性球菌，专性厌氧，37℃ 生长良好，血平板上培养 2～3 天后形成灰白色、光滑、轻微凸起、不透明、不溶血的小菌落，菌落直径为 0.5～1.2 mm，由于生长慢、菌落小，容易被漏检。大芬戈尔德菌可定植于皮肤、口腔、上呼吸道、胃肠道、泌尿生殖道的黏膜，是一种条件致病菌，最常见于手术及创伤后感染、皮肤软组织感染、假体植入后关节感染，是假体植入后关节感染的第二常见病原菌；此外，还可见于感染性心内膜炎、中毒性休克综合征、坏死性筋膜炎、骨髓炎、吸入性肺炎等。患者可有发热、寒战等全身症状，感染部位有不同程度红肿、疼痛、破溃等。部分病例有糖尿病、肝硬化、肾衰竭等易感基础疾病。大芬

戈尔德菌感染的诊断主要依据感染部位获得标本进行的病原学检查（培养或PCR、16S rRNA测序、mNGS等分子诊断方法）。本病例通过左侧腰大肌皮下肿块活检组织mNGS检出大芬戈尔德菌而明确诊断。

3. 大芬戈尔德菌感染的治疗主要为清创引流及抗菌药物治疗。关于大芬戈尔德菌药敏的研究较少。曾有研究显示，大芬戈尔德菌对克林霉素的耐药率较高（54%），而对亚胺培南/西司他丁、美罗培南、阿莫西林/克拉维酸、头孢曲松、头孢美唑、氨苄西林/舒巴坦耐药率很低。此外，多重耐药大芬戈尔德菌也在不断出现。本病例在当地医院进行了多部位的清创、修补、缝合手术，收入复旦大学附属中山医

院感染病科后使用哌拉西林/他唑巴坦、复方磺胺甲噁唑抗感染，取得了良好的疗效。

参考文献

[1] 蒂尔.贝勒和斯科特诊断微生物学［M］.胡必杰，潘珏，高晓东，主译.上海：上海科学技术出版社，2023：395-406.

[2] Abrahamian FM, Goldstein EJ. Microbiology of animal bite wound infections[J]. Clin Microbiol Rev, 2011, 24(2): 231–246.

[3] Arsene C, Saste A, Somiah M, et al. A case of septic arthritis of the wrist due to Finegoldia magna[J]. Case Rep Infect Dis, 2014, 2014: 793053.

[4] Fujita K, Takata I, Sugiyama H, et al. Antimicrobial susceptibilities of clinical isolates of the anaerobic bacteria which can cause aspiration pneumonia[J]. Anaerobe, 2019, 57: 86–89.

病例 114　美容需谨慎，别让"不速之客"安了家

作者·徐化洁　金文婷　马玉燕　米宏霏
审阅·胡必杰　潘　珏

● 病史简介 ●

女性，37岁，湖南人，2023-08-28收入复旦大学附属中山医院感染病科。

■ 主诉
皮下注射"美容针"处肿痛9个月余。

■ 现病史

1. 2022-09至2022-11患者曾多次于美容机构注射"溶脂针"（主要成分为左旋肉碱）。2022-11月底注射部位（双上臂、双髋、左肩）出现红肿、破溃、流黄白色脓液（图114-1A），上臂处伴疼痛、瘙痒，可触及明显波动感。当地医院予右上臂切开引流，庆大霉素冲洗脓腔，头孢拉定口服等治疗，病灶反复且有新发。

2. 2022-12-28于上海某三甲医院行右髋部软组织穿刺引流，术后予左氧氟沙星（0.5 g，口服，qd）+甲硝唑（0.5 g，静脉滴注，q8 h），8天后改为头孢类（具体种类不详）+甲硝唑口服5天，局部莫匹罗星外涂。病灶较前稍有好转，但仍有新发病灶。

3. 2023-02再次于上海该三甲医院就诊，予多西环素+左氧氟沙星抗感染20天，病灶逐渐好转，无明显流脓、渗液，未再有新发病灶。

4. 2023-03病灶处疼痛、瘙痒加重，患者就诊于上海另一家三甲医院。2023-03-17行左髋部皮肤活检，组织普通细菌+真菌培养阴性，组织mNGS阴性。病理示肉芽肿性炎症，未行特殊染色。予克拉霉素+米诺环素抗感染。组织匀浆外送上海市皮肤病医院非结核分枝杆菌（non-tuberculous mycobacteria, NTM）-PCR：脓肿分枝杆菌。组织行分枝杆菌培养阳性，菌种鉴定为脓肿分枝杆菌。药敏：克拉霉素、

替加环素敏感，头孢西丁、阿米卡星中介，左氧氟沙星耐药。改为克拉霉素+莫西沙星抗感染，病灶未再进展，无流脓、渗液。

5. 2023-04左肩处新发皮下包块，伴触痛，有波动感。2023-04-26 B超：左肩肿物，30 mm×27 mm，内见浑浊液体。

6. 2023-05-18就诊于复旦大学附属中山医院感染病科门诊。查体：双侧上臂、双侧腿部上方皮肤软组织见紫色瘢痕，无明显渗出、红肿。予以克拉霉素（0.5 g，口服，bid）+阿米卡星（0.6 g，静脉滴注，qd）抗NTM治疗至2023-08-24，效果不佳，病灶有新增（图114-1B）。为评估病情并制订治疗方案，2023-08-28收入复旦大学附属中山医院感染病科。

■ 既往史及个人史
无高血压、糖尿病史。否认药物过敏史。

● 入院检查 ●

■ 体格检查

1. T 36.0℃，P 80次/分，R 18次/分，BP 120/73 mmHg。

2. 神志清，双肺未闻及明显干湿啰音；心律齐，心前区未闻及杂音；腹平软，全腹未及压痛、反跳痛。双下肢不肿。双上肢、髋部等注射部位皮肤广泛分布不规则结节、条状瘢痕样突起，无破溃、波动感，有少许触痛。

■ 实验室检查

1. 血常规：WBC $6.1×10^9$/L，N% 65.1%，Hb 136 g/L，PLT $226×10^9$/L。

2. 炎症标志物：hsCRP 0.4 mg/L，ESR 26 mm/h，PCT < 0.02 ng/mL。

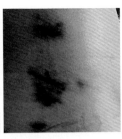
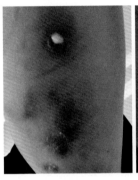
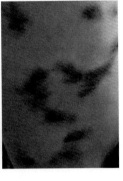

图114-1　患者入院前皮肤病灶

A. 2022-11月底（左）和2023-08-28（右）右髋部皮肤病灶；B. 2022-11月底（左）和2023-08-28（右）右手臂皮肤病灶

3. 生化：Alb 48 g/L，ALT/AST 12/15 U/L，Cr 58 μmol/L。

4. T-SPOT.TB A/B 2/1（阴性/阳性对照0/375），G试验、GM试验、血隐球菌荚膜抗原、EBV-DNA、CMV-DNA均阴性。

5. 肿瘤标志物、自身抗体：阴性。

辅助检查

左上臂MRI平扫+增强（图114-2）：左上臂皮下多发结节，肉芽肿性炎性结节机会大。

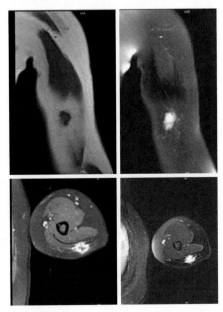

图114-2　2023-08-28左上臂MRI：左上臂皮下多发结节，肉芽肿性炎结节机会大

· 临床分析 ·

病史特点

患者为青年女性，自"溶脂针"注射后多处皮肤暗红色斑块，边界清，触之有皮下结节，伴疼痛、瘙痒。外院行组织培养及NTM-PCR鉴定出非结核分枝杆菌（脓肿分枝杆菌），根据药敏进行抗感染治疗后效果不佳。综合目前资料，需考虑以下注射部位皮肤和软组织慢性感染性疾病的诊断与鉴别诊断。

诊断分析

1. 皮肤、软组织NTM感染：患者为青年女性，自美容注射后出现皮下结节、脓肿、破溃，经普通抗感染治疗后效果不佳，外院组织培养及NTM-PCR鉴定出脓肿分枝杆菌。积极抗NTM后，患者皮肤破溃、流脓较前明显好转。虽仍有新发病灶，但结合患者"注射"病史及皮肤慢性感染表现，既往培养及PCR鉴定结果，仍需高度警惕皮肤、软组织NTM感染。待进一步完善本次新发病灶穿刺，行病理、抗酸染色涂片、分枝杆菌培养及鉴定、mNGS、NTM-PCR等明确。

2. 皮肤、软组织金黄色葡萄球菌感染：是一种常见的皮肤感染，其临床表现多样，可表现为毛囊炎、疖肿、丹毒、脓肿等。与脓肿分枝杆菌皮肤感染类似，金黄色葡萄球菌引起的皮肤感染也常表现为红、肿、热、痛及化脓等炎症反应，但病情发展较快，全身毒性症状较重。金黄色葡萄球菌皮肤感染患者的皮肤组织、分泌物涂片或培养可查见金黄色葡萄球菌。患者的脓液镜检可见大量白细胞，革兰染色阳性。脓肿分枝杆菌皮肤感染患者的脓液镜检可见少量白细胞，革兰染色阴性。但金黄色葡萄球菌感染多表现为急性病程、单部位发生，该患者为慢性病程、多注射部位发生，且本次新发病灶与既往病灶相似，主要为结节样暗红斑。可行皮肤组织或脓液镜检、细菌涂片+培养、mNGS等检查以鉴别。

3. 其他皮肤软组织慢性感染性疾病：如结核、真菌、诺卡菌等导致的皮肤、软组织慢性感染，多表现为结节、肿块、脓肿、窦道等，但医疗美容操作不当引起的感染，临床上罕有报道；病理可提示化脓性炎症、肉芽肿形成等。可行病灶组织涂片找细菌、真菌、抗酸杆菌及弱抗酸杆菌，细菌、真菌、分枝杆菌培养及鉴定，mNGS等病原学检查以进一步明确。

·进一步检查、诊治过程和治疗反应·

诊治过程

1. 2023-08-28 B超引导下行左上肢皮肤、软组织穿刺活检。组织涂片找细菌、真菌、抗酸杆菌阴性，XPERT.TB阴性。

2. 2023-08-29皮肤组织初步病理：肉芽肿性病变。

3. 2023-08-30予出院，暂观察并等待培养及药敏结果回报后制定抗感染方案。

出院后随访

1. 2023-08-31皮肤组织mNGS（2023-08-28采样）：阴性。

2. 2023-09-01皮肤组织病理组织化学及特殊染色：PAS阴性，抗酸染色阴性，六胺银染色阴性。

3. 2023-10-10组织分枝杆菌培养（2023-08-28采样）：阴性。

4. 2023-12-01感染病科普通门诊随访：患者出院后未行抗感染治疗，未新增皮肤肿块，建议继续随访。

5. 2024-03-20感染病科专家门诊随访：2023-08-30出院至今，一直未予抗感染治疗；患者无新增皮肤结节、肿块、溃破或渗出；原发病灶表现稳定，无变化，稍有触痛不适。考虑无活动性感染，局部炎症已形成瘢痕。建议继续停抗感染治疗，可至整形外科就诊，了解能否予去瘢痕治疗。

6. 图114-3为2024-03-26患者皮肤病灶情况。

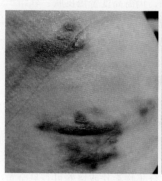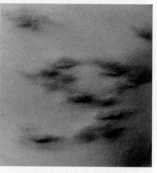

图114-3　2024-03-26右髋部（左）、右手臂（右）皮肤病灶情况

最后诊断与诊断依据

最后诊断

皮肤软组织感染：脓肿分枝杆菌。

诊断依据

患者为青年女性，于美容机构"溶脂针"注射后注射部位（双上臂、双髋、左肩）出现广泛红肿、结节、破溃、流脓，脓液呈黄白色。抗感染治疗后仍有反复新发病灶，外院多次行普通细菌培养阴性，病理示皮肤肉芽肿炎症。之后进行NTM-PCR检查示脓肿分枝杆菌，分枝杆菌培养鉴定也为脓肿分枝杆菌。

复旦大学附属中山医院行左上臂MRI示左上臂皮下多发结节，肉芽肿性炎性结节机会大；B超引导下穿刺左上臂皮肤病灶示肉芽肿性病变，未见典型凝固性坏死，为炎症性病变，特殊染色结果未见阳性菌；皮肤病灶涂片找细菌、真菌、抗酸杆菌阴性，细菌、真菌、分枝杆菌培养阴性，mNGS阴性。综合考虑，患者为皮肤软组织感染（脓肿分枝杆菌）。该病例皮肤病灶虽未完全吸收，但主要为结节瘢痕表现，病灶稳定，无急性感染依据，临床治愈，微生物已清除，可停用抗感染治疗。

经验与体会

1. 皮肤美容（医疗）相关的皮肤、软组织感染，病原体包括金黄色葡萄球菌、痤疮丙酸杆菌、链球菌、大肠埃希菌、厌氧菌、非结核分枝杆菌等。NTM是除结核分枝杆菌和麻风分枝杆菌以外的其他分枝杆菌的统称，抗酸染色阳性，具有致病性、高耐药性和较强的环境生存能力。临床上皮肤NTM感染菌株多为快速生长型分枝杆菌（rapidly growing mycobacteria，RGM）。一项来自夏威夷的研究显示，皮肤NTM感染80%为RGM，绝大多数为脓肿分枝杆菌。本例患者美容注射后注射部位皮肤、软组织广泛感染脓肿分枝杆菌，再次验证了美容（医疗）操作相关NTM感染的特点。

2. NTM是一种常见的环境细菌，存在于水和土壤中。针对皮肤美容（医疗）操作，NTM可通过以下途径感染人体：美容手术或治疗会造成皮肤破损，为NTM进入人体提供途径；采用浸泡消毒而非灭菌的手术器械、注射器，共用注射溶剂或药液容易感染NTM，甚至导致感染暴发。

3. 研究显示，皮肤、软组织NTM感染从症状出现到诊断的平均时间为116天，大约50%的患者在出现症状1个月后被确诊，只有26%的患者皮肤病灶有抗酸杆菌阳性。对于皮肤NTM的诊断，需要保持高度的警惕性，结合患者美容注射部位感染及相应的病原学检验技术，通常可以明确诊断。皮肤、软组织NTM感染在治疗上具有挑战性。本例患者前期就诊于多家医院，按照常规病原体抗感染治疗后效果不佳，较长时间未得到明确诊断，临床警惕性不足，耽误了治疗。

4. NTM的治疗难度较大，其耐药一直是临床的巨大挑战。不同种类的NTM对抗菌药物的敏感性可有较大差别，需进行菌种鉴定和药敏试验，根据结果选择敏感的抗菌药物，尤其是对于脓肿分枝杆菌等RGM。皮肤NTM感染通常需要2～3种抗菌药物联合治疗，疗程3～6个月，常用药物包括阿奇霉素或克拉霉素，联合阿米卡星、头孢西丁、替加环素或亚胺培南/西司他丁等，与NTM肺病治疗方案和疗程有所不同。大多数NTM导致的皮肤、软组织感染可通过治疗得以治愈，然而，仍有10%以上的患者会复发。本例患者经克拉霉素+阿米卡星治疗3个月后，皮肤病灶主要表现为瘢痕结节，不考虑NTM感染引起，进一步病原学检查未找到NTM感染的依据，予停药。门诊随访半年多，患者皮肤病灶未进展，虽仍有皮肤暗红色结节，但考虑为皮肤瘢痕，反映出当时的停药决策是正确的。

参考文献

[1] Nohrenberg M, Wright A, Krause V. Non-tuberculous mycobacterial skin and soft tissue infections in the Northern Territory, Australia, 1989-2021[J]. Int J Infect Dis, 2023, 135: 125-131.

[2] Sholeh F, Clare MC, Mahnaz R, et al. Colloidal silver against macrophage infections and biofilms of atypical mycobacteria[J]. Biometals, 2023, 36(4): 913-925.

[3] Tokunaga DS, Siu AM, Lim SY. Nontuberculous mycobacterial skin and soft tissue infection in Hawai'i[J]. BMC Infect Dis, 2022, 22(1): 360.

第七章
影像学异常与其他表现

第一节 · 影像学异常

作者·苏 逸 金文婷 马玉燕
审阅·胡必杰 潘 珏

病例 115 肺部阴影深藏不露,"穿"了又"穿"终现原形

● 病史简介

女性,46岁,江苏人,2021-05-17收入复旦大学附属中山医院感染病科。

■ 主诉

发现肺部阴影1年余。

■ 现病史

1. 2019-09-16体检胸部CT:左肺下叶背段空洞(直径1.3 cm)伴周围感染,无不适。

2. 2019-11-02复查胸部CT增强:左肺下叶多发囊腔及团块状软组织密度灶伴局部支气管轻度扩张,结核? 2019-11-05当地T-SPOT.TB、痰涂片找抗酸杆菌×3次、痰TB-DNA及痰XPERT.TB均阴性。

3. 2019-11-20上海某医院胸部CT增强:左肺下叶胸膜下软组织肿块,恶性可能。CT定位下肺穿刺,病理:少量淋巴细胞、组织细胞,未见恶性细胞。

4. 2019-12-05当地住院,胸部CT增强:左肺下叶胸膜下软组织肿块伴囊腔,考虑恶性可能大。比阿培南+伏立康唑联合抗感染。2019-12-17复查胸部CT:左下肺占位,感染性病变可能,较2019-12-06囊腔吸收。出院改用莫西沙星(0.4,口服,qd)及伏立康唑(0.2 g,口服,bid)×1个月。

5. 2019-12-30复旦大学附属中山医院介入科胸部CT:左肺结节斑片灶,左侧胸膜增厚,左侧少量胸腔积液。2019-12-31 CT下行肺穿刺活检,病理:少数肺泡组织,肺泡间隔纤维组织增生,部分胶原化,并可见较多陈旧性出血,肺泡上皮未见明显异型,未见肉芽肿性病变。

6. 2020-09-17复旦大学附属中山医院门诊考虑为双侧肺结节、肺空洞(诺卡菌感染?)。多西环素(0.1 g,口服,bid)+复方磺胺甲噁唑(1.44 g,口服,bid)抗感染。

7. 2020-11-12胸部CT:左肺多发病变,左下肺部分较前稍增大。改用多西环素(0.1 g,口服,bid)+阿莫西林/克拉维酸口服。

8. 2021-01-07胸部CT:左肺多发病变,与2020-11-12相仿。复方磺胺甲噁唑(0.96 g,口服,tid)+阿莫西林/克拉维酸(0.375 g,口服,tid)抗感染。

9. 2021-04-26胸部CT:左肺多发病变,与2021-01-07大致相仿,停抗感染药物(图115-1)。

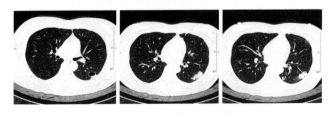

图115-1 2021-04-26胸部CT:左肺多发病变

10. 2021-05-17为明确肺部阴影性质收入复旦大学附属中山医院感染病科。起病以来,患者精神、胃纳、睡眠可,大小便正常,体重无明显下降。

■ 既往史及个人史

2014年因宫外孕行右侧输卵管壶腹部切除术。2018年行宫颈锥切术。

入院检查

■ 体格检查

1. T 36.5℃，P 98次/分，R 20次/分，BP 132/87 mmHg。

2. 神志清，双肺未闻及明显异常干湿啰音，心律齐，未闻及瓣膜杂音，腹软，肝、脾肋下未及。

■ 实验室检查

1. 血常规：WBC $8.19×10^9$/L，N% 69.7%，Hb 134 g/L，PLT $262×10^9$/L。

2. 炎症标志物：CRP 0.8 mg/L，ESR 22 mm/h，PCT 0.07 ng/mL，铁蛋白32.4 ng/mL。

3. 肝肾功能：正常。

4. T-SPOT.TB A/B 1/7，血隐球菌荚膜抗原、EBV-DNA、CMV-DNA均阴性。

5. 自身抗体：ANA颗粒1：100；余阴性。

6. 肿瘤标志物：神经元特异烯醇化酶20.6 ng/mL，余均阴性。

7. 细胞免疫：B细胞156/μL，CD4 548/μL，CD8 681 /μL，CD4/CD8 0.8。

■ 辅助检查

心电图：正常。

临床分析

■ 病史特点

患者为中年女性，慢性病程，无明显症状，炎症标志物正常，影像学见左肺下叶病变伴空洞，进展不大，2次穿刺未见肿瘤细胞，常规抗细菌及真菌感染治疗效果不佳，诊断及鉴别诊断如下。

■ 诊断分析

1. 感染性疾病。

• 分枝杆菌感染：病灶表现时好时坏，在感染性疾病中需要考虑低度毒力的病原体。病灶有空洞形成，需要考虑分枝杆菌感染。T-SPOT.TB不高且外院TB-DNA及XPERT.TB检查阴性，结核分枝杆菌依据不足。影像学表现为薄壁空洞也可能是非结核分枝杆菌感染，可进一步完善病原学检测。

• 诺卡菌感染：诺卡菌为低度毒力的病原体，在常规抗感染治疗效果不佳时需要考虑。本例患者曾使用多西环素、复方磺胺甲噁唑等对诺卡菌有效的抗菌药物，病灶未见吸收，诺卡菌感染的可能性较小，确诊可行活检。

• 曲霉病：左下肺表现为空洞性病灶，不能排除曲霉病。部分曲霉结节（慢性肺曲霉病中少见的类型），病程较长甚至迁延，可伴有小空洞，与本例有相似之处，但患者曾使用伏立康唑治疗效果不佳。可完善曲霉病原体三联检测，并再次活检明确病原体。

2. 肿瘤性疾病：对于肺部病变反复抗感染治疗效果不佳的患者，临床医生一定不要忽视非感染性疾病的鉴别诊断，如肿瘤性疾病、风湿性疾病的可能性。肿瘤标志物阴性并不能排除肿瘤性疾病。虽然患者已行两次穿刺活检没有查及肿瘤依据，仍然建议再次穿刺活检明确病灶性质。

进一步检查、诊治过程和治疗反应

1. 2021-05-17胸部CT：左下肺病灶伴空洞，与前相仿（图115-2）。

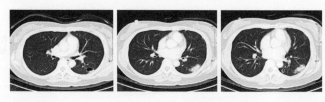

图115-2　2021-06-17胸部CT：左下肺病灶伴空洞，与2021-04-26相仿

2. 2021-05-17 CT引导下行左下肺病灶穿刺活检，术后组织送病理、微生物涂片+培养、mNGS检测。

3. 2021-05-19曲霉病原体三联检测回报：阴性。

4. 2021-05-21肺组织mNGS：阴性。

5. 2021-05-22外院肺穿刺（2019-11-20）病理切片会诊:（肺穿刺）送检穿刺组织为横纹肌组织其间可见小血管及疏松结缔组织，未见上皮成分。

6. 2021-05-24肺组织细菌真菌培养（2021-05-17送检）：均阴性。

7. 2021-05-25病理：穿刺组织中见数个黏液腺体，间质明显纤维化，腺体周未见基底细胞，倾向于黏液上皮肿瘤性病变，因肿瘤腺体数目太少，请进一步结合临床。

8. 2021-05-25胸外科教授会诊：建议手术。

9. 2021-05-28转胸外科，术中冰冻病理:（左下肺病变）浸润性黏液腺癌，行左下肺叶切除术及肺门及纵隔淋巴结清扫。

10. 2021-06-04最终病理：浸润性黏液腺癌，Ⅱ级，以腺泡型为主，部分微乳头型（100%）。癌组织累及脏层胸膜。分组淋巴结未见癌转移。术后恢复顺利，出院。

最后诊断与诊断依据

■ 最后诊断

左下肺黏液腺癌。

■ 诊断依据

患者为中年女性，慢性病程，炎症标志物正常，影像学见左下肺病灶伴空洞，病灶时好时坏，2年间总体稍增大，反复抗感染疗效不佳。经CT引导下穿刺倾向于黏液上皮肿瘤性病变，胸外科手术切除，病理为浸润性黏液腺癌，故诊断明确。

经验与体会

1. 本例病程近2年，先后使用抗普通细菌药物，如比阿培南、莫西沙星；抗特殊细菌（包括诺卡菌等）如多西环素、复方磺胺甲噁唑、阿莫西林/克拉维酸钾；抗真菌药物，如伏立康唑等，治疗效果均不理想。本例患者多项病原学检测（包括mNGS在内）从未有阳性发现，也提示临床医生需要考虑非感染性疾病。伴空洞的肺结节，结节时大时小，空洞和胸膜反应时隐时现，因为存在合并感染的可能，使用抗菌药物可短期出现局部病灶缩小，当然也有可能是穿刺引发局部少量出血，但病灶始终无法消除，因此始终不能排除肿瘤性疾病。

2. 血清肿瘤标志物水平如CEA、CYFRA21-1和NSE等通常用于肺癌的诊断，但结果往往不可靠。在感染、良性肿瘤、妊娠或其他因素时常出现假阳性结果；也可在肺恶性肿瘤的患者中表现为假阴性。因此，对于疑难复杂的肺部病变，肿瘤标志物的阴性结果不能排除肿瘤性疾病。本例患者入院前反复肿瘤指标阴性且穿刺未查及肿瘤，容易迷惑临床

医生，降低医生对肿瘤性疾病的警惕性。

3. 文献报告经皮肺穿刺对肿瘤性疾病和感染性疾病的敏感性和特异性都较高，总准确率为81%。对恶性肿瘤的敏感性和特异性分别为91%和100%；对感染的敏感性和特异性分别为81%和100%。活检部位的壁厚、下叶病变和恶性肿瘤是诊断成功的重要独立因素。因此，面对疑难的肺部疾病，应积极进行肺穿刺活检。本例患者长达1年多的病程中已经过两次穿刺均未诊断为肿瘤性疾病，在获得患者及家属充分理解的基础上，再次穿刺活检，最终明确了疾病方向。

参考文献

[1] Black AD. Non-infectious mimics of community-acquired pneumonia[J]. Pneumonia (Nathan), 2016, 8(1): 2.

[2] Li Y, Tian X, Gao L, et al. Clinical significance of circulating tumor cells and tumor markers in the diagnosis of lung cancer[J]. Cancer Med, 2019, 8(8): 3782-3792.

[3] Tongbai T, McDermott S, Kiranantawat N, et al. Non-diagnostic CT-guided percutaneous needle biopsy of the lung: predictive factors and final diagnoses[J]. Korean J Radiol, 2019, 20(11): 1515-1526.

病例116 肺部病灶形态多变幻，原来又是"旧相识"

作者·缪 青 金文婷 马玉燕 鲍 容
审阅·胡必杰 潘 珏

病史简介

女性，40岁，福建省，自由职业者，2021-04-07收入复旦大学附属中山医院胸外科。

■ 主诉

体检发现右肺占位性病变2年余。

■ 现病史

1. 2018-10体检胸部CT：右肺下叶见小结节灶，直径为8～12 mm，边界清。右肺下叶见局限性片状低密度区，透亮度增高（图116-1）。无咳嗽、咳痰、气急等症状。

2. 2021-03-30随访胸部CT：右肺下叶团片状高密度影，伴空洞形成（图116-2）。2021-04-01 PET/CT：右肺下叶外后基底段不规则软组织团块影，大小约为5.6 cm×5.0 cm，

可见分叶，肿块内见空洞，周边可见蜂窝状密度影及片状模糊影，肿块SUV$_{max}$ 15.34，考虑为右下肺周围型肺癌，纵隔炎性淋巴结可能，右侧胸腔积液（图116-3）。

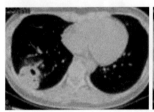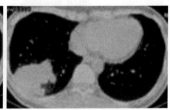

图116-2 2021-03-30：胸部CT右下肺团块影

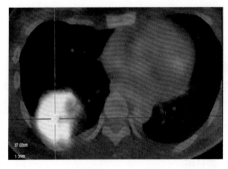

图116-3 2021-04-01 PET/CT：右肺下叶外后基底段不规则软组织团块影，约5.6 cm×5.0 cm，见分叶，伴空洞，SUV 15.34，考虑为右下肺周围型肺癌

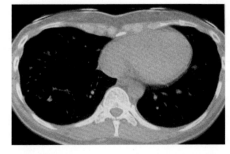

图116-1 2018-10胸部CT：右下肺小结节，右下肺局部肺气肿

3. 起病以来，患者精神、胃纳、睡眠可，大小便正常，体重无明显下降。

■ 既往史及个人史

有"乳腺纤维瘤切除术""剖宫产"手术史。无高血压、糖尿病；否认结核及传染史。

· 入院检查 ·

■ 体格检查

1. T 36.4℃，P 92次/分，R 20次/分，BP 134/93 mmHg。

2. 神志清，双肺未闻及明显干湿啰音，心律齐，未闻及瓣膜杂音，腹软，肝、脾肋下未及。

■ 实验室检查

1. 血常规：WBC 4.18×10^9/L，N% 62.1%，EOS% 0.5%，Hb 119 g/L，PLT 312 $\times 10^9$/L。

2. 尿常规及粪常规：阴性。

3. 炎症标志物：CRP 0.9 mg/L，ESR 12 mm/h，PCT < 0.02 ng/mL。

4. 肝肾功能：ALT 22 U/L，AST 23 U/L，BUN 4.0 mmol/L，Cr 41 μmol/L。

5. 肿瘤标志物：CA19-9 58.9 U/mL，CA12-5 116.0 U/mL，CA15-3 31.3 U/mL，CA50：56.5 U/mL，余均阴性。

6. T-SPOT.TB A/B 1/0，GM试验、G试验阴性。

■ 辅助检查

1. 心电图：正常。

2. 胸部CT增强：右下肺恶性肿瘤，两肺结节（图116-4）。

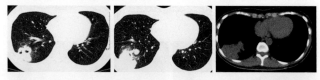

图116-4　2021-04-08胸部CT增强：肺恶性肿瘤，两肺结节（68 mm×52 mm，不均匀强化），纵隔见稍大淋巴结

3. 2021-04-08 CT引导下行肺穿刺活检，病理示肺组织可见到肉芽肿结节，另见少许凝固性坏死物，抗酸阴性、PAS阴性、六胺银阴性，为肉芽肿性病变，结核不能排除。

· 临床分析 ·

■ 病史特点

患者为中年女性，无明显症状，炎症标志物正常，影像学见右肺团块影伴空洞，穿刺病理提示肉芽肿病变伴凝固性坏死，T-SPOT.TB阴性。因为2018-10至2021-03没有随访CT，不能完全明确该团块病灶是否为原小结节缓慢长大形成。

■ 诊断分析

1. 分枝杆菌感染：起病隐匿，毒性症状不明显，病灶为单发团块内有空洞形成，病理提示肉芽肿伴凝固型坏死，在

我国结核常见，但本例患者T-SPOT.TB不高，需要考虑非结核分枝杆菌（NTM）感染可能，但影像学表现似乎不太支持，明确诊断有赖于活检组织的分枝杆菌培养鉴定，或NTM多重PCR、mNGS等分子基因诊断技术。

2. 真菌感染：病理为肉芽肿的肺部团块病灶，需要考虑真菌感染，如曲霉、隐球菌、球孢子菌、组织胞浆菌等。本例患者咳嗽、咯血等临床表现及毒性症状均不明显，GM试验、G试验均阴性，病理及病原检测均未见真菌证据，而且球孢子菌和组织胞浆菌系美洲的地方性真菌病，患者没有相关旅行史。因此，真菌感染的依据不多。

3. 诺卡菌感染：诺卡菌为低度毒力的病原体，且与NTM的临床表现及病原学特征均具有一定的相似性，在NTM治疗过程中需密切随访疗效，如病情反复，需考虑诺卡菌合并感染的情况。

4. 其他疾病：ANCA相关血管炎中的肉芽肿性血管炎也常见空洞阴影，但患者无肾等多系统受累表现，且肺部为单一病灶，故可能性较小；如果肺部病变抗感染治疗效果不佳的患者，临床医生一定不能完全排除肿瘤，虽然多次病理不支持肿瘤，必要时应重复穿刺活检。

· 进一步检查、诊治过程和治疗反应 ·

■ 诊治过程

1. 2021-04-13感染病科潘珏教授会诊，考虑肉芽肿性病变可能性大，合并肿瘤不排除，建议暂缓手术，再次活检进一步排除肿瘤，且穿刺组织行微生物学检查积极寻找病原体。

2. 2021-04-14重复CT引导下行肺穿刺活检。

3. 2021-04-17病理初步报告：灶性区肉芽肿结节形成，考虑为炎症性病变。肺组织细菌、真菌涂片及培养阴性，涂片找抗酸杆菌阴性，分枝杆菌培养结果未归。肺组织mNGS：检出鸟分枝杆菌核酸序列数1。

4. 2021-04-17综合考虑NTM肺病可能大，出院，利福平+阿奇霉素+乙胺丁醇+左氧氟沙星口服抗感染，门诊随访。

■ 出院后随访

1. 2021-4-21病理正式报告：考虑为炎症性病变，现有病理形态结核不能排除。

2. 2021-05-07肺组织分枝杆菌培养：NTM阳性；继续抗NTM治疗。

3. 2021-05-20随访胸部CT（图116-5A）：右下肺团片灶，较2021-04-08稍缩小，远端局部支气管扩张或肺大疱，治疗有效。诉出现全身多发红疹伴瘙痒，可见明显皮肤划痕症，皮肤科会诊：考虑划痕征性荨麻疹，与药物无关，继续原方案治疗，抗过敏治疗。

4. 2021-05-31肺组织培养菌种鉴定回报：鸟分枝杆菌，皮疹与前相仿，考虑药物所致可能性不大，改用阿奇霉素（0.25 g，口服，qd）+左氧氟沙星（0.5 g，口服，qd）+乙胺丁

醇（0.75 g，口服，qd）+利福喷丁（0.6 g，空腹口服，biw）。

5. 2021-06-21电话随访：继续抗鸟分枝杆菌治疗中。随访胸部CT：右下肺病灶较前继续缩小（图116-5B）。

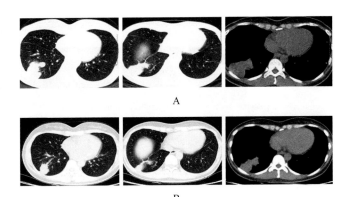

图116-5 治疗后胸部CT随访情况

A. 2021-05-20胸部CT：右下肺病灶较前缩小；B. 2021-06-21胸部CT：右下肺病灶较前继续缩小

最后诊断与诊断依据

■ 最后诊断

非结核分枝杆菌肺病（NTM-PD）：鸟分枝杆菌引起。

■ 诊断依据

患者为中年女性，慢性病程，无明显呼吸道症状和毒性症状，炎症标志物正常，影像学见右下肺团块病灶伴空洞。CT引导下病灶穿刺，病理示肉芽肿性病变伴凝固性坏死，mNGS检出鸟分枝杆菌核酸序列数1条，肺组织分枝杆菌培养为NTM，菌种鉴定也为鸟分枝杆菌，口服利福平+阿奇霉素+乙胺丁醇+左氧氟沙星抗NTM治疗2个月后，病灶明显吸收，故NTM肺病的诊断可以明确。

经验与体会

1. 与"类肺炎"疾病相反，本例患者为"类肿瘤"的肺部感染性疾病，PET/CT提示肿瘤。目前PET/CT常用糖代谢表示肿瘤的特征，但我们发现有些感染性疾病也可以表现为糖代谢的明显增高，如隐球菌、分枝杆菌等。感染病科医生在面对肺部影像学怀疑肿瘤而病理未找到肿瘤证据时，尚需考虑感染性疾病。常见的病原体包括分枝杆菌、真菌等，此类病原体的鉴定在使用培养、病理等方法的同时还应结合血清学、分子诊断等方法提高阳性率。

2. 在常规诊疗中，病理提示肉芽肿伴凝固性坏死的情况下，往往考虑结核感染，甚至直接进行抗结核治疗，而忽略了部分患者可能为非结核分枝杆菌或真菌感染的可能性。本例患者病理报告多次提示结核可能，但我们综合分析后并未给予抗结核治疗，而是待取得进一步病原学线索后采取抗NTM治疗，后续分枝杆菌的培养结果验证了本次病原学诊断的精准性。

3. 鸟分枝杆菌一般表现为两肺多发性斑点斑片影，大片孤立性团块样结节表现的鸟分枝杆菌肺病较少见，极易被误诊为肿瘤，多因怀疑肿瘤进行手术切除后才确诊。极少量病例报道表明，肿块型鸟分枝杆菌平均在1.1～5 cm，大多见于免疫正常且无危险因素的人群，患者往往偶然发现，通常无症状。本例患者在治疗过程中，前期怀疑肿瘤拟行手术治疗，但是在多种证据提示感染性疾病后，转为保守治疗，避免了不必要的手术。

4. 复旦大学附属中山感染病科研究数据表明，mNGS在分枝杆菌的检测效能方面具有明显不足，检出率较低。另外，由于NTM较低的阳性率，肺组织活检核酸序列数1，不要轻易认为是污染菌。对于拟诊肺部NTM感染患者，我们推荐的样本类型分别为肺泡灌洗液＞肺组织＞痰液，以提高阳性率。本例患者肺组织检测出鸟分枝杆菌核酸序列数1，痰mNGS阴性，进一步证实了我们的结论。

5. 鸟分枝杆菌肺病的长期预后与影像学特征相关，其中空洞性病变的预后较差，但本例患者属于团块样病变，较为少见，仅有个案报道，且其中部分为手术切除后病例，因此尚缺乏关于预后的相关研究证据。从临床经验来说，本例患者免疫状态正常，肺内无异常解剖学高危因素，且一线药物治疗短期内起效，提示药物敏感，治疗成功可能大，预后较好。

参考文献

[1] Fukushima K, Kitada S, Abe Y, et al. Long-term treatment outcome of progressive Mycobacterium avium complex pulmonary disease[J]. J Clin Med, 2020, 9(5): 1315.

[2] Levin DL. Radiology of pulmonary Mycobacterium avium-intracellulare complex[J]. Clin Chest Med, 2002, 23(3): 603-612.

作者·钱奕亦 金文婷 马玉燕 王美霞
审阅·胡必杰 潘 珏

病例117 拆除移植患者体内的"定时炸弹"

· 病史简介 ·

男性，41岁，上海人，2021-04-22收入复旦大学附属中山医院感染病科。

■ 主诉

发现肺部阴影1个月余。

■ 现病史

1. 2021-03-20外院体检胸部CT（图117-1A）：左肺下叶叶间裂旁见不规则结节影，边缘少许模糊影，约15 mm×13 mm。腹部CT平扫：肾移植术后改变，双肾萎缩。无发热、咳嗽、咳痰、盗汗等。

2. 2021-04-08复查胸部CT（图117-1B）：左肺下叶病灶较前增大，约22 mm×16 mm。2021-04-19复旦大学附属中山医院查CRP 1.6 mg/L，PCT 0.04 ng/mL；G试验阴性；T-SPOT.TB A/B 1/1（阴性/阳性对照：0/263）。为明确病灶性质收入院。

■ 既往史及个人史

2020-03行异体肾移植术；现用药：他克莫司（1 mg，口服，bid）、吗替麦考酚酯（0.25 g，口服，bid）、泼尼松（5 mg，口服，qd）和缬沙坦（80 mg，口服，qd）。

· 入院检查 ·

■ 体格检查

1. T 36.4℃，P 110次/分，R 20次/分，BP 131/98 mmHg。

2. 神志清，精神可，全身浅表淋巴结无肿大，双肺听诊呼吸音清，未闻及干湿啰音。

■ 实验室检查

1. 血常规：WBC $8.2×10^9$/L，N% 72.9%，L% 18.2%。

2. 炎症标志物：CRP 6.8 mg/L，ESR 2 mm/h，PCT 0.05 ng/mL。

3. 生化：肝功能正常范围，Cr 102 μmol/L。

4. G试验、GM试验、血隐球菌荚膜抗原、EBV-DNA、CMV-DNA均阴性。

5. 细胞免疫检查：CD4/CD8 1.3；CD4 1 052/μL。

6. 自身抗体：ANA 1：100，其余均阴性；肿瘤标志物阴性。

■ 辅助检查

胸部CT（2021-04-23）：左下肺结节病灶较前明显增大（图117-2A）。

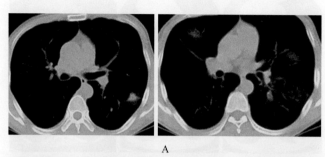
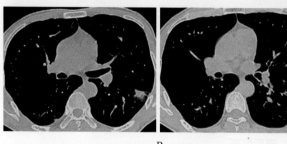

图117-1 患者入院前胸部CT

A. 2021-03-20胸部CT：左肺下叶叶间裂旁见新发不规则结节影，伴周围渗出；B. 2021-04-08胸部CT：较前范围增大

· 临床分析 ·

■ 病史特点

患者为中年男性，异体肾移植术后，长期服用免疫抑制剂及糖皮质激素，体检发现肺部结节1个月入院，短期内复查胸部CT肺内病灶增多，原结节病灶逐渐增大。查血白细胞计数、炎症标志物及隐球菌、T-SPOT.TB、G试验等均未见异常。综合目前资料，考虑原因如下。

■ 诊断分析

1. 社区获得性肺炎：体检发现左下肺不规则结节伴渗出病灶，需考虑常见社区获得性肺炎，感染病原体包括肺炎链球菌、金黄色葡萄球菌、肺炎克雷伯菌，以及支原体、衣原体等，但患者无畏寒、发热等毒性症状，以及咳嗽、咳痰等呼吸道症状，血白细胞计数及炎症标志物均正常，间隔1个多月复查CT显示病灶仅稍有扩大，这些特点与普通社区获得性肺炎不符。

2. 实体器官移植后特殊病原体感染：肾移植术后1年，规律抗排异药物使用中。此次体检发现不规则肺部结节或斑片病灶，间隔34天复查CT示病灶有所增大，无发热和呼吸道症状，需考虑移植后机会感染可能，尤其是低度毒力的特殊病原体，包括分枝杆菌、诺卡菌、隐球菌、曲霉及一些少见真菌。

考虑病灶处肺活检送病原学和组织病理学检查，以明确诊断。

3. 肿瘤性疾病：免疫抑制人群，出现肺内高密度影，需考虑肿瘤可能。但术后1年新出现的病灶，且短期内（1个月间隔）随访CT，相对于肿瘤来说，病灶增大似乎过快，本病可能小。

进一步检查、诊治过程和治疗反应

■ 诊治过程

1. 2021-04-24 CT引导下行经皮肺穿刺活检，病理、常规微生物检查及mNGS。

2. 2021-04-25初步病理：增生纤维组织，散在淋巴细胞、浆细胞浸润，可见少量增生肺泡上皮。

3. 2021-04-26肺组织mNGS：检出马尔尼菲篮状菌核酸序列数85。

4. 2021-04-27考虑马尔尼菲篮状菌感染可能大，因患者肾移植状态，暂不考虑两性霉素B，给予伏立康唑（200 mg，静脉滴注，q12 h）（首剂400 mg负荷）。

5. 2021-04-30外周血mNGS（2021-04-28采样）：检出马尔尼菲篮状菌核酸序列数9。

6. 2021-04-30测他克莫司血药浓度：15.6 ng/mL，考虑到伏立康唑与他克莫司的药物相互作用，调整他克莫司剂量（0.25 mg，口服，q12 h），后监测血药浓度在6～7 ng/mL。

7. 2021-04-30查伏立康唑血药谷浓度：3.0 mg/L（参考值1.0～5.5 mg/L），继续伏立康唑（200 mg，静脉滴注，q12 h），后监测血药浓度在2～3 mg/L。

8. 2021-05-10出院，继续伏立康唑（200 mg，口服，q12 h），定期监测血药浓度、肝肾功能。

9. 2021-05-11肺组织病理补充报告：特殊染色+酶标阴性。肺组织细菌、真菌、分枝杆菌培养相继回报：均阴性。

■ 出院后随访

门诊规律随访，监测CRP、ESR、肝肾功能等未见明显异常，伏立康唑及他克莫司血药浓度稳定达标。分别于2021-05-24（图117-2B）及2021-07-02（图117-2C）复查胸部CT，左下肺病灶较前逐步吸收。

最后诊断与诊断依据

■ 最后诊断

1. 马尔尼菲篮状菌肺部感染。

2. 异体肾移植术后状态。

■ 诊断依据

患者为中年男性，异体肾移植术后1年，长期服用免疫抑制剂及糖皮质激素，体检胸部CT发现肺部结节伴渗出，间隔1个月随访胸部CT，示肺内病灶稍增多。无发热和咳嗽、咳痰症状，查血白细胞计数、炎症标志物及隐球菌、T-SPOT.TB、G试验等均未见异常。左下肺病灶穿刺活检，

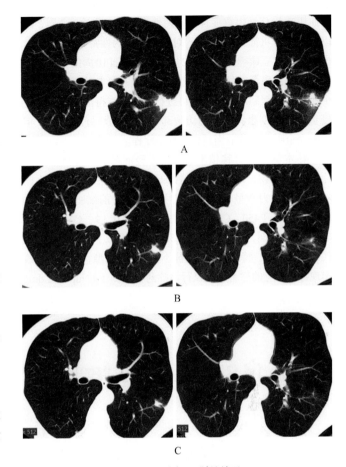

图117-2 胸部CT随访情况

A. 2021-04-23胸部CT；B. 2021-05-24胸部CT；C. 2021-07-02胸部CT

mNGS检出马尔尼菲篮状菌核酸序列。伏立康唑治疗后肺部病灶逐渐吸收。故马尔尼菲篮状菌肺部感染诊断可以成立。

经验与体会

1. 实体器官移植后感染的常见病原体分布的大致规律是：随术后时间的延长，由以手术相关、医院获得性感染为主，过渡至潜伏感染再激活（如EB病毒、巨细胞病毒等）和机会感染，包括肺孢子菌、分枝杆菌、诺卡菌、弓形虫、隐球菌，以及一些地方性真菌等。常为相对罕见病原体或混合感染，易为临床疏漏。如马尔尼菲篮状菌，既往多见于晚期AIDS患者，在移植患者中报道相对少见。当其累及肺部时，病灶在影像学上可表现为多种形式，如实变、磨玻璃样改变、网格状结节、弥漫肺泡浸润、胸腔积液、肺门/纵隔淋巴结肿大等，甚至空洞病变和团块影，没有特异性，给诊断和鉴别增加了难度，需要精准的病原学检测。

2. 感染性疾病的诊断方法受各自检测特性及敏感性的限制，故微生物检查、病理、基因检测等可互为补充，增加诊断阳性率。本例即在常规微生物检测和病理均无明确提示的情况下，mNGS提供了重要的病原学诊断依据。

3. 治疗主要来自HIV感染患者的经验，轻症患者可首选

伊曲康唑治疗，中重症首选以两性霉素B强化治疗2周，继以伊曲康唑巩固治疗10周；对于不耐受两性霉素B的患者，也可选用伏立康唑静脉滴注2周，序贯口服10周的方案。临床上应根据患者的病情、免疫抑制基础及复发的可能性进行个体化的疗程制定，必要时可进行延长的维持治疗，直到免疫重建。本例患者门诊随访胸部CT，示病灶好转明显，但因未完全吸收，故适当延长抗真菌疗程。

4. 本例患者肾移植术后，属于轻症患者，故抗感染治疗选唑类药物，因药物可及性原因选择伏立康唑。伏立康唑的药代动力学呈非线性，且主要通过肝的细胞色素P450（cytochrome P450，CYP）同工酶（CYP2C19、CYP2C9和CYP3A4）代谢，而亚洲人有15%～20%及以下的人群属于低代谢型。因此，特别对于肝功能不全、低代谢型、疗效欠佳或出现毒性反应的患者，建议行治疗药物监测（therapeutic drug monitoring，TDM）。同时，伏立康唑本身就是也是细胞色素P450的抑制剂，本例患者长期服用免疫抑制剂他克莫司（同属细胞色素3A酶系代谢），外院检测提示该患者为"他克莫司-低代谢型"，伏立康唑的应用很可能进一步抑制他克莫司的代谢。因此，我们密切对两种药物TDM，根据药物浓度减少他克莫司剂量，而伏立康唑的血药浓度也达到稳态，抗马尔尼菲篮状菌效果好，未发现明显移植肾相关不良反应。

参考文献

[1] 陈恩，张相林，克晓燕，等.《伏立康唑个体化用药指南》解读[J].临床药物治疗杂志，2019，17（3）：7.

[2] 卡斯珀，福西.哈里森感染病学[M].胡必杰，潘珏，高晓东，主译.上海：上海科学技术出版社，2019.

[3] Chan JF, Lau SK, Yuen KY, et al. Talaromyces (penicillium) marneffei infection in non-HIV-infected patients[J]. Emerg Microbes Infect, 2016, 9, 5(3): e19.

病例 118 肺里盛开的"玫瑰花环"

作者·钱奕亦 张顺鹏 金文婷 马玉燕
审阅·胡必杰 潘珏

病史简介

男性，47岁，浙江人，2021-08-11收入复旦大学附属中山医院感染病科。

主诉

发现右上肺阴影3年。

现病史

1. 2018年体检胸部CT发现右肺尖结节（CT胶片未见）。2019-01-14随访胸部CT（图118-1A）：结节病灶增大；2020-08-20胸部CT（图118-1B）见右肺尖病进一步增大。查ESR 8 mm/h，CRP < 0.3 mg/L。建议行肺穿刺或支气管镜检查，患者拒绝。

2. 2021-07-05外院胸部CT（图118-1C）：右肺尖病灶较前进一步增大；外院PET/CT（图118-2）：右肺尖不规则混杂密度影，呈环形糖代谢增高（SUV_{max} 8.4），肺恶性肿瘤需考虑；右中上肺多发小结节，部分伴钙化，糖代谢未增高。查T-SPOT.TB A/B 0/0（阴性/阳性对照：0/408），CEA 1.5 ng/mL。

3. 病程中患者无咳嗽、发热、消瘦等不适。为明确病灶性质入复旦大学附属中山医院感染病科。

既往史及个人史

2000年因咯血行左下肺病灶切除术，具体不详。

入院检查

体格检查

1. T 37℃，P 72次/分，R 20次/分，BP 133/78 mmHg。

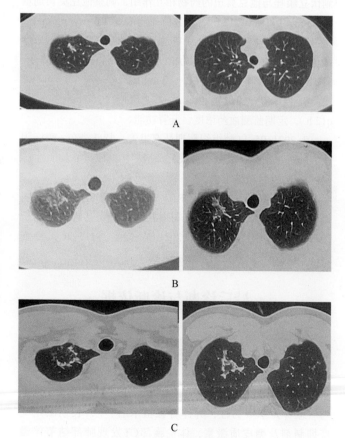

A

B

C

图118-1 入院前胸部CT

A. 2019-01-14胸部CT：右肺尖见斑片影；B. 2020-08-20胸部CT：右肺尖病灶较前增大；C. 2021-07-05胸部CT：右肺尖病灶较前进一步增大

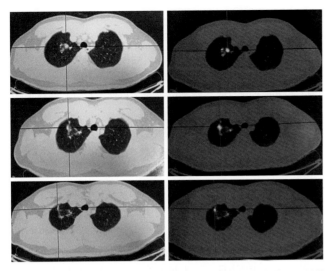

图118-2　2021-07-06 PET/CT：右肺尖不规则混杂密度影，呈环形糖代谢（SUV_{max} 8.4），肺恶性肿瘤需考虑

2. 神志清，精神可，全身浅表淋巴结无肿大，双肺听诊呼吸音清，未闻及干湿啰音。

实验室检查

1. 血常规：WBC 3.79×10^9/L，N% 52.5%，L% 38.5%。
2. 炎症标志物：CRP 1.3 mg/L，ESR 8 mm/h，PCT 0.03 ng/mL。
3. T-SPOT.TB A/B 0/0（阴性/阳性对照：0/408），G试验阴性。
4. 自身抗体、肿瘤标志物均阴性。
5. 血管紧张素转化酶：50.0 U/L。
6. 细胞免疫：CD4/CD8 0.8，CD4 446/μL。

辅助检查

2021-08-11胸部CT（图118-3）：右肺尖见斑片影，部分反晕轮征，与2021-07-05相仿。

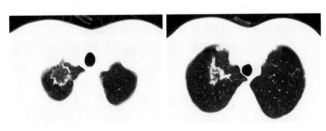

图118-3　2021-08-11胸部CT：右肺尖见斑片影，部分反晕轮征，与2021-07-05相仿

临床分析

病史特点

患者为中年男性，发现右上肺病灶3年，无明显不适症状，随访胸部CT示病灶缓慢增多、增大，近期出现反晕轮征。同时，血炎症标志物不高，T-SPOT.TB、G试验、自身抗体、肿瘤标志物等未见异常。综合目前资料，考虑诊断如下：

诊断分析

1. **肺癌**：中年男性，右肺尖病灶缓慢增大，PET/CT糖代谢高，需警惕肿瘤可能，但影像学表现不像。可行病灶处肺活检以明确或排除诊断。

2. **肺结核**：肺尖部为肺结核好发部位，也表现为结节、条索样病灶，但炎症标志物不高，病程较长达3年之久呈持续进行性增多扩大但未见空洞、钙化等病灶，同时T-SPOT.TB阴性，不符合结核特性。

3. **非结核分枝杆菌肺病（NTM-PD）**：体检发现，无全身毒性症状，慢性进展，炎症标志物不高，肺内单发病灶逐渐增多，结节、条索病灶，加之T-SPOT.TB阴性，需考虑本病，确诊有赖于微生物学检查，包括BALF或肺活检组织的结核培养、二代基因测序或多重PCR等分子诊断技术。

4. **肺隐球菌病**：体检发现肺部病灶，无明显毒性症状，炎症标志物正常，病灶进展缓慢，询问病史有长期山间晨跑习惯，可疑鸟粪接触史，因此低毒力病原体中隐球菌引起的感染也需要考虑。肺隐球菌病的PET/CT常出现高糖代谢病灶，但多表现为单发或多发结节或片状实变，与本例胸部CT呈环状或反晕轮征样的影像学表现不符，确诊或排除诊断有赖于经支气管镜肺活检的病理和微生物检查。

进一步检查、诊治过程和治疗反应

诊治过程

1. 2021-08-13血隐球菌荚膜抗原：阳性，1：80。

2. 2021-08-13支气管镜检查，并行支气管肺泡灌洗及肺组织活检，标本送病理、常规微生物检查及mNGS；快速现场评估（ROSE）：涂片见少量炎症细胞、部分可疑类上皮细胞及多核巨细胞，另见部分孢子样物，倾向于肉芽肿性病变（隐球菌感染不能排除）；当日回报肺泡灌洗液隐球菌荚膜抗原：阳性，1：160。

3. 2021-08-13开始氟康唑（400 mg，口服，qd）治疗。

4. 2021-08-14肺组织初步病理（右肺上叶尖段）：肉芽肿性病变，考虑真菌感染。

5. 2021-08-15肺组织mNGS回报：新型隐球菌，属相对丰度86.8%，种严格序列数1 899。

6. 2021-08-17出院，继续氟康唑（400 mg，口服，qd）治疗。

出院后随访

1. 2021-08-18病理回报（右肺上叶尖端，TBLB）：肉芽肿性病变，结合免疫组化结果，符合新型隐球菌感染。网染（网状纤维+），PAS染色及六铵银染色查见阳性菌，抗酸染色阴性。

2. 2021-08-20肺组织（2021-08-13采样）培养回报（图118-4）：新型隐球菌（1+）。药敏试验：野生型。

3. 2021-09-17查hsCRP 2.9 mg/L，ESR 17 mm/h；血隐

细菌名称	结果 / 浓度	参考值	菌落计数
新型隐球菌	1+		
药敏名称	直径	结果	MIC/RAD
5-氟胞嘧啶			≤4
两性霉素 B			≤0.5
氟康唑			≤1
伊曲康唑			≤0.125
伏立康唑			≤0.06

图 118-4　2021-08-20 肺组织培养隐球菌阳性及药敏试验报告

球菌荚膜抗原：阳性，1∶40。随访胸部 CT（图 118-5A）：右上肺病灶较前吸收。

4. 2021-10-20 查 hsCRP 4.7 mg/L，ESR 14 mm/h；隐球菌荚膜抗原：阳性，1∶40。胸部 CT（图 118-5B）：右上肺病灶较前略吸收。患者无不适，感染病科门诊治疗与随访。

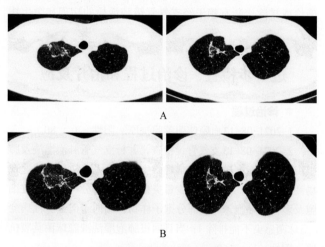

A

B

图 118-5　出院后随访胸部 CT

A. 2021-09-17 胸部 CT：右肺尖病变，较前缩小；B. 2021-10-20 胸部 CT：右肺尖病变，较前略吸收

最后诊断与诊断依据

■ 最后诊断
肺隐球菌病。

■ 诊断依据
患者为中年男性，体检发现右上肺病灶 3 年，随访胸部 CT 示病灶缓慢增大，无明显毒性症状，炎症标志物未见明

显异常。查血隐球菌荚膜抗原阳性；肺泡灌洗液行隐球菌荚膜抗原阳性；病理示肉芽肿性病变，PAS 染色、六胺银染色见阳性菌；肺组织 mNGS 检出大量新型隐球菌序列；肺组织培养：新型隐球菌。氟康唑治疗后病灶逐渐吸收，隐球菌荚膜抗原滴度下降。故尽管肺部影像学特征不符合肺隐球菌病典型表现，但诊断可以成立。

经验与体会

1. 患者体检发现肺部病灶，随访长达 3 年，病灶呈缓慢增多、增大趋势，发展为右肺尖环状、反晕轮征样病灶。而肺隐球菌病的胸部 CT 特征多表现为单发或多发结节病灶，或片状实变，与本例胸部 CT 表现不符。最终通过隐球菌荚膜抗原、肺组织病理、微生物等检查及患者治疗反应，肺隐球菌病诊断明确无误，确实出人意料。由此可见肺部感染的精准病原学诊断的重要性。对于疑难复杂病灶，必要时应尽早开展如经支气管镜或经皮穿刺肺活检等有创检查，完善病理、微生物培养、药敏试验及 mNGS 等检查，才能尽早揭示真相。

2. 隐球菌荚膜抗原检测目前是诊断隐球菌病的重要方法，在隐球菌脑膜炎中敏感性可达 99%，在其他隐球菌感染中也可达 90% 以上。但在免疫正常的肺隐球菌病患者中，敏感性可能不如免疫抑制的播散性感染或脑膜炎患者。一般认为，相比血清，肺泡灌洗液隐球菌荚膜抗原检测更加灵敏，具有更高的诊断价值。本例患者的肺泡灌洗液中隐球菌抗原滴度较血清更高。

3. 关于隐球菌的体外药敏试验，美国临床实验室标准协会（CLSI）没有针对隐球菌的相关折点标准，参考的是念珠菌的相关折点：氟康唑 8 ～ 64 mg/L 及以上，伊曲康唑及伏立康唑 ≥ 1 mg/L，两性霉素 B ≥ 2 mg/L 则判定为耐药。本例患者氟康唑 MIC ≤ 1，首选氟康唑治疗，400 mg，qd 的剂量临床效果佳。虽指南未推荐对所有患者进行药敏试验检测，但对于初始治疗方案不佳的患者，对后续治疗方案的选择仍有重要指导意义。

参考文献

[1] 卡斯珀，福西. 哈里森感染病学 [M]. 胡必杰，潘珏，高晓东，主译. 上海：上海科学技术出版社，2019.

[2] Hu Y, Ren SY, Xiao P, et al. The clinical and radiological characteristics of pulmonary cryptococcosis in immunocompetent and immunocompromised patients[J]. BMC PulmMed, 2021, 13, 21(1): 262.

[3] Perfect JR, Dismukes WE, Dromer F, et al. Clinical practice guidelines for the management of cryptococcal disease: 2010 update by the infectious diseases society of america[J]. Clin Infect Dis, 2010, 50(3): 291-322.

作者 · 武 渊 金文婷 马玉燕 袁 征
审阅 · 胡必杰 潘 珏

病例 119 内外兼攻，其利断金

· 病史简介 ·

女性，42岁，上海人，2021-04-21就诊于复旦大学附属中山医院感染病科。

■ 主诉

发现肺空洞4年，咳嗽、咳痰8个月，加重3个月。

■ 现病史

1. 2017年体检胸部CT发现右下肺空洞伴液平（图119-1A），当时无咳嗽、咳痰、发热、气促、咯血等，就诊多家医院诊治建议不一，因无特殊不适，之后3年未去医院随访。

2. 2020-08无诱因出现咳嗽、咳黄色痰，痰量不多，无气促、发热、盗汗，未就诊。2020-10-12随访胸部CT（图119-1B）：与前相仿。

3. 2021-01-03咳嗽、咳痰加重，伴背痛，胸部CT（图119-1C）：与前相仿。2021-01-06复旦大学附属中山医院查血WBC 6.75×10^9/L，N% 66%；ESR 22 mm/h；T-SPOT.TB A/B 22/24（阴性/阳性对照：0/162）。头孢克肟（100 mg，口服，bid）抗感染。2021-01-07痰细菌、真菌涂片及培养阴性，曲霉培养阴性，涂片找抗酸杆菌阴性，痰分枝杆菌培养（2021-01-13结果回报）：非结核分枝杆菌（NTM）阳性，未抗NTM治疗。

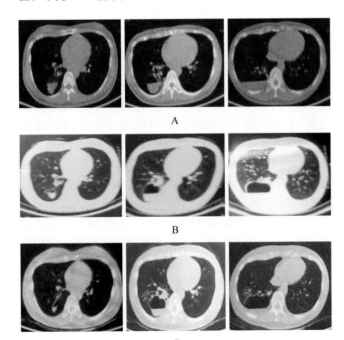

A

B

C

图119-1 2017-07-18、2020-10-12及2021-01-03外院胸部CT

A. 2017-07-18胸部CT：右下肺空洞伴液平；B. 2020-10-12胸部CT：与前相仿；C. 2021-01-03胸部CT：与前相仿

4. 2021-04-21因仍有咳嗽、咳黄色痰就诊于复旦大学附属中山医院感染病科。

■ 既往史及个人史

2005年于外院诊断为肺结核、支气管内膜结核，自诉正规抗结核治疗1年。2017年确诊为干燥综合征，2018-06起羟氯喹（100 mg，口服，qd）治疗；2018-10起泼尼松（20 mg，口服，qd）+羟氯喹（100 mg，口服，qd）治疗，后泼尼松渐减量至（5 mg，口服，qd）；2021-01停用泼尼松；目前羟氯喹（100 mg，口服，qd）维持治疗。

· 临床分析 ·

■ 病史特点

患者为中年女性，慢性病程，主要表现为咳嗽、咳黄色痰，无发热、盗汗、气促等不适，WBC、ESR正常，T-SPOT.TB阳性，痰培养NTM阳性，胸部CT表现为右下肺空洞伴液平，常规抗感染效果不佳，既往有肺结核、干燥综合征病史，长期糖皮质激素治疗。

■ 诊断分析

1. 肺部感染性疾病。

· 分枝杆菌感染：患者以咳嗽、咳黄色痰为主，WBC、ESR正常，T-SPOT.TB升高，胸部CT示肺空洞伴液平，常规抗感染效果不佳，既往有肺结核，需考虑分枝杆菌感染、TB或NTM。本例患者痰培养为NTM阳性，首先考虑肺NTM感染，是否合并TB，需反复送检痰培养、XPERT.TB及mNGS以明确。

· 真菌感染：患者为免疫受损宿主，胸部CT表现为肺空洞，常规抗感染效果不佳，需考虑曲霉等真菌引起的肺部感染。本例患者痰曲霉培养阴性，需反复送检痰培养，必要时肺活检行组织病理学检查以明确。

· 其他细菌感染：患者慢性病程，症状反复发作，临床主要表现为咳嗽、咳黄色痰，无发热，WBC、ESR正常，胸部CT示肺空洞伴液平，常规抗感染效果不佳，暂不考虑普通细菌感染。

2. 非感染性疾病：如坏死性肉芽肿性血管炎、原发性肺癌、淋巴瘤等疾病胸部影像学也可表现为肺空洞。患者目前诊断依据不足，必要时行肺活检以明确诊断。

· 进一步检查、诊治过程和治疗反应 ·

1. 2021-05-07、2021-05-08两次送检痰涂片找细菌、真

菌、抗酸杆菌阴性，痰细菌真菌培养阴性。

2. 2021-05-07送检痰mNGS检出胞内分枝杆菌（核酸种序列数9）。

3. 2021-05-25、2021-06-29痰NTM培养阳性（2021-05-07、2021-05-08及2021-05-26留取），菌种鉴定为胞内分枝杆菌。

4. 2021-06-17门诊复查血WBC 5.6×10⁹/L，N% 56.3%；ESR 20 mm/h，CRP 0.4 mg/L。胸部CT：右下肺占位、局部伴液平，周围多发斑点灶，两肺小结节、部分磨玻璃影。考虑右肺胞内分枝杆菌感染。阿奇霉素（0.25 g，口服，qd）+利福平（0.45 g，口服，qd）+乙胺丁醇（0.75 g，口服，qd）抗分枝杆菌治疗。

5. 2021-06-30复查痰涂片找抗酸杆菌阴性，分枝杆菌培养阴性（2021-08-13结果回报）。

6. 2021-07-15自觉咳嗽、咳痰有好转，继续原方案抗NTM。

7. 2021-08-11诉有少许咯血，查血WBC 4.74×10⁹/L，N% 53%；ESR 10 mm/h，CRP 0.6 mg/L。胸部CT：右下肺空洞性病变伴周围斑片条索（右下肺巨大空洞病灶与2个月前相仿），两肺小结节、部分磨玻璃影，较2021-06-11新增右下肺后基底段少许斑片灶，继续原方案治疗，建议胸外科就诊评估手术指征。

8. 2021-08-13复旦大学附属中山医院胸外科就诊，建议手术。

9. 2021-08-30至2021-09-03于胸外科住院，2021-08-31行胸腔镜右肺下叶切除术，术中冰冻切片病理:（右下肺）肉芽肿性病变伴多灶支气管扩张，部分区可见球形结构，隐球菌感染不排除，支气管切缘未见特殊病变。

10. 2021-09-03纵隔淋巴结病理未见特殊。

11. 2021-09-08右下肺组织病理：肉芽肿性病变伴多灶支气管扩张，可见凝固性坏死；抗酸阴性，PAS阴性，六胺银阴性；周围肺散在多灶肉芽肿性病变。

12. 2021-09-27、2021-12-02及2022-03-14门诊随访，无发热、咳嗽、咳痰、咯血，查血常规、ESR、CRP均正常，2021-12-02 T-SPOT.TB A/B 28/24（阴性/阳性对照：0/180）。胸部CT：右肺术后改变，右肺少量胸腔积液，两肺微小结节，较2021-12-01右侧胸腔积液减少（图119-2），继续原方案抗NTM治疗。

最后诊断与诊断依据

■ 最后诊断

1. 肺非结核分枝杆菌病：胞内分枝杆菌感染。

2. 右下肺空洞（胞内分枝杆菌感染），切除术后。

3. 干燥综合征。

■ 诊断依据

患者为中年女性，慢性病程，以咳嗽、咳黄色痰为主要

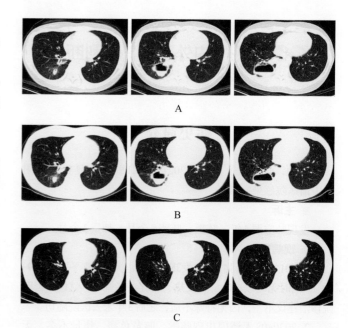

图119-2　2021-06-11、2021-08-10及2022-03-11胸部CT

A. 2021-06-11胸部CT：右下肺空洞伴液平，空洞周围多发斑点灶；B. 2021-08-10胸部CT：右下肺空洞病灶与2个月前相仿；C. 2022-03-11胸部CT：右肺少量胸腔积液

表现，胸部CT示右下肺空洞伴液平，周围多发斑点病灶，多次痰NTM培养阳性，痰培养菌种鉴定及痰mNGS示胞内分枝杆菌，手术切除右下肺组织病理示肉芽肿性病变，故考虑肺非结核分枝杆菌病（胞内分枝杆菌感染）、右下肺空洞切除术后诊断明确。既往干燥综合征诊断明确。

经验与体会

1. 肺非结核分枝杆菌病（NTM-PD）常发生在有慢性阻塞性肺疾病、支气管扩张、囊性纤维化、既往结核病等基础肺病的患者中，但也可见于没有明确肺部基础疾病的患者。既往认为NTM-PD相对良性，但近来发现其是引起肺毁损的重要原因，如不及时治疗，痰NTM培养持续阳性，患者的影像学表现会不断恶化，严重者肺功能受损，造成死亡率升高。本例患者慢性肺空洞多年，未明确诊断及治疗，空洞周围斑点、斑片病灶增多，如不及时诊治可导致感染播散，严重影响患者预后。

2. NTM-PD的影像学表现不一，可表现为肺部浸润（通常为结节状）、空洞、多灶性支气管扩张和/或多个小结节。其中肺空洞病灶以多发小空洞多见，NTM引起巨大肺空洞少见，这种情况下肺局部解剖结构破坏严重，单纯内科药物治疗效果差，往往需要联合外科手术治疗。本例患者为右下肺局限性巨大空洞，有长期糖皮质激素治疗史，属于免疫受损宿主，抗NTM药物治疗2个月后咳嗽、咳痰症状明显好转，肺空洞病灶无明显变化、余肺野部分增多，考虑单纯药物治疗效果差，故建议患者至胸外科手术治疗。

3. 由于肺空洞治疗结局不良，治疗决策应结合患者是否

存在空洞性病变。对于NTM-PD肺空洞患者，除药物治疗外，对下列情况者还可考虑手术切除治疗：病灶局限者；连续6个月药物治疗后痰培养未能转阴者；无法耐受药物治疗者；存在大环内酯类耐药者。对于需手术治疗者，建议术前开始抗NTM治疗，应尽量在痰培养转阴后进行，并在痰培养转阴后继续治疗12个月。对于病灶局限者可考虑行肺叶切除术，对多发空洞或单侧肺毁损者可能需行全肺切除术。本例患者为右下肺局限性巨大空洞病灶，伴同叶肺内多发斑点灶，药物治疗2个月后病灶无明显变化，患者痰菌转阴，

遂行右下肺切除，术后随访预后良好。

参考文献

[1] Daley CL, Iaccarino JM, Lange C, et al. Treatment of nontuberculous mycobacterial pulmonary disease: an official ATS/ERS/ESCMID/IDSA clinical practice guideline[J]. Clin Infect Dis, 2020, 71(4): 905-913.
[2] Haworth CS, Banks J, Capstick T, et al. British Thoracic Society guidelines for the management of non-tuberculous mycobacterial pulmonary disease (NTM-PD)[J]. BMJ Open Respir Res, 2017, 4(1): e000242.

病例 120 多发性肺结节伴空洞，是感染吗

作者·金文婷 马玉燕
审阅·胡必杰 潘珏

病史简介

男性，45岁，上海人，2021-09-08收入复旦大学附属中山医院感染病科。

主诉

发现肺结节1年余，咯血1次。

现病史

1. 2020-06-23结肠癌定期随访查胸部CT：两肺多发小结节（图120-1A）。2020-09无明显诱因下咯血1次，量少，否认发热、咳嗽、胸闷、胸痛等不适，当地予"止血药物"后好转，后未再咯血。

2. 复旦大学附属中山医院规律随访，2021-03-16胸部CT：右肺结节病灶、左肺结节伴空洞较2020-06-23增大（图120-1B）。2021-03-20 PET/CT：两肺结节最大者位于左肺下叶背段14.5 mm×8.5 mm，SUV$_{max}$ 7.3，考虑为炎症可能，请结合临床随诊排除合并转移可能（图120-2）。2021-07-22胸部高分辨率CT：两下肺为主斑片结节影，较2021-03-16增大（图120-1C）。2021-07-29门诊查G试验、GM试验及血隐球菌荚膜抗原均为阴性，T-SPOT.TB A/B 0/0（阴性/阳性对照：0/437），CEA 5.0 ng/mL，CA19-9 8.5 ng/mL。

3. 2021-08-05、2021-09-02两次随访胸部CT：两肺病灶与前基本相仿。2021-09-08为明确肺结节性质收入感染病科。

既往史及个人史

2018-03确诊结肠癌行右半结肠根治术。阑尾切除术后。

入院检查

体格检查

1. T 36.7℃，P 78次/分，R 20次/分，BP 115/57 mmHg。

2. 神志清，精神尚可，呼吸平稳，双肺呼吸音粗，未

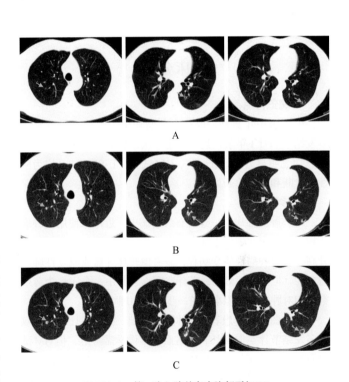

A

B

C

图120-1 第一次入院前多次胸部平扫CT

A. 2020-06-23右肺上叶、左肺下叶背段结节，空洞形成；B. 2021-03-16右肺结节病灶、左肺结节伴空洞较2020-06-23、2020-09-29、2020-12-16增大；C. 2021-07-22右肺结节病灶、左肺结节伴空洞较2021-03-16略增大

闻及明显啰音，心率78次/分，心律齐，未闻及杂音。腹平软，无压痛或反跳痛，肝、脾肋下未及。

实验室检查

1. 血常规：WBC $4.85×10^9$/L，N% 63.4%，Hb 118 g/L，PLT $145×10^9$/L。

2. 炎症标志物：hsCRP 0.4 mg/L，ESR 35 mm/h，PCT 0.06 ng/mL。

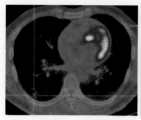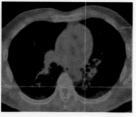

图120-2 2021-03-20 PET/CT：两肺结节最大者位于左肺下叶背段 14.5 mm × 8.5 mm，SUV$_{max}$ 7.3，考虑为炎症可能，请结合临床随诊排除合并转移可能

3. 生化：ALT/AST 7/15 U/L，Alb 48 g/L，TBiL/DBiL 7.6/2.5 μmol/L，Cr 78 μmol/L。

4. CEA 5.9 ng/mL，余均阴性。

5. G试验、血隐球菌荚膜抗原均阴性。

6. 自身抗体均阴性。

7. 细胞免疫：CD4/CD8 1.8，CD4 660/μL，CD8 371/μL。

■ 辅助检查

心电图：窦性心律，逆钟向转位。

···· 临床分析 ····

■ 病史特点

患者为中年男性，既往有肿瘤病史，因检查发现肺部多发结节病灶1年余，其间咯血一次，病灶进展缓慢，炎症标志物无明显升高，G试验、GM试验、T-SPOT.TB均为阴性，诊断和鉴别诊断如下。

■ 诊断分析

1. 肺肿瘤性病变：患者有肿瘤病史，近期未使用抗肿瘤药物治疗，定期随访，肺内多发结节，进展缓慢，CEA轻度升高，符合肿瘤性病变病程，需考虑转移肿瘤或原发性肺肿瘤可能，但患者病灶为结节伴空洞，且其中一个病灶为薄壁空洞相对肿瘤性可能小。进一步活检病理可鉴别。

2. 肺曲霉病：患者有实体肿瘤基础，肺内病灶表现为双肺多发结节伴空洞病灶，伴咯血，影像学需考虑，但GM试验阴性，进展缓慢，1年内仅少许增大，为不支持点，可进一步穿刺活检明确，肺组织真菌培养等明确。

3. 其他原因引起的肺多发结节伴空洞：感染性疾病如分枝杆菌、隐球菌、其他少见真菌感染，目前T-SPOT.TB、隐球菌荚膜抗原均阴性，炎症标志物不高，患者细胞免疫正常，暂时无相关证据支持。非感染性疾病需考虑自身免疫性疾病如ANCA相关血管炎，本例患者自身抗体、ANCA均阴性，暂不支持。

···· 进一步检查、诊治过程和治疗反应 ····

第一次住院

■ 诊治过程

1. 2021-09-08曲霉三联检查：GM 0.33，曲霉IgG抗体

83.72 U/mL，曲霉IgM 222.26 U/mL。

2. 2021-09-09行外周超声支气管镜：左肺下叶背段多个管腔均未探及典型低回声区但探及暴风雪征，结合透视下活检钳抵该病灶处行经支气管镜肺活检术（TBLB）及刷检。

3. 2021-09-10肺泡灌洗液（BALF）、肺组织涂片找细菌、真菌、抗酸杆菌均阴性。

4. 2021-09-13 BALF、肺组织mNGS阴性；2021-09-14 BALF、肺组织细菌、真菌培养阴性。

5. 2021-09-15肺组织病理：支气管肺泡组织上皮未见特殊，间质内纤维组织略增生，局灶区少量淋巴细胞浸润，余未见特殊，未见肿瘤性病变。

6. 结合患者症状、烟曲霉IgM阳性及胸部CT影像学表现，考虑肺部病灶为曲霉感染，但病原学检查均为阴性，不排除肿瘤性病变可能，建议CT引导下行经皮肺穿刺进一步明确，患者及家属拒绝，要求经验性抗曲霉治疗。

7. 2021-09-17起予以伏立康唑（0.2 g，口服，q12 h）治疗，出院门诊随访。

■ 出院后随访

1. 出院后规律服用伏立康唑，伏立康唑谷浓度维持在2.2～3.5 μmol/L，肝功能正常。

2. 2021-11-17胸部CT：两肺结节病灶与2021-09-02基本相仿（图120-3A）。

3. 2022-01-13胸部CT：两肺结节病灶较2021-11-17增大，抗曲霉效果不佳，再次收入院（图120-3B）。

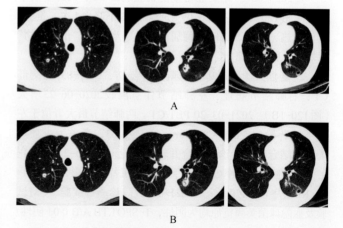

图120-3 第二次住院胸部CT平扫
A. 2021-11-17两肺结节病灶与前相仿；B. 2022-01-13两肺结节病灶较2021-11-17增大

第二次住院

1. 2021-01-19再次收入复旦大学附属中山医院感染病科，查CEA 10.4 ng/mL。

2. 2022-01-20 CT导引下行左肺下叶结节穿刺活检，肺组织病原学检查均阴性，病理：考虑为转移性肠腺癌。

3. 2022-01-26转肿瘤科进一步治疗。

4. 2022-01-27 PET/CT（图120-4）：两肺结节部分较前

增大、糖代谢增高，考虑为炎症可能，请结合临床随诊排除合并转移可能。

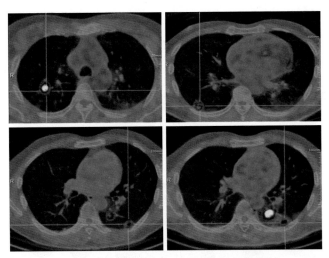

图120-4　2022-01-27 PET/CT：两肺多发结节较前增大，左肺下叶背段、右肺上叶尖段和下叶后基底段，大小分别约为22.3 mm×20.0 mm、12.7 mm×12.6 mm和14.6 mm×11.8 mm，SUV$_{max}$分别为11.8、13.1和6.3

5. 2022-01-27起行5个周期姑息一线A+XELOX方案治疗，复查CEA降至正常，2022-05-04随访胸部CT：肺内病灶明显吸收（图120-5），治疗后CAE逐渐下降（图120-6）。

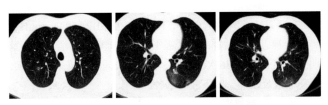

图120-5　2022-05-04胸部CT：两肺结节病灶较2022-01-13明显吸收

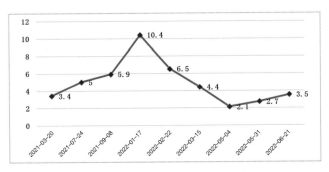

图120-6　抗肿瘤治疗前后CEA变化情况

最后诊断与诊断依据

最后诊断

1. 右半结肠癌术后。

2. 肺多发结节伴空洞：肠癌肺转移。

诊断依据

患者为中年男性，既往结肠癌病史，因检查发现双肺多发结节伴空洞病灶，病灶逐渐增大，CEA病程中逐渐升高，抗真菌治疗无效，经皮肺穿刺病理为肠癌肺转移，抗肿瘤治疗后肺内病灶明显缩小，CEA降至正常，故诊断明确。

经验与体会

1. 胸部CT分辨率高，可以展示肺部解剖结构和病灶的细微变化，也可以发现各种无症状的肺结节病灶、肺部异常等。肿瘤患者推荐使用胸部CT来进行肿瘤分期，许多肺小结节的性质在CT上难以确定，成为不确定肺结节（indeterminate pulmonary nodules, IPN）。有时候很难从CT上分辨IPN是良性还是恶性的，研究显示9%～16% IPN在随访过程中被证实为转移肺肿瘤。本例患者在肿瘤随访过程中出现肺内多发小结节，随访过程中逐渐增大，但左下肺背段病灶为结节伴空洞，以及薄壁空洞，形态上需要鉴别感染性如曲霉感染、分枝杆菌感染等。

2. 患者随访过程中，肺结节病灶逐渐增大，CEA也逐渐轻度升高，第一次入院时超过正常范围5.9 ng/mL，全身未提示其他肠癌进展或转移的情况下，需要考虑肺转移性肿瘤可能，故建议活检明确性质。因左下肺病灶较小，第一次气管镜TBLB未能发现肿瘤证据，建议再次肺穿刺活检，但患者拒绝再次穿刺。在尝试性抗感染治疗后，病灶仍进一步增大，CEA升高至10.4 ng/mL，最终再次肺穿刺活检明确肺内病灶性质。故对于病灶性质不确定的情况下，一次阴性不能排除可疑诊断，需重复活检，以免漏诊误诊。

3. CEA在消化道肿瘤病情评估中有较大价值，本例患者肺内病灶进展过程中，肺部病灶逐渐患者增大，CAE逐渐升高，2022-01 PET/CT肺内病灶SUV较前明显升高，也显示CEA、PET/CT在肿瘤随访中的重要价值，肺部CT影像虽非典型转移性肿瘤特点，仍需要高度怀疑。

参考文献

［1］ Nordholm-Carstensen A. Pulmonary nodules and metastases in colorectal cancer[J]. Dan Med J, 2016, 63(1): B5190.

［2］ van den Broek JJ, van Gestel T, Kol SQ, et al. Dealing with indeterminate pulmonary nodules in colorectal cancer patients: a systematic review[J]. Eur J Surg Oncol, 2021, 47(11): 2749-2756.

第二节·疼　痛

病例 121　青年男性胸痛 3 个月，PET/CT 显示肺结节和淋巴肿

作者·骆　煜　金文婷　马玉燕
审阅·胡必杰　潘　珏

病史简介

男性，34 岁，安徽人，2020-11-17 收入复旦大学附属中山医院感染病科。

■ 主诉

胸痛 3 个月余。

■ 现病史

1. 2020-08-20 患者锻炼后出现胸痛，为胸骨后间歇痛，不剧烈，伴胸闷。2020-09-07 无诱因出现双侧锁骨下区间歇性疼痛，每次持续 2 ～ 3 min，可自行缓解，未处理。

2. 2020-10-07 至安徽省某专科医院就诊，结核菌素纯蛋白衍生物（PPD）试验阳性，T-SPOT.TB A/B 0/0，总 IgE 3 686，烟曲霉 sIgE 阳性。胸部 CT（图 121-1）：右肺上叶前段近纵隔旁团块影，伴周围有磨玻璃样渗出。行支气管镜检查，灌洗液 GM 试验 0.93（阳性），未予治疗。

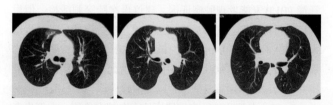

图 121-1　2020-10-07 胸部 CT：右肺上叶前段近纵隔旁团块影，伴周围有磨玻璃样渗出

3. 2020-10-26 合肥某三甲综合医院，查血 WBC 15.07×10^9/L，N% 77.2%；CRP 12.1 mg/L，ESR 及 PCT 未见异常；总 IgE 1 041 U/mL，GM 试验 ≤ 0.25 μg/mL，G 试验阴性。再行支气管镜检查，灌洗液 mNGS 检出黑曲霉（种严格序列数 1）。考虑为肺曲霉病，伏立康唑（0.2 g，口服，bid）、泼尼松（30 mg，口服，qd）治疗 16 天。2020-11-09 复查胸部 CT（图 121-2）：右肺上叶多发病灶，较前进展。现为进一步明确诊断收入复旦大学附属中山医院感染病科。

4. 病程中，精神、睡眠、胃纳可，大小便便无殊，体重无明显变化。

■ 既往史及个人史

2017 年因外伤第 1 跖趾骨折行内固定术。吸烟史 10 余

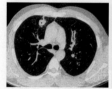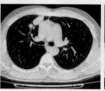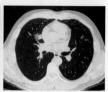

图 121-2　2020-11-09 胸部 CT：较 2020-10-07 团块影略增大，新增 3 个结节，部分伴空洞形成

年，每日 6 ～ 7 支，已戒烟 1 年。患者 2020-08 在泰国工作时有接触发霉玉米史，且同批接触者有类似胸痛症状及皮肤过敏。

入院检查

■ 体格检查

1. T 36.5℃，P 86 次 / 分，R 20 次 / 分，BP 150/96 mmHg。

2. 神志清，精神尚，呼吸平稳，双肺呼吸音清，未闻及明显啰音，心率 86 次 / 分，心律齐，未闻及杂音。腹平软，无压痛或反跳痛，双下肢无水肿。

■ 实验室检查

1. 血常规：WBC 16.16×10^9/L，N% 78.8%，EOS% 1.1%，Hb 137 g/L，PLT 269×10^9/L。

2. 炎症标志物：hsCRP 12.2 mg/L，ESR 27 mm/h，PCT 0.02 ng/mL。

3. 生化：ALT/AST 86/24 U/L，Alb 46 g/L，Cr 70 μmol/L，LDH 216 U/L。

4. 免疫球蛋白：IgG 11.87 g/L，IgM 0.94 g/L，IgE 2 025 U/mL。

5. 免疫固定电泳：阴性。肿瘤标志物、心肌标志物、甲状腺功能正常。

6. T-SPOT.TB A/B 0/1，G 试验、血隐球菌荚膜抗原阴性。

7. 自身抗体：抗组蛋白抗体弱阳性，蛋白酶 3 46.9 RU/mL，余均阴性；总补体及 C3、C4 正常。

8. 病毒 PCR：单个核细胞 EBV DNA ＜ 5.0×10^3/mL，血浆 EBV-DNA 阴性，CMV-DNA 阴性。

9. 细胞免疫：CD4/CD8 1.7，CD4 821/μL，CD8 490/μL。

辅助检查

1. 心电图：窦性心律不齐。

2. 超声心动图：静息状态下未见异常。

临床分析

病史特点

患者为青年男性，胸痛3个月余，无明显发热、咳嗽、咳痰，查WBC明显升高，CRP及ESR轻度升高，PCT正常，胸部CT示右肺上叶多发结节病灶。疾病诊断和鉴别诊断考虑如下。

诊断分析

1. 肺曲霉病：患者发病前曾有接触发霉玉米史，多次查血IgE升高，外院曾有灌洗液GM试验及烟曲霉sIgE阳性，灌洗液mNGS检出黑曲霉（种严格序列数1），胸部CT有空洞病灶形成，需考虑变应性支气管肺曲霉病（ABPA）合并侵袭性肺曲霉病。但本例患者外周血嗜酸性粒细胞正常，服用2周左右伏立康唑和激素治疗效果不佳，可行支气管镜下肺活检等明确诊断。

2. 非结核分枝杆菌感染：毒力较低，可导致肺部慢性感染，表现为多发斑片/结节影，有些快生长型分枝杆菌可进展较快，出现结节团块、实变、空洞，炎症标志物可升高不明显。可行支气管肺泡灌洗液和肺组织找抗酸杆菌及分枝杆菌培养以明确诊断。

3. 自身免疫疾病：患者入院查抗组蛋白抗体及蛋白酶3阳性，CRP及ESR轻度升高。本例患者主要表现为胸痛，无发热、咳嗽、咯血、呼吸困难，尿蛋白及RBC阴性，肾功能正常，服用激素治疗效果不佳，故暂不考虑该诊断。

4. 血液系统疾病：累及肺部的影像学多样，如淋巴瘤可导致肺部多发结节伴空洞表现。确诊有赖于组织病理学检查。

进一步检查、诊治过程和治疗反应

1. 2020-11-18 CT引导下行肺穿刺活检。肺组织涂片找细菌、真菌及抗酸杆菌阴性。

2. 2020-11-19 与病理科沟通，肺组织活检组织见较多大的异型细胞与炎症细胞混合，需考虑淋巴瘤，但因组织较少，无法明确诊断，需进一步行基因重排。查体发现右侧锁骨上区肿大淋巴结。考虑淋巴瘤可能，建议行PET/CT。

3. 2020-11-23 PET/CT（图121-3）：①考虑为感染性病变累及右肺上叶及多处（纵隔、右侧内乳、双侧锁骨区及右侧颈部）淋巴结可能，请结合临床排除恶性肿瘤；②肝右叶良性病变；右肾囊肿。

4. 2020-11-25请整形外科会诊，行右侧颈部淋巴结切除术。淋巴结活检的初步病理：（颈部淋巴结）镜下淋巴结结

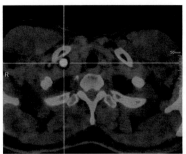
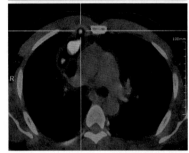
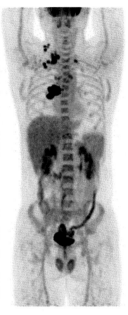

图121-3　2020-11-23 PET/CT：感染性病变累及右肺上叶及多处（纵隔、右侧内乳、双侧锁骨区及右侧颈部）淋巴结可能

构破坏，淋巴组织间散在较多核大细胞，倾向于淋巴瘤，正在行免疫组化检查以协助诊断。

5. 2020-11-30淋巴结活检正式病理：结合免疫组化结果，考虑为经典型霍奇金淋巴瘤，结节硬化型。转至血液科，行骨髓穿刺+活检术。

6. 2020-12-01开始第1周期化疗：替雷利珠单抗200 mg，d1、d15；盐酸表柔比星85 mg，d1、d15；长春地辛4 mg，d1、d15；达卡巴嗪0.657 g，d1、d15。

7. 2020-12-02肺组织病理（补充报告）：结合免疫组化结果，符合经典型霍奇金淋巴瘤。出院，血液科随访。

最后诊断与诊断依据

最后诊断

结节硬化型霍奇金淋巴瘤（Ⅳ期B组）。

诊断依据

患者为青年男性，以胸痛3个月余起病，无发热、咳嗽、咳痰，无盗汗、体重减轻，查WBC升高，ESR、CRP轻度升高，抗真菌及激素治疗效果欠佳。胸部CT：右肺上叶纵隔旁见数个结片灶，部分融合呈片，局部内见小空洞，PET/CT考虑为右肺上叶病灶及多处（纵隔、右侧内乳、双侧锁骨区及右侧颈部）淋巴结增大伴代谢增高。右侧颈部淋巴结活检，病理：镜下淋巴结结构破坏，淋巴组织间散在较多核大细胞，倾向于淋巴瘤，结合免疫组化结果，考虑为经典型霍奇金淋巴瘤，结节硬化型。CT引导下肺穿刺病理：镜下胶原纤维组织间散在较多明显异型细胞伴间质淋巴T细胞及中性粒细胞浸润，考虑为肿瘤性病变，结合免疫组化符合经典型霍奇金淋巴瘤。故考虑该诊断。

经验与体会

1. 本例患者为青年男性，首发表现为胸痛，无基础疾病，无发热、咳嗽、咳痰，因临床症状不典型，仅发现肺部病灶，易出现误诊。本例起初因IgE升高、GM试验阳性，灌洗液检出黑曲霉（种严格序列数1），且因肺部病灶进展快，有空洞形成，故外院考虑肺曲霉可能，但激素+伏立康唑治疗病灶仍进展。此时需拓宽思路，肺部病灶需考虑类肺炎的可能性，如淋巴瘤、机化性肺炎、ANCA血管炎等。

2. 在感染性疾病中，肺结节最常见于分枝杆菌和真菌引起的肉芽肿性病变。血行播散如脓毒性菌栓、部分病毒如水痘-带状疱疹病毒可引起多发结节，其他包括脓毒症结节、肺脓肿等。在非感染性疾病中，肺多发结节则需考虑ANCA相关性血管炎、脂质性肺炎、结节病、淋巴瘤等。淋巴瘤累及肺部本身通常是无症状的，如果出现症状，往往是非特异性的，症状通常与纵隔淋巴结病变有关。影像学检查方面，胸腔内受累较为常见，主要表现为纵隔淋巴结肿大。肺实质受累主要与纵隔或肺门淋巴结肿大有关，而且通常是由淋巴结转移而来，其影像学表现是多种多样、非特异性的：单发或多发结节、肿块、空洞、淋巴管炎、胸腔积液、肺泡型等。

3. 霍奇金淋巴瘤（Hodgkin lymphoma，HL）属于淋巴组织肿瘤，特征为恶性肿瘤细胞与大量异质性非肿瘤性炎症细胞混合存在。根据形态学和免疫表型，HL可分为2个主要亚型：经典型和结节性淋巴细胞为主型。经典型约占HL的90%，根据组织学进一步细分为：结节硬化型（约占70%）、混合细胞型、富于淋巴细胞型和淋巴细胞消减型。结节硬化型的发病高峰为15～35岁，男女发病比例相当。虽然EBV与HL的发病机制有关，但仅在部分HL病例中检出EBV，EBV感染后发生HL的绝对风险很低。本例患者肺组织病理在较多炎症细胞背景下见大异型细胞，因穿刺组织较小，对病理科医生能力要求较高，易被误诊为炎症性病变。临床医生也应增加与病理科医生沟通，如本例患者，因肺组织少，无法明确诊断，故再寻找可活检部位，最终以淋巴结活检明确诊断。

参考文献

[1] 金文婷，马玉燕，王萌冉，等.基于胸部CT影像学表现的肺部感染病原体的评估与甄别［J］.中国临床医学，2020，27（4）：543-548.

[2] Hare SS, Souza CA, Bain G, et al. The radiological spectrum of pulmonary lymphoproliferative disease[J]. Br J Radiol, 2012, 85(1015): 868-864.

[3] Laurent C, Do C, Gourraud PA, et al. Prevalence of common non-Hodgkin lymphomas and subtypes of Hodgkin Lymphoma by nodal site of involvement: a systematic retrospective review of 938 cases[J]. Medicine (Baltimore), 2015, 94: e987-e994.

病例 122 — 声嘶3个月，病因不明：是谁扼住了我的咽喉

作者·蔡思诗 金文婷 马玉燕 王美霞
审阅·胡必杰 潘珏

病史简介

女性，64岁，浙江人，2021-12-27收入复旦大学附属中山医院感染病科。

■ 主诉

声嘶、咽痛3个月余。

■ 现病史

1. 2021-09中旬出现声嘶、咽痛，时有干咳，无痰，无发热、盗汗，2021-10-06当地医院就诊，喉镜（图122-1）见构间区、左侧构部、双侧室带、会厌广泛白苔附着。考虑结核可能，转至当地结核病定点医院，查T-SPOT.TB阴性。2021-10-07胸部CT：左肺上叶术后改变，双肺散在纤维灶，双肺多发结节。

2. 2021-10-11支气管镜：声门炎性改变，喉结核？支气管灌洗液XPERT.TB阴性，涂片找细菌、真菌、抗酸杆菌阴性，细菌及真菌培养阴性，考虑结核感染依据不足，哌拉西林/他唑巴坦（4.5 g，静脉滴注，q8 h）经验性抗感染1周，声嘶、咽痛无好转。

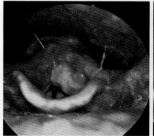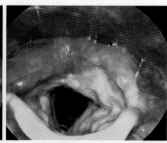

图122-1　2021-10-06喉镜：构间区、左侧构部、双侧室带、会厌广泛白苔附着

3. 2021-10-14行喉黏膜组织活检，病理：肉芽肿性炎伴退变坏死，局部鳞状上皮不典型，抗酸染色阴性。

4. 2021-10-31支气管肺泡灌洗液分枝杆菌培养结果回报：分枝杆菌培养阳性，结核分枝杆菌复合群特异性抗原阴性。

5. 2021-11-04上海某三甲医院颈部CT（图122-2）：双侧会厌皱襞、梨状窝内侧壁弥漫性软组织增厚，累及会厌、假声带及左侧梨状窝，双侧声带轻度软组织增厚。后未进一

步诊治，自行返回当地结核病定点医院，考虑NTM或TB感染可能。2021-11-06克拉霉素+异烟肼+利福平+阿米卡星诊断性治疗，自觉声嘶、咽痛无改善，且消化道不良反应较大，2021-12-22自行停用上述药物。

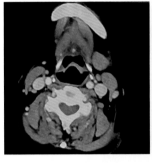 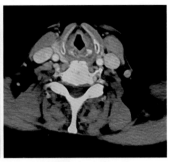

图122-2　2021-11-04颈部CT：双侧会厌披裂、梨状窝内侧壁弥漫性软组织增厚，累及会厌、假声带及左侧梨状窝区，双侧声带轻度软组织增厚

6. 2021-12-23喉组织活检病理切片送至上海某三甲医院病理科会诊：肉芽肿性病变伴坏死、炎性渗出，小区域鳞状上皮不规则增生伴不典型增生。建议至复旦大学附属中山医院感染病科进一步就诊。

7. 患病以来，食欲欠佳，大小便无殊，体重无明显变化。

■ **既往史及个人史**

支气管哮喘史3年，每日沙美特罗/替卡松吸入治疗。否认糖尿病、高血压。2018年行左上肺结节切除术，术后病理：纤维组织增生，胶原变性，炎症细胞浸润。

入院检查

■ **体格检查**

1. T 37℃，P 90次/分，R 18次/分，BP 130/79 mmHg。

2. 神志清，对答流畅，精神尚可，皮肤、巩膜无黄染，全身浅表淋巴结无肿大，双肺听诊呼吸音清，心率90次/分，心律齐。腹平软，肝、脾肋下未及，肝、肾区无叩击痛。双下肢无水肿。

■ **实验室检查**

1. 血常规：WBC 4.78×10^9/L，N% 58.1%，Hb 125 g/L，PLT 250×10^9/L。

2. 炎症标志物：hsCRP 7.1 mg/L，ESR 18 mm/h，PCT 0.05 ng/mL。

3. 肝肾功能及酶类：ALT/AST 15/29 U/L，Cr 48 μmol/L。

4. T-SPOT.TB A/B 0/0（阴性/阳性对照：0/212）。

5. G试验、GM试验、血隐球菌荚膜抗原、EBV-DNA、CMV-DNA均阴性。

6. 细胞免疫：淋巴细胞：1316/μL，CD4 742/μL。

7. 免疫球蛋白：IgG4 4.32 g/L，IgE 440 U/mL，其余阴性。

8. 自身抗体：ANA 1:100，其余阴性。肿瘤标志物阴性；甲状腺功能：正常。

临床分析

■ **病史特点**

患者为中年女性，亚急性病程，主要表现为声嘶、咽痛，喉镜见广泛白苔附着，喉黏膜组织活检病理提示肉芽肿性病变，胸部CT见双肺多发结节，支气管肺泡灌洗液培养示NTM，T-SPOT.TB阴性，CRP轻度升高，外院先后予哌拉西林/他唑巴坦抗细菌，异烟肼、利福平、克拉霉素、阿米卡星抗分枝杆菌，效果均不佳。综合目前资料，诊断和鉴别诊断考虑如下。

■ **诊断分析**

1. 喉结核：亚急性起病的声嘶、咽痛，炎症反应不剧烈，喉镜见广泛白苔附着，喉黏膜组织活检病理示肉芽肿性病变，首先考虑喉结核，但外院T-SPOT.TB阴性，似与结核不符。需进一步取喉部分泌物或喉黏膜组织、痰等标本完善培养、mNGS、分枝杆菌菌种鉴定、XPERT.TB等检查以明确诊断。

2. 喉NTM感染：喉黏膜组织为肉芽肿性病变，支气管肺泡灌洗液培养NTM阳性，可考虑喉NTM感染可能。患者因支气管哮喘长期吸入糖皮质激素，不排除因此引起喉部局部免疫功能受损、继发感染。外院未行NTM菌种鉴定及药敏试验，曾予以抗分枝杆菌治疗，效果不佳，可能与治疗不规范有关。应继续完善病原学检查，如再次培养NTM阳性，进一步行菌种鉴定及药敏试验。当然，支气管肺泡灌洗液培养示NTM，胸部CT提示两肺多发结节，尚需考虑NTM肺部感染可能，而非NTM引起的喉部感染。

3. 其他少见病原体感染：诺卡菌、隐球菌、真菌等慢性低毒力病原体均需纳入考虑范围，应取喉部分泌物或喉组织送培养、mNGS等病原学检查，明确诊断。

4. 喉普通细菌感染：患者哮喘长期吸入糖皮质激素，咽喉局部可能继发普通细菌感染，如链球菌、葡萄球菌、厌氧菌等。但患者CRP仅轻度升高，血常规WBC、ESR、PCT均正常，外院曾使用哌拉西林/他唑巴坦经验性抗感染无效，似与普通细菌感染不符。

5. 非感染性疾病：当地医院喉组织病理提示小区域鳞状上皮不规则增生伴不典型增生，故还需要排查喉恶性肿瘤等肿瘤性疾病，以及风湿免疫系统疾病等其他非感染性疾病。可再次行喉组织活检，寻找病理学依据。

进一步检查、诊治过程和治疗反应

■ **诊治过程**

1. 2021-12-28胸部CT：左肺术后，两肺散在偏慢性炎症，左肺少许陈旧灶，两肺多发炎性结节机会大。

2. 2021-12-28咽喉部CT（图122-3）：两侧声带、杓状会厌壁增厚，左侧上颌窦少许炎症；两侧上颌窦黏膜下囊肿。

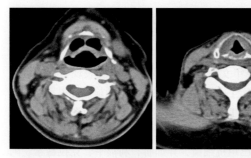

图 122-3　2021-12-28 咽喉部 CT：两侧声带、杓状会厌壁增厚

3. 2021-12-28 喉镜（图 122-4）：会厌、双侧披裂肿胀；双侧声带运动好，双侧声带肿胀；双侧梨状窝肿胀、积液；咽喉广泛附着分泌物。取喉部分泌物送微生物学检查、mNGS，喉部分泌物细菌、真菌、抗酸涂片阴性，XPERT.TB 阴性。

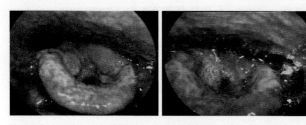

图 122-4　2021-12-28 喉镜：会厌、双侧披裂肿胀；双侧声带运动好，双侧声带肿胀；双侧梨状窝肿胀、积液；咽喉广泛附着分泌物

4. 2021-12-28 因患者咽喉部水肿严重，利奈唑胺（0.6 g，口服，q12 h）＋利福平（0.45 g，空腹口服，qd）＋阿米卡星（0.8 g，静脉滴注，qd）抗感染，兼顾 TB 及 NTM。

5. 2021-12-29 头颈部软组织肿块 MRI（图 122-5）：声门区炎性改变可能大，两侧颈部多发肿大淋巴结。

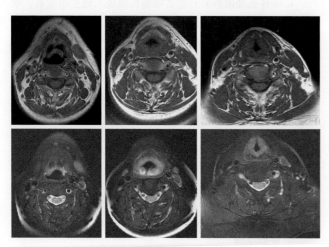

图 122-5　2021-12-29 头颈部软组织肿块 MRI：声门区炎性改变可能大，两侧颈部多发肿大淋巴结

6. 2021-12-30 痰（2021-12-28 留取）真菌培养：白念珠菌（1+），喉部分泌物（2021-12-28 行喉镜检查时留取）细菌培养阴性，喉部分泌物真菌培养：白念珠菌（1+）。患

者声嘶、咽痛、喉部水肿仍较严重，加用氟康唑（0.2 g，静脉滴注，qd）抗真菌，加用阿奇霉素（0.25 g，静脉滴注，qd）抗感染。

7. 2021-12-31 喉部分泌物 mNGS 结果回报：阴性。

8. 2022-01-03 诉耳痛，停用阿米卡星。

9. 2022-01-03 全麻下喉活检术（图 122-6）：见会厌喉面，双侧杓状会厌皱襞，双侧声带弥漫性病变，黏膜略粗糙，以左侧杓状会厌皱襞取数块组织送病理及微生物学检查、mNGS、分枝杆菌菌种鉴定基因检测。

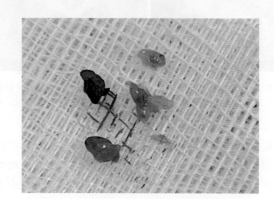

图 122-6　2022-01-03 全麻下喉黏膜组织活检

10. 2022-01-03 喉黏膜组织涂片找细菌、真菌、抗酸杆菌阴性，喉黏膜组织 XPERT.TB 阴性。

11. 2022-01-03 痰真菌培养（图 122-7）：马尔尼菲篮状菌阳性（2022-12-28 留取，咳痰标本）。

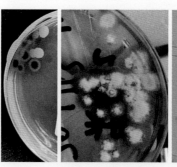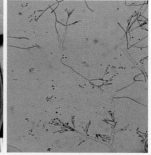

图 122-7　2022-01-03 痰真菌培养：马尔尼菲篮状菌阳性（2022-12-28 留取），酚棉蓝染色镜下见帚状枝和细长的分隔菌丝

12. 2022-01-04 喉黏膜组织初步病理报告：（喉肿物）送检组织黏膜大部分糜烂，伴中性粒细胞浸润，间质内较多小血管增生伴浆细胞浸润。

13. 2022-01-05 喉黏膜组织（2022-01-03 采样）mNGS（图 122-8）主要检出马尔尼菲篮状菌（种严格序列数 1 427）；痰 mNGS（图 122-9）主要检出马尔尼菲篮状菌（种严格序列数 52）追问病史，患者长期居住于浙江某乡镇，平时以家务劳动为主，无竹鼠接触史、宠物饲养史、生食史、山林或田地耕作史。

14. 2022-01-06 患者痰培养、喉黏膜组织 mNGS、痰

属 名	属相对丰度（％）	属严格序列数	种 名	种相对丰度（％）	种序列数	种严格序列数
篮状菌属	86.23	1 491	马尔尼菲篮状菌	85.08	1 596	1 427

图122-8　2022-01-05喉黏膜组织mNGS：主要检出马尔尼菲篮状菌（2022-01-03采样）

属 名	属相对丰度（％）	属严格序列数	种 名	种相对丰度（％）	种序列数	种严格序列数
篮状菌属	10.55	52	马尔尼菲篮状菌	10.39	54	52

图122-9　2022-01-05痰mNGS：主要检出马尔尼菲篮状菌（2022-01-03采样）

mNGS均检出马尔尼菲篮状菌，调整抗感染方案为伏立康唑（0.2 g，静脉滴注，q12 h），停用其他所有抗菌药物，并送检血清抗IFN-γ自身抗体。

15. 治疗后患者声嘶、咽痛明显缓解。2022-01-11复查喉镜示双侧声带肿胀较前好转，喉附着分泌物减少，双侧梨状窝光滑，未见明显新生物或积液。

16. 2022-01-13抗IFN-γ自身抗体结果回报：阴性。血WBC 3.67×10⁹/L，N% 55.9%；ESR 16 mm/h，hsCRP 1.2 mg/L，PCT 0.02 ng/mL；声嘶、咽痛明显好转。出院，嘱出院后继续伏立康唑（0.2 g，口服，q12 h），门诊随访。

出院后随访

1. 2022-01-17喉黏膜组织（2022-01-03采样）真菌培养：阴性。

2. 2022-01-17喉黏膜组织正式病理报告（图122-10）：考虑马尔尼菲篮状菌感染伴IgG4相关性病变不排除。

巨检	喉肿物：灰黄色小组织3粒，直径为0.2～0.4 cm。
病理诊断	（喉肿物）送检组织黏膜大部分糜烂，伴中性粒细胞浸润，间质内较多小血管增生伴浆细胞浸润，正在行免疫组化检查以协助诊断。 补充报告1诊断结果： 2022-01-10（喉肿物）送检组织黏膜大部分糜烂，伴中性粒细胞浸润，间质内较多小血管增生伴浆细胞浸润，免疫组化示IgG4/IgG > 20%，结合血清IgG4（4.32 g/L），特殊染色PAS见真菌，考虑马尔尼菲篮状菌感染伴IgG4相关性病变不排除。 免疫组化（2022-N00001）22S000046-001：IgG（+），IgG4（> 100/HP），CD31（+），CD20（部分+），CD3（部分+），CK{pan}（上皮+），EBER（可疑阳性），Ki-67（60%阳性）。 特殊染色 22S000046-001：六胺银（-），PAS（+）。

图122-10　2022-01-17喉黏膜组织正式病理报告：考虑马尔尼菲篮状菌感染伴IgG4相关性病变不排除

3. 2022-01-28复查血IgG4 1.33 g/L，血WBC 3.31×10⁹/L，N% 52.3%；ESR 22 mm/h，hsCRP 1.2 mg/L，PCT 0.04 ng/mL。随访喉镜：双侧声带肿胀较前进一步好转，喉附着分泌物减少。

4. 2022-02-10喉部分泌物分枝杆菌培养：阴性。痰分枝杆菌培养：阴性。

5. 2022-02-17喉组织分枝杆菌培养：阴性。

6. 2022-02-19电话随访：患者已无咽痛，声嘶进一步好转，伏立康唑继续治疗，拟择期我科复诊。

7. 图122-11为治疗过程中患者喉镜变化情况。

最后诊断与诊断依据

最后诊断

1. 喉马尔尼菲篮状菌感染。

2. 支气管哮喘。

3. 两肺多发结节，NTM感染可能。

诊断依据

1. 患者为中年女性，亚急性起病，表现为声嘶、咽痛，炎症标志物轻度升高，喉镜见声带肿胀、咽喉广泛附着分泌物，痰培养、喉黏膜组织mNGS、痰mNGS均检出马尔尼菲篮状菌，伏立康唑抗真菌治疗后声嘶、咽痛好转，喉马尔尼菲篮状菌感染诊断明确。喉黏膜组织病理示浆细胞明显增多，免疫组化IgG4/IgG > 20%，入院血IgG4升高，未予以糖皮质激素治疗，经抗真菌治疗后病情明显好转，随访血IgG4恢复正常，故考虑喉黏膜组织病理表现为马尔尼菲篮状菌感染后继发免疫反应可能大，IgG4相关性疾病依据不足。

2. 患者有支气管哮喘病史，诊断明确，长期吸入糖皮质激素，为喉部继发感染尤其是真菌感染的重要危险因素。

3. 两肺多发结节，外院支气管肺泡灌洗液培养为NTM，不排除NTM肺部感染。待择期复查胸部CT，如抗真菌治疗后双肺结节好转，则考虑肺部病灶为马尔尼菲篮状菌感染；如肺结节无明显吸收甚至有增加，则考虑NTM肺部感染可能大。

经验与体会

1. 马尔尼菲篮状菌（*Talaromyces marneffei*，TM）感染多见于免疫缺陷宿主，尤其是HIV感染患者或血清抗IFN-γ自身抗体阳性者，常有竹鼠接触史。本例患者无HIV感染，无器官移植、免疫抑制剂使用等明确的免疫缺陷基础疾病，

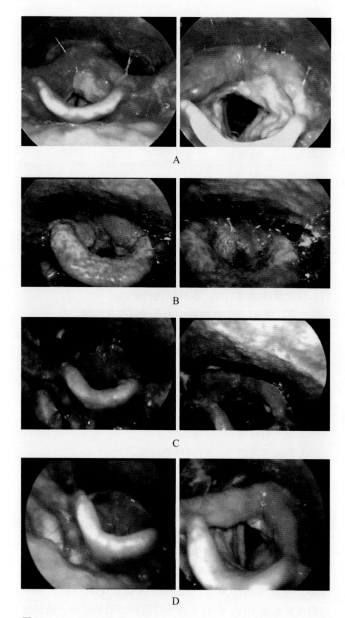

图122-11　2021-10-06、2021-12-28、2022-01-11及2022-01-28患者喉镜变化情况

A. 2021-10-06喉镜：杓间区、左侧杓部、双侧室带、会厌广泛白苔附着；B. 2021-12-28喉镜：会厌、双侧披裂肿胀，双侧声带运动好，双侧声带肿胀；双侧梨状窝肿胀、积液；咽喉广泛附着分泌物；C. 2022-01-11喉镜：双侧声带肿胀较前好转，喉附着分泌物减少；D. 2022-01-28喉镜：双侧声带肿胀较前进一步好转，喉附着分泌物减少

血清抗IFN-γ自身抗体也为阴性，反复追问病史，亦无竹鼠接触史，根据微生物学培养结果及mNGS结果，都明确了马尔尼菲篮状菌病这一诊断，实属非常罕见的案例。由此可见病原学诊断的重要性，尤其对于常规抗感染治疗失败的患者，加强病原学检查往往能够拨乱反正，指导精准、正确的

抗感染治疗。

2. 马尔尼菲篮状菌病的诊断主要依赖于微生物学培养，组织病理学可对明确诊断提供重要的参考，而分子诊断技术如mNGS、PCR等可快速、有效地检出马尔尼菲篮状菌，正越来越多地投入临床使用。本例患者痰及喉部组织行mNGS均检出大量马尔尼菲篮状菌核酸序列，与痰微生物学培养的阳性结果相互印证、互为参照，对疾病的及时诊断、精准治疗起到了重要作用。

3. 马尔尼菲篮状菌感染常见的危险因素为HIV感染、血清抗IFN-γ自身抗体阳性、竹鼠接触史等，而本例患者发生感染则最有可能与其支气管哮喘、长期吸入糖皮质激素有关，糖皮质激素吸入剂使用后应漱口，减少继发感染的可能。

4. 马尔尼菲篮状菌病的治疗可选用两性霉素B或脂质体、伏立康唑、伊曲康唑等。对于多脏器受累的中重症患者，建议先使用两性霉素B或脂质体诱导治疗2周，随后可换为伏立康唑或伊曲康唑巩固治疗。对于非HIV感染者马尔尼菲篮状菌病的抗感染疗程国内外尚未达成统一的诊疗规范或指南，一般建议包含两性霉素B诱导期在内的12周抗真菌治疗，具体疗程需结合患者病情及疗效决定；而对于HIV感染者等免疫缺陷患者，抗真菌治疗需维持至细胞免疫功能恢复以后。本案例中，考虑到两性霉素B的毒副作用较大，且本例患者仅表现为喉部局部感染，暂未累及其他器官，故未使用两性霉素B，而选用伏立康唑抗真菌治疗，取得了良好的疗效，明显改善了患者预后。

5. 本例患者当地医院支气管肺泡灌洗液培养NTM阳性，不能排除NTM肺部感染的可能。有待择期复查胸部CT，如经抗真菌治疗后双肺结节无明显吸收，甚至较前有所增加，则更需考虑NTM肺部感染可能大，届时可进一步完善支气管镜病原学检查明确是否为NTM感染及相应的菌种。

参考文献

［1］Chen D, Chang C, Chen M, et al. Unusual disseminated Talaromyces marneffei infection mimicking lymphoma in a non-immunosuppressed patient in East China: a case report and review of the literature[J]. BMC Infect Dis, 2020, 20(1): 800.

［2］Qiu Y, Pan M, Yang Z, et al. Talaromyces marneffei and Mycobacterium tuberculosis co-infection in a patient with high titer anti-interferon-γ autoantibodies: a case report[J]. BMC Infect Dis, 2022, 22(1): 98.

［3］You CY, Hu F, Lu SW, et al. Talaromyces marneffei infection in an HIV-negative child with a CARD9 mutation in China: a case report and review of the literature[J]. Mycopathologia, 2021, 186(4): 553-561.

［4］Zeng W, Qiu Y, Tang M, et al. Talaromyces marneffei and co-infection in a HIV-uninfected patient with anti-interferon-γ autoantibodies[J]. Infect Drug Resist, 2021, 14: 2173-2177.

病例 123 蚕食鲸吞的肠道潜行者

作者·朱贝迪 金文婷 马玉燕 林蕾蕾
审阅·胡必杰 潘珏

● 病史简介

男性，26岁，江西人，居住于上海，程序员，2022-06-07收入复旦大学附属中山医院感染病科。

■ 主诉
腹痛1年，腹泻半年，加重伴消瘦2个月。

■ 现病史
1. 2021-06无诱因下出现间歇性右下腹疼痛，可自行缓解，未诊治。

2. 2022-01出现腹泻，每日5～6次黄色稀便，排便后腹痛可缓解，无黏液脓血便、发热、盗汗、呕吐等不适。2022-01-07就诊外院，行肠镜：结肠多发性溃疡，克罗恩病？病理：（横结肠）黏膜急、慢性炎，（乙状结肠）黏膜急、慢性炎（图123-1），未进一步诊治。

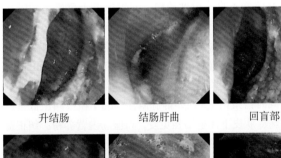
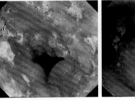

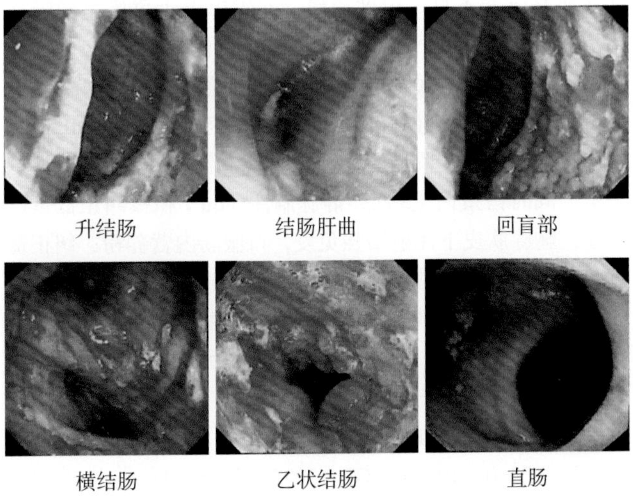

图123-1 2022-01-07外院肠镜：乙状结肠距肛门25～35 cm、盲肠、升结肠、横结肠近肝曲见弥漫不规则溃疡，局部呈铺路石样改变，局部皱襞减少，肠腔狭窄；结肠肝曲可见一直径1 cm深凹陷，似有深凿样改变，附着白厚苔；回盲瓣变形。诊断：结肠多发溃疡，性质待查，克罗恩病？

3. 2022-04起腹泻频次较前增加，粪便呈黑褐色，伴夜间盗汗、晨起咳少量黄色痰、活动后气促，2个月内体重下降10 kg。

4. 2022-06-02上海某三甲医院查血WBC 13.24×10⁹/L，Hb 78 g/L，PLT 100×10⁹/L；CRP 38.2 mg/L。胸部CT：双肺多发炎症伴空洞，经验性抗感染治疗效果不佳。

5. 2022-06-06复旦大学附属中山医院感染病科专家门诊考虑病情危重，需住院进一步诊治，急查血WBC 5.42×10⁹/L，N% 91.9%，Hb 70 g/L，PLT 70×10⁹/L；CRP 82 mg/L，PCT > 100 ng/mL；Alb 20 g/L，K⁺ 2.7 mmol/L，Cr 42 μmol/L。胸部CT平扫：两肺多发结节影伴部分空洞（大者51 mm×30 mm），肺门及纵隔见肿大淋巴结。腹盆CT平扫：腹盆腔积液，多发结节影伴部分钙化，胆囊结石、双肾结石（图123-2）。

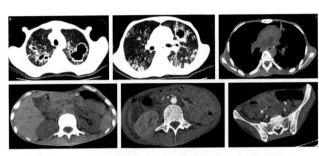

图123-2 2022-06-06胸腹盆CT：两肺多发感染伴空洞，肺门及纵隔肿大淋巴结；腹盆腔积液，多发结节影伴部分钙化

6. 病程中，患者胃纳不佳，无发热、咯血，睡眠少，大便如上所述，小便正常，体重近2个月下降10 kg。

■ 既往史及个人史
否认肝炎、结核等病史。未婚未育，从事软件编程工作，居于上海，饮食不规律，长期熬夜、通宵工作。

● 入院检查

■ 体格检查
1. T 36.8℃，P 75次/分，BP 87/67 mmHg，身高170 cm，体重35 kg，体重指数（BMI）12.11 kg/m²。

2. 神清气平，极度消瘦（图123-3），贫血貌；全身浅表淋巴结未触及肿大，双肺呼吸音粗糙，未闻及明显干湿啰音；心律齐，未闻及瓣膜杂音；舟状腹，腹部触诊坚韧，右下腹压痛，无反跳痛，移动性浊音阴性，肠鸣音7次/分。双下肢无水肿，脑膜刺激征阴性。

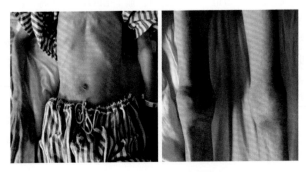

图123-3 入院查体：极度消瘦

升结肠　　　结肠肝曲　　　回盲部

横结肠　　　乙状结肠　　　直肠

■ 实验室检查

1. 血常规：WBC $2.42 \times 10^9/L$，N% 80.6%，PLT $109 \times 10^9/L$，Hb 73 g/L。

2. 粪常规：褐色糊状，粪隐血（2+），RBC阴性；尿常规正常。

3. 炎症标志物：hsCRP 47.6 mg/L，PCT ＞ 100 ng/mL，ESR 11 mm/h。

4. 生化：ALT/AST 54/41 U/L，Alb 21 g/L，前白蛋白 ＜ 80 mg/L，Cr 41 μmol/L，UA 122 μmol/L，K^+ 3.6 mmol/L，Ca^{2+} 1.69 mmol/L。

5. 心脏标志物：NT-proBNP 1 612 pg/mL。

6. 凝血功能：PT 15.1 s，INR 1.24，Fbg 269 mg/dL，D-二聚体4.38 mg/L。

7. 动脉血气（不吸氧）：PaO_2 91 mmHg，$PaCO_2$ 34 mmHg，BE −2.3 mmol/L，SaO_2 97.7%。

8. T-SPOT.TB A/B 20/5（阴性/阳性对照：0/527），G试验、GM试验、血隐球菌荚膜抗原、EBV-DNA、CMV-DNA、人类免疫缺陷病毒抗体阴性。

9. 细胞免疫：淋巴细胞228/μL，CD4 79/μL，CD8 64/μL。

10. 肿瘤标志物：CA19-9 174 U/mL，CYFRA21-1 3.7 ng/mL，余正常。ANA、ENA、ANCA、IgG4阴性。

■ 辅助检查

1. 心电图：正常心电图。

2. 超声心动图：心包腔内少量积液，射血分数62%。

· 临床分析 ·

■ 病史特点

患者为青年男性，慢性病程，长期腹痛、腹泻伴消瘦、盗汗，近期急性加重，出现咳嗽、咳痰伴气促，体温正常，查体示极度消瘦伴贫血貌、腹韧伴右下腹压痛，血检提示全血细胞减少（缺铁性贫血显著）、炎症标志物升高、严重低蛋白血症。外院肠镜提示结肠多发溃疡。影像学提示肺部多发斑片炎症伴空洞、腹盆腔多发结节部分钙化、胸腹膜渗出积液、肺门纵隔及腹腔淋巴结肿大。

■ 诊断分析

1. 全身多发结核：本例患者为年轻男性，极度消瘦，肺部、腹盆腔、肠道多部位受累，血T-SPOT.TB升高，符合结核感染高危因素和临床特点。胸部CT示两肺较广泛斑片、斑点和空洞病灶，符合活动性肺结核；内镜下肠结核可见溃疡、狭窄、结节、假息肉和回盲瓣变形，肠结核影像学可见不均匀肠壁增厚，以回盲部受累为主，合并结核性腹膜炎可表现为腹膜、肠系膜网膜增厚，腹水、淋巴肿大。本例患者肠镜、影像学、血检高度考虑全身多发结核感染，有待进一步行痰抗酸涂片、XPERT.TB、结核培养，评估再次肠镜检查取组织病理，必要可行腹腔穿刺或腹膜结节活检。

2. HIV感染：慢性腹泻、体重下降，全血细胞减少（CD4 79/μL），全身多部位受累，需警惕HIV感染引起的机会性感染或肿瘤可能。本例患者HIV抗体阴性，全淋巴细胞均有下降，HIV感染依据不足，必要时可复筛HIV抗体、送疾控中心HIV RNA协助诊断。

3. 恶性肿瘤：包括来自腹膜、肠道的恶性肿瘤，累及全身的淋巴瘤等，目前依据不足，本例患者全身消耗表现明显，存在肺、腹盆腔、淋巴结多处病灶，如排除上述可能，可进一步行活检病理（如腹膜活检）。

4. 克罗恩病：患者在发现肺部病灶前以腹痛、腹泻起病为先，右下腹痛显著，无发热、盗汗等症状。外院肠镜示乙状结肠、升横结肠、回盲部溃疡多发溃疡伴铺路石改变，如考虑肺部病灶为二元论，需重点排查克罗恩病可能，克罗恩病发病年龄轻，以全消化道跳跃性溃疡和透壁性炎症为主要表现，引起腹痛、腹泻和肠梗阻，可复查肠镜及病理、完善粪钙卫蛋白、小肠造影等检查。

· 进一步检查、诊治过程和治疗反应 ·

1. 2022-06-07考虑重症结核感染、严重低蛋白血症、重度贫血和营养不良、极度消瘦，安置患者于负压单间隔离病房。异烟肼（0.3 g，口服，qd）+利福平（0.45 g，空腹口服，qd）+左氧氟沙星（0.5 g，静脉滴注，qd）+阿米卡星（0.5 g，静脉滴注，qd）抗结核，PCT ＞ 100 ng/mL提示重症感染，联合美罗培南（1 g，静脉滴注，q8 h）经验性抗感染，同时白蛋白（30 g，静脉滴注，qd）积极纠正低蛋白血症，胸腺肽皮下注射增强免疫，口服肠内营养粉、纠正贫血、升白细胞积极对症支持治疗。

2. 2022-06-08痰涂片找细菌、真菌、抗酸杆菌阴性；痰XPERT.TB阳性（低浓度），利福平耐药基因rpoB阴性。2022-06-09血mNGS（2022-06-07采样）：检出结核分枝杆菌核酸序列（种严格序列数4）。

3. 2022-06-10痰mNGS（2022-06-08采样）：检出结核分枝杆菌核酸序列（种严格序列数57）。

4. 2022-06-10解果酱色粪便600 g，BP 97/60 mmHg，心率110～120次/分，复查Hb 34 g/L，粪常规RBC满视野，粪隐血（4+），考虑活动性消化道出血，告病危、禁食、留置深静脉、全静脉营养，艾司奥美拉唑（40 mg，静脉滴注，q8 h）抑酸，立即电话联系血库积极输血等治疗。

5. 2022-06-11完善肠系膜动脉CTA+静脉CTV未见异常，请消化科刘红春教授会诊：既往无口腔溃疡或关节肿痛，外院肠镜升结肠受累不明显，合并腹膜钙化结节。抗结核治疗后炎症标志物下降，按照疾病一元论解释，考虑肠结核，克罗恩病可能性小。

6. 保守治疗后，黑粪减少、间歇性右下腹隐痛不适，排气可，粪隐血（4+）至（2+），血红蛋白逐渐上升至75～85 g/L，复查PCT 10 ng/mL至1.66 ng/mL至0.2 ng/mL。

2022-06-14粪便（2022-06-08采样，为科研样本，故报告时间较长）mNGS：检出大量结核分枝杆菌（种严格序列数878）。

7. 2022-06-18粪钙卫蛋白330.3 μg/g，体温正常，消化道出血稳定，停用美罗培南。

8. 2022-06-20外院肠镜病理会诊报告：横结肠黏膜腺体数目减少，表面黏膜糜烂，浅表裂隙溃疡伴个别微脓肿，间质纤维组织增生伴散在淋巴细胞、浆细胞、嗜酸性粒细胞及少量中性粒细胞浸润，组织细胞反应，肉芽肿不明显；乙状结肠黏膜急慢性炎，固有层中等量淋巴、浆细胞及嗜酸性粒细胞浸润；抗酸染色均阴性。

9. 2022-06-20 MDT讨论：外院肠镜活检未取病变最为严重的回肠部，且腹盆CT未见升结肠肠壁增厚，腹膜受累克罗恩病少见，经抗结核治疗后炎症标志物下降，考虑肠结核可能。患者极度消瘦，目前仍有黑粪，影像学见肠腔紧凑，腹膜炎、肠壁粘连可能，肠系膜CTA未见活动性出血病灶，消化道出血部位不明，内镜和介入治疗效果不佳，难以耐受胃肠镜检查、数字减影血管造影、外科手术。

10. 2022-06-22抗结核2周，复查胸腹盆CT：肺部及腹盆腔病灶与前相仿，未进一步加重；可见部分肠管稍扩张伴液平。加用吡嗪酰胺（1 g，口服，qd）。

11. 2022-06-25粪便由黑便转为褐色，逐渐开放饮食。

12. 2022-07-08 10:50患者看手机时突发双眼上翻，头偏右，右上肢屈曲，双下肢伸直抽搐，呼之不应，持续约1 min后发作停止，10:59再次发作肢体抽搐，约1 min后停止，无大小便失禁，考虑癫痫样发作，完善动脉血气、血糖等未见异常，停用左氧氟沙星。请神经内科急会诊，嘱密切随访，停用可疑药物，暂不加用抗癫痫药物，完善床旁过夜视频脑电图、头颅MRI+FLAIR+DWI：均未见明显异常。

13. 2022-07-13突发右下腹腹痛加重，伴发热，T 38℃，查体：右下腹压痛反跳痛，腹部叩诊鼓音，有排气，2日未解大便；急查腹盆CT：部分小肠扩张伴积气积液，考虑为小肠梗阻。普外科急会诊考虑不全性肠梗阻，再次禁食、胃肠减压、静脉营养，口服石蜡油，加用头孢他啶（2 g，静脉滴注，q12 h）经验性抗感染。

14. 2022-07-15解褐色糊状粪便，腹胀腹痛好转，拔除胃管，逐渐开放饮食。2022-07-18复查腹盆CT：部分小肠积气积液略扩张，较2022-07-13 CT好转，体温正常，停用头孢他啶，继续异烟肼+利福平+吡嗪酰胺+阿米卡星（0.5 g，静脉滴注，qd）抗结核治疗。多次送检痰病原学检验，2022-08-02痰抗酸涂片、结核培养转阴性。

15. 2022-08-05患者体温正常，无腹痛、腹胀，每日解黄色软便，气促好转，咳嗽、咳痰较前减少，体重较入院时增长2 kg；未再出现肢体抽搐、意识障碍，复查Hb 85 g/L升至101 g/L；hsCRP 34.6 mg/L，PCT 0.47 ng/mL；Alb 47 g/L，前白蛋白108 mg/L。胸部CT：两肺多发感染伴空洞，较前略吸收。腹盆部CT增强：腹盆腔少量积液，回盲部、升结肠和横结肠局部肠壁水肿增厚，腹盆腔及腹膜后多发肿大淋巴结（强化后部分环形强化）。改用异烟肼（0.3 g，口服，qd）+利福平（0.45 g，空腹口服，qd）+乙胺丁醇（0.75 g，口服，qd）+吡嗪酰胺（1 g，口服，qd），辅以奥美拉唑抑酸护胃，口服肠内营养粉、谷氨酰胺、维生素B营养支持，出院。

16. 2022-09-21、2022-09-28痰分枝杆菌培养阴性（分别于2022-08-02、2022-08-04送检）（表123-1）。

17. 2022-09-22门诊复诊：体重43 kg（BMI 14.88 kg/m²），可独立坐卧，偶咳嗽、咳黄色痰，无发热、腹痛、便血。随访Hb 141 g/L（图123-4）；hsCRP 31 mg/L，ESR 50 mm/h，痰涂片找抗酸杆菌阴性。复查胸部CT（图123-5）：两肺多发感染伴空洞（TB可能大），较2022-08-05略有好转。腹盆CT增强（图123-6）：回盲部、升结肠和横结肠局部肠壁水肿增厚，腹膜后、腹盆腔多发肿大淋巴结伴部分钙化（增强后部分环形强化），盆腔部分肠管积气扩张、腹盆腔肠壁水肿较2022-08-05稍减轻；腹盆腔少量积液。

表123-1 住院期间痰病原学随访情况

日 期	06-08	06-09	06-29	07-07	07-10	07-29	08-02	08-04
抗酸涂片	阴性	阴性	2+	3+	阴性	2+	阴性	阴性
XPERT.TB	阳性（低浓度）	/	/	/	阳性（中浓度）	阳性（中浓度）	/	/
结核培养	阳性	阴性	阳性	/	阳性	/	阴性	阴性
培养报告时间	07-10	07-24	07-21	/	08-05	/	09-21	09-28

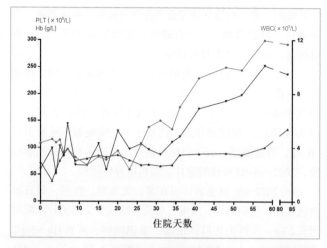

图123-4　血常规变化

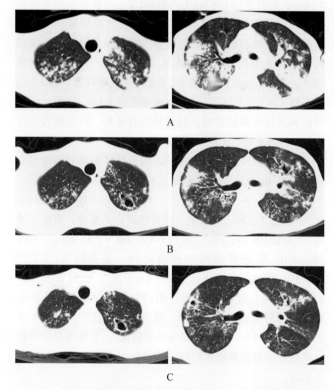

图123-5　治疗后胸部CT变化：两肺多发斑片、结节实变影伴部分空洞，较前吸收

A. 2022-06-22胸部CT；B. 2022-08-05胸部CT；C. 2022-09-22胸部CT

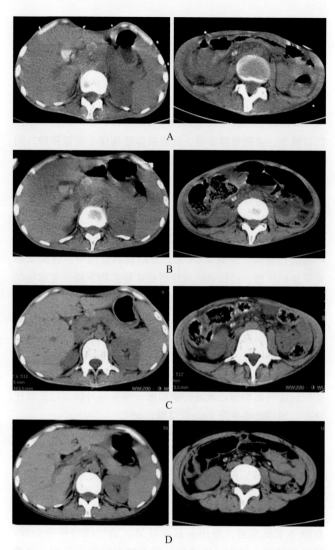

图123-6　治疗后腹盆CT变化：腹盆腔渗出及积液，腹盆腔及腹膜后多发结节伴钙化，稍有缩小，小肠扩张伴积气积液逐渐改善

A. 2022-06-22腹盆CT；B. 2022-07-13腹盆CT；C. 2022-08-05腹盆CT；D. 2022-09-22腹盆CT

6. 极度消瘦。

7. 严重低白蛋白血症。

8. 癫痫样发作。

■ **诊断依据**

患者为青年男性，以慢性腹痛、腹泻伴消瘦、近期加重伴咳嗽、咳痰为主要表现，长期工作过量、进食不佳、睡眠不规律。查体提示极度消瘦伴贫血貌、腹韧伴右下腹压痛，血检有显著的缺铁性贫血和低蛋白，伴炎症标志物升高，白细胞、血小板减少，各类营养素和电解质低水平，血T SPOT.TB阳性。影像学提示肺部多发斑片炎症伴空洞、腹盆腔多发结节伴部分钙化和环形强化、胸腹膜渗出积液、肺门纵隔及腹腔淋巴结肿大，多次送检痰抗酸涂片、XPERT.TB、分枝杆菌培养及结核MPB 64抗原阳性，痰、血、粪便mNGS均检出结核分枝杆菌序列。经抗结核治疗和对症支持治疗后，炎症标志物下降，贫血和营养状态纠正，影像学肺

最后诊断与诊断依据

■ **最后诊断**

1. 全身多部位性结核（肺结核、肠结核、结核性腹膜炎）。

2. 消化道出血。

3. 不完全性肠梗阻。

4. 极重度贫血（已纠正）。

5. 全血细胞减少。

部炎症和腹盆腔结节有缩小。结合患者病程特点、影像学表现、病原学检测和治疗反应，诊断成立。

经验与体会

1. 本例患者为年轻男性，体重不足和营养不良，均为罹患结核病的风险因素，慢性病程中肺部感染进展、出现急性消化道出血和肠梗阻，来势汹汹，命悬一线，足量强效抗结核治疗的同时，在消化科、普外科、介入科、病理科等医生的多学科指导下，患者转危为安，在营养和免疫的支持下，患者逐步康复。本病例也警醒我们对身体健康的重视和生活方式的反思。作为医生，也应该对此类患者加强科普教育，对结核重症患者进行综合管理。

2. 克罗恩病（Crohn's disease，CD）与肠结核临床特征相似，均以回盲部受累常见，引起腹痛腹泻、发热、消瘦等全身消耗性症状，可并发消化道出血、肠梗阻，病理表现有明显重叠，故难以区分，尤其在本病例上得以体现。若结核患者因被误诊为CD而使用免疫抑制剂，可能会临床病情加重，因此必须鉴别这两种疾病。

3. 本例在临床表现、肠镜病理上存在鉴别难点，肠镜为回盲部和结肠多发溃疡，较符合CD表现，同时存在回盲瓣变形，而CD回盲瓣结构和功能受累倒不多见。病理以裂隙溃疡和微脓肿为主，未见干酪样坏死、肉芽肿和抗酸杆菌，结核病理不典型；影像学未见明显结肠受累，可见腹盆腔积液、多发结节灶伴环形强化，而CD较少见，根据痰抗酸和

结核培养阳性，肺结核诊断明确。本例患者血mNGS检出结核序列，肺部表现呈多发结节伴空洞，结核累及腹腔可能性大，结合粪便mNGS、抗结核治疗后消化道症状改善效果，腹腔结核基本明确。

4. 尽管社会经历发展飞速，但社会公共资源中对结核教育和诊治的投入相对不足，在新型冠状病毒全球流行的背景下，2019—2020年结核病的诊治率下降了18%，预期死亡提高。2021年WHO报告显示，2020年全球新发结核患者987万，其中我国新发84.2万，结核病负担排名全球第二，在我国法定传染病中，发病率排第二，死亡率仅次于AIDS。结核可累及全身不同脏器，导致严重的并发症，初诊科室多样化，需要各科临床医生具备发现并诊断结核的能力。

参考文献

[1] 中华医学会结核病学分会重症专业委员会.结核病营养治疗专家共识[J].中华结核和呼吸杂志，2020，43（1）：17-26.
[2] Gecse KB, Vermeire S. Differential diagnosis of inflammatory bowel disease: imitations and complications[J]. Lancet Gastroenterol Hepatol, 2018, 3(9): 644-653.
[3] Jena A, Jha DK, Sharma V. Distinguishing intestinal tuberculosis from Crohn's disease[J]. Lancet Gastroenterol Hepatol, 2021, 6(3): 159.
[4] Merino GE, Gallardo SF, Gallego RF. Intestinal tuberculosis and Crohn's disease: the importance and difficulty of a differential diagnosis[J]. Rev Esp Enferm Dig, 2018, 110(10): 650-657.
[5] Sinha P, Davis J, Saag L, et al. Undernutrition and tuberculosis: public health implications[J]. J Infect Dis, 2019, 219(9): 1356-1363.
[6] World Health Organization. Global tuberculosis report 2021[EB/OL]. (2021-10-14)[2024-04-23].https://www.who.int/publications/i/item/9789240037021.

病例 124 脑海中的"浮游"生物

作者·武 渊 金文婷 马玉燕 林蕾蕾
审阅·胡必杰 潘 珏

病史简介

男性，31岁，甘肃高台人，个体经营者，2022-10-13收入复旦大学附属中山医院感染病科。

■ 主诉

头晕7个月余，头痛1个月，视物模糊20天。

■ 现病史

1. 2021-12劳累后出现颈肩部疼痛，自服止痛活血药物后有缓解。

2. 2022-02-20阵发性头晕、黑矇，体位改变时明显，每次持续约15 s，偶有前臂发麻，无行走不稳。2022-03-01当地查头颅CT：脑积水。2022-03-02头颅MRI：脑积水，脑皮质略肿胀，未见明显占位性病变。颈椎MRI：$C_4 \sim C_5$、$C_5 \sim C_6$、$C_6 \sim C_7$椎间盘轻度膨出。中药治疗2个月，自觉

头晕好转。

3. 2022-05再次出现颈肩部疼痛，间歇性发作，自服非甾体抗炎药可缓解，当地针灸理疗4个月余。

4. 2022-09-13出现头痛，枕部为著，无发热恶心、呕吐，2022-09-18当地复查头颅CT：双侧侧脑室、第三脑室、第四脑室及四叠体池、枕大池不同程度扩大，交通性脑积水可能性大。

5. 2022-09-23出现视物模糊，于兰州某医院神经外科住院，完善头颅MRI：全脑室扩张积水，并侧脑室周围间质性水肿形成，中脑导水管通畅，考虑为交通性脑积水，右侧顶枕沟局限性萎缩。2022-09-24行腰椎穿刺：脑脊液压力330 mmH$_2$O；脑脊液WBC 45×10^6/L，单核细胞92%，蛋白质1.78 g/L，葡萄糖 < 1.1 mmol/L。头孢菌素类（具体种类不详）＋左氧氟沙星抗感染，辅以降颅压、预防癫痫等治疗。

后视物模糊进行性加重，走路需要搀扶。2022-10-02复查腰椎穿刺：脑脊液压力170 mmH$_2$O；脑脊液WBC 90×10^6/L，单核细胞85%，蛋白质2.42 g/L，葡萄糖<1.1 mmol/L。转入神经内科，查T-SPOT.TB、自身抗体、肿瘤标志物、炎症标志物均阴性。脊柱MRI：① 脑干软脑膜及全脊柱脊膜弥漫性增厚、强化，考虑炎性病变；枕大池、颈段及腰骶段椎管内硬膜下多发迂曲扩张血管影，硬脊膜动静脉畸形与炎症继发侧支血管网扩张鉴别，前者多考虑。② T$_{12}$～S$_1$水平椎管内以弥漫不规则囊性为主占位，相应水平脊髓圆锥及马尾终丝受压，硬膜外局限性积液（积脓）及硬膜下包裹性积液（积脓）。③ L$_4$、L$_5$椎体棘突周围软组织渗出。考虑结核感染不排除，2022-10-08至2022-10-12异烟肼（0.3 g，口服，qd）+利福平（0.45 g，空腹口服，qd）+吡嗪酰胺（0.5 g，口服，tid）+乙胺丁醇（0.25 g，口服，tid）抗结核，2022-10-08起甲泼尼龙（80 mg，静脉滴注，qd）抗炎，辅以降颅压、利尿、抑酸、保肝等治疗。2022-10-11患者自行停用激素。2022-10-13为明确脑积水病因收入院。

■ 既往史及个人史

近1个月发现血压升高，硝苯地平缓释片降压，血压控制可；否认糖尿病、脑卒中等，否认结核、肝炎史。家中饲养牛、羊，曾有屠宰牲畜及进食未完全烹熟肉类史。

入院检查

■ 体格检查

1. T 36.4℃，P 75次/分，R 17次/分，BP 120/80 mmHg。

2. 神志清，语利，对答切题，瞳孔等大等圆，直径为3 mm，对光反射存在，双侧眼球内收外展不到位，未及眼震，四肢肌力Ⅴ级，左侧腱反射（3+），右侧腱反射（2+），巴氏征阴性，颈稍抗，克氏征阳性。心脏、胸、腹查体未见异常。

■ 实验室检查

1. 血常规：WBC 7.25×10^9/L，N% 54%，EOS% 3.3%，Hb 147 g/L，PLT 232×10^9/L。

2. 尿常规、粪常规：正常。

3. 炎症标志物：CRP 0.9 mg/L，ESR 6 mm/h，PCT 0.03 ng/mL，铁蛋白597 ng/mL。

4. 生化：TBiL/DBiL 1.9/0.6 µmol/L，ALT/AST 143/105 U/L，Alb 44 g/L，Cr 86 µmol/L。

5. T-SPOT.TB A/B 1/3（阴性/阳性对照：0/465）。

6. 血隐球菌荚膜抗原、G试验、GM试验、EB-DNA、CMV-DNA均阴性。

7. 甲状腺功能、自身抗体、肿瘤标志物均阴性。

8. 细胞免疫：CD4 38.8%，CD8 29.2%，CD4/CD8 1.3，CD4 854/µL。

■ 辅助检查

2022-10-13头颅MRI增强：脑积水（图124-1）。

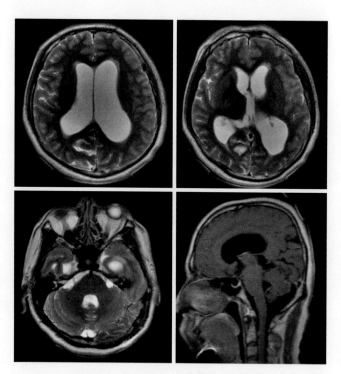

图124-1　2022-10-13头颅MRI：脑积水

临床分析

■ 病史特点

患者为青年男性，慢性病程，主要表现为头痛、头晕、视物模糊等神经系统症状，进行性加重，血WBC、炎症标志物正常，自身抗体、肿瘤标志物、T-SPOT.TB、血隐球菌荚膜抗原等阴性，头颅MRI示脑积水，脑实质未见占位性病变，脊柱MRI示脊膜增厚伴强化，考虑炎性病变。腰椎穿刺脑脊液压力明显升高，脑脊液WBC增多，以单核细胞为主，脑脊液蛋白质升高、葡萄糖降低，头孢菌素+左氧抗感染治疗效果不佳，既往无基础疾病史，曾多次进食未烹熟肉类。

■ 诊断分析

1. 结核性脑膜炎：多慢性起病，可继发于肺结核或肺外结核病灶，免疫缺陷、高龄、营养不良、恶性肿瘤等可增加中枢神经系统感染风险，可隐匿起病，也可表现为发热、脑膜刺激征、神经功能受损、意识障碍等，本例患者脑脊液WBC升高，以单核细胞为主，但既往无结核病史，T-SPOT.TB阴性，可完善脑脊液抗酸涂片、XPERT.TB、分枝杆菌培养、mNGS、ADA协助诊断，必要时复查T-SPOT.TB、完善胸腹部CT寻找其他部位合并的结核病灶。

2. 隐球菌脑膜炎：多慢性起病，常发生在免疫功能低下人群，多有鸽粪接触史，起病前可有上呼吸道或肺部感染史，临床表现不一，头痛常为最早或唯一症状，脑脊液压力常明显升高，WBC以单核细胞为主，患者无免疫受损及鸽粪接触史，血隐球菌荚膜抗原阴性，可完善脑脊液真菌涂片及培养、mNGS、脑脊液隐球菌荚膜抗原检测等协助诊断。

3. 病毒性脑膜炎：急性起病，多由疱疹病毒、腮腺炎病毒、腺病毒引起，常为自限性病程，可有上呼吸道感染前驱症状，典型表现为发热、头痛伴脑膜刺激征，可有不同程度的意识障碍、精神异常、抽搐、脑神经损害、锥体束损害等，脑脊液压力正常或轻度升高，以单核细胞升高为主，病毒抗体及脑脊液病毒PCR可协助诊断。本例患者为慢性病程，症状进行性加重，目前不考虑病毒感染，可完善脑脊液病毒核酸、mNGS检查。

4. 细菌性脑膜炎：急性起病，经典三联征为发热、颈强直、意识障碍，脑脊液压力升高，WBC明显升高，以多核细胞为主，脑脊液蛋白质明显升高、葡萄糖明显降低。本例患者为慢性病程，无发热，无明显脑膜刺激征及意识障碍，脑脊液WBC以单核细胞为主，无细菌病原学依据，普通抗感染治疗效果不佳，目前不考虑普通细菌感染。

5. 寄生虫感染：常见的有带绦虫、棘球绦虫、弓形虫等，多慢性起病，追问病史有生食或进食未煮熟肉类史，累及中枢神经系统时表现轻重不一，可伴有神经系统外表现，可有外周血及脑脊液嗜酸性粒细胞升高，目前依据不足，但患者有屠宰牲畜及进食未烹熟肉类史，可进一步完善血清、脑脊液寄生虫抗体及核酸检测加以排查。

进一步检查、诊治过程和治疗反应

1. 2022-10-13入院后完善血mNGS；考虑结核性脑膜炎不排除，异烟肼（0.3 g，口服，qd）+阿米卡星（0.8 g，静脉滴注，qd）+利奈唑胺（0.6 g，口服，q12 h）抗结核（因入院ALT/AST 143/105 U/L未予以利福平、吡嗪酰胺，因视物模糊未予以乙胺丁醇），辅以甘露醇（125 mL，静脉滴注，q8 h）脱水降颅压、保肝治疗。

2. 2022-10-14 PET/CT：脑积水，$C_1 \sim C_7$、$T_{11} \sim L_1$上缘水平脊髓糖代谢增高（图124-2）。

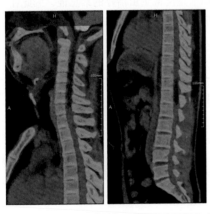

图124-2 2022-10-14 PET/CT：脊髓部分节段糖代谢增高（SUV_{max} 4.4）

3. 2022-10-14神经外科会诊：目前无手术指征，建议保守治疗。

4. 2022-10-15眼科会诊：双眼视盘水肿，眼压正常，右眼视力0.6，左眼视力仅可见手动，积极控制颅内压。

5. 2022-10-15行腰椎穿刺，脑脊液压力 > 400 mmH₂O；脑脊液常规示蛋白质（1+），WBC 44×10⁶/L，单核细胞85%，嗜酸性粒细胞4%；脑脊液生化示蛋白质1.12 g/L，葡萄糖0 mmol/L，氯122 mmol/L，LDH 72 U/L；ADA 6 U/L；脑脊液找幼稚细胞阴性；脑脊液涂片找细菌、真菌、抗酸杆菌均阴性，墨汁染色阴性，XPERT.TB阴性，隐球菌荚膜抗原阴性。

6. 2022-10-16血mNGS回报（2022-10-14采样）：检出链状带绦虫核酸序列数432。

7. 2022-10-17脑脊液mNGS回报（2022-10-15采样）：检出链状带绦虫核酸序列数4 614 183。

8. 2022-10-17血及脑脊液外送上海寄生虫研究所行寄生虫抗体检测，继续甘露醇（125 mL，静脉滴注，q8 h）降颅压，加用地塞米松（20 mg，静脉滴注，qd）抗寄生虫前预防过敏，患者头痛有好转。

9. 2022-10-18神经外科行脑室Ommaya泵置入术+脑室引流，术中脑脊液：蛋白质（1+），WBC 12×10⁶/L；蛋白质0.35 g/L，葡萄糖4.5 mmol/L，氯130 mmol/L，LDH 24 U/L。

10. 2022-10-20寄生虫抗体回报（2022-10-17送检）：脑脊液囊虫和包虫阳性；血囊虫和包虫弱阳性；粪便未找到寄生虫虫卵、寄生虫原虫及阿米巴包囊。外送至复旦大学上海医学院寄生虫教研室脑脊液囊虫PCR检测弱阳性。

11. 2022-10-20起阿苯达唑（0.6 g，口服，q12 h）+吡喹酮（1.8 g，口服，tid）抗寄生虫（2022-10-30结束第1疗程，共计10日），德巴金缓释片（0.5 g，口服，bid）预防癫痫发作，继续地塞米松抗炎治疗并逐渐减量（2022-11-04停用激素），继续持续脑室引流，引流量70 mL/d；眼底视乳头水肿缓慢改善，头痛及视物模糊逐渐好转。

12. 2022-10-27脑脊液细菌、真菌培养回报阴性；复查全脊髓节段增强MRI：颈椎轻度退变，$C_5 \sim T_1$水平椎管脊膜囊区强化信号，炎性/感染性病变可能；下胸髓略膨大，信号不均匀，考虑炎性病变可能；下胸髓及腰髓及周围脊膜增厚改变，考虑炎性病变可能性大；L_4水平椎管脊膜局部膨出；$L_3 \sim L_4$椎间盘轻度膨出。

13. 2022-11-07复查脑脊液（脑室引流）mNGS：检出链状带绦虫核酸序列数5 376，血mNGS检出链状带绦虫核酸序列数72。

14. 2022-11-13复旦大学上海医学院寄生虫教研室回报结果，脑脊液核酸测序，12 s及*nad5*基因提示猪囊尾蚴感染。

15. 2022-11-14复查头颅MRI增强：交通性脑积水引流术后，与2022-10-13相仿（图124-3）。

16. 2022-11-18起第2疗程抗寄生虫治疗：阿苯达唑（0.6 g，口服，q12 h）+吡喹酮（1.8 g，口服，tid），同时继续甘露醇（125 mL，静脉滴注，q8 h）降颅压、地塞米松（15 mg，静脉滴注，qd）抗炎、抑酸、补钙、保肝治疗；继续抗寄生虫治疗，门诊随访。

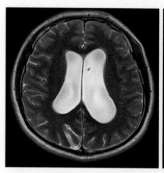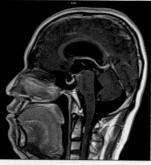

图124-3　2022-11-14头颅MRI：与前相仿

17. 表124-1为治疗过程中脑脊液检查情况。

最后诊断与诊断依据

■ 最后诊断

1. 脑囊虫病。
2. 脊髓囊虫病。
3. 脑积水（脑室Ommaya囊置入术后）。

■ 诊断依据

患者为青年男性，慢性病程，以头痛、头晕、视物模糊为主要表现，血WBC及炎症标志物正常，头颅MRI示脑积水，脑实质未见占位性病变，PET/CT示部分脊髓节段糖代谢增高，脊髓MRI示部分脊髓节段膨大，信号强化不均，部分脊膜增厚，考虑炎性病变可能。腰椎穿刺检查提示脑脊液压力明显升高，脑脊液WBC升高，可见嗜酸性粒细胞，脑脊液蛋白质升高、葡萄糖降低、氯正常，脑脊液及血mNGS检出链状带绦虫，脑脊液及血囊虫和包虫抗体阳性，脑脊液核酸测序提示猪囊尾蚴感染，自身免疫性脑炎相关抗体检测阴性，结合患者居于西北地区且有食用未烹熟肉类史，故脑囊虫病、脊髓囊虫病、脑积水诊断明确。

经验与体会

1. 常见引起人类疾病的带绦虫主要是肥胖带绦虫（牛带绦虫）、链状带绦虫（猪带绦虫）和亚洲带绦虫。人体可以作为链状带绦虫的终宿主，发生绦虫病，主要通过食用含囊尾蚴的生肉或未煮熟的肉而感染，也可以作为中间宿主，发生囊虫病，主要通过摄入链状带绦虫虫卵所致。囊虫病是链状带绦虫的幼虫（囊尾蚴）寄生人体各组织所致疾病，也称囊尾蚴病，常见寄生部位为脑、皮下组织、肌肉和眼部。脑囊虫病可以出现脑积水，引起颅内压升高。目前寄生虫感染呈低水平流行，可能导致寄生虫感染，但容易被忽视，临床医生在考虑感染而病原体不明时，如果患者来自高流行地区或有可疑流行病学史，应警惕寄生虫感染可能。

2. 绦虫病主要通过粪便中检出绦虫节片或虫卵确诊，肥胖带绦虫虫卵可沉积在肛周区，因此也可采用肛拭子检测虫卵。此外，还可以采用免疫学和分子生物学方法提高诊断敏感性，如检测粪便标本中绦虫抗原及虫卵核酸，检测血清、脑脊液标本中囊虫抗体及核酸。mNGS可以检测各种标本类型，检测耗时短且敏感性高，且可以鉴定虫种，为快速准确做出病原学诊断提供了有力手段。本例患者入院时根据现有资料考虑结核性脑膜炎不排除，给予经验性抗结核治疗，入院后很快通过血、脑脊液mNGS检出链状带绦虫而明确诊断，有助于尽早开始目标性治疗，体现了mNGS在疑难感染病诊断中的价值。

3. 脑囊虫病患者可以出现脑室内病变伴脑积水、脑实质内病变，治疗困难，除抗寄生虫治疗外，往往需要多学科合作，采用多种治疗方法，包括分流术、内镜下清除、抗炎治疗、抗癫痫治疗等。而且在某些情况下，抗寄生虫治疗并不是首要目的，眼部囊虫病、颅内大面积多发脑囊虫病和未经治疗的脑积水是抗寄生虫治疗的禁忌证，因此在驱虫治疗前需要先处理上述情况。对于并发脑积水的患者，治疗前重在

表124-1　脑脊液检查情况

日　期	WBC（×10⁶/L）	EOS（%）	蛋白质（g/L）	葡萄糖（mmol/L）	压力（mmH₂O）	mNGS 链状带绦虫种严格序列数
10-15	44	4	1.12	0	> 400	4 614 183
10-19（术中脑脊液）	12	/	0.35	4.5	/	256 329
10-22（脑室引流）	2	/	0.47	2.9	/	569 549
10-26（脑室引流）	3	/	0.4	2.3	/	/
10-27（脑室引流）	2	/	0.38	2.2	/	2 061 497
10-29（脑室引流）	3	/	0.4	2.5	/	/
10-31	11	/	0.58	0.6	310	2 237 084
11-05（脑室引流）	207	4	0.48	2.7	/	5 376

处理脑积水，可通过手术移除梗阻性囊尾蚴或脑脊液分流术改善脑积水。本例患者以脑积水为主要表现，颅内压明显升高，头颅MRI未见包囊梗阻依据，故联系神经外科行脑室Ommaya囊置入术引流脑脊液，避免驱虫治疗后颅内压进一步升高，但需要注意的是在治疗过程中应谨防Ommaya囊置入后引起继发感染。

参考文献

[1] Garcia HH, Nash TE, Del Brutto OH. Clinical symptoms, diagnosis, and treatment of neurocysticercosis[J]. Lancet Neurol, 2014, 13(12): 1202-1215.

[2] White AC Jr, Coyle CM, Rajshekhar V, et al. Diagnosis and treatment of neurocysticercosis: 2017 clinical practice guidelines by the Infectious Diseases Society of America (IDSA) and the American Society of Tropical Medicine and Hygiene (ASTMH)[J]. Clin Infect Dis, 2018, 66(8): e49-e75.

病例 125　颈部莫名鼓大包，泡澡桑拿来背锅

作者·李　娜　马玉燕　金文婷　米宏霏
审阅·胡必杰　潘　珏

病史简介

男性，44岁，安徽人，2023-02-23收入复旦大学附属中山医院感染病科。

■ 主诉

颈后肿痛3个月余。

■ 现病史

1. 2022-11-20无诱因出现颈后疼痛，颈后正中线可触及硬币大小硬结（图125-1），未重视。硬结逐步增大，局部皮肤出现红肿、皮温高，有波动感，疼痛难以忍受，无发热。

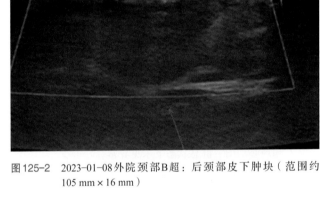

图125-2　2023-01-08外院颈部B超：后颈部皮下肿块（范围约105 mm×16 mm）

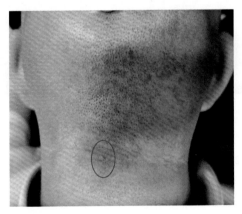

图125-1　2022-11-20起病初期后颈部硬结

2. 2023-01-08就诊苏州某三甲医院查血WBC 7.33×10⁹/L，N% 71%。颈部B超（图125-2）：后颈部皮下异常回声，范围约105 mm×16 mm，形状不规则，边界不清，考虑为炎性病变。头孢类抗菌药物治疗近6周，局部红肿稍有改善，但疼痛持续加剧，自觉肿块范围仍有增大（图125-3）。

3. 2023-02-20就诊复旦大学附属中山医院感染病科门诊查血WBC 7.79×10⁹/L，N% 72.3%；CRP 49.5 mg/L，ESR 30 mm/h，PCT 0.09 ng/mL；T-SPOT.TB A/B 0/0（阴性/阳性

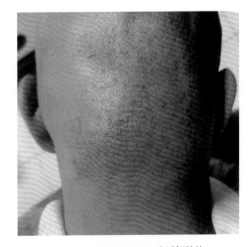

图125-3　2023-01-21后颈部肿块

对照：0/130）。2023-02-23颈部B超：颈后区皮下软组织层增厚伴回声不均，范围约78 mm×16 mm×59 mm，距体表7.4 mm，按压时有波动感。为明确颈部肿块性质2023-02-23收入院。

■ 既往史及个人史

2型糖尿病史30年，不规律服用二甲双胍、阿卡波糖，未定期监测血糖。

入院检查

体格检查

1. T 36.2℃，P 111次/分，R 20次/分，BP 127/92 mmHg。

2. 神志清，精神可，全身皮肤及巩膜无黄染；颈后可触及肿块，质中，范围约8 cm×6 cm，触痛明显，按压有波动感；两肺呼吸音清，未闻及干湿啰音；心律齐，各瓣膜区未闻及病理性杂音；腹平软，无压痛及反跳痛；双下肢无水肿。

实验室检查

1. 血常规：WBC $6.25×10^9$/L，N% 75.6%，Hb 153 g/L，PLT $278×10^9$/L。

2. 炎症标志物：CRP 39.4 mg/L，ESR 30 mm/h，PCT 0.08 ng/mL。

3. 尿常规：尿糖（4+）。

4. 生化：肝肾功能、电解质无殊。

5. 糖代谢：随机血糖29.0 mmol/L，血酮体阴性。

6. G试验、GM试验、血隐球菌荚膜抗原、CMV-DNA、EBV-DNA均阴性。

7. 细胞免疫：CD4 288/μL。

8. 自身抗体、肿瘤标志物无殊。

辅助检查

1. 心电图：正常。

2. 超声心动图：静息状态下未见异常。

临床分析

病史特点

患者为中年男性，亚急性病程，主要表现为后颈部红、肿、热、痛，病灶有波动感；外周血中性粒细胞、CRP、ESR升高；影像学见颈部皮下软组织增厚伴回声不均，考虑为炎性病变。头孢菌素类抗菌药物治疗近6周，局部红肿稍有好转，但疼痛加剧，肿块范围仍有增大。既往糖尿病史，血糖控制极差。考虑感染可能性大，病原体鉴别诊断考虑如下。

诊断分析

1. 普通细菌感染：患者为中年男性，表现为颈部皮肤红、肿、热、痛、波动感，外周血炎症标志物升高，起病前无明确局部外伤史。首先需考虑普通细菌感染，最常见的病原体是金黄色葡萄球菌，占比可高达75%，但患者无高热且为亚急性病程，不符合金黄色葡萄球菌感染后的高毒力表现。头颈部的脓肿亦需考虑链球菌、棒状杆菌、混合厌氧菌等感染，但头孢菌素类抗菌药物治疗近6周症状无明显好转，不符合普通细菌感染，亦可能为耐药菌或混合感染。

2. 分枝杆菌感染：患者糖尿病基础且血糖控制极差，CD4细胞计数仅288/μL，属于免疫抑制人群，无高热表现，亚急性病程，且经验性抗普通细菌治疗效果不佳，需考虑低

毒力病原体感染可能，如结核、NTM等在皮肤软组织感染中并不罕见，门诊查T-SPOT.TB阴性，因此结核感染可能性较小。起病前并无明确局部外伤、针灸及手术操作史，应评估播散性NTM感染可能，需进一步完善头颈不能MRI、胸部及腹盆CT、浅表淋巴结B超等检查以明确其他部位有无感染灶。另外，可行穿刺获取脓液或病灶组织送检涂片找抗酸杆菌、分枝杆菌培养、mNGS和组织病理学检查，以明确或排除诊断。

3. 其他病原体：如诺卡菌、真菌（隐球菌、马尔尼菲篮状菌、曲霉）等，多见于免疫功能受损和糖尿病患者，可同时累及肺、皮肤软组织、骨关节甚至中枢神经系统，通常亚急性起病，可进一步行全身评估；同时获取脓液或病灶组织标本，行弱抗酸染色、延长培养时间、mNGS和组织病理学检查等鉴别。

进一步检查、诊治过程和治疗反应

诊治经过

1. 2023-02-24奈诺沙星（0.5 g，静脉滴注，qd）抗感染，胰岛素强化控制血糖。

2. 2023-02-24头颈部软组织MRI增强（图125-4）：颈后部软组织感染伴脓肿形成可能性大，颈后部肌肉（斜方肌、胸锁乳突肌）受累。

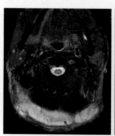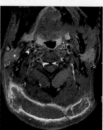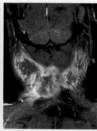

图125-4 2023-02-24头颈部软组织MRI增强：颈后部软组织感染伴脓肿形成可能性大，颈后部肌肉受累

3. 2023-02-24于介入手术室行颈部脓肿穿刺置管引流术，共抽出黄色浓稠脓液约8 mL（图125-5），脓液涂片找细菌、真菌及抗酸杆菌均阴性，XPERT.TB阴性。

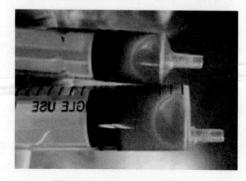

图125-5 2023-02-24颈部脓液

4. 2023-02-25 PET/CT（图125-6）：后颈部炎性病变累及邻近双侧斜方肌及胸锁乳突肌，最大横截面约为88.0 mm×74.1 mm。

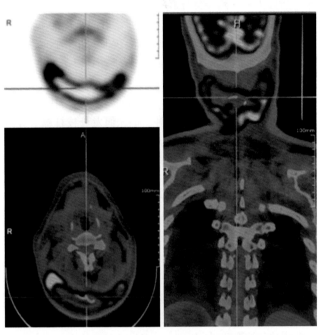

图125-6　2023-02-25 PET/CT：后颈部炎性病变累及邻近双侧斜方肌及胸锁乳突肌，最大横截面约为88.0 mm×74.1 mm

5. 2023-02-28脓液mNGS（2023-02-25采样）：检出脓肿分枝杆菌核酸序列数1。追问病史，患者平素喜泡澡和蒸桑拿，每周1～2次，每次会将头枕部和颈部泡在水里约半小时，搓澡后可能有细小皮损。考虑为脓肿分枝杆菌感染，调整抗感染方案为阿奇霉素（0.25 g，口服，qd）+阿米卡星（0.8 g，静脉滴注，qd）+头孢美唑（2 g，静脉滴注，q12 h）。与微生物室沟通密切关注培养结果。随访WBC 7.14×10⁹/L，N% 74.9%；CRP 33.9 mg/L，ESR 34 mm/h，PCT 0.06 ng/mL。

6. 2023-03-01颈部脓液培养（2023-02-24采样）：脓肿分枝杆菌（1+）；图125-7为脓肿分枝杆菌菌落形态。

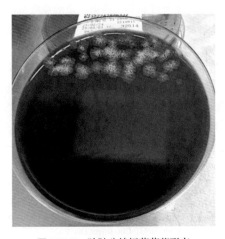

图125-7　脓肿分枝杆菌菌落形态

7. 2023-03-02因引流不畅于介入超声下重新置管，共引流出黄色黏稠脓液约30 mL。

8. 2023-03-03颈部脓液分枝杆菌基因多重PCR检测结果回报（2023-02-28采样）：脓肿分枝杆菌阳性。随访WBC 6.29×10⁹/L，N% 78.1%；CRP 39.2 mg/L，ESR 2 mm/h。

9. 2023-03-06颈部脓液脓肿分枝杆菌药敏试验结果回报（图125-8）。引流液逐渐减少，患者要求拔除引流管，反复告知引流的必要性，劝阻无效，予以签字拔除引流管。

标 本 类 型			菌　　名	
颈部脓液			脓　　肿	
送检日期	2023-02-24	报告日期	2023-03-06	
缩　写	中文名	MIC	判断（第5天）	判断（第14天）
SXT	复方磺胺甲噁唑	1	S	
CIP	环丙沙星	2	I	
MXF	莫西沙星	2	I	
FOX	头孢西丁	16	S	
AMI	阿米卡星	4	S	
DOX	多西环素	0.5	S	
TGC	替加环素	0.25	/	
CLA	克拉霉素	≤0.06	S	
LZD	利奈唑胺	2	S	
IMI	亚胺培南	8	I	
FEP	头孢吡肟	32		
AUG	阿莫西林/克拉维酸	32	/	
AXO	头孢曲松	16	/	
MIN	米诺环素	≤1	/	
TOB	妥布霉素	4	/	

图125-8　2023-03-06脓肿分枝杆菌药敏试验结果

10. 2023-03-07随访WBC 7.27×10⁹/L，N% 72.7%；CRP 36.2 mg/L，ESR 29 mm/h。出院，嘱当地继续抗NTM治疗，方案为：阿奇霉素（0.25 g，口服，qd）+多西环素（0.1 g，口服，q12 h）+阿米卡星（0.8 g，静脉滴注，qd）+头孢美唑（2 g，静脉滴注，q12 h）。

■ **出院后随访**

1. 2023-03-09抗INF-γ自身抗体（2023-03-05采血）结果：阴性。

2. 出院后当地继续四联方案抗NTM治疗，自觉肿块缩小，疼痛明显减轻，每日颈部穿刺点有脓液渗出，2023-03-

19起渗液转清。胰岛素联合降糖药降糖，但未监测血糖。

3. 2023-03-20脓肿NTM药敏试验补充结果：加入克拉霉素延时培养14天仍为敏感[最低抑菌浓度（MIC）≤0.06]。

4. 2023-03-23随访WBC 5.56×10^9/L，N% 67.2%；CRP 2.4 mg/L，ESR 9 mm/h，PCT 0.06 ng/mL，均降至正常。颈部B超（图125-9）：颈后部软组织肿胀增厚，皮下脂肪层与深部肌层间见不规则混合回声区，范围约108 mm×87 mm×12 mm，考虑炎性病变伴脓肿形成。继续阿奇霉素（0.25 g，口服，qd）+多西环素（0.1 g，口服，q12 h）+阿米卡星（0.8 g，静脉滴注，qd）+头孢美唑（2 g，静脉滴注，q12 h）方案治疗，考虑短期内复查并改为口服方案；再次宣教注意控制及监测血糖。

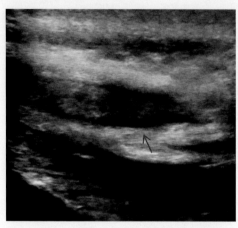

图125-9　2023-03-23颈部B超：后颈部炎性病变伴脓肿形成（范围约108 mm×87 mm×12 mm）

最后诊断与诊断依据

■ 最后诊断

1. 颈部皮肤软组织感染（脓肿分枝杆菌）。

2. 2型糖尿病。

■ 诊断依据

患者为中年男性，2型糖尿病基础，血糖控制极差，亚急性病程，表现为后颈部皮肤红、肿、热、痛、波动感；外周血中性粒细胞、CRP、ESR升高。影像学检查见颈后部软组织炎性病变伴脓肿形成，颈后部肌肉（斜方肌、胸锁乳突肌）受累。脓液培养菌种鉴定为脓肿分枝杆菌，分枝杆菌基因多重PCR检测脓肿分枝杆菌阳性，脓液mNGS检出脓肿分枝杆菌核酸序列。头孢菌素类药物抗普通细菌治疗无效，规范抗NTM治疗症状好转，炎症标志物降至正常，颈部脓肿病灶吸收。故颈部皮肤软组织脓肿分枝杆菌感染诊断成立。

经验与体会

1. 本例患者为中青年男性，有长期糖尿病史，血糖控制

极差，在无外伤及操作情况下出现后颈部肿块，表现为红、肿、热、痛及波动感，影像学表现见颈部软组织炎性病变伴脓肿形成，头孢菌素类药物抗感染治疗近6周症状无明显好转，病程中无发热等全身症状，符合低毒力病原体NTM感染的表现。经仔细询问病史，患者平素有泡澡及蒸桑拿的习惯，每周1～2次，每次头颈部会泡在水里近半小时，偶有皮肤破损，可能为水暴露途径。

2. 皮肤擦伤和穿透伤（包括注射、穿孔、针刺、文身、外科操作等）会大大增加NTM感染的概率，潜伏期不一，快速生长型分枝杆菌（如脓肿、龟、偶发分枝杆菌）导致的皮肤软组织感染潜伏期约为1个月（范围为12～119天）。复旦大学附属中山医院感染病科近年的数据表明，NTM在皮肤软组织感染中并不罕见（20例/269例）。快速生长型NTM所致皮肤软组织感染通常表现为局限性蜂窝织炎、脓肿或单个轻微触痛结节，免疫抑制基础的患者可发生全身播散性感染，常以皮肤病灶为首发表现。在接诊此类患者时需排查其他部位感染情况，可考虑行胸部CT平扫及腹盆CT增强、头颅MRI及全身浅表淋巴结检查。最终经与患者及家属沟通，完善了PET/CT检查全面评估，但仅发现颈部广泛病灶，后行IFN-γ自身抗体检测阴性，排除了抗IFN-γ自身抗体免疫缺陷综合征。

3. 本例患者培养报阳时间仅5天，符合快生长NTM的特征，由于NTM在环境中普遍存在，也须考虑到污染可能，但在不同时间点采集的脓液送检分枝杆菌基因多重PCR检测亦鉴定为脓肿NTM，因此病原学诊断明确。本例患者的脓肿NTM菌落形态为粗糙型，复旦大学附属中山医院感染病科近年来分离与保藏的脓肿分枝杆菌多为粗糙型（约占70%），与已发表文献数据类似：脓肿分枝杆菌约50%为粗糙型，38%为光滑型，12%两种形态皆有；粗糙型变种中约88%为脓肿分枝杆菌脓肿亚种。粗糙型脓肿NTM表面缺乏糖肽脂质，不易形成生物膜，毒力及侵袭性均较光滑型变种强。

4. 局限性皮肤及软组织感染，建议采用2～3种敏感的药物口服治疗至少4个月，但方案应根据宿主因素、NTM菌种类型和病变严重程度而异，感染严重的免疫抑制患者治疗早期应给予静脉抗菌药物。本例患者虽仅有颈部受累，但病灶范围较为广泛，累及皮肤、软组织、多处肌肉，故确诊后即经验性给予口服阿奇霉素联合静脉阿米卡星、头孢美唑抗NTM治疗，后根据药敏试验结果加用敏感的多西环素四联抗感染。治疗3周后随访超声病灶仍有较多脓液，考虑与过早拔除引流管有关，但症状改善、炎症标志物降至正常，治疗有效，可考虑调整为口服方案。

参考文献

[1] Daley CL, Iaccarino JM, Lange C, et al. Treatment of nontuberculous mycobacterial pulmonary disease: an official ATS/ERS/ESCMID/IDSA clinical practice guideline[J]. Clin Infect Dis, 2020, 71(4): e1-e36.

[2] Ricotta EE, Adjemian J, Blakney RA, et al. Extrapulmonary

nontuberculous mycobacteria infections in hospitalized patients, United States, 2009–2014[J]. Emerg Infect Dis, 2021, 27(3): 845–852.

[3] Rüger K, Hampel A, Billig S, et al. Characterization of rough and smooth morphotypes of Mycobacterium abscessus isolates from clinical

specimens[J]. J Clin Microbiol, 2014, 52(1): 244–250.

[4] Wang Q, Miao Q, Pan J, et al. The clinical value of metagenomic next-generation sequencing in the microbiological diagnosis of skin and soft tissue infections[J]. Int J Infect Dis, 2020, 100: 414–420.

病例 126 拨开肺内迷雾，终见病灶真相

作者·苑菲菲　金文婷　马玉燕
审阅·胡必杰　潘珏

病史简介

女性，32岁，安徽人，2023-09-22收入复旦大学附属中山医院感染病科。

主诉

右侧胸背痛、头痛1个月余。

现病史

1. 2023-08自觉右侧胸痛，呼吸时加重，伴后背隐痛及头痛，无发热、咳嗽、咳痰等。

2. 2023-08-31当地医院胸部CT平扫（图126-1）：双肺多发结节（高密度，大者直径约10 mm），转移瘤可能。

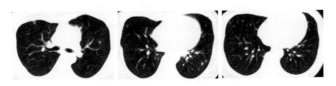

图126-1　2023-08-31胸部CT：两肺多发结节状高密度影

3. 2023-09-07 PET/CT：双肺多发结节伴糖谢增高，考虑为肺内多发转移，左侧颈部淋巴炎症。2023-09-15当地医院行肺穿刺活检术，病理：肺内病灶少许退变异型细胞。

4. 2023-09-22为明确肺内病灶性质收入复旦大学附属中山医院感染病科。

入院检查

体格检查

1. T 36.5℃，P 72次/分，R 18次/分，BP 120/73 mmHg。

2. 神志清，双肺未闻及明显干湿啰音；心律齐，心前区未闻及杂音；腹平软，全腹未及压痛、反跳痛；双下肢未见水肿。

实验室检查

1. 血常规：Hb 120 g/L，WBC 4.61×10^9/L，N% 69.3%，PLT 297×10^9/L。

2. 炎症标志物：hsCRP 2.7 mg/L，ESR 3 mm/h，PCT < 0.02 ng/mL。

3. 生化：Alb 48 g/L，ALT/AST 26/25 U/L，Cr 42 μmol/L。

4. T-SPOT.TB A/B 5/0（阴性/阳性对照：0/180），G试验、GM试验、血隐球菌荚膜抗原、EBV-DNA、CMV-DNA均阴性。

5. 肿瘤标志物：CA12-5 48.1 U/mL，余阴性。

6. 自身抗体：抗组蛋白抗体：弱阳性，余ANA、ANCA均阴性。

7. 血管紧张素转化酶：33.3 U/L。

辅助检查

1. 胸部CT平扫+增强（图126-2）：两肺多发类圆形实性结节，较2023-08-31增多、增大，纵隔稍大淋巴结。

2. 头颅MRI平扫+增强：未见异常。

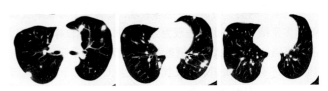

图126-2　2023-09-23胸部CT：两肺多发类圆形实性结节影，较2023-08-31增多

临床分析

病史特点

患者为青年女性，约1个月前出现右侧随呼吸加剧的胸痛、背痛及头痛，外院PET/CT提示双肺多发结节伴FDG代谢增高，进一步行左肺结节活检病理提示少许退变异型细胞。入院随访胸部CT见两肺多发类圆形实性结节影。

诊断分析

1. 肺真菌病：本例患者以胸背痛、头痛起病，临床表现无特异性，血炎症标志物不高，3周左右随访胸部CT见肺内病灶进展明显，主要表现为双肺多发边界清楚、密度均匀的实性结节影，考虑真菌性肺病如肺隐球菌病，肺曲霉病不能排除。肺隐球菌病患者起病多隐匿，可有发热、咳嗽、胸痛等，胸部CT可表现为双肺磨玻璃结节、实性结节、片状浸润等。肺曲霉病的临床及CT表现取决于曲霉的数量、毒力及患者的免疫反应，感染早期CT可见结节样变伴周围环绕分布的低密度磨玻璃影，即晕轮征，晚期结

节周围组织坏死吸收可形成含气空腔，可见典型的新月征。本例患者入院查G试验、GM试验、血隐球菌荚膜抗原均阴性，可仔细追溯病史，通过支气管镜肺泡灌洗送病原学检查，完善支气管镜下肺活检或CT引导下肺穿刺活检，结合病理协助诊断。

2. 分枝杆菌感染：NTM毒力和致病性均较低，慢性病及免疫抑制人群易感，临床症状轻者可表现为长期咳嗽、咳痰，进展较快的患者可有低热、咯血、胸痛等，胸部CT病灶可表现为双肺斑片状浸润、纤维条索、空洞及结节等。本例患者无免疫抑制基础，有胸背痛症状且CT以两肺多发实性结节为主，NTM感染不能排除。此外，结核分枝杆菌与NTM的CT表现类似，本例患者虽入院查T-SPOT.TB阴性，影像学表现并非粟粒样病灶，但仍无法完全排除结核感染可能。可通过留取痰样本或支气管镜肺泡灌洗完善病原学检查，以及支气管镜下肺活检或CT引导下行肺穿刺活检，结合病理协助诊断。

3. 肺恶性肿瘤：患者外院PET/CT提示双肺多发结节伴糖代谢增高，左肺结节穿刺病理提示少许退变异型细胞，随访肺部CT见双肺病灶较3周前增大增多，形态上表现为边界清楚的类圆形实性结节影，虽肿瘤标志物仅CA12-5轻度升高，但仍无法排除恶性肿瘤肺转移及肺淋巴瘤等，需继续随访肿瘤标志物，必要时再次行PET-CT检查。其中发病率较低的原发性肺淋巴瘤患者早期可无症状，随侵袭程度增加可有咳嗽、胸痛、咯血、发热等表现，影像学上可见单或双侧肺多发结节灶，也可表现为弥漫性网状、粟粒样结节影，不伴纵隔淋巴结肿大。本例患者外院病理诊断未明，肺部病灶短期进展，本次拟通过支气管镜下或CT引导下行二次肺穿刺活检以明确病灶性质。

4. 血管炎：血管炎以血管壁炎症和纤维素样坏死为病理特征，可累及各种类型的血管，根据累及部位的不同而临床表现多样，肺内受累影像学上可表现为结节、实变、肿块、空洞等。本例患者有胸背痛、头痛，外周血嗜酸性粒细胞不增高，自身抗体仅抗组蛋白抗体弱阳性，目前血管炎诊断的依据不足，需完善支气管镜下或CT引导下肺穿刺活检以协助诊断。

进一步检查、诊治过程和治疗反应

■ 诊治过程

1. 2023-09-23外院肺部病灶穿刺活检病理切片会诊。

2. 2023-09-25 CT引导下行经皮右肺上叶病灶穿刺活检，肺组织涂片找细菌、真菌、抗酸杆菌、XPERT.TB阴性。

3. 2023-09-27病理：炎症性病变，PAS染色阴性，抗酸染色阴性，六胺银染色阴性；结合形态学考虑结核不排除。

4. 2023-09-27应患者要求出院，嘱门诊密切随访。

■ 出院后随访

1. 2023-09-28肺组织mNGS（2023-09-25采样）：结核分枝杆菌复合群核酸序列数22；肺组织细菌、真菌培养（2023-09-25采样）阴性。电话联系患者立即来院。

2. 2023-10-10感染病科专家门诊就诊，考虑肺结核可能，异烟肼（0.3 g，口服，qd）+利福平（0.45 g，空腹口服，qd）+左氧氟沙星（0.5 g，口服，qd）抗结核；同时考虑肺血管炎不排除，建议风湿免疫科就诊。

3. 2023-10-10因至双眼上睑水肿伴睁眼困难至眼科门诊就诊，考虑为双侧结膜炎、泪腺炎性假瘤疑似、IgG4相关疾病疑似，建议完善眼部平扫MRI。

4. 2023-10-12患者外院肺部病灶穿刺活检病理切片会诊（图126-3）：考虑为血管炎伴部分肺组织梗死。

5. 2023-10-12风湿免疫科门诊就诊，综合患者双肺多发病灶及双侧眼部受累，结合病理结果考虑为肺血管炎疑似，IgG4相关疾病疑似，建议病理片加做IgG4免疫组化。

6. 2023-10-16眼球MRI平扫：双眼泪腺炎性假瘤可能；同时外院肺部病灶穿刺活检病理切片IgG4免疫组化结果回报均阴性。2023-10-16至风湿免疫科专家门诊就诊，考虑为肺血管炎，糖皮质激素+硫酸羟氯喹口服。

7. 2023-10-18患者穿刺活检病理切片IgG4免疫组化结果均阴性。

8. 2023-10-20停用抗结核药。

9. 2023-11-15肺组织分枝杆菌培养（2023-09-25采样）：阴性。胸部CT平扫（图126-4）：两肺多发病灶（类圆形磨玻璃和实性结节影）较2023-09-23明显吸收缩小；自觉眼部肿胀不适等较前好转。继续激素+羟氯喹治疗。

最后诊断与诊断依据

■ 最后诊断

两肺多发性结节：肺血管炎。

■ 诊断依据

1. 青年女性，胸背痛及头痛起病，外院PET/CT提示双肺多发结节伴糖代谢增高，行左肺结节活检病理提示少许退变异型细胞。3周后随访胸部CT见肺内病灶进展较快，再次完善CT引导下肺穿刺活检（右上肺病灶），病理提示炎症性病变，后综合两次肺活检病理，肺组织部分区域凝固性坏死，坏死区可见肺泡结构，未见炎症细胞，考虑为血管炎伴部分肺组织梗死。同时出现眼部受累症状，小剂量激素治疗1个月后肺内病灶明显减少，眼部症状好转，故肺部病灶考虑肺血管炎诊断明确。

2. 肺活检组织mNGS检出结核分枝杆菌复合群，但患者无低热、盗汗、乏力等结核中毒症状，T SOPT.TB阴性，本院及外院肺穿刺病理片示肺血管性炎症改变，肉芽肿样结节内未见凝固性坏死，肺活检组织同时行分枝杆菌培养结果阴性，尤其是患者激素治疗1个月后，肺内病灶快速显著吸收，与结核的病理过程不符，故本例肺结核诊断可以排除。

送检材料	2023-52026 HE×1, 2023-52026白片×20, 2023-51264 HE×1, 2023-51264白片×20。
会诊意见	（2022352026，外院左肺结节活检）镜下为肺泡组织，多数肺泡腔内可见到渗出纤维素和个别中性粒细胞、组织细胞，灶性区可见到肉芽肿结节，肉芽肿结节内未见到凝固性坏死，多核巨细胞不明显，少数肌型小血管壁可见到少数淋巴细胞、中性粒细胞浸润，抗酸染色、六胺银染色均呈阴性。复习右上肺病灶穿刺活检切片，镜下穿刺肺组织中部分区组织凝固性坏死，坏死区可见到肺泡结构，未见到炎症细胞反应，考虑肺梗死，部分区为肺组织，其间可见到肉芽肿样区域，肉芽肿结节内未见凝固性坏死和多核巨细胞，病变区EBER、CD30、CD56均呈阴性反应，可见到机化性肺炎改变，病变区T淋巴细胞、B淋巴细胞均可见到，T淋巴细胞数目稍增多。综合上述所见，可排除肿瘤性病变及结核、真菌感染。参考其影像学（双肺多个结节影），为肺炎症性病变，考虑为肺血管炎伴部分肺组织梗死。因穿刺组织少，请结合临床。 　　免疫组化（N23042022）23T03595-2023-52026-（白片）（2023-52026）：CK{pan}（上皮+），CK7（上皮+），P40（-），CEA（-），TTF-1（上皮+），NapsinA（上皮+），CDX2（-），CD68（PGM1）（组织细胞+），CD20（少数+），CD3（少数+），Ki-67（10%阳性）。 　　特殊染色（N23042022）23T03595-2023-52026-（白片）（2023-52026）：网染（部分区网状纤维轻度增生），弹力（弹力纤维+）。 　　特殊染色（N23042022）23T03595-2023-52026-（白片）（2023-52026）：六胺银（-），抗酸（-）。 　　免疫组化（N23042022）23T03595-23S086470-（白片）（23S086470）：CD30（-），CD56（-），CD20（少数+），CD3（少数+），SMA（少数+）。 　　原位杂交（N23042022）23T03595-23S086470-（白片）（23S086470）：EBER（-）。

图126-3　2023-10-12外院左肺病灶病理切片（2023-09-15活检）会诊：考虑为血管炎伴部分肺梗死

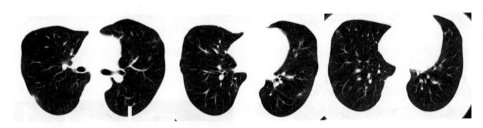

图126-4　2023-11-15胸部CT：两肺多发病灶较2023-09-23明显吸收缩小

经验与体会

1. 血管炎是一组以血管壁炎症与破坏为主要病理改变的异质性疾病，症状因受累血管的大小、部位及病理特点的不同而各异。系统性血管炎通常按照受累血管的大小可分为大血管性血管炎（巨细胞动脉炎、大动脉炎等）、中血管性血管炎（结节性多动脉炎、川崎病等）和小血管炎。因抗中性粒细胞胞质抗体（antineutrophil cytoplasmic antibody，ANCA）与小血管炎高度相关，通常将一组以小血管壁的炎症和纤维素样坏死、血清ANCA阳性为主要特征的系统性自身免疫性疾病统称为ANCA相关性血管炎，主要包括肉芽肿性多血管炎、显微镜下多血管炎、嗜酸性肉芽肿性多血管炎等。肺血管炎是各种系统性血管炎累及肺血管的局部改变，常见表现包括咳嗽、气短、咯血、胸痛等，此外还会出现其他系统受累表现，如神经系统、眼、鼻、皮肤等，多系统受累往往是血管炎相对特异性的表现。此外，血管炎可能会合并发热、疲劳、体重减轻等全身症状。

2. 临床常见的肺血管炎多为ANCA相关性血管炎，常致全身多器官受累，以肺和肾受累最为突出，可引起肺肾综合征，表现为咯血、肾小球肾炎、血尿等。常见的肺部影像学改变为空腔、结节，有出血时则表现为弥漫性磨玻璃影，其血清学检查至关重要，通常包括肝肾功能、ESR、CRP、ANA、ANCA、抗肾小球基底膜抗体等。原发性肺血管炎缺乏特异性的临床表现，易被误诊为感染、肿瘤等疾病，应结合临床症状和体征、影像学表现、实验室检查及组织病理结果综合诊断。关于肺血管炎的治疗，早期激素和/或免疫抑制剂治疗可阻止炎性病变进展，减轻肺血管的狭窄和闭塞，减少肺动脉高压的形成。因此，肺血管炎的早期诊断和治疗将明显影响预后。

3. 本例患者以胸背痛伴头痛起病，后出现眼睑水肿伴睁眼困难，本院肺穿刺病理提示炎症性改变，结合形态学考虑结核不排除，同时肺组织mNGS提示检出结核分枝杆菌复合群，但患者无结核中毒症状，炎症指标不高，T-SPOT.TB阴性，且肺穿刺病理结果与外院差异大，故进一步会诊外院病理片，后提示为血管炎伴部分肺组织梗死。考虑本例患者虽自身抗体无特殊提示，但接受小剂量激素及免疫调节治疗后肺部病灶显著吸收缩小，同时眼部症状改善，综合病理结果考虑血管炎诊断明确。本次病例提醒我们对于缺乏特异性临床及影像学表现的肺部病变患者，即使自身抗体阴性，也应通过病理活检再三求证有无血管炎依据，尽量避免漏诊和误诊，早期针对性治疗，以期最大限度地改善患者预后。

参考文献

［1］Anaev EK, Baranova IA, Belevsky AS. Pulmonary vasculitis: diagnosis and treatment[J]. Ter Arkh, 2018, 90(3): 99–106.

［2］Nasser M, Cottin V. New therapeutic strategies in lung vasculitis[J]. Curr Opin Pulm Med, 2020, 26(5): 496–506.

［3］Smiyan S, Bernstein Z, Izhik A, et al. Pulmonary pattern in systemic vasculitis: granulomatosis, lung cancer or both?[J]. Reumatologia, 2022, 60(6): 437–443.

第三节 · 肿 块

病例 127　颈部长"鸽蛋"，胸部长"鸭蛋"，这病究竟是什么"坏蛋"

作者·黄英男　金文婷　马玉燕
审阅·胡必杰　潘珏　陈璋璋

病史简介

女性，76岁，上海人，2021-08-09收入复旦大学附属中山医院感染病科。

主诉

发现右侧颈部淋巴结肿大5个月。

现病史

1. 2021-03月初发现右侧颈部肿块，约20 mm×10 mm大小，伴疼痛，无发热、盗汗、消瘦等，社区医院给予"消炎中成药"治疗，疼痛有所缓解，但淋巴结仍进行性增大。

2. 2021-04月初肿块增大，2021-04-18至当地住院，入院当天出现高热，T_{max} 40℃，给予退热药物后未再发热；查血WBC 13.9×10⁹/L，N% 89.1%；CRP 138.38 mg/L。淋巴结B超：右侧颈部淋巴结肿大。颈部CT+增强：右侧颈部肿块考虑感染伴脓肿形成可能性大，双侧颈动脉鞘周围、颌下多发肿大淋巴结。胸部CT：左肺下叶实变灶，两侧胸膜增厚，左侧胸腔少量积液，前上纵隔偏右侧占位。

3. 2021-04-23和2021-05-06先后行两次颈部肿物穿刺术，病理：淋巴组织及纤维组织内见大片炎性坏死及中性粒细胞浸润，考虑为急性颈部淋巴结炎伴脓肿形成。头孢菌素（具体种类不详）抗感染。2021-04-27复查血WBC 10.2×10⁹/L，N% 71.6%；CRP 61.39 mg/L；较前有下降。出院后头孢菌素、红霉素交替使用，肿大淋巴结未完全消退，穿刺部位反复渗液。

4. 2021-07月底左颈部淋巴结进行性增大，伴乏力。2021-08-03外院查血WBC 10.5×10⁹/L，N% 62.1%；CRP 38.47 mg/L。2021-08-05至复旦大学附属中山医院感染病科门诊，查ESR 73 mm/h，hsCRP 47.2 mg/L；LDH 203 U/L，见可疑M蛋白。T-SPOT.TB A/B 17/39（阴性/阳性对照：0/107）。自身抗体：ANA均质1∶1 000。肿瘤标志物：CEA 5.7 ng/mL，AFP、CA19-9、CA12-5均阴性。

5. 2021-08-09胸部CT+增强（图127-1）：两肺小磨玻璃影，纵隔、两侧颈部、锁骨区及颌下肿大淋巴结，恶性肿瘤可能（包括转移性或淋巴瘤）。病理科会诊外院淋巴结穿刺病理片，切片1送检淋巴组织间组织细胞及脓肿形成，考虑为感染相关病变；切片2送检横纹肌间可见较多组织细胞聚集成类上皮样细胞伴淋巴细胞、浆细胞浸润。为明确淋巴结肿大原因收入复旦大学附属中山医院感染病科。

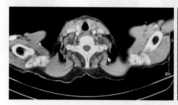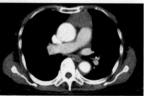

图127-1　2021-08-09胸部CT+增强：纵隔、两侧颈部、锁骨区及颌下肿大淋巴结，恶性肿瘤可能（包括转移性或淋巴瘤）

既往史及个人史

体健，无慢性基础病。

入院检查

体格检查

1. T 36.1℃，P 91次/分，R 20次/分，BP 162/97 mmHg。

2. 神志清，精神可。双侧颈部、颌下可见肿块，质硬，活动度差，局部皮温升高，右颈肿块表面皮肤见破溃流脓、渗血（图127-2）。双肺未闻及明显干湿啰音，心前区未闻及杂音，腹平软，无压痛，双下肢无水肿。

实验室检查

1. 血常规：WBC 6.3×10⁹/L，N% 60.8%，L% 26.5%，Hb 98 g/L。

2. 炎症标志物：ESR 89 mm/h，hsCRP 19.7 mg/L，PCT 0.09 ng/mL。

3. G试验、血隐球菌荚膜抗原均阴性。

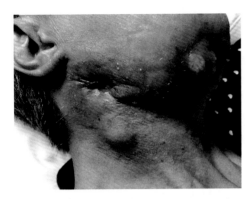

图127-2　2021-08-09入院时颈部、颌下肿块情况

4. 生化：ALT/AST/AKP/γ-GT 4/11/61/15 U/L，见可疑M蛋白。

5. IgG 22.07 g/L。

6. 免疫固定电泳：阳性，IgG-λ M带，M蛋白浓度2.6 g/L，M蛋白百分比3.6%。

7. 肿瘤标志物：胃泌素释放肽前体71.1 pg/mL，CA15-3、CA72-4、NSE、CYFRA21-1均阴性。

8. 自身抗体：ANA均质1∶1 000，抗双链DNA抗体138 U/mL，抗核小体抗体29.4 RU/mL，余均阴性。

9. 血管紧张素转化酶：44.5 U/L。

■ 辅助检查

1. 心电图：正常。

2. 超声心动图：未见瓣膜赘生物。

临床分析

■ 病史特点

患者为老年女性，表现为浅表淋巴结肿大伴疼痛，前纵隔占位，病初有一过性发热，实验室检查显示炎症标志物升高，T-SPOT.TB阳性，血隐球菌荚膜抗原、G试验均阴性，CEA轻度升高，免疫固定电泳及多项自身抗体阳性，CT见颈部及纵隔多发淋巴结肿大，诊断考虑如下。

■ 诊断分析

1. 感染性疾病。

· 淋巴结结核：老年女性，慢性病程，T-SPOT.TB升高，CT见颈部淋巴结肿大，前纵隔占位，病理见炎症细胞浸润，首先考虑淋巴结结核。可进一步重复淋巴结活检，送检病原及病理学检查以明确。

· 其他低毒力病原体感染：慢性病程，淋巴结肿大，需考虑其他慢性低毒力病原体感染，或合并慢性低毒力病原体感染可能，如非结核分枝杆菌、巴尔通体等。可进一步完善淋巴结穿刺，送检病原学检查以明确。

2. 非感染性疾病。

· 肿瘤：老年女性，慢性病程，CEA升高，免疫固定电泳阳性，CT见颈部多发淋巴结肿大，前纵隔占位，需考虑肿瘤，如实体肿瘤淋巴结转移可能，以及淋巴造血系统肿瘤

可能。但两次病理均仅见炎症表现，可进一步完善其他部位影像学，以及淋巴结重复活检以排除，尤其需要排除浅表淋巴结与前纵隔占位不同性质病变的可能。

· 结节病：全身多发性淋巴结肿大，需要考虑结节病可能。但T-SPOT.TB升高，血管紧张素转化酶正常范围，不支持本病诊断。

· 自身免疫疾病：多发淋巴结肿大，自身抗体阳性，需考虑本病诊断。但患者无光敏、关节肿痛、雷诺现象等症状，必要时可待感染好转后复查自身抗体以进一步排除。

进一步检查、诊治过程和治疗反应

1. 2021-08-10 PET/CT（图127-3）：① 结合病史，考虑为炎性病变累及右侧口咽部、双侧颈部、锁骨区及前纵隔淋巴结可能，淋巴血液系统恶性病变累及不排除；② 部分颅骨及脊柱椎体小低密度灶，未见明显糖代谢异常增高；③ 两肺小结节（部分为磨玻璃结节），左肺陈旧灶；④ 肝囊肿和钙化灶。结合病史，考虑为炎性病变累及右侧口咽部、双侧颈部、锁骨区及前纵隔淋巴结可能，淋巴血液系统恶性病变累及不排除。

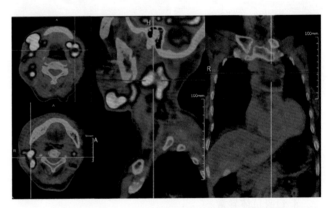

图127-3　2021-08-10 PET/CT：考虑为炎性病变累及右侧口咽部、双侧颈部、锁骨区及前纵隔淋巴结可能，淋巴血液系统恶性病变累及不排除

2. 2021-08-13行右侧颈部淋巴结切除活检，组织送病理及微生物相关检查。

3. 2021-08-14淋巴结组织XPERT.TB阳性（中浓度）。

4. 2021-08-15淋巴结组织病理初步报告：增生肌纤维组织，其间见多灶变性坏死，伴淋巴细胞、中性粒细胞浸润及组织细胞反应。正在行免疫组化及特殊染色。

5. 2021-08-15考虑颈淋巴结结核诊断明确，纵隔占位结核不排除。异烟肼（0.3 g，口服，qd）+利福平（0.45 g，空腹口服，qd）+阿米卡星（0.4 g，静脉滴注，qd）+左氧氟沙星（0.6 g，静脉滴注，qd）抗结核。

6. 2021-08-18随访炎症标志物：ESR 65 mm/h，hsCRP 4.9 mg/L，PCT 0.05 ng/mL；较前下降，颈部肿大淋巴结较前缩小，出院。调整抗结核方案：异烟肼（0.3 g，口服，

qd）+利福平（0.45 g，空腹口服，qd）+吡嗪酰胺（1 g，口服，qd）+左氧氟沙星（0.5 g，口服，qd），门诊随访。

7. 2021-08-24淋巴结组织病理完整报告：活检组织为增生肌纤维组织，其间见多灶变性坏死，伴淋巴细胞、中性粒细胞浸润及组织细胞反应，抗酸染色查见少量阳性菌，倾向于结核。

8. 2021-08-31淋巴结组织分枝杆菌培养回报：结核分枝杆菌阳性。

9. 2021-09-24和2021-10-22随访炎症标志物继续下降，血常规及肝肾功能正常范围内。

10. 2021-11-22查炎症标志物：ESR 39 mm/h，hsCRP 0.9 mg/L；胸部CT（图127-4）：颈部淋巴结结核治疗后病例：前纵隔多发肿大淋巴结融合，范围较2021-08-09增大。考虑前纵隔占位为胸腺来源良性肿瘤可能，嘱胸外科随访。M蛋白血症，嘱血液科随访。

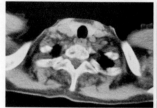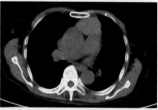

图127-4　2021-11-22颈胸部CT：颈部淋巴结较前缩小，前纵隔多发肿大淋巴结融合，范围较2021-08-09增大

最后诊断与诊断依据

■ 最后诊断

1. 颈部淋巴结结核。
2. 前纵隔占位，胸腺肿瘤可能。
3. M蛋白血症。
4. 自身抗体异常。

■ 诊断依据

患者为老年女性，淋巴结肿大伴疼痛，查炎症标志物升高，T-SPOT.TB阳性，颈部淋巴结XPERT.TB阳性，分枝杆菌培养示结核分枝杆菌阳性，病理见炎症细胞浸润，抗酸染色阳性，抗结核治疗后颈部肿大淋巴结较前缩小，故考虑颈部淋巴结结核诊断明确。患者前纵隔占位，体积较大但糖代谢升高不明显，抗结核治疗后有所增大，考虑胸腺肿瘤可能。患者免疫固定电泳提示IgG-λ M带，故M蛋白血症诊断明确，但仅有IgG轻度升高，可后续随访免疫固定电泳，若持续阳性需完善骨穿等排除浆细胞疾病。患者多项自身抗体阳性，但无发热、光敏、关节肿痛、雷诺现象等症状，可待感染好转后复查自身抗体以进　步自身免疫性疾病。

经验与体会

1. 淋巴结结核在肺外结核中占最大比例，其中以浅表的颈部淋巴结受累最常见，占63% ～ 77%，腹腔淋巴结结核相对少见。其他发病部位包括腋下、腹股沟及乳腺内淋巴结。淋巴结结核临床表现取决于淋巴结肿大部位和患者免疫状况。年轻成人中最常见表现为孤立性慢性无压痛的淋巴结肿大，全身症状比较罕见；HIV阳性患者中可有60% ～ 80%出现发热；肿块可能在诊断之前已存在长达数月甚至1年；有些患者伴有局部波动感、排液窦道或结节性红斑。颈部淋巴结结核最常见累及颈前三角区或颈后三角区的单侧，双侧发病不常见（最多占到病例的26%）。结核性腹腔淋巴结肿大最常累及门静脉周围区域的淋巴结，其次是胰周和肠系膜淋巴结。累及肝淋巴结可导致黄疸、门静脉血栓形成和门静脉高压；压迫肾动脉可引起肾血管性高血压。

2. 纵隔淋巴结受累通常是原发性结核病的一种并发症。本例患者前纵隔占位，一度考虑为结核累及纵隔淋巴结。但该占位体积较大，糖代谢相对不高，抗结核治疗后范围有所增大，内部见坏死，需考虑胸腺来源的良性肿瘤可能。故对于多发占位性病变，不能仅以简单一元论考虑，尤其是治疗反应不一致的多发病变，需要及时调整方向，向二元论甚至多元论考虑，以免延误病情。

3. 本例患者外院诊治时，淋巴结活检两次均仅送检病理学检查，未送检病原学检查、病理未加做免疫组化、特殊染色，淋巴结肿大未能得到病原学确诊，也未能得到针对性治疗，导致病情迁延。本次入院后通过淋巴结活检，在送检常规病理的同时，送检XPERT.TB、分枝杆菌培养及病理切片抗酸染色均回报阳性结果，使患者得到确诊。故建议活检组织尽量完善送检病原及病理学检查，结果可相互补充以获得较高的病原学诊断率。

4. 研究表明，在结核感染中，无论是肺结核还是肺外结核，PET/CT均可比常规CT检测到更多的结核病变，并可区分活动性与陈旧或非活动性疾病，在评估结核病的治疗反应方面也具有重要价值。然而由于结核和恶性病变的SUV值都很高，PET/CT在这两者的鉴别中作用有限。

参考文献

［1］ Agarwal AK, Sethi A, Sethi D, et al. Tubercular cervical adenitis: clinicopathologic analysis of 180 cases[J]. J Otolaryngol Head Neck Surg, 2009, 38(5): 521-525.

［2］ Geldmacher H, Taube C, Kroeger C, et al. Assessment of lymph node tuberculosis in northern Germany: a clinical review[J]. Chest, 2002, 121(4): 1177-1182.

［3］ Vorster M, Sathekge MM, Bomanji J. Advances in imaging of tuberculosis: the role of ^{18}F-FDG PET and PET/CT[J]. Curr Opin Pulm Med, 2014, 20(3): 287-293.

作者 · 骆 煜 金文婷 马玉燕
审阅 · 胡必杰 潘 珏

病例 128 双下肢腓肠肌肿痛的"谜团"

病史简介

女性，68岁，浙江人，2020-09-09收入复旦大学附属中山医院感染病科。

主诉

发现全身多发肿物伴疼痛1个月。

现病史

1. 2020-08踩踏玉米梗后出现右腿腓肠肌处肿痛，当时足部无伤口，无发热，偶有盗汗，无咳嗽、咳痰；后出现左腿、双侧手臂、面部左下颌多处肌肉肿痛，无破溃、脓液，表面皮温稍高，伴乏力。

2. 2020-08-28至宁波当地医院查血WBC总数不高，N% 83.3%，L% 10.7%，Hb 86 g/L；CRP 27.1 mg/L，ESR 51 mm/h；T-SPOT.TB阴性，抗核抗体1：100。PET/CT（图128-1）：左侧颌面部、双侧胸壁、右侧腹壁、四肢皮下及肌肉多发结节及团片影，右侧盆腔、髂血管旁多发长条状淋巴结，伴代谢增高；纵隔多发钙化灶。

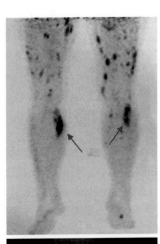

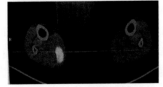

图128-1　2020-08-28 PET/CT：左侧颌面部、双侧胸壁、右侧腹壁、四肢皮下及肌肉多发结节及团片影，右侧盆腔、髂血管旁多发长条状淋巴结，伴代谢增高

3. 2020-09-01当地医院行右侧腓肠肌活检，病理：送检骨骼肌组织及散在淋巴细胞浸润伴有多核巨细胞形成，考虑为肉芽肿性病变。2020-09-08行骨髓穿刺，涂片：骨髓增生低下，粒红巨三系细胞可见，未见原始细胞增生。现为进一步诊治，收入复旦大学附属中山医院感染病科。

既往史及个人史

有高血压病史10余年；否认肝炎、结核等；20余年前因子宫肌瘤切除子宫，18年前行右乳良性病灶切除；否认药物食物过敏。

入院检查

体格检查

1. T 37.4℃，P 100次/分，R 20次/分，BP 140/80 mmHg。

2. 神志清，精神尚可，呼吸平稳，双肺未闻及明显啰音，心率100次/分，心律齐，未闻及杂音。腹平软，无压痛或反跳痛，肝、脾肋下未及。双腿腓肠肌处、双侧手臂、左下颌可及多处肌肉肿块，皮温稍高，有触痛，双下肢无水肿。

实验室检查

1. 血常规：WBC 7.24×10⁹/L，N% 86.6%，L% 9.5%，Hb 85 g/L，PLT 368×10⁹/L。

2. 炎症标志物：hsCRP 99.6 mg/L，ESR 35 mm/h，PCT 0.06 ng/mL，铁蛋白259 ng/mL。

3. 生化：ALT/AST 75/75 U/L，Cr 45 μmol/L，Na⁺/K⁺ 139/3.6 mmol/L，LDH 304 U/L，CK/CK-MM 1 843/1 787 U/L。

4. T-SPOT.TB A/B 0/0，血培养、G试验、血隐球菌荚膜抗原、CMV-DNA、EBV-DNA均阴性。

5. 心肌标志物：c-TnT 0.22 ng/mL，NT-proBNP 169 pg/mL。

6. D-二聚体：4.61 mg/L。

7. 免疫球蛋白：IgG 6.15 g/L，IgM 1.23 g/L，IgE < 10 U/mL。

8. 细胞免疫：CD4/CD8 1.8，CD4 321/μL，CD8 178/μL。

9. 甲状腺功能：正常。肿瘤标志物：NSE 20.4 ng/mL，余均阴性。自身抗体：ANA均质1：100，余均阴性；总补体及C3、C4正常。

辅助检查

1. 心电图：窦性心律，ST段改变。

2. 超声心动图：轻度肺动脉高压；轻度主动脉瓣反流。

临床分析

病史特点

患者为老年女性，近1个月出现四肢多处肌肉及左侧颌面部肿痛，伴乏力，皮温稍高，无破溃、脓液，无明显发热，偶有盗汗，查N%、CRP升高，ESR、PCT不高，肌酶升高。PET/CT示四肢皮下及肌肉多发结节及团片影，右侧

$\frac{CK}{CK-MM}$

盆腔、髂血管旁多发长条状淋巴结，伴代谢增高。外院行右侧腓肠肌活检，病理考虑为肉芽肿性病变，诊断和鉴别诊断考虑如下。

诊断分析

1. 结核感染：患者入院时有低热，病程中偶有盗汗，无咳嗽、咳痰，外院右侧腓肠肌活检，病理为考虑肉芽肿性病变。但T-SPOT.TB阴性，可进一步行肌肉组织抗酸涂片、XPERT.TB、mNGS等病原学检测以明确。

2. 多发性肌炎：亚急性起病，主要表现为对称性近端肌无力，可伴吞咽困难、呼吸无力，部分患者出现Gottron丘疹或向阳性皮疹等特殊皮肤表现，肌电图提示肌源性损害。本例患者血清CK升高，但无上述典型表现，Jo-1抗体阴性，可通过肌肉活检确诊。

3. 其他原因引起的肌病：如药物性（他汀类、糖皮质激素、秋水仙碱）、代谢性（肉碱缺乏或肌腺苷酸脱氢酶缺乏症）、内分泌相关（甲状腺功能减退、糖尿病）。本例患者无服用上述药物，甲状腺功能、血糖均正常，发作时与劳力无关，不伴有肌红蛋白尿，暂不考虑。

4. 非结核分枝杆菌感染：可同时累及皮肤、肌肉、淋巴结，部分可有发热、炎症标志物升高，病理表现为肉芽肿性病灶，需进一步行组织分枝杆菌培养、分子生物学检测技术以明确。

进一步检查、诊治过程和治疗反应

诊治过程

1. 2020-09-10 B超引导下行右侧腓肠肌穿刺活检。腓肠肌组织涂片找细菌、真菌及抗酸杆菌均阴性。

2. 2020-09-11 血管紧张素转化酶24.6 U/L。考虑分枝杆菌感染不排除，阿奇霉素（0.25 g，口服，qd），左氧氟沙星（0.6 g，静脉滴注，qd）+阿米卡星（0.4 g，静脉滴注，qd）。

3. 2020-09-14 腓肠肌组织病理报告：镜下横纹肌萎缩，其间见较多肉芽肿，伴较多淋巴细胞、浆细胞及中性粒细胞浸润，倾向于肉芽肿性肌炎，抗酸染色阴性。腓肠肌组织mNGS阴性。

4. 2020-09-16 请风湿科会诊，结合病史及检查结果，考虑结节病性肌炎可能。停用抗菌药物，改甲泼尼龙（20 mg，口服，qd）、来氟米特（10 mg，口服，bid）治疗。

5. 2020-09-19 下肢软组织MRI平扫（图128-2）：双侧小腿肌肉炎性改变。

6. 2020-09-24 诉双下肢疼痛及乏力较前减轻，复查CRP 4.3 mg/L，ESR 2 mm/h，CK 643 U/L，CK-MM 533 U/L。

7. 2020-09-25 病情较前好转，出院，嘱继续口服甲泼尼龙、来氟米特治疗。

出院后随访

2020-10-25 电话随访：服药1个月后四肢肌肉结节好转，乏力改善。

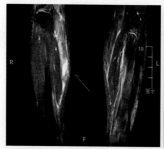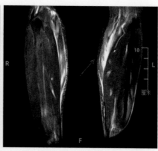

图128-2　2020-09-19下肢软组织MRI：双侧小腿肌肉炎性改变（以双侧腓肠肌为主）

最后诊断与诊断依据

最后诊断

结节病性肌病。

诊断依据

患者为老年女性，近1个月出现四肢肌肉肿痛，伴乏力，表面皮温稍高，CRP升高，ESR、PCT正常，血清肌酶升高。PET/CT：左侧颌面部、双侧胸壁、右侧腹壁、四肢皮下及肌肉多发结节及团片影，右侧盆腔、髂血管旁多发长条状淋巴结，伴代谢增高，下肢软组织MRI：双侧小腿肌肉炎性改变。B超引导下行右侧腓肠肌穿刺活检，腓肠肌组织抗酸涂片及mNGS阴性，病理：镜下横纹肌萎缩，其间见较多肉芽肿，伴较多淋巴细胞、浆细胞及中性粒细胞浸润，倾向于肉芽肿性肌炎，抗酸染色阴性。使用激素及免疫调节剂治疗后症状较前好转，炎症标志物及CK降低，故考虑该诊断。

经验与体会

1. 结节病是一种原因不明的、多系统受累的肉芽肿性疾病，病理特征为受累器官存在非干酪样肉芽肿。可侵犯全身各个脏器，肺部和淋巴系统最常受累，而肌肉受累少见。结节病性肌病通常为无症状、隐匿性、近端肌受累，急性期可伴有发热、肌痛、多关节痛及结节性红斑等。

2. 有症状的结节病性肌病临床上可分为3类：包括慢性肌病、急性肌炎和结节性肌病。其中结节性肌病最少见，可表现为单个或多个、双侧的、触痛性结节，好发于下肢。结节大小不一，通常可触及且疼痛，偶有肌无力或活动受限。本例患者以双下肢腓肠肌肿痛伴乏力起病，可触及肌肉多发结节，故需要考虑该诊断的可能。

3. 结节病的诊断主要依靠临床、影像学和病理学检查进行综合判断，需要具备以下要素：临床和影像学表现符合结节病、排除其他可能表现相似的疾病，以及组织病理学检查发现非干酪样肉芽肿。不同结节病患者的受累组织或器官、临床表现、治疗反应及预后都具有较大的异质性，大多数患者预后良好，部分呈现自限性病程，约25%的患者表现为慢性、进展性病程。本例患者表现为痛性肌肉结节，查肌酶升高，MRI显示T$_2$WI多发片絮状高信号灶，PET/CT提示四肢肌肉多发结节及团片影，伴摄取增高。行肌肉穿刺活检，病理倾向于肉芽肿性肌炎，均符合该诊断。

4. 结节病治疗的主要药物是糖皮质激素，对于结节性肌病患者，初始剂量为泼尼松每日0.5～1 mg/kg。早期治疗至关重要，因为糖皮质激素和其他免疫抑制剂不能逆转肌肉萎缩。所有结节伴肌无力患者都应评估是否适合理疗，并指导其定期锻炼。糖皮质激素应根据患者的耐受情况在4～8周逐渐减至7.5 mg/d以下，然后在接下来的4～8周逐渐减停，使糖皮质激素治疗的总持续时间小于

3个月。

参考文献

[1] Cohen Aubart F, Abbara S, Maisonobe T, et al. Symptomatic muscular sarcoidosis: lessons from a nationwide multicenter study[J]. Neurol Neuroimmunol Neuroinflamm, 2018, 5(3): e452-e457.

[2] Crouser ED, Maier LA, Wilson KC, et al. Diagnosis and detection of sarcoidosis. an official American Thoracic Society clinical practice guideline[J]. Am J Respir Crit Care Med, 2020, 201(8): e26-e51.

[3] Guimarães JB, Nico MA, Omond AG, et al. Radiologic manifestations of musculoskeletal sarcoidosis[J]. Curr Rheumatol Rep, 2019, 21(3): 7-13.

[4] Maeshima S, Koike H, Noda S, et al. Clinicopathological features of sarcoidosis manifesting as generalized chronic myopathy[J]. J Neurol, 2015, 262(4): 1035-1045.

病例 129 又见颈部肿块：最熟悉的"陌生人"

作者·刘海霞 金文婷 马玉燕
审阅·胡必杰 潘珏

病史简介

女性，66岁，江苏启东人，2022-11-28收入复旦大学附属中山医院感染病科。

■ 主诉

发现颌下淋巴结无痛性肿大半年。

■ 现病史

1. 2022-5自扪及颌下肿物，无疼痛，无发热，但有乏力，未诊治。

2. 2022-10-17当地医院B超：双侧颌下腺弥漫性增粗，双侧颌下淋巴结显示。颈部CT：双侧颈部间隙、锁骨上下及纵隔内多发肿大淋巴结，多组副鼻窦炎症。胸部CT：两肺多发微小结节（部分钙化），左肺下叶肺大疱，两肺少许条片灶。右侧腋窝及纵隔内多发肿大淋巴结。右颈部肿块穿刺：涂片中见较多淋巴细胞，未见恶性肿瘤证据。查T-SPOT.TB阳性（具体数值不详），考虑为淋巴结结核。抗结核2周后自行停药。

3. 2022-11-14复旦大学附属中山医院门诊查γ-干扰素释放试验（quantiferon-TB，QFT）阳性。B超：双侧颌下腺慢性炎症可能，双侧颈部淋巴结稍大。

4. 患病以来，精神、胃纳、夜眠可，大小便无殊，体重近半年下降10 kg。

■ 既往史

高血压5年；糖尿病2年。否认半年内猫抓史。

入院检查

■ 体格检查

1. T 36℃，P 98次/分，R 17次/分，BP 144/87 mmHg。

2. 神志清，精神可，可扪及双侧颌下淋巴结肿大，较大者2 cm×1.5 cm，质韧，活动度可，无压痛，表面无红肿破溃等。双肺呼吸音清，心瓣膜区未闻及杂音。全腹软，无压痛，双下肢不肿，脑膜刺激征阴性。

■ 实验室检查

1. 血常规：WBC 5.26×10^9/L，N% 57.3%，Hb 125 g/L，PLT 215×10^9/L。

2. 炎症标志物：hsCRP 1.0 mg/L，ESR 87 mm/h，PCT < 0.02 ng/mL。

3. 肝肾功能：ALT/AST 13/20 U/L，Alb 43 g/L，Cr 50 μmol/L。

4. T-SPOT.TB A/B 38/62（阴性/阳性对照：0/218），G试验、GM试验、血隐球菌荚膜抗原、EBV-DNA、CMV-DNA均阴性。

5. 免疫球蛋白：IgG 24.92 g/L，IgA 4.74 g/L，IgM 0.99 g/L，IgE 152 U/mL，IgG4 19 g/L。

6. ANA颗粒1：100，余自身抗体、免疫固定电泳、肿瘤标志物、甲状腺功能阴性。

7. 细胞免疫：CD4 599/μL，CD8 225/μL，CD4/CD8 2.7。

■ 辅助检查

1. 2022-11-28心电图：正常心电图。

2. 2022-11-28浅表淋巴结B超：双侧颌下腺弥漫性病变伴周围淋巴结肿大；双侧颈根部及右侧腋窝淋巴结肿大，建议穿刺活检。

3. 2022-11-28胸部CT（图129-1）：两肺散在炎性结片灶可能性大；左肺下叶局灶性气肿。两侧锁骨区、纵隔及右侧腋窝多发肿大淋巴结，请随访。

4. 2022-11-28腹盆CT增强：肝门部淋巴结增大，肝左叶小囊肿；肝内外胆管稍扩张；脾脉管瘤可能，请随访；左

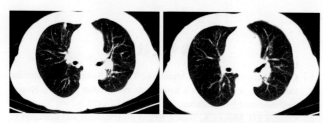

图129-1　2022-11-28胸部CT平扫：两肺散在炎性结片灶

肾囊肿。右侧附件区囊性灶伴钙化，良性病变机会大。

临床分析

■ 病史特点

患者为老年女性，双侧颌下及颈部淋巴结肿大半年，伴乏力、体重下降，查血WBC、CRP、PCT不高，ESR升高，T-SPOT.TB阳性。浅表淋巴结B超：双侧颌下腺弥漫性病变伴周围淋巴结肿大，双侧颈根部及右侧腋窝淋巴结肿大，短期抗结核2周效果不佳。综合考虑颌下及颈部淋巴结肿大原因待查，诊断与鉴别诊断如下。

■ 诊断分析

1. 感染性疾病。

• 结核感染：患者双侧颌下及颈部淋巴结肿大、体重下降、T-SPOT.TB阳性、ESR升高，考虑结核感染不排除；外院颈部淋巴结穿刺涂片中仅见较多淋巴细胞，未见肉芽肿或凝固性坏死，短期抗结核效果不佳，可进一步行淋巴结完整活检做病理、XPERT.TB或mNGS、微生物学涂片及培养等检查以明确或排除诊断。

• 其他病原体感染：慢性病程，伴乏力、体重下降，累及淋巴结，无发热等明显全身毒性症状，需考虑慢性低毒力感染病原体，如NTM、诺卡菌、巴尔通体等感染可能。但患者无免疫低下因素，无犬、猫饲养及近期猫抓史，外院淋巴结穿刺未见肉芽肿或坏死，可再次行淋巴结完整活检行病理、微生物涂片及培养、分枝杆菌多重PCR或mNGS等寻找依据。

2. 非感染性疾病。

• 淋巴瘤：本例患者消耗症状起病，外院颈部、胸部CT显示颈部、腋窝、纵隔多发淋巴结肿大，需考虑淋巴瘤等肿瘤性疾病可能。但本例患者无发热，且外院穿刺活检未见明显肿瘤依据，故必要时需完整淋巴结活检，寻找病理依据。

• 风湿性疾病：全身多发淋巴结肿大，ANA 1：100，外周血IgG、IgG4升高，补体水平降低，需考虑IgG4相关性疾病，入院后可行淋巴结活检进一步明确。

进一步检查、诊治过程和治疗反应

■ 诊治过程

1. 2022-11-30左氧氟沙星（0.5 g，静脉滴注，qd）+阿米卡星（0.6 g，静脉滴注，qd）抗感染。痰涂片找细菌、真菌、抗酸杆菌阴性，XPERT.TB阴性。

2. 2022-12-02整形外科行右侧下颌部肿大组织完整切除活检术，组织匀浆涂片找细菌、真菌、抗酸杆菌阴性，XPERT.TB阴性。

3. 2022-12-05术后初步病理：送检唾腺组织，小叶间可见淋巴滤泡形成，部分腺泡萎缩，并可见小血管周围炎，部分小导管周围可见间质玻璃样变，小叶间质纤维略增生，考虑为自身免疫相关病变。活检组织细菌培养阴性，mNGS检测阴性（2022-12-02采样）。

4. 2022-12-07风湿科会诊考虑为IgG4相关疾病。来氟米特（10 mg，口服，bid）+泼尼松龙（20 mg，口服，qd），辅以抑酸护胃预防骨质疏松等对症治疗，调整为异烟肼、利福平二联预防性抗结核，口服带药出院。

■ 出院后随访

1. 图129-2为活检组织病理结果（2022-12-05）：唾腺组织，考虑为自身免疫相关性病变。

2. 2023-01-13痰、活检组织分枝杆菌培养：阴性。

3. 2023-06-18电话回访：体温正常，颌下及颈部肿大淋巴结较前缩小，体重较前增加5 kg，出院后当地医院随访，激素逐步减量，2023-03已停用。

最后诊断与诊断依据

■ 最后诊断

IgG4相关性Miculicz病。

■ 诊断依据

患者为老年女性，双侧颌下及颈部淋巴结肿大半年余，伴乏力、体重下降等消耗症状；WBC、CRP不高，ESR明显升高，血IgG、IgG4升高，补体水平降低；浅表淋巴结超声见双侧颌下腺弥漫性病变伴周围淋巴结肿大，双侧颈根部及右侧腋窝淋巴结肿大；右侧下颌部肿大组织完整切除活检病理形态符合Miculicz病，免疫组化提示IgG4相关硬化性疾病，激素治疗后症状好转。参考2021年《IgG4相关性疾病诊治中国专家共识》推荐应用的2011年日本IgG4相关疾病综合诊断标准：① 临床检查显示1个或多个脏器特征性的弥漫性/局限性肿大或肿块形成；② 血清IgG4升高（＞1 350 mg/L）；③ 组织病理学检查显示大量淋巴细胞和浆细胞浸润，伴纤维化；组织中浸润的IgG4$^+$浆细胞/IgG$^+$浆细胞值＞40%，且每高倍镜视野下IgG4$^+$浆细胞＞10个。该患者符合上述3条标准，可确诊IgG4相关性Miculicz病。

经验与体会

1. IgG4相关疾病（immunoglobulin G4-related disease，IgG4-RD）是一种免疫介导的纤维炎性疾病，可累及多个器官。常见表现类型包括：① 1型IgG4相关性自身免疫性胰

巨检	颈部淋巴结：灰黄灰褐色组织1枚，大小2.5 cm×1.8 cm×0.8 cm，切面灰黄质中。
病理诊断	（颈部淋巴结）镜下为涎腺组织伴大量淋巴浆细胞浸润，淋巴滤泡形成，形态学符合Miculicz病改变，免疫组化提示IgG4阳性细胞数明显增多，并见闭塞性静脉类，IgG4相关硬化性疾病可能，建议临床行相关检查。 免疫组化（N22-035600）22S077730-001：CD20（部分+），CD3（淋巴细胞+），CD5（淋巴细胞+），CD79a（部分+），CK{pan}（可见淋巴上皮病变），IgG（约300/HP），IgG4（密集区 > 200/HP），Kappa（部分+），Ki-67（40%阳性，以淋巴细胞阳性为主），Lambda（部分+），AHNAK2（－）。 特殊染色（N22-035600）22S077730-001：弹力（可见闭塞性静脉炎）。

A

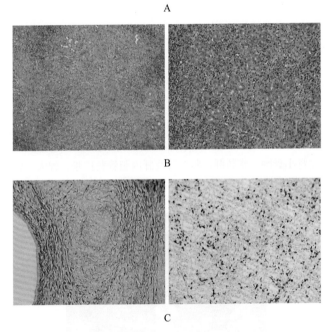

B

C

图129-2　2022-12-09颈部淋巴结活检病理：形态学符合Miculicz病、IgG4相关硬化性疾病

A. 病理报告；B. HE染色（×10倍，×20倍）示涎腺组织伴大量淋巴浆细胞浸润，腺泡萎缩；C. 左图为弹力纤维染色见闭塞性静脉炎；右图为免疫组化见IgG4阳性细胞数明显增多（IgG4/IgG > 40%）

腺炎（autoimmune pancreatitis，AIP）；②IgG4相关性硬化性胆管炎，通常与1型AIP同时发生；③存在大唾液腺肿大或硬化性涎腺炎，泪腺、腮腺和下颌下腺肿大，即IgG4相关性Miculicz病；④眼眶疾病，常伴有眼球突出；⑤腹膜后纤维化，常伴有慢性主动脉周围炎，通常会累及输尿管，导致肾积水和肾损伤。本例患者表现为下颌下腺及颈部淋巴结肿大，病理较为典型，故诊断为IgG4相关性Miculicz病。

2. IgG4-RD受累器官的病理检查为诊断的金标准，典型的病理表现包括以IgG4[+]浆细胞和淋巴细胞为主的组织淋巴浆细胞浸润，席纹状纤维化，闭塞性静脉炎和轻度组织嗜酸性粒细胞增多。但其他疾病如多种恶性肿瘤、肉芽肿性多血管炎、淋巴结增生症等等也有相似表现，因此单凭组织病理学表现不能诊断IgG4-RD，必须结合临床、血清学和影像学特征。只有综合这4个方面的证据，并排除潜在鉴别诊断之后才能可靠地诊断IgG4-RD。本例患者临床症状及影像学检查提示双侧颌下腺及浅表淋巴结受累，血清IgG、IgG4升高、补体水平降低，病理较为典型，无感染及肿瘤相关依据，故诊断较为明确。

3. IgG4-RD的治疗指征包括有症状的活动性IgG4-RD患者及不存在症状，但通过生化或影像学异常（如肝转氨酶、血清胆红素或血清肌酐升高）发现疾病处于活动期的患者。初始治疗推荐使用泼尼松单药，常用剂量为0.6 mg/kg（通常30～40 mg）、每日1次，在2个月内逐渐减量至停药。治疗反应表现为症状改善、肿块或增大器官的体积减小、器官功能改善及血清IgG4水平下降。对于无症状、非进展性、局限性疾病，如存在无症状性淋巴结肿大、轻度下颌下腺增大或偶然检出肺结节的患者，可采取"随诊观察"策略。但此类患者日后可能出现其他器官受累，从而需要治疗，故需定期监测（如每6个月1次）症状、体征或实验室指标改变，以发现治疗需求。对于单用糖皮质激素治疗无效或无法充分减量的患者（通常需低于5 mg/d的泼尼松），推荐使用利妥昔单抗（静脉给药1 g，每15日1次，共2剂）。对于少数有多器官病变（如≥3个器官）或血清IgG4水平极高（如超过正常值上限5倍）的患者，开始治疗时就宜采用糖皮质激素+利妥昔单抗。

4. 目前尚不十分清楚该病的自然病程和预后。该病可自发改善，但不治疗常会复发。多数患者最初对糖皮质激素有反应，但停药后常会复发。病变组织中未经控制、进展性的炎症或纤维化改变可能引起明显的器官功能障碍。部分研究提示IgG4-RD会增加恶性肿瘤发病风险，恶性肿瘤可见于各种器官和组织，在IgG4-RD诊断后首年该风险尤其高。目前还需进一步研究IgG4-RD患者恶性肿瘤风险增加的概率。

参考文献

[1] 张文，董凌莉，朱剑，等. IgG4相关性疾病诊治中国专家共识[J]. 中华内科杂志，2021，60（3）：192-206.

[2] Bartłomiej K, Katarzyna B. Mikulicz's disease and Küttner's tumor as manifestations of IgG4-related diseases: a review of the literature[J]. Reumatologia, 2020, 58, 4: 243-250.

[3] Zhang W, Stone JH. Management of IgG4-related disease[J]. Lancet Rheumatol, 2019, 1(1): e55-e65.

作者·刘海霞　金文婷　马玉燕　孙伟
审阅·胡必杰　潘珏

病例 130　背部肿块探秘：大好青年缘何腰痛

● 病史简介

男性，38岁，上海人，2023-07-19收入复旦大学附属中山医院感染病科。

■ 主诉

发现背部肿物3周余。

■ 现病史

1. 2023-06中旬患者左侧腰背部出现肿物，并逐渐增大，范围约手掌大小，无压痛，表面无发红，皮温不高。无发热。后出现双下肢可凹陷性水肿，左侧为著。

2. 2023-07-07复旦大学附属中山医院查血 WBC 28.92×10⁹/L，N% 93.1%；hsCRP 268.9 mg/L，ESR 37 mm/h。

3. 2023-07-09出现发热，T_{max} 38.7℃，自服布洛芬后退热后未再发热。2023-07-16腹部软组织肿块MRI平扫（图130-1）：胰腺炎治疗后，胰腺肿胀伴周围渗出，左侧肾周筋膜增厚伴包裹性积液，局部破入左腰部皮下，左侧腰大肌及髂肌受累；左肾小囊肿，脾大。

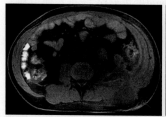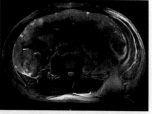

图130-1　2023-07-16腹部软组织肿块MRI平扫：胰腺肿胀伴周围渗出，左侧肾周筋膜增厚伴包裹性积液，局部破入左腰部皮下，左侧腰大肌及髂肌受累

4. 患病以来，精神、胃纳、夜眠可，大小便无殊，体重近1个月增加3 kg。

■ 既往史及个人史

2021年急性胰腺炎；2023-01胰腺炎复发于外院治疗；2023-03确诊胰源性糖尿病。

● 入院检查

■ 体格检查

1. T 36.5℃，P 80次/分，R 20次/分，BP 102/66 mmHg。

2. 神志清，精神可，被动弯腰体位，左侧腰背部肿物，弥漫性膨隆，质软，无明显波动感，局部轻压痛，表面无发红，皮温不高，无破溃流脓。心肺阴性，全腹软，无压痛，双下肢轻度水肿。脊柱压痛阴性，肾区叩痛阴性。

■ 实验室检查

1. 血常规：WBC 12.99×10⁹/L，N% 87%，Hb 91 g/L，L% 0.7×10⁹/L，PLT 336×10⁹/L。

2. 炎症标志物：hsCRP 174.8 mg/L，ESR 52 mm/h，PCT 0.11 ng/mL。

3. 肝肾功能：ALT/AST 14/16 U/L，Alb 36 g/L，Cr 76 μmol/L。

4. T-SPOT.TB A/B 0/0（阴性/阳性对照：0/295），G试验、GM试验、血隐球菌荚膜抗原、EBV-DNA、CMV-DNA均阴性。

5. 糖化血红蛋白7.1%，D-二聚体2.58 mg/L。

6. 自身抗体、免疫固定电泳、肿瘤标志物、甲状腺功能阴性。

7. 细胞免疫：CD4 366/μL，CD8 196/μL，CD4/CD8 1.9。

■ 辅助检查

1. 2023-07-20腹盆腔CT增强（图130-2）：胰腺炎，胰腺稍肿胀伴周围、左腰部渗出积液积气，左侧腰大肌受累；左肾小囊肿，脂肪肝，胆总管及肝内胆管稍扩张，脾大。盆腔少许积液。

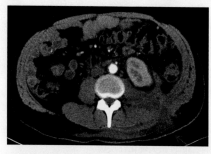

图130-2　2023-07-20腹部+盆腔CT增强：胰腺稍肿胀伴周围、左腰部渗出积液积气，左侧腰大肌受累

2. 2023-07-20肺部小结节薄层CT平扫：两肺少许慢性炎症，左锁骨上及纵隔稍大淋巴结，随访。

● 临床分析

■ 病史特点

患者为青年男性，发现左侧背部肿物3周，进行性增大，伴腰背痛、发热、下肢轻度水肿，查WBC、CRP、ESR明显升高、PCT不高，同时存在糖尿病、贫血。需考虑以下诊断。

■ 诊断分析

1. 普通细菌感染：例如，金黄色葡萄球菌、肠杆菌科细菌及厌氧菌等所致的感染，所致脓肿有明显的发热、疼痛等急性症状。本例患者有糖尿病病史，为易感人群，临床表现为亚急性病程，腰背部肿物伴腰痛、发热，且炎症标志物明显升高，影像学显示腰部渗出积液积气，累及范围较广泛，故此类病原体需首先考虑。需尽快完善脓肿穿刺行病原学检查以明确。

2. 特殊病原体感染：结核分枝杆菌、非结核分枝杆菌、诺卡菌等均可导致播散性感染，多发生于免疫抑制人群，呈慢性或亚急性病程。本例患者亚急性病程，局部疼痛但红肿热表现不剧，需排除此类低毒力病原体感染可能，可通过脓肿穿刺行病原学检查以明确。

3. 肿瘤性疾病：患者亚急性病程，腰背部肿物进行性加重，伴发热、白细胞、炎症指标异常升高，同时存在贫血，需考虑肿瘤性疾病，如慢性白血病、淋巴瘤、肿瘤合并转移等。但患者年纪轻，肿瘤标志物阴性，目前肿瘤依据不足。可进一步行骨髓穿刺活检、局部病灶穿刺活检，寻找病理依据。也不排除肿瘤性疾病基础上合并局部软组织感染可能。

进一步检查、诊治过程和治疗反应

诊治过程

1. 2023-07-20入院后B超引导下行背部肿物穿刺引流，引出黄色黏稠脓液，伴腥臭味。哌拉西林/他唑巴坦（4.5 g，静脉滴注，q8 h）经验性抗感染。

2. 2023-07-20脓液涂片：找见少量革兰阳性球菌；涂片找真菌、抗酸杆菌阴性，XPERT.TB阴性。

3. 2023-07-22脓液mNGS（2023-07-20采样）：大量检出混合厌氧菌，中量检出粪肠球菌（种严格序列数699）、肺炎克雷伯菌（种严格序列数136）、大肠埃希菌（种严格序列数8）；引流后患者腰背部疼痛较前好转。

4. 2023-07-22脓液培养（2023-07-20采样）：肺炎克雷伯菌（2+），为碳青霉烯类耐药肺炎克雷伯菌（carbapenem-resistant *Klebsiella pneumoniae*，CRKP）耐药菌株（图130-3）。

5. 2023-07-23脓液培养（2023-07-20采样）：粪肠球菌（2+）（图130-4）。

6. 2023-07-23根据药敏试验报告停用哌拉西林/他唑巴坦，调整为替加环素（50 mg，静脉滴注，q12 h）。

7. 2023-07-24因脓液引流不畅，再次于介入B超下行腰背部皮下脓肿置管引流术，当日引流出220 mL黄色浓稠脓液。

8. 2023-07-26复查血WBC 6.14×10^9/L，N% 73.5%；hsCRP 66.2 mg/L，ESR 57 mm/h，PCT 0.06 ng/mL，炎症标志物较前明显下降；疼痛较前好转，出院；嘱出院后至当地医院继续当前方案治疗。

出院后随访

1. 2023-08-06电话回访：当地医院继续替加环素（50 mg，静脉滴注，q12 h）；体温正常，背部肿物进一步缩

	结果/浓度	参考值	菌落计数
肺炎克雷伯菌肺炎亚种	阳性 注：此菌为多重耐药菌，建议隔离！		
	直径	结果	MIC/RAD
阿莫西林/克拉维酸		R耐药	> 32/16
阿米卡星		R耐药	> 32
氨曲南		R耐药	> 32
氯霉素		R耐药	> 16
头孢他啶		R耐药	> 32
环丙沙星	6	R耐药	
黏菌素		S敏感	≤ 1
头孢曲松		R耐药	> 32
头孢呋辛		R耐药	> 16
头孢唑林		R耐药	> 16
头孢吡肟		R耐药	> 16
头孢西丁		R耐药	> 16
庆大霉素		R耐药	> 8
亚胺培南		R耐药	> 8
左氧氟沙星（LVX）	6	R耐药	
美罗培南		R耐药	> 8
米诺环素		I中介	8
妥布霉素		R耐药	> 8
氨苄西林/舒巴坦		R耐药	> 16/8
头孢哌酮/舒巴坦		R耐药	> 32/8
甲氧苄啶/磺胺异噁唑		R耐药	> 4/76
四环素		R耐药	> 8
哌拉西林/他唑巴坦		R耐药	> 64/4
厄他培南		R耐药	> 2
替加环素		S敏感	2
磷霉素		S敏感	32
头孢他啶/阿维巴坦	23	S敏感	
检测到丝氨酸碳青霉烯酶		P阳性	

图130-3 2023-07-22脓液培养（2023-07-20采样）肺炎克雷伯菌药敏试验报告

	结果 / 浓度	参考值	菌落计数
粪肠球菌	2+		
	直 径	结 果	MIC/RAD
青霉素		S 敏感	8
氨苄西林		S 敏感	≤ 2
高浓度庆大霉素		R 耐药	> 500
红霉素		R 耐药	≥ 8
利奈唑胺	27	S 敏感	
达托霉素		S 敏感	2
替考拉宁		S 敏感	≤ 0.5
万古霉素		S 敏感	1
替加环素		S 敏感	≤ 0.12
磷霉素	22	S 敏感	

图 130-4　2023-07-23 脓液培养（2023-07-20 采样）：粪肠球菌（2+）

小，脓液日引流量约 20 mL。腹盆 CT 增强（图 130-5）：病灶较前明显吸收。

2. 图 130-6 为治疗过程中患者炎症标志物变化情况。

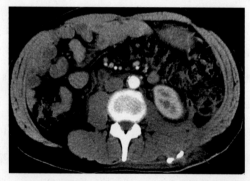

图 130-5　2023-08-04 腹盆腔 CT 增强：脊柱旁脓肿较前稍缩小，皮下水肿较前稍好转

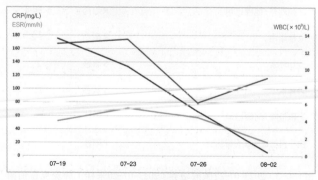

图 130-6　炎症标志物变化情况

最后诊断与诊断依据

最后诊断

1. 腹膜后及软组织感染：CRKP，肠道菌群混合感染。
2. 急性胰腺炎（恢复期）。
3. 胰源性糖尿病。

诊断依据

患者为青年男性，以左侧背部肿块起病，进行性增大，伴腰背部疼痛、发热、下肢轻度水肿，查 WBC、CRP、ESR 明显升高、PCT 不高，影像学提示左侧肾周筋膜增厚伴包裹性积液，部破入左腰部皮下，左侧腰大肌及髂肌受累，局部肿块穿刺引流脓液细胞学见大量中性粒细胞、淋巴细胞。皮下肿块中脓液培养及 mNGS 均提示肺炎克雷伯菌、粪肠球菌，药敏试验提示为 CRKP 菌株；mNGS 另检出多种混合厌氧菌，且引流脓液有腥臭味，穿刺引流及有效抗感染治疗后腹膜后病灶有缩小，炎症标志物明显下降，故腹膜后及软组织感染诊断明确。

经验与体会

1. 对于腹腔及软组织复杂感染的诊断和治疗，临床医生应该特别重视相关部位病原微生物的检测，根据药敏试验结果来选择抗菌药物治疗。本例患者入院后立即行局部脓肿的穿刺引流，在感染病科和微生物室的共同努力下得以明确病原体诊断，有针对性地进行有效的抗感染药物治疗，获得明显治疗效果。此外，应注意与微生物室及时沟通，对于碳青霉烯类耐药肠杆菌科细菌引起严重感染的患者，抗菌药物选择取决于碳青霉烯酶类型和分离株的敏感性特点。除有效抗菌药物治疗外，充分引流也是此类深部脓肿患者取得良好疗效的关键所在。

2. 本例患者为青年男性，合并胰源性糖尿病、近期因急性胰腺炎复发而入住重症监护室治疗，存在较长时间抗菌药物用药史，存在耐药菌感染的易感因素。对于住院患者和宿主防御功能受损者，耐药菌感染的风险大大增加，且感染易播散。使用广谱头孢菌素类和／或碳青霉烯类抗菌药物是产碳青霉烯酶病原体定植或感染的重要危险因素。产碳青霉烯酶的微生物可引起全身多种感染，包括菌血症、呼吸机相关性肺炎、泌尿道感染、中心静脉导管感染、腹腔感染及皮肤软组织感染等，强效抗菌药物早期控制病情、及时的病情评估和识别极为重要。

参考文献

[1] Falcone M, Tiseo G, Galfo V, et al. Bloodstream infections in patients with rectal colonization by Klebsiella pneumoniae producing different type of carbapenemases: a prospective, cohort study (CHIMERA study)[J]. Clin Microbiol Infect, 2022, 28(2): 298.e1-298.e7.

[2] Madni O, Amoako DG, Abia ALK, et al. Genomic Investigation of carbapenem-resistant Klebsiella pneumonia colonization in an intensive care unit in South Africa[J]. Genes (Basel), 2021, 12(7): 951.

病例 131　"雾里看花"颈部肿块，病理检查揭开谜底

作者·岳洪娟　金文婷　马玉燕
审阅·胡必杰　潘　珏

· 病史简介 ·

女性，28岁，江苏人，研究生，2023-08-28收入复旦大学附属中山医院感染病科。

主诉

反复颈部淋巴结肿大10年。

现病史

1. 2013年扪及两侧耳后淋巴结肿大，最大约3 cm×1.5 cm，局部无疼痛、压痛、红肿及破溃等。荨麻疹及上呼吸道感染时淋巴结增大，好转后可缩小至1～2 cm，未重视。

2. 2016年出现双侧锁骨上淋巴结肿大，当地医院行右锁骨上淋巴结穿刺。病理：炎症性增大（具体报告未见），未予治疗。

3. 2020年扪及双侧颈部数个淋巴结肿大，局部皮肤稍瘙痒，当地医院给予抗感染（具体用药不详）后淋巴结稍缩小，停药后再次缓慢增大，近3年来上述情况反复出现。

4. 2023-08-21就诊于上海某三甲医院，颈部淋巴结B超：右上颈部及左侧颈部实质不均质占位，左侧成串分布（右侧23 mm×6 mm、15 mm×7 mm；左侧33 mm×10 mm、21 mm×9 mm、11 mm×5 mm、10 mm×4 mm）。

5. 2023-08-22复旦大学附属中山医院门诊，查血WBC 5.67×10⁹/L，N% 45.3%，EOS% 13.2%，EOS 0.75×10⁹/L，Hb 113 g/L，PLT 218×10⁹/L。炎症标志物：hsCRP 0.5 mg/L，ESR 11 mm/h，PCT 0.04 ng/mL；IgE 952 U/mL，T-SPOT.TB A/B 1/1（阴性/阳性对照：0/250）。2023-08-28为明确颈部淋巴结肿大原因收入感染病科。

既往史及个人史

自2022年起，间歇性出现双下肢皮疹，伴瘙痒，后逐渐出现躯干、四肢皮疹，当地医院考虑为荨麻疹。对牛奶、尘螨过敏。否认哮喘、高血压、糖尿病等。

· 入院检查 ·

体格检查

1. T 37.4℃，P 80次/分，R 20次/分，BP 116/80 mmHg。

2. 神志清，一般情况可，左耳后可触及3.0 cm×1.2 cm淋巴结，双侧耳后、颌下、颈部可触及数个肿大淋巴结，较大者3.0 cm×1.0 cm，质韧，活动度差，伴瘙痒，无压痛，表面无红肿破溃。双肺未闻及干湿啰音。心律齐，腹平软，全腹未及压痛、反跳痛，躯干、四肢皮肤多发红疹伴色素沉

着，双下肢无水肿。神经系统查体阴性。

实验室检查

1. 血常规：WBC 6.28×10⁹/L，N% 38%，EOS% 19%，EOS 1.19×10⁹/L，Hb 107 g/L，PLT 183×10⁹/L。

2. 炎症标志物：hsCRP < 0.3 mg/L，ESR 5 mm/h，PCT 0.03 ng/mL。

3. 尿常规：蛋白质（1+），尿隐血（+/−），红细胞计数68/μL，白细胞酯酶（2+），白细胞计数336/μL，白细胞镜检3～5/HP。

4. 肝肾功能：ALT/AST 9/15 U/L，Alb 46 g/L，Cr 63 μmol/L。

5. G试验、GM试验、血隐球菌荚膜抗原、EBV DNA、CMV DNA均阴性。

6. 免疫球蛋白：IgG 11.49 g/L，IgA 1.87 g/L，IgM 1.10 g/L，IgE 952 U/mL，IgG4 0.929 g/L。

7. ANA颗粒1：100，抗RNP抗体：弱阳性。

辅助检查

1. 胸部CT平扫+增强（2023-08-29）：两肺未见异常，肺门及纵隔未见肿大淋巴结。双侧腋窝、颈根部、锁骨区见多发稍大淋巴结，左侧明显，大者短径8 mm。

2. 腹盆CT增强（2023-08-29）：未见异常。

3. 颈部肿块及淋巴结B超（2023-08-29）：左侧耳后混合回声团块（33 mm×10 mm），其内丰富彩色血流，性质待定，双侧颈部（耳后、颌下、颈血管旁）多发淋巴结肿大，右侧最大25 mm×10 mm，左侧最大28 mm×10 mm。

· 临床分析 ·

病史特点

患者为青年女性，隐匿起病，慢性病程，主要表现为头颈部多发淋巴结肿大，无压痛、红肿、破溃，局部皮肤稍有瘙痒，反复缩小后再次增大；后逐渐出现四肢、躯干多发红疹，伴瘙痒、色素沉着。外周血WBC、N%及炎症标志物不高，但血嗜酸性细胞计数及百分比升高，血清IgE升高。B超、CT增强等影像学见双侧耳后、颌下、颈部血管旁、双锁骨上窝及腋窝多发肿大淋巴结影，最大者33 mm×10 mm。外院曾应用抗菌药物治疗，病情反复，疾病诊断和鉴别诊断考虑如下。

诊断分析

1. 感染性疾病。

· 颈淋巴结结核：青年女性，颈部慢性多发淋巴结肿大，需考虑有无结核感染可能。本例患者无低热、盗汗、消

瘦等全身毒性症状，肿大淋巴结无触痛、红肿、破溃及窦道形成，ESR、T-SPOT.TB阴性，CT未见肺内活动性病灶，支持点不多。可进一步活检，完善组织涂片找抗酸杆菌、XPERT.TB、分枝杆菌培养及mNGS等检测进一步排查。

• 其他感染性浅表淋巴结肿大：本例患者上呼吸道感染时颈部淋巴结增大，抗感染后有所缩小，故细菌、真菌、病毒感染引起的慢性淋巴结炎亦不能排除，常见病原菌包括非结核分枝杆菌、诺卡菌、巴尔通体、EB病毒等。但本例患者无免疫力低下基础疾病，无饲养猫犬及猫抓史，炎症标志物不高，需完善组织病原学检查，行皮下肿块或肿大淋巴结活检、组织涂片查找微生物、培养、mNGS等协助诊断。

2. 非感染的炎症性疾病。

• 组织细胞坏死性淋巴结炎：又称菊池病，青年女性多见，以头颈部淋巴结肿大为主，外院病理考虑炎症，故需考虑菊池病可能。但本例患者无发热等全身症状，病程长，淋巴结无压痛，不符合菊池病表现，可进一步行肿大淋巴结完整切除作病理活检明确原因。

• 嗜酸性粒细胞增生性淋巴肉芽肿：又称木村病（Kimura's Disease, KD），本例患者年轻，慢性病程，主要表现为头颈部慢性多发无痛性淋巴结肿大、伴外周嗜酸性粒细胞及血清IgE升高"三联征"，应考虑到该病可能。木村病临床罕见，诊断依赖组织病理学，入院后完整肿大淋巴结活检以明确诊断。

3. 肿瘤性疾病。

• 淋巴瘤：患者反复头颈部无痛性淋巴结肿大多年，随病情进展出现皮疹、皮肤瘙痒等，需考虑淋巴瘤。但本例患者无发热、体重减轻、乏力等消耗症状，淋巴结可缩小，胸腹盆CT平扫+增强未见深部淋巴结肿大，外院病理穿刺未见肿瘤性病变，无支持依据，可进一步行皮下肿块或肿大淋巴结完整活检明确病变性质，必要时行PET/CT、骨髓穿刺+活检除外血液系统恶性肿瘤。

进一步检查、诊治过程和治疗反应

■ 诊治过程

1. 2023-08-29外送寄生虫研究所查血清寄生虫抗体，请皮肤科会诊，考虑为特应性皮炎，给予奥洛他定（5 mg，口服，bid）。

2. 2023-08-30头颈部软组织MRI平扫+增强（图131-1）：双侧耳后、颌下、颈部血管旁及锁骨上窝多发肿大淋巴结影，增强后呈轻度均匀强化，部分稍融合。

3. 2023-08-30整形外科行耳后肿大淋巴结完整切除活检术，组织匀浆涂片找细菌、真菌、抗酸杆菌阴性，XPERT.TB阴性。

4. 2023-08-31血mNGS（2023-08-29采样）：阴性。

5. 2023-08-31耳后淋巴结初步病理（2023-08-30采

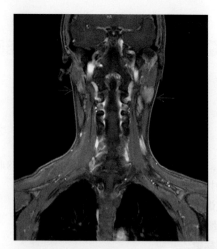

图131-1　2023-08-30头颈部软组织MRI平扫+增强：双侧耳后、颌下、颈部血管旁及锁骨上窝多发肿大淋巴结影

样）：淋巴组织增生性病变，伴较多嗜酸性粒细胞浸润及血管增生。待组化及基因进一步明确。

6. 2023-09-01血清寄生虫抗体回报（2023-08-29采样）：阴性。

7. 2023-09-01风湿免疫科会诊，考虑为嗜酸性肉芽肿多血管炎（eosinophilic granulomatosis with polyangitis, EGPA）？等待正式病理报告及免疫组化结果。

8. 2023-09-01建议骨髓穿刺+活检；患者及家属拒绝。要求出院等待后续组化及基因结果，出院。

■ 出院后随访

1. 2023-09-02淋巴结组织mNGS（2023-08-30采样）：阴性。

2. 2023-09-04淋巴结组织细菌培养（2023-08-30采样）：阴性。

3. 2023-09-05淋巴结活检病理（2023-08-30采样）：淋巴结结构存在，淋巴组织增生，以滤泡增生为主，滤泡间见较多嗜酸性粒细胞浸润及血管增生，伴嗜酸性粒细胞小脓肿形成，符合木村病（图131-2）。电联患者及家属嘱尽早返院评估并进一步治疗。

4. 2023-09-12血液科门诊就诊，诊断为木村病。建议入院进一步检查，患者拒绝。故采用小剂量糖皮质激素治疗观察反应，泼尼松（30 mg，口服，qd）（2023-09-13至2023-09-26）→（20 mg，口服，qd）（2023-09-27至2023-10-10）；后逐步减量。

5. 2023-09-13淋巴结组织真菌培养（2023-08-30采样）：阴性。

6. 2023-10-13淋巴结组织分枝杆菌培养（2023-08-30采样）：阴性。

7. 2023-10-14自觉淋巴结较前缩小，泰州市某二甲医院随访血 WBC 7.88×10^9/L，N% 50.6%，EOS% 3.1%，EOS 0.25×10^9/L，Hb 119 g/L，PLT 194×10^9/L。

8. 2023-11-02泼尼松片减至（15 mg，口服，qd），此

巨检	淋巴结：灰白灰红色组织，大小2 cm×1.4 cm×0.7 cm，对剖。
诊断	2023-08-31（淋巴结）淋巴组织增生性病变，伴较多嗜酸性粒细胞浸润及血管增生，正在行免疫组化及基因检测以协助诊断。
补充报告	2023-09-05（淋巴结）淋巴结结构存在，淋巴组织增生，以滤泡增生为主，滤泡间见较多嗜酸性粒细胞浸润及血管增生，伴嗜酸性粒细胞小脓肿形成，符合木村病。 免疫组化（N23-036073）23S077341-002：Bcl2（部分+），Bcl6（生发中心+），CD10（生发中心+），CD138（浆细胞+），CD20（部分+），CD21（树突细胞+），CD23（部分+），CD3（部分+），CD34（血管+），CD5（部分+），CD68（KP1）（组织细胞+），CD79a（部分+），Cyclin-D1（−），HHV8（−），Ki-67（生发中心+），MUM-1（浆细胞+），原位杂交EBER（−）。

图131-2　2023-09-05淋巴结病理（2023-08-30采样）：符合木村病

后自觉颈部淋巴结较前稍有增大，四肢、躯干间歇性出现皮疹，伴瘙痒。南京某三甲医院复查头颈部淋巴结超声：双侧颈部淋巴结增大，较大者约20 mm×6 mm（右11区）、18 mm×7 mm（左11区）；左耳后软组织肿胀（内可见16 mm×5 mm淋巴结）。

9. 2023-12-25南京某三甲医院复查血常规：WBC $6.83×10^9$/L，N% 52.8%，EOS% 9.6%，EOS $0.66×10^9$/L，Hb 121 g/L，PLT $215×10^9$/L；IgE 700 U/mL。

10. 2024-02-05电话随访：耳后肿块及颈部淋巴结较前缩小，四肢、躯干皮疹瘙痒有所缓解，目前泼尼松减量至（5 mg，口服，qd）已3周，血液科门诊随访。

最后诊断与诊断依据

最后诊断
木村病（嗜酸性粒细胞增生性淋巴肉芽肿）。

诊断依据
患者为青年女性，隐匿起病，慢性病程，病程10年，主要表现为头颈部无痛性多发淋巴结肿大，逐渐出现四肢、躯干多发红疹、瘙痒及色素沉着；外周血嗜酸性粒细胞及血清IgE升高，炎症标志物正常；影像学见头颈部、腋窝多发淋巴结肿大，血流丰富；左耳后肿大淋巴结完整活检病理见嗜酸性粒细胞小脓肿形成这一特征性表现，免疫组化符合木村病表现，活检组织细菌、真菌、分枝杆菌培养、mNGS均阴性，应用激素治疗后淋巴结较前缩小，外周血嗜酸性粒细胞及IgE降至正常，故诊断成立。

经验与体会

1. 木村病（Kimura disease，KD）又称嗜酸性粒细胞增生性淋巴肉芽肿，是一种慢性炎症性疾病，临床罕见，目前为止全球患该病的人据统计仅500余人。由于临床上较少见到，多数患者没有得到及时的诊断和治疗，所以经常出现漏诊。对于头颈部无痛性肿块伴淋巴结受累，外周血嗜酸性粒细胞增多及血清IgE水平增高三联征的患者，尤其是男性患者［文献报告男女之比约为（3～7）：1］，应考虑到木村病可能，完善病理学检早期明确诊断。本例患者具有木村病"三联征"表现，入院后快速行颈部肿大淋巴结活检；最终病理报告示滤泡间较多嗜酸性粒细胞浸润及血管增生，伴嗜酸性粒细胞小脓肿形成，结合免疫组化结果，符合木村病典型病理表现，诊断成立。

2. 木村病的治疗尚无统一意见。局限性木村病的初始治疗，首选手术切除。手术难以达到阴性切缘且复发风险高的大病灶，有报道提出术后联合低剂量放疗。糖皮质激素是治疗木村病的常用手段，疗效较显著，但单用激素在减量过程中或停药后易复发，目前推荐长期、小剂量维持治疗，适用于伴发其他如肾病综合征、哮喘等疾病患者。本例患者住院期间予以耳后最大淋巴结完整切除活检，术后应用泼尼龙（30 mg，口服，qd）口服治疗，耳后皮下肿块及双侧头颈部淋巴结缩小，皮疹、瘙痒症状改善，当地医院随访外周血嗜酸性粒细胞恢复正常，IgE下降；但在泼尼松减量（15 mg，口服，qd）时病情有所反复，监测嗜酸性粒细胞较前有所升高；与既往文献报道一致。其他方法包括局部放疗和/或免疫抑制剂，如环孢素、环磷酰胺、甲氨蝶呤、吗替麦考酚酯、霉酚酸酯等，适合复发或不宜接受手术的患者。此外，鉴于木村病患者存在外周血嗜酸性粒细胞计数增加、皮损内嗜酸性粒细胞浸润、血清IgE水平升高、Th2细胞因子如IL-4、IL-5和IL-13过度表达等现象。一些生物制剂如度普利尤单抗、奥马珠单抗等用于治疗木村病；这些方法有待进一步验证。总体来说，木村病预后良好，未见恶性转化病例报道。

参考文献

［1］广州医科大学附属第一医院国家呼吸医学中心，国家呼吸系统疾病临床医学研究中心，中华医学会呼吸病学分会哮喘学组.嗜酸性粒细胞增多相关性肺疾病诊疗中国专家共识［J］.中华医学杂志，2022，102（1）：15.
［2］胡蓉蓉，张磊，马杰，等.木村病合并肾脏损害的病例分析及文献复习［J］.中华肾脏病杂志，2022，38（3）：7.
［3］Zhang Y, Bao H, Zhang X, et al. Kimura's disease: clinical characteristics, management and outcome of 20 cases from China[J]. Clin Exp Rheumatol, 2022, 40(3): 532-538.

第四节·其 他

病例132 虫子打不停，贫血好不了："难治的"钩虫病

作者·张 尧 金文婷 马玉燕 林蕾蕾
审阅·胡必杰 潘 珏

病史简介

男性，73岁，浙江省温岭市人，2021-04-22收入复旦大学附属中山医院感染病科。

■ 主诉

胸闷、乏力1年余，确诊胃钩虫病8个月。

■ 现病史

1. 2019-12出现平地快步行走后胸闷，伴乏力、易疲劳，无发热、头晕、晕厥、心悸、胸痛、黑便、呕血等，未就诊。

2. 2020-08-07因症状进行性加重就诊当地医院，查血WBC 7.12×10^9/L，EOS% 3.7%，Hb 68 g/L，MCV 66.6 fL，MCH 18.8 pg，MCHC 283 g/L，Ret 1.8%；铁蛋白8.9 ng/mL，转铁蛋白315 mg/dL，血清铁1.5 μmol/L，总铁结合力70.4 μmol/L，血清铁饱和度0.02，维生素 B_{12} 184.8 pg/mL，叶酸7.7 ng/mL；白蛋白29.9 g/L，肿瘤标志物正常；粪隐血（2+），粪便找寄生虫卵阴性。胃镜：胃体、胃窦黏膜充血水肿，十二指肠球部可见一条钩虫（图132-1）。诊断为钩虫病、中度贫血。阿苯达唑（0.4 g，口服，bid）×3天驱虫治疗，并给予补铁、抑酸护胃等治疗。

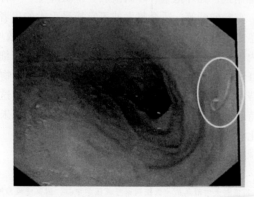

图132-1 2020-08-10外院胃镜：十二指肠球部见典型钩虫虫体

3. 2020-09-07胸闷、乏力无好转，复查WBC 7.2×10^9/L，EOS% 2.1%，Hb 70 g/L；粪隐血（3+）。再次阿苯达唑（0.4 g，口服，bid）×2天驱虫治疗。

4. 2020-10-14随访WBC 7.15×10^9/L，EOS% 1.81%，Hb 75 g/L；粪隐血（1+），继续补铁、抑酸护胃治疗。

5. 2021-04-06复查WBC 8.9×10^9/L，EOS% 2.4%，Hb 60 g/L，粪隐血（1+）。持续粪隐血阳性，贫血未纠正，考虑钩虫病治疗不彻底，再次阿苯达唑（0.4 g，口服，bid）×3天驱虫，并给予补铁等治疗。

6. 2021-04-21因胸闷、乏力无好转至复旦大学附属中山医院感染病门诊，查WBC 7.12×10^9/L，EOS% 2.8%，Hb 68 g/L；ESR 81 mm/h，CRP 22 mg/L，粪常规：褐色，隐血（2+）。为进一步明确钩虫治疗是否彻底及排查贫血原因收治入院。

7. 病程中，精神、睡眠尚可，近半年体重下降5 kg。

■ 既往史及个人史

高血压病史10年，长期服用硝苯地平控释片（30 mg，口服，qd）治疗，血压控制可。2021-04外院诊断为糖尿病，现服用二甲双胍（0.5 g，口服，qd）降糖，血糖控制可。否认抗血小板药物、抗凝药物服用史。长期居住在农村，曾有水田劳作史。素食10余年，近1年开始进食肉类。

入院检查

■ 体格检查

1. T 36.5℃，P 96次/分，R 20次/分，BP 130/80 mmHg，体重44.7 kg，身高160 cm。

2. 精神可，贫血貌，体型消瘦，浅表淋巴结未及肿大，心肺无殊，腹软，无压痛，肝、脾肋下未及。

■ 实验室检查

1. 血常规：WBC 6.86×10^9/L，N% 66.9%，EOS% 2.5%，Hb 68 g/L，MCV 67.5 fL，平均MCH 18.1 pg，MCHC 269 g/L，Ret 1.1%。

2. 贫血相关指标：铁蛋白13.9 ng/mL，血清铁1.9 μmol/L，不饱和铁结合力61 μmol/L，总铁结合力63 μmol/L，转铁蛋白饱和度3%，可溶性转铁蛋白受体11.5 mg/L，维生素 B_{12} 290.0 pg/mL，叶酸15.9 ng/mL，促红细胞生成素107.0 mU/mL。

3. 炎症标志物：hsCRP 25.1 mg/L，ESR 53 mm/h，PCT < 0.02 ng/mL。

4. 肝肾功能、肿瘤标志物、出凝血功能均阴性。

5. 免疫固定电泳阴性。

6. 多次粪常规：黄色，隐血（+/-）～（2+）。钩虫卵未找到。

7. 心脏标志物：c-TnT 0.004 ng/mL，NT-proBNP 605 pg/mL。

8. T-SPOT.TB、CMV-DNA、EBV-DNA均阴性。

■ 辅助检查

1. 心电图：正常心电图。

2. 超声心动图：主动脉瓣钙化伴轻度反流。

临床分析

■ 病史特点

患者为老年男性，以活动后胸闷、乏力起病，伴体重下降，血液检查提示缺铁性贫血，多次粪隐血持续阳性，否认黑便、血便史，否认抗血小板、抗凝药物服用史，考虑消化道隐性出血。外院胃镜检查见十二指肠球部见一条典型钩虫虫体，多次阿苯达唑驱虫治疗及补铁治疗，贫血无好转。患者消化道出血病因，鉴别诊断考虑如下。

■ 诊断分析

1. 钩虫病：钩虫病是由钩虫寄生人体小肠所引起的疾病，可损伤肠道黏膜，致使人体长期慢性失血，引起贫血、营养不良和消化道症状等。患者既往有水田劳作史，目前出现中度贫血，胃镜检查见明确钩虫虫体，故考虑钩虫病诊断明确。但患者血嗜酸性粒细胞不高，无明显消化道症状，并且3次规范驱虫治疗及补铁治疗，贫血无好转，需复查胃镜、寄生虫抗体检查、粪便找虫卵等评估病情。

2. 消化道肿瘤：消化道隐性出血的常见病因包括消化道肿瘤、炎症性肠病、消化道溃疡、血管畸形等。患者为老年男性，缺铁性贫血伴粪隐血持续阳性，曾诊断钩虫病但治疗效果不佳，需高度警惕有无消化道肿瘤如结肠癌、小肠肿瘤甚至淋巴瘤可能，应进一步完善腹盆部影像学检查、消化道内镜检查予以明确。

3. 其他：肠结核、消化道溃疡、炎症性肠病等也可引起消化道隐性出血，但患者无低热、盗汗、乏力、腹痛等症状，T-SPOT.TB阴性，可进一步行腹盆部影像学检查、消化道内镜检查予以明确。

进一步检查、诊治过程和治疗反应

1. 2021-04-22胸腹盆CT增强：两肺慢性炎症，两肺局部细支气管炎；回盲部肠壁增厚，右上腹部分小肠肠壁可疑稍厚，建议进一步肠镜检查；肝左外叶肝内胆管扩张伴胆管壁稍厚，炎性可能。

2. 2021-04-22请放射科张兴伟教授阅片：回盲部肠壁明显增厚伴强化，考虑回盲部或小肠淋巴瘤可能性大（图132-2）。

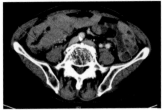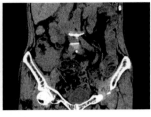

图132-2　2021-04-22腹盆CT增强：回盲部肠壁明显增厚伴强化

3. 2021-04-23胃镜：慢性胃炎（胃窦糜烂型），未见溃疡或钩虫。

4. 2021-04-25肠镜（图132-3）：结肠镜检查至升结肠肠腔内暗红色液体；回盲部见一圈约5 cm肿块，菜花状，表面有糜烂坏死，活检4块，活检质地硬，易出血，管腔狭窄无法进入小肠。考虑回盲部恶性肿瘤？

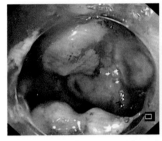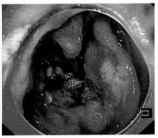

图132-3　2021-04-25肠镜：回盲部见一圈约5 cm肿块，菜花状，表面有糜烂坏死，管腔狭窄无法进入小肠

5. 2021-04-26 PET/CT：回盲部恶性肿瘤可能，请结合内镜病理（图132-4）。

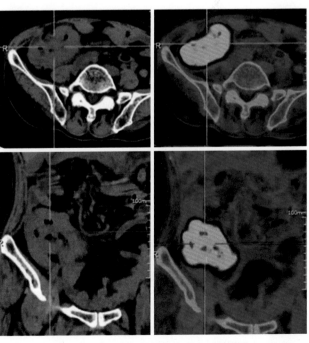

图132-4　2021-04-26 PET/CT：回盲部管壁增厚伴糖代谢异常增高，SUV_{max} 16.7，累及长度约为85.6 mm，最大厚度约为23.4 mm

6. 2021-04-30 血寄生虫抗体、粪便找寄生虫卵（2021-04-22 送检）：均阴性。

7. 2021-04-30 回盲部组织病理回报（图 132-5）：符合非霍奇金淋巴瘤，B 细胞性，弥漫大 B 细胞淋巴瘤［非生发中心来源（non-germinal center B-cell-like lymphoma，non-GCB）型］。

8. 2021-04-30 转血液科，完善骨髓穿刺+活检未见淋巴瘤累及骨髓证据，当天予以第 1 周期化疗：美罗华 550 mg（d0）、环磷酰胺 0.8 g（d1）、脂质体多柔比星 40 mg（d1）、长春地辛 4 mg（d1）、泼尼松 100 mg（d1 ～ 5），辅以补铁、抑酸护胃等对症治疗。

9. 2021-05-05 化疗顺利，无不适，出院，血液科随访。

最后诊断与诊断依据

■ 最后诊断

1. 回盲部弥漫大 B 细胞淋巴瘤（non-GCB 型）。
2. 钩虫病（已治愈）。

■ 诊断依据

1. 患者为老年男性，表现为活动后胸闷、乏力，伴消瘦，血液学检查提示缺铁性贫血，多次粪隐血持续阳性，行 CT 检查发现回盲部肠壁增厚，肠镜检查见回盲部肿块，活检病理为弥漫大 B 细胞淋巴瘤（non-GCB 型），故回盲部弥漫大 B 细胞淋巴瘤（non-GCB 型）诊断明确。

2. 患者外院胃镜检查见十二指肠球部典型钩虫虫体，钩虫病诊断明确，但多次驱虫治疗效果不佳，入院后复查胃肠镜均未见消化道内有寄生虫，且寄生虫抗体及粪便找寄生虫虫卵均阴性，考虑钩虫病已治愈。

经验与体会

1. 消化道隐性出血是指无明显失血证据，但患者初始表现为粪隐血试验阳性或缺铁性贫血，常见病因包括消化道溃疡、肿瘤性疾病、炎症性疾病、血管性疾病等。对于长时间粪隐血持续阳性，需要系统的检查和分析明确病因，尤其是老年患者中，仅仅做胃镜检查是不够的，肠镜和腹盆部影像学检查也是基本的检查项目，必要时甚至需行胶囊镜检查明确诊断。本例在完善胃镜诊断钩虫病后，以为找到了隐性失血的原因，看似"线索"实为"陷阱"，导致临床医生未去考虑排查消化道肿瘤等其他常见而重要的原因。病程中，患者无明确的消化道症状，也在一定程度上掩盖了病情真相。

2. 钩虫病是消化道隐性出血及贫血的原因，但是通常对阿苯达唑治疗很有效。本例患者经多次驱虫治疗及补铁治疗，效果不佳，需要进一步检查排除其他原因。若考虑钩虫病治疗失败，应该复查胃镜和粪便找寄生虫虫卵评估治疗效果。

3. 原发性胃肠道淋巴瘤仅占胃、小肠或结肠起源恶性

巨检	回盲部：灰白色组织 5 粒，直径为 0.1 ～ 0.2 cm。
病理诊断	（回盲部）增生纤维组织中见到弥漫异型增生的小圆细胞，淋巴造血系统肿瘤不能排除，正在行免疫组化检查以协助诊断。 补充报告（2021-04-28）： （回盲部）增生纤维组织中见到弥漫异型增生的小圆细胞，结合免疫组化结果，符合非霍奇金淋巴瘤，B 细胞性，现有免疫组化结果倾向于弥漫大 B 细胞淋巴瘤（non-GCB 型），正在行基因检测以排除高级别 B 细胞淋巴瘤可能。 免疫组化（2021-N12342）21G25537-001：CK{pan}（－），CK20（－），CD3（少量+），CD20（+），CD79a（+），CD5（少量+），Bcl6（60%+），Bcl2（100%+），c-Myc（60%+），Ki-67（90% 阳性），CD30（个别+），Cyclin-D1（－），CD4（少量+），CD8（少量+），Perforin（少量+），GranB（少量+），TLA-1（少量+），CD10（－），MUM-1（+）。 其他：21G25537-001：原位杂交 EBER（－） 2021-04-30 补充报告： （回盲部）结合基因检测结果，符合非霍奇金淋巴瘤，B 细胞性，弥漫大 B 细胞淋巴瘤（non-GCB 型） 检测项目：双色荧光原位杂交　检测编号：FISH2021-2887。 检测蜡块：21G25537-001 检测结果： Bcl2 分离探针检测结果示未见 Bcl2 基因分离，提示 FISH 检测结果为阴性。 Bcl6 分离探针检测结果示未见 Bcl6 基因分离，提示 FISH 检测结果为阴性。 MYC 分离探针检测结果示未见 MYC 基因分离，提示 FISH 检测结果为阴性。 21G25537-001 行基因检测： 标本评估：肿瘤细胞合格　检测编号：2021-1215。 检测结果：B-raf 基因第 15 外显子未检测到突变。 基因检测：MYD88 基因第 5 号外显子未检测到突变。

图 132-5　2021-04-30 回盲部组织病理回报：符合非霍奇金淋巴瘤，B 细胞性，弥漫大 B 细胞淋巴瘤（non-GCB 型）

肿瘤的1%～4%，其中仅有7%的患者发病部位位于回盲部，绝大多数是非霍奇金淋巴瘤（non-Hodgkin lymphoma, NHL），弥漫大B细胞淋巴瘤是NHL最常见的组织学亚型。胃肠道淋巴瘤的表现具有复杂性和多样性，根据受累部位的不同，常表现为非特异性症状和体征，如腹痛、腹泻、消化道出血、梗阻或穿孔，诊断前症状的持续时间可为数日至数年不等，诊断主要依靠影像学和内镜检查，也有部分患者因合并梗阻、穿孔或大出血行剖腹手术而诊断。本例患者再次验证了淋巴瘤在临床中并不罕见及其临床表现的狡猾性，临床医生特别是感染病科医生在进行鉴别诊断时需时刻保持对淋巴瘤的高度警惕。

4. 在临床疾病的诊断和治疗中首先遵守一元论的原则，尽量用一个疾病去解释多种临床表现，但要避免先入为主，在单一疾病无法完全解释病情时，应重新全面的搜集和分析资料。感染病科医生不能仅关注病原学的诊断，要全面和系统分析以避免对临床罕见或复杂疾病造成漏诊误诊。

参考文献

[1] 白财福，杨亚明.人体钩虫病流行现况与治疗进展[J].中国病原生物学杂志，2020，15（7）：865-868.

[2] Bull-Henry K, Al-Kawas FH. Evaluation of occult gastrointestinal bleeding[J]. American Family Physician, 2013, 87(6): 430-436.

[3] del Valle F. Primary gastrointestinal non-Hodgkin's lymphoma: i. anatomic and histologic distribution, clinical features, and survival data of 371 patients registered in the German Multicenter Study GIT NHL 01/92[J]. J Clin Oncol, 2001, 19(18): 3861-3873.

[4] Papaxoinis G, Papageorgiou S, Rontogianni D, et al. Primary gastrointestinal non-Hodgkin's lymphoma: a clinicopathologic study of 128 cases in Greece. A Hellenic Cooperative Oncology Group study (HeCOG)[J]. Leukemia & Lymphoma, 2006, 47(10): 2140-2146.

病例133　吞了个饭团，小麻烦酿成大祸患

作者·张 尧 金文婷 马玉燕
审阅·胡必杰 潘 珏 高晓东

· 病史简介 ·

女性，74岁，上海人，2021-11-20收入复旦大学附属中山医院感染病科。

■ 主诉
咽部不适进行性加重6天，吞咽困难1天。

■ 现病史
1. 2021-11-15患者进餐后出现咽部不适，自以为误吞鱼刺，大口吞咽饭团无好转，至当地医院就诊行咽喉镜检查未见明显异常，嘱患者密切随访。后咽喉部疼痛进行性加重，吞咽时明显，1天前出现吞咽困难，仅能进食稀粥，无发热、咳嗽、咳痰、恶心、呕吐等。

2. 2021-11-20至复旦大学附属中山医院急诊就诊，行喉部CT平扫未见明显异常；胸部CT平扫（图133-1）示食管上段异物，伴食管壁水肿增厚、周围渗出，两肺未见活动性

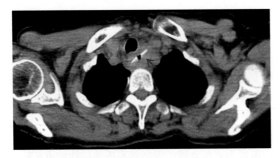

图133-1　2021-11-20胸部CT平扫：食管上段（约T_2水平）腔内见条纹致密影，长径约2 cm，考虑为食管上段异物（箭头）；相应食管壁增厚，周围脂肪间隙模糊

病变。为进一步治疗紧急收入感染病科。

■ 既往史及个人史
全口牙缺失，长期使用活动义齿。否认高血压、糖尿病等慢性病史。

· 入院检查 ·

■ 体格检查
1. T 36.4℃，P 88次/分，R 16次/分，BP 130/85 mmHg。

2. 全口牙缺失；颈部、胸部无红肿，无压痛及捻发感；余查体无阳性发现。

■ 实验室检查
1. 血常规：Hb 123 g/L，WBC 12.47×10^9/L，N% 79.4%。

2. 炎症标志物：hsCRP 67.4 mg/L，PCT 0.08 ng/mL。

3. 肝肾功能、出凝血功能均正常。

· 进一步检查、诊治过程和治疗反应 ·

1. 2021-11-20急诊行手术探查+食管异物取出+食管修补术，术中见食管周围张力较高，脓液伴脓苔形成，脓性渗出液约20 mL；异物（疑似鱼骨片）位于胸廓入口上方约1横指处，异物对穿食管全层（图133-2）。

2. 术后伤口负压球持续负压引流（图133-3）。禁止经口进食，予以肠内营养支持治疗：肠内营养混悬液1 000 mL/1 500 kcal（100 mL/h，鼻饲，qd）（1 kcal=4.18 kJ）。

厄他培南（1 g，静脉滴注，qd）+甲硝唑（0.5 g，静脉滴注，q12 h）抗感染。

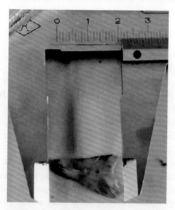

图133-2　2021-11-20手术中取出的鱼骨片，大小约2 cm×1 cm

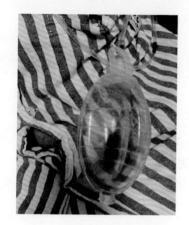

图133-3　伤口负压球持续引流

3. 2021-11-22术中脓液送检细菌培养：咽峡炎链球菌（1+）（图133-4）。考虑患者为食管异物后食管穿孔、继发纵隔感染，多种病原体引起的混合感染可能性大；故未调整抗感染治疗方案。

细菌名称	结果/浓度	参考值	菌落计数
咽峡炎链球菌	1+		
青霉素		I中介	0.5
克林霉素	6	R耐药	
利奈唑胺	26	S敏感	
头孢吡肟	28	S敏感	
头孢曲松	27	S敏感	
左氧氟沙星	22	S敏感	
万古霉素	17	S敏感	
红霉素	6	R耐药	

图133-4　2021-11-22纵隔脓液细菌培养：咽峡炎链球菌（2021-11-20送检）

4. 2021-12-01每日引流管引流2～3 mL淡血性液体。复查胸部CT：食管修补术后，食管内见引流管影，周围脂肪间隙模糊（图133-5）。

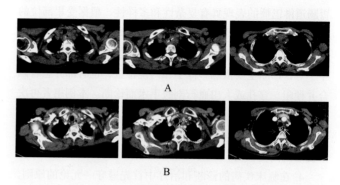

图133-5　手术前后患者胸部CT纵隔窗表现

A. 2021-11-20（术前）：食管上段见条纹致密影，相应食管壁增厚，周围脂肪间隙模糊；B. 2021-12-01（术后）：周围脂肪间隙模糊，周围渗出较前减少，见引流管（红箭头），食管内见胃管影（黄箭头）

5. 2021-12-11复查血WBC 5.86×10⁹/L，hsCRP 1.0 mg/L。调整抗感染治疗方案：哌拉西林/他唑巴坦（4.5 g，静脉滴注，q8 h）抗感染。

6. 2021-12-20每日引流管引流0～2 mL淡血性液体，病程中患者无发热，复查血WBC 6.26×10⁹/L，hsCRP 2.1 mg/L，白蛋白42 g/L，前白蛋白201 mg/L。继续抗感染、肠内营养支持治疗。

7. 图133-6为治疗过程中患者炎症标志物变化情况。

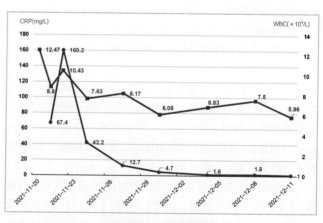

图133-6　炎症标志物

最后诊断与诊断依据

■ 最后诊断

1. 食管内异物、食管穿孔。

2. 纵隔感染。

■ 诊断依据

1. 患者为老年女性，因咽部不适进行性加重6天，伴吞咽困难1天来复旦大学附属中山医院急诊。胸部CT示食管上段异物，伴食管壁水肿增厚、周围渗出。紧急行手术探查，术中见一鱼骨片，约2cm×1cm大小，穿透食管全层，行食管异物取出+食管修补术。故食管内异物、食管穿孔诊断明确。

2. 胸部CT提示食管周围脂肪间隙模糊，术中见食管周围脓液伴脓苔形成，脓液细菌培养为咽峡炎链球菌，故继发纵隔感染诊断明确，同时考虑合并厌氧菌和其他口腔菌群感染的可能。

· 经验与体会 ·

1. 文献报道，在成人中，95%的食管异物都是意外事件，常见于老年人、有基础精神疾病或醉酒者。异物的类型以尖锐物体最为常见，如鱼刺或鸡骨，其次为团块样食物如肉丸。异物的位置以颈段食管最多见，占60%～70%，其次依次为胸段食管和下段食管。最常见的表现是胸骨后疼痛和吞咽困难，当合并感染或出血食管穿孔或瘘时，可表现为发热、颈胸部红肿、呼吸困难，甚至大出血危及生命。在本病例中，推测该患者误吞鱼刺与长期使用活动性义齿进食、口腔感觉下降有关。

2. 影像学检查在食管内异物诊断中具有重要作用，然而并非所有异物都能在普通X线平片上显现，如鱼刺、薄的金属异物、木头、塑料等在X线平片上不易发现。对于尖锐异物，CT相对于普通X线平片具有更高的敏感性（100%）和特异性（94%），能更好地显示解剖情况，还可发现其他并发症，如脓肿、纵隔脓或主动脉/气管瘘。本例患者在初次就诊时仅行咽喉镜检查，在咽喉部未见异物后未进一步排查有无食管异物，从而引起漏诊，延误了最佳治疗时机，实属遗憾。

3. 食管穿孔导致食物、消化液和食管正常群菌进入纵

隔，从而导致炎症甚至感染，若治疗不及时往往危及生命。纵隔感染的病原体往往是需氧-厌氧混合菌群，在不同的案例报道中，微生物培养结果包括革兰阳性菌（肠球菌、链球菌、葡萄球菌、芽孢杆菌）、革兰阴性菌（普氏杆菌、克雷伯菌、大肠埃希菌、奈瑟菌、嗜血杆菌、军团菌）、院内感染病原体（耐甲氧西林金黄色葡萄球菌、不动杆菌、假单胞菌、肠杆菌）、厌氧菌/兼性厌氧菌（消化链球菌、拟杆菌、乳酸杆菌、梭菌）和真菌（酵母菌、曲霉、念珠菌）。

4. 一般来说，以食管菌群中的草绿色链球菌及梭杆菌最为多见。本例患者的纵隔脓液培养为咽峡炎链球菌，但因考虑到混合病原体感染的可能，故使用厄他培南广覆盖的抗感染治疗方案；因考虑穿孔时间较长，纵隔脓肿形成，为加强抗厌氧菌治疗，联合甲硝唑。

5. 值得注意的是，"卡鱼刺"后大口吞咽米饭、馒头等固体食物是很危险的，因为食管壁既薄又软，吞咽固体食物时会把尖锐的鱼刺更深地扎入食管壁，有些甚至会穿破食管刺入邻近的重要器官如血管、心脏、气管等，引发大出血、感染等严重后果。一旦出现误吞鱼刺的情况，应立即停止进食、进水，尽早就医，及时取出异物。

参考文献

[1] Aiolfi A, Ferrari D, Riva CG, et al. Esophageal foreign bodies in adults: systematic review of the literature. Scand J Gastroenterol[J]. 2018, 53(10-11): 1171-1178.

[2] Cross MR, Greenwald MF, Dahhan A. Esophageal perforation and acute bacterial mediastinitis: other causes of chest pain that can be easily missed[J]. Medicine (Baltimore), 2015, 94(32): e1232.

[3] Gregory J, Hecht J. Esophageal perforation: a research review of the anti-infective treatment[J]. International Journal of Clinical Pharmacy, 2018, 40(5): 953-962.

病例 134 在皮肤上"跳舞"的恶魔

作者·王青青 金文婷 马玉燕
审阅·胡必杰 潘珏

· 病史简介 ·

女性，55岁，上海人，2021-12-08收入复旦大学附属中山医院感染病科。

■ 主诉

左上肢皮肤斑块4个月余，颈部及下肢斑疹2周。

■ 现病史

1. 2021-07左前臂出现多个斑疹，未重视。

2. 2021-08-02斑疹加重，发展为红色水肿性丘疹，伴瘙痒，无发热、关节肿痛等。至A医院就诊：考虑为丘疹性荨麻疹，给予复方炉甘石洗剂、地塞松樟薄乳膏外涂。2021-08-21加用卤米松外涂，症状无缓解，仍有新发，呈环状离心性

扩散。

3. 2021-09-08转至B医院，查血肝肾功能正常，自身抗体阴性，免疫固定电泳阴性。行左上肢皮肤斑块活检，病理考虑为炎症细胞浸润，见小部分细胞核大、深染。2021-09-30起予以莫匹罗星+复方甘草酸苷片+索眯新尿素乳膏+依巴斯汀片治疗，原皮损可缓解但仍有新发。

4. 2021-10-23再次至A医院就诊，考虑为孢子丝菌病，给予伊曲康唑（100 mg，口服，bid）、尿囊素维他软膏（0.1 g，外涂，bid）治疗2周，皮肤斑块无好转。2021-11-06调整为复方甘草酸苷胶囊（50 mg，口服，tid）、铝薄地松搽剂、百多邦外涂治疗，症状稍好转。完善寄生虫抗体均阴性。

5. 2021-11-23颈后、双侧小腿出现皮肤新发病灶，为红色片状斑疹，左侧小腿处有脱屑。至C医院就诊，查前臂B超：左侧前臂混合性结构，考虑炎性改变，结节性红斑？复方甘草酸苷胶囊（50 mg，口服，tid），醋酸地塞米松搽剂外涂、夫西地酸软膏外涂治疗，皮疹无好转。

6. 2021-12-08为明确反复皮疹病因，收入复旦大学附属中山医院感染病科。

■ 既往史及个人史
体健。

· 入院检查 ·

■ 体格检查
1. T 36.6℃，P 84次/分，R 20次/分，BP 112/76 mmHg。
2. 神志清，精神可，对答切题。左上肢见红色环状水肿性斑块，不规则炎症色素沉着斑，两处小核桃大小暗红色结节，表面疣状结痂。左下肢，背部皮疹红色不规则斑片（图134-1）。双肺呼吸音清，未闻及明显啰音；心律齐，各瓣膜区未闻及杂音；腹部平软，无压痛，肝、脾肋下未及。

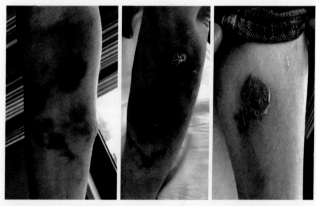

图134-1　2021-12-08入院时左上肢及左下肢斑块

■ 实验室检查
1. 血常规：WBC 4.36×10^9/L，N% 65%，Hb 139 g/L，PLT 206×10^9/L。
2. 炎症标志物：hsCRP 0.6 mg/L，ESR 2 mm/h，PCT 0.03 ng/mL。
3. 生化：ALT/AST 52/32 U/L，Cr 57 μmol/L，UA 217 μmol/L，LDH 232 U/L，Na^+ 144 mmol/L，K^+ 3.6 mmol/L，CK 98 U/L，CK-MB 12 U/L。
4. 尿常规、粪常规：均正常。
5. 病毒抗体：CMV IgG阳性　CMV IgM阴性；EBV抗体及人类免疫缺陷病毒抗体均阴性；单个核细胞EBV-DNA $< 5.0 \times 10^3$/mL，血浆EBV-DNA低于检出下限；CMV-DNA低于检出下限。
6. T-SPOT.TB A/B 14/35（阴性/阳性对照：0/305）。
7. 血涂片找微丝蚴：阴性。

8. 细胞免疫：CD4 434/μL，CD8 274/μL，CD4/CD8 1.6。
9. 糖类抗原72-4 22.7 ng/mL，余肿瘤标志物、免疫固定电泳、自身抗体均阴性。

■ 辅助检查
1. 胸部CT：两肺小结节，右肺少许慢性炎症。
2. 腹盆CT增强：肝小囊肿。
3. 超声心动图：室间隔膜部瘤（未测及分流）。

· 临床分析 ·

■ 病史特点
患者为中年女性，左上肢皮肤斑块4个月余，下肢斑疹2周。起病慢，病程较长，以皮肤斑块斑疹为主要临床表现，无发热等全身症状。血炎症标志物均正常，T-SPOT.TB升高，血清寄生虫抗体均阴性。外院皮肤活检病理无特征性改变，先后予以外涂抗过敏、抗真菌药膏治疗效果不佳。考虑病因如下。

■ 诊断分析
1. 细菌性感染：应考虑慢性感染病原体，如皮肤结核感染，可表现为鲜红色或红褐色粟粒大小结节，可融合成片，好发于面部、颈部等；也可见疣状皮肤病变，可出现中央网状瘢痕、疣状边缘和四周红晕成为"三廓征"，多见于成年男性手背、指背等暴露部位；也可见硬红斑、皮肤溃疡等。再如，皮肤非结核分枝杆菌感染，可出现结节病变、皮肤溃疡。本例患者皮肤病变病程进展缓慢，应考虑上述感染，结合T-SPOT.TB升高，需警惕结核菌感染。建议再次行皮肤病理活检，完善病理及组织病原体检测协助诊断。

2. 真菌感染：如孢子丝菌病，有申克孢子丝菌引起的皮肤、皮下组织的慢性感染，病程可延续数月余至数年，多见于农民、矿工等，可表现为皮下结节、脓肿、溃疡、肉芽肿等，可沿皮肤淋巴管分布。组织病理PAS染色可见圆形、梭形孢子和星状体。结合本例患者斑疹改变，考虑该诊断，但病程中无病原学证据，伊曲康唑短期抗真菌治疗后斑疹无好转。仍需病理及微生物检测进一步明确。

3. 恶性肿瘤：本例患者为中年女性，上肢斑块，慢性起病，先后抗真菌、抗过敏药物治疗效果不佳，虽外院病理未见明显肿瘤细胞，但仍需警惕皮肤来源肿瘤、血液系统肿瘤。可再次组织活检，必要时行PET/CT协助诊断。

4. 急性发热性嗜中性皮病（Sweet病）：与感染相关，部分与肿瘤相关，好发于女性，多见于四肢和颈部面部，病初为红色结节，逐渐扩大，边缘隆起，可形成脓疱或水疱。组织病理见以中性粒细胞为主的浸润。本例患者皮损类似，但外院病理以淋巴细胞浸润为主。必要时再次活检协助诊断。

5. 脂膜炎起病：急性或亚急性，以反复全身不适、关节痛、发热、皮下结节为特征。皮肤型脂膜炎以皮下结节为特征，皮下结节大小不等，结节性红斑好发于年轻女性，表为胫前成群疼痛性结节。病理见以淋巴细胞浸润为主，本例患者起病缓慢，无发热、关节痛等症状，该诊断可能较小。

进一步检查、诊治过程和治疗反应

■ 诊治过程

1. 2021-12-08多次建议外借外院病理切片会诊，患者及家属拒绝，要求重新活检。

2. 2021-12-09皮肤科会诊建议左上肢皮疹活检，1处红色水肿性斑块，1处结节。

3. 2021-12-10左前臂MRI平扫+增强：左前臂皮下多发病变伴局部皮肤及皮下组织水肿，考虑炎性肉芽肿病变机会大（图134-2）。

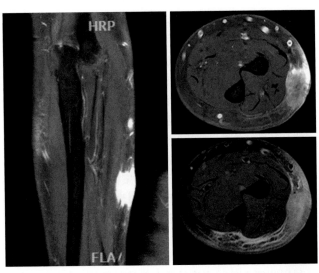

图134-2　2021-12-10左前臂MRI平扫+增强：左前臂皮下多发病变伴局部皮肤及皮下组织水肿，考虑炎性肉芽肿病变机会大

4. 2021-12-10行皮肤活检，左前臂近肘端皮损及其周围皮肤、皮下活检组织约1.5 cm×0.7 cm×0.6 cm；组织细菌、真菌涂片及培养阴性，涂片找抗酸杆菌阴性，分枝杆菌培养阴性（2022-01-24报告）。

5. 2021-12-13左前臂外侧皮肤活检初步病理：考虑为表皮囊肿破裂伴感染。左前臂近肘端皮肤初步病理：皮肤表皮基底层与真皮浅层间囊样液化，部分区基底细胞不明显，真皮小血管及汗腺周炎症细胞浸润，行免疫组化以协助诊断。再次建议患者借外院病理切片，患者仍拒绝。

6. 2021-12-13血mNGS：检出少量人类γ疱疹病毒4型；皮肤组织NGS结果回报：皮肤组织大量检出人类γ疱疹病毒4型，次要检出大芬戈尔德菌（定植可能）（图134-3）。

7. 2021-12-14教授查房，考虑感染（包括结核感染和寄生虫感染）依据不足。与皮肤医生沟通，暂予以沙利度胺（50 mg，口服，bid）调节免疫，辅甘草酸二铵肠溶胶囊（100 mg，口服，tid）保肝治疗；待病理组化结果回报。

8. 2021-12-15 PET/CT（图134-4）：左前臂皮肤炎性病变，右侧前臂、双下肢皮肤及左侧腋窝淋巴结炎性病变可能，请结合临床排除血液系统肿瘤累及。

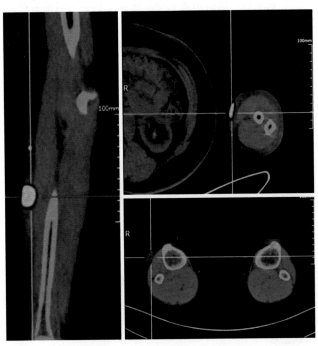

图134-4　2021-12-15 PET/CT：左前臂皮肤炎性病变，右侧前臂、双下肢皮肤及左侧腋窝淋巴结炎性病变可能，请结合临床排除血液系统肿瘤累及

9. 2021-12-17皮疹无明显好转，复查ALT/AST 77/47 U/L。考虑患者病情疑难，嘱出院待病理报告，拟门诊行

大量检出序列
√ 人类γ疱疹病毒4型（EBV）
次要检出序列
√ 大芬戈尔德菌（定植可能）

属			种			
属 名	属相对丰度（%）	属严格序列数	种 名	种相对丰度（%）	种序列数	种严格序列数
芬戈尔德菌属	85.58	6 762	大芬戈尔德菌	85.58	11 680	6 762
未确定型别的人类γ疱疹病毒4型（EBV）				95.21	100	40 397	39 566

图134-3　2021-12-13皮肤组织NGS（12-11采样）：大量检出EBV序列，次要检出序列：大芬戈尔德菌（定植可能）

MDT讨论。

■ 出院后随访

1. 2021-12-22感染病科组织MDT讨论。

• 病理科：患者免疫组化已完善，检测出大量EBV，组织内淋巴细胞浸润，以T淋巴细胞为主，考虑EBV相关淋巴组织增生，建议基因重排。

• 核医学科：患者左前臂病变区域代谢明显升高，但无化脓等表现，感染可能性低，结合PET/CT结果考虑淋巴瘤、肉芽肿性病变可能。

• 影像科：患者影像学提示大范围皮下水肿，实性肿块，肿块内见丰富血供，淋巴瘤可能。但患者T_2信号过高，与淋巴瘤表现不符，尚需进一步评估或结合病理结果明确诊断。

• 血液科：结合患者病史，影像学检查及目前病理结果，患者皮肤淋巴瘤可能性大。

• 小结：淋巴瘤可能性大，待病理基因重排结果及最终病理报告后，至血液科进一步治疗。

2. 2021-12-29左前臂近肘端皮肤病理报告：考虑NK/T细胞淋巴瘤（鼻型）可能。左前臂外侧皮肤病理报告：NK/T细胞淋巴瘤（鼻型）可能。

3. 追问病史，患者无鼻塞、鼻出血等鼻或鼻窦累及症状，PET/CT未显示鼻、鼻窦或上颚病变。

4. 2022-01-06血液科住院，行骨髓涂片：片中淋巴细胞比例约占18%，能见1%幼淋。骨髓活检病理：NK/T细胞淋巴瘤组织累及骨髓不排除。2022-01-08起培门冬酶+吉西他滨+奥沙利铂（P-GemOx）方案化疗，皮肤斑块逐渐好转。

5. 2022-05-19复查PET/CT（第3周期化疗后，图134-5）：原双侧前臂、下肢皮肤及皮下糖代谢异常增高的病灶基本消失，提示治疗有效，请结合临床。

6. 2022-07-24电话随访，诉皮肤斑块消失，原病灶处见皮肤色素。

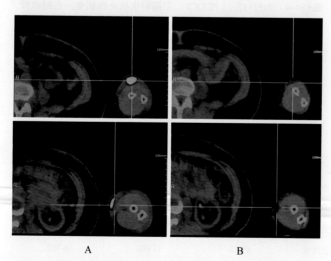

A   B

图134-5 2022-05-19与2021-12-15 PET/CT比较

前臂皮下糖代谢异常增高的病灶基本消失，提示治疗有效，请结合临床

• 最后诊断与诊断依据 •

■ 最后诊断

1. 结外NK/T细胞淋巴瘤（鼻型）。

2. 潜伏性结核感染。

■ 诊断依据

患者为中年女性，因上肢斑块4个月余，颈部及下肢斑疹2周入院，病程进展较慢，全身症状表现不明显。查血常规、CRP、ESR均正常，肝酶轻度升高，T-SPOT.TB升高；PET/CT示左前臂皮肤、右侧前臂、双下肢皮肤及左侧腋窝淋巴结炎性病变；皮损组织活检病理示NT/T细胞淋巴瘤（鼻型），评估病情，无鼻部或鼻窦、上颌窦等部位累及，化疗后斑块消失。故诊断明确。

经验与体会

1. 结外NK/T细胞淋巴瘤（鼻型）（extranodal NK/T-cell lymphoma, nasal type, ENKTL-NT）属于非霍奇金淋巴瘤的一种少见类型，是发生于淋巴结外、源于成熟NK细胞或NK样T细胞的高度侵袭性恶性淋巴瘤；约占非霍奇金淋巴瘤的10%和结外淋巴瘤的30%，在亚洲和拉丁美洲多见。大多数ENKTL-NT发生于鼻腔、咽喉部，仅有20%发生于鼻外部位，包括皮肤、胃肠道等。本案例属于皮肤结外NK/T细胞淋巴瘤（鼻型），好发于40岁男性，多见于四肢，也可累及头颈部和躯干；病情进展快，预后差（中位生存时间2～15个月）。

2. 目前ENKTL-NT被证实是EBV感染相关淋巴瘤。可利用此特点进行疾病的诊断和疗效监测。如EBV编码小RNA早期区域（EBER）-1原位杂交阳性是其病理诊断的必要条件，血液EBV-DNA水平是具有高敏感性的肿瘤标志物。目前用于EBV-DNA水平检测的血标本成分包括全血、血浆及单核细胞。有研究发现NK/T细胞淋巴瘤患者治疗前EBV-DNA载量越高预后越差。在本案例中全血EBV-DNA低于500拷贝/mL，单核细胞EBV-DNA低于$5×10^3$/mL，化疗疗效尚可，可能与EBV载量不高相关。

3. ENKTL-NT的早期诊断至关重要，但由于病例较为少见，临床症状不典型，常常容易被误诊。本例患者先后经历2次皮肤活检，最终确诊。其间由于疾病疑难，感染病科与血液科、病理科、影像科、核医学科进行了多学科诊疗讨论，提高了诊断效率。自感染病科开设多学科诊疗模式门诊以来，每月需要进行2～6场的讨论，为疑难病症患者提供了更精准的医疗服务，也体现患者对该医疗模式的需要。

4. 值得注意的是，本案例中对患者的血、皮肤组织标本均进行了宏基因二代测序，血和组织标本中检出EBV，其中组织标本存在大量EBV序列，可见mNGS血标本具有更高的灵敏度。

参考文献

[1] Liu ZL, Bi XW, Liu PP, et al. The clinical utility of circulating Epstein-Barr virus DNA concentrations in NK/T-cell lymphoma: a meta-analysis[J]. Dis Markers, 2018, 2018: 1961058.

[2] Sánchez-Romero C, Bologna-Molina R, Paes de Almeida O, et al. Extranodal NK/T cell lymphoma, nasal type: an updated overview[J]. Crit Rev Oncol Hematol, 2021, 159: 103237.

病例 135 超级细菌的克星来了

作者·武 渊 李 娜 金文婷 马玉燕 孙 伟
审阅·胡必杰 潘 珏

病史简介

主诉

留置导尿伴反复尿色浑浊2个月，再发8天。

现病史

1. 2022-09-19因乏力纳差、排尿困难就诊于上海某医院，查血WBC 10.12×10^9/L，N% 87.6%，Hb 53 g/L；CRP 135.22 mg/L，ESR 62 mm/h；Alb 30.1 g/L，Cr 589 μmol/L，K^+ 2.1 mmol/L；尿常规：WBC 3 892/μL，隐血（3+），RBC 5 579/μL，蛋白质（2+）。胸部CT：双侧胸腔积液，双肺下叶部分膨胀不全。腹盆CT：双侧输尿管中上段扩张及肾盂肾盏扩张，右侧部分肾盏内斑片稍高密度影，膀胱壁增厚，左肾周脂肪囊、回盲部周围少许絮状模糊影，盆腔少许积液。留置导尿，引流出大量浑浊尿液，尿培养：肺炎克雷伯菌阳性，考虑为尿路感染、急性肾损伤、低钾血症、重度贫血。抗感染、膀胱冲洗、抗氧化、补钾、输血等对症支持治疗，患者症状好转，尿液稍澄清。2022-10-18复查尿常规：WBC（3+），RBC（3+），蛋白质（1+）；Cr 263 μmol/L。

2. 2022-10-19收入复旦大学附属中山医院感染病科，血WBC 5.08×10^9/L，N% 66.1%；ESR 19 mm/h，CRP 52.3 mg/L，PCT 0.52 ng/mL；Cr 257 μmol/L。尿常规：WBC 28493/μL，RBC 177/μL，细菌计数88 853/μL。泌尿系统B超：双肾积水，双侧输尿管扩张，膀胱壁显著增厚。腹盆CT：两侧肾盂肾脏及输尿管扩张积水，输尿管管壁增厚（炎症改变），膀胱及两输尿管炎症改变可能性大，两肾体积增大，实质菲薄。美罗培南（1 g，静脉滴注，q12 h）经验性抗感染，泌尿外科会诊考虑为感染急性期，不宜置入双J管，必要时可肾盂穿刺造瘘，但对肾功能改善不大，建议膀胱冲洗。2022-10-20中段尿培养（2022-10-19采样）：肺炎克雷伯菌阳性。2022-10-22尿培养药敏试验：碳青霉烯类耐药肺炎克雷伯菌（carbapenem-resistant *Klebsiella pneumoniae*，CRKP），调整为头孢他啶/阿维巴坦（2.5 g，静脉滴注，q12 h）抗感染，每日膀胱冲洗。治疗后患者尿色逐渐变清，随访尿白细胞及细菌计数逐渐减少，2022-11-01、2022-11-04尿细菌培养均

为阴性。2022-11-09复查尿常规：WBC 28/μL，RBC 4/μL，蛋白质（1+），细菌计数29/μL。血WBC 7.64×10^9/L，N% 76.5%；CRP 0.4 mg/L，ESR 25 mm/h，PCT 0.18 ng/mL；Cr 175 μmol/L，较入院时明显改善。2022-11-11停用头孢他啶/阿维巴坦，出院。

3. 2022-11-15再次出现尿色浑浊，无发热等其他不适，2022-11-23为再次诊治收入复旦大学附属中山医院感染病科。

既往史及个人史

1991-09因高坠伤致$T_{12} \sim L_1$粉碎性骨折行内固定手术，术后因尿失禁留置导尿管半年，后恢复自主排尿拔除导尿管，其间无尿路感染发作。2型糖尿病16年，胰岛素治疗，血糖控制可。高血压5年，口服氨氯地平降压，血压控制可。

入院检查

体格检查

1. T 36.2℃，P 90次/分，R 20次/分，BP 176/105 mmHg。

2. 卧床，神清气平，体型消瘦，下肢肌肉萎缩；双肺呼吸音粗，未闻及干湿啰音；心律齐，腹软，无压痛及反跳痛，未及包块，双肾区无叩击痛，输尿管点、肋脊肋腰点无压痛，下腹部未触及增大膀胱。留置导尿中，集尿袋中尿液浑浊，较多白色絮状物沉积。四肢不肿。

实验室检查

1. 血常规：WBC 7.85×10^9/L，N% 81.3%，Hb 121 g/L，PLT 170×10^9/L。

2. 尿常规：WBC 2 775/μL，RBC 2/μL，细菌计数39 879/μL，亚硝酸盐阳性，白细胞酯酶（3+）。

3. 炎症标志物：CRP 17.9 mg/L，ESR 68 mm/h，PCT 0.12 ng/mL。

4. 生化：ALT/AST 23/21 U/L，Alb 47 g/L，Cr 199 μmol/L，eGFR 30 mL/（min·1.73 m^2），Na^+/K^+ 140/5.5 mmol/L。

临床分析

病史特点

患者为中老年男性，留置导尿管，反复尿色浑浊、尿

常规异常，1个月前尿培养示CRKP，头孢他啶/阿维巴坦治疗后好转，但停药3天后再次出现尿色浑浊，血炎症指标升高，尿白细胞及细菌计数明显升高。患者尿路感染诊断明确，抗菌药物治疗好转后短期复发。

■ 诊断分析

1. CRKP感染再发：患者留置导尿2个月，可能存在导尿管生物膜形成，同时存在尿路结构异常，导致感染不易完全清除、停药后复发，可完善尿培养及药敏试验明确。

2. 新发感染：患者存在反复尿路感染高危因素，可能每次感染病原体不同，患者前次CRKP感染治疗有效，短期内再发应考虑新病原体感染可能，待完善尿培养明确。

3. 多重感染：患者尿路结构异常、留置导尿等危险因素不能去除，需警惕包括真菌等多种病原体合并感染可能，可重复尿细菌、支原体、真菌及分枝杆菌培养，完善尿mNGS协助明确感染病原体。

——— 进一步检查、诊治过程和治疗反应 ———

1. 2022-11-23中段尿涂片找细菌：中量革兰阴性杆菌，继续头孢他啶/阿维巴坦（2.5 g，静脉滴注，q12 h）抗感染，膀胱冲洗。

2. 2022-11-26中段尿培养（2022-11-23采样）细菌药敏：CRKP≥10万/mL（图135-1）；尿mNGS：检出大量肺炎克雷伯菌（种严格序列数406 866）。

3. 2022-11-29复查腹盆CT：两侧泌尿系统扩张积水伴输尿管炎性改变，两肾实质菲薄，膀胱炎性改变可能性大，与2022-10-20相仿（图135-2）。

4. 2022-12-01中段尿培养（2022-11-29采样）：粪肠球菌阳性（图135-3），2022-12-02根据药敏试验加用磷霉素（3 g，口服，qod），暂停头孢他啶/阿维巴坦。

5. 2022-12-03、2022-12-04、2022-12-06多次尿培养：粪肠球菌阳性，CRKP阴性。

6. 2022-12-08复查尿WBC 38 738/μL，细菌计数43 285/μL；尿培养：CRKP阳性，粪肠球菌阴性。

7. 2022-12-08下午起行噬菌体治疗：噬菌体鸡尾酒（由5株肺炎克雷伯菌噬菌体A103KP172、A106KP176、A121KP192、A49KP106、A58KP118各5 mL混合），注入225 mL生理盐水（依据估算膀胱容量），总容积250 mL经导尿管膀胱灌注，后夹管30 min，每日两次，间隔12 h，治疗后第1、3、5日送尿常规、尿培养及药敏试验（图135-4）。

8. 2022-12-11噬菌体治疗第3日尿常规：WBC 235/μL，细菌计数722/μL；尿细菌培养阴性。

9. 2022-12-13噬菌体治疗第5日尿常规：WBC 279/μL，细菌计数92/μL；尿细菌培养阴性。血WBC 6.35×10⁹/L，N% 70%；CRP 0.9 mg/L，ESR 26 mm/h，炎症标志物较前下降（图135-5）；复查泌尿系统B超：双侧肾盂分离及上段输尿管扩张较前（2022-10-20）有所好转，膀胱壁厚度有所减

细菌名称	结果/浓度	参考值	菌落计数
肺炎克雷伯菌肺炎亚种	阳性 注：此菌为多重耐药菌，建议隔离！		≥10万/mL

药敏名称	直径	结果	MIC/RAD
阿莫西林/克拉维酸		R耐药	> 32/16
阿米卡星		R耐药	> 32
氨曲南		R耐药	> 32
头孢他啶		R耐药	> 32
环丙沙星		R耐药	> 4
黏菌素		S敏感	≤ 1
头孢曲松		R耐药	> 32
头孢呋辛		R耐药	> 16
头孢唑林		R耐药	> 16
头孢吡肟		R耐药	> 16
呋喃妥因		R耐药	> 64
头孢西丁		R耐药	> 16
庆大霉素		R耐药	> 8
亚胺培南	6	R耐药	> 8
左氧氟沙星（LVX）		R耐药	> 8
美罗培南		R耐药	> 8
米诺环素		R耐药	16
妥布霉素		R耐药	> 8
诺氟沙星		R耐药	> 8
氨苄西林/舒巴坦		R耐药	> 16/8
头孢哌酮/舒巴坦		R耐药	> 32/8
甲氧苄啶/磺胺异噁唑		R耐药	> 4/76
四环素		R耐药	> 8
哌拉西林/他唑巴坦		R耐药	> 64/4
厄他培南		R耐药	> 2
替加环素		S敏感	1
头孢他啶/阿维巴坦	23	S敏感	
检测到丝氨酸碳青霉烯酶		P阳性	
磷霉素		R耐药	> 128

图135-1　2022-11-26尿培养（2022-11-23采样）：CRKP阳性

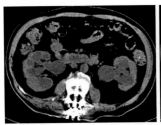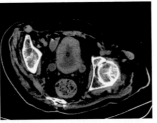

图 135-2　2022-11-29 腹盆 CT：两侧尿路积水，两肾实质菲薄，输尿管及膀胱炎性改变

细菌名称	结果 / 浓度	参考值	菌落计数
粪肠球菌	阳性		≥10 万 /mL
药敏名称	直　径	结　果	MIC/RAD
青霉素		R 耐药	16
氨苄西林		S 敏感	≤2
高浓度庆大霉素		S 敏感	≤500
左氧氟沙星		R 耐药	≥8
利奈唑胺		S 敏感	2
达托霉素		S 敏感	2
替考拉宁		S 敏感	≤0.5
万古霉素		S 敏感	1
替加环素		S 敏感	≤0.12
呋喃妥因	26	S 敏感	
磷霉素	20	S 敏感	

图 135-3　2022-12-01 尿培养（2022-11-29 采样）：粪肠球菌阳性

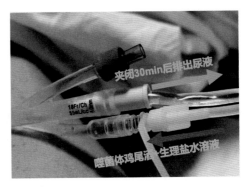

图 135-4　噬菌体治疗示意图

小（25 mm 至 13 mm）（图 135-6）。

10. 2022-12-14 出院，门诊随访。

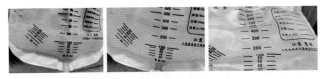

图 135-6　噬菌体治疗后尿液转清，分别为治疗前（左）、治疗第 2 日（中）、治疗第 5 日（右）

最后诊断与诊断依据

■ 最后诊断

1. 复杂性尿路感染（CRKP、粪肠球菌）。

2. 神经源性膀胱、肾盂积水、输尿管积水（导尿管留置）。

3. 肾功能不全。

■ 诊断依据

1. 患者为中老年男性，外伤截瘫致神经源性膀胱，留置导尿管，尿液浑浊伴有絮状物，CRP、PCT 升高，尿 WBC、

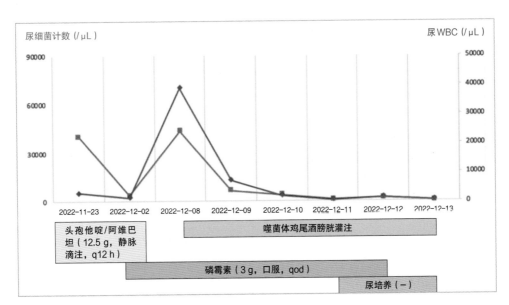

图 135-5　尿 WBC 及细菌计数变化

细菌计数明显升高，尿培养反复多次 CRKP 阳性、粪肠球菌阳性，腹盆 CT：双肾肾盂、输尿管扩张积水，抗感染、噬菌体治疗后炎症标志物、尿常规恢复正常，尿液变清，尿培养转阴，故复杂性尿路感染、神经源性膀胱、肾盂积水、输尿管积水诊断明确。

2. 患者纳差乏力、排尿困难起病，血肌酐明显升高。腹部 CT：双肾增大、皮质菲薄，两侧尿路积水。经积极控制感染、改善肾功能等治疗后血肌酐下降，故肾功能不全诊断明确。

经验与体会

1. 噬菌体是自然界中靶向杀菌的病毒，"前抗生素时代"的杀菌明星。噬菌体疗法已逾百年历史，但广谱抗菌药物的发现和应用使其逐渐边缘化，随着细菌耐药问题日益严峻，噬菌体再次获得重视，成为治疗超级细菌最有希望的补充和替代疗法。我国噬菌体临床应用开展相对较晚，但近年来发展迅速。2017 年成立了上海噬菌体与耐药研究所，胡必杰教授任学术委员，2018 年起该所开展了国内首个噬菌体治疗临床试验，目前已治疗来自全国各地的近百例耐药细菌感染患者，积累了丰富的噬菌体治疗临床经验，在国内临床噬菌体治疗领域属于领先地位。

2. 噬菌体具有宿主菌依赖性、靶向特异杀菌、不感染真核细胞（对正常菌群影响小），同时不受细菌耐药影响，可与抗菌药物协同、能穿透生物膜等多种优点。对于急性细菌感染治愈率高，对慢性细菌感染治疗效果不亚于抗菌药物，而且噬菌体治疗安全性也极高。一项系统回顾研究表明，绝大多数接受噬菌体治疗者无或仅有轻微不良反应，86.7% 的患者临床症状改善，78.8% 的患者实现病原细菌清除。我们

开展的临床试验也表明，超 70% 的患者获得了较好的治疗效果，无明显不良反应案例。本例患者长期截瘫、尿路结构异常、留置导尿等多种因素，反复感染肺炎克雷伯菌，复杂性尿路感染确诊无疑，且因多重耐药、肾功能不全导致抗菌药物选择受限，采用噬菌体治疗是非常合适的。

3. 噬菌体治疗的缺点包括宿主谱窄、需个性化制定方案（难以经验性治疗）、治疗最佳决策无统一标准、快速发生耐受等，临床通常采用噬菌体鸡尾酒、联合抗菌药物、多次治疗等方式以提高疗效。目前我们团队开展噬菌体治疗的靶向病原体主要包括：多重耐药的革兰阴性菌（肺炎克雷伯菌、铜绿假单胞菌、鲍曼不动杆菌、大肠埃希菌）、革兰阳性菌（金黄色葡萄球菌、粪肠球菌、屎肠球菌）；涵盖呼吸系统、泌尿系统、腹腔、骨及关节、皮肤软组织等多种感染部位；治疗方式依据感染部位不同，静脉应用噬菌体的治疗方式尚在探索。本例患者因综合考虑临床获益不大未行经皮肾造瘘，故而采用经尿道膀胱灌注治疗，噬菌体不能均匀覆盖全尿路，虽短期内取得较好的病原学转阴结果，且耐受性良好，但其长期疗效可能不佳，需要反复、多次噬菌体治疗。

4. 噬菌体治疗具有巨大的临床需求和广阔市场，我们团队近年来着重于噬菌体治疗的临床应用（治疗及院感防控）及基础研究，以期未来不断成熟的噬菌体治疗技术成为遏制耐药菌的强大武器。

参考文献

[1] Chegini Z, Khoshbayan A, Taati Moghadam M, et al. Bacteriophage therapy against Pseudomonas aeruginosa biofilms: a review[J]. Ann Clin Microbiol Antimicrob, 2020, 19(1): 45.

[2] Uyttebroek S, Chen B, Onsea J, et al. Safety and efficacy of phage therapy in difficult-to-treat infections: a systematic review[J]. Lancet Infect Dis, 2022, 22(8): e208-e220.